麻醉医学与眼科学

曹海军等◎主编

吉林科学技术出版社

图书在版编目（C I P）数据

麻醉医学与眼科学 / 曹海军等主编. -- 长春 : 吉林科学技术出版社, 2019.10

ISBN 978-7-5578-6292-3

Ⅰ. ①麻… Ⅱ. ①曹… Ⅲ. ①麻醉学②眼科学 Ⅳ. ①R614②R77

中国版本图书馆CIP数据核字(2019)第227015号

麻醉医学与眼科学

MAZUI YIXUE YU YANKEXUE

主　　编　曹海军等
出 版 人　宛　霞
责任编辑　隋云平　郑　旭　解春谊
封面设计　长春市阴阳鱼文化传媒有限责任公司
制　　版　长春市阴阳鱼文化传媒有限责任公司
幅面尺寸　185mm×260mm
字　　数　560 千字
印　　张　35
印　　数　1000 册
版　　次　2019年10月第1版
印　　次　2020年6月第2版第1次印刷

出　　版　吉林科学技术出版社
发　　行　吉林科学技术出版社
地　　址　长春市净月区福祉大路5788号出版大厦A座
邮　　编　130118
发行部电话/传真　0431-81629530
储运部电话　0431-86059116
编辑部电话　0431-81629511
网　　址　www.jlstp.net
印　　刷　北京虎彩文化传播有限公司

书　　号　ISBN 978-7-5578-6292-3
定　　价　140.00元

如有印装质量问题　可寄出版社调换

因本书作者较多，联系未果。如作者看到此声明，请尽快来电或来函与编辑部联系，以便商洽相应稿酬支付事宜。

《麻醉医学与眼科学》
编委会

主　编

曹海军　山东省泰安市中心医院

冯文文　山东省滕州市滕州中医医院

孙　荣　湖北医药学院附属十堰市太和医院

时少丹　河北省沧州市人民医院

宋友军　山东省寿光市人民医院

张　茜　河北省沧州中西医结合医院

周　翼　河北省沧州中西医结合医院

刘　彬　河北省沧州中西医结合医院

魏祥礼　河北省沧州中西医结合医院

副主编

吴　迪　河北省眼科医院

刘新燕　河北省邯郸市中心医院

前　言

视觉是人类最为重要的感觉，通过视觉系统获得了外界 80% ～ 90% 的信息，眼科学便是研究视觉器官疾病的发生、表现、诊断、治疗和预防的医学学科。近年来，随着科技的不断进步，眼科学获得了极大的发展，不仅表现在检查仪器及手术设备的广泛应用，同时眼科基础理论的发展对眼科疾病的病因学及发病机制的认识达到新的高度，对眼科疾病的认识已从细胞水平上升到分子水平，临床诊疗手段及基础理论也得到快速发展，面对不断发展的眼科学。面对眼科学的不断发展，眼科医师应当善于掌握眼科学的发展方向和各专业领域的发展状况及水平，掌握代表学科水平的新技术和新方法，善于应用新理论、新知识指导临床实践，不断更新知识结构、提高诊疗水平。为此，编者在广泛参阅大量国内外相关文献资料的基础上，结合多年的临床工作经验，编写了《麻醉医学与眼科学》一书。

全书共分二篇，第一篇麻醉医学，详细介绍了临床麻醉监测、麻醉前准备、病情评估和麻醉前用药、特殊血管穿刺及置管、常用麻醉方法与技术等内容；第二篇眼科学，详细介绍了眼胚胎学、眼的应用解剖与生理功能、眼科常用仪器操作、眼科病史采集及常用检查法等方面的内容。本书内容全面系统、资料丰富、简明扼要、条理清晰、实用性强，是一本易于查考的眼科工具书。

由于编者水平有限，书中难免存在不足之处，敬请读者来信来函以求完善。

目 录

第一篇 麻醉医学

第二篇 眼科学

第一篇 麻醉医学

第一章 绪论

第一节 麻醉科的结构与内涵

麻醉学属临床医学二级学科。麻醉科是医院的一级临床科室，麻醉科主任在院长领导下工作。凡以临床麻醉、重症监测治疗 (ICU) 和疼痛诊疗等为主要工作内容的麻醉科也可更名为麻醉与重症医学科。

麻醉科的工作任务包括临床医疗、教学与科研等方面。一个符合二级学科内涵的麻醉科应由麻醉科门诊、临床麻醉、麻醉恢复室 (RR) 及 ICU、疼痛诊疗和实验室等部门组成。麻醉科的建设虽应根据医院规模及其所承担的工作任务不同而有所区别，但各级医院均应努力按二级学科的内涵加以健全与提高。

一、麻醉科门诊

随着医院管理工作的进步，特别是为保证质量、提高效率和减轻患者负担，麻醉科门诊将成为医院门诊工作的重要组成部分。麻醉科门诊的主要工作内容如下。

1. 麻醉前检查与准备

为缩短患者的住院周期，保证麻醉前充分准备，凡拟接受择期手术的患者，在手术医师进行术前检查与准备的基础上，入院前应由麻醉科医师在麻醉科门诊按要求做进一步的检查与准备。

其优点是：①患者入院后即可安排手术，甚至在当日即可安排手术，可显著缩短住院时间，提高床位周转率；②可避免因麻醉前检查不全面而延迟手术，造成患者不必要的精神痛苦与经济损失；③杜绝手术医师与麻醉医师因对术前准备项目意见或观点不一致而发生争执；④患者入院前麻醉科已能了解到病情及麻醉处理的难度，便于恰当地安排麻醉工作。目前麻醉前检查与准备工作均在病房进行，随着医院现代化进程的加速，有条件的医院应逐步将这一工作转移到门诊。

2. 麻醉后随访或并发症的诊断与治疗

特别是麻醉后并发症由麻醉科医师亲自诊治是十分必要的。目前的情况是：一方面某些并发症 (如腰麻后头痛) 辗转于神经内、外科或其他科室诊治而疗效不理想，而另一方面麻醉科医师却无机会对这些患者进行诊疗，随着麻醉科门诊的建立这些情况将不再发生。

3. 麻醉前会诊或咨询。

4. 疼痛诊疗

可单独开设疼痛诊疗门诊或多学科疼痛诊疗中心，并可建立相应的病房。

5. 呼吸治疗、药物依赖戒断 (戒毒)

凡利用麻醉学的理论与技术 (包括氧疗及各种慢性肺部疾患患者的辅助呼吸治疗) 进行的各种治疗也可称麻醉治疗学，麻醉治疗学是麻醉科的重要内容之一。

二、临床麻醉

临床麻醉的工作场所主要在手术室内，目前已拓展到手术室外，如导管室、介入治疗室及各种内镜检查室。在规模较大、条件较好的麻醉科，应建立临床麻醉的分支学科(或称亚科)，如心血管外科、胸外科、脑外科、产科和小儿外科麻醉等，以培养专门人才，提高专科麻醉的医疗质量。

(一)临床麻醉的主要工作内容

(1) 对患者进行术前检查、病情评估与准备。

(2) 为手术顺利进行提供基本条件，包括安定、无痛、无不愉快记忆、肌松并合理控制应激反应等。

(3) 提供完成手术所必需的特殊条件，如气管、支气管内插管，控制性降压，低温，人工通气及体外循环等。

(4) 对手术患者的生命功能进行全面、连续、定量的监测，并调节与控制在正常或预期的范围内，以维护患者的生命安全。应当指出，对患者生命功能进行监测与调控已是临床麻醉的重要内容，因此，麻醉科不仅必须配备有完备与先进的仪器与设备，更要不断提高麻醉科医师的知识、素质与能力，只有这样才能进行及时准确的判断与治疗。

(5) 开展术后镇痛工作，预防并早期诊治各种并发症，以利术后顺利康复。

(6) 积极创造条件，开展“手术室外麻醉”和“非住院患者的麻醉”，以方便患者、节约医疗资源，但要有准备地实施，实施必须建立相应的规范与制度，以确保患者安全。

(二)临床麻醉常用方法

临床麻醉的方法(技术)及其使用的药物虽然众多，根据麻醉药作用于神经系统的不同部位，概括起来可分为局部(区域)麻醉和全身麻醉两大类。

局部浸润麻醉是指沿手术切口线分层注射局麻药，阻滞组织中的神经末梢。

目前已较少使用单一的药物或单一的方法进行麻醉，临床上使用较多的是复合麻醉(或称为平衡麻醉)和联合麻醉，复合麻醉系指同时使用两种或两种以上麻醉药及(或)辅助药物以达到麻醉的基本要求，可以减少单个药物的用量及副作用。联合麻醉系指同时使用两种或两种以上方法以达到麻醉的基本要求，以能取长补短综合发挥各种方法的优越性。如使用镇静、麻醉镇痛与肌松药进行静脉复合全麻，又如全身麻醉与硬膜外阻滞麻醉联合应用等。

三、麻醉恢复室

麻醉恢复室是手术结束后继续观察病情，预防和处理麻醉后近期并发症，保障患者安全，提高医疗质量的重要场所。RR 应配备有专门的护士与医师管理患者，待患者清醒、生命体征稳定后，即可送回病房。若患者病情不稳定，如呼吸、循环功能障碍者应及时送入 ICU。RR 可缩短患者在手术室停留时间、利于接台手术以提高手术台利用率，也有益于病房管理。

四、ICU

凡由麻醉科主管的 ICU 也可称麻醉科 ICU(AICU)，AICU 主要针对手术后患者，是围术期危重病诊治、保障重大手术安全、提高医疗质量的重要环节，是现代高水平、高效益医院的必然产物。ICU 的特点是：①配备有先进的设备以能对患者生命功能进行全面、连续和定量的监测；②具备早期诊断及先进的治疗设备与技术；③采用现代化管理，因而具有高工作效率和抢救成功率；④拥有一支训练有素的医疗护理队伍。

进入ICU的患者由麻醉科医师和手术医师共同负责，麻醉科医师的主要任务是：对患者进行全面、连续、定量的监测；维护患者的体液内稳态；支持循环、呼吸等功能的稳定，防治感染；早期诊治各种并发症及营养支持等。手术医师则侧重于原发病和专科处理。待患者重要脏器功能基本稳定后，即可送回原病室。

五、疼痛诊疗

疼痛诊疗是麻醉科工作的重要组成部分，工作内容主要包括术后止痛及急、慢性疼痛的诊断与治疗。应当强调疼痛诊疗的多学科性和临床诊断的重要性，因此，从事疼痛诊疗的医师必须有扎实的临床功底，必须具有麻醉科主治医师的资格，再经规范化住院医师专业培训后，才能准入。

第二节 麻醉学的进展

一、全麻基质蛋白学说的研究进展概况

麻醉学的进展不仅是指新理论和新技术的出现，还有一个对既往的理论和观点再认识、再提高的问题。“全身麻醉是怎样产生的？”这是一个长期以来一直令我们困惑的谜团。自1845年MOrtOn首次公开演示乙醚全身麻醉至今，现代麻醉学已走过了150余年的发展历程，期间随着各种新型全麻药物的研制开发和全麻技术的不断改进，全身麻醉的实施在今日已非难事。但事实上，即使是目前最新的全麻药物，其毒性作用和应用风险仍然是相当高的，按照治疗指数(即50%致死剂量与50%有效剂量的比值)进行比较，常规药物的治疗指数均超过数百或数千，而全麻药物的治疗指数一般为3～4，可见全麻药物的应用本身就具有极高的风险。当前全身麻醉的安全实施在很大程度上可以说只是得益于训练有素的麻醉工作者和日益发展的先进监测技术。因此，无论是全麻药物，还是全麻技术均有待于进一步的提高和改进。但限于目前对全身麻醉本质和机制认识上的局限性，我们在全身麻醉的安全性、可控性，乃至新药开发等的研究方面均受到了极大的制约。时至今日，麻醉工作者始终摆脱不了“知其然而不知其所以然”的尴尬境界。事实上，自20世纪初Meyer OvertOn首先提出著名的脂质学说以来，全世界的麻醉学家、神经生理学家、药理学家等为全麻原理的阐明进行了不懈的努力和探索，并先后提出了多达百余种的假说和理论。尽管其中的多数已先后遭到否定和摒弃，现存的一些假说和理论也可能只窥见了全麻原理的冰山一角，而与问题的实质尚有较长的距离。但是长期的研究积累，特别是近年来取得的许多进展，其成果仍然很令人鼓舞。近十年来，对全麻机制的研究在亚细胞和分子水平取得很大进展，主要发现全麻药通过与细胞膜上的受体及通道蛋白发生直接的相互作用而发挥作用。这些发现对传统的脂质学说提出了严峻的质疑和挑战，并逐渐形成和提出了全麻机制的蛋白学说。其依据是：①药理研究发现，药物作用的普遍规律与蛋白质发生直接作用而产生其效应，因此，推测全麻药也应以同样方式发挥作用；②发现全麻药的确可与离子通道蛋白或其他蛋白质发生直接的相互作用；③全麻药的分子结构可影响其效能及在离子通道上的作用；反之，受体或通道亚基或肽链成分改变也可影响全麻药的作用。因此，认为全麻药的作用部位在蛋白质而不是脂质，确切位点可能是神经突触的离子通道或其调节系统。

二、新药应用

(一) 吸入全麻药

安氟醚和异氟醚均属强效全麻药，主要用于麻醉维持。由于该药不会引起燃烧和爆炸，临床浓度不会引起肝炎，对循环抑制较轻，所以尽管已有七氟醚和地氟醚等新药问世，但安氟醚和异氟醚依然是常用药。20 世纪 90 年代初七氟醚和地氟醚问世，其特点是血 / 气分配系数小，作用起效快、苏醒迅速，尤适用于非住院手术的麻醉。七氟醚的气味宜人，可用于小儿全麻的诱导和维持。

(二) 静脉全麻药

早在 1934 年硫喷妥钠已用于临床，由于麻醉诱导迅速副作用又较小，至今仍为标准的静脉诱导药，也可用于脑保护和解痉作用。依托咪酯具有对呼吸抑制小、血流动力学平稳等优点，故适用于重症患者等。咪达唑仑属第三代苯二氮䓬类药，适用于术前用药、全麻诱导维持、部位麻醉、ICU 中催眠镇静等。该药与其他静脉麻醉药、麻醉性镇痛药等联合使用，可减少各自的用药剂量和副作用。异丙酚是常用的新药，其特点是作用时间短，5 ～ 10 分钟，有良好的镇吐作用，又有抗氧化剂作用，用于全麻诱导和维持，预防和治疗不同原因诱发的恶心呕吐，以及 ICU 中辅助用药等。近年研制的新药还有埃尔泰洛尔、S- 氯胺酮等，目前正在临床试用中。

(三) 肌松药

常用的肌松药有两大类，即去极化类，如琥珀胆碱等；非去极化类，又可分短效 (如米瓦库铵)、中效 (如阿曲库铵、维库溴铵等) 及长效 (如哌库溴铵等)。由于琥珀胆碱作用短暂 (仍适用于气管插管术)，某些情况下可出现高血钾，甚至心搏骤停等，临床应用日益减少。阿曲库铵和维库溴铵，常用于全麻维持、术中或术后机械通气。

近年，新的肌松药如顺式阿曲库铵、罗库溴铵、Or99 487 等已用于临床，其特点是起效快、作用时效短、副作用少。

(四) 麻醉性镇痛药

芬太尼是目前常用的麻醉性镇痛药，其强度比吗啡大 100 ～ 180 倍，常用量为 2 ～ 5 μg/kg，静脉注射后立即生效，维持 30 ～ 60 分钟。使用较大剂量芬太尼 (10 ～ 50 μg/kg) 能显著降低应激反应，作用时效明显延长 (3 ～ 5 小时)，常用于高血压、冠心病和瓣膜性疾病患者。芬太尼对心血管抑制轻，但剂量增大可能出现心动过缓，注射太快可引起胸壁强直、呼吸抑制。此外，还有舒芬太尼和阿芬太尼，这两种药国内尚少使用。瑞芬太尼是一种新颖、强效阿片受体激动剂，具有起效快、作用短 (消除半衰期为 10 ～ 20 分钟)，无蓄积作用，对心血管无明显抑制作用等优点。

(五) 局部麻醉药

普鲁卡因属酯类局部麻醉药 (局麻药)，由于作用弱、起效慢等，故临床极少使用。取而代之的是利多卡因，为酰胺类，其特点是作用较强，时效为 1 ～ 1.5 小时，浓度为 0.5% ～ 2%，适用于局部浸润麻醉、神经和神经丛阻滞，以及椎管内麻醉等。丁哌卡因属酰胺类，时效为 3 ～ 4

小时，常用 0.25% ～ 0.5% 溶液，适用于神经和神经丛阻滞和椎管内麻醉。但丁哌卡因对心脏毒性作用较大，一旦发生心搏骤停，往往复苏困难。左丁哌卡因属长效酰胺类药物，是丁哌卡因的左旋异构体，不含具有毒性作用的 R(+) 型镜像体，对心脏和脑组织的亲和力低于右旋丁哌卡因，因此，中枢神经系统和心脏毒性均明显低于丁哌卡因，且不引起致命性的心律失常。与丁哌卡因相比有许多优势，在临床的研究及应用已较广泛。罗哌卡因是新一代酰胺类长效局麻药，毒性低，无明显心脏毒性作用。

三、新方法和新技术

(一) 经皮和经黏膜给药

皮肤的角质层较厚，药物很难经皮肤吸收，也难以产生全身作用。多瑞吉是近年研制的芬太尼经皮敷贴剂，主要适应证是慢性、顽固性癌痛。首次使用时需经 6 ～ 12 小时芬太尼血浆浓度才产生镇痛效应，稳定状态可维持 72 小时。可按每 4 小时吗啡剂量或 24 小时口服剂量选择。敷贴部位通常选择上臂、躯干等平整部位。取下时，芬太尼血浆浓度逐渐下降，经 17 小时下降为 50%，该药不宜用于任何急性疼痛。恩纳是含有利多卡因和丙胺卡因的皮肤乳膏和敷贴制剂，具有良好的局部镇痛作用，起效 30 ～ 60 分钟，维持约 2 小时，适用于皮肤局部穿刺或切割前预防疼痛。成人鼻腔黏膜有丰富的血管，咪达唑仑、氧胺酮等可经鼻腔给药。芬太尼与糖制成棒糖制剂 (OTFC)，经口腔黏膜给药，适用于小儿术前用药、急症手术镇痛和癌痛治疗。

(二) 关节腔内镇痛

由于关节局部富含受体，受体受药液阻滞后，可产生镇痛效果；且药液在关节内弥散受到限制，极少被吸收进入循环而产生全身作用。同时，关节腔给药其镇痛效果优于全身用药，适用于关节腔手术术后镇痛，尤其是膝关节手术。于关节腔内注入吗啡 1 mg 或 2 mg，也可注入 0.25% 丁哌卡因 20 ～ 40 mL。此外，使用芬太尼 10 μg、哌替啶 10 mg、可乐定以及非甾体类抗感染镇痛药等均可取得良好的术后镇痛效果。

(三) 静脉区域麻醉

静脉区域麻醉指于上、下肢浅静脉注射局麻药 (肢体近端缚止血带)，可产生肢体局部麻醉，以施行上、下肢从软组织至骨骼的手术，通常手术时间为 1 小时左右。

1. 适应证

(1) 手部、前臂和肘部手术，手术时间不超过 1 小时。

(2) 足部、膝关节以下短、小手术等。

2. 禁忌证

(1) 患者拒绝使用。

(2) 中度或重度高血压。

(3) 运动员身材，肢体肌肉丰满者。

(4) 骨骼肌畸形者。

(5) 对局麻药过敏等。

3. 注意事项

为提高麻醉效果，预防局麻药毒性作用，应注意：

(1) 采用双止血带法。

(2) 缚止血带时间至少维持 20 分钟，即使手术已结束。

(3) 需解除止血带时，可间断松开止血带，但每次不超过 30 秒，通常为 2 ～ 3 分钟。

(四) 连续蛛网膜下隙阻滞

1. 优点

(1) 作用起效迅速。

(2) 局麻药用量小，可调至需要的水平。

(3) 对循环、呼吸影响小。

(4) 麻醉时间可延长。

(5) 停止用药后，麻醉作用恢复快。

(6) 可用于手术后镇痛。

2. 指征

(1) 有蛛网膜下隙阻滞的适应证，手术时间超过 3 小时。

(2) 若调节阻滞平面合适也适用于循环不稳定的患者。

(3) 手术类别有普外、骨科、泌尿科、外周血管和妇科手术。

(4) 急症手术、产科分娩和疼痛治疗等。为防止脑脊液外漏，预防并发马尾综合征，近年采用 SpinO-cath 套管针和导管，因导管的直径比套管针粗，故可避免脑脊液外溢，术后很少并发头痛。

(五) 蛛网膜下隙和硬膜外间隙联合阻滞

1. 优点

具有脊髓麻醉和连续硬膜外麻醉的优点。

(1) 作用起效快。

(2) 麻醉时间不受限制。

(3) 可施行术后镇痛。

(4) 麻醉水平较易调控。

(5) 对呼吸、循环抑制轻，毒性小，并发症少。

(6) 可用于非住院手术患者。

(7) 操作简便易掌握，成功率高。

2. 适应证

(1) 妇产科手术、正常无痛分娩。

(2) 腹部和下腹部手术，时间超过 2 小时。

(3) 术后镇痛和疼痛治疗等。目前常用的方法是以双针单间隙原理设计的“针套针”方法。

(六) 静脉给药输注系统

目前临床使用的输注系统有：

1. 计算器输注泵

计算器输注泵指可在固定的速率下持续静脉输液给药，药物输注的速度是恒定的，可按患者体重和给药时间计算，如 μg/(kg•min)，通过计算器输注泵按钮，即可持续给药。

2. 微机 (智能型) 输注泵

主要有两种：(1) 以药物血浆浓度为目标：是一种新型的静脉给药系统，采用药代模式，能迅速达到和维持几乎恒定的药物血浆浓度。

(2) 以效应器官为目标：由于药物血浆浓度与效应器官药物有效浓度存在差异，近年开展以效应器官药物浓度为目标的静脉输注泵，以达到更稳定的麻醉水平。

3. 自动给药装置

自动给药装置指静脉输注泵系统中使用反馈系统，采用程序信号调控静脉给药速率。现代麻醉正不断地向安全、有效、合理、舒适、经济等目标发展，我们有责任努力加以完善，更好地为临床麻醉和手术患者服务。

第二章 临床麻醉监测

一、呼吸功能监测

(一) 麻醉和手术对肺功能的影响

1. 高位硬膜外麻醉或脊椎麻醉阻滞肋间神经或膈神经，可抑制辅助呼吸肌，降低通气量。全脊椎麻醉可出现呼吸停止。

2. 全身麻醉降低肺容量；吸入麻醉药、巴比妥类药及阿片类药减弱患者对高二氧化碳和低氧的通气反应，导致术后发生肺不张和低氧血症。

3. 正压通气使 V/Q 不匹配。

4. 俯卧头低位可使肺胸顺应性降低，截石位时，可增加顺应性。开腹、开胸手术可减少肺胸顺应性。

(二) 麻醉期间维持通气的管理

1. 辅助呼吸

保留自主呼吸，在吸气时顺势挤压贮气囊，压力为 7 ～ 15 cmH_2O，吸气量成人为 500 ～ 600 mL。当患者完成吸气动作时，迅速将手放松，务必让吸气充分呼出，待下次吸气初再顺势辅助。当开胸手术需要关胸前膨肺，需持续挤压将三次呼吸并为一次 (也称压力递增辅助呼吸)，以膨胀萎陷肺叶，此法只能短时间用两三次。当出现肺水肿时，应连续加压辅助呼吸，使呼气时保持 2 ～ 4 mmHg 正压。在手术结束前，辅助呼吸压力不能过大，需逐步降低压力，培养充分的自主通气。

2. 控制呼吸

(1) 消除患者自主呼吸，最常使用肌松药。

(2) 通常采用间歇正压通气 (IPPV)。

(3) 如长时间进行控制呼吸，每小时给一次较大通气量，相当于清醒状态正常平静呼吸时间有深吸气或叹气动作，有防止部分肺萎陷及交换肺泡通气的作用。

(4) 呼吸末正压通气法 (PEEP)，使呼气末保持 5 ～ 8 cmH_2O 正压，从而阻止肺泡塌陷，增加功能残气量，减少肺内分流，减轻肺充血和间质水肿，特别适宜术中肺水肿患者应用。但此方法也不宜长久应用，更不宜用于肺气肿、支气管喘息及心源性或低血容量休克性患者。

(5) 通常呼吸频率每分钟 10 ～ 16 次，婴儿 30 ～ 40 次。潮气量为 8 ～ 10 mL/kg。

(6) 气道压应在 15 cmH_2O 左右，不宜超过 30 cmH_2O，否则应查找气道梗阻的原因，是支气管痉挛还是机械梗阻，应及时解除。

(7) 必须保持呼吸道清净，随时清除分泌物，以免挤压入细支气管导致感染播散。

(三) 常用呼吸监测

1. 呼吸功能的临床观察

(1) 呼吸运动的观察：胸廓可随控制呼吸而起伏运动，并能保持口唇红润，循环稳定。患者自主呼吸恢复后应注意观察自主呼吸的频率、幅度以及呼吸协调性、口唇颜色，判断能否维持足够的通气量及血氧饱和度。

(2) 呼吸音监听：诱导及气管插管后听诊呼吸音确认插管位置是否恰当，有哮鸣提示气道痉挛，有痰鸣提示分泌物过多，应及时吸痰。一旦出现白色或粉红色泡沫痰，提示有心力衰竭 (心衰) 和 (或) 肺水肿。

(3) 口唇、指甲颜色变化：无贫血患者一旦出现发绀提示有缺氧。

2. 呼吸功能的监测

(1) 一般呼吸功能测定：利用麻醉机的呼吸功能测定装置可监测潮气量、气道压、呼吸频率、吸呼比等。

(2) 脉搏氧饱和度 (SpO_2) 测定：脉搏血氧饱和度监测仪通过对搏动的动脉血流进行分析，得出脉搏氧饱和度 (SpO_2) 这一变量。由于血流是搏动的，排除了测量的对象为静脉血的可能性。脉搏血氧饱和度监测仪使用 660 nm(红光) 和 940 nm(红外光) 这两种波长的光线。氧合血红蛋白与去氧血红蛋白对这两种光的吸收性截然不同。氧合血红蛋白吸收更多的 940 nm 红外光，让 660 nm 的红光透过；而还原血红蛋白吸收更多的 660 nm 红光，让 940 nm 红外光透过。在脉搏血氧饱和度监测仪探头的一侧，安装有发射上述两波长光线的装置，另一侧则安装感光装置，用以感知透过的光量。被吸收的光线总量包括搏动性动脉血吸收部分 (搏动部分) 与非搏动性动脉血、静脉血、毛细血管血及组织吸收部分 (恒定部分)。通过公式可得到血红蛋白氧饱和度。

无论在手术室还是重症监护病房，脉搏氧饱和度都是监测患者状态快速、可靠的方法。脉搏氧饱和度仪最常见的两种错误为运动干扰与低灌注引起的脉搏信号丢失。近年来，许多生产厂商在脉搏氧饱和度仪中加入信号分析装置，使上述测量不准确的可能性大大减少。许多研究证明，新氧饱和度监测仪较前更能可靠地发现低氧发作。

多波长脉搏氧饱和度监测仪可测定碳氧血红蛋白与高铁血红蛋白。将来，脉搏氧饱和度监测仪有望为患者的容量状态和液体治疗反应提供无创可靠的监测。

(3) 混合静脉血氧饱和度监测：混合静脉血氧饱和度 (mixed venous oxygen saturation，MVOS) 监测可深入了解组织氧供需平衡状态。测量混合静脉血须使用肺动脉导管，若导管带有光导纤维束，就可以进行连续 MVOS 监测。若没必要或不可能使用肺动脉导管，可以通过中心静脉导管采上腔静脉血为标本进行测量。MVOS 下降提示全身组织缺氧，后者常为多器官衰竭与死亡的先兆。MVOS 接近 40% 时，血乳酸水平升高，标志着无氧代谢增多，与死亡率升高密切相关。

(4) 呼气末二氧化碳分压 ($ETCO_2$) 监测：反映二氧化碳产量和通气量是否充分；发现病理状态 (如恶性高热、肺栓塞)。气管插管如误入食管，$ETCO_2$ 常会迅速下降，直至 0，所以是鉴别气管导管误入食管最确切的方法，也是呼吸管理中重要的指南。术中 $ETCO_2$ 维持在 35 ～ 45 cmH_2O。主流与旁流式二氧化碳监测仪的主要区别为传感器的位置不同。这个看似很小的不同对两种系统的复杂性、准确性与测量反应时间之间的差异起了很大作用。

$ETCO_2$ 突然下降的原因通常包括呼吸回路断开、气道梗阻、心排出量突然下降或肺栓塞。$ETCO_2$ 并不总与 $PaCO_2$ 一致，特别在全麻下或对于危重疾病患者。

(5) 麻醉气体分析监测：连续测定吸气、呼气时氧、二氧化碳浓度及吸入麻醉药气体浓度，便于调控麻醉深度及通气。

(6) 血气分析：取肝素化动脉血行血气分析可较正确地测定血氧和二氧化碳分压，血氧饱和度和酸碱代谢的变化，有的分析仪还包括电解质及血乳酸测定，更有利于呼吸及循环调控。常用于复杂或危重患者的手术。连续血管内血气分析仪的进一步改进和研究将使其可能成为一项常规监测而广泛使用。

(7) 肺水监测：许多疾病都可使血管外肺水增加，即通常所说的肺水肿。临床医师早已意识到严重的心功能不全与肺功能不全可以引起肺水肿，但直到现在，是否准确定量分析血管外肺水能够达到指导治疗、最终改善预后的目的仍不明确。无论如何，人们不断地寻找能够监测与定量分析血管外肺水简单而可靠的方法，近来已有许多进展。

(8) 压力容量环：呼吸的压力容量环可提供很多与机械通气相关的信息。对急性呼吸窘迫综合征 (ARDS) 或急性肺损伤 (ALI) 的患者描记压力容量环，可指导 PEEP 与潮气量的设置。保持较高的气道压力可使萎陷的肺泡扩张，一定的 PEEP 可维持肺泡的扩张状态。

(9) 影像学监测：计算机断层扫描在很大程度上提高了我们对 PEEP 与 ARDS 患者萎陷肺泡复张之间复杂关系的认识。电阻抗断层成像可能成为肺复张、肺水肿等有效的床旁监测手段，并指导机械通气设置。

(四) 转运时呼吸系统监测

许多情况需要进行危重患者或机械通气患者的院内转运，最常见的原因包括检查诊断与手术。大量研究证明，需要转运的危重患者的数目是巨大的，其中儿童与创伤患者最常由于诊断原因需要转运。毫无疑问，转运这些危重患者充满了危险，从简单的仪器故障到重大灾难，如缺氧性脑损伤，甚至死亡。为保证转运的安全，常需要大量复杂的仪器。

不同研究报道的危重患者转运期间不良事件的发生率差异很大。统一监测手段的缺乏与不同的“不良事件”定义，可能是各报道“不良事件”发生率差异巨大的原因之一。此外，比较转运过程中各种不同监测策略对预后影响的研究较少。长期以来，危重患者在转运途中或转运之后，心血管及呼吸系统异常的危险性增高。有报道，院内转运之后，气体交换功能不全与肺炎的发生率明显增高，但心律失常、低血压与血气分析异常并不常见。因诊断原因转运的创伤患者在转运途中心率与血压波动的范围很大。因此对所有危重患者来说，转运途中都应进行连续心电、血压与脉搏氧饱和度监测，后者可以可靠地提示低氧血症与气体交换异常的发生。一种选择危重患者转运中监测项目的原则是，在 ICU 内必须进行哪些监测，在转运途中就进行哪些监测。若陪护的医护人员经过培训，能够应对院内转运中发生的各种情况，并发症就会明显下降。在转运血流动力学不稳定的患者或患者病情危重时，必须备有心血管抢救药物。转运前准备好转运设备与药物清单，有助于应对可能发生的各种意外。转运前应确认接收方仪器设备及医护人员到位。

转运机械通气的患者面临着无法维持气道与气体交换异常的潜在危险，因此，必须备有必要的设备和药物，以便建立和保证气道安全。转运前，应检查供氧设备运行是否正常，氧气是否充足，低压报警功能是否有故障。多数学者倾向于在院内转运时使用呼吸机机械通气而不是进行手控呼吸，因为后者可使患者的 pH 值与 CO_2 分压的变动范围更大，PaO_2/FiO_2 显著下降的发生率更高。一项使用二氧化碳描记图进行了一项双盲临床试验，发现在院内转运气管插管的小儿患者，若进行手控人工呼吸，无意识过度通气的发生率更高，成人的研究也得到类似的结果。若在手控呼吸中使用 $ETCO_2$ 或 V_T 监测，可较为严格地控制 $PaCO_2$。上述各研究结果使许多专家推荐对需要优化通气的高危患者除标准监测外还要进行 $ETCO_2$ 监测。

危重患者转运的禁忌包括转运途中或接收单位无法提供合适的氧合与通气。若患者血流动力学不稳定或在转运途中无法提供合适的心血管监测，转运计划应推迟或取消。每一次转运前，都应计算危险 - 受益比，以协助判断本次转运是否真的有必要、有保证，这样的分析可能是避免转运途中不良事件的最有效方法。近来便携式仪器的不断发展也为许多诊断与治疗提供了床旁替代方法。

（五）常见呼吸问题及处理

1. 舌后坠

(1) 应即托起下颌解除梗阻。

(2) 深麻醉下也可置入口咽通气管或喉罩通气管解除梗阻。

(3) 浅麻醉下，特别是硫喷妥钠麻醉患者，切忌置入通气管，以免诱发严重喉痉挛。

2. 误吸和窒息的预防及处理

(1) 择期患者术前 8 小时禁食，婴幼儿术前 4 小时禁食，术前 2 ～ 3 小时禁水。

(2) 诱导前应取下活动义齿，以防麻醉后脱落误吸窒息。

(3) 分泌物多的患者应给予阿托品或东莨菪碱。

(4) 诱导时头低位使分泌物或反流物流至鼻咽腔便于吸除，同时声门处于最高位避免误吸。

(5) 有误吸危险的急诊患者应先下胃管抽吸并充分准备吸引器及吸痰管。

(6) 采用快速顺序诱导，即诱导前面罩给氧 3 ～ 5 分钟去氮后，静脉注入硫喷妥钠或异丙酚等，随后注入琥珀胆碱，同时请助手压迫环状软骨 (Sellick 手法)，防止反流物进入咽部，轻度挤压呼吸囊后行快速气管插管，并充气套囊。

(7) 拔管前，应自胃管排空胃内容物。

(8) 大咯血或湿肺患者须采用双腔导管隔离两肺。

3. 喉痉挛

喉痉挛是功能性上气道梗阻。在麻醉过浅、咽喉部应激性增高状态下，直接刺激咽喉或间接刺激远隔部位可引起。

(1) 轻度喉痉挛：吸气时声带紧张、声门裂变窄，发出高亢的喉鸣声。多发生于刺激性吸入麻醉药或静脉注射氯胺酮时，刺激咽喉，加压面罩供氧多能解除。

(2) 中度喉痉挛：由于保护性反射，呼气时假声带也紧张，气流受阻而发出粗糙的喉鸣，吸气时可有三凹体征。应立即托起下颌并用面罩加压供氧。

(3) 严重喉痉挛：咽喉部肌肉皆进入痉挛状态，声带、假声带和勺状会厌襞完全内收，使气道完全梗阻，出现三凹体征及严重发绀，应立即静脉注入琥珀胆碱及面罩加压给氧或气管插管等，紧急时，可先用 16 号粗针穿刺环甲韧带，解除梗阻。

4. 支气管痉挛

(1) 应用面罩给氧，争取气管插管。核查气管插管位置，勿触及隆突。

(2) 通常加深吸入麻醉药能减轻痉挛。

(3) 支气管扩张药首选选择性 β_2- 激动药，最常用的是沙丁胺醇气雾剂，每次深吸 2 ～ 3 次 (0.1 ～ 0.2 mg)。

(4) 可静脉输入氢化可的松 2 ～ 4 mg/kg，3 ～ 4 小时后改为 0.5 mg/(kg·h)。也可用甲泼尼龙 60 ～ 160 mg 静脉注入。

(5) 可静脉注入氯胺酮，通过内源性儿茶酚胺释放扩张支气管。

(6) 对严重难治性支气管痉挛应考虑静脉注入小剂量肾上腺素 (0.25 ～ 1.0 μg/min)，以显示 β_2 效应，并有 β_1 兴奋作用，必要时，也可应用小剂量异丙肾上腺素 (0.25 ～ 1.0 μg/min)，但多出现心动过速的副作用。

5. 呼吸停止

(1) 首先必须除外心搏骤停引起的呼吸停止。

(2) 吸入麻醉药加压通气加深过快可引起。

(3) 静脉麻醉药注入速度过快可引起。

(4) 浅麻醉下手术操作的机械刺激也可引起反射性呼吸暂停，如牵拉内脏刺激腹腔神经丛、甲状腺手术牵拉颈动脉窦，均可出现呼吸暂停，往往同时出现心动过缓、脉压变窄。切骨膜时可出现呼吸暂停数秒钟。这类呼吸停止多能自行恢复，局部用 0.25% 普鲁卡因阻滞可防止此反射。

6. 通气不足

(1) 局部麻醉、区域阻滞和椎管内麻醉如并用镇痛药或麻醉性镇痛药可影响通气量。高位硬膜外麻醉可使大部分肋间神经及部分颈神经受阻滞，导致呼吸肌麻痹。一旦呼吸频率较麻醉前增速 30% 以上时，说明通气功能已明显受损，须用密闭面罩行辅助呼吸。呼吸功能障碍的患者选用高位硬膜外麻醉，常不如气管内插管全麻容易维持呼吸功能。

(2) 手术体位对通气量的影响不容忽视，如俯卧头低位及侧卧位加腰桥的患者胸腹受压降低通气量最为显著。须适当调整固定位置，如俯卧位利用支架使胸腹架空，侧卧位腋下垫枕，尽量减少胸腹扩张活动的限制，可显著减轻通气量的降低。

7. 急性肺水肿

(1) 原因

1) 中度二尖瓣狭窄患者，麻醉前用药不当以致精神过度紧张，心动过速，极易诱发肺水肿。

2) 冠心病患者静脉注入氯胺酮后使肺动脉压及左房压升高，可发生肺水肿。

3) 气胸患者排气或胸水患者放水过急，萎陷肺迅速膨胀，出现肺复张性肺水肿。

4) 心内手术纠正畸形后不能适应，可能出现心源性肺水肿，如严重肺动脉瓣狭窄切开后，肺血流突然增加，诱发肺水肿。

5) 左右心室不等大，术后易诱发肺水肿。

6) 重症嗜铬细胞瘤患者切除肿瘤前，常因麻醉或手术剥离肿瘤，使大量儿茶酚胺释放入血，收缩周围血管，大量血液移入肺血管导致肺动脉高压诱发肺水肿。

7) 颅脑创伤患者损伤下丘脑，容易导致神经源性肺水肿。

8) 全肺切除术、食管癌切除术广泛清除淋巴结及小儿手术对输液极为敏感，稍一过量即可出现肺水肿。

9) 革兰阴性杆菌感染所致的脓毒症患者误吸胃内容常可引起通透性肺水肿。

(2) 诊断

1) 清醒患者常先有呼吸困难、呼吸增快、潮气量减少，发绀及听诊有喘鸣或小水泡音。

2) 麻醉者在辅助呼吸时突然感到阻力增加。

3) 全麻患者并用肌松药常可掩盖呼吸系统症状。

4) 机械通气时气道压突然增加到 30 mmHg 以上，SpO_2 下降至 90% 以下。

5) 麻醉期间呼吸道涌出粉红色泡沫痰时诊断并不困难，但已为晚期。

(3) 处理

1) 间断正压通气，纠正低氧血症及降低静脉血回流，使左室充盈压下降。

2) 如吸入纯氧后动脉血氧分压仍低于 50 mmHg，大量泡沫痰不断涌出淹没肺泡时，应立即采用持续正压呼吸 (CPPV) 或呼吸末正压呼吸 (PEEP)。

3) 快速利尿，静脉注射呋塞米 20 ～ 40 mg。

4) 用扩血管药降低前、后负荷，如静脉泵入硝酸甘油或硝普钠。

5) 低血压时还应静脉注入正性肌力药，如多巴胺 2 ～ 10 μg/(kg·min) 或肾上腺素 0.1 ～ 0.5 μg/(kg·min)。

8. 急性呼吸窘迫综合征 (ARDS)

(1) 症状：为严重低氧血症，动脉氧分压 / 吸入氧分数≤ 200 mmHg，双肺有弥散性肺间质实变及非心源性肺水肿的 X 线表现。

(2) 处理

1) 呼吸末正压通气 (PEEP 5 ～ 10 cm H_2O)。

2) 设定压力控制≤ 20 cm H_2O。

3) 潮气量为 7 ～ 8 mL/kg。

4) 调控呼吸频率使 $PaCO_2$ 和 pH 值接近正常或轻度呼吸性酸中毒。

5) 逐步增加 PEEP，每 20 ～ 30 分钟增加 2.5 cm H_2O。

6) 如 PEEP 总值和压力控制设定≥ 35 cm H_2O，应积极治疗原发疾病、控制感染及支持其他脏器功能。

二、循环系统监测

(一) 循环系统监测的目标

循环系统的主要功能是给组织和器官输送氧的同时排出代谢产物。麻醉中，必须维持循环系统及上述功能的稳定。必要条件是维持组织的灌注压，保证组织的血流。

1. 血流与灌注的关系

组织和器官的血流与灌注压成正比，与血管阻力成反比。如果灌注压高，但同时血管阻力也很高，组织和器官的血流反而会减少。

2. 灌注压

体循环的灌注压可粗略地估计为平均动脉压与静脉压之差，脑组织的灌注压为平均动脉压与颅内压之差。

3. 组织和器官出现灌注不足的症状和体征

(1) 中枢神经系统：意识状态的改变、神经病理征等。

(2) 心血管系统：胸痛、气短、心电图改变、心脏彩超提示心室壁运动异常等。

(3) 肾脏：尿量减少，尿素氮和肌酐升高等。

(4) 胃肠道：腹痛、肠鸣音减弱、血便等。

(5) 外周组织：四肢湿冷、脉搏细速、毛细血管充盈欠佳等。

循环系统监测的目标是尽早发现组织和器官可能出现灌注不足的征象，及时纠正，维持麻醉中循环系统的稳定。

(二) 心电图 (ECG)

1. 适应证

所有麻醉患者都应监测心电图，可用来发现心律失常、心肌缺血、电解质紊乱等。注意：存在心电图信号并不保证有心肌收缩或血液流动。如：电、机械分离时，应注意脉搏触诊、脉搏波动、心音听诊。

2. 监测方法

(1) 电极片的安置：心电图测量的电信号较弱，约为 1 mV，容易受到肌肉收缩及其他医疗设备点信号的干扰。电极片应涂有足够的导电糊，相应的皮肤区域应保持清洁、干燥。肢体导联电极应置于肢体上或尽可能邻近于正确位置处，V_5 导联电极应置于第 5 肋间与腋前线交点处。

(2) 监护仪模式的选择：绝大多数监护仪有诊断和监测两个模式。诊断模式用于评估 ST 段改变，因为诊断模式滤过的干扰信号较监测模式少，带通更宽，前者带通为 0.05 ～ 100 Hz，后者带通为 0.5 ～ 40 Hz。监测模式为单纯心律监测提供了更为稳定的波形。较新的监护仪可连续监测 ST 段的变化，并分析其变化的趋势。

(3) 常用导联的选择

1) 标 II 导联是最常用的监测导联。该导联最容易观察 P 波及 P 波与 QRS 波群之间的关系，有利于发现心律失常，也可以发现下壁心肌缺血，通常由右冠状动脉供血。

2) V_5 导联最常用来监测心肌缺血，因为也可以反映大部分左室心肌情况，通常由前降支供血。

3) 若高度怀疑心肌缺血由左旋支所致，应监测标 I 导联。

3. 心电图监测准确性可能受到干扰

(1) 监护仪上心率数字显示有时并不能警告麻醉医生发生了危险性心动过缓。虽然心电图可以记录到 R-R 间期长达 4 秒，但是由于监护仪计算心率使用的法则，心率显示的数值可能只较基础值轻度下降，可能仅为 45 次 / 分。

(2) 当 T 波较高时，监护仪错误地将 T 波计算为 R 波。有时起搏信号高时，监护仪也可能出现类似错误。通过降低 ECG 的增益，选择 T 波波幅较小的导联来解决。

(3) 手术中用的电刀、电凝可能干扰 ECG。应经常观察 ECG 波形，迅速识别错误数据，并通过 ECG 波形计算出真正的心率。还可以利用有创动脉压波形或脉搏氧饱和度波形来确定脉率。

4. 正常心电图

窦房结发出电冲动，以波的形式扩展，激动两个心房。这个电冲动扩展到整个心房并产生心电图上的P波，P波代表两个心房收缩的电活动。然后该兴奋到达房室结，在这里有1/10秒的暂停，以便让血液进入心室，心电图上表现为P-R间期。电冲动传导通过房室结后，沿心室传导通路下传，包括希氏束、左右束支、远端传导束和浦肯野纤维。QRS波群代表从房室结到浦肯野纤维并进入心肌细胞的电兴奋。Q波是QRS波群第一个向下的波，它后面跟着的是R波。Q波常常缺如。向上的R波之后是一个向下的S波。整个QRS波群代表的是心室收缩的电活动。心室复极开始于QRS波群的终点，包括ST段和T波。QRS波群和ST的交汇点为J点。P波、QRS波群和T波代表一个心动周期，心脏不断地重复这个周期。

5. 异常心电图

麻醉中可能出现各种各样的异常心电图，下文仅介绍几种常见的异常心电图。

(1) 室性期前收缩 (premature ventricular contraction，PVC)：PVC起源于心室内异位兴奋灶。PVC不经通常的束支传导系统下传，因此传导是慢的，临床表现为很宽的QRS波群，之后有一个长的代偿间歇。

间位PVC是插入正常搏动之间的PVC，没有代偿间歇，未使正常规律的节律产生紊乱。

PVC可能与一个或多个正常搏动结合而形成二联律、三联律。一个PVC与一个正常搏动结合，并且这种形式多次重复，叫作二联律；如果一个PVC与两个正常搏动结合，并且这种形式多次重复，叫作三联律。

每分钟超过6个PVC就应认为是病理性的，常常表明为冠状动脉缺血。在冠状血流充足而血氧合很差的情况下(如溺水、肺部疾病、气管阻塞等)，也可导致心室异位兴奋灶频繁放电。

多于4个快速连续的PVC叫作室性心动过速。多个室性异位兴奋灶产生多源性PVC，每个兴奋灶产生的PVC形态一致。在同一导联中，起源于同一个兴奋灶的PVC，其形态是相同的。

如果一个PVC落到T波上(即易激惹期内)，就可能导致室性心动过速。

(2) 阵发性心动过速：由异位起搏点引起的突发的快速的心律，称为阵发性心动过速，通常为150～250次。

阵发性房性心动过速 (PAT) 中P波的形态通常不像心动过速前的P波。伴阻滞的PAT常常提示洋地黄中毒。阵发性结性心动过速 (PNT) 是由房室结内异位兴奋灶产生的，可以逆向传导激动心房，产生逆向P波，它们可能恰好出现在心动过速中的每个QRS波群之前或之后。PAT和PNT统称为“室上性心动过速”。PAT可能以一种快速心率发生，以至P波融入前面的T波中，看起来像是一个波。这使得上述两种心动过速难以鉴别，但是由于它们的治疗一样，所以鉴别也是没有必要的，可以笼统地说是室上性心动过速。

室性心动过速 (PVT) 具有独特的图形，在心电图上就是一系列的PVC。虽然室性心动过速时，心房仍以其固有的速率除极，但一般见不到清楚的P波。频繁的短阵性室性心动过速可能意味着冠心病。

(3) 心房扑动：心房扑动时，心房内一个异位兴奋灶以250～350次/分的速率放电，每个“P波”形态均相同。由于是心房内异位除极，所以它们不是真正的P波，常称为扑动波。

心房扑动的特点是一系列快速、连续、相同的“P波”。因为这些波是快速连续的，它们之间没有平坦的基线，通常将基线描述为“锯齿”样，这是心房扑动与 PAT 最明显的区别。

(4) 心室扑动：心室内一个异位兴奋灶以 200 ～ 300 次 / 分的速率放电便产生心室扑动，其形态为平滑的正弦波。

心室扑动几乎无一例外地要变成心室纤颤，需要立即心肺复苏和除颤。

(5) 心房纤颤：心房纤颤是由于许多异位的心房兴奋灶以不同的速率放电，从而导致混乱无规律的房性节律。心房纤颤不规则地除极，类似于许多石子在不同地方同时扔进一个池子中。

心房纤颤常常表现为不规则的没有 P 波的基线，QRS 波群可快可慢，不规则。

(6) 心室纤颤：心室的许多异位兴奋灶导致不规则的心室抽动，形成心室纤颤。这种不规则的抽动，使心脏不能有效排血，需要立即心肺复苏和除颤。然而心室纤颤的不规则图形很容易识别。

(7) 房室传导阻滞

I 度房室传导阻滞仅仅表现为 P-R 间期延长，大于 0.20 秒。

Ⅱ度房室传导阻滞表现为 QRS 波群前有 2 个或者 2 个以上的 P 波。

Ⅲ度房室传导阻滞中，人们会发现一个固定的心房率 (P 波) 和一个独立的、较慢的心室率 (QRS 波群)，通常称为房室分离。如果 QRS 波群形态正常，该节律常称为“结性自身心律”，约为 60 次 / 分；如果 QRS 波群是宽的或者畸形的，该节律常称为“室性自身心律”，为 30 ～ 40 次 / 分。

(8) 束支阻滞：束支阻滞是由激动在左束支或右束支阻滞造成的。因此，束支阻滞中，一个心室激动稍晚于另一个心室，形成两个 QRS 的“联合波”。束支阻滞时，左心室或者右心室可能激动晚，所以我们在心电图上看到增宽的 QRS 波，以及两个 R 波，按顺序命名为 R 波、R’波，这是我们诊断的主要依据。

左束支阻滞时右心室首先除极，V_5 和 V_6 导联表现为 R-R’波；右束支阻滞时左心室首先除极，V_5 和 V_6 导联表现为 R-R' 波。换言之，左胸导联表现为 R-R’波时为左束支阻滞，右胸导联表现为 R-R' 波时为右束支阻滞。

(9) 心肌缺血、心肌梗死：心肌缺血可以表现为 ST 段的压低、T 波倒置。如果存在 ST 段抬高，就意味着心肌梗死。病理性 Q 波也是心肌梗死的表现，其宽度超过 0.04 秒，深度达 QRS 波群的 1/3。

V_1、V_2、V_3、V_4 出现上述改变，则表示前壁出现问题，通常由前降支阻塞造成；I、AVL 出现上述改变，提示侧壁出现问题，通常由回旋支阻塞引起；Ⅱ、Ⅲ、AVF 出现上述改变，则表示下壁出现问题，其血液供应取决于右或左冠状动脉，哪个动脉占优势；急性后壁出现问题时，V_1 或 V_2 导联出现大 R 波，同时 V_1 或 V_2 出现 ST 段压低，通常由右冠状动脉的分支所致。

(10) 肺栓塞：肺栓塞时，可于导联 I 中见到深 S 波，导联Ⅲ中见到深 Q 波，即 S_1 Q_3 综合征，这是肺栓塞引起急性肺心病的特征。还可表现为 V_1 ～ V_4 导联 T 波倒置，或者右束支阻滞。

(11) 高钾血症与低钾血症：血清钾升高 P 波低平，QRS 波群增宽，T 波高尖；血清钾低于正常，T 波低平 (或倒置) 并有 U 波增高。可以把 T 波看作钾离子居住的“帐篷”。当钾离子低于正常值时，T 波低平。相反，当钾离子增加时 T 波则高耸。

(12) 高钙血症与低钙血症：血清钙升高 Q-T 间期缩短，血清钙降低 Q-T 间期延长。

(13) 心包炎：ST 段抬高，常为平直或者下凹状，整个 T 波可抬离基线。

(14) 洋地黄中毒：洋地黄中毒引起 ST 段缓慢下降，很有特点。找一个没有 S 波的导联来辨认，其形状呈“鱼钩状”，如同西班牙画家萨尔瓦多·达里的胡须。

(三) 动脉血压监测

正常情况下，绝大多数器官都能自动调节血流。因此，动脉血压常常用来反映器官的灌注情况。动脉血压监测技术分为两大类：无创血压测量和直接动脉测压。虽然直接动脉测压也存在误差，但仍是诸多测量方法中的“参考标准”。

1. 无创血压测量

无创血压测量是麻醉医生最常用的血压监测手段。通过加压袖带对肢体施以外部压力。袖带充气至压力超过收缩压使动脉血流停止，然后缓缓放气。通过听诊 Kortkoff 音或张力示波剂来监测血流。

(1) 手动听诊测量血压：麻醉医生术前访视患者时在病房常采用此种测量方法。Kortkoff 音听诊是最常用的方法。当听诊器听到第一个声音时的压力为收缩压，当达到舒张压时，声音明显变模糊或消失。

下列情况可能导致手动听诊测量血压数值不准确：①袖带尺寸不合适，袖带过窄会使测量值偏高，袖带过宽则测量值偏低，合适的袖带宽度应覆盖肢体约 2/3；②放气速度过快时，测量值可能会偏低，尤其是心率较慢时；③低血压及外周组织灌注不足者，听诊较困难。

(2) 自动装置测量血压：自动装置采用周期性的充气和放气来测量血压。经典的过程为：袖带先充气至高于 150 mmHg 或比先前测量的收缩压高出 40 mmHg；然后再放气，由微处理器来分析袖带压力的波动。平均压与最大波动时的压力相关性良好，收缩压和舒张压则通过专门的演算式计算出。大多监护仪上有“STAT”模式，可以快速估测收缩压。仪器测量周期若过于频繁，可引起静脉充血，因此常规监测时测量周期不应低于 2 分钟。

下列情况可能导致自动装置测量血压数值不准确：①测量时肢体活动可致错误的测量结果，甚至无法测量；②心律失常可导致测量周期延长且结果不准确；③严重的低血压或高血压时自动装置测量的血压与直接动脉测压一致性差，当收缩压低于 80 mmHg 时，无创血压结果往往低于直接动脉测压结果；④袖带若有持续的外部压力就会造成数值不准确或测量周期延长。例如，外科医生腹部持续倚靠患者测压肢体。

(3) 无创血压测量的并发症：①肢体疼痛；②静脉瘀点、瘀斑；③肢体水肿；④静脉淤滞，血栓性静脉炎；⑤外周神经病理性改变；⑥骨筋膜室综合征。

2. 直接动脉测压

(1) 适应证

1) 复杂大手术，需持续观察血压变化的手术。

2) 指导心、血管活性药物的使用及心血管手术操作。

3) 血流动力学不稳定的患者。

4) 反复取血标本，进行血气分析。

5) 无法测量无创血压。

6) 通过动脉压力波形提供诊断信息。

7) 根据收缩压变异度评价容量治疗的反应。

(2) 操作方法

1) 选择穿刺动脉：①最常选用桡动脉，虽然 25% 的患者术后桡动脉闭塞，但临床无大碍，Allen 试验能够评价桡动脉和尺动脉在手部血流的相对分布情况，但并不能准确预测桡动脉穿刺的并发症；②文献报道即使同侧桡动脉穿刺失败，穿刺同侧尺动脉也是安全的，但我科并不常规使用；③穿刺肱动脉，虽然解剖学角度可能导致前臂缺血，但文献报道 3000 例操作，仅 1 例术后取栓；④穿刺腋动脉的并发症与桡动脉一样少，而且可以监测中心动脉压，但须牢记所有中心动脉穿刺的风险是较易引起脑栓塞；⑤股动脉也是常用的穿刺部位，其优点是与中心动脉压力接近，但容易引起粥样硬化斑块脱落，导致栓塞，此外，穿刺时进针点应选在腹股沟韧带以下，防止盆腔出血；⑥许多病理情况可导致不同动脉之间的压力阶差，在选择动脉测压时应选择压力较高者。

2) 桡动脉穿刺术：①将前臂和手固定在托手板上，手腕过伸，拇指外展，在桡骨头内侧扪及桡动脉；②消毒后，清醒患者以 2% 的利多卡因局部麻醉；③选择合适型号的套管针 (婴儿为 24 G，儿童为 22 G，成人为 20 G)，左手扪及动脉，右手持套管针刺向动脉，进针时，套管针与皮肤成 30° ～ 45° 角；④直接置管法，将套管针缓慢进入，直至刺入动脉，此时可在针尾见到回血，略微压低套管针继续进针 5 mm 左右，将套管针芯退至套管内，然后推送套管全部进入动脉内，按压动脉近端，拔除针芯并连接测压管道，随后固定；⑤穿透法，将套管针快速刺入动脉并穿透动脉，将套管针芯退出，缓慢退出套管直至血液从针尾顺利流出，然后将套管旋转推送至动脉内，按压动脉近端，拔除针芯并连接测压管道，随后固定。

3) 换能器的连接与定标：①换能器将压力信号转变为电信号，放大并显示在监护仪上。为保证波形不失真，导管应为硬管，且尽可能的短，最好不超过 120 cm，整个系统应完全排出气泡，连续冲洗液采用 6.25 U/mL 的肝素盐水，应加压至 150 ～ 300 mmHg 冲洗动脉，同时间断手动冲洗，以防止导管尖端血凝块形成；②换能器在任何高度都可以校零，以一个大气压为参照。测压时，通常选择三尖瓣水平。

4) 动脉置管的注意事项：①穿刺前应评估近端动脉搏动以证实没有血栓形成；②股动脉和腋动脉穿刺时，采用 Seldinger 法；③波形衰减。应该用另一种方法来核实血压测量的准确性。一定要排除动脉近端堵塞、换能器失灵及机械故障。

(3) 动脉压力阶差：许多病理情况可产生动脉压力阶差。

1) 休克患者，外周动脉和中心动脉压力差别较大。

2) 感染性休克患者，应用缩血管药后，股动脉收缩压可高于桡动脉收缩压 50 mmHg。

3) 低温时，外周血管收缩导致桡动脉收缩压高于股动脉收缩压，而在复温时，外周血管扩张，桡动脉压低于股动脉压。

4) 刚建立体外循环及体外循环期间，桡动脉平均压低于股动脉平均压。脱机后，桡动脉压往往低于中心动脉压约 20 mmHg，通常这种情况持续到脱机后 1 小时可改善，个别患者持续更长时间。

(4) 正常动脉压力波形

1) 收缩期上升支：心脏收缩期，左心室将血流射入主动脉。

2) 收缩期峰压。

3) 收缩期下降支：主动脉内的血流推入外周血管。

4) 重搏切迹：心脏舒张期开始。

5) 舒张期下降支。

6) 舒张末压。

(5) 异常动脉压力波形

3. 动脉压评估血容量

(1) 收缩压变异度

原理：正压通气引起体循环血压周期性变化，用一个参数表示，即为收缩压变异度。

正压通气吸气相对左心的影响：吸气相→肺容积↑→肺静脉内的血流被挤入左心室→左心前负荷↑；同时，胸膜腔内压↑→左心后负荷↓；两者共同使左心室每搏量↑→体循环血压↑。

正压通气吸气相对右心的影响：胸膜腔内压↑→体循环静脉回流↓→右心前负荷↓；同时，肺容积↑→肺血管阻力↑→右心后负荷↑；两者共同使右心每搏量↓。正压通气呼气相早期，右心每搏量↓→通过肺血管床→左心室前负荷↓→左心室每搏量↓→循环血压↓。

与呼气末收缩压相比，SPV 可分为吸气增加变异度△ up 和呼气下降变异度△ down。文献报道，总 SPV(△ up+ △ down) 通常在 7 ～ 10 mmHg，若＞ 15 mmHg 则提示肺毛细血管楔压低于 10 mmHg，临床诊断容量不足。

(2) 脉压差变异率：其原理与 SPV 相同，是指导容量治疗的另一个动态指标。临床上容量充足时，PPV 不超过 13%。

(四) 中心静脉压监测

1. 适应证

(1) 测定右心充盈压作为血容量的指标。

(2) 经中心静脉给药、快速输液。

(3) 给外周静脉差的患者提供静脉通路。

(4) 为长期胃肠道外营养提供途径。

(5) 注射冰水测定心排量。

(6) 抽出气栓。

(7) 安置起搏器。

2. 操作方法

(1) 中心静脉导管：中心静脉导管是指设计用于置入锁骨下静脉、颈内静脉或股静脉的导管。

(2)Seldinger 技术：中心静脉置管技术是通过导丝将导管置入，该技术始于 20 世纪 50 年代，以其发明者名字命名，故称为 Seldinger 技术。通常选用较细的穿刺针 (常用的为 20 ga) 作为探查目标血管的探针，当探针探查到目标血管后，置入导丝，随后退出探针，中心静脉导管沿导丝置入血管内。值得注意的是，在中心静脉导管置入前，应采用较硬的扩张器沿导丝扩张皮肤及皮下组织，形成隧道，以协助随后中心静脉导管的置入。

(3) 静脉入路

1) 颈内静脉：经颈内静脉穿刺是非常流行的，因为许多医生认为穿刺点位于颈部，故气胸的发生率较低。然而，事实并非如此，临床上，锁骨下静脉及颈内静脉气胸的发生率相当。为什么穿刺点位于颈部仍可发生气胸呢？除了穿刺技术较差外，由于高潮气量机械通气，肺尖向颈部凸出。除了气胸外，颈内静脉穿刺还有其他的缺点，如误入颈动脉及由于颈部活动受限，故患者满意度欠佳。

建议：对于穿刺经验不足的麻醉医生，颈内静脉是中心静脉穿刺的首选部位，毕竟误入颈动脉后较容易处理。

2) 锁骨下静脉：锁骨下静脉是进行中心静脉置管很好的选择，因为它很粗大 (直径 20 mm) 且解剖变异较小。

建议：对于有经验的麻醉医生，锁骨下静脉是中心静脉穿刺的首选部位，因为其较容易穿刺，并发症发生率低，患者舒适度高，过分担心气胸是多余的。避免穿刺较深，以避免误穿刺入锁骨下动脉及气胸。

3) 股静脉：股静脉是最大的、最容易的，也是问题最多的穿刺部位。股静脉置管的问题包括误入股动脉，股静脉血栓发生率较高。血栓的风险被大大夸大了，因为大部分临床无症状且无并发症。早期的研究表明，股静脉导管感染的风险较高，但最近的研究表明，感染风险并未明显增加。

建议：因为血栓形成的发生率较高，故股静脉并非首选穿刺点。然而，在急诊病例中，当其他入路失败时，须考虑股静脉穿刺。在心肺复苏时，更喜欢股静脉穿刺，因为穿刺操作不影响心肺复苏。然而，美国心脏病协会建议在心搏骤停时不推荐使用股静脉，因为股静脉距离心脏较远，故延长给药时间。如果必须进行股静脉穿刺，应尽可能早期移除股静脉导管，以防止血栓形成。

(4) 超声引导下静脉穿刺：超声引导下静脉穿刺已经用于较大静脉置管 (如锁骨下静脉、颈内静脉和股静脉) 及上肢较小外周血管置管。多数研究经验基于颈内静脉，因为其较容易被探查到。

建议：超声引导下静脉穿刺价格较昂贵，花费时间较多，且需要有经验的麻醉医生。因此并非常规方法，仅当通过解剖标志法穿刺失败后采用。解剖标志法失败的原因多为医师经验不足且面临紧急情况，如心肺复苏。然而不幸的是，此时并不适合超声引导下静脉穿刺，因为时间紧迫且需要有经验的麻醉医生。

(5) 穿刺后即刻涉及的问题

1) 静脉气体栓塞：气体进入静脉引起气体栓塞是非常严重的并发症之一。幸运的是，该并发症通过以下方法可以有效避免。

预防措施：当导管尖端进入胸腔后，由于自主呼吸引起胸内负压，气体可随压力差通过未关闭的静脉导管进入血管内，从而引起静脉气体栓塞。压力阶差 4 mmHg 的情况下，经 14 ga 导管可每秒钟进入 90 mL 气体。因此保持静脉压力高于大气压可有效预防静脉气体栓塞。将患者置于 Trendelenburg 体位 (头低脚高位)，头低 15°，可辅助减少气体栓塞的发生。

临床表现：静脉气体栓塞的临床表现为操作过程中突发急性呼吸困难。此后迅速出现低血压及心搏骤停。空气可经卵圆孔进入左心并阻塞脑部的血液循环，引起急性缺血性脑卒中。听诊右心有典型的“水车轮”样杂音，但杂音可能瞬间即逝。

治疗措施：如果怀疑出现静脉气体栓塞，首先将注射器立即接到中心静脉导管的头端，防止气体进一步进入，同时通过导管试图吸出已进入的空气。将患者置于左侧卧位，使得气体存留于右心。在特定的情况下，可经胸前壁穿刺右心，吸出气体。不幸的是，在重症静脉气体栓塞的情况下，虽然经过上述治疗，但死亡率仍居高不下。

2) 气胸：虽然医师们担心锁骨下静脉穿刺可引起气胸，但颈内静脉穿刺同样也可以引起气胸。因此，进行中心静脉置管后应常规拍胸部 X 线片。如有可能拍摄胸部 X 线片时最好在呼气相，因为呼气相可以发现小量气胸。

迟发性气胸：有时导管相关气胸在置入导管后 24 ～ 48 小时影像学表现仍为阴性，也就是说即便中心静脉置管后立即拍胸部 X 线片提示无气胸发生，也不能完全除外导管相关气胸的可能。这也是患者置入中心静脉导管后数日内出现呼吸困难及进行性低氧血症时的鉴别诊断之一。但对于置入中心静脉导管后无症状的患者，没必要常规复查一系列的胸部 X 线片。

3) 导管尖端位置：正确置入锁骨下或颈内静脉导管时，胸部 X 线片提示导管沿上腔静脉阴影平行走行，导管尖端应在第三肋间或其上一点点。若导管尖端位置不正确，应加以调整。

3. 正常中心静脉压和波形

清醒自主呼吸患者中心静脉压 (CVP) 的正常值为 1 ～ 7 mmHg。CVP 易受呼吸的影响，自主呼吸时，吸气相导致胸膜腔内压降低，CVP 降低；呼气相，CVP 恢复，正压通气时，刚好相反，吸气相导致胸膜腔内压升高，所测得的 CVP 值也较高。

CVP 波形由 5 部分组成，由 3 个正向波 (a 波、c 波、v 波) 和 2 个负向波 (x 波谷、y 波谷) 构成。心房收缩产生 a 波；右心室等容收缩、三尖瓣关闭产生 c 波；心房舒张产生 x 波谷；心室收缩末期，经脉快速充盈心房产生 v 波；右心室舒张、三尖瓣开放，右心房内压下降产生 y 波谷。其中 a 波、y 波谷发生在舒张期，c 波、v 波、x 波谷发生在收缩期。

(五) 肺动脉导管 (PAC 或 Swan-Ganz 导管)

1. 适应证

关于肺动脉导管的适应证，一直存有争议。2003 年，美国麻醉医师学会发布的实践指南认为肺动脉导管适用于以下情况：血流动力学变化而产生高危并发症的择期手术患者 (如心脏手术)，或术前严重心肺疾病患者围术期不良事件发生的危险性增加者。此外，应用肺动脉导管应该考虑实际情况，包括围术期进行肺动脉导管监测的临床医生的水平和经验。换言之，患者、手术操作、麻醉医生的水平和经验，3 个相互独立的因素有助于决定何时适用肺动脉导管监测。

2. 操作方法

(1) 肺动脉导管置管，右颈内静脉最常用，因为患者头部易接近。

(2) 操作中应持续监测心电图，采用 Seldinger 法穿刺。与中心静脉导管不同的是，肺动脉导管的引导管与扩张器同时经过导丝一起置入，随后依次拔除导丝和扩张器，肝素盐水冲洗引导管，缝线固定。

(3) 将塑料保护套套在肺动脉导管上，然后用 1.5 mL 空气检查导管尖端气囊充气是否对称、是否存在漏气。肺动脉和中心静脉管腔用肝素化盐水冲洗，通过三通分别与压力换能器连接并定标 (同直接动脉测压方法一样)。

(4) 为了使肺动脉导管更容易漂进心脏，肺动脉导管有一个自然弯曲。将弯曲点指向 11 点位置(从患者头侧看),这个方向有利于导管通过前内侧的三尖瓣。

(5) 肺动脉导管进入 20 cm:监护仪应显示中心静脉压力及波形。气囊注入 1.5 mL 气体,继续随着心跳的节奏逐渐置入肺动脉导管。

(6) 肺动脉导管进入 30 ~ 35 cm 处:监护仪应显示右心室压力及波形,继续随着心跳的节奏逐渐置入肺动脉导管。

(7) 肺动脉导管进入 40 ~ 45 cm 处:监护仪应显示肺动脉压力及波形。有时,靠辨别波形特征较不容易区分右心室和肺动脉。然而,通过压力却很容易将两者区分开来,肺动脉与右心室收缩压一致,只是右心室舒张压基本为零,而肺动脉则不同。继续随着心跳的节奏逐渐置入肺动脉导管。

(8) 肺动脉导管进入 50 ~ 55 cm 处:监护仪应显示肺动脉楔压压力及波形。同样,通过压力要比波形更容易鉴别,此时肺动脉压消失,显示肺动脉楔压压力。气囊放气后,应再次显现肺动脉压力。如果没有显示肺动脉压力,则提示导管过深,应将导管退出 1 ~ 2 cm,再次进行气囊的充气、放气试验。如果位置合适,则将导管气囊处于放气状态,肺动脉导管与引导管的连接部位锁扣固定。

(9) 肺动脉导管到位标志:进入 50 ~ 55 cm 处,气囊放气显示肺动脉压力,气囊充气显示肺动脉楔压压力。值得注意的是,并非所有肺动脉导管均能漂到合适的位置。肺动脉导管的常规位置:导管气囊处于放气状态,肺动脉导管漂到合适位置,肺动脉导管与引导管连接部位锁扣固定,持续监测肺动脉压力。

(10) 肺动脉导管置管时的并发症

1) 当肺动脉导管通过右心室及右室流出道可能会发生室性心律失常,应准备利多卡因。

2) 可能发生一过性右束支传导阻滞。对于左束支传导阻滞的患者可能发生完全心脏阻滞,应备好临时起搏器及异丙肾上腺素。

3) 气囊应缓慢充气,出现楔压波形时应停止充气,以免肺动脉破裂。

4) 术中应持续监测肺动脉压力,一旦出现楔压压力及波形,应及时退出肺动脉导管。因为,如果肺动脉导管与引导管连接部位未锁扣固定好,肺动脉导管可能会随着血流继续漂入,导致进入过深,最终出现楔压压力及波形,严重者导致肺梗死及肺动脉破裂。

5) 其他的并发症可参考中心静脉压导管。

3. 心排出量监测

PAC 除了具有压力监测的能力之外,它最重要的用处是可以通过热稀释法测量心排出量,正常成年人静息时的心排出量范围为 4.0 ~ 6.5 L/min,平均为 5.0 L/min。

采用冰生理盐水作为指示剂,热稀释法心排出量的测定是 PAC 最常用的心排出量的测定方法。该方法也是临床上最实用、最标准的测量心排出量的方法。

PAC 尖端的热敏电阻持续测量血温,在肺动脉导管的中心静脉端口注入 10 mL 冰生理盐水,儿童 0.15 mL/kg。PAC 尖端的热敏电阻检测到温度差,通过 Stevart-Hamilton 方程式可计算出心排出量。

即使测量时小心谨慎,热稀释法测量心排出量的误差也为 5% ~ 10%。其他影响因素包括:

(1) 心内或心外分流:右心室与左心室心输出量不等,导致测量不准确。

(2) 三尖瓣或肺动脉瓣关闭不全：瓣膜关闭不全，指示剂再循环，热稀释曲线衰退时间延长。

(3) 水温过高：导致 $T_B \sim T_1$ 差值减小，测量结果偏小。

(4) 肺动脉血温漂移：导致温度基线不稳，例如体外循环期间降温与复温过程。

(5) 呼吸周期的影响：虽然心排出量定义为每分钟的血流量，但计算机通常是测量曲线前 60% ～ 70% 的数值，呼吸周期中右心室排血量可以上下浮动 50%。临床中通过测量 3 次心排出量取平均值解决该问题。

4. 肺动脉导管混合静脉血氧测定

1870 年，德国的生理学家 Adolph Fick 描述了通过测量血液中总的氧摄取和氧含量来测定血流，这就是著名的 Fick 方程。Fick 方程将心排出量与血氧耗和血氧含量联系起来。

测定混合静脉血氧饱和度的临床意义。

(1) 在动脉血红蛋白饱和度、氧耗和血红蛋白浓度均为恒定的情况下，混合静脉血红蛋白饱和度可以作为间接表示心排出量的指标。

(2) 当心排出量减少时，组织的氧摄取增加，混合静脉血氧饱和度下降。

(3) 混合静脉血氧饱和度与动脉血氧饱和度、血红蛋白浓度、心排出量呈正相关，与氧耗呈反相关。

(4) 虽然混合静脉血氧饱和度的正常值很明确，但是每个患者的个体治疗目标值还不明确。

（六）PiCCO

虽然，肺动脉导管热稀释法测量心输出量仍是金标准，但是心律失常、瓣膜损伤、肺动脉破裂等严重并发症限制了它的使用。PiCCO 结合了经肺热稀释技术和动脉脉搏波形曲线下面积分析技术测量心输出量。

1. 适应证

(1) 临床中需要测量心输出量、心指数。

(2) 测量血管外肺水指数评估是否存在肺水肿。

(3) 测量全心舒张末期容量指数，评价前负荷。

(4) 预测液体治疗反应。

2. 操作方法

(1) 通过 Seldinger 技术置入股动脉导管，成人也可以选择腋动脉，小儿只能置于股动脉。通过该导管，可连续监测动脉压力，同时监护仪通过分析动脉压力波形曲线下面积来获得连续的心输出量。动脉导管带有特殊的温度探头，用于测定注射大动脉的温度变化。

(2) 通过 Seldinger 技术置入中心静脉导管。同时 PiCCO 监护仪本身也带有中心静脉端温度探针，将温度探针与中心静脉导管连接。该中心静脉导管用于注射冰盐水。

(3) 向中心静脉导管内单次快速推注 15 mL 冰盐水，通过经肺热稀释技术测量心输出量。通常需要测定 3 次心输出量，求其平均值来校正 PiCCO。

(4) 此后，监护仪即可通过分析动脉压力波形曲线下面积来获得连续的心输出量。

3. 测量心输出量

心指数 (CI)，即心输出量 (CO)÷ 体表面积，其正常值为 3.0 ～ 5.0 L/(min·m^2)。经 PiCCO 测量心输出量的测定方法与肺动脉导管法相似，利用 Stevart-Hamilton 方程式从经肺温度稀释曲线计算而得。通常需要测定 3 次心输出量，求其平均值来校正 PiCCO，随后，监护仪通过分析动脉压力波形曲线下面积来获得连续的心输出量。

经 PiCCO 测得的心输出量的数值与 PAC 测量结果相关性良好，这包括心外科患者、ICU 患者、烧伤患者以及感染性休克患者等。心内分流、瓣膜疾病影响心输出量的测量结果。左向右分流时，由于指示剂再循环，导致测量的 CO 结果偏低；相反，右向左分流时，测量结果偏高。瓣膜反流对 CO 测量结果的影响难以预计，尤其值得注意的是三尖瓣中、重度反流 CO 时，测量结果偏差很大，应考虑其他心输出量的测定方法，例如超声心动图。

与肺动脉导管 (PAC) 测量心输出量有哪些不同呢？

(1) 采用 PiCCO 测量心输出量时，温度指示剂需要通过右心→肺→左心→主动脉→外周动脉；而 PAC 则主要测量的是右心输出量。

(2) 与 PAC 相比，PiCCO 经肺温度稀释曲线更长、更平坦，因此，PAC 对温度基线的漂移更敏感。然而，经肺温度稀释曲线不受呼吸的影响。

4. 测量血管外肺水、全心舒张末期容积

1966 年，Pearse ML 从中心静脉同时注入温度和染料两种指示剂，根据两种指示剂的不同特点 (温度指示剂可透过血管壁、染料不透过血管壁)，测定出血管外肺水 (EVLW) 和全心舒张末期容积 (GEDV)。根据双指示剂法总结了大量临床数据，如今只需要单一温度指示剂，利用平均传送时间 (MTt) 和指数下斜时间 (DSt)× 心输出量即可计算出来。

EVLW 评估是否存在肺水肿，正常值 3.0 ～ 7.0 mL/kg。如果 EVLW ＞ 15 mL/kg，患者的死亡率高达 65%，需要机械通气。肺栓塞、ARDS、较高的 PEEP(如 10 ～ 20 cmH_2O) 均可使 EVLW 测量值明显偏低，肺叶切除可使 EVLW 测量值增高。

GEDV 反映前负荷，是心脏 4 个腔室容积的总和。虽然 GEDV 没有下文即将要谈及的指标在反映前负荷方面准确，但在特殊情况下可以在一定程度上反映前负荷，如窦性心律突然转变成房颤心律时。

5. 预测液体治疗反应原理

正压通气引起每搏量呈周期性变化。

正压通气吸气相对左心的影响：吸气相→肺容积↑→肺静脉内的血流被挤入左心室→左心前负荷↑；同时，胸膜腔内压↑→左心后负荷↓；两者共同使左心室每搏量↓。

正压通气吸气相对右心的影响：胸膜腔内压↑→体循环静脉回流↓→右心前负荷↓；同时，肺容积↑→肺血管阻力↑→右心后负荷→；两者共同使右心每搏量↓。

正压通气呼气相早期，右心每搏量↓→过肺血管床→左心室前负荷↓→左心室每搏量↓。

上述每搏量随正压通气的变化用每搏量变异率 (SVV) 或者脉压差变异率 (PPV) 表示。如果补充液体后，SVV 小于 10%，则提示患者的血容量充足，不需要再额外补液。临床上容量充足时，PPV 不超过 13%。

利用 SVV、PPV 预测液体治疗反应，应注意：

(1) 需要正压通气。

(2) 患者镇静程度较深且需要肌松药维持。

(3) 患者心律应为窦性心律、心律失常，例如房颤、室性期前收缩会影响测量的准确性。

(4) 当患有动脉粥样硬化，SVV 更准确。因为 PPV 除了受每搏量的影响，还受到血管壁顺应性的影响。有时，每搏量变化很大，而动脉血压却没有明显变化。

(5) 胸腔内压力的变化也可影响 SVV、PPV 的测量结果。进行正压通气测量 SVV、PPV 推荐的潮气量为 8 ～ 15 mL/kg。

(七)FIoTrac 传感器

FIoTrac 传感器与 Vigileo 监护仪配合使用。FIoTrac 传感器可通过现有的动脉管路，进行连续心输出量 (CCO)、每搏量 (SV)、每搏量变异度 (SVV) 和全身血管阻力 (SVR) 的监测。该系统在使用简便性、适应性和连续性方面建立了新标准，是新一代血流动力学管理的主要技术。

1. 适应证

(1) 临床中需要测量心输出量。

(2) 鉴别患者处于血流高动力状态还是血管收缩状态。

(3) 通过测量 SVV，预测液体治疗反应。

2. 操作方法

(1) 打开 FloTrac 套装，确认套装完好无损，连接处紧密、无松动。

(2) 将 FIoTrac 传感器从套装中取出，固定在输液架上。固定高度与 CVP 测压传感器高度一致。

(3) 连接冲洗盐水 (可肝素抗凝，具体参见直接动脉压测量部分)，排空管路中的空气。

(4) 确认管路中无空气后，将冲洗盐水加压至 300 mmHg。

(5) 按压冲洗开关，进一步排出残余气泡。

(6) 将 FloTrac 导线绿色端与 Vigileo 监护仪连接，白色端连接动脉直接测压模块。

(7) 将 FIoTrac 导管与有创动脉置管连接，选择 Vigileo 监护仪上测量心输出量的选项校零有创动脉压。

(8)40 秒后，Vigileo 监护仪上显示心输出量，并且每 20 秒更新一次。

3. 连续测量心输出量

FIoTrac 连续测量心输出量，是一种动脉压心排量 (APCO) 计算方法。此方法使用一条动脉导管连续实时监测心排量。

心输出量由心率乘以每搏量计算得出，即：CO= HR× SV。

FloTrac 算法使用相同的指标，但用脉率 (PR) 代替心率，仅捕捉真实的灌注脉搏，并将 PR 乘以计算的每搏量。每搏量系采用特别设计的系统、FIoTrac 传感器和 Edwards Vigileo 监护仪从患者的动脉压计算得出，以便使用独有的 FIoTrac 算法分析动脉压波形。FloTrac 监护仪 20 秒中以 100 次 / 秒的速度分析动脉压波形，捕捉 2000 个数据点进行分析。其测量结果与大量的心输出量值、患者病历资料、病理学和血流动力学状况做比较而确定。

因为 FIoTrac 已针对各种心排量技术 (包括热稀释心排量法) 进行了验证，因此该系统可用于临床。

4. 注意事项

(1)FloTrac 算法依赖于高保真压力追踪。重要的是应注意以下最佳的压力监测操作：压力袋保持 300 mmHg；充足的输液袋清洗容量；传感器高度与中心静脉压传感器高度一致：用方波试验定期进行阻尼测试。

(2) FloTrac 传感器附件经特殊配置以优化频率响应，因此不得增加其他的压力管道或管塞。

(3) FIoTrac 传感器仅适合成人使用。

(4) 尚未在进行心室辅助或主动脉球囊反搏治疗的患者中验证其准确性。

(5) 在休克期间或低体温状态下，严重的外周收缩可能影响桡动脉点的数值，可考虑这些情况下改用股动脉点采集或放置肺动脉导管来替代。

三、神经肌肉功能监测

(一) 神经肌肉功能监测的方法

1. 直接测定随意肌的肌力，如抬头、握力、睁眼、伸舌。

2. 间接测定呼吸运动，如潮气量、肺活量、分钟通气量和吸气产生最大负压，甚至在 X 线下观察横膈活动。

3. 神经刺激器。

(二) 神经刺激的种类

1. 单次刺激 (SS)

(1) 给予外周运动神经的单次超强电刺激的频率从 1.0 Hz 到 0.1 Hz。1.0 Hz 的单刺激用于确定最大刺激强度，0.1 Hz 的单刺激用于术中连续监测。

(2) 用单刺激监测需在使用肌松药之前，先测定肌颤搐的对照值。

(3) 注药至肌颤搐达到最大抑制之间的时间称起效时间。

(4) 肌颤搐抑制 90% 以上可顺利完成气管插管，腹部手术要求肌颤搐保持抑制 90% 左右。

(5) 术后单次刺激肌颤搐要求恢复至对照值的 90% 以上，在恢复过程中肌颤搐的高度由 25% 恢复到 75% 的时间称恢复指数，反映肌颤搐恢复速率。

(6) 待肌颤搐恢复到 25% 以上时，应用拮抗药则恢复快。

(7) 肌颤搐高度即使恢复到对照值水平，仍有可能有残余肌松。

2.4 个成串刺激 (TOF)

(1) 由 4 个频率为 2 Hz、波宽为 0.2 ～ 0.3 毫秒的矩形波组成的成串刺激，连续刺激时，其串间距为 10 ～ 12 秒，4 个成串刺激引起 4 个肌颤搐，分别为 T_1、T_2、T_3 和 T_4。

(2) 用 TOF 刺激可观察肌颤搐的收缩强度，各次肌颤搐之间是否依次出现衰减，观察衰减可以确定肌松药阻滞特性及评定肌松作用。

(3) 神经肌肉兴奋传递功能正常时 4 个肌颤搐的幅度应相等。

(4) 当不完全非去极化阻滞时，肌颤搐出现衰减，$T_4/T_1 < 1.0$。去极化阻滞不引起衰减。但在持续应用去极化肌松药，其阻滞性质逐渐演变成 II 相阻滞时，T_4/T_1 逐渐变小，当 $T_4/T_1 < 0.70$ 时提示可能发生 II 相阻滞；当 $T_4/T_1 \leqslant 0.5$ 时已肯定演变为 II 相阻滞。

(5) 随非去极化肌松药的阻滞程度增强，T_4/T_1 比值逐渐变小，直至 T_4 消失，比值变为零，接着 T_3、T_2 和 T_1 随阻滞程度增加而依次消失。T_4 消失时约相当于单次刺激肌颤搐抑制 75%，T_3、T_2 和 T_1 消失，分别相当于单刺激肌颤搐抑制 80%、90% 和 100%。非去极化肌松药作用消退时，肌颤搐 T_1 到 T_4 先后顺序恢复，当 4 个肌颤搐均出现时，约相当于单刺激时肌颤搐的 25% 恢复。

(6)T_4/T_1 恢复到 0.60，患者已能保持抬头 3 秒钟；$T_4/T_1 > 0.75$，抬头试验能维持 5 秒钟，但要临床上肌张力充分恢复，没有残余肌松作用，要求 T_4/T_1 达 0.9。

3. 强直刺激 (TS)

(1) 持续刺激的频率增高到 20 Hz 以上时，肌颤搐会融合成为强直收缩。

(2) 部分非去极化阻滞时，强直收缩的肌力不能维持，出现衰减。而强直刺激后短时间内给予单刺激，肌颤搐增强出现易化。

(3) 强直刺激引起的衰减与其后的易化可用于鉴别肌松药阻滞性质和判断阻滞程度。

(4) 去极化阻滞不出现衰减，但当持续或反复应用去极化肌松药，阻滞性质会转化成双向阻滞，强直刺激可引起衰减。

4. 强直刺激后单刺激肌颤搐计数 (PTC)

(1) 在非去极化肌松药的无反应期，由于阻滞较深，对单刺激和 4 个成串刺激均没有肌颤搐反应，如果要进一步了解阻滞深度，可用 PTC。

(2) 先为 50 Hz 的强直刺激，持续刺激 5 秒钟，以后间隔 3 秒钟接着为 1 Hz 的单次刺激，观察单次刺激时出现的肌颤搐次数。

(3) 要完全抑制横膈活动和避免咳嗽，应保持 PTC 为 0，如果 PTC 在 2 ～ 3，此时刺激气管隆嵴虽可避免发生剧烈的咳嗽，但仍能有弱的咳嗽反应。

5. 双短强直刺激 (DBS)

(1) 由两串间距 750 毫秒的短程 50 Hz 强直刺激组成，每串强直刺激只有 3 个或 4 个波宽为 0.2 毫秒的矩形波。

(2) 在神经肌肉兴奋传递正常时，DBS 引起的两个肌收缩反应相同，而在部分非去极化阻滞时，第二个肌收缩反应较第一个弱。

(3)DBS 手触可分辨至 T_4/T_1 约为 0.60 的水平。

(三) 不同性质阻滞的特点

1. 非去极化阻滞

注射气管插管剂量的非去极化神经肌肉阻滞剂后，TOF 记录可显示神经肌肉阻滞的四个阶段或水平：极深度阻滞、深度阻滞、中度或手术阻滞和恢复。

(1) 极深度神经肌肉阻滞：注射一个插管剂量的非去极化肌松药后，3 ～ 6 分钟内发生极深度神经肌肉阻滞，这依赖于给予的药物及其剂量。也称这个阶段为“无反应期”，因为对任何模式的神经刺激都无反应发生。这个阶段的时间长度各异，也主要依赖于肌松药的作用持续时间及给的剂量。患者对药物的敏感性也影响无反应期的持续时间。

(2) 深度神经肌肉阻滞：极深度阻滞后是深度阻滞期，其特征是对 TOF 刺激无反应，但出现强直后颤搐。虽然在这个阶段不可能精确地确定深度神经肌肉阻滞会持续多久，但是 PTC 刺激与对 TOF 刺激的第一个反应再出现的时间之间存在相关性。

(3) 中度或手术阻滞：当对 TOF 刺激的第一个反应出现时，表示进入中度或手术阻滞。这个阶段的特点为对 TOF 刺激的四个反应逐渐恢复。而且神经肌肉阻滞的程度与对 TOF 刺激的反应数存在很好的相关性。只能看到一个反应时，神经肌肉阻滞的程度 (颤搐张力抑制) 为 90% ～ 95%。当第四个反应再出现时，神经肌肉阻滞通常为 60% ～ 85%。在 TOF 模式中存在

1 个或 2 个反应的肌松效果已能够满足大多数手术操作的要求。但是在浅麻醉期间患者可能会体动、呛咳或咳嗽。因此，当必须严禁突然发生体动时，可能需要较深的阻滞 (或较深的麻醉水平)。这时可通过用 PTC 来评价深度阻滞。

极深度或深度阻滞时一般不能试图用胆碱酯酶抑制剂来拮抗神经肌肉阻滞，因为无论给予的拮抗剂的剂量多大，常常都不能充分逆转肌松作用。而且给予大剂量的肌松药后，如果 TOF 只存在一个反应，要逆转阻滞到临床正常状态通常是不可能的。一般而言，在观察到至少 2 个 (最好 3 个或 4 个) 反应之前不能开始用胆碱酯酶抑制剂来拮抗。

(4) 恢复：TOF 中的第四个反应出现预示恢复阶段开始。在神经肌肉恢复期间，在用 MMG 测得 TOF 比值与临床观察指标之间的相关性相当好，但是 TOF 比值与残余阻滞的体征和症状之间的关系在患者之间差异很大。当 TOF 比值为 0.40 或更小时，患者一般不能抬头或举手。潮气量可能正常，但是肺活量和吸气力会减小。TOF 比值为 0.60 时，大多数患者能抬头 3 秒、睁大眼睛及伸出舌头，但是肺活量和吸气力仍常常减小。TOF 比值为 0.70 ～ 0.75 时，患者可正常地充分咳嗽及抬头至少 5 秒，但是握力可能仍只有对照的 60% 左右。当 TOF 比值为 0.80 及更大时，肺活量和吸气力正常。然而患者仍可能有复视及面部肌肉无力。

在临床麻醉中，一般认为 TOF 比值 0.70 ～ 0.75 或甚至 0.50 时，表示神经肌肉功能充分恢复。然而，无论是机械记录的还是 EMG 记录的 TOF 比值都必须超过 0.80 甚至 0.90，以排除有临床意义的残余神经肌肉阻滞。中等程度的神经肌肉阻滞使化学受体对缺氧的敏感性降低，从而使机体对血氧分压降低的反应不充分。而且，残余阻滞 (TOF ＜ 0.90) 使咽肌及上食管肌功能性损害，大多可能易引起胃内容物的反流和误吸。Eikerman 及同事的研究表明，部分神经肌肉阻滞即使没有达到引起呼吸困难或低氧饱和度的程度，也可使上呼吸道吸入容量减小，并可引起部分吸气性气道塌陷。而长效肌松药泮库溴铵引起的残余阻滞 (TOF ＜ 0.70) 是术后肺部并发症发生的重要危险因素。即使在未镇静或无意识缺失的志愿者，TOF 比值 0.90 或更低也可能损害维持呼吸道通畅的能力。神经肌肉功能充分恢复需要 MMG 或 EMG 的 TOF 比值恢复到 0.90 或更高，无客观的神经肌肉监测则不能保证达到这一水平。

总之，非去极化阻滞具有如下特点：①在阻滞起效前没有肌纤维成束收缩；②对强直刺激肌张力不能维持，出现衰减；③强直衰减后出现易化；④不同非去极化肌松药之间有增强或协同作用；⑤ TOF 出现衰减；⑥为抗胆碱酯酶药所拮抗和逆转。

2. 去极化阻滞

给予血浆胆碱酯酶活性正常的患者中等剂量的琥珀酰胆碱 (0.5 ～ 1.5 mg/kg) 则产生典型的去极化神经肌肉阻滞 (I 相阻滞)(即对 TOF 或强直刺激的反应不衰减，且不发生传递的强直后易化)。相反，给予遗传学上确定血浆胆碱酯酶活性异常的一些患者相同剂量的琥珀酰胆碱，则产生非去极化样的阻滞，其特点是对 TOF 和强直刺激的反应衰减且发生传递的强直后易化。此类型的阻滞被称为 II 相阻滞 (双相、混合或去敏感化阻滞)。再者，遗传学上正常的患者反复推注或长期输注琥珀酰胆碱后，有时也发生 II 相阻滞。

从治疗的观点来看，正常患者的 II 相阻滞必须与胆碱酯酶活性异常患者的 II 相阻滞相鉴别。正常患者的 II 相阻滞可在停用琥珀酰胆碱后数分钟通过给予胆碱酯酶抑制剂来拮抗。然而在遗传型不正常的患者，静脉注射乙酰胆碱酯酶抑制剂 (如新斯的明) 的作用不可预知。举例来说，新斯的明可显著地增强阻滞，暂时改善神经肌肉传递，然后增强阻滞或部分逆转阻滞，这都依赖于给予琥珀酰胆碱后的时间及给予的新斯的明剂量。因此，除非已知胆碱酯酶遗传型是正常的，用胆碱酯酶抑制剂拮抗Ⅱ相阻滞必须极其小心。即使神经肌肉功能迅速改善，也要至少继续监测患者 1 小时。

总之，去极化阻滞具有如下特点：①在阻滞起效前有肌纤维成束收缩；②对强直刺激和 TOF 的肌张力无衰减；③无强直衰减后的易化；④不能为抗胆碱酯酶药逆转，相反此类药可增强其阻滞；⑤持续或反复使用去极化肌松药时其阻滞性质可能演变为Ⅱ相阻滞。表现为强直刺激和 TOF 均出现衰减。并可以为抗胆碱酯酶药部分或完全拮抗。

(四) 注意事项

1. 神经刺激时必须把负极放在所需刺激神经上面或邻近神经处。最常用的刺激部位是在前臂近腕部刺激尺神经观察拇内收反应。

2. 评定肌张力充分恢复最好结合临床表现，如清醒患者能保持睁眼、伸舌、有效的咳嗽、握力有劲儿且能持续不减、保持抬头并能维持 5 秒钟，肺活量达 15 ～ 20 mL/kg，吸气最大负压达 20 ～ 25 cm H_2O 等。

3. 应用拮抗药逆转肌松药作用时，其恢复能力取决于用拮抗药前神经肌肉兴奋传递功能的自然恢复程度，因此，在单刺激和 TOF 刺激无反应时，不要使用拮抗药，此时拮抗不仅难以成功，相反可能延长恢复时间。

四、体温监测

当体内温度明显偏离正常水平时，常会损伤代谢功能，甚至可能导致死亡。温度调节系统通常使中心温度维持在“正常值”上下 0.2℃之内，人类该正常值约为 37℃。麻醉药可抑制温度调节系统，加之患者暴露于手术室寒冷环境中，可使大多数未保暖的患者出现低体温。近年来大多数研究结果显示，浅低温 (降低 1 ～ 2℃) 可使：①心脏不良事件的发生率增加 3 倍；②手术切口感染率增加 3 倍；③增加手术出血和异体血输血需要量 20%；④延长麻醉恢复时间和住院时间。

全身麻醉期间患者无意识并常处于瘫痪状态，因此其温度调节与行为调节无关。所有的全麻药均可明显地损害自主神经系统的温度调控能力，即引起温觉反应阈值的轻度升高，冷觉反应阈值的显著降低。结果，阈值范围就由正常的近 0.3℃增加到 2 ～ 4℃。

(一) 中心温度

机体维持中心温度在 36 ～ 37.5℃，如有较大的偏差将引起代谢功能的紊乱甚至死亡。当全身麻醉超过 30 分钟，手术时间大于 1 小时，均应做体温监测。局部麻醉时，一旦有低温趋势或怀疑低温时同样应做体温监测。除非临床需要，手术中的中心温度不应低于 36℃。恶性高热是全身麻醉中最严重并发症之一，表现为心动过速、呼气末 CO_2 增高，体温异常升高并非是最先出现的症状，但中心温度监测能早期发现。

(二) 体温监测

中心体温监测 (热电偶测定鼓膜、肺动脉、食道远端以及鼻咽温度) 常用于监测术中低体温，防止过热，帮助发现恶性高热。肌肉或皮肤表面温度可能用于评估血管舒缩功能和确保外周神经肌肉监测的正确性。

确定不同麻醉药对温度调节的影响需要同时测定中心和皮肤表面温度。中心温度和平均皮肤温度联合测定可用于精确估计平均体温及体热容量。体内温度不一致，因此各部位所测得体温的生理和临床意义也不同。鼓膜温度与中心温度的相关性较好。体外循环等温度变化剧烈时，鼓膜、食管下 1/4 ～ 1/3 处等不失为理想的体温测量部位，直肠温度的变化一般迟于中心温度的变化。在心脏手术中有人用膀胱来替代直肠温度测定，但受到尿量的影响，故有待进一步观察。

(三) 术后寒战

术后寒战可增加氧的消耗，升高眼内压和颅内压，疼痛加剧等，是术后常见并发症之一，治疗有皮肤表面保温及药物治疗，如静脉注射可乐定 75 μg、新斯的明 0.04 mg/kg 和硫酸镁 30 mg/kg 等，其作用主要在体温调节中枢，哌替啶是一强效的寒战抑制药，常用量为 25 mg 静脉或硬膜外隙注射。

(四) 体温保护

各种组织已提出温度监测和热处理策略。ASA 标准：每个接受麻醉的患者当临床上出现意欲、预示或怀疑体温变化时均应体温监测。患儿在镇静、区域麻醉或全身麻醉期间，ASA 也要求“应持续监测患儿体温”。

2007 年，ACC 和 AHA 发表了非心脏手术患者护理指南。该指南包括证据 1 级推荐“多数手术推荐维持患者正常体温，除非意欲采用浅低温进行器官保护 (如在主动脉阻断期间)”。

代谢热量几乎不经过呼吸道丢失。因此，即使主动性气道加温与湿化也无益处。静脉输注大量冷液体能引起明显的低体温。所以，对于术中每小时需要输注数升液体的患者，应对所输液体加温；但作为加温手段，应首选主动皮肤加温，其次为液体加温。临床所用的主动加温系统中，强力空气加热系统是效能、安全与价格三因素的最佳选择，即使最大型手术期间也常常能维持正常体温。

区域麻醉对温度调控可产生外周与中枢性双重抑制。外周性抑制是由于局麻药阻滞了温度调节防御作用所必需的神经。椎管内麻醉期间的低体温最初是由中心体热向外周再分布所致，随后是由于热丢失超过热生成。大型神经阻滞麻醉时低温的严重程度可能与全麻时一样。

五、麻醉深度监测

(一)“麻醉深度”的定义

自 19 世纪 40 年代首次临床麻醉示范以来，“麻醉深度”的定义在不断演变。该定义随着麻醉药物的出现以及药物对人体作用的知识体系变化而变化。麻醉不是单个药物作用过程，而是多种刺激、不同反应以及药物诱导机体对刺激可能无反应的复杂相互作用。麻醉可以被定义为催眠作用 (无意识) 和镇痛作用 (缓解疼痛) 两个部分组成。静脉或吸入麻醉药能产生催眠作用，而阿片类药物和局部麻醉药能产生镇痛作用。某些药物，如乙醚、氧化亚氮和氯胺酮等，在一定程度上，既可产生催眠作用，又可产生镇痛作用。

单纯给予催眠药物时，强烈的伤害性刺激可引起明显的血流动力学反应。单纯给予阿片类药物不能确保机体对强烈的伤害性刺激都产生无意识状态或不出现体动反应。两者联合应用能使机体对强烈的伤害性刺激产生可预测的无意识状态和无血流动力学反应。催眠药物与镇痛药物之间的相互作用一般呈协同作用。目前临床麻醉包括麻醉医师仔细观察患者对特定刺激引起的临床反应，随后通过利用催眠药和 (或) 镇痛药的相互协同作用而调整催眠药和 (或) 镇痛药的用量，从而达到控制血流动力学、无意识和快速安全诱导与苏醒的临床目标。

麻醉深度不够的后果是术中知晓。健康患者的术中知晓发生率为0.1%，高危患者可上升到1.0%～1.5%。有证据显示，术中监测麻醉方法中的催眠作用可明显降低麻醉相关的术中知晓的发生风险。然而，却并不能被完全消除。若患者可以耐受高浓度挥发性麻醉药，维持挥发性麻醉药的高平稳状态浓度可能会降低术中知晓的风险。

(二) 术中知晓

全麻期间术中知晓是非常重要的临床问题，有时可引起患者心理障碍。尽管最近十多年在术中知晓的防治中取得了实质性的进步，但通过加强培训、继续教育和围术期处理有望进一步减少其发生。

1. 术中知晓发生的测定

因为术中知晓是一种主观认知经历，不能为患者所完全理解或在患者心理咨询时再现，尚无“稳固”的方法测定术中知晓的发生。然而，基于Brice、Hetherington和Utting等在1970年首次发表问卷以来，问卷格式得到了一致的认可。①在你入睡前你记得的最后发生的事是什么？②你醒来时记得的第一件事是什么？③在你睡觉时你做梦或发生经历其他事了吗？

Abouleish和Taylor将Brice的问卷修改为表格并经常用于后来的研究中：①在你入睡前你记得的最后的事是什么？②你醒来时记得的第一件事是什么？③在你入睡时和醒来之间你记得什么？④在手术期间睡眠时，你做梦了吗？

改良问卷有一个重要特点就是其包括了对术中事件记忆的直接提问，而没有对形成这些记忆的可能原因有任何暗示。正如以前的研究提示，患者可能不愿意知道他们术中知晓，因此直接提问更合理。另外，应当在术后多个场合提问患者以最大可能地发现术中知晓。麻醉药物的残余作用、疼痛等术后即时间题的干扰，以及创伤后应激紊乱对记忆的干扰等均可使患者在术后早期的咨询中不愿意报道他们的术中知晓的经历。

临床医师应当注意，改良Brice问卷已用于数万名患者以保证质量，且研究项目并未发现对患者造成过度副作用，因此该问卷是常规用于术后情况的有用工具。

2. 术中知晓的危险因素

麻醉药物需求与供给之间的不平衡导致了术中知晓。主要有以下三种不平衡。

(1) 正常需求，供给不足：患者对麻醉药物需求正常而给予的麻醉药物不足是引起术中知晓的常见原因，也使得麻醉医师不得不面对严厉的质询、媒体的关注，甚至诉讼。

以前的麻醉维持通常是依赖术前用药和麻醉诱导药物的残余作用加上补充一些氧化亚氮，此方法的术中知晓发生率可达1%以上。随着吸入麻醉药和阿片药物应用增加，术中知晓的发生率出现下降，尤其是在剖宫产术时。同时，心脏手术中为维持患者血流动力学稳定，常给予大剂量阿片类药物而给予或不给予催眠药物。然而这就出现了对伤害刺激无反应而术中知晓高风险的报道。对阿片类药物是否真的就能产生足够全麻的质疑，以及早期气管拔管要求使得麻醉方法发生了改变，同时降低了术中知晓的风险。

在任何方式的全麻中，理论知识、主观判断、技术知识错误或缺乏警惕性均可导致麻醉药给予不足。然而，吸入麻醉药与静脉麻醉药可有其独特的问题。在吸入麻醉药维持的麻醉中，术中知晓可能是由挥发罐、麻醉药物环路或潮气末麻醉气体监测仪等工作不良导致给予的氧化亚氮或吸入麻醉药(或两者都有)不足所致。当将患者从麻醉诱导室转移到手术室时，暂停给予吸入麻醉药也可导致术中知晓的发生，尤其是在儿童多见。在静脉麻醉时，导致术中知晓发生的问题可发生在从注射器推注器到静脉通路之间的任何部位。然而，尽管早期对丙泊酚维持麻醉的术中知晓发生率增加比较关注，但只有 Errando 的研究确定了此项风险因素，同时并没有其他研究能够证实此风险。

(2) 需求低，供给更低：给予麻醉需求低的患者足够的麻醉药物，或者说是给予心血管贮备低的患者足够的麻醉药物是个特殊挑战。然而，麻醉医师在剖宫产术时对子宫收缩性、胎盘血流和新生儿呼吸抑制的关注，他们会谨慎给予麻醉药物。在以氧化亚氮为主的时代，剖宫产术时的术中知晓发生率特别高。然而，最近由于吸入麻醉的补充和以 EEG 技术为基础的监测技术的应用，术中知晓的风险似乎已经减少。

低容量或心力衰竭导致患者低灌注状态对麻醉药物需求也减少，但是维持足够麻醉所需的麻醉药可能仍高于心血管系统所能耐受的剂量。这就导致心脏手术和创伤手术患者术中知晓发生率更高。此现象在年轻的心脏手术或创伤手术患者中更明显，这是因为大脑活力与心血管系统之间的偏差更大。

(3) 需求高，供给正常：对诸如乙醇、苯二氮草类药和阿片类药等镇静药或镇痛药耐受的患者比一般患者需要更多的麻醉药物(除非患者确实中毒，这些患者的需要量可能低)。另外，就麻醉药物的需求而言，人群可有正常的变异性。一些患者有多次术中知晓的经历，或者是家族成员也有过术中知晓，则提示需要行基因病因学检查。最近有证据发现，表现型为红头发和儿童与麻醉药需求增加之间存在联系。最后，麻醉苏醒女性比男性更快，因此，若麻醉药给予不足够就可能会增加她们术中知晓的风险。

3. 术中知晓的预防

术前应当按检查清单仔细评估仪器设备。麻醉期间麻醉医师应当养成常规检查给药系统的习惯，以防药物给予不足(如丙泊酚渗漏或空气污染)。特别要当心避免错误给药(如麻醉诱导前给予肌松药而不是咪达唑仑)。尽可能给予足够的催眠药，除非需要才给予肌松药。因记忆形成需要数秒或数分钟时间，因此对可疑麻醉药物不足的患者应当做出快速反应。此反应可能包括增加催眠药，暂停手术减少伤害感受，并给予镇痛药和语言安抚患者。

根据术中知晓的定义，其诊断依赖于术后对术中事件的回忆，因此不能直接测定。躯体运动、心动过速、高血压、瞳孔反应和流泪等传统临床征象预测术中知晓并不可靠，但对每个患者仍应监测这些征象，并根据其特点加以适当处理。

现有证据表明，BIS 监测可降低而不是消除术中知晓的风险。BIS 监测的患者仍可能发生术中知晓，可能的原因有：对指数变化反应不足(如，让 BIS 值持续高于推荐范围)，未发现错误数值或干扰波，以及即使 BIS 值在推荐范围内仍可能发生术中知晓。另外，对于其他以 EEG 为基础的监测方法没有特异性数据。鉴于此，ASA 特别工作组认为："是否应用脑功能监测应当由每个麻醉医师根据特定患者的个体情况决定"。这个分析应同时考虑到用这些技术防止相对少见的麻醉并发症产生的费用。

(三) 监测麻醉深度的方法

数量化脑电图在麻醉监测的应用是目前监测术中镇静比较好的方法，包括功率频谱分析、双频谱分析技术以及由此衍生的双频指数，近年来新出现的还有 Narcotrend 和时间－频率平衡的频谱熵。其他的方法还有：听觉诱发电位以及由此衍生的听觉诱发电位指数、食管下段收缩性、心率变异性等。遗憾的是，虽然对镇静水平的监测目前取得了发展，但是对于术中镇痛水平的监测，至今仍缺乏有效的方法。

1. 双频谱指数 (BIS)

脑电双频谱指数是第一个经过 FDA 批准上市的基于脑电双频谱分析的技术。BIS 将多个 EEG 参数整合为单一的一个指数，这些参数包括 p 比率 (beta ratio，Beta Ratio)、爆发抑制比率 (burst suppression ratio，BSR)、快慢波相对同步性 (relative synchrony of fast and slow wave，Synch Fast Slow) 以及 95% 边缘频率 (95% spectral edge frequency，SEF95)。BIS 的产生是基于大量的临床研究数据库，选取相关性最好的参数进行整合，又根据新的临床研究不断改进，从最初到现在已经有多个版本，最新的版本是 Vista 版。BIS 取值范围从 0 ～ 100，其中 100 代表完全清醒，0 代表完全皮层脑电抑制，推荐的镇静的 BIS 值为 65 ～ 85，用于全麻的 BIS 值为 40 ～ 60，当 BIS 值低于 40 时，皮层抑制在原始脑电图表现为爆发抑制。Yasuhiro Morimoto 等发现，BIS 值在 60 ～ 100 时，BIS 与 BetaRatio 具有很好的相关性，在这一范围内，BIS 可以根据 BetaRatio 值计算出来。而在外科手术麻醉水平下，SynchFastSlow 和 SEF95 是 BIS 的重要组成部分。而 Jogen Bruhn 等发现，BSR ＞ 40% 时与 0 ～ 30 的 BIS 值之间呈线性相关。

BIS 可测定麻醉的催眠成分，有较好的敏感度和特异性，特别是用于丙泊酚产生的催眠状态。对丙泊酚、咪达唑仑和异氟烷镇静的研究结果表明，BIS 值与药物浓度显著相关并与临床镇静程度有效相关。使用丙泊酚、硫喷妥钠和肌松药的研究结果显示，BIS ＜ 58 时所有患者对指令无反应，BIS ＜ 65 时，50 秒内恢复意识的可能性＜ 5%。但用异氟烷和芬太尼麻醉时，BIS 40 ～ 60 的部分患者有模糊记忆形成，如果将所有患者的 BIS 值都保持在 40 以下则可能使许多患者麻醉药过量。虽然 BIS 的发展是建立在成人数据库的基础上的，但是在儿童中应用同样被证明有效。但是，Rosendo 等在对一组儿童患者行七氟醚吸入麻醉时发现，BIS 与诱导和苏醒过程中几个不同镇静水平相关，但是个体间的 BIS 值差异很大，并且当以接受手术刺激时是否发生动作作为镇静水平观察终点时，BIS 值并不与此相关，提示 BIS 在儿童患者的麻醉中应用的局限性。

BIS 还存在着许多其他的局限性。BIS 的麻醉阈值受多种麻醉药联合应用的影响是其最显著的局限性。不同麻醉药联合应用时虽得到相似的 BIS 值，但可能代表不同的麻醉深度。氯胺酮和氧化亚氮的麻醉深度不适合用 BIS 监测，随着麻醉深度加深，BIS 值不但不会相应下降，反而可能升高。BIS 对麻醉的镇痛成分敏感性较差。

2. Narcotrend

Narcotrend 是一种新的显示脑电图衍生参数的麻醉深度监测仪。20 世纪 80 年代，Kugler 等在睡眠脑电图分期 (A ～ E) 的基础上进一步扩展，将麻醉时的脑电图细分为 A ～ F 期及数个亚期，分别为 A、B 0 ～ 2、C 0 ～ 2、D 0 ～ 2、E 0 ～ 1 和 F 0 ～ 1，共 14 级，其中 A 代表清醒状态，D2、E0 和 E1 提示足够的麻醉深度，F0 和 F1 提示爆发抑制和等电位脑电图。这种分期一开始是用在对脑电图的肉眼判断评价上，而 Narcotrend 正是根据这一分期系统的定义对静息脑电图自动进行分级。文献报道，Narcotrend 监测仪对原始脑电图的判断与肉眼判断的一致性和相关性高达 92%。新版本的 Narcotrend 软件引入了一个新的概念，即 Narcotrend 指数 (Narcotrend index，NI)，这是一个从 0 ～ 100 的无量纲，类似于 BIS，但由于两者计算方法根本不同，所以在提示麻醉深度时各有自己的取值范围，不能简单地按 1 ∶ 1 类推。Narcotrend 算法的发展过程中收集的脑电图数据库非常庞大，因此其临床应用可以涵盖大多数麻醉药物配方，包括吸入性全麻药 (地氟烷、七氟烷、异氟烷、恩氟烷和氟烷)、氧化亚氮、静脉全麻药 (异丙酚、依托咪酯、美索比妥、硫喷妥钠和苯二氮䓬) 与多种镇痛剂 (芬太尼、阿芬太尼、舒芬太尼和瑞芬太尼) 的联合应用。

Narcotrend 指数和 BIS 一样，虽然能较好地反映麻醉中的镇静水平，但无法很好地反映镇痛水平。这也许是所有的脑电图衍生参数共有的缺点，因为有研究表明，镇痛效应是属于麻醉药在皮层下的作用，因此，如果只记录反映皮层电活动的脑电图并进行分析，可能无法解决这个问题。

3. 时间 - 频率平衡的频谱熵 (time-frequency balanced spectral entropy)

“Entropy”描述的是一个信号不规则性、复杂性和不可预见性等特性，这一概念已被应用于一种新的麻醉深度监测仪中：Datex-Ohmeda Entropy™ Module。为了使 Entropy 能反映更多的信息，引入了两个新的概念：状态熵 (state entropy，SE) 和反应熵 (response entropy，RE)。SE 由 0.8 ～ 32 Hz 的信号计算得来，时间窗在 60 秒到 15 秒之间，包含的主要是 EEG 为主的信息，因此主要反映患者的皮层电活动状态。RE 的计算涵盖频率范围从 0.8 ～ 47 Hz，时间窗取值在 15.36 ～ 1.92 秒之间，同时包括了频谱中 EEG 为主的部分和 EMG 为主的部分。当 EMG 的功率为 0 时，RE 和 SE 相等。这两个参数的不同作用在苏醒的表现最明显，此时 RE 首先升高，然后 SE 于数秒钟后接着升高。原始的 RE 和 SE 是 0 ～ 1 之间的小数，为了方便读数，经过转换，在监测仪显示的是从 0 ～ 100 的整数，RE 的取值范围是 0 ～ 100，而 SE 的取值范围为 0 ～ 91。由于额部肌群对肌松药的敏感性较其他部位的骨骼肌差，因此对于复合麻醉使用肌松药的患者，RE 的敏感性不会受太大影响。用于全麻的 entropy 值为 40 ～ 60。

和 BIS 一样，Entropy 对某些全麻药也不适用。Entropy 和 BIS 一样不能用于监测氯胺酮或氧化亚氮麻醉。

4. 听觉诱发电位 (auditory evoked potential，AEP)

AEP 是通过声响刺激，用头皮电极记录到的一系列不同潜伏期的脑电活动波形，反映刺激经听觉传导通路的各级神经结构依次兴奋的过程。从耳蜗至皮质的电活动由 11 个波组成，这些波分为三个部分：脑干听觉诱发电位 (BAEP，接受刺激后 0 ～ 10 毫秒出现)、中潜伏期听觉诱发电位 (MLAEP，接受刺激后 10 ～ 100 毫秒出现)、长潜伏期听觉诱发电位 (LLAEP，接受刺激 100 毫秒以后产生)。其中 MLAEP 产生于中间膝状体和初级听觉皮层，其正相波和负相波都对吸入和静脉麻醉药物敏感，随着麻醉药剂量的增大，在患者意识丧失的过程中，MLAEP 波形的波幅降低、潜伏期延长，这样的两种变化都使得相邻两点的绝对差值减少，所以便有了在数学上用单一指数以包含 AEP 变化的信息的可能，这就是听觉诱发电位指数 (AEP index) 的概念。目前主要通过两种模式计算 AEP index：移动时间平均模式 (moving time average model，MTA model) 与外因输入自动回归模式 (autoreg ressive model with exogenous input，ARX model)。临床常用的麻醉 / 镇静深度监护仪 A-Iine™ 就是采用 ARX 来获取 MLAEP 的 (A-line ARXIndex™= AAI)。A-Iine™ 计算听觉诱发电位中潜伏期为 20 ～ 80 毫秒部分的波形变化，经大量临床观察研究，认为 AEP index 60 ～ 100 为清醒状态，40 ～ 60 为睡眠状态，30 ～ 40 为浅麻醉状态，30 以下为临床麻醉状态。

Tacayashi Kurita 等对比 AEP 和 BIS 预测切皮时发生体动反应的能力，发现 AEP 指数和 BIS 以及七氟烷浓度与镇静水平均较好相关，而 AEP 指数和 BIS 在预测切皮反应上表现有较大差异，AEP 指数可以较好地做出预测 (预测概率 0.910)，而 BIS 则不能 (预测概率 0.537)。分析原因时，作者认为 BIS 仅能反映皮层的电活动，而 AEP 除可以部分反映皮层活动外，由于其传导通路经过皮层下结构，所以还能部分地反映包括脊髓在内的皮层下结构的活动。这部分结构可能正是许多镇痛药起作用的部位，作为镇痛深度的一个度量，还是值得关注的。

第三章 麻醉前准备、病情评估和麻醉前用药

第一节 麻醉前准备

一、麻醉药品的准备

1. 领取当日所需麻醉药品，登记管制药品数量并核对。非常备药物 (非常用镇痛药及催醒药等) 应提前与药品管理人员沟通准备。

2. 检查药品车常备药物是否齐全，发现遗漏及时通知负责人员补齐。

3. 依据拟订麻醉计划准备各类药物，包括急救药物、麻醉相关药物、血管活性药物。所有药物须标明名称和浓度，并与护士或二线医师核对。

(1) 急救药物：常规备麻黄碱、阿托品。特殊情况下加备沙丁胺醇吸入剂 (哮喘病史)、异丙肾上腺素 (闭角型青光眼病史)、肾上腺素 (食物药物过敏史) 等。

(2) 麻醉相关药物：全身麻醉需备麻醉诱导、麻醉维持及麻醉辅助药物。诱导及维持药物包括镇静催眠药、镇痛药、肌松药。麻醉辅助药物可包括糖皮质激素 (地塞米松)、5-HT_3 受体拮抗剂 (昂丹司琼) 等。

(3) 血管活性药物：对预计术中血流动力学波动和合并心血管疾病患者，依麻醉计划加备血管活性药物。

二、麻醉机的准备

麻醉机是用于实施全身麻醉、供氧及进行辅助或控制呼吸的设备，其主要结构包括供气装置、流量计、蒸发器、通气系统、麻醉呼吸机、监测和报警装置、麻醉残气清除系统和各种附件及接头等。每日在第一例麻醉或急诊手术麻醉开始前，应对麻醉机进行严格的、完整的安全检查。

1. 检查简易呼吸器 (弹力回复呼吸器) 是否存在，功能是否正常，以备在紧急情况下使用。

2. 检查及连接麻醉用气源

(1) 我院使用中心供气系统供给 O_2、N_2O 和压缩空气，中心供气系统由气源、贮气装置、压力调节器、输送管道、墙式压力表和流量计组成。打开墙上中心供气开关，检查气源压力，供气压力应在 0.4 ～ 0.6 MPa，如出现压力明显减低则表明中心供气系统故障，需尽快与相关部门联系。

(2) 不同气源接口的口径均有差异，且采用轴针安全装置以避免接错气源，连接时应进行仔细核对。连接气源时，应注意接口与气源保持垂直插拔，连接完成后接口应不存在漏气现象。

3. 正确连接麻醉机气源后，检查麻醉机上的压力表或指示装置，查看麻醉机的供气压力是否正常或在要求范围内，打开麻醉机上的气源开关。

4. 连接麻醉机的电源和地线，打开主电源开关，麻醉机完成自检。

5. 正确连接包括螺纹管、贮气囊、人工鼻在内的呼吸环路。

6. 打开并调节气体流量计，检查流量计浮子是否在流量范围内调节自如，流量管是否破损。

7. 检查麻醉药挥发罐是否处于关闭状态，检查其中的药量，不足时通知负责加药的人员。每次加药不得超过最大液面指示线。

8. 检查钠石灰是否失效，视情况更换，本科室常规要求每周一清晨必须常规更换钠石灰。

9. 检查快速充氧按钮或开关，看其能否快速充氧，松开后能否及时弹起或关闭。

10. 进行机器内部回路的密闭性检查

(1) 关闭麻醉机主开关和流量开关，将负压球连接在新鲜气共同出口，连续挤压负压球直至其完全萎缩或排空，负压球应保持该状态至少 10 秒。打开将要使用的挥发罐，重复上述检查。完成检测后，去除负压球，关闭挥发罐，重新连接新鲜气管道。

(2) 完全关闭麻醉机的流量旋钮。将检测装置接到麻醉机的新鲜气共同出口，保持检测装置流量表垂直。完全打开检测装置的流量阀。打开麻醉机流量计 (氧气或氧化亚氮)，设定总流量为 0.4 L/min。应保证其他气体的流量计完全关闭，调小检测装置的流量，直至检测装置的压力显示为 3 kPa，并保持该压力。此时检测装置流量显示不应低于 0.35 L/min(该项检查的检测装置不能适合每一种机器，且数量有限，建议由专门的维护人员在其他时间进行)。

11. 拟使用氧化亚氮时，应检测麻醉机在氧气压力不足时对氧化亚氮的截断作用。即打开氧气和氧化亚氮各设为 1 L/min，断开或关闭麻醉机的氧气气源，应有声音报警 (氧压不足报警)，流量计应停止氧化亚氮输出。拟使用氧化亚氮时，还应检查氧气一氧化亚氮流量比例控制装置的功能。

12. 检查气道压力表在回路开放时是否回零，是否能随压力而改变。

13. 进行呼吸回路密闭性的检查

(1) 关闭全部气流。

(2) 关闭呼吸回路的排气阀 (APL 阀)，堵住“Y”接口。

(3) 使用快速充氧开关充氧，将回路内压力达到 30 cmH_2O。

(4) 回路压力至少在 10 秒内保持不变。

14. 检查麻醉机呼吸回路的可调压力排气装置 (APL)，看其能否在预定压力下开放。完全打开呼吸回路的排气阀，阻塞“Y”接口，用快速充氧开关充气时，回路压力表显示读数应＜10 cmH_2O。

15. 检查麻醉机呼吸回路废气清除和麻醉呼吸机的废气清除回路的连接，应保证排废气管道的开放性，不得将负压吸引管直接插入排废气管道。不得将排废气管道密封后连接负压吸引管道。

16. 检查麻醉机是否能正常工作及单向瓣的功能

(1) 在“Y”接口另接一个贮气囊，作为模拟肺。

(2) 将自动 / 手动转换开关设为手动，关闭 APL，用快速充氧开关向回路适当充氧，用手挤压呼吸囊，感受气道阻力和顺应性是否异常。观察回路单向活瓣的开闭情况。

(3) 设定相应的呼吸参数及呼吸机模式，将自动 / 手动转换开关设为自动，用快速充氧开关将回路及风箱充满，首先将氧流量调为最小，关闭其他气体流量开关，启动呼吸机，观察呼吸机运转情况。吸气时呼吸机风箱压缩的容积应与设定潮气量相近。呼气时风箱应能自动充满

(检查使用呼吸机时的密闭性)。

(4)然后将氧流量设为5 L/min，观察模拟肺的充盈和相应放空，呼气末气道压力应< 3 cm H_2O(检查呼吸机的逸气活瓣功能)。

(5)去除模拟肺，30秒内呼吸机应能发出声响或声光报警(管道脱落报警)。切断或拔除麻醉机主电源，呼吸机应能发出声响报警(电源脱落报警)。重新连接气源和电源。

17. 检查麻醉机监测仪和相应报警装置，检查、校正和(或)设定所有麻醉机相关监护仪的报警限。如气道压力监测及高、低压报警设置和报警功能检查。通气量监测及报警功能检查。参照各仪器的使用手册进行。

18. 使用氧气 – 氧化亚氮或氧气 – 空气时，尤其在低流量时应使用氧浓度监测仪。低流量使用地氟醚时也应进行氧浓度监测。使用前应检测氧浓度监测仪的工作情况：氧传感器在空气中时氧浓度应显示为21%。在纯氧中氧浓度显示应> 95%，若不能正确显示，参照用户手册校正氧浓度监测仪或更换氧传感器。

19. 检查后麻醉机的状态

(1)打开主电源和气源开关。

(2)挥发罐置于关闭状态。

(3)APL 阀开放。

(4)呼吸模式置于手动模式。

(5)所有气体流量均设为0。

(6)呼吸回路连接正确。

本科室的ZEUS麻醉机按厂家要求24小时连接电源和气源。每日第一台麻醉开始前，连接螺纹管、贮气囊、人工鼻在内的呼吸管路，按压显示屏下方的电源开关，按如下步骤进行自检前准备：①连接气体采样管；②将APL阀设置在20 mbar；③将“Y”形接头垂直插在呼吸机的自检插座上；④将贮气囊放置在其支架上，并使贮气囊向下垂向地面；⑤确认已安装钠石灰罐中红色的IBF二氧化碳吸收罐过滤器。

此后，按压显示屏上的“Test”按钮，并使用中央旋钮确认，以启动呼吸机的自动自检程序(约耗时8分钟)。自检完成后，呼吸机会自动进入Standby界面。如自检过程中发生任何故障，根据系统提示进行处理，但如此类故障涉及呼吸机系统本身，应呼叫呼吸机技术支持部门进行处理。

每一例新患者入室后，选择新生儿、儿童、成人的不同模式，并输入患者的年龄、身高、体重，检查呼吸机的参数设置，而后通过中央旋钮确认，进入手动通气模式。

三、监护仪等其他设备的准备

每日临床麻醉工作开始前，接通各监护仪电源，开机自检通过后设置监测参数及其报警限、校准仪器，认真检查并调试监护仪以确保其正常工作。日常常规麻醉需要使用的监护仪包括脉搏氧饱和度测定仪、心电图、无创血压计、呼气末二氧化碳分压($ETCO_2$)监测、麻醉气体监护仪、血气分析仪等。若根据患者病情或手术需要，选择在术中使用其他监测方法时，如有创动脉血压(ABP)监测、中心静脉压(CVP)监测、心输出量(CO)测定、经食道超声(TEE)、血红蛋白测定、体温监测、肌松监测及麻醉深度监测等，在医用耗材申领处领取相应的监测模块或仪器，监测模块插入监护仪相应的端口内，并在监护仪显示屏上开启相应的数据通道，特殊监测仪器予接通电源，开机自检，检查其是否工作正常。如仪器设备检查过程中发现仪器不能正常工作或存在明显数据错误，应及时上报科室医用耗材管理小组，并由其联络相关人员对设备进行检查维修。

1. 脉搏氧饱和度 (SpO_2) 测定仪

脉搏氧饱和度测定仪的监测原理为：在传感器探头上装有一个可同时发射红光 (波长 660 nm) 和红外线 (波长 940 nm) 的光源和一个光接收器，利用血红蛋白 (Hb) 和氧合血红蛋白 (HbO_2) 对光谱不同的光吸收量不同的物理特性，即可测算出脉搏氧饱和度。由于大多数 SpO_2 的传感器探头均夹在手指上，故又常称作指脉搏氧饱和度，但此外也有放置在唇、耳及头皮上的探头可供使用。

接通监护仪电源并打开监护仪主开关后，检查脉搏氧饱和度模块与监护仪是否正确连接，检查其连接线是否存在断裂破损，指套或指夹是否完整，随着监护仪打开、自检完成，指套或指夹中的发光光源应能自动亮起，监护仪屏幕上的氧饱和度通道应自动打开，并出现稳定的检测线。设置脉搏氧饱和度的报警限，并将氧饱和度的声音显示打开，以便麻醉医生在整个麻醉过程中通过氧饱和度监测的音色即可了解患者的氧合情况。

2. 心电图

术中心电图监测除了能发现心律失常外，还能够监测心肌缺血。由于 II 导联电轴与心脏电轴平行，P 波容易观察，因此术中一般监测 II 导联心电图。由于 5 电极心电图 (4 个肢体电极和 1 个心前区电极) 系统可以记录 6 个标准肢体导联 (I、 II 、III、aVR、aVL、aVF) 和 1 个胸前导联 (V5)，从而监测心肌不同区域的缺血情况、鉴别房性和室性心律失常，因此 , 心脏外科手术或术前存在明确冠心病、心肌缺血病史患者术中需使用 5 电极心电图，常规患者可使用标准 3 电极心电图 (3 个肢体电极)。

术前准备时根据手术及患者情况准备适合的心电图电极系统，并在监测仪屏幕上选择希望监测的导联。根据患者年龄及日常心率状况调整心率报警限，由于心电图监测容易受到电刀的频率干扰，因此对于术中频繁使用电刀的手术，可将心率报警调整至脉搏来源。为降低环境对心电图信号的干扰，多数 ECG 监测设备带有滤波器，打开心电图模块中的滤波器可明显改善某些干扰过大病例的心电图质量。对于安装有心脏起搏器的患者，进入心电图模块设定，选择显示起搏心率，有助于监护仪对起搏器电活动的识别。同时检查心电图电极是否出现松动、导联断裂、导联和导线不固定等情况，如发现异常应及时维修更换，避免影响术中心电图的监测。

对于术中高度怀疑出现心肌梗死的患者，应立即行标准 12 导联甚至 18 导联心电图进行诊断，尤其应注意右心导联及后背导联等常规心电图监护导联无法显示的位置，因此 , 手术室应常规配备一台标准的 12 导联心电图仪，每日均应有专门人员监测心电图仪的蓄电池电量及记录纸使用情况，及时充电，并应检查心电图仪是否可以正常工作。

3. 无创血压计

目前手术室常用的自动无创血压监测仪是通过监测由于动脉压力变化而在袖带内产生振动信号完成对血压的测量。首先袖带充气超过收缩压，此时动脉的振动信号消失，随后袖带以阶梯式缓慢放气，在放气过程中首次出现振动信号时的压力定义为收缩压。随着袖带压力的进一步降低，振动信号进一步增加，信号最大时的压力定义为平均动脉压。此后随着袖带压力的继续下降，振动信号也很快减弱。舒张压是根据收缩压和平均动脉压利用数学公式推断出来的。

与听诊 Korotkoff 音进行人工袖带测压一样，无创血压计也可能产生类似的误差，如：采用过小或过大的袖带就需要强一点或弱一点的压力来阻断动脉血流，以及粥样硬化动脉弹性较差可能对阻断压力产生抵抗等。患者活动或手术医师倚靠可给袖带带来外部压迫，从而引起与动脉血压无关的袖带振动，均可能导致错误的读数，通常表现为舒张压高于其真实值。

因此，每例麻醉开始前应检查监护仪的无创血压监测通道是否开通，根据患者情况及手术要求设定适当的无创血压测定间隔，根据患者的年龄和日常基础血压状态设定适当的报警限，根据患者的年龄和上臂长度选择适宜的血压计袖带。通常血压计的袖带宽度应能覆盖上臂长度的 2/3，如果袖带太窄则测得的血压值偏高，袖带太长则测得的血压值偏低。

4. 呼气末二氧化碳分压 ($ETCO_2$) 监测

$ETCO_2$ 监测利用 CO_2 吸收红外线量与其浓度成正比的特性测定呼吸过程中不同时相的 CO_2 浓度，机体的 CO_2 生成量、肺泡通气量和肺血流灌注量均能对肺泡内 CO_2 的浓度和分压产生影响，而通常情况下，呼出气的 CO_2 分压与肺泡气 CO_2 分压几乎相等。$ETCO_2$ 不仅能够反映患者的呼吸状态，如潮气量、呼吸频率、通气量是否充分、自主呼吸恢复、气管导管脱出等，还有助于反映机体的代谢状态、麻醉深度和某些病理状态的发生。正常的 $PETCO_2$ 为 35 ～ 45 mmHg，分钟通气量不足、麻醉过浅、二氧化碳气腹、恶性高热发生时，$ETCO_2$ 测定值增高；而过度通气、麻醉过深、血压严重降低、休克、心搏骤停、肺栓塞时，$ETCO_2$ 测定值降低；若 $PETCO_2$ 突然降低至极低水平甚至降低为 0 时，多提示存在技术故障，如气体采样管扭曲、监测仪故障、气管导管脱出或脱离呼吸机，同时合并气道压力明显增高时，提示呼吸道梗阻。若监护仪显示吸入气 CO_2 浓度值增高时，提示钠石灰罐功能不正常或钠石灰罐需要更换。

根据采集气体样品的方式不同，$ETCO_2$ 监测可分为主流式和旁流式两种。主流式直接将气体分析器安装在气管导管开口处，当呼出气从其中经过时即可进行分析；而旁流式由气体采样管将气体样品输送至监测仪中进行分析，在监测 $ETCO_2$ 的同时还可分析吸入气中的二氧化碳浓度。由于二氧化碳监测的准确度容易受到水分的影响，所以采样管和监测仪连接处安装有贮水槽，在临床使用中如发现贮水槽内水量较多时应予清除。

每日临床工作开始前，在接通电源、开启主开关后，$ETCO_2$ 监测仪会自动进入自检及校零状态，自检完成后，如采样管开口接空气，O_2 浓度应显示为 21%，将采样管开口连接呼吸环路，呼吸环路中充以纯氧时，O_2 浓度应显示为 100%，借此可帮助我们判断 $ETCO_2$ 监测仪的工作情况，此外应定期使用标准气体对监测仪进行定标，以确保监测数值的准确性。

5. 麻醉气体监测仪

吸入麻醉是通过肺将麻醉气体吸入体内而产生的全身麻醉。吸入麻醉药在体内的代谢分解很少，绝大部分经肺排出体外，因此吸入麻醉易于控制，安全有效。而麻醉气体分析监测仪即是基于吸入麻醉的监测技术，根据不同气体对不同波长的红外线吸收量不同的原理，测量 N_2O 及挥发性麻醉气体 (如恩氟醚、异氟醚、七氟醚等) 的吸入和呼出浓度，并计算各种麻醉气体的 MAC 值及其 MAC 值的总和。由于一般麻醉气体挥发罐的刻度值往往与其在气道内的实际值不相符，而且挥发罐随着使用时间的延长，挥发功能可能有所下降，所以吸入麻醉气体的监测十分重要，有助于麻醉医生对麻醉深度的判断，在麻醉苏醒期更有助于了解患者体内麻醉气体的积存量和排放程度，对麻醉苏醒程度的判断十分重要。

麻醉气体监测通常与呼气末二氧化碳分压监测整合在一个监测仪中，开机自检完成后，在未连接患者的情况下，N_2O 及挥发性麻醉气体的气体浓度应为零，吸入麻醉开始后根据给予患者吸入的挥发性麻醉气体选择需要监测的气体名称。

6. 血气分析仪

血气分析仪主要测定血液的酸碱度 (pH 值) 和以物理方式溶解在血浆中的氧和二氧化碳的含量及其分压 (PO_2 和 PCO_2)，而后根据 Henderson-Hasselbalch 方程式计算出 HCO_3^- 的含量。通过血气分析，可以帮助麻醉医生更好地调整潮气量和呼吸频率、及时识别并处理重症患者存在的呼吸性或代谢性酸碱平衡紊乱、了解严重肺疾病患者术中的肺功能状态、协助判断全麻术后是否能够拔除气管导管、了解分流性心脏病患者的血液分流状态。此外，有些血气分析仪还可同时测定血浆中的 Na^+、K^+、Cl^-、Ca^{2+}、葡萄糖及乳酸的含量，对于指导危重患者或复杂手术的围术期麻醉处理具有重要的临床意义。除此以外，测定混合静脉血血气有助于判断机体氧耗情况和肺分流大小。

本科室的血气分析仪不切断电源，处于 24 小时待机状态，设定固定时间每日定时进行仪器自检，每日早晨由专门人员负责了解血气分析仪的自检结果、是否存在系统错误、各种检测试剂的剩余量以及打印纸的剩余量，如出现仪器故障需要维修或添加检测试剂时，需通知专门的厂家维修人员。对于危重患者或大型复杂手术、考虑术中需要进行血气分析的病例，术前应准备专门的含有肝素的动脉血气针。若没有专门的动脉血气针，可使用 1 mL 或 5 mL 空注射器吸取 1 ∶ 1250 U 肝素液 0.5 mL，反复冲洗针筒内壁，然后将肝素推出备用。若肝素浓度过低容易出现凝血，而肝素含量过高，酸性较强的肝素液可能引起测得的 pH 值偏低。

四、器械与耗材的准备

1. 检查喉镜及镜片数量确保喉镜工作正常及各型号镜片数量。灯泡亮度减弱应及时更换电池。对于乙型肝炎表面抗原阳性及 HIV 阳性患者须备一次性镜片。

2. 准备气管插管盘依麻醉计划确定使用型号，备齐气管导管、吸氧面罩、口咽通气道。气管导管型号应包括拟使用型号和较小管号。面罩和口咽通气道型号应包括所有成人常用型号。盘内还应包括导芯、听诊器、吸引器头及心电图电极片。气管导管使用前需测试套囊充气系统和导管接头部分。

此外，依手术类型准备特殊类型的气管导管和相应器械，包括钢丝螺纹气管导管、双腔支气管导管和夹闭钳、经鼻气管导管 (异形管) 和插管钳等。

3. 连接吸引器并确保工作正常。麻醉诱导前应将吸引器置于触手可及的位置。

4. 确保简易呼吸器工作正常。

5. 对预计困难插管患者应准备困难气道处理设备，包括喉罩、硬质纤维镜、可视喉镜、纤维支气管镜等。

6. 其他特殊设备的准备，如动静脉穿刺压力监测套装、血液回收机、血红蛋白测定仪等。

7. 对于小儿患者需备小儿专用麻醉包，包括小儿用气管导管、吸氧面罩、导芯、血压计袖带、血氧监测套装等。

五、手术患者的准备

(一) 根据世界卫生组织要求，为确保手术患者生命安全，最大限度地减少围术期死亡率和并发症发生率，必须对手术患者执行严格的查对制度。

1. 查对内容包括

(1) 患者的姓名、性别、病案号、病房、床号、诊断、手术名称、手术部位、药物过敏史、实验室检查结果、应召药物、备皮、导尿等情况。

(2) 了解患者是否禁食、是否卸妆，患者的义齿、义眼、隐形眼镜、发卡以及贵重物品等是否留在病房。

(3) 携带病历、影像学检查结果、术中用物、药物等。

(4) 评估患者全身情况，特别是皮肤情况，了解既往史。

2. 查对时间

(1) 手术前一日，麻醉医生及巡回护士访视患者时与病历、患者本人核对。

(2) 手术当日，护理员接患者时与手术通知单、病历、病房护士及患者核对。

(3) 患者进入手术间之前，在等候区，巡回护士与病历及患者核对。

(4) 患者进入手术间后，由麻醉医师、主管外科医生及巡回护士就患者分别在麻醉诱导前、外科切皮前和患者离开手术室前执行“三方核对”。

1) 第一部分核对内容在麻醉诱导前进行，需要手术室护士、麻醉医生、手术患者管床医生和患者本人一起完成，主要是确认手术患者身份、手术部位和名称。其他需要核对的项目还包括麻醉机、麻醉药品、麻醉监护仪，特别是血氧饱和度监测的准备是否完善，是否存在过敏史，是否存在困难气道 / 误吸风险，是否存在可能较大量的出血。这部分核对内容的根本目的是确保对正确的患者、在正确的部位实施正确的手术，并且在实施麻醉前对患者进行最后一遍安全检查。

2) 第二部分核对内容在外科切皮前进行，需要手术室护士、麻醉医生和主治外科医生一起完成，除了确保给患者已经预防性使用抗生素以外，其主要目的是确保参与手术的三方面医务人员在重大的专业问题上有良好的沟通。对于大手术，特别是当外科患者患有复杂的内科疾病时，在尽可能地给外科医生创造良好手术条件的同时，如何确保患者的围术期安全，不仅取决于主管医生临床能力，更是取决于不同专业之间良好畅通的沟通，以及如何根据患者的具体情况来平衡内科疾病风险和外科手术要求之间可能的冲突。因此，本部分核对的根本目的是确保在手术开始之前对患者手术相关的专业问题进行最后一遍正式的交流。

3) 第三部分核对内容在手术结束后、患者离开手术室前进行，需要手术室护士、麻醉医生和外科医生三方面一起完成，主要是确保完成了手术器械、敷料等的清点并确保手术标本得到合适的处置，以及患者术后的注意事项。

由于该手术安全核对表主要是以打钩的形式完成，即核对一项，打钩一项，除去专业问题的交流可能需要一定的时间，其余问题的核对都非常简洁。核对结束无误后应由三方负责核对人员进行签字确认。

(二) 开放外周静脉输液通道

根据患者的手术部位、手术中体位及外周血管条件，选择粗大外周静脉穿刺置管，建立输液通道。为不影响患者术后进食及各项日常活动，右利手患者通常选择左上肢建立外周通路；若术中采取侧卧位时，为避免腋静脉受压影响输液速度，通常选择手术同侧即靠上一侧的手臂输液；在进行四肢手术时静脉穿刺应避开手术侧肢体；选择穿刺部位时，应考虑到尽量避免手术医生挤靠患者或患者术后肢体活动时容易受影响的外周静脉。

对于成人常规手术、预计手术出血不多时，通常选择 18 G 或 20 G 外周静脉穿刺针，小儿或婴幼儿根据手术需要适当选择 20 G 或 22 G 穿刺针。若预计术中出血较多、手术时间较长、可能需要短期快速输注液体时，应选择 16 G 或 14 G 穿刺针，必要时可考虑开放两条或两条以上外周静脉以备术中大失血液体治疗时使用。对于患者一般情况较差、心功能不全需监测中心静脉压、术中可能需泵注血管活性药物、术后需要长期静脉高营养等情况，可在全麻诱导完成后建立中心静脉通路。

（三）患者进入手术室的初次查对完成后，连接监护仪，获取麻醉前基础生命体征参数

1. 心电图

对于常规手术患者，通常选取 3 电极心电图，而对于心脏外科手术或术前存在明确冠心病、心肌缺血病史患者，术中需使用 5 电极心电图。按照心电图换能器上的图示连接各电极，记录基础心率及心律情况，观察基础 ST 段水平。由于Ⅱ导联电轴与心脏电轴平行，P 波容易观察，因此术中一般监测Ⅱ导联心电图。电极片粘贴位置应注意避开手术野消毒范围。

由于心脏传导到体表的电信号很弱，只有 0.5 ～ 2 mV，而皮肤电阻甚至高达 1000 kΩ。因此粘贴心电图电极片的部位应该使用乙醇清洁脱脂、去掉皮屑，并尽量避免多毛的区域，以减少电阻，保证电极片和皮肤之间的接触良好。

2. 无创血压计

多数患者选择非输液侧上臂作为血压监测部位，但亦应根据手术种类及患者情况进行调整，如四肢手术时避开手术操作侧肢体，避免存在明显动脉狭窄、血压降低的肢体。对可疑动脉粥样硬化、动脉狭窄、无脉症患者，应于术前或入室后分别测量双上肢或四肢血压，选择血压较高的非手术侧肢体进行血压监测，以便准确反映患者的脏器供血情况。

按照患者的年龄和上臂长度选择适宜的血压计袖带。绑缚袖带前应充分排空袖带内气体，绑缚袖带应松紧合适，以袖带与肢体间可放入 1 ～ 2 个手指为宜。绑缚袖带时应尽量避开关节部位，避免反复测压导致的组织缺血。血压计袖带上的箭头标记应尽量对准肱动脉搏动部位。

测量一次血压作为术前血压的基础值。根据患者的年龄、一般情况、是否存在高血压和冠心病等基础疾病、手术过程对血流动力学的干扰情况及出入量情况，设定无创血压的测量间隔时间。对于常规患者，通常选择 3 分钟或 5 分钟测量一次血压，若根据患者病情或手术要求需要实时连续监测血压时，可在麻醉诱导前（如心外科手术、合并冠心病、嗜铬细胞瘤手术等）或麻醉诱导完成后（预计术中出入量变化较大者）行动脉穿刺置管从而进行有创连续血压监测。

3. 脉搏血氧饱和度监测

将脉搏氧饱和度指套或指夹套在患者未测量血压侧手臂的示指或中指上，对于婴幼儿患者，使用一次性粘贴式脉搏氧饱和度探头，并将粘贴带缠绕在患儿的手指或足趾上，注意应使饱和度探头的红色发光光源对齐紧贴患者的指甲甲床，以免影响 SpO_2 测定的准确性，导致测定值偏低。脉搏氧饱和度波形稳定后，在麻醉记录单上记录患者入室吸空气时的基础 SpO_2 值，

作为术中和拔管后判断患者呼吸状况的参考。

由于很多因素可能影响到脉搏氧饱和度的检测结果，因此术前应对患者是否存在这些情况有所了解。如一氧化碳血红蛋白达 5% ～ 15% 时，可使 SpO_2 偏高；黄疸患者或血液中存在诊断性色素的患者，测得的 SpO_2 偏低；室内强光或蓝光可干扰检测结果，因此应尽量避免；动脉受压、末梢灌注不良温度过低可使测得的结果偏低；而女性患者的指甲油可能导致测量结果偏低，有研究认为尤以蓝色指甲油的影响最为严重，必要时术前应予卸除。

4. 呼末二氧化碳监测

所有全麻患者应连续监测呼气末二氧化碳分压 ($PETCO_2$)。$PETCO_2$ 的正常值为 35 ～ 45 mmHg。当采用 $PETCO_2$ 监测时，应确保其报警功能处于正常状态。$PETCO_2$ 监测和呼吸的 CO_2 波形可以用来评价整个气道以及呼吸回路的通畅情况、通气功能、重复吸入情况甚至循环功能。必要时应测定动脉血中 CO_2 分压，以帮助判断患者的通气功能。

第二节 麻醉前病情评估和麻醉前用药

外科疾病本身和并存疾病所引起的病理生理改变，手术创伤引起患者的应激状态及各种麻醉方法和药物对患者生理功能的影响，都是围术期潜在的危险因素。为保障手术患者在麻醉期间的安全，增强患者对手术和麻醉的耐受能力，减少围术期的并发症，应认真做好麻醉前的准备工作。

一、麻醉前病情评估

麻醉前对患者的访视和评估是进行术前准备和制订适合于患者麻醉方案的基础。

(一) 术前访视患者的目的

1. 了解患者的外科情况和伴随的内科疾病。

2. 建立麻醉医生和患者之间的相互信任关系，减轻患者的紧张和焦虑。

3. 完善术前准备。

(二) 术前访视的内容

1. 了解病史

术前访视的基本内容见表 3-1，重点是了解。

(1) 外科疾病，包括症状、诊断性检查、初步诊断、治疗及治疗效果。

(2) 伴随的内科疾病，尤其应该弄清楚特殊的实验室检查、药物治疗方案等，必要时向专科医生咨询。

(3) 治疗药物，尤其是抗高血压药物、抗心绞痛药物、抗心律失常药物、抗惊厥药物、抗凝药物以及特殊的内分泌药物等。

(4) 过敏和药物反应，包括真性过敏，由抗生素、静脉诱导药物或局麻药等药物引起的过敏反应；药物副作用 (毒副作用)；罕见的药物反应。

(5) 麻醉史：过去的麻醉记录，包括药物反应、气道通畅度、插管难度、血管穿刺难度及麻醉并发症等；询问患者是否有术后呕吐等不适的表现。

(6) 家族史：了解家族患病情况。

(7) 系统回顾：见表 3-1。

表 3-1 术前访视的基本内容

了解外科手术方式
患者的一般情况 (运动耐受能力、体重变化、情绪状况等) 既往麻醉史目前用药情况过敏史
吸毒史 (烟草、毒品、大麻、乙醇、镇静药等)
月经和生育史系统回顾
循环系统 (心绞痛、高血压、心脏杂音等)
呼吸系统 (咳嗽、咳痰、咯血、喘鸣等)
中枢神经系统 (癫痫等)
肝 (黄疸、肝炎、腹水等)
肾和泌尿道
胃肠道 (胃排空延迟等)
肌肉、骨骼系统 (关节炎等)
内分泌系统 (糖尿病、肾上腺皮质疾病、甲状腺疾病) 血液疾病 (贫血、凝血功能障碍)
口腔和牙齿 (牙齿松动、颞颌关节紊乱等)

手术过程本身可以显著影响围术期的风险，而急诊手术则会显著增加围术期的额外风险。由于不同的外科手术类型会对患者产生不同的应激反应进而产生不同的影响，美国心脏病学学会 (ACC) 和美国心脏协会 (AHA) 根据不同类型的非心脏外科手术操作与围术期发生心脏原因并发症或死亡的机会而将其分为高、中、低危手术 (表 3-2)。

表 3-2 非心脏外科操作的心脏风险分级

心脏风险 * 外科操作
高危 (经常＞ 5%) 急诊大手术，尤其对老年患者
主动脉和其他血管大手术
外周血管手术
估计手术时间长且伴大量体液转移和 (或) 失血
中危 (通常＜ 5%) 颈动脉内膜切除术
头颈部手术
腹腔和胸腔手术
矫形外科手术
前列腺手术
低危 #(通常＜ 1%) 内镜操作
体表手术

心脏风险 * 外科操作
白内障手术
乳腺手术

注："*"心脏风险指心源性死亡和非致命的心肌梗死总的发病率；

"#"低风险病例通常无须术前心脏检查。

2. 体格检查

(1) 全身情况评估：观察患者全身情况，包括有无发育不全、畸形、营养不良、贫血、脱水、水肿、发绀、发热、消瘦或过度肥胖等，常能提供重要的评估信息。

(2) 生命体征：术前应常规测定生命体征，包括血压、脉搏、呼吸、体温和体重。对周围血管疾病患者应测定双侧上肢的血压，如果两侧的血压不一致并超过 20% 时，提示患者存在血管硬化。

了解近期的体重变化。成人标准体重 (kg) 可按身高减 100 粗略估计，超过标准体重 10% 以上者为体重过重，低于标准体重 10% 以上者为体重过轻。对过度消瘦或极度肥胖患者要警惕术中容易发生呼吸循环的意外。小儿术前必须常规测量体重。

体温上升常提示体内存在炎症或代谢紊乱，其麻醉用药需慎重，一般耐药差。体温低于正常者，表示代谢低下，一般情况差，麻醉耐受性也不佳。

(3) 与麻醉相关的体格检查：针对与麻醉实施有密切关系的器官及部位进行复查，术前体格检查的重点见表 3-3。

对气道应做重点检查，包括颈椎活动度、颞颌关节功能和牙齿情况。如果有张口度小于 4 cm、甲颏间距小于三指宽、腭弓高窄或颈椎活动度降低等异常情况，则可能属于困难插管病例。

检查口咽腔时，MaIlampati 最早根据可见结构将口咽腔分为四级；口咽腔分级越高，喉镜下声门暴露越差。

表 3-3 术前体格检查的重点

循环系统心肺听诊
血压 (必要时应检查双上臂，平卧位和立位对比) 脉搏
静脉充盈外周水肿皮肤颜色呼吸系统肺部听诊
呼吸类型和胸廓外形中枢神经系统意识
周围感觉和运动功能障碍的体征肝功能黄疸腹水震颤
局麻时必需的骨性标志口腔和气道
颈部活动度张口度
颞颌关节活动度
牙齿
腭垂

3. 实验室检查

(1) 血红蛋白和血细胞比容：HCT 没有确定的最小值，而取决于临床症状。ASA Ⅰ～Ⅱ级患者，术中失血量较少、容量补充充分、心血管系统稳定，则允许 HCT 降至 18%；患有系统性疾病但代偿良好者 (ASA Ⅲ级)，HCT 最低为 24%；而患有冠状动脉疾病或其他心血管功能不全者，HCT 应保持在 30% 以上；创伤及潜在多器官功能衰竭患者 HCT 应大于 35%。

(2) 生化和凝血功能检查：①血电解质测定；②凝血功能检查，评价患者凝血状态时，基本实验室检查包括血小板计数、凝血酶原时间 (PT)、部分凝血活酶时间 (PTT) 及凝血酶时间 (TT)。保证外科手术顺利进行的最低血小板计数为 50×10^9/L，PT 和 PTT 最低活动度为 20% ～ 40%，但是一旦血小板功能稍有降低，则可导致大出血；③尿常规的检查；④肝肾功能和血糖检查：应根据需要决定。

(3) 肺 X 线检查：对高龄、吸烟、有心肺部疾病史或怀疑有异常的患者需行肺 X 线检查。

(4) 肺功能测定 (PFT)：不建议作为吸烟或肺部疾病患者的常规检查。多数情况通过病史、听诊和胸部 X 线片对制订麻醉计划已足够。何种患者需肺功能测定尚无统一的标准，但主要的适合人群是那些预期有可能出现术后呼吸系统并发症的患者。美国胸内科医师协会制订了较严格的指南 (表 3-4)，建议遵循该指南进行试验，减少不必要而又费钱的检查。

表 3-4 提示术前行肺功能分析的因素

1. 肺切除
2. 吸烟史，呼吸困难
3. 心脏外科手术
4. 上腹部手术
5. 性质不明的肺部症状

(5) 心电图：对原有心脏病、高血压或慢性呼吸系统疾病及年龄＞ 40 岁的患者应行 ECG 检查。

(6) 其他无创心脏检查：包括运动试验心电图、动态心电图、超声心动图、冠状动脉 CT 血管成像 (CTA) 检查等，这些检查并非作为术前的常规检查，只有当这些检查结果有可能改变治疗方案，改善患者术前病理生理状态，降低围术期风险时才进行。

(7) 冠状动脉造影：冠状动脉造影是判断冠状动脉病变的金标准，除非经皮冠状动脉成形术或冠状动脉旁路术是可行的，否则冠状动脉血管造影只会增加费用和危险而无益处。冠状血管造影只限于极高危的患者，包括那些有高度缺血风险证据或症状者，尤其是怀疑有左主支或 3 支冠状动脉病变者。

术前检查应因人而异，不加区别的笼统检查对发现潜在疾病毫无益处且增加负面效应，如增加额外花费及危险、增加内科医生的治疗风险。

4.ASA 病情和体格情况分级

根据访视和检查结果，对患者就麻醉及手术的耐受能力做出全面评估。一般将手术分为择期手术和急诊手术，后者无充裕的麻醉前准备时间，麻醉难度和风险增高。对患者的病情和体格情况的评估，多采用美国麻醉医师协会 (ASA) 的标准将病情分为 5 级 (表 3-5)。

一般认为，Ⅰ～Ⅱ级患者对麻醉和手术的耐受性良好，风险性较小。Ⅲ级患者的器官功能虽在代偿范围内，但对麻醉和手术的耐受能力减弱，风险较大，如术前准备充分，尚能耐受麻醉。Ⅳ级患者因器官功能代偿不全，麻醉和手术的风险很大，即使术前准备充分，围术期的死亡率仍很高。Ⅴ级者为濒死患者，麻醉和手术异常危险，不宜行择期手术。围术期的死亡率与ASA 分级的关系密切。

表 3-5 ASA 分级

分级	定义
Ⅰ级	健康患者
Ⅱ级	轻度系统性疾病，无功能受限Ⅲ级严重系统性疾病，日常活动受限，但尚未完全丧失工作能力
Ⅳ级	严重系统性疾病，已经丧失工作能力，且经常面临生命威胁
Ⅴ级	不论手术与否，生命难以维持 24 小时的濒死患者

注：急诊患者，应在分级前加注“急”或“E”，表示风险较择期手术增加。

二、各系统功能评估

(一) 循环功能的评估

在非心脏手术的患者中，循环系统常见的异常情况有高血压、冠心病、心功能不全及心律失常等。

心脏病患者施行非心脏手术，麻醉和手术的并发症及死亡率可显著高于无心脏病者，其能否承受麻醉与手术，主要取决于心血管病变的严重程度和代偿功能，以及其他器官受累情况和需要手术治疗的疾病等。在麻醉实施前，应就患者的心脏功能进行评估，降低围术期的风险。

1. 心功能分级

临床上测定心功能的方法很多，但最简便易行的是根据心脏对运动量的耐受程度而进行的心功能分级，见表 3-6。

表 3-6 心脏功能分级及其意义

心功能屏气试验临床表现临床意义麻醉耐受力
Ⅰ＞ 30 s 体力活动不受限制心功能正常耐受良好
Ⅱ 21 ～ 30 s 体力活动轻度受限，能胜任正常活动，但不能耐心功能较差麻醉处理恰当，耐受仍好受跑步或较重的体力活动，否则心慌、气短
Ⅲ 10 ～ 20 s 体力活动明显受限，必须静坐或卧床休息，较轻心功能不全麻醉前准备充分，避免增加心脏负担活动即可引起心慌、气短
Ⅳ＜ 10 s 不能耐受任何体力活动，不能平卧，端坐呼吸，静心力衰竭耐受极差，一般择期手术需推迟休息状态下即有心慌、气短等不适

2. 体能状态

患者的体能状态也是评估心功能很重要的指标，通过对患者日常活动能力的了解，从而估计患者的最大活动能力。现用代谢当量水平 (MET_S) 表示。1 MET_S 是休息时的氧消耗，如 40 岁男性、体重 60 kg，分钟氧耗约相当于 3.5 mL/kg，依此为基础单位，对不同的体力活动就可计算出不同的 MET_S。良好的体能状态，体能活动一般可＞7 MET_S。中等体能状态为 4～7 MET_S。若 MET_S ＜ 4 则提示患者体能状态差。由于 MET_S 与患者体力活动时氧消耗密切相关，目前已有不同的活动强度测试出不同的 MET_S 数值。MET_S 与围术期预后存在一定的相关性。

3. 心脏危险指数

Goldman 等在临床实际工作中把患者术前各项相关危险因素与手术期间发生心脏并发症及结局相互联系起来，依据各项因素对结局影响程度的大小分别用数量值表示，从而就非心脏手术提供了术前评估较为客观并可用数量值来预测围术期患者的危险性、心脏并发症和死亡率的参考。Goldman 等提出的多因素心脏危险指数 (CRI) 的 9 项风险因素，累计 53 分。其后，Zeldin 等做了前瞻性研究，证实多因素心脏危险指数的实用价值，且阐明了心功能分级与 Goldman 计分对围术期心脏并发症与死亡之间的相关，两者联合评估可有更大的预示价值。从中可看出累计分数＞ 25 分，相当于临床心功能Ⅲ级，术前若进行充分准备，病情获得改善，心脏代偿功能有所好转，心功能改善成Ⅱ级或早Ⅲ级，麻醉和手术安全性就可提高。若累计值超过 26 分，心功能Ⅳ级，麻醉和手术必然存在较大危险，围术期死亡的患者中半数以上发生于此组。值得注意的是，在总计数值 53 分中有 28 分如 3、5、6、7 项通过适当的术前准备或暂缓手术等待病情获得改善后就可减少麻醉和手术危险性。

此外，ACC/AHA 提出了心脏病患者进行非心脏手术围术期心血管评价指南，将导致心血管危险增加的临床指标分为高危、中危、低危三级。对具有高危指标的患者必须加强管理，进行无创心功能评估，如需要可行冠脉造影；具有中危指标的患者表明其患病危险增大，术前须仔细评估；低危指标是公认的心血管疾病指标，但尚未明确证实能独立增加围术期危险。

因此，根据患者的危险因素、体能状况和外科手术的危险性，ACC/AHA 对非心脏手术患者围术期心血管评估提出了指南，可作为判断和处理患者的流程。

(二) 呼吸功能评估

肺部并发症和急性呼吸功能不全是外科患者术后的主要并发症和死亡原因之一，而原有肺部疾病的患者术后呼吸系统并发症的发病率更高。良好的术前评估和准备，能够显著降低肺部并发症的发病率和死亡率。

1. 肺部并发症的危险因素

(1) 原有肺部疾病，且肺功能减退的患者。

(2) 患者年龄＞ 60 岁。

(3) 肥胖患者常伴有胸壁顺应性减退，功能残气量下降和呼吸做功增加，深静脉血栓发生率增加；对伴有肥胖低通气综合征的患者，其术后肺部并发症发生率更高。

(4) 吸烟使呼吸道的敏感性增加，分泌物增多，支气管纤毛运动减弱或消失。

(5) 外科手术的部位、创伤大小及手术时间均影响术后肺部并发症的发生和肺功能状况。胸部和上腹部手术可影响膈肌的功能，并产生限制性通气功能障碍；急诊手术，尤其是伴有脓毒血症的急诊患者，术后发生呼吸并发症的危险增加；手术时间超过 3 小时的也容易产生肺部并发症。

2. 肺功能的检查

在评估患者的呼吸系统时，对其肺功能的评估是一项重要的内容。目前，尚无明确规定哪些患者必须接受肺功能检查，但对于有下列情况的患者应考虑实施：①有慢性肺部疾患的患者；②胸廓或脊柱畸形、过度肥胖的患者；③有持续咳喘病史的吸烟患者；④需行肺叶切除或单肺通气的患者；⑤有严重神经肌肉疾病的患者。

一般围术期肺功能检查包括病史、体格检查、胸部 X 线片、动脉血气分析和肺功能测定。对病史的详尽了解是对呼吸功能评估的第一步，一般通过病史和体检可大致判断患者的呼吸功能。胸部 X 线片是检查肺部最常用的手段之一，但在肺功能评估方面，由于多数患者在胸部 X 线片出现异常之前均已有明显的症状和体征 (如 COPD 及哮喘)，故胸部 X 线片所提供的信息对于改变治疗方案影响并不大。有学者建议将肺部或心血管疾病患者、恶性肿瘤及有超过 20 年吸烟史的患者将术前胸部 X 线片检查作为常规。动脉血气可以部分反映出静态下的肺功能，对行开胸手术或肺叶切除术的患者可以提供较有价值的肺功能评估。

肺功能测定由多项指标构成，它能较完整地反映呼吸系统的功能状态，并为术后呼吸系统并发症 (PPCs) 的发生做出有效的预测。在肺功能测定中，尚无一个具体指标可全面地预测 PPCs，必须综合分析才有较大的临床价值。分钟最大通气量 (MVV) 对于反映 PPCs 有较高价值，它主要反映人体通气的储备功能，是通气功能测定中很有价值的指标，如果 MVV 小于预测值的 50%，术后患者 PPCs 的发病率及死亡率均将大大增加。对于大多数阻塞性肺疾患患者，第 1 秒时间肺活量 (FEV_1)/ 用力肺活量 (FVC) 明显降低，在限制性肺疾患患者中则保持正常；就开胸手术及肺叶切除手术而言，预测术后 PPCs 的价值则以 FEV_1 和 FVC 价值最大。由于 MVV 是阻塞性通气障碍，限制性通气障碍及肌力、营养状况等综合因素的反映，对于部分乃至全肺切除术的患者而言，MVV 能较 FVC 更敏感地预测患者是否能耐受手术。肺活量 (FVC) 很大程度上反映了心功能的好坏，此外也受到各种因素的影响，故对于术前呼吸功能的评估缺乏有效价值。弥散容积 (DLCo) 反映了肺泡膜的厚度及患者是否有肺泡气体的弥散障碍，该指标的测定利用一氧化碳与血红蛋白高度结合的特性，在吸入一氧化碳后测定单次呼出气中的一氧化碳浓度来测定肺泡气体的弥散功能，此指标术前对于预测肺切除术后呼吸功能不全的发病率及死亡率较为有效。对于肺叶切除术，分侧肺功能有利于预测肺叶切除的范围。

临床上肺功能测定反映的是静态肺功能情况，其结果往往低于患者的实际能力，故为能够更客观、准确地评估患者的心肺功能，可进行心肺联合运动试验以评估患者的心肺储备功能。其最简单的心肺联合运动试验就是步行试验和攀楼试验，量化指标多采用固定时间内步行距离或攀楼阶梯数；更为精确的心肺联合运动试验则是平板运动试验或登车运动试验。试验结果中大家感兴趣主要是最大氧耗量 (VO_{2max}) 和无氧阈 (AT)。

VO_{2max} 是指患者运动 - 摄氧曲线进入平台期 (即氧耗量不随运动功率的增加而上升) 时的耗氧量。但真正能够测到 VO_{2max} 须让患者做极限量运动，这显然对已存在心肺功能不全的患者来说是危险且难以做到的，故临床上多采用症状限制性最大运动，即当受试者感到极度乏力、气促、头昏、疲劳、步态不稳，胸痛发作即停止运动，此时测得的氧耗量称为峰值耗氧量 (VO_{2peak})。但目前 VO_{2peak} 预测胸科手术并发症的界值仍有争议，大家基本认同 $VO_{2peak} \geqslant 20$ mL/(kg·min) 的患者均可耐受手术。$VO_{2peak} < 10$ mL/(kg · min) 的患者手术后的并发症发生率显著提高。

无氧阈的含义是指由无氧代谢补充有氧代谢供能时的工作水平或氧耗量，到达这一水平后体内乳酸中毒开始发生。其临床意义主要在于对耐力运动能力及心肺功能的评价。一般认为正常人的无氧阈为最大氧耗量的 50% ～ 60%，耐力训练的运动员可高达 70% ～ 80%。影响无氧阈的因素有很多，如心脏疾病、周围血管疾病、肺血管疾病、贫血、肺部疾病与氧灌注问题、慢性代谢性酸中毒等均可使无氧阈降低。研究发现，单纯性通气功能障碍患者的无氧阈并不下降，故临床上用无氧阈评估患者心肺功能更多的是偏向于心血管方面。无氧阈下降则代表机体代偿储备能力下降。

此外，还有创伤性检查如肺动脉导管，可以评估肺切除术后的心血管功能。使用肺动脉导管阻断拟行切除肺叶的肺动脉血管，如患者能耐受由此产生的肺动脉高压及低氧血症，则大多可胜任手术，一般认为阻断肺血管后 PaO_2 应不低于 45 mmHg，肺动脉压不应高于 35 mmHg。此项检查可大大减少肺切除术后由于心功能失代偿或低氧引起的 PPCs。

一般认为术后发生呼吸功能不全的高度危险指标有：静息时出现呼吸困难；发绀；肺源性心脏病；肺功能测定指标＜预计值 50%；缺氧伴二氧化碳潴留。

(三) 肝功能评估

术前肝功能评估包括询问病史、体格检查、实验室检查和术前肝疾病的治疗措施四方面。

结合临床和实验室检查结果 (Child-Puge 分级)，可初步评估肝功能的损害程度、肝功能的储备及手术的危险。

A 级：肝功能在正常范围。对各种手术的反应良好。

B 级：肝功能差。对所有手术的反应不如健康人体，如能术前充分准备，可能会增进患者对手术的耐受性。

C 级：肝功能极差。对各种手术的反应及耐受很差，即使术前尽力改善也收效甚微。

(四) 肾功能评估

术前应依据病史、体格检查和实验室检查综合判断肾功能，衡量患者对麻醉和手术的耐受性。

多数情况下，与麻醉和手术相关的肾功能改变是可逆的。但术前如已存在肾功能受损或存在损害肾功能的因素如严重创伤，则麻醉和手术可加重对肾功能的影响。围术期多种因素都可诱发急性肾衰竭。

检测肾功能的方法很多，内生肌酐清除率 (CCr) 能较正确反映肾小球滤过率 (GFR)，但由于检测方法复杂，临床使用受限。目前，临床上主要检测血肌酐水平 (SCr) 来反映肾功能，其值＜ 133 mmol/L，提示 GFR 正常。此外，血尿素氮也是常规检测项目，尿浓缩和稀释试验也有助于对肾功能的评估。

目前，在血液透析治疗的前提下，慢性肾功能不全已不再是择期手术的禁忌，但总的来讲，其对麻醉和手术的耐受性仍差。

(五) 其他

我们还应对神经系统的功能进行评估。随着年龄的增长，伴有脑血管疾病的患者进行外科手术应明确有无脑卒中的病史及神经功能缺陷的表现，对常见的神经系统疾病应了解常用的基本药物及其药理特性，对麻醉及手术可能带来的潜在影响应有所了解，必要时咨询专科医生以协助术前准备和治疗。

同样，对于一些内分泌疾病如糖尿病患者，应了解糖尿病的类型、胰岛素的应用及血糖控制情况，必要时咨询专科医生协助处理。

三、知情同意

术前访视的目的不仅仅在于收集重要的临床资料，其最终目的是就麻醉方法的选择为患者提供一个合理的解释，取得患者的知情同意，而且有助于建立良好的医患关系。麻醉医生可通过以下行为消除患者恐惧，建立彼此之间的信任。

1. 术前与患者轻松的会面，以消除患者对外科手术和麻醉的恐惧，坦率地和患者谈及术后的疼痛，告诉患者术后缓解疼痛的方法或术后准备采取的镇痛措施。

2. 征求并尊重患者对麻醉的选择。

3. 交代术前注意事项，如禁食时间、术前是否需要停用某种特殊的治疗药物等。

4. 患有特殊疾病的患者，术前应指导患者进行必要的治疗或锻炼，对于术中、术后需要患者配合的治疗措施，亦应在术前访视时交代清楚。

5. 与患者家属详细叙述麻醉经过，对可能发生的并发症进行必要的描述，见表 3-7。

表 3-7 麻醉的主要并发症

1. 一般并发症 恶心、呕吐，穿刺部位浅表出血，咽喉疼痛，牙齿损伤，角膜擦伤，头痛
2. 严重并发症 周围神经损伤，心律失常，心肌梗死，肺不张和肺炎，肝肾功能不全，脑卒中，药物过敏，输血反应
3. 死亡

四、麻醉前准备事项

(一) 麻醉前准备的内容

1. 纠正或改善紊乱的病理生理状态

手术患者常合并内科疾病，麻醉医师应充分认识其病理生理改变，对其严重程度做出正确评价，必要时请内科专家协助诊治。

(1) 营养不良可导致血浆蛋白降低，贫血、血容量不足使患者耐受麻醉、手术创伤及失血的能力降低。术前应改善营养不良状态，纠正脱水、电解质紊乱和酸碱失衡。

(2) 合并心脏病者，应重视改善心脏功能，注意术前治疗药物的应用：①β受体阻滞药、钙拮抗药和硝酸酯类药物应持续用药至手术日晨，但长效β受体阻滞药 (如阿替洛尔等) 可在术前 3 天改为中短效药物 (如美托洛尔、普萘洛尔等)；②洋地黄类药物应在术前 24 小时停药，如患者有心房纤颤并且心室率较快，则洋地黄可持续给药直至术日晨，③抗高血压药物如钙通道阻滞药和利尿药，一般应持续给药至术日晨，因担心术中出现低血压，有医师主张在术日晨停用 ACE 抑制药；④抗心律失常药物一般应持续用药至术日晨，但应注意许多抗高血压药物均可降低房室传导，引起心动过缓和心肌抑制；⑤抗凝药物如华法林至少应在术前 4 天停药，必要时可改为小剂量肝素静脉滴注，直至手术日。对于抗凝治疗患者，区域麻醉仅用于其利益 / 风险值远远大于其他麻醉方式时。椎管内或硬膜外麻醉前 4 ～ 6 小时停用肝素，术后 1 小时再继续使用，可防止硬膜外血肿。如果术中有出血倾向，则应在术后 12 小时复用。除非术前有明确出血或瘀斑，服用阿司匹林或其他非甾体抗感染药的患者可应用椎管内麻醉。

(3) 对并存急性呼吸道感染 (如感冒、咽炎、扁桃体炎、气管支气管炎、肺炎) 者，术后极易发生肺不张和肺炎，除非急症，手术应暂停，至少需推迟到治愈一周后再手术。合并慢性呼吸系统疾病者，术前应检查肺功能、动脉血气分析和胸部 X 线片；停止吸烟至少两周，并进行呼吸功能训练；行雾化吸入和胸部物理治疗以促进排痰；应用有效抗生素以控制肺部感染。

(4) 合并糖尿病者，择期手术应控制空腹血糖不高于 8.3 mmol/L，尿糖低于 (++)，尿酮体阴性。急诊伴酮症酸中毒者，应静脉滴注胰岛素消除酮体，纠正酸中毒后手术；如需立即手术者，虽然可在手术过程中补充胰岛素、输液并纠正酸中毒，但麻醉的风险性明显增加。

2. 胃肠道的准备

许多患者来到手术室时有发生吸入性肺炎的危险。怀孕、肥胖、糖尿病、食管裂孔疝或胃食管反流患者，都可能有吸入胃内容物导致化学性肺炎。对严重创伤患者、急腹症和产妇，虽距末餐进食已超过 8 小时，由于胃排空延迟，也应视作“饱胃”患者对待，这类患者即使是在部位麻醉下，也有呕吐和误吸造成呼吸道阻塞的可能。

择期手术前应常规禁食、禁饮，以避免围术期间发生胃内容物的反流、呕吐或误吸。

3. 精神状态的准备

手术前患者大都对麻醉和手术感到紧张和焦虑，甚至有恐惧感，这种心理状态对生理都有不同程度的扰乱，并在整个围术期产生明显影响。因此，在访视患者时，应以关心和鼓励的方法消除其思想顾虑和焦虑心情，将麻醉方法、术中可能发生的不适感及应该配合的情况，向患者作恰当的解释。耐心听取和解答患者提出的问题，以取得患者的理解、信任和合作。对于过度紧张而难以自控者，应以药物配合治疗。有心理障碍者，应请心理学专家协助诊治。

4. 麻醉设备、用具及药品的准备

为了使麻醉和手术能安全顺利进行，防止任何意外事件的发生，麻醉前必须对麻醉和监测设备、麻醉用具及药品进行准备和检查。无论何种麻醉都应准备好全身麻醉用具，以备不测之需。

全身麻醉用具的准备一般应包括麻醉机及气源、气管插管用具和药品及其他急救用药等。麻醉期间除必须监测患者的生命体征，如血压、呼吸、脉搏、脉搏氧饱和度 (SPO_2) 和体温外，还应根据病情和条件，选择适当的监测项目，如 ECG、呼气末 CO_2 分压 ($ETCO_2$)、直接动脉压、中心动脉压 (CVP) 等。在麻醉实施前对已准备好的设备、用具和药品等应再 1 次检查和核对。术中所用药品，必须经过核对后方可使用。

(二) 麻醉前用药

1. 术前用药的目的

麻醉前用药的目的是要使麻醉过程更加平稳、安全，麻醉效果更加完善并尽可能消除或减轻麻醉手术对患者精神和躯体的伤害，具体包括的内容见表 3-8。某些目的，比如缓解焦虑和产生镇静，适用于几乎每位患者，而其他目的仅仅偶尔是必需的。

表 3-8 术前用药的目的

1. 解除患者的紧张和焦虑
2. 缓解穿刺或其他操作时的疼痛
3. 遗忘

4. 减少口腔和气道分泌物
5. 预防自主神经反射
6. 减少胃液容量和酸度
7. 减少麻醉药的用量
8. 有利于麻醉诱导的平稳
9. 镇吐作用
10. 预防或对抗过敏反应

2. 药物选择

相比过去而言，术前用药的应用已减少很多，但对于紧张焦虑的患者和具有较大的胃食管反流风险的患者仍须术前用药(表 3-9)。一般患者麻醉用药在入手术室后给予。

表 3-9 应用术前药应注意的患者情况

1. 身体一般情况(ASA 分级)
2. 年龄和体重
3. 焦虑和痛阈水平
4. 既往用药史和药物成瘾史
5. 既往麻醉有无恶心呕吐
6. 过敏史
7. 住院患者/门诊患者
8. 手术方案

精神紧张者，可于手术前晚上口服催眠药或安定镇静药，以消除患者的紧张情绪。一般状况差、年老体弱者、恶病质及甲状腺功能低下者，对催眠镇静药及镇痛药都较敏感，用药量应减少；而年轻体壮或甲状腺功能亢进患者，用药量应酌增。冠心病及高血压患者的镇静药剂量可适当增加，而心脏瓣膜病、心功能差及病情严重者，镇静及镇痛药的剂量应酌减。抗胆碱药一般术前很少应用，对儿童或需清醒插管的患者予以应用可减少腺体的分泌；由于可能出现的术后谵妄，阿托品一般不主张用于老年患者，而东莨菪碱则应视为禁忌。

产妇、食管裂孔疝、肠梗阻、肥胖或中枢神经系统抑制等易发生吸入性肺炎的患者，应用 H_2 受体阻滞药可减少胃酸的分泌，而使用抗酸药可中和胃酸以减少误吸时可能发生的肺损伤，但一般不推荐使用颗粒性抗酸药。在行高风险麻醉时，诱导前短时间内口服枸橼酸钠溶液是首选，但会增加胃内容物。ASA 不推荐在健康、择期手术患者常规使用这些药物。

术前用药选择原则：高龄、脑损伤或意识状态改变、心肺储备功能较差、低血容量及饱胃患者，术前应慎用抑制性药物；毒品或巴比妥类成瘾者术前用药量宜增加，以免术中出现停药症状。

第四章 特殊血管穿刺及置管

血管穿刺后，将针留置或置入导管，为术中输液、补血、给药治疗、采取生理研究标本血样及有创监测的重要途径，提高复苏患者救治率。特殊血管穿刺及置管包括中心静脉压、周围动脉压和肺动脉压测定的操作方法、步骤和临床价值等。

一、静脉穿刺及置管

(一) 中心静脉压 (CVP) 监测或高营养液输入

多用颈内及锁骨下静脉，并需用导丝导引置管，也有由股静脉置管入下腔静脉。

(二) 一般输液、输血

以上肢静脉为首选，其中贵要静脉、头静脉及手背静脉，便于麻醉科医师管理，较少引起血管痉挛。

(三) 大量输血及补液

当其他静脉穿刺失败时，选颈外静脉、颈内静脉、锁骨下静脉或股静脉。

(四) 特殊情况处置

如术中突然发生意外，需紧急大量输血时，由手术者在手术野置管入静脉，有时也可长时间留置，如腹内手术可选用门静脉或生殖静脉。开胸可选用奇静脉或右心房置管。

二、中心静脉压测定及置管

中心静脉压是测定近心脏上、下腔静脉或右心房内的压力，是了解回心血量与心脏功能状况的指标，操作简单方便，不需特殊设备，临床上应用很广。

(一) 置管指征

1. 创伤及危重患者

严重的创伤、休克及急性循环衰竭等危重患者。

2. 长期输液患者

长期输液或静脉抗生素治疗的患者。

3. 静脉高营养

需静脉高营养治疗者。

4.CVP 测定

接受大量、快速输血和输液的患者，CVP 的测定可指导输入量和速度。

5. 重症监测

体外循环、心血管代偿功能不全的患者，进行危险性较大的手术，或手术本身可引起血流动力学显著变化的，心内直视手术等，监测循环功能。

6. 安置心脏起搏器

经导管安置临时心脏起搏器。

7. 维持水、电解质平衡

严重烧伤、肾衰竭做人工肾透析的患者，或其他原因致水、电解质难以保持平衡的患者，在 CVP 观察下快速输液较安全。

(二) 置管途径

目前多数采用经皮穿刺，锁骨下静脉或颈内静脉是经皮穿刺置入中心静脉的最佳途径。股静脉穿刺经下腔静脉置管的应用已减少，因在腹股沟插管有引起血栓性静脉炎和败血症的危险。经肘静脉置管或经颈外静脉置管不容易成功，现多不用。

(三) 经皮穿刺置入中心静脉导管

1. 穿刺

选好穿刺皮肤部位，常规消毒，套管针穿刺，穿刺成功后，经穿刺针置入导管。

2. 置管

置入静脉的导管，以硅胶管为佳，软硬度合适，导管经严格消毒。置入导管长度，经颈内静脉插入的，15 ～ 20 cm；从下肢插入的，自切口至剑突的距离加 3 ～ 4 cm，成人为 40 ～ 50 cm；从上肢插入的，自切口至右侧肋骨胸骨旁的距离，成人为 40 ～ 50 cm；经锁骨下静脉插入的，右侧 10 ～ 12 cm，左侧 12 ～ 15 cm，导管须先接注射器，充满生理盐水，当回吸有静脉血时，插入所需深度后退出穿刺针，留管。插管时动作要轻柔，以免强插入致血管破裂。遇有阻力时，使导管稍微改变方向，再行插管。

(四) 颈内静脉穿刺置管

右颈内静脉不但离右心房最近，且与无名静脉、上腔静脉几成一直线相连，易暴露，置管后易管理、安全，是最佳置管位点。

1. 优点

颈内静脉颇粗，扩张时直径可达 2 cm。解剖部位固定，较少变异，不受年龄、肥胖等因素的影响。右侧颈内静脉与无名静脉和上腔静脉几成一直线，加之胸导管位于左侧，胸膜顶右侧又低于左侧，且右颈内静脉血流波动可引导穿刺，故右颈内静脉穿刺置管容易成功且并发症少。

2. 体位

仰卧，头低 15° ～ 30° ，使静脉充盈；头后仰偏向对侧；小儿及颈短者，肩下垫以薄枕。以使颈部放松。

3. 穿刺置管方法

分别在胸锁乳突肌的前、中、后三种不同的入路选择穿刺点。

(1) 前路：于胸锁乳突肌前缘向内推开颈总动脉，以其中点作为穿刺点。针与皮肤成 30° ～ 45° ，针尖指向同侧锁骨中、内 1/3 交界处前进，常在胸锁乳突肌中段后面进入静脉，穿刺成功。

(2) 中路：由胸锁乳突肌下端胸骨头与锁骨头和锁骨上缘所组成的三角形 (称胸锁乳突肌三角)，颈内静脉正好位于此三角的中心位置，在三角形的顶角做穿刺点，针与皮肤成 30° ，针尖指向尾骨前进。若穿刺未成功，针尖可向外偏斜 5° ～ 10° ，指向胸锁乳突肌锁骨头内侧缘前进；或针尖以同侧乳头前进。一般进针 2 ～ 3 cm 即入静脉。即为中路或中位进针法。

(3) 后路：从胸锁乳突肌的外缘中、下 1/3 交界处进针，在此部位颈内静脉位于胸锁乳突肌的下面略偏外侧，针尖指向胸骨上窝方向推进，即可刺入静脉。这种针法称为后路或后位进针法。此法较可靠，易于插入导管。

(五) 锁骨下静脉穿刺置管

锁骨下静脉穿刺置入中心静脉导管也是最常用的。

1. 优点

锁骨下静脉位于锁骨内侧面，长 3 ～ 4 cm。较表浅粗大，直径约 2.5 cm，多处于开张状态，前面无重要结构，穿刺易成功。

2. 禁忌证

①局部感染；②锁骨和肩胛外伤患者；③胸廓畸形或有明显肺气肿；④凝血障碍者；⑤上腔静脉综合征；⑥应用起搏器的患者；⑦多发性血栓性静脉炎。

3. 体位

同颈内静脉穿刺，头低 10° ～ 20° 。

4. 穿刺置管方法

穿刺可经锁骨上及锁骨下两种进路。

(1) 经锁骨下进路于锁骨中、内 1/3 交界处，紧靠锁骨下缘进针，针尖指向锁骨胸骨端的后上缘前进；或于锁骨中心，在锁骨下缘一横指处，针尖指向胸骨上切迹进针，即可刺入静脉。若未刺中，可退针至皮下，使针尖向甲状软骨前进。在穿刺中，针与胸壁呈水平位，预防过深引起并发症。有一定概率的气胸并发症，是较少采用的主要原因。

(2) 锁骨上进路：在胸锁乳突肌锁骨头的外侧缘与锁骨上 1 cm 的相交点为进针点，针与锁骨或矢状面 (中线) 成 45° ，在冠状面针保持水平面或向前偏 15° 指向胸锁关节前进，通常进针 1.5 ～ 2.0 cm 即可进入静脉。静脉较为浅在，易于刺中，误伤臂丛神经，或误刺胸膜及锁骨下动脉的机会较少。故安全性可有保证，成功率较颈内静脉为高。

三、周围动脉穿刺及置管

(一) 适应证

外周动脉穿刺后，将针留置或置入导管，为血流动力学有创监测的重要途径之一，应用较广，多用于如下情况。

1. 动脉压监测

对重症患者做持续的直接动脉压监测，包括循环功能不全、CPB 心内直视手术、大血管外科以及颅内手术等危重患者。

2. 控制性降压时监测血压

拟行控制性降压者。连续监测降低的血压值。

3. 休克等抢救患者监测血压

严重低血压、休克和需反复测量血压的患者。或间接测压有困难者，脉压狭窄难以测出，动脉直接测压，可准确地测量。

4. 采取血样标本

用动脉血样做血气分析和 pH 值测定者，减少动脉采血的困难，穿刺不适和频繁的损伤，以及提高测量数据的准确性。

5. 监测心排血量

用染料稀释法测量心排血量。

6. 抢救复苏

用作动脉输血输液，抢救的措施之一。

(二) 动脉的选择

一般选择中等较细、较表浅的动脉血管，常选用桡动脉、肱动脉、腋动脉、尺动脉、股动脉、足背动脉等。最常选用的为桡动脉穿刺或直视穿刺置管。

操作：患者前臂上举，令做交替握拳及放松动作，然后紧握拳，以尽量驱走手内血液。术者用两拇指紧按压腕桡、尺动脉部位，以阻断手部血运。令患者松拳，此时手掌面苍白，无血色，示驱血有效。术者放松尺动脉的拇指，桡动脉仍紧压不放，在 5 秒内，如见全部掌面红润，示尺、桡动脉之间有侧支，可做桡动脉穿刺，否则不能穿刺。

四、肺动脉穿刺及置管

(一) 微导管

导管经周围静脉插管入肺动脉。

(二) 气囊漂浮导管

目前临床上多经皮由颈内静脉或锁骨下静脉穿刺插管。

五、双导管穿刺及置管

双导管指 1 条静脉内置入 2 根导管或 2 条静脉各置 1 根导管，是大量输液，或同时输入营养液或药物时的需要。若保护皮好，可放置 8 周。一条静脉置入双管，有多种方法。

(一) 两点穿刺

通常多用锁骨下静脉或同时做锁骨上、下进针置 2 管。

(二) 利用导丝

用导丝的具体做法：①先做静脉穿刺，置入导丝；②顺导丝再次做穿刺，将套管针的外套管留置，针芯拔去；③用长导管套入导丝，插入至上腔，退出导丝；④将导丝置入第二针的套管，拔去套管，顺导丝套入第二根长导管至上腔，再退导丝，完成操作。

(三) 注意要点

注入导丝或导管仅至上腔静脉而止，若进入心室和心房，可能导致心律失常或心搏骤停。

第五章 常用麻醉方法与技术

第一节 监护性麻醉

监护性麻醉 (monitored anesthesia care，MAC) 指麻醉医生参与局麻患者的监测和 (或) 对接受诊断性或治疗性操作的患者使用镇静、镇痛药物，以解除患者焦虑及恐惧情绪，减轻疼痛和其他伤害性刺激，提高围术期的安全性和舒适性。

一、目的

1. 消除患者的焦虑，并遗忘术中发生的不适和恐惧。

2. 缓解疼痛和其他伤害性刺激。

二、适应证

在局麻或区域阻滞下施行外科手术或各种诊断治疗性操作。如：消化道内镜或纤维支气管镜的检查和治疗，血管造影，介入性治疗，牙科、眼科及耳鼻喉科手术，体外碎石，儿科影像术，体表及其他整形外科手术，关节镜及肢体手术，膀胱镜检查及手术等。

三、麻醉前准备

1. 常规回顾病史、体检和必要的实验室检查。

2. 术前常规禁食。

3. 对于 ASA Ⅲ～Ⅳ级的患者必须确定目前的生理状态是否适宜择期手术，须进行哪些实验室检查和特殊处理。

四、常用药物

1.MAC 期间所用药物应根据不同手术或操作的要求，选择不同的 (或) 镇痛药物。

2. 所选药物应具备以下特点

起效快；对呼吸、循环干扰小；消除方式不依赖肝、肾功能，消除半衰期短；代谢产物无生物学活性；停药后恢复快。

3. 常用药物

(1) 镇静 - 抗焦虑药：地西泮、咪达唑仑、丙泊酚等。

(2) 镇静 - 镇痛药：氯胺酮。

(3) 阿片类镇痛药：吗啡、芬太尼、阿芬太尼、雷米芬太尼等。

其中丙泊酚和短效阿片类镇痛药以其独特的药效学特点在 MAC 中得到较广泛的应用。

4. 用药方式

有单次静脉注射、持续泵入、靶控输注 (TCI)、患者自控镇痛 (PCA) 和自控镇静 (PCS) 等。

五、术中监测与管理

MAC 的基本监测与全身麻醉相同。

1. 专职麻醉医师全程监测。

2. 呼吸功能监测，包括脉搏氧饱和度、呼吸频率和幅度，必要时用鼻导管监测呼气末二氧化碳分压。

3. 循环功能监测，包括持续监测心电图 (ECG)、血压和心率。

4. 并发症的观察和处理，如恶心、呕吐、注射痛等。

六、患者离开的标准

1. 神志完全清醒，能按指令活动。

2. 各种保护性反射恢复。

3. 呼吸、循环功能稳定。

4. 能自主站立，对于无站立能力者，应恢复到术前水平。

七、注意事项

1. 术中镇静、镇痛药的应用不应妨碍患者口头交流或呼吸道保护的能力。

2. 常规的监测和急救装置必须随手可得，一旦出现并发症就及时处理。

第二节 椎管内麻醉

椎管内麻醉是将药物 (局麻药、阿片类) 注入椎管内某一腔隙，可逆性阻断脊神经传导功能或减弱其兴奋性的一种麻醉方法。包括蛛网膜下隙阻滞 (又称脊麻)、硬脊膜外腔阻滞 (又称硬膜外麻醉)、腰硬联合麻醉和骶管阻滞麻醉。

一、蛛网膜下隙阻滞麻醉（脊麻）

蛛网膜下隙阻滞术是将局麻药注入蛛网膜下隙，作用于脊神经根而使相应部位产生麻醉作用。此麻醉方法起效快且效果确切，失败率低，但不适用于全身情况较差的老年患者和循环状况不稳定的患者。

随着脊麻阻滞范围的扩大，其对血流动力学影响也增加，并可影响呼吸功能。临床上常将感觉阻滞平面超过 T_4 者称为高位脊麻，T_{10} 平面以下称低位脊麻，T_5 ～ T_9 称为中位脊麻。如果阻滞范围局限于会阴及臀部，则称为鞍麻。如果阻滞作用只限于 (或主要限于) 一侧下肢，则称单侧阻滞或单侧腰麻。

1. 脊麻作用机制

(1) 直接作用

1) 作用部位：脊神经后根内的局麻药浓度高于前根，后根的神经节内浓度最低，但对局麻药较为敏感；脊神经根内无髓鞘的感觉神经纤维及交感神经纤维对局麻药极为敏感，而有髓鞘的运动神经纤维敏感性较差，故低浓度局麻药只能阻滞感觉冲动的传入，高浓度局麻药才能阻滞运动神经纤维。脊髓内的局麻药浓度以后柱及侧柱最高，前柱、灰质后角次之，灰质前角最低。局麻药进入脊髓有两个途径：脑脊液中局麻药透过软膜直接到达脊髓，此种扩散作用系因脑脊液 - 软膜 - 脊髓间存在局麻药浓度梯度，此过程较缓慢且只浸润脊髓表浅层；局麻药沿 Virchow-Robin 间隙穿过软膜到达脊髓深部。

2) 阻滞顺序：由于传递冲动的神经纤维互不相同，局麻药的阻滞顺序先从自主神经纤维开始，感觉神经纤维次之，运动神经纤维及有髓鞘的本体感觉纤维最后被阻滞。消退顺序与阻滞顺序则相反，交感神经阻滞总是先起效而最后消失。

不同神经纤维被阻滞的顺序为：血管舒缩→寒冷刺激→温感→对不同温度的辨别→慢痛→快痛→触觉→运动麻痹→压力感→本体感。

3) 阻滞平面差别：交感神经阻滞平面与感觉神经阻滞平面并不一致，一般交感神经阻滞平面比感觉消失平面高 2 ～ 4 神经节段，另外运动神经阻滞平面比感觉消失平面低 1 ～ 4 节段。

4) 局麻药的临界浓度：不同浓度的局麻药，可以有选择地阻滞不同的神经纤维。以脑脊液内普鲁卡因浓度为例，当普鲁卡因浓度达到 0.2 mg/mL 时，可阻滞血管舒缩纤维，达到 0.3 ～ 0.5 mg/mL 时，阻滞感觉纤维，而阻滞运动神经纤维的临界浓度则需 0.5 ～ 0.75 mg/mL。

(2) 间接作用

1) 对循环系统的影响：脊麻对循环的影响程度与交感神经节前纤维被阻滞的平面高低相一致。包括：血压：脊麻阻滞交感神经节前纤维，使小动脉及静脉扩张，回心血量减少，心输出量下降，因而产生低血压。低血压的发生率及下降幅度，与交感神经节前纤维被阻滞的平面相关。感觉阻滞平面在 T_{12} 以下者，血压下降发生率很低，平面愈高，发生率愈高。感觉阻滞平面在 T_4 以上者，血压约下降 44%，T_4 以下者下降 21%。老年人血压更易下降，故不宜做较高平面的脊麻。其他易发生低血压的因素如贫血、循环容量不足、营养不良、长期卧床、水和电解质失衡、低氧血症及二氧化碳蓄积或体位改变等。周围循环变化：交感神经阻滞区域，毛细血管前括约肌调节功能暂时消失，小动脉扩张，周围血管阻力下降。若血压能保持正常，灌流量便增多，血管的容积增大，皮下血流量增加，可以见到皮肤温暖红润，骨骼肌的血灌流量可增加 2.5 倍。心率：中位和低位脊麻由于静脉压下降，右心房压下降，通过静脉心脏反射致心率减慢；高位脊麻时更由于心加速神经麻痹而引起心动过缓。高位脊麻时静脉心脏反射的活跃性超过颈总动脉及主动脉反射的活跃性，发生低血压后则不易再通过压力反射而增快心率。心输出量：脊麻时心输出量可有不同程度减少，系因心率缓慢及每搏输出量减少所致。每搏输出量减少多属继发性，是交感神经阻滞后末梢血管扩张、回心血量减少的结果。心脏功能：脊麻时周围血管扩张，左心室后负荷下降，心脏在单位时间做功下降。冠状动脉血流量：冠状动脉血流量主要取决于动脉平均压 (尤其是舒张压) 以及心肌耗氧量。脊麻时平均动脉压下降程度与冠状动脉血灌流量下降成正比。但由于左心室后负荷降低，心率减慢，心肌耗氧量也相应减少。尚无发生心肌缺血表现。

2) 对呼吸的影响：脊麻时呼吸平静，便于腹部手术操作，是脊麻的优点。多数人认为脊麻对通气的影响取决于阻滞的平面，低位脊麻对通气影响不大，随着阻滞平面上移，肋间肌麻痹广泛，便可能引起通气量不足，当阻滞平面上达颈部时，由于膈神经被阻滞，可发生呼吸停止。

脊麻平面有时虽不太高，但术前用药或麻醉辅助药用量大，也会产生呼吸抑制；或因足月妊娠、腹腔巨大肿瘤以及腹腔内手术填塞物阻碍膈肌活动，也会产生通气不足。高位脊麻因减少回心血量，肺动脉压下降，肺血容量减少，肺泡无效腔增大，可使 PaO_2 降低，但 $PaCO_2$ 仅轻度上升。支配支气管平滑肌的交感神经纤维来源于 $T_{4\sim5}$ 脊段，脊麻平面过高，有可能诱发支气管痉挛。

3) 对胃肠道影响：脊麻对胃肠道的影响系因交感神经节前纤维被阻滞的结果。脏器丧失交感神经的影响，使迷走神经的影响占支配地位。高位脊麻时胃的交感神经被阻滞后胃蠕动增强，胃液分泌增多，幽门括约肌及奥狄括约肌均松弛，胆汁会反流入胃。肠交感神经被阻滞后，肠曲收缩力增强，呈节段性收缩及慢蠕动，故当高位脊麻开始起效时，很多患者感到肠痉挛性疼痛，饱胃患者可能发生反流及逆蠕动。

脊麻时发生恶心呕吐的原因有：胃肠蠕动增强；胆汁反流入胃；低血压；脑缺氧；手术牵拉内脏等。此时应采用对症治疗。

4) 对泌尿生殖尿系统影响：脊髓 $T_{11} \sim L_1$ 节段发出的交感神经节前纤维支配肾脏，但肾血管阻力并不受交感神经控制，脊麻对肾的影响是间接的。当血压降至 80 mmHg 时，肾血流量及肾小球滤过下降，当平均动脉压低于 35 mmHg 时，肾小球滤过停止，但低血压对肾功能的影响是暂时的，血压回升后，即可恢复正常。

膀胱壁受交感神经控制，脊麻时副交感神经被阻滞，膀胱平滑肌松弛，但括约肌不受影响。由于来自 $S_{2\sim4}$ 的副交感神经纤维很细，对局麻药敏感，手术后皮肤感觉虽已恢复，但尿潴留仍可继续存在。

2. 适应证

(1) 下腹及盆腔手术：如阑尾切除术、疝修补术、膀胱手术、子宫及附件手术等。

(2) 肛门及会阴部手术：如痔切除术、肛瘘切除术等，如采用鞍区麻醉则更合理。

(3) 下肢手术：如骨折或脱臼复位术、截肢术等，其止痛效果比硬膜外阻滞更完全，还可避免止血带不适。

3. 禁忌证

(1) 中枢神经系统疾病：特别是脊髓或脊神经根病变，麻醉后有可能长期麻痹，应列为绝对禁忌。对脊髓的慢性或退行性病变，如脊髓前角灰白质炎，也应列为禁忌。疑有颅内高压患者也应列为禁忌。

(2) 全身性严重感染：穿刺部位有炎症或感染者，脊麻穿刺有可能使致病菌带入蛛网膜下隙引起急性脑脊膜炎，故应禁忌。

(3) 高血压患者：只要心脏代偿功能良好，高血压本身并不构成脊麻禁忌，但如并存冠状动脉病变，则应禁用脊麻。如果收缩压在 160 mmHg 以上或舒张压超过 110 mmHg，应慎用或不用脊麻。

(4) 休克患者：应绝对禁用脊麻。休克处于代偿期，其症状并不明显，但在脊麻发生作用后，可突然出现血压骤降，甚至心脏停搏。

(5) 慢性贫血患者：只要血容量无显著减少，仍可考虑施行低位脊麻，但禁用中位以上脊麻。

(6) 脊柱外伤或有严重腰背痛病史者：应禁用脊麻。脊柱畸形者，只要部位不在腰部，可考虑用脊麻，但用药剂量应慎重。

(7) 老年患者：由于常并存心血管疾病，循环功能储备差，不易耐受血压波动，故仅可选用低位脊麻或鞍麻。

(8) 腹内压明显增高者：如腹腔巨大肿瘤、大量腹水或中期以上妊娠，脊麻的阻滞平面不易调控，一旦腹压骤降，对循环影响剧烈，故应列为禁忌。

(9) 精神病、严重神经官能症以及小儿等不合作患者：除非术前已用基础麻醉，一般不采用脊麻。

4. 麻醉前准备和麻醉前用药

(1) 麻醉医师术前访视患者应明确：患者是否适宜进行脊麻，有无脊麻禁忌证；采用哪种脊麻最合理，确定拟用局麻药的种类、剂量、浓度和配制方法，以及患者体位和穿刺点；麻醉过程可能出现的问题，应如何防治。

(2) 麻醉前用药：脊麻麻醉前用药量不宜过大，应使患者保持清醒状态，以利于调节阻滞平面。术前晚口服一定量安定类药或巴比妥类药。麻醉前 1 小时口服地西泮或肌内注射苯巴比妥钠，阿托品或东莨菪碱可不用或少用，以免患者术中口干不适。除非患者术前疼痛难忍，麻醉前不必使用吗啡或哌替啶等镇痛药。氯丙嗪或氟哌利多等药不宜应用，以免使患者意识模糊和血压剧降。

5. 常用局部麻醉药

脊麻常用的局麻药有普鲁卡因、丁卡因、利多卡因和丁哌卡因。

(1) 普鲁卡因：成人用量为 100 ～ 150 mg，最高剂量 200 mg，鞍区麻醉用 50 ～ 100 mg。小儿可按年龄和脊柱长度酌减。常用浓度为 5%，最低有效浓度为 2.5%，最高浓度为 6%。麻醉起效时间为 1 ～ 5 分钟，因此，麻醉平面的调节应于 5 分钟内完成，超过此时限，阻滞平面已固定，无法再调整。普鲁卡因脊麻持续时间仅 45 ～ 90 分钟，故只适用于短小手术。由于其效果可靠，平面容易调节，失败机会少，故仍为临床所习用。一般常用其 5% 普鲁卡因重比重液，配制方法为：普鲁卡因 150 mg 溶解于 5% 葡萄糖液或脑脊液 7 mL 中，再加 0.1% 肾上腺素 0.3 mL。

(2) 丁卡因：丁卡因是脊麻时最常用的局麻药之一。常用剂量为 10 ～ 15 mg，最高剂量为 20 mg，一般需用葡萄糖液配成重比重溶液后使用。常用的浓度为 0.33%，最低有效浓度为 0.1%。临床上以 1% 丁卡因 1 mL，加 10% 葡萄糖及 3% 麻黄碱各 1 mL 配成所谓 1 ∶ 1 ∶ 1 溶液，为丁卡因重比重液的标准配方，使用安全有效。丁卡因重比重溶液的缺点是麻醉起效缓慢，一般需 5 ～ 10 分钟，20 分钟后阻滞平面才固定，故麻醉平面有时不易有效控制，但麻醉维持时间较长，一般为 2 ～ 3 小时。

(3) 利多卡因：利多卡因用于脊麻起效时间为 1 ～ 3 分钟，常用浓度为 2% ～ 3%，一般用量 100 mg，最高剂量 120 mg。加用 5% 或 10% 葡萄糖液 0.5 mL 即可配成重比重液。麻醉维持时间为 75 ～ 150 分钟。利多卡因的缺点是易弥散，麻醉平面不易有效控制。

(4) 丁哌卡因：丁哌卡因为目前脊麻最常用药物，常用剂量为 8 ～ 12 mg，最多不超过 20 mg。一般用 0.5% ～ 0.75% 浓度，用 10% 葡萄糖液配成重比重溶液。可维持 2 ～ 2.5 小时。丁哌卡因诱导时间需 5 ～ 10 分钟，麻醉平面调节不可操之过急，以免平面过高。

(5) 罗哌卡因：是一种新型长效酰胺类局麻药，作用与丁哌卡因相似，用于脊麻其安全性还有待实验研究和临床验证，目前应禁用。

6. 蛛网膜下隙穿刺术

(1) 体位：蛛网膜下隙穿刺一般常取侧卧位。采用重比重溶液时，手术侧向下。采用轻比重溶液时，手术侧向上。脊麻一般取坐位。

(2) 穿刺部位：蛛网膜下隙穿刺常选用 $L_{2\sim3}$ 或 $L_{3\sim4}$ 棘突间隙，此处的蛛网膜下隙最宽 (终池），脊髓至此形成终丝，故无穿刺损伤脊髓的顾虑。确定穿刺点的方法是：取两侧髂嵴的最高点做连线，与脊柱相交处，即为第 4 腰椎或 $L_{3\sim4}$ 棘突间隙。如果该间隙较窄，可上移或下移一个间隙作为穿刺点。小儿的脊髓终止于 $L_{3\sim4}$ 以下的间隙。

(3) 穿刺方法：穿刺点用局麻药做皮内、皮下和棘间韧带逐层浸润。常用的蛛网膜下隙穿刺术有以下两种。

1) 直入穿刺法：用左手拇、示两指固定穿刺点皮肤。将穿刺针在棘突间隙中点与患者背部垂直、针尖稍向头侧缓慢刺入，并仔细体会针尖处的阻力变化，当针尖穿过黄韧带时，有阻力突然消失“落空”感觉，继续推进时常有第二个“落空”感觉，提示已穿破硬脊膜与蛛网膜而进入蛛网膜下隙。如果进针较快，常将黄韧带和硬脊膜一并刺穿，此时只有一次“落空”感觉。

2) 侧入穿刺法：于棘突间隙中点旁开 1.5 cm 处做局部浸润，穿刺针与皮肤成 75° 角对准棘突间孔刺入，经黄韧带及硬脊膜而达蛛网膜下隙。本法可避开棘上及棘间韧带，特别适用于韧带钙化的老年患者，或脊椎畸形或棘突间隙不清楚的肥胖患者。此外，当直入法穿刺未能成功时，也可改用本法。

针尖进入蛛网脱下隙后，拔出针芯即有脑脊液流出，如未见流出则应考虑系患者脑压过低所致，可试用压边颈静脉或让患者屏气等措施，以促进脑脊液流出。也可旋转针 180°，或用注射器缓慢抽吸。如经上述处理仍无脑脊液流出时，应重新穿刺。

穿刺时如遇骨质，应改变进针方向，避免暴力穿刺，经 3 ～ 5 次穿刺而仍未能成功者，应改换间隙另行穿刺。

7. 阻滞平面的调节

(1) 阻滞平面是指皮肤感觉消失的界限。临床上常以针刺皮肤测痛的方法来判断，同时用手测试皮肤触觉消失及观察运动神经麻痹的进展情况，也有助于了解其作用范围，如骶神经被阻滞时，足趾即不能活动。腰神经被阻滞则不能屈膝。T_7 神经以下被阻滞时，腹肌松弛，令患者咳嗽，可见腹肌松软膨起；并可从膨起的交界部位，大致判断运动神经纤维被阻滞的平面。一般运动神经麻痹的平面要比感觉神经阻滞平面低两个脊神经节段。

麻醉药注入蛛网膜下隙后，要在短时间内主动调节和控制麻醉平面达到手术所需要的范围，但必须避免平面过高。这不仅关系到麻醉成败，且与患者安危有密切关系，是蛛网膜下隙阻滞操作技术中最重要的环节。

(2) 影响蛛网膜下隙阻滞平面调节的因素很多，如穿刺间隙的高低、患者体位、患者身长、麻醉药的性能、剂量、浓度、容量和比重，以及注药速度、针尖斜口方向等。

1) 穿刺部位：脊柱有四个生理曲度，仰卧位时，L_3 最高，T_6 最低。如果经 $L_{2\sim3}$ 间隙穿刺注药，当患者转为仰卧后，药液将沿着脊柱的坡度向胸段移动，使麻醉平面偏高。如果在 $L_{3\sim4}$ 或 $L_{4\sim5}$ 间隙穿刺注药，当患者仰卧后，大部分药液将向骶段方向移动，骶部及下肢麻醉较好，麻醉平面偏低。因此，腹部手术时，穿刺点选用 $L_{2\sim3}$ 间隙；下肢及会阴肛门手术时，穿刺点不宜超过 $L_{3\sim4}$ 间隙。

2) 患者体位和麻药比重：这是调节麻醉平面的两个重要因素，重比重药液向低处流动，轻比重药液向高处流动。注药后一般应在 5 ～ 10 分钟之内调节患者体位，以获得所需麻醉平面，超过此时限，因药物已与脊神经充分结合，调节体位的作用就会无效。

3) 注药速度：一般来讲，注射的速度愈快，麻醉范围愈广；相反，注射速度愈慢，药物愈集中，麻醉范围愈小。一般以每 5 秒钟注入 1 mL 药液为适宜，但利多卡因容易扩散，注射速度可以减慢。鞍区麻醉时，注射速度可减至每 30 秒 1 mL，以使药物集中于骶部。

4) 穿刺针斜口方向：它对麻醉药扩散和平面的调节也有一定影响。斜口方向向头侧，麻醉平而易升高；反之，麻醉平面不易上升。

对麻醉平面的调节，必须善于利用上述各因素间的相互关系，要避免单纯强调某一因素的作用。此外，对一般情况差或病情较重的患者、老年人或心血管代偿功能差的患者，因麻醉平面过高常致循环虚脱，需重视上述调节麻醉平面的各项因素的作用。

8. 麻醉管理

脊麻后可引起一系列生理扰乱，其程度与阻滞平面密切相关，平面愈高，扰乱愈明显。因此，麻醉中要密切观察病情变化，并及时妥善处理。

(1) 血压下降和心率减慢：脊麻平面超过 T_4 后，常出现血压下降，多数于注药后 15 ～ 30 分钟发生，同时伴心率缓慢，严重者可因脑供血不足而出现恶心呕吐，面色苍白，躁动不安等症状。血压下降主要是因交感神经节前纤维被阻滞，使小动脉扩张、周围血管阻力下降、血液淤积于周围血管系、静脉回心血量减少、心输出量下降等造成。心率缓慢是因部分交感神经被阻滞，迷走神经相对亢进所致。血压下降的程度，主要取决于阻滞平面的高低，也与患者心血管功能代偿状态以及是否伴有高血压、血容量不足或酸中毒等病情密切相关。处理应首先考虑补充血容量，可先快速输液 300 ～ 500 mL；如果无效可静脉注射麻黄碱 5 ～ 10 mg，必要时可以重复。如仍反应不良，可考虑静脉滴注间羟胺稀释液，直至血压回升至满意水平为止。对心率缓慢者可考虑静脉注射阿托品 0.25 ～ 0.5 mg 以降低迷走神经影响。

(2) 呼吸抑制：当胸段脊神经阻滞后可引起肋间肌麻痹，表现为胸式呼吸微弱，腹式呼吸增强，患者潮气量减少，咳嗽无力，不能发声，甚至发绀。遇此情况应迅速吸氧，或行辅助呼吸，直至肋间肌张力恢复为止。如果发生“全脊麻”引起呼吸停止、血压骤降，甚至心脏停搏，应立即施行气管内插管机械通气，及胸外心脏按压等措施进行抢救。

(3) 恶心、呕吐：血压骤降、脑供血骤减、兴奋呕吐中枢、迷走神经功能亢进致胃肠蠕动增加、手术操作牵拉内脏等可导致恶心呕吐。应首先检查是否有麻醉平面过高及血压下降，并采取相应治疗措施。

9. 连续蛛网膜下隙阻滞

随着导管技术改进，近年来所采用的一种新型 CSA 导管采用管内针芯，通过导针穿刺进入蛛网膜下隙，向蛛网膜下隙置管 2 ～ 3 cm 固定，患者恢复平卧。根据患者情况经蛛网膜下取导管给予相应剂量的局麻药，并调整麻醉平面。如果首次用药后麻醉平面不能满足手术要求，可再追加局麻药量直至达到预期麻醉平面。术中可根据需要追加维持量，直至手术结束。

CSA 的优点是可以在患者恢复平卧体位后通过蛛网膜下隙导管分次给予小剂量局麻药，以达到准确调节阻滞平面的目的，减少了体位变动和麻醉平面过高对循环的影响，或局麻药用量不足导致的平面过低，它适用于老年患者和循环状况不稳定患者的麻醉。同时新的内针芯导管弥补了原有微导管的不足，由于其采用内针芯，导管与硬脊膜间不存在间隙，大大减少了干脑脊液外漏引起的头痛的发生率。与微导管相比，新的导管相对较粗，局麻药可以迅速通过并与脑脊液充分混合，减少了由于局部局麻药浓度过高所导致的马尾综合征的发生。

虽然连续脊麻效果确切、血流动力学平稳、副作用少等优点，但其对操作技术和无菌条件要求相对较高，否则容易出现蛛网膜下隙出血和感染等严重并发症，临床必须加以重视。

二、硬膜外阻滞麻醉

将局部麻醉药注射于硬脊膜外间隙，阻滞脊神经根部，使其支配的区域产生暂时性麻痹，称为硬膜外间隙阻滞麻醉，简称硬膜外阻滞或硬膜外麻醉。

硬膜外阻滞有单次法和连续法两种。单次法系穿刺后将预定的局麻药全部一次性注入硬膜外间隙以产生麻醉作用。此法缺乏可控性，易发生严重并发症，今已罕用。连续法是在硬膜外间隙置入塑料导管并根据病情、手术范围和时间，分次给药，使麻醉时间得以延长，并发症明显减少。根据脊神经阻滞部位不同，可将硬膜外阻滞分为四类。

(1) 高位硬膜外阻滞：于 C_5 ～ T_6 之间进行穿刺，阻滞颈部及上胸段脊神经，适用于甲状腺、上肢或胸壁手术。

(2) 中位硬膜外阻滞：穿刺部位在 T_6 ～ T_{12} 之间，常用于腹部手术。

(3) 低位硬膜外阻滞：穿刺部位在腰部各棘突间隙，用于下肢及盆腔手术。

(4) 骶管阻滞：经骶裂孔进行穿刺阻滞骶神经，适用于肛门、会阴部手术。

1. 硬膜外阻滞作用机制

(1) 局麻药作用的部位：硬膜外麻醉的广泛应用已 60 年，但作用机制仍不清楚。目前多数意见认为硬膜外阻滞时，局麻药经多种途径发生作用，其中以椎旁阻滞、经根蛛网膜绒毛阻滞脊神经根以及局麻药弥散过硬膜进入蛛网膜下隙产生“延迟”的脊麻为主要作用方式。

(2) 局麻药在硬膜外间隙的扩散：局麻药在硬膜外间隙的扩散与局麻药容量、浓度、注药速度、注药后体位、身高、年龄、身体情况等有关。

1) 局麻药的容量和浓度：一般认为大容量局麻药阻滞范围广，高浓度局麻药使神经阻滞更完全，浓度是决定硬膜外阻滞“质”的重要因素。硬膜外阻滞的效果既要有足够的阻滞范围，又要阻滞完全，两者均不可偏废。阻滞的质量是局麻药容量与浓度的乘积，根据计算同一年龄组，每一节段所需局麻药的绝对量 (浓度 × 容量) 几乎是相等的。

2) 局麻药注射的速度：有人认为快速推注利于局麻药扩散，可获得较为宽广的阻滞平面。但较多人认为局麻药注射速度过快，增加血管对局麻药吸收，阻滞的神经节段增加有限。注射过快使患者眩晕不适，普遍认为注射药液速度以 0.3 ～ 0.75 mL/s 为好。

3) 体位：体位对局麻药在硬膜外间隙扩散的影响尚无统一的意见。临床上很少应用体位来控制阻滞平面，然而常见侧卧时体位低的一侧麻醉范围较宽广，这说明体位对阻滞平面的调节仍有一定的作用。

4) 身高：硬膜外间隙容积与硬膜囊长度成正比，也即与身高成正比，但在临床上除非身材特高或过矮，一般用药量并无多大差异。

5) 年龄：硬膜外阻滞的局麻药用量与年龄相关。即从 4 岁开始椎管随年龄增长而逐渐加长，18 ～ 20 岁脊椎生长停止，故以后用药量随年龄增长而逐渐下降。年龄增加，用药量反而下降的原因系硬膜外间隙基质成分改变，胶原纤维增加，黏多糖比例下降，神经元也逐渐减少和分散，硬膜外组织对局麻药扩散的障碍作用也逐渐减少，因而有利于扩散。

6) 妊娠：足月孕妇硬膜外阻滞的局麻药用量仅为未孕时的 1/3，其原因有几方面：①足月子宫压迫下腔静脉，一部分从下肢及盆腔器官来的静脉血，分流到椎管内静脉丛，怒张的静脉使硬膜外间隙有效容积减少，因而局麻药扩散平面自然增大；②内分泌改变的影响：妊娠期内分泌改变对局麻药扩散的影响尚不清楚。目前的解释是局麻药在硬膜外间隙基质内扩散，有赖于基质中的自由液体及胶体的此例含量，也赖于基质中蛋白质与黏多糖间的比例。妊娠期由于孕激素及雌激素的影响，基质中的胶原纤维减少，黏多糖的比值增高，在基质中成网状结构，而且其间的自由液体增多，故有利于局麻药的扩散；③动脉硬化、糖尿病的患者，硬膜外阻滞所需的局麻药量比正常人少；④其他如脱水、休克及恶病质患者，为获得与一般患者同样的阻滞神经节段需药量都有所减少。

2. 硬膜外阻滞的影响

(1) 中枢神经系统：硬膜外阻滞对中枢神经系统的直接影响有三方面：①注药后有一过性的脑脊液压升高，尤其注药速度过快会引起短时间头晕；②局麻药逾量或注入静脉丛，大量局麻药进入循环而引起惊厥；③连续硬膜外阻滞时，在一段较长对间内累积性吸收比超量药物骤然进入循环易为患者耐受。

(2) 对心血管系统的影响：硬膜外阻滞对心血管系统的影响大约有三方面的因素：①神经性因素：节段性地阻滞交感神经传出纤维，引起阻力血管及容量血管扩张。硬膜外阻滞平面高至 T_4 以上时，心脏交感神经纤维麻痹，心率徐缓，心脏射血力量减弱；②药理性因素：硬膜外间隙的局麻药吸收后对平滑肌产生抑制，同时阻滞β受体而致心输出量减少，酸血症时此抑制作用更为严重。肾上腺素吸收后兴奋β受体，心输出量增加，周围阻力下降；③局部因素：局麻药注入过快，脑脊液压升高，引起短暂的血管张力及心输出量反射性升高。

(3) 对呼吸系统的影响：硬膜外阻滞对呼吸系统的影响取决于阻滞平面的高度，尤以运动神经被阻滞的范围更为重要。

1) 阻滞平面的影响：普遍认为阻滞平面对呼吸功能有明显的影响，平面愈高影响愈大。当感觉阻滞平面在 T_8 以下时，呼吸功能基本无影响，感觉阻滞达到 $T_{2\sim4}$ 或颈部，因膈神经受累，肺活量下降。故高位硬膜外阻滞的局麻药浓度宜低，还应有呼吸支持的准备。

2) 局麻药种类、浓度的影响：在感觉阻滞平面相同时，利多卡因及丁哌卡因对呼吸影响最小。关于局麻药浓度，利多卡因 1.5% 对呼吸功能影响小，而 2% 可能引起通气功能下降，0.8% 利多卡因对运动神经纤维影响最小。

3) 硬膜外阻滞用于老年、体弱、久病或过度肥胖患者，如阻滞平面过高，在原来的通气储备不足的情况下会进一步低落，甚至不能维持静息通气，而出现呼吸困难。

4) 其他因素：术前用药及辅助用药都有抑制呼吸中枢的作用，若用量大，会直接影响静息通气。手术操作，如开腹、脏器牵拉、填塞及手术体位等因素都在不同程度上干扰肺通气，加重硬膜外阻滞对呼吸功能的影响。

(4) 对内脏的影响：硬膜外阻滞对肝、肾无直接影响，而阻滞期间功能暂时减退系因血压低所致。

(5) 对肌肉张力的影响：硬膜外阻滞是一种不完全性阻滞，大部分患者的运动神经阻滞不全，但硬膜外阻滞仍有一定的肌松作用。一是反射性松弛，肌肉松弛是传入神经纤维阻滞的结果；二是局麻药吸收后，选择性地阻滞运动神经末梢，因而产生一定的肌肉松弛作用。

3. 适应证与禁忌证

硬膜外阻滞主要适用于腹部、下肢手术。颈部、上肢及胸部手术也可应用，但在管理上稍复杂。高位硬膜外主要用于术后镇痛或全麻复合硬膜外麻醉，以减少全麻药的用量。

硬膜外阻滞对严重贫血、高血压病及心脏代偿功能不良者应慎用，凝血功能障碍、严重休克患者应禁用。穿刺部位畸形或有感染病灶者，也视为禁忌。对呼吸困难的患者也不宜选用颈、胸段硬膜外麻醉。

硬膜外阻滞时，不仅要求麻醉人员掌握麻醉操作方法，更主要的应该具备处理严重并发症的有关知识，包括呼吸管理和心肺脑复苏技术，才能安全地应用这一麻醉方法。

4. 麻醉前访视和麻醉前用药

(1) 麻醉前访视：目的是了解病情和手术要求，决定穿刺部位，选择局麻药浓度和剂量，检查患者循环系统代偿功能能否耐受此种麻醉，检查脊柱有否畸形，穿刺部位是否感染。既往有无麻醉药过敏史，凝血功能是否正常。如有水和电解质紊乱，术前应予以纠正。

(2) 麻醉前用药。硬膜外阻滞的局麻药用量较大，为预防中毒反应，术前 1 ～ 2 小时可给予巴比妥类药或苯二氮䓬类药；对阻滞平面高、范围广或迷走神经兴奋性高的患者，应同时加用阿托品防止心率减慢。对术前有剧烈疼痛者应适量使用镇痛药。若患者神经紧张，应做好思想解释工作，并酌情增加镇静药用量，必要时加用神经安定药。

5. 常用局部麻醉药

硬膜外阻滞的常用局麻药有利多卡因、丁卡因、丁哌卡因、左旋丁哌卡因及罗哌卡因。

(1) 利多卡因：作用快，潜伏期短 (5 ～ 12 分钟)，穿透弥散力强，阻滞完善，常用 1% ～ 2% 溶液，作用持续时间为 1.5 小时，成年人一次最大用量为 400 mg。但易出现快速耐药性。

(2) 丁卡因：常用浓度为 0.25% ～ 0.33%，用药后 10 ～ 15 分钟痛觉减退，需 20 ～ 30 分钟麻醉始完全，作用维持时间为 3 ～ 4 小时，一次最大用量为 60 mg。

(3) 丁哌卡因：常用浓度为加 0.5% ～ 0.75%，注药后 4 ～ 10 分钟起效，15 ～ 30 分钟阻滞完全，可维持麻醉 4 ～ 7 小时。肌肉松弛效果只有在使用 0.75% 溶液时才满意。左旋丁哌卡因：是丁哌卡因的纯镜像体。给药剂量和药代动力学均与丁哌卡因相似，但心脏毒性更小。

(4) 罗哌卡因：常用浓度为 0.5% ～ 0.75%，必要时可达 1%，其他同丁哌卡因。

6. 应用局麻药的注意事项

(1) 局麻药中加用 1 ∶ 20 万肾上腺素。可减缓局麻药吸收速度，高血压患者应免加。

(2) 决定硬膜外阻滞范围的最主要因素是麻醉药容量，决定阻滞深度和作用持续时间的主要因素是麻醉药浓度。根据穿刺部位和手术要求的不同，对麻醉药的浓度应做适当的选择。以利多卡因为例，颈胸部手术以 1% ～ 1.5% 为宜，浓度过高可引起膈肌麻痹；用于腹部手术需用 1.5% ～ 2% 浓度才能达到腹肌松弛。此外浓度选择还与患者情况有关，健壮患者所需浓度宜偏高，虚弱或年老患者浓度要偏低，婴幼儿应用 1% 以内的浓度即可获满意效果。

(3) 局麻药的混合使用：临床上常将长效和短效局麻药及起效快和起效慢的局麻药配成混合液，以达到潜伏期短而维持时间长的目的。其中较常用的配伍是 1% 利多卡因和 0.25% ～ 0.375% 丁哌卡因或罗哌卡因混合液。

(4) 注药时一般可按下列顺序慎重给药：注射试验剂量 3 ～ 5 mL，目的在于排除误入蛛网膜下隙的可能。如果注药后 5 分钟内出现下肢痛觉和运动消失，以及血压下降等症状，提示局麻药已误入蛛网膜下隙，严重时可发生全脊麻，应立即进行抢救。此外，从试验剂量所出现的阻滞范围及血压波动幅度，可了解患者对药物的耐受性，以指导继续用药的剂量。

注入试验剂量后 5 ～ 10 分钟，如无脊麻征象，可每隔 5 分钟注入 3 ～ 5 mL 麻药，直至阻滞范围能满足手术要求为止。也可根据临床经验一次注入预订量。

术中患者由无痛转而出现痛感，肌肉由松弛转为紧张时，应考虑局麻药的阻滞作用开始减退，此时若血压稳定，可追加维持量。

一般为首次总量的 1/3 ～ 1/2。以后可根据需要追加维持量，直至手术结束。随着手术时间的延长，用药总量增大，患者对局麻药的耐受性将降低，应慎重给药。

7. 硬膜外腔穿刺术

(1) 体位：硬膜外阻滞穿刺的体位有侧卧位及坐位两种，临床上主要采用侧卧位，具体要求与脊麻相同。

(2) 穿刺点的选择：穿刺点应根据手术部位选定，一般取支配手术范围中央的脊神经相应棘突间隙。连续硬膜外穿刺点，可比单次法者低 1 ～ 2 个棘突间隙。

为确定各棘突的位置，可参考下列体表解剖标志：①颈部最大突起的棘突为第 7 颈椎棘突；②两侧肩胛冈连线为第 3 胸椎棘突；③肩胛角连线为第 7 胸椎棘突；④两侧髂嵴最高点的连线为第 4 腰椎棘突或 $L_{3\sim4}$ 棘突间隙。临床上可用第 7 颈椎棘突作为标志向尾侧顺数，或以第 4 腰椎棘突为标志向头倒数，反复核实即可测得穿刺间隙。

(3) 穿刺术：硬膜外腔穿刺术有直入法和侧入法两种。颈椎、胸椎上段及腰椎的棘突相互平行，多用直入法；胸椎的中下段棘突呈叠瓦状，间隙狭窄，穿刺困难时可用旁入法。老年人棘上韧带钙化或脊柱弯曲受限者，宜用侧入法。

1) 直入法：在选定棘突间隙靠近下棘突的上缘处做皮丘，然后再做深层浸润，局麻必须完善，否则疼痛可引起反射性背肌紧张，增加穿刺困难。因连续硬膜外穿刺针较粗且钝，刺透皮肤和棘上韧带常有困难，可先用 15 G 锐针刺破皮肤和棘上韧带 (针尖斜口宜与棘上韧带走向平行)，再将硬膜外穿刺针沿针眼刺入。针的刺入位置必须在脊柱的正中矢状线上。针尖所经的组织层次与脊麻时一样，穿透黄韧带有阻力骤然消失感，提示进入硬膜外腔。在硬膜外腔穿刺术中，应特别强调刺破黄韧带的感觉。

2) 侧入法：侧入法是在棘突间隙中点旁开 1.5 cm 处进针，避开棘上韧带和棘间韧带，经黄韧带进入硬膜外间隙。操作步骤 : 在选定的棘突间隙靠近上棘突旁开 1.5 cm 处做皮丘、皮下及肌肉浸润。在皮丘处用 15 G 锐针刺一小孔，穿刺针与皮肤成 75°，对准棘突间孔刺入，经棘突间孔刺破黄韧带进入硬膜外腔。

(4) 硬膜外腔的确定：穿刺针到达黄韧带后，根据阻力的突然消失、负压的出现以及无脑脊液流出等现象，即可判断穿刺针已进入硬膜外腔。

1) 阻力突然消失：当穿刺针抵达黄韧带时，阻力增大，并有韧性感。这时可将针芯取下，接上盛有内含一小气泡的生理盐水的注射器，推动注射器芯，有回弹感觉，同时气泡缩小，液体不能注入，表明针尖已抵达黄韧带。这时可继续缓慢进针，反复推动注射器芯作为试探。一旦突破黄韧带，即有阻力顿时消失的“落空感”，同时注液及注气可毫无阻力，表示针尖已进入硬膜外腔。

2) 负压现象：临床上常用负压现象来判断硬膜外腔。当穿刺针抵达黄韧带时，拔除穿刺针芯，在针蒂上悬挂一滴局麻药或生理盐水，继续缓慢进针。当针尖穿透黄韧带而进入硬膜外腔时，可见悬滴被吸入，此即为负压现象的悬滴法。悬滴法的缺点为妨碍顺利进针，如果于针蒂上接盛有液体的玻璃接管，当针尖进入硬膜外腔时，管内液体可被吸入，并随呼吸而波动，由此可使穿刺操作和观察更方便，此谓玻管法。负压现象于颈胸段穿刺时比腰段清楚。

(5) 置管：确定针尖已进入硬膜外腔后，即可经针蒂插入硬膜外导管。有人建议在插管前先注入局麻药，以避免插管所致的患者不适，但对于情况差的患者，仍以插管后再注药更为安全。插管前应根据拟定的置管方向调整好针蒂小缺口的方向。若拟向头侧置管，针蒂缺口应转向头侧；反之，小缺口应转至尾侧。导管的插入长度以 3 ～ 5 cm 为宜，插入太短退针时导管易被带出；插入过长，导管易发生扭折、盘旋或偏向一侧，甚至穿过椎间孔进入椎旁，导致麻醉不完全或失败。

1) 插管操作步骤：插管时应先测量：皮肤到硬膜外腔的距离。即穿刺针全长减去针蒂至皮肤的距离。操作者以左手背贴于患者背部，以拇指和示指固定针蒂，其余 3 指夹住导管尾端；右手持导管的头端，经针蒂插入针腔，进至 10 cm 处稍有阻力，表示导管已到达针尖斜口，稍用力推进，导管即可滑入硬膜外腔，继续缓慢插入 3 ～ 5 cm，至导管的 15 cm 刻度处停止。拔针时，应一手退针，一手固定好导管以防将导管带出。在拔针过程中不要随意改变针尖的斜口方向，以防斜口割断导管。调整好导管在硬膜外腔的长度，如插入过长，可轻轻把导管向外拉至预定的刻度。导管尾端接上注射器，注入少许生理盐水，应无阻力，回吸无血或脑脊液，表示导管通畅，位置正确，即可固定导管。

2) 插管注意事项：插管时如导管太软，可将导管芯插入作为引导，但不应越过穿刺针斜口，否则有误穿硬脊膜而进入蛛网膜下隙的危险。导管已越过穿刺针斜口而遇阻力需将导管退出重插时，必须将导管与穿刺针一并拔出，切忌只拔导管，否则有针尖斜口割断导管的危险。插管过程中如患者出现肢体异常或弹跳，提示导管已偏于一侧，刺激脊神经根。为避免脊神经根损害，应将穿刺针与导管一并拔出，重新穿刺入管。导管内流出全血，提示导管已刺破硬膜外腔静脉丛，可用含少量肾上腺素的生理盐水做冲洗，如仍流血时，应考虑另换间隙做穿刺进管。为阻止硬膜外腔内的药液回流入注射器，可用胶布把注射器芯固定。

8. 硬膜外阻滞平面的调节

影响硬膜外阻滞平面的因素很多，其中最重要的是穿刺部位，如果选择不当，将导致阻滞范围不能满足手术要求。其他如导管的位置和方向、药物容量、注药速度、患者体位以及全身情况等均起重要作用。

(1) 导管的位置和方向头侧置管时，药物易向头侧扩散；尾侧置管时，药液多向尾侧扩散。如果导管偏于一侧，可出现麻醉，偶尔导管迷入椎间孔，则只能阻滞单个脊神经。因此，导管的位置和方向与麻醉成败和阻滞范围有密切关系。

(2) 药物容量和注药速度：容量愈大注速愈快，阻滞范围愈广，反之则阻滞范围窄。值得注意的是，快速注药时，血管吸收率增加，作用于神经组织的药物相应减少。临床实践证明，快速注药对扩大阻滞范围的作用有限，而阻滞不全的发生率却因之增加，麻醉作用也减弱。

(3) 体位：硬膜外腔注入药物，其扩散很少受体位的影响，可不必调整体位。

(4) 患者的情况：婴幼儿的硬膜外间隙窄小，药物易向头侧扩散，所需药物量小。老年人硬膜外间隙缩小，椎间孔狭窄甚至闭锁，药物的外泄减少，阻滞范围容易扩大，用药1天：须减少 20%。临床操作时，可先注射 2 ～ 3 mL 作为试验量。观察阻滞范围大小后再酌情分次减量追加药物。妊娠后期，由于下腔静脉受压，硬膜外腔静脉充盈，间隙相对变小，药物容易扩散，用药量比常用量减少一半。此外，某些病理因素，如全身情况差、脱水、血容量不足、腹内压增高，可加速药物扩散，用药量应格外慎重。

9. 硬膜外阻滞失败

硬膜外阻滞失败一般包括三种情况：①阻滞范围达不到手术要求 (阻滞范围过窄或偏于一侧)；②阻滞不全 (患者有痛感，肌肉不松弛)；③完全无效。

(1) 阻滞范围达不到手术要求的原因有：①穿刺点离手术部位太远，内脏神经阻滞不全，牵拉内脏出现疼痛；②多次硬膜外阻滞后硬膜外间隙出现粘连，局麻药扩散受阻等。

(2) 阻滞不完全的原因有：①麻醉药的浓度和容量不足；②硬膜外导管进入椎间孔，致阻滞范围有限；③导管在硬膜外腔未能按预期方向插入。

(3) 完全无效的原因有：①导管脱出或误入静脉；②导管扭折或被血块堵塞，无法注入局麻药；③硬膜外穿刺失败等。

(4) 硬膜外穿刺失败的原因有：①患者体位不当，脊柱畸形，过分肥胖，穿刺点定位困难；②穿刺针误入椎旁肌群或其他组织而未被察觉。

遇下列情况时应考虑放弃硬膜外阻滞：①多次穿破硬脊膜；②穿刺或置管时误伤血管，致有多量血液流出，或已证实误伤脊髓或脊神经时；③导管被割断而残留于硬膜外间隙时。

10. 硬膜外阻滞时患者管理

硬膜外腔注入局麻药 5 ～ 10 分钟内，在穿刺部位的上下各 2、3 节段的皮肤支配区可出现感觉迟钝，20 分钟内阻滞范围可扩大到所预期的范围，麻醉也趋完全。针刺皮肤测痛可得知阻滞的范围和效果。除痛觉神经被阻滞外，运动神经也阻滞，由此可引起一系列生理扰乱，最常见的是血压下降、呼吸抑制和恶心呕吐。因此，术中应注意麻醉平面和范围，密切观察病情变化及时进行妥善处理。

(1) 血压下降：多发生在胸段硬膜外阻滞，由于内脏大小神经麻痹，导致腹内血管扩张，回心血量减少而血压下降，同时副交感神经功能相对亢进，可出现心动过缓。这些变化多于注药后 20 分钟内出现，应先行输液补充血容量，必要时静脉注射麻黄碱 5 ～ 10 mg，血压一般均可迅速回升。黄疸、血容量不足，酸中毒和水电解质失衡患者，对麻药耐量小，麻醉平面往往偏高，血压波动也大，除酌减用药剂量外，还须在注药前予以适当纠正。

(2) 呼吸抑制：颈部及上胸部硬膜外阻滞时，由于肋间肌和膈肌不同程度麻痹，可出现呼吸抑制，严重时可致呼吸停止。术中必须仔细观察患者呼吸，并做好对呼吸急救准备。因颈部及上胸部硬膜外间隙较小，故应采用小剂量低浓度麻醉药，这样可减轻对运动神经阻滞，防止发生呼吸过度抑制。

(3) 恶心呕吐：硬膜外阻滞并不能消除牵拉胃、胆囊等内脏所引的牵拉痛或牵拉反射，患者常出现胸闷不适，甚至烦躁、恶心、呕吐，需及时静脉注射辅助药物加以控制。如哌替啶、异丙嗪或氟哌利多；对用药无效者，应施行迷走神经和腹腔神经丛封闭，必要时可考虑改用全麻，或静脉注射小剂量氯胺酮。

三、小儿硬脊膜外阻滞麻醉

小儿出生时硬膜盲端终止于 S_3 水平，成人则终止于 S_2 水平。小儿骶骨弯度不明显，组织较柔韧，阻力较小。出生时脊髓终止于 L_3 水平，1 岁时达 $L_{1\sim2}$ 水平。15 kg 以下小儿，脑脊液容积为 4 mL/kg，比成人大 1 倍。小儿硬膜外间隙由疏松无纤维小梁的脂肪填充，这有利于局麻药弥散。1 ～ 10 岁小儿腰部皮肤至硬膜外腔的距离平均 1.5 ～ 2.8 cm。10 岁以内小儿不论交感神经阻滞的平面多高，即使不预先扩充血容量，血流动力学仍稳定，这可能与小儿交感神经比较活跃，使低血压得以代偿，另外，小儿膈下的血容量较成人为少，血管阻力低而稳定。

1. 适应证和禁忌证

小儿骶管硬膜外阻滞常用于脐以下部位手术，新生儿肛门直肠手术可在骶管阻滞下施行。由于骶裂孔靠近肛门，被病菌污染的危险较大，故不主张经骶孔置入导管。另外，对 20 kg 以上小儿，为减少局麻药用量，以采用腰部硬膜外阻滞为佳。腰部硬膜外阻滞可用于胸部及结肠系膜以上部位的腹部手术。

小儿硬膜外阻滞的禁忌证与成人相同。

2. 穿刺与注药

大部分小儿需在基础麻醉下或浅全身麻醉下进行骶管或腰部硬膜外穿刺，只有能合作的 12 岁以上小儿或新生儿可不用全麻。对于饱胃、结肠系膜以上部位的腹部手术，胸腔手术或需机械通气的患儿，应先行气管内插管后，再行硬膜外穿刺。

(1) 骶管穿刺与注药：患儿取侧卧位，确定骶裂孔部位，皮肤消毒后用 21 G 肌内注射针做穿刺，经中线与颌面成 65° ～ 70° 角穿刺，通过骶尾韧带时感到阻力消失，然后将针与皮肤呈水平位继续进针 0.5 ～ 1 cm，当抽吸无血液或脑脊液，注入空气 1 ～ 2 mL 亦无阻力，也不出现皮下捻发音，即可注入试验剂量的局麻药 (0.1 mL/kg)。

小儿骶管阻滞用药量依手术部位而异，睾丸固定术欲使麻醉平面达到 $T_{7\sim8}$ 水平，用药量为 1 mL/kg，腹股沟疝用药量为 0.75 mL/kg，下肢及包皮环切术用药童为 0.5 mL/kg。

常用局麻药为 1% 利多卡因或 0.25% 丁哌卡因，利多卡因最大剂量为 7 mg/kg，丁哌卡因为 2 mg/kg。如已用基础麻醉，局麻药剂量可稍大于前述单次最大量。

(2) 腰部硬膜外穿刺与注药：与骶管穿刺一样，患儿取侧卧位，选 $L_{3\sim4}$ 或 $L_{4\sim5}$ 间隙穿刺，以避免损伤脊髓，婴儿脊髓末端可达 13 水平。穿刺针宜选用 18 G 或 19 G 硬膜外穿刺针，当阻力突然消失，并经证实穿刺针进入硬膜外腔后，先注入试验剂量局麻药，然后再注入所需局麻药全量。如手术时间长或术后需行硬膜外自控镇痛，可置入硬膜外导管，并妥为固定。

腰部硬膜外阻滞应用局麻药种类和浓度与骶管阻滞相同，但用药量比骶管阻滞要少，新生儿至 18 个月为 0.75 mL/kg，38 个月以后为 0.5 mL/kg。术中再次给药量为 0.25 mL/kg。

3. 并发症

(1) 残留的运动神经阻滞及尿潴留这会引起小儿焦虑。

(2) 局麻药中毒：常因血管损伤未被察觉使大量局麻药误注入血管中引起中毒反应。此外，局麻药注入骨内也相当于血管内注射，同样会引起局麻药中毒。

(3) 全脊麻：多为大量局麻药误注入蛛网膜下隙造成，遇此情况应及时行呼吸、循环支持治疗。

四、骶管阻滞麻醉

骶管阻滞是经骶裂孔穿刺，将局麻药注入骶管腔以阻滞骶脊神经，它是硬膜外阻滞的一种方法，适用于直肠、肛门及会阴部手术，婴幼儿及学龄前儿童的腹部手术。

1. 穿刺部位

从尾骨尖沿中线向头方向摸至 4 cm 处 (成人)，可触及一有弹性的凹陷骶裂孔，在孔的两旁可触到蚕豆大的骨质隆起，即为骶角，两骶角连线的中点即为穿刺点。髂后上嵴连线处在第二骶椎平面，是硬脊硬膜外囊终止部位，骶管穿刺针如越过此连线，即有误入蛛网膜下隙发生全脊麻的危险。

2. 穿刺与注药

可取侧卧位或俯卧位。侧卧位时，腰背应尽量向后弓曲，双膝屈向腹部。俯卧位时，髋部需垫厚枕以抬高骨盆以显暴露骶部。于骶裂孔中心作皮内小丘，但不作皮下浸润，否则将使骨质标志不清，妨碍穿刺点定位。将穿刺针垂直刺进皮肤，当刺破骶尾韧带时可有阻力消失感觉。此时将针干向尾侧倾斜，与皮肤成 30° 角顺势推进 2 cm 即可达到骶管腔。接上注射器，抽吸无脑脊液，注射生理盐水和空气全无阻力，也无皮肤隆起，证实针尖确在骶管腔内，即可注入试验剂量。观察 5 分钟无脊麻现象，再分次注入其余药液。

3. 穿刺要点

在于掌握好穿刺针的方向。如果针与皮肤角度过小，即针体过度放平，针尖可在骶管的后壁受阻；若角度过大，针尖常可触及骶管前壁。穿刺时如遇骨质，不宜用暴力。应退针少许，调整针体倾斜度后再进针，以免引起剧痛和损伤骶管静脉丛。骶管有丰富的静脉丛，除容易穿刺损伤出血外，对麻药的吸收也快，故较易引起轻重不等的毒性反应。此外，当抽吸有较多回血时，应放弃骶管阻滞，改用腰部硬膜外阻滞。

五、蛛网膜下隙与硬膜外联合阻滞麻醉

近年来，蛛网膜下隙与硬膜外联合阻滞麻醉已广泛应用于经腹盆腔手术，并取得满意效果。蛛网膜下隙阻滞与硬膜外阻滞相比，腰骶神经阻滞充分，运动阻滞完全，感觉阻滞平面难以控制满意，单次注药也难以满足长时间手术需要，更无法实施术后镇痛，阻滞平面过高时低血压的发生率较高。硬膜外阻滞需要的局麻药剂量大，增加了局麻药中毒的概率，同时由于骶神经部位低，阻滞困难，使部分患者阻滞不完善。脊麻连续硬膜外联合阻滞，既保留了脊麻起效快、镇痛与肌松完善的优点，也便于调节麻醉平面，防止麻醉平面过高。经硬膜外导管按需追加局麻药可弥补单纯脊麻胸段阻滞平面或阻滞时间不够的情况，能完成长时间手术，局麻药用量通常为单纯硬脊膜外阻滞的 1/3，并且可以进行术后镇痛。

脊麻与硬膜外联合阻滞麻醉可选用两点穿刺，即先在某一个椎间隙行硬膜外穿刺，置入硬膜外导管，再于另一个椎间隙行蛛网膜下隙穿刺，注局麻药行脊麻。也可采用一点法，即在同一椎间隙穿刺。先经硬膜外穿刺针以细脊麻针穿刺蛛网膜下隙，注入局麻药行脊麻，然后拔出细脊麻针置入硬膜外导管。

一点穿刺法是应用特制的脊麻硬膜外联合阻滞套件，即“针内针”技术。方法是在 $L_{2\sim3}$ 或 $L_{3\sim4}$ 间隙先行穿刺硬膜外穿刺，负压试验或阻力消失试验证实硬膜外穿刺成功后，经该导针置入脊麻针刺破软脊膜，待脑脊液流出后注入所需局麻药行脊麻。然后退出脊麻穿刺针，经此硬膜外穿刺针向头端置入硬膜外导管 3 ～ 5 cm，置管后退出硬膜外穿刺针，将硬膜外导管妥为固定。由于此法所用的脊麻穿刺针较细，注药时间需 45 ～ 60 秒，注药时针的侧孔应朝向头端，以利药液迅速扩散。由于笔尖样脊麻针的针尖为盲端，注药侧孔距针尖有一定距离，因此需要刺入蛛网膜下隙一定深度后方能使脑脊液流出，因此不宜在 $L_{2\sim3}$ 以上间隙穿刺，以免误伤脊髓。使用硬膜外穿刺针做脊麻针导针，明显提高了蛛网膜下隙阻滞成功率，并且可以应用较细的脊麻针穿刺硬脊膜，明显减少术后头疼发生率。目前针内针技术已在国内外医院麻醉科广泛使用。

联合阻滞适用于下腹部的各科手术，其并发症兼有蛛网膜下隙阻滞与硬膜外阻滞两种方法的并发症。该方法在蛛网膜下隙注药与患者恢复仰卧位时有 1 ～ 5 分钟的时间间隔，如此时只注意向硬膜外置管而忽略了阻滞平而调控，可能出现麻醉平面过高造成严重呼吸循环抑制，也可能出现麻醉平面过低及单侧阻滞而不能满足手术要求。因此在置管过程要加强对患者监测，一旦导管不能顺利置入，应立即拔除穿刺针，置患者于平卧位调整麻醉平面。近年出现了可以先置入硬膜外导管，再进行蛛网膜下隙穿刺注药的新型联合穿刺套件可以解决该问题。此外，蛛网膜下隙注药后硬膜外导管给药剂量通常少于单纯硬膜外阻滞，原因可能与局麻药经硬脊膜穿刺孔进入蛛网膜下隙以及硬膜外压力改变有关，因此联合阻滞对硬膜外所需局麻药剂量必须经仔细观察后确定，也可以采取分次给药的方法。

六、椎管内麻醉并发症

(一) 脊麻并发症

1. 头痛：

(1) 头痛是脊麻后最常见的并发症之一。典型头痛可在穿刺后的 6 ～ 12 小时内发生，多数发病于脊麻后 1 ～ 3 天。75% 的病例持续 4 天后消失，10% 持续 1 周。个别病例可迁延 1 ～ 5 个月或更长。脊麻后头痛主要系脑脊液经穿刺孔漏出引起，故穿刺针粗细与头痛发生率明显相关。25 G ～ 26 G 穿刺针的头痛发生率为 1%。若采取积极的预防措施，头痛发生率可降至 0.2%。操作注意事项：局麻药采取高压蒸气灭菌，不主张浸泡于乙醇或其他消毒液中。穿刺部位皮肤应剃毛，皮肤消毒液应待干燥后用灭菌纱布擦净。患者采取自然侧卧位，不过度屈背。穿刺及注药应严格无菌操作。穿刺针宜选用 25 或 26 G 细针，且针斜面与脊柱即硬膜纤维平行。如采用顶端锥形的穿刺针，则可使脊麻后头痛发生率进一步降低。患者的准备：麻醉前对患者做必要的解释，消除患者顾虑，切忌暗示脊麻后头痛的可能性。手术日输液量不少于 2 500 mL。术中及时纠正低血压。麻醉后嘱患者仰卧位以减少脑脊液外流，并保证足够睡眠。

(2) 一旦发生头痛，可依头痛程度分别进行治疗：

①轻微头痛：经卧床 2 ～ 3 天即自行消失；②中度头痛：患者平卧或采用头低位，每日输液 2 500 ～ 4 000 mL(不用高渗液体)，并应用镇静药或肌内注射镇痛药如哌替啶 50 mg；③严重头痛：除上述措施外，可行硬膜外充填血疗法，即先抽取自体血 10 mL，在 10 秒钟内经硬膜外穿刺针注入硬膜外间隙，注后患者平卧 1 小时，有效率达 97.5%，甚至注射后即有效。如

果第 1 次注血后不能完全消除头痛，可行第 2 次注血，疗效可达到 99%。

2. 神经并发症

脊麻致神经损害原因为：局麻药的组织毒性、意外地带入有害物质及穿刺损伤。常见神经并发症有：

(1) 脑神经受累：脊麻后脑神经受累的发生率平均为 0.25%。发生原因与脊麻后头痛的机制相似，为脑脊液从硬膜穿刺孔溢出，脑脊液减少，降低了脑脊液对脑组织的衬垫作用，当患者直立或坐位时，头处于高位，脑组织因重力作用向足端下垂，脑神经受牵拉引起缺血导致功能损害。

(2) 假性脑脊膜炎，也称无菌性或化学性脑脊膜。据报道发生率为 1 ∶ 2 000，多在脊麻后 3 ～ 4 天发病，起病急骤，临床表现主要是头痛及颈项强直，凯尔尼格征阳性，有时有复视、眩晕及呕吐。治疗方法与脊麻后头痛相似，但须加用抗生素。

(3) 粘连性蛛网膜炎：急性脑脊胶 - 炎的反应多为渗出性变化，若刺激严重则继发性地出现增生性改变及纤维化。此种增生性改变称为粘连性蛛网膜炎。脊麻后约经数周或数月出现症状，若间隔一年以上出现者，应考虑与脊麻无关的致病原因。

粘连性蛛网膜炎的症状是逐渐出现的，先有疼痛及感觉异常，以后逐渐加重，进而感觉丧失。运动功能的改变从无力开始，最后发展到完全性松弛性瘫痪。这类反应并不一定由麻醉药引起，脊麻操作过程中带入的具有刺激性异物及化学品、高渗葡萄糖、蛛网膜下隙出血均可引起。

(4) 马尾神经综合征：发生原因与粘连性蛛网膜炎相同。患者于脊麻后下肢感觉及运动功能长时间不恢复。神经系统检查发现骶尾神经受累，大便失禁及尿道括约肌麻痹。

(5) 脊髓炎：此类脊髓的炎性反应并非由细菌感染所引起，患者表现为感觉丧失及松弛性麻痹。症状可能完全恢复，也可能有一定缓解，也可能终身残疾。

3. 尿潴留

由于 $S_{2\sim4}$ 的阻滞，可使膀胱张力丧失，此时，膀胱可发生过度充盈，特别是对男性患者，如果术后需大量输液则需留置导尿管，尿潴留症状一般可自行恢复。

4. 感染

蛛网膜下隙感染是最严重的并发症。患者出现脑脊膜炎症状，即寒战、头痛、发热及颈项强直；脑脊液混浊，白细胞增多，涂片常难发现细菌，应根据感染细菌类型，给予抗生素治疗。

(二) 硬膜外阻滞并发症

1. 穿破硬膜

(1) 原因：硬膜外阻滞穿破硬膜的原因有操作因素及患者因素两方面。

1) 操作因素：硬膜外阻滞是一种盲探性穿刺，对初学者，由于对椎间韧带的不同层次的针刺感体会不深，难免发生穿破。麻醉人员自恃操作熟练，穿刺时麻痹大意，多因图快而进针过猛穿破硬膜。用具不合适：穿刺针斜面过长，导管质地过硬，都增加穿破硬膜的可能性，尤以后者易造成不易发觉的穿破。

2) 患者因素：多次接受硬膜外阻滞，反复创伤、出血或药物的化学刺激，硬膜外间隙因粘连而变窄，甚至闭锁，穿刺针穿过黄韧带后往往也可一并穿破硬膜。脊柱畸形或病变，腹内巨大肿块或腹水，脊柱不易弯曲而造成穿刺困难，反复试探性穿刺时有可能穿破硬膜。老年人韧带钙化，穿刺时用力过大，常在穿过黄韧带后滑入蛛网膜下隙，故老年人穿破率比年轻人高2倍。因先天性硬膜菲薄，致有反复穿刺的报道。小儿由于其硬膜外间隙较成人更为狭窄，操作更加困难，且常需在全麻或基础麻醉下操作，更易穿破硬膜。

(2) 预防：预防的首要措施在于思想上重视，每次硬膜外穿刺都应谨慎从事，对初学者严格要求，耐心辅导，每次都要按正规操作规程施行；不要过分依赖各种硬膜外腔指示装置，因各类指示装置都有一定穿破率。麻醉医师的知识及经验对确定穿刺针进入硬膜外腔更重要，熟练掌握各种入路的穿刺方法，遇困难时可随意改换进针方式以求顺利成功。操作轻巧从容，切不可要求速度。用具应仔细挑选，弃掉不合格的穿刺针及过硬的导管，各种指示进入硬膜外腔的指征要综合地分析判断，其中最为重要的是第一次试验盘。

(3) 穿破后处理：一旦硬膜被穿破，最好改换其他麻醉方法，如全麻或神经阻滞。穿刺点在 L_2 以下，手术区域在下腹部、下肢或肛门会阴区者，可谨慎地施行脊麻。

2. 穿刺针或导管误入血管

硬膜外腔有丰富的血管丛，穿刺针或导管误入血管并不罕见，文献报道在 0.2% ～ 2.8% 之间。尤其是足月妊娠者，因硬膜外间隙静脉怒张，更容易刺入血管。误入血管会因鲜血滴出而被发现，少数病例因导管开口处被小凝血块阻塞而不见出血，当注药时小凝血块被推开，局麻药便直接注入血管内而发生毒性反应，出现抽搐或心血管虚脱。

预防穿刺针或导管刺入血管的措施有：①导管宜从背正中入路置入，导管前端不要过于尖锐；②导管置放就位后注局麻药前应轻轻抽吸，验证有无血液；③常规通过导管先注入试验剂量局麻药；④导管及盛有局麻药的注射器内如有血染，应警惕导管进入静脉的可能性；

3. 空气栓塞

硬膜外穿刺时利用注气试验判断穿刺针是否进入硬膜外腔，是常用的鉴别手段，也为空气进入循环提供了途径。

刺针粗，针口斜面大，易损伤硬膜外血管，而妊娠期或腹部巨大肿瘤患者，硬膜外血管增粗，更增加损伤血管的机会。硬膜外穿刺注气量如仅 2 mL 左右，则不致引起明显症状，若注气速度达 2 mL/kg • min，或进气量超过 10 mL，则有致死可能。

一旦诊断为静脉气栓，应立即置患者于头低左侧卧位，不仅可防止气栓上行入脑，还可使气栓停留在右心房被心搏击碎，避免形成气团阻塞。如房缺或室缺患者，应置患者于左侧半俯卧位，使左右冠脉开口处于最低位，以防冠脉气栓；对心脏停搏者，如胸外心脏按压 2 ～ 3 分钟无效，应立即剖胸按压并做心室穿刺抽气。

4. 刺破胸膜

穿刺针偏向一侧进针又过深，可能刺破胸膜，产生气胸或纵隔气肿。

5. 导管折断

这是连续硬膜外阻滞的并发症，发生率为 0.057% ～ 0.2%。

(1) 导管折断原因：遇导管尖端越过穿刺针斜面后不能继续置入时，正确的处理方法是将穿刺针连同导管一并退出，然后再穿刺，若仅将导管拔出，已进入硬膜外间隙的部分常可被锐利的斜面切断。导管质地不良或多次使用后易变硬变脆，近来主张使用一次性导管。骨关节炎患者，椎板或脊椎韧带将导管夹住，出现拔管困难，若强力拔出会拉断导管。此时应让患者再处于原来穿刺时的体位，慢慢外拔。对椎旁肌群强直者可用热敷或在导管周围注射局麻药，这些措施有利于导管拔出。也可将钢丝管芯消毒后再插入导管内，深度大约在皮下，慢慢外拔，钢丝在导管内衬托，可以均匀用力，一旦导管活动，便可顺利拔出。导管折叠、导管在硬膜外间隙圈绕成结：遇此情况，须切开各层组织直至折叠或圈结部位始能取出。

(2) 导管折断的处理：由于遗留在硬膜外腔的导管残端不易定位，即使采用不透 X 射线的材料制管，在 X 线片上也难与骨质分辨。致手术常遭失败。而残留导管一般不会引起并发症。如一定要取出，会造成较大创伤，所以实无必要进行椎板切除手术以寻找导管。最好是向患者家属说明，使家属放心，这样可避免患者不必要的担心，同时应继续观察。如果术毕即发现断管，且导管断端在皮下，可在局麻下做切口取出。

6. 全脊麻

硬膜外阻滞时，如穿刺针或硬膜外导管误入蛛网膜下隙而未能及时发现，超过脊麻数倍量的局麻药注入蛛网膜下隙，可产生异常广泛的阻滞，称为全脊麻。发生率平均为 0.24%(0.12% ～ 0.51%)。临床表现为全部脊神经支配的区域均无痛觉、低血压、意识丧失及呼吸停止。全脊麻的症状及体征多在注药后数分钟内出现，若处理不及时可能发生心脏停搏。

全脊麻的处理原则是维持患者循环及呼吸功能。如患者神志消失，应行气管插管行机械通气，加速输液，必要时静脉滴注血管收缩药升高血压。若能维持循环功能稳定，30 分钟后患者即可清醒。若在注入局麻药 20 分钟内施行蛛网脱下隙灌洗，可清除一部分尚未与神经组织结合的局麻药，有助于患者恢复，超过 20 分钟便无实际意义。由于全脊麻时病情紧急，首要措施是维持呼吸与循环功能稳定，待病情基本稳定时往往已超过 20 分钟，故此措施实用价值甚少。

预防全脊麻的措施包括：①预防穿破硬膜，措施见前述；②强调注入全量局麻药前先注入试验剂量观察 5 ～ 10 分钟有无全脊麻表现；改变体位后若需再次注药，还应再次注入试验剂量，首次实验剂量不应大于 3 mL；麻醉中如患者发生躁动，易使导管移位而刺入蛛网膜下隙，有报道硬膜外阻滞开始时为正常的节段性阻滞，以后再次注药时出现了全脊麻，经导管能抽出脑脊液，证明在麻醉维持期间导管还会穿破硬膜。

7. 异常广泛阻滞

注入常规剂量局麻药后，出现异常广泛的脊神经阻滞现象，但并非是全脊麻，阻滞范围虽广，但仍为节段性。骶神经支配的区域，甚至低腰部神经功能仍保持正常。其临床特点为广泛阻滞呈缓慢地发生，多出现在注入首量局麻药后 20 ～ 30 分钟，前驱症状为胸闷、呼吸困难、说话无力及烦躁不安；继而发展为严重通气不足，甚至呼吸停止，血压可大幅度下降或变化不明显；脊神经被阻滞常达 12 ～ 15 节，但仍为节段性。异常广泛的脊神经阻滞有两种可能性，即硬膜外腔广泛阻滞与硬膜下间隙广泛阻滞。

8. 脊神经根或脊髓损伤

(1) 神经根损伤：因硬膜外阻滞穿刺均在背部进行，脊神经根损伤主要为后根。临床表现主要是根痛，即受损神经根的分布区疼痛，如损伤胸脊神经根则呈“束带样痛”，四肢呈条形分布，可表现为感觉减退或消失。根痛症状的典型伴发现像是脑脊液冲击征：咳嗽、喷嚏或用力憋气时疼痛或麻木加重。根痛以损伤后 3 天之内最剧，然后逐渐减轻，2 周内多数患者缓解或消失，遗留片状麻木区数月以上。遇此情况应采用对症治疗，预后较好。

(2) 脊髓损伤：脊髓损伤有轻有重，若导管插入脊髓或局麻药注入脊髓，可造成严重损伤，甚至横贯性伤害。患者立即感剧痛，偶有一过性意识障碍，患者即刻出现完全松弛性截瘫，部分患者因局麻药溢出至蛛网膜下隙而出现脊麻或全脊麻，暂时掩盖了截瘫症状。脊髓横贯性伤害时血压偏低而不稳定。严重损伤所致的截瘫预后不良，患者多死于并发症或终身残疾。

脊髓损伤早期与神经根损伤的鉴别：神经根损伤当时有触电或痛感，而脊髓损伤时为剧痛，偶伴一过性意识障碍；神经根损伤以感觉障碍为主，有典型根痛，少有运动障碍；神经根损伤后感觉缺失仅限于 1 ～ 2 根脊神经支配的皮区；与穿刺点棘突的平面一致；而脊髓损伤的感觉障碍与穿刺点不在同一平面，颈部低一节段，上胸部低三节段，下胸部低三节段。

脊髓穿刺伤，因继发性水肿使其临床表现比实际损伤的程度要严重得多。早期采取积极治疗，可能不出现截瘫；即使出现截瘫治疗也可以使部分功能恢复。治疗措施包括脱水治疗，可减轻水肿对脊髓内血管的压迫，减少神经元的损害；皮质类固醇能防止溶酶体破坏，减轻脊髓损伤后的自体溶解，应及早应用。

脊髓损伤后果严重，应强调预防为主，L2 以上穿刺尤应谨慎小心，遇异感或疼痛，应退针观察，切忌注入局麻药或插管，避免扩大损伤范围，若鉴别困难宜按脊髓损伤对待，早期治疗会得到较好效果。即使出现截瘫，应积极治疗，切勿放弃争取恢复的一切努力。

9. 硬膜外血肿

硬膜外间隙有丰富的静脉丛，穿刺出血率为 2% ～ 6%，但形成血肿出现并发症者，其发生率仅 0.0 013% ～ 0.006%。形成血肿的直接原因是穿刺，针尤其是置入导管的损伤，促使出血的因素如患者凝血机制障碍及抗凝血治疗。硬膜外血肿虽然罕见，但在硬膜外麻醉并发截瘫的原因中占首位。

临床表现：开始时背痛，短时间后出现肌无力及括约肌障碍，发展至完全截瘫。诊断主要依靠脊髓受压迫所表现的临床症状及体征，脑脊液检查除蛋白含量略高外，无更重要的发现。奎肯试验可提示椎管阻塞，椎管造影、CT 或磁共振对于诊断及确切阻塞部位很有帮助。

预后取决于早期诊断，在 8 小时内手术效果较好。手术延迟者常致永久残废，故争取时机尽快手术减压是治疗的关键。

预防血肿的措施是：对存凝血障碍及正在使用抗凝治疗的患者，应避免应用硬膜外麻醉；对一般患者硬膜外穿刺及置管时应细致轻柔，遇有出血可应用生理盐水多次冲洗，每次用量 5 mL，待回流液血色变淡后，改用其他麻醉方法。

10. 感染

硬膜外间隙及蛛网膜下隙感染是最严重的并发症。

(1) 硬膜外间隙感染，病原菌以葡萄球菌为最多见，细胞侵入途径有：污染的麻醉用具或局麻药；穿刺针经过感染组织；身体其他部位的急性或亚急性感染灶细菌经血行播散感染硬膜外间隙。

(2) 蛛网膜下隙感染多在硬膜外阻滞后 4 小时左右出现脑脊膜炎症状，即寒战、头痛、发热及颈项强直；脑脊液混浊，白细胞增多，涂片常难发现细菌，应根据感染细菌类型，给予抗生素治疗。

第三节 局部麻醉

局部麻醉也称部位麻醉，是指将局部麻醉药应用于身体局部，使机体某一部位的感觉神经传导功能暂时被阻滞，运动神经传导保持完好或者同时有程度不等被阻滞状态。这种阻滞应完全可逆，不产生组织损害。它包括局部表面麻醉、局部浸润麻醉、区域阻滞麻醉、神经传导阻滞四类。习惯上所称的局部麻醉不包括椎管内麻醉(硬膜外阻滞和蛛网膜下隙阻滞)。静脉局部麻醉也是局部麻醉的另一种形式。

一、局部浸润麻醉

局部浸润麻醉是将局麻药注射于手术区的组织内，分层阻滞组织中的神经末梢而产生麻醉作用。主要用于体表短小手术和有创性的检查。

(1) 根据手术时间选用短时效(普鲁卡因或氯普鲁卡因)、中等时效(利多卡因)或长时效(丁哌卡因或罗哌卡因)的局麻药。普鲁卡因是局部浸润麻醉常用的局麻药，一般使用浓度为 0.25% ～ 1%，成人一次最大用量为 1 g，加用 1 ∶ 20 万肾上腺素后，作用持续时间 45 ～ 60 分钟；利多卡因用于浸润麻醉时的浓度为 0.25% ～ 0.5%，加入 1 ∶ 20 万肾上腺素后，作用持续时间 2 小时，一次用量不应超过 500 mg；丁哌卡因的常用浓度是 0.2% ～ 0.25%，加入 1 ∶ 20 万肾上腺素后，作用持续时间可达 5 ～ 7 小时。一次最大剂量为 150 mg；罗哌卡因的常用浓度为 0.2%，作用持续时间为 4 ～ 8 小时，一次最大剂量为 200 mg，加用肾上腺素并不能延长运动神经阻滞的时效。对于普鲁卡因过敏的患者，可选用利多卡因、丁哌卡因或罗哌卡因。

先用 24 ～ 25 G 皮内注射针刺入皮内，推注局麻药液形成皮丘，然后用 22 G 长 10 cm 穿刺针经皮丘刺入皮下，分层注药。注射局麻药液时应加压，使其在组织内形成张力性浸润，达到与神经末梢的广泛接触，从而提高麻醉效果。

(2) 注意事项

1) 注入局麻药要逐层浸润，肢膜、肌膜下和骨膜等处神经末梢丰富，且常有粗大神经通过，所需局麻药液量也大，必要时可提高局麻药的浓度。肌肉组织中痛觉神经末梢较少，只需少量局麻药即可。

2) 穿刺针进针应缓慢，改变穿刺针方向时，应先退针至皮下以避免针干弯曲或折断。

3) 每次注药前应常规抽吸注射器，防止局麻药液注入血管内。

4) 手术部位其感染或癌肿不宜使用局部浸润麻醉。

二、表面麻醉

(1) 表面麻醉是将穿透力强的局麻药施用于黏膜表面，使其穿透黏膜作用于黏膜下神经末梢而产生的局部麻醉作用。表面麻醉适用于眼、耳鼻喉、气管、尿道等部位的浅表手术或内镜检查术。

(2) 临床上常用的表面麻醉药有 1% ～ 2% 丁卡因和 2% ～ 4% 利多卡因。根据作用部位的不同，表面麻醉有多种给药方法，如：眼部用滴入法，鼻腔用涂敷法，咽喉、气管用喷雾法，尿道用灌入法。不同部位的黏膜，对局麻药的浓度和剂量有不同的要求。表面麻醉的一次最大剂量为局麻药一次最大剂量的 1/3 ～ 1/2。表面麻醉容易发生毒性反应，应予以高度重视。

三、区域阻滞麻醉

区域阻滞麻醉是围绕手术区四周和底部注射局麻药，阻滞进入手术区的神经纤维的传导，使该手术区产生麻醉作用。区域阻滞麻醉适用于短小手术的麻醉，如局部肿块切除术、腹股沟疝修补等。

区域阻滞麻醉常用的局麻药、操作方法及注意事项与局部浸润麻醉相同，不同是局部浸润麻醉沿手术切口分层注射局麻药，而区域阻滞麻醉是环绕被切除的组织 (如肿块) 做包围性的注射，或在悬垂的组织 (如舌、阴茎或带蒂的肿瘤) 做环绕其基底部的浸润注射。

第四节 神经与神经丛阻滞

神经阻滞亦称传导麻醉，是将局麻药注射至神经干 (丛) 旁，暂时阻滞神经的传导功能，达到手术区无痛的方法。麻醉前患者要有充分的思想准备，并要求其合作，能顺利完成阻滞麻醉操作。术前给予患者充足的镇静药和足量的麻醉性镇痛药。

一、臂神经丛阻滞

1. 解剖

臂神经丛主要由 $C_{5\sim8}$ 及 T_1 脊神经前支组成，有时 C_4 及 T_2 脊神经前支分出的小分支也参与。上列脊神经自椎间孔穿出后，走行于颈椎横突的前与后结节之间 (结节间沟)，离开横突后，向下向外走行于前、中斜角肌之间 (肌间沟)，到达肩胛舌骨肌的后面时已基本汇集成束，继续下行到达第一肋骨平面时，走行于锁骨下动脉的外侧，并与它并行继续下行至腋窝顶，围绕腋动脉的周围，分为肌皮、桡、正中及尺神经等分布于上肢。

2. 适应证

臂神经丛阻滞适用于肩关节以下的上肢手术。

3. 阻滞方法

常用的臂神经丛阻滞方法有肌间沟阻滞法、腋路阻滞法、锁骨上阻滞法。

(1) 肌间沟阻滞法

1) 患者去枕平卧，头偏向对侧，手臂紧贴身体并尽量下垂以显露颈部。在前、中斜角肌与肩胛舌骨肌所构成的三角形底边，相当于肩胛舌骨肌的上缘，向颈椎横突方向重压时，有异感向前臂方向散射，此点即为穿刺点。此点有时与颈外静脉重叠，可在后者的外侧或内侧缘进针。若患者肥胖或肌肉不发达，肩胛舌骨肌常触摸不清，可在锁骨上 2 cm 处的肌间沟作为穿刺点。

皮肤消毒，右手持一长 3 ～ 4 cm 的 22 G 穿刺针在穿刺点处垂直刺入皮肤，略向足侧推进，直到出现异感或用神经刺激器寻找。若无异感，只要穿刺部位、进针方向及深度正确，也可获得良好的阻滞效果。穿刺成功后，回抽无血液及脑脊液，成人一次注入局麻药液 20 ～ 25 mL。药完毕后，局部应看不见肿胀，否则往往表示注药部位不正确。注药时可用手指压迫穿刺点上部肌间沟，迫使药液向下扩散，则尺神经阻滞可较完善。手术时间长者，术中可再次阻滞，只要将针触及 C_6 横突即可注药，无须寻找异感。

2) 肌间沟阻滞法优点：操作简单，对肥胖或不易合作的小儿较为适用；小容量局麻药即可阻滞上臂及肩部；不易引起气胸。

3) 肌间沟阻滞法缺点：尺神经阻滞可不完全；可能损伤椎动脉；可能引起星状神经节、喉返神经和膈神经的阻滞；有误入蛛网膜下隙或硬膜外间隙的危险；不能同时进行双侧阻滞；低位肌间沟法阻滞时可能刺破胸膜产生气胸。

(2) 锁骨上阻滞法：患者平卧，患侧肩垫一薄枕，头转向对侧，患侧上肢紧靠身体。以锁骨中点上 1 ～ 1.5 cm 处为穿刺点，常规皮肤消毒，用 22 G 穿刺针刺入皮肤，针尖向内、向后、向下推进，进针 1 ～ 2 cm 后可刺中第一肋骨表面，在肋骨表面上寻找异感或用神经刺激器寻找，当出现异感后固定针头，回抽无血、无气体，注入局麻药 20 mL。也可将麻药注在第一肋骨面上，不必勉强寻找异感，否则损伤胸膜、肺组织或大血管的机会大增。在寻找第一肋骨时，切勿刺入过深，以免造成气胸。

注药后 5 ～ 20 分钟，如果患者出现下列征象：患肢麻感，表浅静脉扩张，皮温上升，患肢上举费力，痛觉明显减退者，表示麻醉已成功。20 分钟后仍无上述征象者，表示麻醉失败。

本法的优点仅仅在于定位简便，对肌间沟触摸不清的患者尤为适用。但气胸发生率高，临床上已较少采用。

(3) 腋路阻滞法：在腋窝顶部，臂丛神经伴随腋动脉下行，并与腋静脉三者形成神经血管束，其外为深筋膜 (即腋鞘) 所包绕，将麻药注入腋鞘管内就可阻滞臂丛神经。本法尤其适用于小儿，不适用于肥胖或腋下淋巴结增生的患者。

患者仰卧，头偏向对侧，患肢外展 90°，屈肘 90°，前臂外旋，手背贴床，呈行军礼状。在腋窝处触摸腋动脉，取腋动脉搏动最高点为穿刺点。常规皮肤消毒，左手示指按在腋动脉上方，右手持 22 G 穿刺斜向腋窝方向刺入，穿刺针与动脉成 20° 夹角，缓慢推进至出现落空感，表明针尖已刺入腋部血管神经鞘，松开针头，可见针头随动脉搏动而摆动。此时患者可有异感或可借助神经刺激器来证实，但不必强求寻找异感。接上注射器，回抽无血后，即可注入 25 ～ 30 mL 局麻药。此外，可在注射器内保留 3 ～ 5 mL 局麻药，待针退至皮下时将这些局麻药注入腋部下缘皮下，可阻滞肋间臂神经以减轻上臂的止血带反应。

腋路臂丛阻滞成功的标志为：①针随腋动脉搏动而摆动；②回抽无血；③注药后腋窝呈梭形扩散肿胀；④患者诉说上肢发麻发软，前臂不能抬起；⑤皮肤表面血管出现扩张。小儿皮下菲薄，针尖进入腋鞘后往往垂倒，因而不易观察针头的摆动。此时，如果将穿刺针上方的皮肤稍稍拉紧，使针直立，摆动与否可明确。如果穿刺及血管而出血，可拔针压迫片刻后重新穿刺。

4. 局麻药选择

臂丛神经阻滞常用局麻药有 0.25% 丁哌卡因、0.25% 罗哌卡多卡因与丁哌卡因 (或罗哌卡因) 的混合液，混合液各自的浓度分别为 1% 和 0.25%，药物用量为 20 ～ 35 mL，总剂量不要超过所用局麻药的一次最大限量。小儿剂量和容积多少系根据腋鞘管容积而定，如 18 个月幼儿为 6 ～ 9 mL，3 岁为 8 ～ 12 mL，4 岁为 10 ～ 16 mL，成人为 34 ～ 40 mL。由于颈部、腋窝血管丰富，一般不主张在局麻液中加入肾上腺素。

5. 常见并发症

(1) 出血及血肿：各径路穿刺时均有可能分别刺破动静脉引起出血。如穿刺时回抽有血液，应拔出穿刺针，局部压迫止血，然后再改变方向重新穿刺或更改麻醉方法。

(2) 局麻药毒性反应：多因局麻药用量过大或误入血管或吸收过快所致。

(3) 气胸：由于穿刺针方向不正确且刺入过深，或者穿刺过程中患者咳嗽使肺尖过度膨胀，胸膜及肺尖均被刺破，使肺内气体漏至胸膜腔。此类气胸发展缓慢，有时数小时之后患者才出现症状。当疑有气胸时，除双肺听诊及叩诊检查外，需做 X 线胸部透视或摄片以明确诊断。处理方法依气胸严重程度及发展情况而采取不同的措施，小量气胸可继续严密观察患者，大量气胸并伴有呼吸困难时可行胸腔抽气或做胸腔闭式引流术。多发生在锁骨上阻滞法。

(4) 膈神经麻痹：出现胸闷、气短、通气量减少，必要时吸气或辅助呼吸。发生于肌间沟法和锁骨上法。

(5) 喉返神经阻滞。表现为声音嘶哑，发生于肌间沟法及锁骨上法。注药时压力不要过大，药量不宜过多，可减少发生率。

(6) 高位硬膜外阻滞或全脊麻：主要是进针过深，应及时处理。可见于肌间沟法。

(7) 霍纳综合征：多见于肌间沟法阻滞，为星状神经节阻滞所致，不需特别处理。

6. 神经刺激器的应用

神经阻滞的缺点是定位困难，阻滞的成功率不高，麻醉效果不太理想以及并发症较多。外周神经刺激器的问世，给神经阻滞麻醉带来了革命性的变化，彻底改变了传统异感法盲探式操作，大大提高了神经阻滞的成功率，最大限度地减少了神经损伤以及其他并发症的发生。

神经刺激器的工作原理为通过电流刺激混合神经，引发相应的肌肉收缩并以此作为定位的标志。神经刺激器通过将小电流脉冲经外周神经阻滞针传导，进而确定针尖附近的神经位置，当带有电流的针尖接近神经干时，该神经所支配的肌群即产生有节律的收缩运动，在这种情况下，针尖无须接触到神经干，因而不会引起神经的损伤。

神经刺激器能产生的电流脉冲范围是 0.01 ～ 5.0 mA，频率 1 ～ 2 Hz，脉冲维持时间为 50 ～ 200 秒。当电流强度为 2 ～ 5.0 mA，针尖距神经干大约 2 cm 时即可诱发出肌群的颤缩反应，此时应将电流强度减至 0.2 ～ 0.5 mA，以进一步提高神经阻滞的成功率。

(1) 操作要点

1) 术前准备常规开通静脉通路，接好监测 (如血压、心电图、脉搏氧饱和度等)；局部皮肤消毒。

2) 定位前应给予患者适当的镇静，常用药物有咪达唑仑 1 ～ 5 mg、芬太尼 50 ～ 100 μg 静脉注射。同时给患者吸氧。

3) 将神经刺激器的正极经一心电图电极片与患者相接，位置在穿刺点周围；负极连接于阻滞针的导线上。将刺激器的初始电流设定为 1.0 mA，频率 1 ～ 2 Hz。

4) 按解剖定位进行穿刺并调整穿刺针的位置，使针头接近拟阻滞的神经直至该神经所支配的肌群发生有节律的收缩。随后逐渐减少电流强度并微调针头位置，当用最小的电流 (0.3 mA 左右) 能产生最大幅度的颤搐时，说明针尖已经接近神经，回抽注射器无血后即可注入局麻药或置管。

5) 通过神经刺激器定位来进行神经阻滞所用的局麻药的种类、浓度和剂量与盲探法进行的神经阻滞的药物相同。

(2) 优缺点：通过神经刺激器定位来施行局部麻醉，与传统的盲探方法相比，具有定位准确，成功率高，麻醉效果确切，安全性大，并发症少，可为实施者提供反馈，便于教学等优点。不足之处是神经刺激器费用较高，不便在基层医院普及，不熟练者操作较为费时。

尽管神经刺激器定位准确、安全性高，但这种方法也是创伤性的操作，也会产生一定的并发症，如硬膜外阻滞、局麻药中毒反应、穿破动脉或损伤神经等，与盲探法相比，并发症的发生率减少，尤其是神经损伤的概率明显低于传统的寻找异感定位法。

二、颈神经丛阻滞

1. 解剖

颈神经丛由 $C_{1\sim4}$ 脊神经的前支组成，除第 1 颈神经以运动神经为主外，$C_{2\sim4}$ 神经后根均为感觉神经纤维。每一神经出椎间孔后，从后方越过椎动、静脉在各自横突间连接成束至横突尖端，横突端距皮肤 1.3 ～ 3.2 cm，靠下方的颈椎横突较浅，以第 6 颈椎横突尖端最易触及。颈神经离开横突尖端后分为浅支和深支，与邻近的分支相互联备成网络，即为颈神经丛。颈神经丛浅支在胸锁乳突肌后缘中点穿出深筋股，向前、向上和向下方向分布于颌下和锁骨以上整个颈部、枕部区域的皮肤和浅层组织。颈深支多分布于颈前及颈侧方的深层组织中。

2. 适应证与禁忌证

颈神经丛阻滞适用于颈项部手术，如甲状腺手术、颈椎手术、气管切开术等。对于难以维持上呼吸道通畅者应禁用颈神经丛阻滞麻醉。双侧颈深丛阻滞时，有可能阻滞双侧膈神经或喉返神经而引起呼吸抑制，应禁用。

3. 颈深丛神经阻滞方法

患者仰卧，头偏向对侧，双上肢紧贴身体两侧，从乳突尖至锁骨中点做一连线，此连线中点即为第 4 颈椎横突位置 (相当于成年男性喉结上缘)，该点一般在胸锁乳突肌后缘与颈外静脉交叉点附近。乳突尖下方 1 ～ 1.5 cm 处为第 2 颈椎横突，2、4 横突之间为第 3 颈椎横突，在 2、3、4 横突处分别做标记。常规消毒皮肤，先做一局麻皮丘，然后用 22 G 穿刺针与颈侧皮肤垂直进针，直至抵达颈椎横突，回抽无血及脑脊液，即可注射局麻药 3 ～ 5 mL。深丛阻滞一般只需阻滞 1 ～ 2 点。此外，也可应用改良颈丛阻滞方法，即以第 4 颈椎横突做穿刺点，当穿刺针抵达第 4 颈椎横突后，一次性注入局麻药 8 ～ 10 mL，可阻滞整个颈丛。

4. 颈浅丛神经阻滞

患者去枕平卧，头偏向对侧，取胸锁乳头肌后缘中点为穿刺点。常规消毒皮肤，用长 5 ～ 6 cm 22 G 针由标记点垂直刺入皮肤，极慢进针直至出现落空感后表示针尖已穿透肌膜，将 3 ～ 5 mL 局麻药液注射到肌膜下即完成浅丛阻滞。也可以再用 5 ～ 10 mL 局麻药液在颈阔肌的表面 (胸锁乳突肌浅表面) 再向乳突、锁骨和颈前方向做局部浸润注射，以分别阻滞枕小、耳大、肌皮和锁骨上神经。

5. 常用局麻药

颈丛神经阻滞常用局麻药有 0.25% 丁哌卡因、0.25% 罗哌卡因和 1% 利多卡因，也可用利多卡因和丁哌卡因或罗哌卡因的混合液，每一阻滞点用量为 3 ～ 5 mL，总剂量不能超过所用局麻药的一次最大限度。由于颈部血管丰富且多为甲状腺手术，一般不主张在局麻药液中加入肾上腺素。

6. 并发症

(1) 药液误入硬膜外间隙或蛛网膜下隙，引起高位硬膜外阻滞或全脊髓麻醉。穿刺针误入椎管的原因是进针过深或进针方向偏内向后，多由于注射过程中针头固定欠佳而逐渐推进所致。预防的方法是使用短针且进针切勿过深，针尖一定要触及横突骨质，注药前回抽注射器，注药 2 ～ 3 mL 后观察有无呼吸困难，然后再注入剩余药液。

(2) 局麻药的毒性反应：主要是穿刺针误入颈动脉或椎动脉而未及时发现，因此注药前应抽吸，证实针尖深度应在横突部位。此外，颈部血管丰富，药物吸收过快，也可导致中毒。预防方法有穿刺针切勿过深，注药速度切忌太快，药物不可过量。在应用两种局麻药的混合液时，两种局麻药各向的毒性应加在一起或折合成一种计算剂量，特别要警惕丁哌卡因的心脏毒性，严格控制用药量，改用罗哌卡因可能会减轻毒性反应。

(3) 膈神经阻滞：膈神经主要由 C_4 颈神经组成，同时接受第 3 及第 5 颈神经的小分支。颈深丛阻滞常易累及膈神经，可出现胸闷和呼吸困难，立即给予吸氧多能缓解。若局麻药浓度过高，出现膈神经麻痹时，则应进行人工辅助呼吸。

(4) 喉返神经阻滞：喉返神经阻滞的临床表现是患者声音嘶哑或失音，甚至出现呼吸困难。其产生的原因主要是进针太深，注药压力太大使迷走神经阻滞。单侧喉返神经阻滞者临床症状多在 0.5 ～ 1 小时内缓解。

(5) 霍纳综合征：系颈交感神经节被阻滞所致，临床表现为患侧眼睑下垂瞳孔缩小、眼结膜充血、鼻塞、面部发红及无汗。药物半衰期过后症状可自行消失，无须处理。

(6) 椎动脉损伤引起局部血肿少见。

第五节 全身麻醉

麻醉药经呼吸道吸入或静脉、肌内注射进入体内，产生中枢神经系统抑制，使患者意识消失，对手术过程中医护人员的谈话和手术中发生的任何事情完全不知晓，同时能够消除手术过程中长时间同一姿势所带来的不适感觉；全身镇痛，可免除手术中伤害性刺激引起疼痛不适的感觉和由此所触发的疼痛反射；并且产生一定程度的肌松弛，为外科医师确定并彻底去除病灶提供满意的手术条件；患者的生理反射能够维持稳定，既能有效地抑制外科手术创伤导致的应激反应，又能维持术中机体的各种生理反射正常。这种抑制作用是可以控制的，也是可逆的，当麻醉药从体内排出或在体内代谢后，患者将逐渐恢复意识，对中枢神经系统无残留作用或任何后遗症。

一、全身麻醉工作常规

全身麻醉分为麻醉前准备、麻醉诱导、麻醉维持、术后复苏、术后转运及术后随访几个阶段。

(一)麻醉诱导

1. 患者入室后按《手术安全核对规定》核对，建立静脉输液通道，连接监测导联，获取麻醉前基础生命体征参数。

2. 患者面罩吸氧，给予适量镇痛药物及麻醉诱导剂，使患者意识消失平稳入睡。

3. 根据手术需要控制呼吸道，保证氧供，如置入喉罩、气管内插管等。

(二)麻醉维持

1. 可采用吸入或静脉，或静脉吸入复合麻醉方法维持麻醉。

2. 麻醉中应持续监测呼吸及循环功能指标(心率、血压、脉搏血氧饱和度、心电图、吸入氧气浓度、呼气末二氧化碳浓度、体温等)，维持呼吸及循环功能稳定。根据出血量、尿量等补液，维持水、电解质平衡和内环境稳定。

3. 术中应维持足够的麻醉深度(BIS 监测等)，防止患者术中知晓。

(三)术后复苏及拔管

1. 手术结束前，适时停用麻醉药物。

2. 手术结束后，根据需要适量给予镇痛药及肌松拮抗剂。

3. 待患者循环功能稳定，自主呼吸恢复、出现吞咽反射或已苏醒，吸尽口腔气道内分泌物，拔除喉罩或气管插管。

4. 继续面罩吸氧，密切观察患者呼吸及循环功能的变化，直至呼吸及循环功能稳定。

(四)术后转运

1. 患者应由麻醉医师和手术医师共同护送至术后恢复室。麻醉医师应向恢复室医师介绍患者病情，手术麻醉中情况及相关注意事项。

2. 需要返回 ICU 时应在严密监测、保证安全的前提下进行。

(五)术后随访

1. 一般病例应在手术后 3 日内对患者进行随访，特殊病例应在术后 12 小时内随访。

2. 了解有无麻醉相关的并发症，有并发症发生时应积极治疗，严密随访，必要时上报科室甚至医院备案。

二、患者体位与麻醉

患者保持适宜体位，麻醉医师起着关键作用。手术体位常导致不良生理功能改变，如静脉回流减少所致的血压下降或通气 / 血流灌注比例失调所致的低氧血症。此外，术中外周神经损伤仍然是围术期给患者造成伤害的重要因素。麻醉医师、外科医师和护士需密切协作，以使患者保持合适体位，满足手术需求和确保安全。麻醉管理中应尽量保证患者所处体位在其麻醉清醒后可很好耐受。应取下首饰、头饰。保证衬垫、腰部支托物和关节部位处于最佳位置。头部应尽量保持正中位，避免过度后仰或屈曲。任何时候都应避免眼睛受压。手术医师往往要求暴露效果好，或需长时间保持某种体位，故采取措施预防并发症时应视具体情况而定，权衡利弊。有时尚需采取折中方案。如果极端体位确属必要，应尽量缩短该体位的时间。考虑到术中可能倾斜手术床，应对患者采取相应保护措施。应用安全束缚带，避免患者从手术床跌落是最基本的要求。

（一）体位对心肺功能的影响

1. 体位对心血管功能的影响

进化后的动脉、静脉和心脏生理代偿机制非常复杂，可代偿体位改变对动脉血压的影响，保证重要器官的血流灌注，其代偿机制包括中枢、区域和局部因素。完善的代偿机制对克服人体直立位时由于心脏至大脑垂直距离对血流的影响，保证大脑血流持续灌注尤其重要。

正常情况下，当人体从直立位改为仰卧位时，下肢静脉血重新分布，静脉回心血量增加。前负荷、每搏量和心排出量增加。动脉血压升高通过激动主动脉弓压力感受器(经迷走神经传入)和颈动脉窦压力感受器（经舌咽神经传入）传入纤维，降低支配窦房结和心肌的交感神经传出冲动，增强副交感神经传出冲动，使心率、每搏量和心排出量代偿性降低。另外，动脉血压升高通过激动位于心房和心室的机械性刺激感受器，降低支配肌肉和内脏血管的交感神经传出冲动。最后，通过心房反射调节肾脏交感神经活性及血浆肾素、心钠素和精氨酸加压素水平达到降低血压的结果。因存在上述代偿机制，清醒时机体的体位变化不会导致血压大幅波动。

全身麻醉、肌肉松弛药、正压机械通气和脊神经根的阻滞可减少静脉血回流、降低动脉张力和干扰自体调节机制，使患者在体位改变时呈现循环失代偿状态。腰麻和硬膜外腔麻醉可显著降低其作用节段的交感神经张力，降低前负荷。如果抑制支配心脏的交感神经，则降低心脏反应性。上述作用与是否复合全身麻醉无关。正压机械通气增加胸腔内压力，降低外周毛细血管和右心房静脉压力差。静脉压力差极小的变化在静脉循环中即可起到重要的作用，故上述压力差变化可显著影响心脏充盈和心排出量。呼气末正压通气增加胸膜腔内压的作用更强，尤其是存在呼吸道疾患、肥胖、腹水和浅麻醉状态等肺顺应性降低情况下，对静脉血回流和心排出量影响更大。

基于上述原因，麻醉诱导和患者体位改变后动脉血压往往不稳定。这就要求麻醉医师应提前预判、监测和处理血压波动，并评估患者体位改变带来的风险。全身麻醉诱导后或椎管内麻醉应持续监测血压的变化。处理此循环变化常需要静脉补充血容量、调整麻醉深度或应用血管升压药物。头低位往往是有益的。某些患者需等血压维持一适宜水平后方可调整体位。在循环波动期间，尽量避免摆放体位或调整手术床以防干扰麻醉监测。相比体位，患者的安全更重要。

2. 体位对肺功能的影响

与非麻醉者相比，保留自主呼吸的全身麻醉患者潮气量和功能余气量降低，闭合容量增加。全身麻醉应用肌松药后，正压机械通气可维持适宜分钟通气量和减轻肺不张，从而改善通气/血流灌注比例失调。膈肌呈不规则状，由于失去肌肉张力，其在下肺部分移位较小。这将导致通气/血流灌注比例失调，动脉氧分压降低。患者行椎管内麻醉时，麻醉作用节段腹部和胸部肌肉松弛，如果不复合全身麻醉和应用肌肉松弛药，膈肌功能能够得以保持。除上述麻醉对肺功能的影响外，体位对肺功能也有影响。任何体位皆会限制膈肌、胸壁或腹肌运动，增加肺不张和肺内分流的风险。

自主呼吸吸气相时，膈肌移位，胸壁扩展，胸膜腔内压力为负压，通过降低大静脉和右心房与外周静脉压力差增加静脉回心血量。正常通气分布取决于膈肌移位、胸壁运动和肺顺应性。当人体由直立转为仰卧位时，膈肌向头侧移位，功能余气量降低。与腹式呼吸比较，胸式呼吸所占比例由 30% 降至 10%。直立位或仰卧位自主呼吸时，膈肌紧邻下肺大部，有利于改善血流灌注较好肺区的通气。重力是下肺血流灌注好坏的决定因素，另外，其他因素如肺血管长度也非常重要。每一肺叶血流灌注皆呈中心至外周分布特点，且与心排出量的变化有关。俯卧位可用于改善成人呼吸窘迫综合征患者的呼吸功能。与仰卧位比较，麻醉患者采用俯卧位更有利于维持肺容量和氧合，包括肥胖和儿科患者，从力学角度亦无不良影响。俯卧位时，患者重量集中于胸廓和骨性骨盆，腹部可随呼吸而运动。

(二)特殊体位

1. 仰卧位

仰卧位是外科手术最常用体位。此时整个身体与心脏处于同一水平，故利于保持循环动力学稳定。由于麻醉药物对机体代偿机制的抑制作用，轻度头低脚高位或头高脚低位即可导致明显的心血管功能变化。

头低脚高位对心血管和呼吸系统有着明显的影响。头低脚高位增加中心静脉压、颅内压和眼内压。长时间头低脚高位可导致面部、结膜、喉和舌肿胀，增加术后上呼吸道梗阻的可能性。腹部脏器的头向运动使膈肌上抬，功能残气量和肺顺应性降低。患者自主呼吸做功增加。如保证通气量不变，机械通气患者气道压力将增加。胃所处水平高于声门。往往需行气管插管，以保护呼吸道通畅，防止反流所致误吸，减少肺不张发生率。长时间头低脚高位手术患者可能发生气管黏膜水肿，拔除气管插管前应确认气管插管周围是否漏气或检查是否有喉水肿。

头高脚低位常用于上腹部手术，其优势为腹腔内容物移向尾端。由于腹腔镜手术的增加，应用越来越常见。采用该体位时应防止患者从手术床滑落。同时由于静脉回心血量减少导致血压下降，故应加强血压监测。另外，由于头部高于心脏水平，脑组织灌注压降低，故采用该体位时注意维持血压于适宜水平。

2. 截石位

经典截石位常用于妇产科、直肠和泌尿科手术。截石位也可严重干扰患者生理功能。两腿抬高时前负荷增加，可导致健康患者短时心排出量增加，同时对患者脑静脉压和颅内压也有轻度影响。另外，截石位可致腹腔内容物头向移位，使膈肌上移，降低肺顺应性，降低患者潮气量。如果是肥胖患者或有腹腔内巨大物体(肿瘤或妊娠子宫)，由于腹内压增加，可影响静脉血回流入心脏。最后，截石位时腰椎正常生理弯曲消失，如果患者有腰疼病史，此体位可加重疼痛症状。

3. 侧卧位

侧卧位常用于胸科、腹膜后和髋关节手术。侧卧位也可影响肺功能。由于纵隔的压力、腹腔内容物对下肺不对称压力使得机械通气患者上肺过度通气。同时由于重力原因，下肺血流增加。结果造成通气 / 血流灌注比例失调，影响气体交换和通气。

侧卧位是肺手术和单肺通气的首选体位。当上肺塌陷时，下肺分钟通气量增加。由于分钟通气量增加，加之体位所致肺顺应性降低，为保证适宜通气量，常导致呼吸道压力增加。侧卧位时头低位可恶化患者肺功能，导致肺内分流增加。

侧卧位时有时患者身体需屈曲，以利于胸科手术肋间隙增宽或泌尿科腹膜后手术的暴露。屈曲的位置应低于髂嵴，并非侧腹部或胸廓，这样有利于下肺的通气。该体位往往采用头高位，造成血液淤积在下肢。基于上述原因，如非手术必须，不鼓励采用屈曲侧卧位。

4. 俯卧位

俯卧位常用于后颅凹、脊柱、臀部、直肠和下肢手术。俯卧位时如果保持腿与身体同一平面，对患者血流动力学影响甚微；但如果明显降低腿的位置或倾斜手术床，则明显增加或减少静脉回心血量。如果患者无明显腹内压增加，体位合适，则俯卧位对患者肺功能的影响较仰卧位或侧卧位时轻微。

5. 坐位

由于担心导致静脉气栓栓塞，坐位在临床上并不常用，但在后颅凹和颈椎后路手术中采用此体位对手术者确有帮助。与俯卧位比较，采用坐位行神经外科和颈椎手术的最大优点是：清楚地外科显露，减少手术野出血，甚至减少围术期失血。对麻醉医师来说，其优点为：呼吸道易于管理，减少患者面部肿胀，改善通气，尤其是肥胖患者此优点更为明显。沙滩椅位，是坐位的一种变化，越来越频繁地应用于肩部手术，包括关节镜手术。该体位获得手术者青睐的原因是：可从前、后路径进行肩部手术，上肢活动范围大。

将患者从仰卧位改变为坐位对循环的影响非常明显。由于全身麻醉下血液淤积在下肢，患者更易发生低血压。调整患者体位、静脉输液、应用缩血管药物，以及适当调整麻醉深度可减轻低血压程度和持续时间。另外，可采用弹力袜和下肢压力装置促进静脉血回流。

坐位下行脊柱后路手术或脑外科手术时，患者头和颈椎的位置与并发症的发生有关。颈椎过度屈曲可导致很多不良后果。包括阻碍动脉和静脉血流，导致脑组织低灌注和脑静脉充血。此外还影响正常呼吸。颈椎的过度屈曲还可阻塞气管插管，压迫患者舌体导致舌肥大。应用经食管超声 (TEE) 监测气栓发生时提醒注意，因为食管探头介于屈曲颈椎和呼吸道及气管插管之间，对喉部结构和舌体产生潜在压力。

由于手术部位高于心脏水平，加之硬脊膜静脉窦附着于颅骨不能萎陷，静脉气体栓塞成为关注焦点。如果进入循环的气体量足够大，常导致心律失常、氧饱和度下降、肺动脉高压、循环衰竭或心搏骤停。如果患者卵圆孔未闭，即使少量气体进入静脉，也可因为反常栓塞导致中风或心肌梗死。TEE 监测证实多数坐位行神经外科手术患者存在不同程度的静脉气栓。因为反常栓塞的原因，可采用对比超声心动图筛选方法调查拟于坐位下行颅脑或颈椎手术患者其房间隔是否有缺损。但卵圆孔未闭经常不能被发现。足够血容量以及应用 TEE 或经胸多普勒超声早期发现气体入血可降低静脉气体栓塞的发生率和严重程度。

麻醉期间保持患者体位需要有高度责任心，注意细节，时刻保持警觉状态。合适的体位和良好的外科手术暴露是必须的，但应时刻记得不合适的体位和生理功能改变可能对患者造成长久的伤害。任何体位都可对呼吸和循环系统生理功能产生明显影响。另外，体位相关性并发症包括展神经损伤仍然是围术期造成患者伤害的重要原因。摆放患者体位时麻醉医师、手术者和护士应通力合作，除保证手术暴露效果外尚应确保患者舒适和安全。理想的体位应处于自然状态：在没有镇静、患者清醒状态下可以很好耐受预期的手术时间。

第六节 气管及支气管内插管术

气管及支气管内插管术是临床麻醉中不可缺少重要组成部分，是麻醉医师必须掌握的基本操作技能，它不仅广泛应用于麻醉实施，而且在危重患者呼吸循环的抢救复苏和治疗中也发挥重要作用。

一、插管前准备及麻醉

1. 术前检查和估计

术前检查主要估计插管路径有无阻碍及气管导管对手术是否有障碍，便于选择适当的导管型号、插管径路和适于插管的麻醉方法。往往因对插管困难估计不足、麻醉不当导致窒息意外，应引起高度重视。

(1) 头颈活动度：检查寰枕关节及颈椎的活动度是否影响头颈前屈后伸，对插管时所需的口、咽、喉三轴线接近重叠的操作至关重要。正常头颈屈伸在 16% ～ 90% 头后伸不足 80° 即可使插管操作困难，常见于颈椎骨折脱位、颈椎结核、类风湿性关节炎等；个别肥胖患者颈项粗短或颈背脂肪过厚也影响头后伸。此外，烧伤和放射治疗患者颏胸粘连者可使头颈部活动受限。

检查颏甲距离。颈部完全伸展时，从下颏至甲状切迹的距离正常在 3 ～ 4 cm(约两横指) 以上。小于此距离可使窥喉困难。

(2) 口齿情况：经口插管应了解张口情况，正常张口度达 3.5 ～ 5.6 cm，平均 4.5 cm，如小于 2.5 cm 则妨碍喉镜置入。上切牙前突、脸面瘢痕挛缩及巨舌症可妨碍窥喉。此外，还应检查患者牙齿有无松动或义齿，有活动义齿者，在麻醉前应取下以防误入食管和气道。

按舌根不成比例的增大影响窥视声门的程度进行 Mallampati 气道分级评定：患者取直立坐位，头自然位，尽可能张大口，最大限度伸舌进行检查。

Ⅰ级：可见咽峡弓、软腭和悬雍垂。

Ⅱ级；可见咽峡弓和软腭，但悬雍垂被舌根掩盖。

Ⅲ级：仅可见软腭。此级患者预示插管有困难。

(3) 鼻腔、咽喉：拟行经鼻插管患者应询问鼻腔通畅情况，并分别堵塞单侧鼻孔试行呼吸。询问有无鼻损伤、鼻出血及咽部手术史。咽部检查有无炎性肿块，如扁桃体肥大、咽后壁脓肿、喉炎等，此类患者在全麻诱导时，严重者可出现窒息死亡，应提高警惕。

(4) 气管：术前应充分了解是否有气管狭窄。颈部巨大肿块、主动脉瘤等长期压迫气管使气管软骨环软化、宫腔变窄；气管创伤和既往有气管造口也可引起气管狭窄。条件许可，可参考 X 线片测量气管内径，以内径缩小 25% 准备导管为宜。

2. 气管插管用具及准备

(1) 气管导管：气管导管现在多采用一次性无菌塑料导管，不但使用方便，而且杜绝交叉感染的危险。气管导管型号通常以导管内直径 (ID) 标号，每号相差 0.5 mm。以前常用法制 F 标号，即导管外径 (OD)×3.14=F 号，与 ID 的换算为 (ID)×4+2=F 号。成年男性多采用 ID 8.0 ～ 8.5，女性采用 ID 7.5 ～ 8.0，鼻腔插管多选用 ID 7.0 ～ 7.5。插入长度一般指中切牙至气管中段的距离。

小儿导管除参考相关规定外，还可参考下列公式：ID= 岁 /4+4 或 F= 年龄 +18，导管插入长度 (cm)= 年龄 /2+12。小儿因个体差异较大，还应准备小一号和大一号导管，但切忌选用过粗导管。5 岁以下小儿声门下呈漏斗状，插管后不易漏气，一般可不用套囊。同时，尽量把导管套在直接衔接管内腔，防止增加气道阻力及妨碍吸痰管插入。

在气管导管前端的外壁，设置防漏气装置，目的：①为施行控制呼吸或辅助呼吸提供无漏气的条件；②防止呕吐物等沿气管导管与气管壁之间的缝隙流入下呼吸道 (误吸)；③防止吸入麻醉气体从麻醉通气系统外逸，维持麻醉平稳。套囊的充气量应适中，合理的充气量应是既能控制囊内压不超过 30 mmHg，又能达到完全防漏和防误吸的效果。充气量过大，气囊内压力超过气管黏膜毛细血管正常平均动脉压 (32 mmHg) 时，可导致局部气管黏膜和纤毛压迫性缺血，拔管后可致气管黏膜坏死脱落，纤毛活动停止 3 ～ 5 日，甚至形成局部溃疡，痊愈后可致气管环形疤痕性狭窄。

套囊的充气量不宜固定不变，临床上应以缓慢充气，直至挤压麻醉机贮气囊时，在喉部刚刚听不到漏气声为适宜，一般不应超过 8 mL。长时间使用套囊时，要定时做段时间放气，恢复气管黏膜血运。

(2) 麻醉喉镜：麻醉喉镜简称喉镜，是直接窥喉时协助气管内插管的重要工具，通常由喉镜柄和不同类型的喉镜片组成。喉镜片基本上分直喉镜片和弯喉镜片两种，婴幼儿多用直喉镜片。现在还有 McCoy3 喉镜，其镜片前端可弯起，使会厌翘起，很适于有插管困难的患者；纤维光导喉镜 (纤镜) 在气管内插管困难时，可作为气管导管的引导管明视下引导气管插管。

(3) 其他插管用具：插管前一般要准备好导管芯、牙垫、插管钳、衔接管、听诊器、吸痰管、空针、胶布，喷雾器等。

3. 插管前麻醉

(1) 全麻诱导：插管前用面罩间断正压给 100% 氧 1 ～ 2 分钟，静脉推注全麻药和肌松药，1 ～ 3 分钟即可完成气管插管。静脉麻醉药多选用异丙酚、依托咪酯、氯胺酮、硫喷妥钠等；肌松药多选用阿曲库铵、维库溴铵或琥珀胆碱。

(2) 局部麻醉：清醒插管时均应施行局部麻醉，多用于困难插管、气道梗阻、有反流误吸倾向的患者，需要保持清醒状态或自主呼吸，利于盲探插入。临床上多联合采用表面麻醉、喉上神经阻滞和气管内给药法。同时，可应用适当的辅助药，以有助于清醒插管的顺利进行。常用依诺伐 (氟哌利多 5 mg、芬太尼 0.1 mg)2 ～ 4 mL，分 2 ～ 3 次静脉注射，使患者达到镇静、镇痛和恶心敏感度降低的状态。

二、气管内插管术

气管内插管是通过口腔或鼻孔经喉把特制的气管导管插入气管内。按插管时是否显露声门可分为明视和盲探插管法。

1. 适应证、禁忌证和优缺点

(1) 适应证：气管插管适用于全身麻醉、呼吸困难的治疗和心肺脑复苏等。

(2) 禁忌证：喉水肿、急性喉炎、喉头黏膜下血肿，插管创伤可致严重出血，除非急救，禁忌气管内插管。

并存出血性血液病(如血友病、血小板减少性紫癜等)插管创伤易诱发喉头、声门及气管黏膜下出血或血肿，继发呼吸道急性阻塞；主动脉瘤压迫气管者，插管可能导致动脉瘤破裂，均要列为相对禁忌证。确实需要做插管，动作须熟练、轻巧，避免意外创伤。

(3) 优缺点：气管内插管的优点有：①保证呼吸道通畅，防止误吸；②减少气道无效腔，保证通气，麻醉安全性提高；③便于控制自主呼吸动作，稳定手术野，利于精细的手术操作；④降低呼吸阻力，减少呼吸做功；⑤头部手术时便于远距离控制麻醉和通气。

气管内插管的缺点多与机械性因素或技术操作不正确或不熟练相关，并非插管引起。

2. 明视经口气管内插管法

本法是麻醉医师必须熟练掌握的一项基本技能，要求做到安全、确切、迅速和无损伤。具体步骤如下(以全麻时为例)。

(1) 面罩通气：在给予麻醉药和肌松药的同时，面罩下纯氧通气 2 ～ 3 分钟，增加体内氧含量，排出肺内的氮气。

(2) 插管时的头位：插管前安置一定的头位，使口、咽、喉三轴线重叠成一条直线，即切牙至声门径路成直线。现在多采用修正式喉镜头位：软枕头位垫高 10 cm，肩部贴手术台面，麻醉者右手推患者前额，使头部在寰枕关节处极度后伸，同时张口少许。

(3) 喉镜置入：右手拇、示、中指提起下颌并启口，并拨开下唇；左手持喉镜自患者口角右侧置入口腔，将舌体推向左侧，使喉镜片移至正中，如使用弯型喉镜显露声门，必须掌握循序渐进、逐步深入的原则，以看清楚下列三个解剖标志为准则：①第一标志：悬雍垂；②第二标志：会厌的游离边缘；③第三标志：杓状软骨突间隙。看到第三标志后，上提喉镜，即可看到声门裂隙；若一时仍看不到第三标志或声门，可请助手在喉结部位向下作适当按压，往往有助于看到第三标志及声门。如使用直喉镜片应使其顶端越过会厌的喉侧面，沿镜柄纵轴上提喉镜显露声门。

(4) 导管插入气管：显露声门后，右手以握毛笔式持导管，斜口端对准声门裂，轻柔的插入气管内。导管插入气管内的长度，成人为 5 cm，小儿为 2 ～ 3 cm。如使用导管芯，在导管斜口端进入声门 1 cm 时，要及时抽出。

导管插入气管后，应立即塞入牙垫，退出喉镜，将导管与牙垫一起固定，并加深麻醉。如有呛咳和屏气，应将牙垫、导管和颏部一并握住以防脱出，同时加深麻醉。

(5) 注意事项：①显露声门是插管成功的关键，必须根据解剖标志循序推进喉镜片，防止过深或过浅；②使用喉镜时应正确掌握其着力点，着力点应在喉镜片的前端，并用“上提”喉镜的力量来达到显露声门的目的，切忌以上门设作为喉镜片的着力点，用“撬”的力量去显露声门，否则极易造成门齿脱落损伤；③导管插入应轻柔，最好采用旋转推进的手法，禁用暴力；如遇阻挡，可更换小一号导管，切忌勉强硬插；④插管完成后，要立即核对导管的深度和判断导管是否在气管内。

3. 明视经鼻腔气管内插管法

本法与明视经口气管内插管法有以下几点不同。

(1) 插管前先用液体石蜡油滴入口腔，导管外涂抹润滑油。清醒插入者，除施行咽喉气管内表面麻醉外，还需用 1% 丁卡因喷雾口腔黏膜。

(2) 掌握导管插入鼻腔的正确方向：将导管与面部作垂直的方向，沿鼻道经鼻底部，出鼻后孔，至咽喉腔。切忌将导管指向头顶方向插入，否则不仅导管无法深入，且极易引起鼻出血。导管插入鼻腔过程中若遇到阻力，禁忌用力推进，否则极易引起出血。

(3) 当导管插入的深度相当于鼻翼至耳垂的距离时，表示导管前端已越过鼻后孔至咽喉腔。此时术者左手持喉镜显露声门，右手推进导管，在明视下插过声门入气管。如有困难，可借助插管钳夹持导管前端送入声门。

(4) 经好插管成功后，可能出现导管曲折不通畅的现象，梗阻部位大多在导管经鼻后孔处。为预防计，对导管的质量需事先做严格挑选，用坚韧有弹性、不易折屈的导管 (如钢丝管)。

4. 盲探经鼻腔插管法

(1) 本法适用于启口困难或喉镜无法全部置入口腔的患者

其基本方法与经鼻明视插管法者相同。

(2) 导管插过鼻后孔后，需依靠倾听导管内呼吸气流声音，来判断导管口与声门之间的距离。导管口正对声门时，呼吸气流声音越响；反之，越偏离声门，声音越轻或全无。此时术者一边用左手调整头位，用右手调整导管口的位置，一边倾听气流声响。当调整至导管气流声最强的部位时，继续推进，即可将导管插入声门。

(3) 如果导管前进受阻，呼吸气流声中断，为导管滑入一侧梨状窝，或误入食管所致。此时可在颈前区皮下触到导管的前端。应稍退出导管，调整导管的位置和头位后再重新试插。必须根据呼吸声响的强弱进行探插，不应盲目从事。此外，经左鼻孔插管时，头部宜向右侧偏斜；经右鼻孔插管时，头部宜向左侧偏斜。

5. 盲探经口腔插管法

其基本方法与经鼻腔管探插管法者相同。

(1) 事先利用导管芯将气管导管弯成鱼钩样的弯度，以利于管口接近声门。

(2) 利用呼吸气流声响做插管的引导，也可利用术者左手示指经患者右口角探触会厌游离缘的位置，以做插管的引导。

三、支气管内插管

支气管内插管的目的在于将病肺与健肺分隔开，防止病变或分泌物经支气管播散或发生急性呼吸进阻塞意外。目前有两种方法：①单腔导管健侧支气管内插管 (简称单腔插管)；②双腔导管支气管内插管。以②法最为通用。

1. 单腔支气管内插管

利用较细的特制导管，插入健侧支气管内进行麻醉和气体交换，称为单腔支气管内插管麻醉。插管后患肺仅有血流而无通气，加重肺动静脉血分流，一般仅在不具备双腔插管的条件时才采用。

单腔插管主要适用于全肺切除术的麻醉，尤其对脓痰血分泌物多的患者更为适宜；不宜用于肺叶切除术的麻醉。

(1) 麻醉前准备：患者的准备和麻药的准备：同气管内插管。器械的准备：基本同气管内插管。单腔支气管导管一般自制，具体规格为：导管长度为 32 ～ 36 cm，管径为 F26 ～ 30，导管的质量要求有一定的韧性和弹性，而且要有一定的弯度。导管前端套璲长度不应超过、且要紧挨导管的斜口。左支气管导管的斜口，与一般气管内导管相同。右支气管导管斜口的顶端应改成舌状，其目的是预防右肺上叶开口被阻塞。

(2) 操作方法：单腔支气管插管的插管途径和操作方法，基本同经口气管内插管法，不同之处如下：①插管前必须用听诊器听两侧肺的呼吸音，右侧插管者重点听两肺锁骨下区的呼吸音，以作为插管后的对照；②一般以清醒插管法较为妥当。在气管内注入 1% 丁卡因之前，应先将手术床头升高 15°，并向健侧偏斜 20°，然后再缓缓注入丁卡因，这样可使健侧支气管的表麻更趋完善；③导管插过声门后，用旋转导管的方式，使其斜口转向健侧，并使患者头部尽量转向患侧，这样导管即可较容易进入健侧总支气管，直至遇阻力时为止；④插管后用听诊器细听两侧呼吸音，证实健侧呼吸音与插管前相同，而患侧呼吸音减弱或消失，插管即告成功。如系右侧总支气管插管，右肺上叶呼吸音减弱或消失，表示导管插入较深，已将右肺上叶开口堵塞所致，应稍向外拔导管，直至上叶呼吸音恢复为止；⑤摆好手术体位后，应重复上述听诊检查，以确定导管的位置是否正确，然后进行麻醉诱导；⑥麻醉诱导后可利用体位引流方法；使患侧肺内的大量分泌物或脓液沿导管外壁流至咽喉腔而被吸除。这样可保证健肺不受播散；⑦当肺已切除，支气管残端已缝合完毕，可一边吸引、一边将支气管导管退至气管内，以减轻支气管隆突部的刺激。

2. 双腔导管支气管内插管法

应用专门的支气管双腔导管插入支气管内，使左右支气管的通气暂时隔离，这样既可任意通过一侧或双侧管腔吸入麻醉气体，也可随时吸出其中的分泌物。也可仅用健侧管腔施行麻醉和伞肺通气，而将患侧管腔敞开于大气中，以引流患肺的分泌物。本法为目前最常用的支气管内麻醉法。

(1) 适应证：①主要适用于肺脏手术。凡肺化脓症、支气管扩张、肺大泡症、肺结核等，每日痰量超过 50 mL 以上者，均应选用本法，有防止呼吸道阻塞及防止感染物质向健侧播散的优点；②适用于支气管胸膜瘘、气管食管瘘手术及外伤性支气管断裂或支气管成形术时，不致因氧和麻醉气体自瘘孔逸出而无法加深麻醉；③适用于食管肿瘤切除、食管裂孔疝修补术、胸主动脉瘤切除术、主动脉缩窄修复术、动脉导管未闭关闭术等；④适用于肺结核、支气管扩张等大量咯血的患者施行急症手术，可保证呼吸道通畅。利用双腔导管又可鉴别出血来自肺支气管的那一侧。麻醉应力求平顺，尽可能缩短诱导时间，采用快速诱导法较好，以期尽早控制呼吸道。

(2) 麻醉前准备：①患者的准备和麻药的准备：同气管内插管麻醉；②器械的准备：基本同气管内插管麻醉，需准备 F33、35、37、39 左侧和右侧双腔支气管导管。其外径较粗，但内径较细，因此气流阻力较大。F39 管的内径相当于 F30 单腔导管。F37 管的内径相当于 F28 单腔导管。麻醉期间为了克服导管较细的阻力，必须同时施行辅助或控制呼吸。一般成年男性用 F39；成年女性用 F37；体格矮小者可用 F35；儿童不宜应用。

(3) 操作方法

双腔支气管插管麻醉的方法基本与气管内或单腔支气管内麻醉者相同，但尚有以下区别：①清醒插管法：采用左侧双腔支气管插管者，在气管内注入 1% 丁卡因之前，应将手术床头升高 15°，并向左侧偏斜 20°（即右侧在上方），目的是使丁卡因较多地进入左总支气管。

若采用右侧双腔支气管插管者，注药前的体位相反；②快速诱导插管法：琥珀胆碱的用量宜稍大(成人 80 ～ 100 mg)，以使插管操作有较好的工作条件；③插管前应将导管的前端涂无菌凡士林。插管时患者头部尽量后仰，然后将导管的左分支管的开口向上(即指向天花板)，明视下插入气管内。当导管前端进入声门后，立即将导管继续推进，在推进过程中依逆时钟方向旋转导管 180°，使舌状小瓣由原来指向地面转向天花板。其目的是使舌状小瓣由此旋转并推进的动作而通过；④插管成功后，给气管和支气管套囊充气，予以正压通气，如果双腔管的位置正确，则双肺呼吸音正常；夹闭一侧导管后，同侧呼吸音消失，对侧呼吸音正常；胸廓的运动与呼吸音保持一致；通气侧肺的顺应性正常；没有漏气；在每个呼吸周期均能观察到气管导管内壁水蒸气的出现和消失。摆好手术体位后还需用听诊器测听呼吸音，因此证实导管位置的正确。

四、拔管术

手术结束后，只有在患者已恢复正常呼吸交换量，并且咳嗽、吞咽反射活跃后，方可允许将气管导管拔出。拔管前应先彻底清除口、咽喉、导管及气管内存留的分泌物。拔管前应先将吸引管前端越出导管的斜口端，一边做气管内吸引，一边随同气管缓慢拔出(5秒钟左右)，这样可将存留在气管与导管外壁缝隙中的痰液一并吸出。同时，拔管后应继续吸尽口腔内的分泌物。

拔管前对下列情况，应做个别考虑：

(1) 麻醉仍深，咳嗽、吞咽反射尚未恢复者，不应拔管。应首先适当减浅麻醉，直至咽喉气管反射恢复后再拔管。

(2) 饱食患者应等待完全清醒后，再在采取侧卧头低位的条件下，慎重拔管，以防止呕吐误吸意外。

(3) 颌面、口腔等手术后，如果存在张口障碍，应等待患者完全清醒后再予拔管。

(4) 颈部甲状腺手术有喉返神经损伤或气管萎陷可能者，拔管后有重新插管的可能，应做好思想准备。具体方法有：①拔管前先置入喉镜：在明视下将导管慢慢退出声门，一旦出现呼吸困难，可立即重新插入导管；②拔管前先在气管导管内插入一根细的引导管至气管内，然后仅拔出气管导管至声门外，如果出现呼吸困难，可顺引导管再重新插管。

(5) 拔管时如果麻醉过浅，偶尔可遇到因喉痉挛而将气管导管夹住，不能顺利拔出的情况，此时不应勉强拔管，应在充分供氧的基础上等待喉松弛后再予拔管。

五、气管、支气管内插管的并发症

随着插管操作日益熟练，插管用具不断改进及肌松药的应用，气管插管的并发症也显著减少。但即使有着丰富经验的麻醉医师，在常规气管插管操作下也会引起气道损伤。根据发生时间不同，气管插管的并发症分为气管插管即刻并发症、气管导管留置期间的并发症、拔管和拔管后并发症。

1. 气管插管即刻并发症

(1) 牙齿及口腔软组织损伤：多为操作粗暴所引起，应全力避免。喉镜可以引起所有接触部位软组织的损伤，通常是口唇和牙龈。这种损伤最容易发生在困难插管和为了加快插管而忽视插管要点的情况下。如喉镜置入不当，误将下唇或唇尖挤在喉镜片和下切牙之间，造成下唇或舌尖损伤、血肿；喉镜置入过猛过深，可能损伤咽后硬黏膜引起出血，偶尔可挑破梨状窝发生颈部皮下气肿；如上提喉镜不当，将上切牙作为支点，用力向后下压，或存在牙齿或牙周疾病，可能会损伤牙齿。如果牙齿脱落，一定要找到牙齿。如果是整个牙齿脱落，则要保护好牙根，必要时请口腔科医师会诊或将牙齿浸泡在盐水或牛奶中保存。如果不能找到折断的或整个的牙齿，就要做胸腹部的 X 线检查寻找牙齿。

有些并发症是经热气管插管所特有的。即使应用了血管收缩剂、导管润滑剂和精细的操作，也可能发生出血。血液流入咽部，可能会使后期的经口插管困难。经鼻气管插管可能损伤鼻腔和鼻咽部的黏膜，以及形成假性通道。气管和食管的损伤可以引起严重的并发症，分别是气胸和感染。

(2) 高血压和心律失常：在置入喉镜、气管插管或套囊充气时，均可能引起一过性血压增高。尤以进入喉镜挑起会厌时显著，同时常伴有窦性心动过速，偶尔出现室性心动过速，主要为交感神经反应。儿童则可能发生心动过缓，这时首先要考虑是否存在缺氧。原有高血压患者，升压反应更加显著；冠状动脉粥样硬化患者多因此使心肌耗氧量剧增，造成心肌缺血。

咽喉部及会厌追加表面麻醉可减轻此反应，加深吸入麻醉或用大剂量芬太尼麻醉也可减少此反应，但纠正这些心血管反应时不能矫枉过正，以免产生更严重的后果。5 ～ 6 μg/kg 的芬太尼能抑制插管引起的心血管反应。阿芬太尼也可应用，而且起效快。喉镜暴露和插管过程中或随后立即出现的心律失常，通常可通过改善通气和加深麻醉来治疗。

(3) 颅内压升高：置入喉镜及气管插管操作即可引起颅内压升高，对正常颅内压的患者影响不大。但在颅内有占位病变的患者，颅内压本已很高，插管操作引起的颅内压进一步增高，可诱发脑疝；对有眼部开放伤、颅内压增高和颅内血管有病变的患者要特别注意。建议静脉注射利多卡因，并中等程度过度通气，有助于预防颅内压升高。

(4) 气管导管误入食管：气管导管滑入食管通常不难及时发现，也不致引起窒息意外。但临床上确有误插入食管未能及时发现，甚至出现窒息死亡的病例，主要还是警惕不够。除了直接看到导管通过声门、纤维支气管镜定位和监测 $p_{ET}CO_2$ 之外，其他临床的常用定位方法都不可靠，包括听诊双肺呼吸音和观察胸廓运动、压迫胸廓时导管内有气体呼出、导管内水蒸气凝结等。

(5) 误吸：指胃内容物反流进入咽喉腔及气管内。饱胃患者和预先没有估计有困难气道的患者，发生误吸的风险增加。快速诱导和清醒插管是防止患者误吸的方法。当导管放置正确，并且套管膨胀对，仍有发生误吸的可能，但概率很低。

2. 留置气管导管期间并发症

全身麻醉下气管导管容易保持气道通畅，只有在极个别情况下出现导管梗阻、脱出等并发症。

(1) 气管导管梗阻：常见导管斜口被阻塞。肿物压迫气管、气管周围病变的牵引或脊柱严重弯讪畸形等原因，可使气管变形和移位，造成气管壁阻塞导管斜口；套囊壁薄厚不均，充气后畸形膨胀可阻塞斜口或将斜口压向气管壁。此外，导管内附着黏痰、血块等异物，均可造成导管梗阻。一旦出现完全或不全梗阻，必须立即寻找原因，迅速处理。可用吸痰管插入试探梗阻部位或套囊放气、移动导管等措施纠正。

(2) 导管脱出：多因术中管理不当所致。如导管固定不牢或插入过浅、变动俯卧位或头位过度后仰或前屈、呛咳动作等均可能使导管脱出声门外。特别在小儿更为多见，必须妥善固定导管及抑制呛咳等。

(3) 导管误入单侧支气管：气管导管插入过深，或移动导管误入一侧支气管，特别在小儿更易发生，一般多进入右主支气管。有怀疑时应迅速做出诊断，及时将导管退至气管内。

(4) 呛咳动作：麻醉过浅、未用肌松药进行气管插管，常出现剧烈的变相的“咳嗽”，称为“呛咳动作”。既增加耗氧量又妨碍通气，易产生低钙血症、颅内压及血压增高和缝合创口撕裂。杓状软骨的用力内收，可夹闭导管引起喉创伤或使导管脱出。足量的肌松药或静脉注射利多卡因 50 mg 均可防治呛咳动作。

(5) 气道痉挛：气管插管可以引发支气管痉挛，这是由于麻醉状态下气道受到导管的刺激，发生了反射性的支气管痉挛。浅麻醉的患者气道反应性高，更容易发生支气管痉挛。可通过预先给予抗胆碱药、胆固醉、阿片类药物减轻支气管痉挛。插管后加深麻醉并辅以静脉或吸入β受体激动剂有助于治疗支气管痉挛。

(6) 吸痰操作不当：如导管内无分泌物，不宜常规用吸痰管吸痰，以免逆行感染。若术中痰量过多或肺切除血液流入气管内，必须及时多次吸引。但切忌持续吸痰时间过长，以免引起低氧血症，导致心动过级甚至心脏停搏。新生儿吸痰时间过久，负压过大可发生肺萎陷及上腔静脉、主肺动脉及心脏横径增大，增加静脉回流，使缺氧心脏增加负担，有发生突然死亡的危险，应引起高度警惕。

3. 拔管和拔管后并发症

(1) 喉痉挛：在浅麻醉下拔管时偶尔并发喉痉挛而“挟住”导管，使拔管困难。应加深麻醉，充分给氧后拔管，个别患者需要肌松药协助拔管。也有在拔管后出现喉痉挛致窒息，应立即用双手托起下颌，密闭面罩加压给氧，多能自行缓解。

(2) 拔管后误吸或异物阻塞：饱食或肠梗阻患者，拔管时易发生呕吐导致误吸，应待患者完全清醒后拔管。如拔管前有呕吐，应待患者将呕吐物吐尽及治除口咽呕吐物后，放开套囊拔管，必要时可在俯卧位或侧卧位下拔管。此外，口腔颌面手术，遗留在咽喉部的血块或纱布条等，如术终未清除干净，拔管后能阻塞声门。

(3) 拔管后气管萎陷：颈部肿瘤或胸骨后甲状腺肿压迫气管过久，容易引起气管软化。切除肿瘤后气管失去周围组织的支撑，拔管后吸气时即可产生气管塌陷，出现完全窒息的意外。所以拔管时应预置引导管，以便拔管后出现窒息时重新引导插管或气管造口。

(4) 咽喉痛：可能发生在咽、喉或气管，即使没有气管插管也可能发生。如果套囊较长，与气管壁的接触面积大，咽喉痛的发生率增高。咽喉痛也和套囊内的压力有关。女性咽喉痛的发生率较高，这和气管导管直径与咽部直径的比例有关。咽喉痛多能在 72 小时内缓解。

(5) 声带麻痹：可能是由于手术损伤喉返神经或导管套囊压迫引起。主要症状为声音嘶哑及说话困难，间接喉镜可确诊声带麻痹。一般 7 ～ 8 周多可恢复声带功能或为对侧声带所代偿。

(6) 杓状软骨脱位：多为喉镜片置入过深直达环状软骨后上提喉镜所致，拔管后声嘶或不能出声，持久不愈。如确诊应及早行脱臼整复，也可行环杓关节固定术。

(7) 喉水肿或声门下水肿：由于儿童的气道细，所以是儿童最常见的气管插管并发症。引起喉水肿的原因包括：导管型号过大、喉镜和插管引起的损伤、在插管和手术过程中颈部活动过多、导管存留期间剧烈的咳嗽、正存在的或近期的上呼吸道感染。如果怀疑拔管后可能出现水肿，可在拔管前预防性使用类固醇药物。采取保暖、吸入湿化氧、雾化吸入肾上腺素、静脉注射地塞米松 (0.5 mg/kg，最高 10 mg) 等治疗。如果梗阻严重并持续存在，应考虑再次插管。

(B) 上颌窦炎：多发生在经鼻插管后。

(9) 其他：如肺感染；声带溃疡或肉芽肿，会导致持续存在的声嘶。喉或气管狭窄是更严IE 的并发症，很少出现于短期气管插管的围术期。

六、非气管导管性通气道

1. 面罩通气

(1) 橡胶或塑料麻醉面罩常用于非插管患者通气。面罩在成人中最常用的是解剖学面罩，分为小、中、大三种型号；儿童面罩分为新生儿、婴儿和儿童三种型号。面罩通气时，手指应置于骨性表面，置于软组织上会导致清醒患者有不适感。通气时拇指和示指向下用力扣紧面罩，其余三指将下颌托起，防止舌后坠引起的上呼吸道梗阻。必要时，可用双手用力将下颌骨上抬，此时需要助手挤压呼吸罩通气；若无助手，应使用麻醉机进行正压通气。需注意的是，面罩通气不能提供稳定的通气，还可能导致误吸及眼部损伤等并发症。

(2) 当托起下颌不能完全解除舌后坠时，可放置口咽通气道或鼻咽通气道防止舌根紧贴咽喉壁。

1) 口咽通气道作为一种常规的通气工具，适用于紧急或非紧急状态下舌后坠引起的呼吸进梗阻患者。口咽通气道长度为 3.5 ～ 11 cm，有适于新生儿到成人的各种型号。操作时，先将口咽通气道的弯曲面朝向腭部反向插入患者口中，当管道前端接近咽后壁时，将气道旋转 180°，并继续插入直至遇到阻力。咽喉创伤、出血、炎症、肿瘤或解剖畸形的患者禁忌使用。浅麻醉下置口咽通气道，容易引发咳嗽、呕吐、喉痉挛甚至支气管痉挛。长时间使用时，可因压迫黏膜引起严重的舌水肿。当放置位置不当时，有可能加重呼吸道梗阻。

2) 软性的鼻咽通气道很少引起气道刺激，可在浅麻醉时使用。鼻咽通气道的长度应等于鼻尖到外耳道的距离。插管前应使用血管收缩药如麻黄碱滴鼻扩大鼻腔，清醒患者应使用利多卡因进行表面麻醉。插入时应将鼻咽通气道垂直患者面部。当患者有凝血功能异常、颅底骨折及鼻腔感染或发育异常时禁忌使用。

2. 喉罩

喉罩通气道简称喉罩，是安置于喉咽腔，用气囊封闭食管和喉咽腔，经喉腔通气的人工呼吸道。20 世纪 80 年代初由英国的麻醉学家 Brain 发明，随后迅速在临床普及应用。喉罩既可选择性地用于麻醉，也可用于急症困难气道。喉罩的临床应应用给麻醉管理带来了新的选择和思路。近年来，某些国家和地区在全麻中使用喉罩的比例已经大于气管插管，而且喉罩的应用使困难插管的比例下降。

(1) 喉罩的结构和引导器：喉罩由通气导管和通气罩组成，通气导管类似气管导管，用硅胶制成；通气罩呈椭圆型隆起，周边围绕气囊，通气罩近端与注气管相连，注气管向内注入气体使之膨胀，在通气导管和通气罩的接合部，有 2 条垂直栅栏，使其形成数条纵形裂隙，可防止会厌阻塞管腔。使用时根据患者年龄、体重选用不同的型号。目前喉罩有 7 种型号，分别用于新生儿、婴儿、儿童和成人。成年女性常用 3 号 (30 ～ 50 kg) 或 4 号 (50 ～ 70 kg)，男性常常用 4 号或 5 号 (70 ～ 100 kg)。喉罩分普通型、加强型和可插管型。可插管喉罩的号码决定于气管导管的粗细。3 号和 4 号喉罩允许内径 6.0 mm 的气道导管通过，5 号喉罩允许内径 7.0 mm 的气管导管通过。

引导器是一条有韧性的 2 mm 宽不锈钢条，其一端呈调羹状，在另一端有一 2 ～ 3 mm 孔，孔远端形成一纺锤形边缘，以便上提会厌时减少损伤。将引导器置于通气导管使导管弯曲，远端置于喉罩的凹陷处，退出引导器后会厌自动上提，避免插入喉罩时将会厌下推引起气道梗阻。

(2) 使用方法：首先应选择适当尺寸和类型的喉罩。如麻醉中需维持自主呼吸，选用普通型喉罩；如控制呼吸，选加强型喉罩为宜；辅助气管插管则选择插管型喉罩。放置前润滑喉罩的竹而，将气囊完全放空，左手从后面推患者的枕部，使颈伸展头后仰，右手示指和拇指握持啦罩，通气罩的开口面向患者颏部，紧贴上切牙的内面将喉罩的前端置入口腔内，随后向上用力将喉罩紧贴硬腭推送入口腔，用示指放在通气导管与通气罩结合处向里推送喉罩，尽可能用示指将喉罩推送至下咽部。在置入的过程中可轻轻地上下来回滑动几次，以便在插入过程中维持喉罩的自然形态。向下插入遇到阻力时，提示套囊的前端已达上段食管括约肌，然后给套囊适量充气并与麻醉机连接。评估通气的满意程度，调整后固定。此外，也可借助喉镜将患者舌上抬，使口腔空间增大，右手持喉罩沿舌正中插入喉部。喉罩的充气囊可按 (喉罩号码)×5(ml) 计算。过低容易漏气，过高易致咽喉痛。

(3) 优点及适应证：喉罩的置入不需颈部活动，不需肌松药和喉镜，易学易操作，操作迅速。对患者刺激小，插管反应轻，在恢复期患者易耐受，适合于高血压、冠心病等患者。喉罩无气管内插管时误入食管或主支气管的问题，几乎没有术后喉痛和咳嗽，导致喉部损伤的可能性很小，能避免术后喉部水肿的发生。在某些情况下，可置入喉罩建立紧急气道，如侧卧位或俯卧位时。当椎管内麻醉的阻滞效果不佳而需要联合浅全麻时，喉罩是一个理想的工具。同时，喉罩可以为气管插管困难的患者建立气道，并可提供一个通道，加速纤维光导喉镜和经口盲探插管的完成。更重要的是，当同时出现面罩通气和气管插管困难时，喉罩几乎成为一种最主要的气道支持设备，是一种救命的通气措施

(4) 缺点及禁忌证：由于喉罩没有插入气管，其套囊的密封性不如气管内导管的可靠性强，因而有误吸的可能，对误吸风险较大的人群，喉罩是禁忌的，但对于没有误吸危险因素的患者，通常是安全的。同样的原因使喉罩在通气时不耐气道高压，当气道峰压过大时易致胃胀气，更适于自主通气的患者。

由于需要有足够的麻醉深度，所以喉罩通常不适用于急诊室内有意识的患者。麻醉过浅可导致喉痉挛，对有声门上部或下咽部的损伤、重度肥大的扁桃体，以及明显的喉或气管的偏移患者也不宜选用。

3. 食管 - 气管联合导管

食管 - 气管联合导管简称联合导管，是一种双腔、双囊导管，由维也纳 Frass 设计，并于 1987 年首次报道，此后在欧洲和美国应用于临床。是美国 FDA 在 1988 年批准使用的急症气道处理用具。适于需要快速建立气道的患者，尤其是在喉镜暴露不佳插管困难的情况下，在院前急救、心肺复苏及困难插管时比喉罩能更迅速有效地开放呼吸道，并且减少管内容物误吸等

致命性并发症发生。因此，被ASA推荐为在插管和通气发生困难的紧急情况下选用的方法之一。

适应证、优点及禁忌证：联合导管适于紧急或非紧急状态、正常或困难呼吸道的经口通气或插管患者。联合导管在急救、复苏和困难气管插管时有许多优点：①可以快速、有效地开放呼吸道，不论是导管插入食管还是气管都能进行有效通气；②操作简单，不需借助喉镜；③在不活动头颈的情况下可成功置入联合导管，对颈椎损伤的患者尤为适用；④置入时不受患者体位的限制；⑤咽喉部套囊充气后可 固定导管以免脱出，在患者转运途中安全、方便；⑥ ETC 食管段较短，对食管无损伤；⑦导管位于食管位时，气管内无异物刺激，黏膜血液供应也不受影响。

该导管只有 41 F(13.5 mm 外径) 和 37 F(12 mm 外径) 两种尺寸，不适合于儿童。同时对也有食管上段病变、上呼吸道肿瘤，尤其是阻塞性肿瘤、需反复频繁气管内吸引、喉部以及气管狭窄的患者应当避免使用或慎用。此外，喉痉挛、喉部或气管内异物会妨碍置入食管内导管的通气效果。若病例选择不当或操作粗暴有可能发生皮下气肿、纵隔气肿和气腹等并发症。

第六章 麻醉手术期间液体治疗

第一节 酸碱平衡紊乱的处理

正常状态下，机体有一套调节酸碱平衡的机制。疾病过程中，尽管有酸碱物质的增减变化，一般不易发生酸碱平衡紊乱，只有在严重情况下，机体内产生或丢失的酸碱过多而超过机体调节能力，或机体对酸碱调节机制出现障碍时，进而导致酸碱平衡失调。尽管机体对酸碱负荷有很大的缓冲能力和有效的调节功能，但很多因素可以引起酸碱负荷过度或调节机制障碍导致体液酸碱度稳定性破坏，这种稳定性破坏称为酸碱平衡紊乱。

一、单纯性酸碱紊乱

(一) 代谢性酸中毒

代谢性酸中毒在临床外科危重患者中最常见，为原发性血浆 HCO_3^- 减少。

1. 原因

(1) 血清钾明显减少：碳酸酐酶抑制剂 (乙酰唑胺)，胃肠道 HCO_3^- 丢失 (呕吐、肠瘘)。

(2) 血清钾正常或偏高：输入盐酸、盐酸精氨酸、氯化铵和水杨酸盐等，肾小管酸、尿路梗阻等，高 AG(＞ 12 mmol/L) 时。

(3) 内源性酸产生：糖尿病酮症酸中毒 (饥饿、酒精中毒、传染病高热等)。

(4) 外源性酸进入：乙烯中毒、乳酸中毒、酸排出减少 (肾衰)。

2. 临床表现

呼吸深快，呈 Kussmaul 呼吸，恶心呕吐、面色潮红、嗜睡甚至昏迷。症状在全麻状态下均被掩盖。实验检查：① pH 值＜ 7.35；② BE ＜ -3；③ $PaCO_2$ 代偿性降低；④ BB、SB、AB 降低；⑤ AG 正常或增加；⑥常有电解质异常。

3. 治疗方法

(1) 治疗原发病，纠正脱水和电解质紊乱。

(2) 应用碱性药，轻度时补充适量葡萄糖及生理盐水，可随纠正脱水而好转。严重者急用 5% 碳酸氢钠 100 ～ 250 mL，或 2 ～ 4 mL/kg 静脉注射或输注；也可用 11.2% 乳酸钠 100 ～ 150 mL 或 1 ～ 4 mL/kg；或 3.6% THAM 50 ～ 150 mL 或 2 ～ 3 mL/kg 输注，等血气分析结果再计算用量。补碱量 =(正常补 BE 值 - 实测 BE 值)X 体重 (kg)×0.3。

(3) 补钾，酸中毒纠正后，钾移至细胞内，血钾降低，根据监测血钾结果，需要时应补充。

(二) 代谢性碱中毒

即原发性 HCO_3^- 升高。

1. 原因

①胃酸丢失过多，持续呕吐、胃肠减压等；②大量利尿药应用；③慢性高碳酸血症的缓解；④先天性腹泻；⑤库欣综合征；⑥严重低血钾，常伴胃酸丢失；⑦醛固酮增多。

2. 临床表现

呼吸浅慢、面色发绀、神经兴奋性增强，如四肢麻木、抽搐。全麻状态下症状被掩盖。实验检查：① pH 值＞ 7.45；② BE ＞ 3，HCO_3^- ＞ 27 mmol/L；③ $PaCO_2$ 增高，AB、SB、BB 增高，AB ＞ SB；④常伴低钾、低氯和低钙血症。

3. 治疗方法

(1) 积极治疗病因。

(2) 轻度代谢性碱中毒可补充生理盐水加氯化钾。

(3) 纠正代谢性碱中毒时应注意电解质的补充。

(4) 重度代谢性碱中毒可经中心静脉缓慢补充盐酸 0.1 ～ 0.2 mmol/L。

(三) 呼吸性酸中毒原发性 $PaCO_2$ 升高。

1. 原因

(1) 呼吸中枢抑制如吗啡、哌替啶等麻醉性镇痛药、巴比妥类等效应。

(2) 呼吸运动受限如高位硬膜外阻滞、深全麻、浅全麻加肌松药等。

(3) 神经肌肉疾病如脊髓灰质炎。

(4) 气道阻塞如气道异物或肿瘤。

(5) 肺功能损害如 ARDS 中、晚期，严重肺感染，肺部纤维病变，严重哮喘，气道烧伤，胸部创伤，严重腹胀和肺源性心脏病等。

2. 临床表现

急性有窒息、缺氧症状。慢性有发绀、头痛、胸闷及慢性肺病症状。实验检查：① pH 值＜ 7.35；② $PaCO_2$ ＞ 6 kPa(45 mmHg)；③ AB ＞ SB，均代偿性增高；④血钾升高。

3. 治疗方法

(1) 治疗病因。

(2) 解除气道梗阻，改善肺通气和气体交换，促进 CO_2 排出。

(3) 不宜盲目补碱，如血 pH 值过低，给不产生 CO_2 的 THAM。

(4) 伴有缺氧时，吸氧浓度应＜ 40%。

(四) 呼吸性碱中毒原发性 $PaCO_2$ 降低。

1. 原因

过度通气包括疾病本身引起的过度通气，如失血性休克、癔症发作、呼吸窘迫综合征早期等，以及医源性过度机械通气、代谢性酸中毒纠正过快等。

2. 临床表现

呼吸深而快、胸闷、气急、头痛、四肢麻木、口周和四肢有针刺样异感。

实验检查：① pH ＞ 7.45；② $PaCO_2$ ＜ 4.67 kPa(35 mmHg)；③ AB ＜ SB，均代偿性下降。

3. 治疗方法

(1) 治疗病因。

(2) 神经系统、器质性心脏病可吸入含 5% CO_2 的氧气。

(3) 全麻或其他状态下机械通气时，可降低通气量。

(4) 抽搐者静脉注射钙剂。10% 葡萄糖酸钙 10 ～ 20 mL(静脉注射治疗手足搐搦症状)。

二、复合型酸碱紊乱

同时有两种或两种以上单纯型酸碱失衡存在，称为复合型酸碱紊乱。其确定原则是：①原发病因，某些病常有特定的酸碱紊乱，如气道梗阻缺氧致呼吸性酸中毒合并代谢性酸中毒；②原发性呼吸性酸碱紊乱，HCO_3^- 超过或低于代偿极限；原发性代谢性酸碱紊乱，$PaCO_2$ 超过或低于代偿极限，则有复合型酸碱紊乱存在；③酸碱平衡紊乱患者，如 $PaCO_2$ 与 HCO_3^- 是反向改变时，有复合型酸碱紊乱存在。

(一) 呼吸性碱中毒合并代谢性碱中毒

1. 原因

①严重创伤；②人工呼吸过度通气；③肝衰竭；④脓毒血症；⑤心力衰竭过度通气并用利尿药。

2. 临床表现

(1) pH 值明显升高。

(2) HCO_3^- 升高、AB < SB、$PaCO_2$ 降低。

(3) 易合并低钾、低镁血症。

3. 治疗方法

(1) 积极治疗病因。

(2) 纠正 pH 值，可用盐酸。

(3) 吸入 CO_2 或降低机械呼吸时的通气量，增加 $PaCO_2$。

(4) 纠正水、电解质紊乱。

(二) 代谢性酸中毒合并呼吸性酸中毒

1. 原因

①气道阻塞性病症；②严重支气管哮喘；③严重肺水肿，心跳呼吸停止。

2. 临床表现

(1)pH 值明显下降。

(2)AG 升高、HCO_3^- 下降、AB > SB、$PaCO_2$ 升高。

(3) 常有高血钾和高血氯。

3. 治疗方法

(1) 积极治疗原发病。

(2) 补碱纠正 pH 值的严重下降、改善通气。如不能改善通气，应慎用或禁用碳酸氢钠，而用 THAM。

(3) 纠正水、电解质紊乱，尤其纠正高钾。

(三) 代谢性酸中毒合并呼吸性碱中毒

1. 原因

(1) 染性休克。

(2) 麻醉中代谢性酸中毒同时过度机械通气。

(3) 糖尿病酸中毒。

(4) 肝衰竭合并肝肾综合征。

(5) 肝衰竭伴高热。

2. 临床表现

(1) pH 值可正常。

(2) HCO_3^-、$PaCO_2$、BE 降低或超过代偿的限度。

(3) AB 与 SB 比值不定。

3. 治疗方法

(1) 治疗病因。

(2) 纠正水、电解质紊乱，一般不必纠正 pH 值。

(3) 过度通气致呼吸性碱中毒，与交感兴奋或机械通气过度有关，可用镇静剂或减少机械通气量。

(4) 纠正低氧血症。

(四) 代谢性碱中毒合并呼吸性酸中毒

1. 原因

①麻醉手术中呼吸抑制加用碳酸氢钠；②慢性阻塞性肺疾病并用利尿药；③ CO_2 潴留纠正过快。

2. 临床表现

(1) pH 值可高、低或正常。

(2) HCO_3^- 降低超过代偿限度。

(3) AB 与 SB 比值不定。

(4) 低钾和低氯血症。

3. 治疗方法

(1) 治疗病因，改善通气，不用碳酸氢钠纠正呼吸性酸中毒。

(2) 慎用利尿药、肾上腺皮质激素。

(3) 纠正低血钾和低血氯，补充血容量，促进碳酸氢盐经尿排出。

(五) 代谢性酸中毒合并代谢性碱中毒

1. 原因

①代谢性酸中毒，伴反复呕吐或过量应用碳酸氢钠；②慢性肾衰竭伴呕吐；③腹泻伴呕吐。

2. 临床表现

(1) 高 AG 代谢性酸中毒 + 代谢性碱中毒。

(2) 正常 AG 代谢性酸中毒 + 代谢性碱中毒。

3. 治疗方法

(1) 病因治疗。

(2) 一般不用碱性或酸性药，避免出现新的酸碱紊乱。

第二节 水电解质紊乱的处理

水解质紊乱 (electrolyte disturbance)，通俗地讲就是身体里的离子 (如钠、钾等) 或高或低，不在正常范围值内的情况，标准名称为水和电解质紊乱。临床上常见的水与电解质代谢紊乱有高渗性脱水、低渗性脱水、等渗性脱水、水肿、水中毒、低钾血症和高钾血症。电解质紊乱是严重的腹泻，呕吐、不能进食。大量出汗，尿崩症，失血引起的。体内的水分过多的流失，电解质溶在水里，一起流失掉。就是电解质紊乱。还有一部分是长期服用某种药物引起的。因此，水电解质代谢紊乱的问题是医学科学中极为重要的问题之一，受到了医学科学工作者的普遍重视。

麻醉期间禁食，术前已存在有水、电解质失衡，术中的体液丢失及不同程度的失血，术中必须进行液体治疗，以维持正常的血容量、满意的细胞外液量、满意的心排出量、氧转运量，防止和纠正乳酸酸中毒，维持体液中电解质总量和浓度正常。

一、钾代谢紊乱

(一) 低钾血症

当血钾＜ 3.5 mmol/L 时为低钾血症。

1. 原因

(1) 摄取不足：长时间禁食或少食，消化道梗阻性疾病、昏迷等长时间不能进食，慢性消耗性疾病的晚期。

(2) 排出增加：肾脏失钾，排钾利尿药、糖尿病、甘露醇等引起渗透性利尿、盐皮质过多、缺镁、消化道失钾，呕吐、胃肠减压、腹泻、皮肤失钾，大量出汗。

(3) 钾向细胞内转移：胰岛素治疗、碱血症、甲状腺功能亢进性周期性麻痹；低温麻醉、某些麻醉药，如羟丁酸钠、硫喷妥钠和氟烷等。

2. 临床表现

(1) 心血管系统：心动过速、房性及室性期前收缩，甚至室速及室颤，ECG 为 ST 段下移、T 波低平、双向或倒置、出现 U 波。

(2) 神经肌肉系统：精神抑郁、嗜睡、表情淡漠、严重精神错乱、肌无力，甚至肌麻痹。

(3) 消化系统：肠蠕动减弱，甚至肠麻痹。

(4) 泌尿系统：缺钾性肾病和肾功能障碍、增加对 HCO_3^- 重吸收。

3. 治疗方法

(1) 治疗原发病。

(2) 补钾个体化，其原则为不宜过快、过急和过多，尿量＞ 500 mL/d 可予补钾。

(3) 血容量不足或循环衰竭，待补充血容量、尿量＞ 40 mL/h，再补钾。

(4) 轻度缺钾可经口服补钾，不能口服或严重缺钾者静脉补钾，3 ～ 5 g/d，严重及继续失钾可补到 12 ～ 15 g/d。

(5) 氯化钾稀释至 20 ～ 40 mmol/L(每克氯化钾含钾 13.4 mmol) 输注，或微量泵输注，速度＜ 20 mmol/h。对不易纠正或有缺镁因素的低钾，应同时补镁。

4. 麻醉管理

(1) 加强术中血钾监测。

(2) 避免进一步降低血钾的因素。如术中输入过多不含钾液体，葡萄糖使钾向细胞内转移；碱血症使钾向细胞内转移，羟丁酸钠、硫喷妥钠、氯丙嗪类、氯胺酮和咪达唑仑等麻醉药也可使血钾降低；脱水利尿药使钾排出增加。

(3) 根据术中血钾监测结果，继续静脉补钾，氯化钾 1 ～ 2 g 加入 500 mL 液体内输注，或微量泵输注，一般输注 10% 氯化钾，10 ～ 20 mL/h。

(4) 低血钾对麻醉用药有影响。低钾使非去极化肌松药作用增强；氟烷麻醉时低钾易引起心律失常；低钾使洋地黄类药物毒性增强；低钾使全身麻醉药作用增强。

(二) 高钾血症

当血钾＞ 5.5 mmol/L 时为高钾血症。

1. 原因

(1) 摄入过多：多为静脉输钾太快、大量输入库血或含钾药物。

(2) 肾排钾减少：急性肾衰竭少尿或无尿期、慢性肾衰竭期；休克、腹水、出血等引起肾小球滤过减少；盐皮质激素减少；保钾利尿药的使用；非甾体类镇痛药、抗生素、血管紧张素转化酶抑制剂和大剂量肝素的应用。

(3) 细胞内钾转移至细胞外：严重创伤、烧伤、挤压伤、破伤风抽搐、癫痫持续状态、胰岛素缺乏、高血糖、洋地黄中毒等病情时。

(4) 医源性高血钾：抽血与检验中不当操作引起。

2. 临床表现

(1) 心血管系统: 心跳缓慢和心律不齐，严重者出现室颤和心跳停止、ECG 随血钾逐渐升高，表现为对称性高尖 T 波、Q-T 间期缩短、P 波降低至消失、P-R 间期延长、QRS 变宽、R 波降低、S 波加深与 T 波相连融合。

(2) 神经肌肉系统：早期肢体感觉异常、麻木、肌肉酸痛，当血钾＞ 8 mmol/L，出现肌肉软弱无力及麻痹，中枢神经系统表现为烦躁不安、昏厥及神志不清。

3. 治疗方法

(1) 治疗原发病。

(2) 用葡萄糖酸钙拮抗高钾的心脏毒性。

(3) 静脉注射 5% 碳酸氢钠 40 ～ 60 mL，继之缓慢静脉输注 125 ～ 250 mL 碱化血液。或每 3 ～ 4 g 葡萄糖加胰岛素 1 U 静脉滴注等方法促进钾向细胞内转移。

(4) 用排钾利尿药促进钾排出体外。

(5) 严重高钾血症或其他治疗方法效果不佳时，可用腹膜或血液透析。

4. 麻醉管理

(1) 加强术中血钾监测。

(2) 避免或减少术中进一步升高血钾的因素，减少或避免输库血；脊髓损伤、截瘫、肌肉萎缩、烧伤、多发性硬化症、帕金森病和严重感染等病变，或已存在高钾血症患者禁用琥珀胆碱；术中避免二氧化碳蓄积和缺氧等使血 pH 值下降的因素；避免使用含钾药物或液体。

(3) 术中根据高钾血症的程度及其心脏毒性症状，应用以上治疗方法，拮抗高钾的心脏毒性，使钾向细胞内转移和促进钾排出体外。羟丁酸钠、硫喷妥钠、氯胺酮和咪达唑仑等麻醉药，具有降低血钾的作用。

(4) 注意高血钾对麻醉效应的影响，高血钾减弱非去极化肌松药的作用，增强局麻药的毒性，增加静脉、吸入全麻药及钙通道阻滞药等药物的心脏抑制作用。

二、钠代谢紊乱

(一) 低钠血症

1. 原因

(1) 细胞外液减少 (低渗性脱水)：①肾外性丢失，胃肠道消化液丢失；体腔大量液体丢失或分隔丢失；经皮肤失液等；②肾性丢失，长期使用高效能利尿药；肾实质性疾病等失水、失钠。

(2) 细胞外液异常：① ADH 分泌异常增多；②肾上腺素或甲状腺功能低下。

(3) 细胞外液增多：①心衰竭、肝硬化腹水、肾病综合征等；②肾衰竭。

2. 临床表现

(1) 神经系统：疲倦、昏倒及昏迷。因水向渗透压相对较高的细胞内转移，进入脑组织及其他细胞内引起，常是非特异性的。一般患者易疲乏，表情淡漠、头痛、视物模糊，并有肌肉痛性阵挛、运动失调、腱反射减退或亢进。严重时谵妄、惊厥、昏迷以致死亡。

(2) 体位性低血压：低渗性脱水患者，常有明显的血容量不足，出现细脉、体位性低血压及起立性昏倒。

(3) 消化系统：恶心、呕吐、厌食等。

(4) 检验：血钠低于正常。

3. 治疗方法

(1) 补钠：细胞外液减少的低钠血症主要是补钠，补钠量 (mmol)=(140- 实测血钠)×0.6×体重 (kg)。在第一个 24 小时，以生理盐水先补给计算量的 1/3 ～ 1/2，然后根据症状、体征、血和尿钠浓度及渗透压，再确定进一步补给量。补充细胞外液容量。

(2) 抢救：重症失钠 (血钠＜ 110 mmol/L) 患者，可用 3% 或 5% 高渗盐水，迅速提高细胞外渗透压，使细胞内水流向细胞外，这样可同时使细胞内、外渗透压提高，恢复渗透压，从水肿细胞内吸出水分。

(3) 扩容：循环衰竭患者，除补给生理盐水外，应及时补给胶体液，积极扩容。

(4) 限水：细胞外液异常或增多的低钠血症，主要是限制水的摄入量，使其形成一定的水负平衡，另一方面应用髓襻利尿药促进水的排出。

(5) 激素：肾上腺和甲状腺功能低下引起的低钠血症，可特异性应用皮质激素或甲状腺素替代治疗。

4. 麻醉管理

(1) 减少麻醉药量：因中枢神经抑制，甚至脑水肿，对镇痛、镇静和麻醉药的反应敏感，应减少麻醉用药量，并易引起术后苏醒延迟，要预防。

(2) 易引起循环抑制：伴有细胞外液减少的低钠血症，有效血容量明显减少，低钠使心肌抑制，麻醉药的心血管抑制作用增强，尤其是椎管内阻滞易引起循环抑制。

(3) 易引起局麻药中毒：心血管系统对儿茶酚胺类升压药的敏感性下降；对局麻药的敏感性增加，易引起局麻药中毒。

(4) 避免血钠降低：术中要避免血钠进一步降低的因素，如避免单纯输入不含钠及低渗液体，维持适当的麻醉深度，减少应激等，以避免 ADH 释放增多，而使水排出减少。如血钠＜ 130 mmol/L，要继续进行补钠治疗。

(二) 高钠血症

1. 原因

(1) 细胞外液减少 (高渗性脱水)：①水摄入不足；②水丢失过多。

(2) 细胞外液增多：①医源性；②原发性醛固酮增多症和库欣综合征。

(3) 原发性高钠血症下丘脑病变、渗透压感受器阈值升高。

2. 临床表现

主要由血液高渗引起。

(1) 缺水症状：口渴是早期突出症状，尿量明显减少，重者眼球凹陷、恶心、呕吐、体温升高，晚期可出现周围循环衰竭。

(2) 神经系统症状：高渗状态使脑细胞脱水，引起一系列神经系统功能障碍症状。早期嗜睡、软弱无力及烦躁、易激动、震颤、腱反射亢进、肌张力增高；进一步发展为惊厥、昏迷及死亡。

3. 治疗方法

(1) 脱水型高钠血症：补足水分，纠正高渗状态，然后再酌情补充电解质。

缺水量 (L)=0.6× 体重 (kg)×[140/ 实测血钠 (mmol/L)]。

此式计算缺水量是血钠降至 140 mmol/L 所需量，不包括另外的等渗液的欠缺。补液以等渗葡萄糖液为首选，或用等渗盐水与 5% 葡萄糖液按 1 ∶ 4 或 1 ∶ 1 的混合液。在中度或重度缺水时，应在 4 ～ 8 小时内输注补充量的 1/3 ～ 1/2，余量在 24 ～ 48 小时补充完。

(2) 失水大于失钠型：失钠引起的细胞外液容量减缩，远较高渗状态本身的威胁大，对血容量的影响更为重要。如患者低血压时，先用等渗盐水，而有严重循环衰竭时，可用血浆或其他血容量扩张剂，将循环衰竭纠正后，再补充水。

(3) 细胞外液增多型：用呋塞米等利尿药利钠，因其排水强于利钠，应及时补水，以免加重高渗状态。

4. 麻醉管理

(1) 避免血钠及渗透压增高：避免血钠及渗透压进一步增高的因素，术中禁用高渗盐水和高渗葡萄糖。

(2) 麻醉药量灵活掌握：细胞外液减少的高钠血症，麻醉药的麻醉作用及对循环的抑制作用增强。细胞外液增多的高钠血症，对镇静、镇痛和麻醉药的需要量增加。

三、镁代谢紊乱

(一) 低镁血症

当血镁＜ 0.8 mmol/L 时为低镁血症。

1. 原因

(1) 摄入不足：长期营养不良，禁食、厌食，长期静脉营养而未注意补镁。

(2) 丢失过多和 (或) 吸收减少：胃肠引流、小肠或胆瘘、严重腹泻等使消化液丢失过多，吸收不良综合征、肝硬化、胆疾病等影响镁吸收。

(3) 肾排出过多：大量脱水利尿药、高钙血症、甲状腺功能亢进、严重甲状腺功能减退、原发性醛固酮增多症等各种原因引起的多尿。

(4) 需镁增加：青春发育、妊娠、哺乳期。

2. 临床表现

(1) 神经肌肉系统：早期抑郁、肢体麻木感、记忆力减退、肌震颤或抽搐。严重出现精神错乱、定向障碍、幻觉或狂躁、运动失调。

(2) 消化系统：食欲缺乏、弥散性腹痛、腹泻或便秘。

(3) 心血管系统：各种心律失常，严重出现室速、室颤及心脏猝死。

(4) 心电图改变：ECG P-R 及 Q-T 间期延长，QRS 增宽，ST 下移，T 波增宽、低平或倒置。

3. 治疗方法

(1) 积极治疗原发病。

(2) 纠正低血镁的同时，注意纠正低血钙和低血钾。

(3) 轻度缺镁可经口服补镁。不能口服或严重低镁者围术期宜静脉补镁，补镁速度应缓慢，避免过量而抑制呼吸和循环。如过量可用钙剂拮抗。

(4) 术中避免或减少血镁进一步下降的因素。

(5) 低镁血症对局麻药、洋地黄类药的敏感性增加，易中毒。抗心律失常药治疗效果不明显或无效。

(二) 高镁血症

当血镁＞ 1.25 mmol/L 时为高镁血症。

1. 原因

①急、慢性肾衰竭少尿期；②医源性用镁；③镁盐治疗、甲状腺功能减退。

2. 临床表现

(1) 血镁＞ 2 mmol/L 才会出现症状和体征。

(2) 神经肌肉系统，镇静、嗜睡、甚至昏迷；肌无力，甚至麻痹、呼吸抑制。

(3) 心血管系统，初期心动过速，继之心动过缓、传导阻滞、血管扩张，严重者可出现完全性房室传导阻滞和心脏停搏。

3. 治疗方法

(1) 积极治疗原发病。

(2) 停止镁摄入、利尿促进镁排出，必要时透析治疗。

(3) 用钙剂拮抗高镁的作用。

(4) 高镁血症增强镇静药及麻醉药的作用及心血管的抑制作用，增强非去极化肌松药的作用。

四、钙代谢紊乱

(一) 低钙血症

当血钙< 2.2 mmol/L 时为低钙血症。

1. 原因

①维生素 D 缺乏或代谢障碍；②甲状旁腺功能减退、镁缺乏及某些肿瘤；③慢性肾衰竭；④胃及小肠部分切除；⑤大量快速输血及蛋白质；⑥碱中毒。

2. 临床表现

(1) 神经肌肉系统：疲乏、易激动、记忆力减退、意识模糊、幻觉和抑郁、手足抽搐、肌痉挛、喉鸣和惊厥。

(2) 心血管系统：心肌兴奋性和传导性增高，心肌收缩力下降。ECG 为 Q-T 间隙延长、ST 延长及 T 波平坦或倒置。

3. 治疗方法

(1) 积极治疗原发病。

(2) 口服补钙，根据需要补充维生素 D。

(3) 症状严重、抽搐或术中均应静脉补钙。

(4) 术中过度通气或用碳酸氢钠碱化血液，大量输血及蛋白质进一步降低血钙，应补钙。

(5) 低血钙增强麻醉药的心肌抑制作用。

(二) 高钙血症

当血钙> 2.75 mmol/L 时为高钙血症。

1. 原因

①原发或继发性甲状旁腺功能亢进；②某些恶性肿瘤，如骨转移性肿瘤，血液病；③甲状腺功能亢进、肾上腺皮质功能减退、肾脏疾病。

2. 临床表现

(1) 神经肌肉系统乏力、淡漠、腱反射抑制，腹痛、精神障碍以致昏迷。

(2) 心血管系统传导阻滞，严重可出现各种心律失常。ECG 为 QT 缩短、ST-T 改变。

(3) 泌尿系统主要为肾小管损害症状。严重者渐致肾衰竭。

3. 治疗方法

(1) 积极治疗原发病。

(2) 大量输入盐水并同时用襻性利尿药 (禁用噻嗪类利尿药，因促进钙排泄)。

(3) 根据不同病因选用降钙药：普卡霉素、糖皮质激素和降钙素。必要时行透析。

(4) 术中避免用钙剂，继续补盐利尿，应避免低血容量或过负荷。

(5) 需同时预防低血钾和低血镁。

五、水过多

组织内水分过多，超过肾脏的排泄能力，可引起严重的细胞内水肿 (细胞肿胀)，叫作水过多 (水中毒)。是术中液体治疗最严重的并发症之一。

(一) 原因

输入水分过多，特别是在肾功能不良的时候，又快速地由静脉，或经体腔手术创面及切断的静脉或静脉窦进入血液循环，或口服大量的液体时发生。经尿道前列腺电切术、宫腔镜电切术等所发生的 TUR-P 反应或称 TURP 综合征 (TURS) 即为水中毒。

(二) 临床表现

容量过多时体重增加，还有以下症状。

1. 脑水肿

颅内压增高，出现神志不清、抽搐、昏迷。血压升高，视物不清等。

2. 肺水肿

两肺满布啰音、缺氧、发绀，咳粉红色泡沫痰。

3. 尿量多、比重低。

4. 血液稀释

Hb 和 RBC 比容都低。

5. 流涎、腹泻、呕吐等。

6. 皮下水肿。

7.CVP 升高。

(三) 治疗方法

水中毒应及时认识，诊断后紧急治疗。

1. 静脉输注高渗盐液

轻、中度等因有隐性排水，1 ～ 2 天即好转，自行纠正。有痉挛、抽搐、偏瘫、昏迷应对患者禁水的同时，静脉输注 3% ～ 5% 氯化钠，按 5% 氯化钠 (Na855 mmol/L)6 mL/kg，以 100 mL/h 的速度输注。合并酸中毒时，给 1/3 ～ 1/2 M 乳酸钠液。对小儿只输 3% 氯化钠 6 mL/kg。因为是急性输液，要观察症状。

2. 利尿药

发生代偿不全肺水肿时用利尿药利尿。静脉注射呋塞米 10 ～ 20 mg。

3. 预防性静脉输注高渗盐液

诊断不明确时，用上述高渗盐量 1/4 ～ 1/2 量进行输注和观察，必要时再加量。

(四) 麻醉管理

麻醉过程中时刻注意预防急性水中毒发生。

1. 严格掌握输液、输血的速度，以防输注过量或速度过快。

2. 提高麻醉操作水平，腰麻平面不宜过高，硬膜外用药容量宜小，全麻麻醉深度适宜，避免造成较大的血流动力学波动。

3. 手术理念的转变，麻醉前对术者的术式应有明确了解，尽量缩短手术时间，减少并发症，尤其是对 TURS 的防范的需要。

4. 术中密切观察关注患者的主诉、神志、循环呼吸状态。血压增高、脉搏减慢、精神异常兴奋是急性水中毒的 3 个早期临床征象。

5. 加强监测

连续监测血压、呼吸、SpO_2、CVP 等。有条件时动脉监测血浆电解质和血细胞比容。

6.TURS 处理要点

一旦发生 TURS，必须及时迅速处理，要点：①中止手术；②必要时气管插管支持呼吸，呼吸机通气；③高渗纠正低钠血症及其他电解质紊乱；④强心利尿。

第三节 术中输液

静脉输液是利用液体静压原理与大气压的作用使液体下滴。同时当液体瓶具有一定高度，针尖部的压强大于静脉压时，液体即输入人体的静脉内。因此，无菌药液自输液瓶经输液管通过针尖输入到静脉内应具备的条件是：①液体瓶必须有一定的高度 (具有一定的水柱压)；②液体上方必须与大气压相通 (除液体软包装袋外)，使液体受大气压的作用，当大气压大于静脉压时，液体向压力低的方向流动；③输液管道通畅，不得折叠、扭曲、受压，针头不得堵塞，保证针头在静脉内。

一、输液目的及原则

(一) 目的

1. 维持内环境的恒定

纠正已经遭到破坏的水、电解质、酸碱和热量平衡，恢复有效的细胞外液量，维持内环境的恒定。

2. 维持血容量和液体的动态平衡

补偿手术时的失血和因麻醉、呼吸道蒸发、出汗、排尿、胃管引流、手术野及内脏表面暴露蒸发等所致的液体损失。维持患者正常的血容量和体液的动态平衡。保证足够的组织氧合。维持患者正常的胶体渗透压和流体流量。

3. 改善微循环

预防和治疗术中休克，改善末梢循环。维持满意的心排出量、氧运转量，防止和纠正酸中毒。实现维持合适的血压，确保重要脏器有效的组织灌注。

4. 维持麻醉平稳

保证麻醉中抢救复苏和治疗的给药通路，保证术中安全。

5. 保证术后顺利恢复

因为手术后预后较差常与组织灌注不足有关。

(二) 原则

术中液体治疗原则如下。

1. 针对性

输液的量、质、速度等要有针对性。如依据血流动力学指标，短期目标导向性输液。

2. 选择性

根据患者的需要，选择各类容量制剂，以满足体液平衡。

3. 阶段性

所选用液体应分组、分段和先后次序、合理地应用。

4. 安全性

应用配制好的液体，尽量避免临时配制，以减少污染和微粒栓塞的发生率。采用一次性输液器，闭式输注，加用三通，留置套管针，固定牢固，保证管道通畅，排气完全，以防气栓。限制性输液术中输液量 [4 ～ 6 mL/(kg•h)]，目的是减少肠道和组织水肿。

5. 可靠性

对于大手术或危重患者，要经锁骨下或颈内静脉等部位放置中心静脉导管输液。

二、常用液体选择

(一) 细胞外液

成人总体水含量平均为 600 mL/kg。70 kg 的男性，总体液量 42 L。可随年龄、性别和胖瘦而有很大的不同。细胞外液体量 150 ～ 200 mL/kg。细胞外液由组织间液 (125 ～ 165 mL/kg)、血浆 (30 ～ 35 mL/kg) 和少量的体腔内液体 (胸腔、腹腔和脑脊液) 组成。血容量 (60 ～ 65 mL/kg) 是由血浆和红细胞等构成，其中 15% 分布在动脉系统，85% 分布在静脉系统。细胞外液是细胞生存的外环境，必须进行补充，维持其平衡。

1. 生理盐水

pH 值 6.0，渗透浓度 154 mmol/L，用于缺盐性脱水的补充，使体液保持一定的晶体渗透压，如严重呕吐、腹泻、烧伤、大量出汗等低氯性碱中毒、低钠血症和脑损伤时。其他一般尽量少输。但是，当大出血无血源时，可作为急救措施，以暂时维持血容量。生理盐水输入过多后，易出现轻度高钠、高氯代谢性酸中毒 (氯离子较血浆为高) 及肺、脑水肿等。但有报道，在心搏骤停复苏患者的液体选择中，应用葡萄糖溶液与生理盐水相比，从神经系统结局看，以用生理盐水为好。

2. 复方氯化钠溶液

又称林格液，其 100 mL 中含氯化钠 8.5 g、氯化钾 0.3 g、氯化钙 0.33 g，为等渗液。无热量供给，作用、用途和副作用同生理盐水。

3. 平衡盐液

分乳酸钠林格液和碳酸氢钠生理盐水两种。乳酸钠林格液的 pH 值 6.5，渗透浓度 284 mmol/L，除钠 130 mmol/L，其电解质浓度、酸碱度及渗透压均与血浆 (ECV) 接近。输入后补充细胞外液，维持有效循环，稀释血液，降低血液黏稠度，改善组织的血流灌注，是预防休克发生的最好液体；可补充 Na^+，纠正手术和休克所致的低钠血症和少尿，预防肾功能不全，维持酸碱平衡。其优点是配制简单，价格低廉，副作用少，可节约用血。在手术和抗休克中应用很广，疗效确切。乳酸钠林格液 1000 mL 中，含氯化钠 60 g，氯化钙 0.2 g，氯化钾 0.3 g，乳酸钠 3.1 g。碳酸氢钠生理盐水溶液 1000 mL 含碳酸氢钠 4.0 g，氯化钠 6.0 g。用量可根据病情输入 500 ～ 2000 mL，或输入 3 倍失血量的晶体液，但血细胞比容不低于 0.30。

4. 高渗盐液和高渗高张液

高渗盐溶液 (HS) 对出血性休克的复苏效果好，能快速扩充血容量，升高血压，增加心排血量；减轻组织水肿，改善微循环，增加组织氧供；除达到改善患者循环功能外，还有对心肺功能干扰小、不增加颅内压和用量少等特点。用于心肺功能差者，应及时，也应限量应用。高渗盐水 (7.5%) 加 6% 右旋糖肝 -70 制成高渗高张液 (HSD)，高渗晶体胶体液维持血容量比单用 7.5% 盐水或单用 6% 右旋糖酐好，快速，少量、稳定。

(二) 细胞内液

细胞内液体量平均 400 ～ 450 mL/kg，是细胞内各种生物化学反应的场所。用以下液体补充。

1. 氯化钾溶液

10% 氯化钾溶液 10 ～ 15 mL 加入 5% 葡萄糖溶液 500 mL 内缓慢输注，治疗低血钾，应防止输速过快而致高血钾。肾功能不全或尿少时禁用。

2. 葡萄糖酸钙溶液

10% 葡萄糖酸钙加于 5% ～ 50% 葡萄糖溶液中缓慢输注或静脉注射。用于低血钙和大量输血时。

3. 氯化钙溶液

5% 氯化钙作用和用途同葡萄糖酸钙，但其对组织刺激性大，在体内溶解比较快，故用得较少。

(三) 葡萄糖溶液

5% 葡萄糖溶液为等渗液，pH 值 5.0，渗透浓度 278 mmol/L，与血浆渗透压基本相等。进入机体后，糖被利用，等渗液即成为无渗透压的水。主要作用是补充水分和热量，纠正饥饿性酮血症及作为维持液，减少酮体产生和蛋白消耗。维持血容量时，酌情补充电解质。因蒸馏水可造成注射部位红细胞严重溶血，不能直接静脉注射。因应激手术时患者呈高血糖状态，血糖可高达 12 mmol/L，不宜用含葡萄糖的液体，特别是神经外科患者，术中葡萄糖液可使神经系统功能恶化。10% 葡萄糖溶液主要补充热量，用于禁食、高热、脱水、昏迷患者及纠正低血糖。20% ～ 25% 葡萄糖溶液主要起高渗作用。若单纯为了供应热量，输液速度要慢，有时可与胰岛素合用于低血糖的治疗。50% 葡萄糖溶液主要用于抢救时提升血压、利尿脱水和能量的提供。

(四) 纠正酸中毒药物

输液治疗要纠正乳酸酸中毒。

1. 碳酸氢钠

4% ～ 5% 的溶液最常用。

2. 乳酸钠

11.2% 为高渗碱性液，常用 1/6 当量 (1.87%) 的等渗液静脉输注，但休克时不作为首选碱性药物，一般禁用。肝病和水肿时禁用。

3. 三羟甲基氨基甲烷 (THAM)

3.6% 三羟甲基氨基甲烷溶液为等渗液，作用迅速，不含钠，故用于忌钠和水肿的患者。大量输注可抑制呼吸，还可引起低血糖、低血钙、外溢后局部组织坏死等副作用，故少用。

(五) 血浆代用品

血浆代用品也叫血液代用品，是人工胶体，在围术期应用日益增多。因输同种血有增加传播 HIV 等疾病的危险。

1. 右旋糖酐

右旋糖酐是人工胶体中使用时期最长的，为高分子量的多糖，应用中有中分子和低分子的区分。

(1) 右旋糖酐 -70：国产右旋糖肝 -70 的分子量是 7.5 万，平均渗透压活性颗粒重量 (Mn)3.9 万，1 g 可增加血浆容量 15 mL，6% 右旋糖酐 500 mL 可增加血浆容量 450 mL。在输液后其扩容作用可持续 4 小时。常用 6% 右旋糖酐溶于生理盐水或 5% 葡萄糖溶液中输注，适用于扩充血容量或改善微循环及组织灌注，防治休克。有抗血栓作用。24 h 用量不宜＞ 1000 mL，输入过多，可引起出血倾向。偶可见过敏，如荨麻疹、哮喘，甚至休克，应予注意。

(2) 右旋糖酐 -40：分子量 4 万，扩容作用强，Mn 为 2.5 万，1 g 能结合水 40 mL，易引起组织间液脱水。扩容作用仅持续 1.5 小时。有扩容、降低血液黏稠度和防止红细胞聚集作用，可改善微循环和组织灌流量。常用 10% 右旋糖酐溶于生理盐水或 5% 葡萄糖溶液中输注，少尿患者及出血倾向的患者应慎用，防止发生肾功能不全，右旋糖肝 -40 常用 10% 溶液，有高渗作用，其扩容量为输入量的 2 倍，因分子量小，排泄相对较快，扩容作用仅 2 小时。有抗凝集特性，防止血细胞凝集和降低血小板黏附性，具有改善微循环作用，对术后有预防血管形成作用，有变态反应。

2. 贺斯

贺斯 (HES) 是一种中分子量的羟乙基淀粉溶液，由玉米的支链淀粉制成，平均分子量大约 200 万，pH 值 3.5 ～ 6.5，胶体渗透压 4.8 kPa(36 mmHg)，半衰期 3 ～ 4 小时，经肾脏代谢。能提高血浆胶体渗透压，增加血容量，改善血流动力学，氧输送和氧消耗。防止和堵塞毛细血管，变态反应性低。大量输入 (＞ 15 mL/kg) 肾功能损害发生率和死亡率高于明胶多肽。严重出血性疾病、严重充血性心力衰竭、肾功能不全、无尿或少尿、淀粉过敏及水中毒状态禁用，严重凝血功能障碍者慎用。

3. 水解蛋白注射液

为酪蛋白经酸水解制成，含人体所必需的各种氨基酸，用于各种原因引起的营养不良、蛋白质缺乏，烧伤和重度感染等。常用 5% 的浓度，每次 500 ～ 1000 mL，或 1 g/(kg•d)，注意输注速度不可过快，每分钟 30 ～ 40 滴。若输入后有发热、痉挛或注射部位水肿应停药。肝病、肝昏迷、心力衰竭、酸中毒应为禁忌。不可用输过血浆的容器，也不可在同一静脉反复使用，以免发生静脉炎或形成血栓。

4. 明胶多肽注射液

近年临床广泛使用的有尿素桥联明胶多肽 (海脉素) 及琥珀酸胆碱明胶多肽 (血定安)，扩容 4 ～ 6 小时，提高胶渗压，增加容量，改善组织灌注，补充机体所需电解质，有渗透性利尿作用，一次用量高达 50 mL/kg 不影响凝血。用量输注 2 倍于失血量。

(六) 氟碳代血液

氟碳代血液即人工血液，有良好的携氧功能，增加组织供氧，对患者甚有利。输血对于手术患者和创伤、出血及休克患者十分必要，已很普及。但血源随着医学的发展，越来越紧张，在紧急情况、重大事故或大批战伤等情况时，更不易立即输血，且输血易引起血清肝炎、HIV 和细菌等血行传染病，不能完全避免，故血液代用品既有实用价值，也是发展方向。

1. 氟碳代血液

氟碳代血液是输血医学的新进展。氟碳代血液是含有全氟化合物的乳剂 (PEC)。因有携氧功能，故叫作人造血液。可携氧和二氧化碳，但不具备血液应有的营养物质、维持电解质平衡、免疫及凝血等功能，固叫“氟碳代血液”。系由日本 Naito 教授研究成功，至 20 世纪 80 年代已在全世界挽救了 500 余例生命。我国也于近期研究成功，并应用于临床。

2. 氟碳代血液的组成

氟碳代血液由原液和附加液组成。

(1) 原液：包含全氟萘烷 (FDC)、全氟三丙胺 (FTPA)、卵磷脂及甘油。

(2) 附加液：包含电解质及羟乙基淀粉的附加液 H 及另一种含 KC1 及碳酸氢钠的附加溶液 C。全氟化合物直接注入血管可发生血栓，且难溶于水，故用表面活性剂 PluronicF-68 和卵磷脂作为乳化剂。全氟萘烷从体内排出迅速，但其乳化剂不稳定，FTPA 排泄慢，两者混合比例为 7 ∶ 3 的乳剂时，性质稳定，且对家兔的心肌抑制小。羟乙基淀粉用作降黏剂。其在体内不被代谢，不从肾排出，粪微量排出，大部分在失去表面活性后由肺呼出，小部分被单核细胞吞噬。

3. 保存

原液应保持 -30℃～ -5℃，附加液保持在 4℃～ 10℃，使用前用附加液溶解原液。15～20 分钟全部溶解，并在 24 小时内用完。输注后使血氧含量及心排血量增加，并使血压回升，心率减慢，对严重出血、急性缺氧和低血容量的救治有明显效果。

4. 输注剂量

6～20 mL/kg，少数＞21 mL/kg，最大量 1500 mL，以 500 mL/30 分钟速度输入，未见严重并发症。患者必须吸 60% 氧，方能达到携氧目的。因为 1 g Hb 可携氧 1.39 mL，Fluosol-DA 在 PaO_2 36 kPa(270 mmHg)。在紧急情况输注，优于羧甲淀粉。Fluosol-DA 适用于血管造影，移植器官的灌注液及人工心肺机的预充液。

(七) 去基质血红蛋白

去基质血红蛋白为一种高度纯化的血红蛋白分子，其氧离盐线与其在红细胞内相同，在循环中半衰期为 7 小时。以 7% 去基质血红蛋白与等量的清蛋白比较，前者可提高未控制出血性休克的生存率。其有携氧作用，可提高组织氧分压；有吸收血浆中 NO 作用，使血管收缩，静脉收缩压＞动脉收缩压，加强组织内血液向心回流，类似抗休克裤作用；增加心、肾、脑血流，胃肠血流保持不变，对防止未控制出血患者心搏骤停有益。但价格昂贵。

三、输液量及输液方法选择

(一) 输液量

1. 术前禁食量：600 ～ 800 mL。

2. 正常维持量：2 ～ 3 mL/(kg•h)。

3. 麻醉期间水分丢失量 (皮肤、呼吸和尿量)：1.5 ～ 2 mL/(kg•h)。3 小时成人为 250 ～ 300 mL。

4. 手术创伤所丢失的液体量：500 ～ 2000 mL 不等。

5. 外科疾病所致的细胞外液丢失量：等于以上总和，3 小时的中等手术 5 项相加，需补液

1 500 ～ 2000 mL，其中 1/2 给细胞外液，余 1/2 为葡萄糖溶液。即以 2 ～ 4 份晶体液：1 份胶体液的比例输注。

（二）输液方法

按输液的要求，将手术患者输液分为维持型和补充型，丢失少者接受维持液，有明显血液和体液丢失者，必须补充液体。

1. 输液种类

脱水严重以补水分为主，选用 5% 葡萄糖溶液；低血糖、饥饿、禁食、高热、昏迷等以补糖为主，选 10% 葡萄糖溶液。如为颅脑外伤、急性肾功能不全、肝炎、心脏复苏等静脉注射，或心内注射以改善心肌营养等输注一定量的高渗糖液。目前趋向于手术中输入多量的（其中一半）细胞外液补充液，以维持血容量和酸碱平衡。尽量少输盐水，对机体有利。

2. 低血容量休克患者

多用平衡盐液、右旋糖酐及羟乙基淀粉、贺斯或氟碳代血液，以扩充血容量。休克时选用低分子右旋糖酐，可以改善微循环和组织灌注。胶体液和晶体液比例 1 ∶ 1。

3. 代谢性酸中毒

多见于严重休克、急性感染、高热、肠梗阻及全身麻醉，麻醉期间处理为碳酸氢钠 2 ～ 4 mL/kg，或 11.2% 乳酸钠 1 ～ 3 mL/kg 输注（一般 5% 碳酸氢钠 0.5 mL/kg 或 11.2% 乳酸钠 0.3 mL/kg 可提高二氧化碳结合力 0.45 ～ 0.9 mmol/L）。术中呼吸性酸中毒多见于肺通气不良，加强呼吸管理，给予过度通气多能纠正。

4. 代谢性碱中毒

多见于幽门梗阻、反复呕吐的患者，输入生理盐水即可纠正。体内缺 K^+ 与代谢性碱中毒有密切关系，因此代谢性碱中毒治疗时，要补足够的 K^+。呼吸性碱中毒的治疗以原发病为主，可适当增加二氧化碳的复吸入，或吸入氧和二氧化碳混合气体。一般很少用输液处理。

5. 低血钾

对于长期禁食、胃肠液丧失（因呕吐、胃肠液吸引、肠瘘、腹泻等）、长期和大量应用利尿药、肾上腺皮质激素、高渗葡萄糖加胰岛素、急性肾衰竭多尿期等患者发生低血钾时（血清钾＜ 3.5 mmol/L，或心电图出现低血钾的表现），10% KCl 10 ～ 15 mL 加入 5% 葡萄糖溶液 500 mL 输注。稀释后使用，输注速度宜慢。浓度为 0.2% ～ 0.4%，速度为 1.5 g/h，3 ～ 6 g/d。

注意预防低血钾：①手术前 3 d 停用利尿药；②禁食患者补充氯化钾溶液，＞ 3 g/d；③低血钾患者免用冬眠药、高渗糖、洋地黄类药、钙剂、碳酸氢钠和肾上腺等药。

四、术中输液治疗管理

（一）坚持常规制度

严格执行无菌制度和无菌操作、查对制度。要重视输液瓶口及瓶盖的无菌。液体中尽量少加其他药物，如抢救或紧急治疗需要，而不得已加用他药时，应注意配伍禁忌。

（二）输液速度适宜

一般用输液速度调节夹，有条件时用电子输液速度调节器，或输液泵，达到需要的速度标准。一般速度 300 ～ 1000 mL/h。有心力衰竭等循环功能障碍或肾功能障碍、严重肺病、肺水肿、脑外伤及小儿等输液速度要慢，要限制输液量和盐水。严重脱水、高热、麻醉期间如血压下降等情况时可快速输入。

(三) 输液量合适

输液量如前述的 5 项相加，否则会出现输入过多或不足。

1. 输液量过多的表现

输入超过 10%，全身无力，水肿出现；＞ 20%，心率增快、恶心呕吐、头痛、血压上升；＞ 30%，PaO_2 下降、充血性心力衰竭可能出现。

2. 输液量不足的表现

若脱水 1% 左右，口渴；3% 全身无力、疲乏、少尿、低热、皮肤黏膜干燥、心慌、心率增速；4% 神志不清、循环低下、低血压、代谢性酸中毒；10% 有死亡危险。

(四) 选好静脉穿刺部位

麻醉期间静脉穿刺部位多选重要和踝静脉，遵循输液原则做到以下几点。

1. 保证液体畅通无阻

上肢穿刺输液较下肢通畅 (因下肢血管遇冷极易收缩)；上肢输液，便于麻醉科医师调节管理。

2. 深静脉穿刺

必要时行锁骨下静脉穿刺和颈内静脉穿刺，以便保证液体通畅兼测 CVP。

3. 穿刺针必须牢固固定

防止针头脱出和阻塞。输液小壶 (莫菲管) 内的液平面占 2/3，便于观察滴数。

(五) 输液反应的处理

严密观察有无输液反应，发生输液反应后立即停输，并予以及时处理：①吸氧；②静脉注射异丙嗪 25 mg，或地塞米松 5 ～ 10 mg 静脉注射。

(六) 输液的监测

输液时有一定的风险，围术期低血容量可显著增加手术后并发症发病率和死亡率，必须监测，维持血流动力学的稳定，减低死亡率。

1. 血压及脉搏

这是输液量不足的重要监测依据，血压下降、脉率增速。

2. 尿量

术中每小时或每半小时测定尿量，保持尿量 30 ～ 50 mL/h。

3.CVP

对监测输入液量是否超负荷有意义。

4.ECG

对低钾或高钾血症的发现，有其价值。低钾与心电图的关系：轻度缺钾，主要症状肌无力，ECG 显示 T 波低平，或成低双峰；中度缺钾，表现肌无力或有软瘫；重度缺钾，U 波较 T 波明显，ST 段下降。

5. 血细胞比容

可反映脱水或输液量是否过多，以及是否需要输入全血。

6. 血气分析或血二氧化碳结合力的测定

血酸碱度及血二氧化碳分压的测定，确诊酸碱失衡。

7. 心脏指数

监测心脏指数、DO_2 和 VO_2 为液体治疗的特异性靶向指标。

8. 心排血量。

第四节 术中输血

一、输血治疗的适应证

成分输血可以提高血液制品的利用率，缓解临床用血供小于求的矛盾，并可用于治疗因红细胞、血小板或凝血因子功能异常所致的疾病。

(一) 贫血

1. 红细胞量

输红细胞的主要理由是维持组织正常的携氧能力，其主要决定因素是血红蛋白 (Hb) 含量。一个健康个体或慢性贫血患者，如果其血容量正常，通常可以耐受 Hb 水平降至 65 ～ 80 g/L。过去，普遍的做法是围术期维持 Hb100 g/L 以上，然而，随着更为严格的输血指征的提出，临床上发现维持 Hb 于 70 ～ 90 g/L 水平较之过去提倡的 100 ～ 120 g/L 是安全的，并且有助于降低病死率。虽然其中的机制并未完全明了，但许多的动物和人体实验研究均显示，同种异体输血会削弱机体的免疫反应。对于有冠状动脉病变的患者，为防止因贫血导致心肌缺血的发生，大多数研究者主张维持其 Hb 水平于 90 ～ 100 g/L，然而目前尚缺乏研究支持此主张的证据，甚至有试验得出相反的结论，如有关急性冠脉综合征患者的研究提示，输注红细胞使患者血细胞比容 (Hct) 保持在 25% 以上反而会增加病死率。总之，越来越多的科学证据支持近年来的专家意见，就是围术期红细胞输注治疗应注重个体化差异，综合权衡输注治疗的利弊，而不仅仅简单以 Hb 或 Hct 达标为目的。

2. 如果患者术前就存在贫血，应进一步探寻原因，是红细胞生成障碍 (骨髓抑制或营养状况不良)，还是丢失过多 (出血)，或是破坏过多 (溶血)。

3. 血容量评估 (BVs)

(1) 术中是否需要输血取决于红细胞的丢失量，后者可通过统计吸引瓶中的血量、纱布称重及检查铺巾单的渗血量进行粗略估算。

(2) 预测允许出血量 (EABL) 可以通过以下公式用 Hct 或 Hb 计算得到

$EABL=[(Hc_{基础位}-Hct_{允许位})\times BV]/[(Hc_{基础位}+Hct_{允许位})/2]$

成人的基础血容量 (BV) 约占不包括脂肪体重的 7%。正常成年男性的 Bv 大致可计算为每千克体重 70 mL，正常成年女性的 BV 大致可计算为每千克体重 65 mL(儿童基础血容量计算。肥胖患者的 BV 占体重的百分比会有所降低，并且降低幅度与肥胖程度呈正比。例如体重指数 (BMI) 为 40 kg/m^2 的患者，其 BV 估算为每千克体重 53 mL，而如果 BMI 达到 70 kg/m^2，其

BV 估算为每千克体重 40 mL。

(3) 预测输血量可通过以下公式计算

预测输血量 =[(Hct 期麓位 -Hct 实测值)×BVl/Hct 血制品以 Adsol 保存的 1 U 红细胞悬液 (PRBCs)，Hct 介于 70% ～ 85%。

(二) 血小板减少症

各种原因所致骨髓抑制 (如化疗、癌细胞浸润或乙醇中毒)，血小板利用率升高或破坏过多 [如脾功能亢进、特发性血小板减少性紫癜、弥散性血管内凝血 (DIC) 或某些药物的影响] 均可导致血小板减少。血液稀释和大量失血后输注单纯红细胞悬液也可造成血小板减少。目前认为血小板数量大于 $20×10^9$/L 时不会引起自发性出血，而为手术止血血小板数量最好高于 $50×10^9$/L。

(三) 凝血障碍

由于凝血因子缺乏或凝血酶原时间 (PT)、部分促凝血酶原激酶时间 (PTT) 延长导致的出血，必须采用替代治疗以维持正常的凝血功能。

二、失血量估计

(一) 估计方法

临床上评估失血量常用方法有以下几种。

1. 纱布粗估计法

纱布 (32 cm×20 cm 纱布全被血液浸湿需血 30 mL；36 cm×36 cm 的大纱布全被血液浸湿需血 50 mL) 的血、切口的失血量加上吸引器瓶内血量，即为手术中的失血量。

2. 血压和脉搏的变化

休克指数 = 脉率 + 收缩压 31，失血量达 20% ～ 30% 时，休克指数＞ 1。

3.CVP

对大手术和病情复杂患者，可随时了解心脏功能和血容量，是一种最可信赖的监测方法。CVP 的变化比血压早，对输血量和输血速度的调整价值大。正常值为 0 ～ 0.98 kPa(0 ～ 10 cmH_2O)，结合尿量、血压观察更为准确。当低血压时，CVP 正常或为 0 ～ 0.59 kPa(0 ～ 6 cmH_2O)，尿量少，表示有低血容量，为输血输液的适应证。若 CVP 为 1.47 ～ 1.96 kPa(15 ～ 20 cmH_2O)，血压低，尿量少，表示有明显的心功能不良，输液输血会加重心脏负担。应用快速洋地黄，改善心肌张力和呼吸交换量，纠正酸中毒及合理应用升压药。当 CVP 为 0.79 ～ 1.18 kPa(8 ～ 12 cmH_2O)，输血应慎重，输液的同时观察反应。当动脉压和排尿改善，CVP 稳定、降低时，可以试探输血补液。如果 CVP 继续升高，动脉压及排尿无改善时，属于循环衰竭。若血细胞比容＜ 0.3 或血红蛋白＜ 100 g/L 时，表示失血多。

4. 尿量

尿量的变化间接反映循环动力的变化，尿少或无尿，为失血多的表现。

5. 血容量不足的指标

无 CVP 测定条件时，可参考临床指标。

(1) 心率增快和血压降低，伴有昏厥前症状，患者苍白时，已到缺乏有效血容量第二期，III期休克发生，血压很低。

(2) 心充盈压很低，周围血管压力低 (静脉输血时血流得很快)。

(3) 尿量＜ 30 mL 或无尿。

(4) 快速输血输液后听肺部无异常。

(二) 称纱布重量法

称纱布重量法为目前测失血量的比较常用而相对准确的方法。先称固定规格干纱布重量，后称揩血纱布的重量，两者之差即为失血量 (1 g=1 mL 血液)。即血纱布重量减去干纱布重量，再减去盐水量即为失血量。

(三) 血红蛋白比色法

利用比色原理，事先制成 Hb 标准管，将术中洗涤纱布的血水与 Hb 标准管比色即可算出手术出血量。低血红蛋白者偏低，有误差，结果偏低的校正法：将测得结果 ×1.5+200 mL，则接近实际值。

(四)PCWP

有条件时，用 PCWP 做输血监测，可知是否有循环过荷，其正常值上限 3.33 kPa(25 mmHg)。在大手术中、后经常应用，可反映血容量的快速变化和对治疗的反应能力。

(五) 利用放射性元素测定

如 ^{131}I 或 ^{51}Cr 分别标记血浆量或红细胞量，再从血细胞比容以求得全血量。所测得实际值与标准全血量相比较，其差值就是失血量。

三、静脉输血法

静脉输血法是麻醉期间主要的输血法。一般选用肘内或内踝部静脉，有条件时行静脉切开。当大出血或严重休克等病情需要时，有条件时最好剖开患者大隐静脉 (腹股沟处)，或行 (锁骨下静脉穿刺或颈内) 深静脉穿刺插管，快速输血。掌握输血速度，测量 CVP，治疗和预防休克。患者低血压时可行快速输血，必要时，用加压输血器加压输入。加压输血时要用粗针头，要升高输血瓶。加压方法有滑行法、三通管注射器法、二联球法、加压输血器法、输血泵法等，根据具体情况和条件选用。常规输血法有两种：一是封闭式输血，即将查对好的库血瓶或塑料血袋，接上输入胶管输注；二是开放式输血，即应用吊瓶输血。

四、动脉输血法

经 2 ～ 3 个静脉输血通路，大量而及时的补充失血后，休克未能缓解而恶化时，为挽救生命采取动脉输血法。

(一) 穿刺部位

常用股动脉或任一大动脉。常规消毒皮肤后，术者以消毒后的左示指压于动脉侧，右手持注射器垂直刺入，刺中动脉后注射器回血压力大，且呈鲜红色，采用冲击式注入 50% 葡萄糖液 50 ～ 100 mL，借以反射性地提高血压。

(二) 动脉暴露法穿刺

切开皮肤，暴露桡动脉 (或肱动脉)，穿刺后接上二联球，或带有三通活塞的动脉输血器，加压输入较大量的血液和液体。注意充气球的压力＜ 27.2 kPa(204 mmHg)，充气球的挤压和患者的心率相符。

(三) 经手术野动脉路径

紧急时，利用手术野之便，经胸、腹主动脉直接输血，能取得很好的效果。

五、合理用血

充分利用血液宝贵资源，尽可能减少异体输血，减少输血并发症和输血性传播疾病。主要措施为成分输血、自体血回输和血液稀释等。

(一) 血液稀释

麻醉期间首先适当选用平衡盐液和羧甲淀粉，达到快速扩容和电解质平衡，有效且安全，可降低血液黏滞度。

1. 以血液代用品为主

当失血量＜1000 mL 时，可用平衡盐液和羧甲淀粉 1500 mL，不必输血；当失血量＞1000 mL 时，给平衡盐液 2000 mL，并给予适量输全血或浓缩红细胞。按细胞外液血液 =2.5 ∶ 1 的比例进行。

2. 判断容量负荷

当患者术前有大出血和重度休克，而失血量不清楚时，处理如下：快速按 2 ～ 3 mL/(kg · min) 输入平衡盐液 20 mL/kg；或贺斯 20 mL/kg 快速输入后，再输血液或浓缩红细胞，依患者病情、Hb、电解质、CVP、PC-WP 和休克情况，决定输血量的多少和速度。

(二) 成分输血

成分输血或特殊成分输血是输血医学的新技术，应用很广泛。成分输血，又叫血液成分疗法，是将血液中的各种血细胞和血浆成分，用科学方法分离，制成各种高纯度和高度的血液制品，根据患者的具体情况，选择性输给患者，是今后发展的方向和输血方法的主流。

1. 适应证

对不易止血的大失血或交换输血，全血最为有用，但不一定用全血，用成分输血可提高输血的效果。

(1) 浓缩红细胞：大量失血时，补充浓缩红细胞以满足携氧的需要，用平衡盐液补充血容量；若需大量补充血容量时，可输血浆，必要时加用凝血因子和血小板等。

(2) 血浆或清蛋白：烧伤患者，不宜补给全血，以避免增加血液黏稠度，而最好补充血浆和清蛋白，针对性地补充损失的血浆成分。

(3) 血小板：血小板缺乏症手术时输注血小板等。

2. 成分输血的优点

使输血治疗更有针对性，疗效好；节约血源；充分发挥一血多用的作用，使一个单位的血液做 2 ～ 3 倍的利用，对于抢救更多的患者极为有利，提高了使用效率；减轻了患者经济负担；减少了输血副作用。

3. 血液成分选用

手术中以下 3 种情况确定需要血液成分。

(1) 增加氧运输：在大量失血或急剧失血时，术前贫血或术后补充血液，为维持动脉血氧含量，可应用全血；红细胞；去除白细胞的红细胞大于去基质的血红蛋白溶液。

(2) 补充血容量：所用的适宜的血液成分为血浆；冷冻血浆；清蛋白溶液；新鲜冷冻血浆

(FFP)；血浆蛋白成分 (PPF)。

(3) 控制出血：为控制和改善凝血机制，可输用浓缩血小板；血浆 (包括冷冻血浆、FFP、储存血浆)；冷冻沉淀物；凝血因子，包括浓缩因子Ⅷ、Ⅸ等。

4. 输血并发症

在大失血的患者输用各种血液成分时，应注意容量过大可引起负荷过重的副作用及过敏、溶血等反应和并发症。特别注意各种成分应用的配方。

(三) 自体血回输

患者胸腹腔内所丢失的大量血液 (在无感染情况下)，可采取回收回输，既节约血源又方便，效果好。这是减少患者输同种异体输血的新技术之一。

1. 适应证

收集术中、术后的出血回输，应用范围很广，失血多的手术均可自术野回收，及时输还患者。常见手术如下。

(1) 腹内脏器破裂：创伤性脾破裂、宫外孕破裂等。将腹腔内积血，回收过滤后回输。

(2) 胸腔内积血：肺动脉、心脏及大动脉外伤。将胸腔内积血，回收过滤后回输。

(3) 心血管手术：失血量大，可在术中回收，过滤后回输。

(4) 手术切口失血：如脊柱手术中失血。收集后加抗凝剂输还患者。

(5) 术后引流血回输：纵隔、心血管手术后引流瓶内血，经滤过后输给患者。

(6) 脾体血回输：巨脾切除后，将脾血收集，加入抗凝剂回输。

2. 储血稳定剂的应用

用 ACD 抗凝保存液 75 mL，或生理盐水 50 mL，溶解枸橼酸 1 g，保养血液 300 mL。用两层纱布过滤后，即可经输血器输入。

3. 自体血回输装置

通过自动回收、抗凝、过滤、离心、浓缩、洗涤等程序，在数分钟内回输给患者，回输的主要是丢失的红细胞，所引起的并发症已大为减少。

(四) 控制性血液稀释法

此法又称术前急性血液稀释或自家血输入。对择期中、大手术均可选用血液稀释，术前抽取患者血液储备，术中、后回输。

1. 优点

可避免输血反应，减少输血性疾病传播的危险，在外科手术中占有优势，具体优点为如下。

(1) 代替同种输血，节省血源，提供新鲜血液。

(2) 明显减少术中出血量。

(3) 方法简便易行，安全可靠，不延长住院日数，较为经济。

(4) 避免大量输入库血的并发症与库血的缺点，如输血反应、疾病传染 (血清型肝炎和 HIV 等的传播)、血液污染、枸橼酸中毒、非特异性免疫抑制和抗原特异性免疫抑制、凝血障碍、高血钾、氨中毒及输错血型等。

(5) 自体输血可刺激内源性红细胞生成素，使红细胞产生增多。

2. 适应证

凡估计术中失血较多(一般＞ 400 mL)的心、肝、肺和肾健康的患者，无贫血和营养不良的大、中择期手术，Hb ＞ 100 g/L，血细胞比容＞ 30%，血清总蛋白＞ 60 g/L，均可应用血液稀释法。

3. 方法

采血可分为术前 3 周或手术当日 2 类，在无菌条件下放血于储血瓶(袋)中，内有抗凝剂，存放于 4℃～ 6℃冰箱里妥善保存。

(1) 手术前 3 周内采血和贮存：间隔均匀地抽血 3 ～ 4 次，低温下保存自备血 800 ～ 1 400 mL。每次采血时，输入平衡盐液或羧甲淀粉，并口服铁剂，硫酸亚铁或葡萄糖酸铁 300 mg，每日 3 次。所采血放置冰箱保存 21 天，在患者手术中、后输回体内。冷冻红细胞可长期保存，对有不寻常抗体的患者尤为有用。

(2) 手术日急性采血：术日早晨，测量患者血压、脉搏和呼吸。术中监测血压、ECG、脑血流图 (REG) 或心排出量(有条件时)。清醒或麻醉后，做两处静脉穿刺，先由一处静脉采血，注入有 ACD 保养液的储血瓶(袋)中。放血速度为 400 mL/10 分钟；同时，快速或超速由另一(踝)静脉输注晶体或胶体稀释液，以维持正常血容量。采值量为总血容量的 10% ～ 30%，共 400 ～ 1200 mL，个别可采到 1600 mL。所输注的稀释液量为采血量的 2 ～ 3 倍。稀释液的比例按胶体：晶体 =2 ∶ 1。先输入胶体液 1000 mL，可选贺斯或右旋糖酐，或羧甲淀粉(羟甲糖淀粉钠)、代血宁 (403) 等。继用晶体液 500 mL，选平衡盐液、生理盐水、复方氯化钠或 5% ～ 10% 葡萄糖溶液等。也可先输注平衡盐液 1000 mL、后输注贺斯 500 mL。但认为先胶体后晶体液为好。待术中大出血基本控制后将自血输还给患者，如情况紧急，亦可提前输还。

(五)注意事项

采血中应严密观察血压、脉搏、呼吸等变化，维持血容量正常。在输还时，要求先采的血液后输，后采的先输。在采血前、术中、术后进行血细胞比容、血红蛋白、出凝时间的检查，使血细胞比容至 20% ～ 30%，血红蛋白 70 ～ 80 g/L。

六、防止输血反应

(一)过敏反应

过敏反应是输血中常见的并发症，要注意防治。

1. 表现

输血后约 1% 出现皮肤瘙痒、局限性或广泛性的荨麻疹；或 0.1% ～ 0.3% 发生局部神经血管水肿，0.005%～0.007% 发生支气管痉挛，过敏性休克甚至死亡等，症状出现越早，反应亦越重。

2. 治疗

即用抗过敏、抗休克疗法。异丙嗪 25 mg 静脉注射，或 10% 葡萄糖酸钙 10 mL，或地塞米松 10 mg 或氢化可的松 100 mg 静脉注射，或静脉注射 0.1% 肾上腺素 0.5 ～ 1 mL。当血压下降时用升压药。要保持呼吸道通畅，若有喉头水肿引起上气道阻塞时行气管造瘘术。

3. 预防

对有过敏史，或多次输血者，输血前 1 小时给予抗组胺药物，或在血液中加入氢化可的松 100 mg 输注。

（二）发热反应

这是最常见的输血反应 (NHTR)。发生率为 0.5% ～ 1.5%。受血者血清在多次输血后，产生同种白细胞抗体或血小板抗体，当再输血后可发生抗原抗体反应。故与同种异体免疫有关。

1. 表现

为发热、寒战、恶心、呕吐和青紫等。体温高达 39℃～ 40℃，伴皮肤潮红、头痛，但血压无变化。多发生在输血后 1 ～ 2 小时。症状持续 1 ～ 2 小时缓解，体温逐渐下降。全麻时，发热反应很少出现。

2. 治疗

反应出现后应减慢输血速度，严重者停止输血，立即给氧、保温、镇静（如异丙嗪 25 mg 静脉注射或肌内注射），或每 300 mL 血加 1% ～ 2% 普鲁卡因 15 mL。当寒战不能控制时，可用 2.5% 硫喷妥钠 3 ～ 10 mL 静脉注射，或氢化可的松 100 ～ 300 mg 静脉注射，或地塞米松 5 ～ 10 mg 静脉注射。

3. 预防

输血反应可预防，方法：①输血器具用全新的或用后立即冲洗干净，严格消毒，输血前用生理盐水冲洗；②输血时严格无菌操作；③输血前将血液放在 40℃以下温水中加温后再输注；④无热源技术，如停用供静脉注射药品制作血的保存液；⑤滤掉白细胞等成分，对有白细胞及血小板凝集素的患者应采用已移去浅黄沉淀层（内含白细胞及血小板）的红细胞混悬液；⑥术前查受血者的 IgA 状态，给予无 IgA 或同型 IgA 血液；⑦将输入血液的淋巴细胞除去，经放射处理后输给患者。

（三）溶血反应

溶血反应 (HTR) 是输血反应中最严重并可致命的一种，为血型不合或红细胞破坏（如保存不当、过期血、血液受机械损伤、血液内加入高渗糖或等渗糖、血液过度加温和血液污染等）的血液输入后，或 Rh 血型不合者等所引起。

1. 表现

溶血反应的症状轻重不等。

(1) 典型症状：输血 10 ～ 20 mL 后，患者即诉头胀痛、腰背剧痛，面潮红、心前区压迫感；恶寒、高热、呼吸困难、大汗、皮肤苍白冷汗、脉搏弱速、血压下降等休克症状。也有荨麻疹，黄疸，少尿、无尿者，提示急性肾衰竭出现。

(2) 突然发作：症状出现的时间，在仅输入少量血液 (10 ～ 15 mL) 后即可突然发作。全麻时患者不会出现以上症状，主要表现为血压下降、脉搏增速、血红蛋白尿、伤口渗血增多、黄疸等，应警惕溶血反应。

(3) 血浆粉红色：立即抽血观察血浆颜色，如血浆呈粉红色，可以协助诊断。通过检测血中游离血红蛋白可确诊。如处理不当或不及时，常因肾衰竭死亡。

(4) 迟发性溶血反应：Rh 血型不合者，于输血后 1 ～ 2 小时或 20 小时，甚至 6 ～ 7 天 21 溶血。

2. 处理

当怀疑有溶血反应时，应停止输血，立即处理。

(1) 紧急处理：重新核对受血者与供血者姓名与血型，并重新复查血型及交叉配合试验；

取患者血液，观察血浆颜色有无溶血；同时取患者红细胞做直接抗人球蛋白试验，阳性结果表明红细胞为抗体所致敏，证明有溶血反应。给患者放置导尿管，查第 1 次尿血红蛋白为血红蛋白尿，血清中游离血红蛋白增高即可明确诊断。血瓶血直接涂片染色或培养，以排除细菌污染反应。测定每小时尿量，肉眼尿为洗肉水色或呈酱油色。后期检查血胆红素及高铁血红蛋白也有助于诊断。

(2) 治疗措施：①立即吸氧；②尽早尽快抗休克；③用 0.25% 普鲁卡因 100 ～ 200 mL 静脉输入，防止肾血管痉挛，维持肾功能；④使用 5% 碳酸氢钠，使尿液碱性化，用脱水剂，保持充分的尿量，并发肾衰竭时，按急性肾衰竭处理；⑤疏通血循环，利尿的同时补充血容量，输新鲜血液、血浆、平衡盐液、生理盐水、右旋糖酐、5% 清蛋白或葡萄糖等，补充血容量，支持循环、升压药维持血压；⑥在维持血压的同时，静脉注射 5% 碳酸氢钠 200 ～ 400 mL 纠正酸中毒；⑦升压药宜选多巴胺或间羟胺；⑧地塞米松 10 mg 或氢化可的松 100 mg 静脉注射；⑨休克患者出现 DIC 时，及时应用肝素治疗；⑩有出血倾向时还可应用促凝血药，如酚磺乙胺、维生素 K、维生素 C 等药。

3. 预防

预防溶血反应，主要是加强责任心，输血前仔细查对，防止输错血型是关键。尽量输入同型血。在无同型血时又需要急救输血的情况下，输 O 型血要＜ 300 mL。严格执行血液保存法规定。输血初期严密观察，特别是开始输血 15 分钟，密切观察血压、脉搏、面色等变化。还可采用输血反应试验法，即先快输 5 分钟，后放慢观察一段时间，无变化时，即变快输血后再观察。

(四) 细菌污染血液输入反应

这是少见的输血反应，一旦出现反应极为严重，病死率极高。患者呈现溶血反应和菌血症的表现。严重者死于尿毒症和酸中毒。治疗上，主要是抗休克、输新鲜血和抗感染。使用大量广谱抗生素。同时应用利尿药防止尿毒症，纠正酸中毒等。

(五) 大量输血并发症

1 小时内输入患者血容量的 1/2，或 24 小时输入患者血容量的 1.5 倍，或 6 小时输血＞ 5 000 mL，称大量输血。其并发症为如下。

1. 循环负荷过重

静脉内输液输血过快，或输入血量过多，可引起心脏负荷过重，致心力衰竭。多见于心脏代偿功能减退的患者或 10 岁以下儿童。老年伴心血管疾病者，即使输液速度不快，血容量不大，也可发生心脏负担过重。

(1) 症状：早期是胸部紧迫感，呼吸次数快，静脉压高，颈静脉怒张，脉搏增速，动脉压下降。如处理不及时，发生肺水肿，可出现发绀、呼吸困难和咳粉红色泡沫痰。

(2) 处理：立即停止输血、输液；速效洋地黄静脉注射强心；用依他尼酸静脉注射利尿，有助于肺水肿的消散；加压氧吸入，或氧和乙醇混合后吸入消泡沫，纠正心肌缺氧，同时减低肺毛细血管的通透性，可减少液体渗出；四肢扎止血带等。

(3) 预防：对心功能减退的患者、老年及少儿，视病情掌握速度，特别是大量快速输血时，要严密观察，并进行 CVP 监测。

2. 出血倾向

大量快速输入库血后，因库存血中血小板减少、血浆各种凝血因子减少、DIC 以及毛细血管功能减低、肝功能差等，容易有出血倾向。为预防出血倾向，对估计失血量较大的手术，应详询病史，进行血液学检查，并尽可能在术前纠正。一般要求备新鲜血或新鲜血浆，或术前采自身血备用，可以补充血小板及其他凝血因子或者采用成分输血，主动掌握失血情况的补充；已输血 4000 ～ 5000 mL 时，应给血浆或冷冻干血浆，可预防出血倾向；静脉输注氢化可的松可减少血小板、血浆凝血因子和毛细血管的损害，也有预防性作用。

3. 代谢性酸中毒

枸橼酸大量进入体内，pH 值低，库血保存期间葡萄糖分解及血细胞代谢紊乱，产生乳酸、丙酮酸及二氧化碳，库血二氧化碳张力高，大量输血可加重患者的酸血症。大量输血期间，应维持通气功能良好，以改善酸血症，维持 $PaCO_2$ 在正常水平。经化验确定是代谢性酸血症的患者，及时应用碳酸氢钠治疗。

4. 血钾改变

库血中钾离子浓度增高，大量输血时可有高钾血症。休克时，肝糖原分解，钾离子自肝细胞内释出，肾排钾功能减退；如有酸血症及组织损伤，更使血钾升高。但大量输血后低血钾比高血钾更多见，可能因患者有代谢性或呼吸性碱血症所致。大量输血时，监测心电图及血清钾浓度，若有血钾变化时应做适当的处理。

5. 枸橼酸中毒

枸橼酸可与游离钙结合，以致血清钙离子浓度降低，对心肌有抑制作用。可能发生手足抽搐、血压下降、出血、心律失常等一系列枸橼酸中毒症状。在大量输血时，每输 1000 mL 血，缓慢静脉注射葡萄糖酸钙 1 ～ 2 g 以对抗。

6. 体温下降

库血温度低，大量输血可导致体温下降。当心脏温度降低时，可引起心脏功能紊乱，严重时可引起室颤。低温干扰枸橼酸及乳酸代谢，影响钙离子自骨中转移至血中，引起低血钙及代谢性酸血症；低温使血液氧离曲线左移，组织易于缺氧；低温使凝血机制紊乱，并增加红细胞的变形大于体温低于 30℃时引起心律失常，特别是经中心静脉输血，使心脏首先受累。故大量输血引起的低温，对患者极为不利。因此大量输血时，血液要加温后输入，同时要经常测量体温，连续监测，及时采取对策。

7. 微血栓栓塞

库血的小凝块可通过一般的输血滤器 (凝块直径约 50 μm，输血滤器网孔 170 μm) 而进入体内。大量输血时，凝块大量输入体内，可堵塞肺部毛细血管，是创伤后呼吸功能不全的原因之一，应引起重视。最好能用网孔直径＜ 50 μm 的输血滤网 (或使用微孔膜终端滤器)，完全可以避免输液 (终端滤器可截留静脉输液时 1 μm 的异物) 时大量看不见的微粒，但不能用于输血或输新鲜血，以减少输血后呼吸不全的发生率。

8. 传播疾病

输血主要引起肝炎、AIDS 及其他疾病等传播。

(1) 病毒性肝炎：输血后可传播肝炎，最常见最严重的是丙肝、乙肝。

(2) 性病：输血传播艾滋病、梅毒等，应引起重视。

(3) 其他：可传播疟疾、丝虫病、黑热病等传染病。

(六) 输血治疗时管理

1. 输血时要认真查对

输血前经两人以上校对瓶签、卡片及交叉配合试验报道，准确无疑时方可输用。

2. 输血速度

无 CVP 时，以血压为依据，即收缩压为 12 kPa(90 mmHg) 时，500 mL/h 的输血速度；10.67 kPa(80 mmHg) 时，1000 mL/h；8 kPa(60 mmHg) 时，为 1500 mL/h；5.33 kPa(40 mmHg) 时，3000 mL/h；收缩压为 0 时，4000 mL/h。一般健康患者每分钟 20 ～ 40 滴较合适，当＞ 60 mL/min 时即可发生循环过荷危险。快速失血或大出血性休克者可用加压输血法输入，当有大出血时以 60 ～ 100 mL/min 输入；而有大出血的患者，如心脏病患者不能耐受快速输血时，可以每分钟 60 ～ 100 滴输入，勿过量。婴儿每次 10 ～ 20 mL/kg 为宜。

3. 要加温后输入

一般将库血血瓶 (袋) 放入 40℃以下温水中，即将手伸进温水中不烫手即可，加温 10 ～ 15 分钟后输入。以防血管痉挛、输注不顺利，也可避免温度过低对机体的影响。为了使血细胞混匀，输血前，将血瓶轻轻倒转数次。

4. 预防非溶血性反应

为减少输血发热反应，用新型的血液过滤器，输血前，常规先用生理盐水冲洗瓶和管。婴儿用生理盐水或林格液稀释后输入。接连输两个以上供血者的血时，以输入生理盐水相隔，两者血不能直接混合。血液内不能随便加入等渗或高等渗葡萄糖溶液，不能加入抗生素，也不能加入含钙药品、酸性或碱性药品等。

5. 血液过滤器

输血时必须有过滤器装置，以预防血小板，红细胞、白细胞凝块输入体内引起肺栓塞。并可防止导管内空气进入血管，特别是加压输血时，形成血气栓。如发现空气进入血管后，立即使患者处于左侧卧位。

6. 废血瓶留置 24 小时

在输完血后，应将血瓶 (袋) 保留 24 小时。一旦发生迟发性输血反应时，做化验标本之用。

7. 预防动脉痉挛

动脉输血时应防止动脉痉挛。可用 0.25% ～ 0.5% 普鲁卡因或利多卡因 40 ～ 60 mL，做肌膜套式封闭，但要防止封闭后前臂缺血性坏死。

8. 及时处理高钾血症

当心电图显示有高血钾时，应立即输注 5% 葡萄糖、胰岛素以降低血钾。每输血 300 ～ 600 mL 输注葡萄糖酸钙 1 g。尤其是患者有高血压症或骨骼肌损伤时，低血容量和酸血症时，要予以注意。

9. 抗纤溶药物治疗

当有出血倾向时，输新鲜血，或血小板，或凝血因子，并给维生素 K_1 或对抗纤溶药物，如 6-氨基己酸、对甲基苄胺、抑肽酶和氨甲环酸等，并给予激素。

10. 血液代用品变态反应

血液代用品在急症中可立即输用；在择期手术中进行血液稀释，可减少同种输血；术中输用对抗非预期的血液丢失，可提供安全保证；在血源紧张时，可救治很多生命；避免因得不到血液而延期手术，避免了 HIV、肝炎、细菌或寄生虫传播的危险，对患者甚为有利，临床应用广泛，但有可能引起变态反应，特别是右旋糖酐，偶见有过敏者。其用量＜ 30 mL/kg，否则会引起出血倾向、肾衰竭等，应予注意。

11.Epogen 药物治疗

该药为人体重新组合的红细胞生成素，原用于治疗肾衰及其他疾病导致的慢性贫血。对贫血 (组织缺氧) 反应，与肾脏产生的红细胞生成素相同，可刺激骨髓产生红细胞。手术室内对慢性肾衰患者已用红细胞生成素治疗，以维持血细胞比容在正常范围内。择期手术前于自体采血中，用其增加红细胞数，使红细胞产生增多，可提高出血性手术的安全性，减少或避免输同种血。

12. 输血和肿瘤复发

输血是导致肿瘤复发的因素之一。故对肿瘤患者输浓缩红细胞。在癌症手术期间，输血指征应保守。

13. 器官移植的输血

随着环孢素 A(CsA) 的应用，随意输血已无益处。现多主张避免输血，以减少对组织相容抗原 (HLA) 过敏的危险。

14. 输血和术后感染

输血会使感染加重。研究证明，输血与术后感染有非常显著的关系，故要降低输血指征。

15. 输血引起免疫抑制

输血可引起免疫系统改变，亦叫免疫调节。输血介导的免疫调节，既是免疫效应细胞的潜在抑制剂，又是免疫抑制细胞的激活剂。输血引起的免疫调节，其最好的临床作用是提高了异体肾移植患者的存活率，但是，环孢素 A 的应用，输血已无益处。输血后产生抗原特异性免疫抑制。此外，输血费用上涨，不应该无约束地用血。

(七) 减少输血的方法

临床上已采用多种方法来减少围术期出血和 (或) 输血。

1. 减少输血的技术

(1) 降低输血指征：随意输血已无益处。

(2) 血液稀释：患者的心功能好者能忍受血细胞比容低至 20% 的血液稀释；如心功能不良，则血细胞比容宜维持在 30%，并严密观测心功能变化，出现失代偿时应及时输血。

(3) 自体血回输：收集术中失血回输。

(4) 给予促红细胞生成素：术前给红细胞生成素，使红细胞生成增多，对提高出血性手术的安全性有好处。

2. 减少术中失血

术中出血多少与手术操作和术式有关。注意仔细手术操作，选择合适的手术体位、改进外科技术及时止血外，还可采取以下方法。

(1) 术中控制性降压：术中采用人工控制性降压术，可减少术中失血量的 50%，比术中血液稀释更为有效。降压时 MAP 为 6.67 ～ 8.67 kPa(50 ～ 65 mmHg)。最好使术野处在高水平，以利静脉回流。高血压患者，降压底线应提高，及时补充血容量。常用硝普钠、硝酸甘油、三磷腺苷、α 与 β 阻滞药、钙通道阻滞药、吸入麻醉药或椎管内麻醉等方法，做术中控制性降压；也可将以上方法联合应用，以提高药物降压效果，减少药物副作用。最好使用有创性直接持续监测动脉血压，血压计应准确，并监测血细胞比容。

(2) 抗纤溶药物：提高凝血系统功能。

1) 氨基己酸及氨甲环酸：预防和治疗术中异常出血。氨甲环酸 0.5 ～ 1.0 g(10 ～ 15 mg/kg) 静脉注射，每日 2 ～ 3 次。

2) 抑肽酶：可保护血小板功能，增加激活凝血时间 (ACT)。如 CPB 劈胸骨 280 mg，70 mg/h 输注。

3) 巴曲酶：能促进出血部位 (血管破损部位) 的血小板聚集，释放凝血因子而止血。以 2000 U 加入 5% 葡萄糖液或生理盐水 10 ～ 20 mL 稀释后静脉注射。5 ～ 10 分钟生效，持续 24 小时。非急症出血或预防出血时，1000 ～ 2000 U 肌内注射或皮下注射，20 ～ 30 分钟生效，持续 48 小时。应小于 8000 U/d。

3. 血液代用品

可以向组织释放氧，是 NO 的生物学作用基础，治疗休克、出血和控制血流，可以全部或部分代替血液，减少输同种血。但不能为此取消血库工作，现代化血库还得加强。

第七章 神经外科手术的麻醉

第一节 神经外科手术麻醉的处理

一、术前评估与准备

神经外科手术患者术需常规访视，了解患者全身情况及主要脏器功能，做出 ASA 评级。对 ASA Ⅲ、Ⅳ级患者，要严格掌握手术麻醉适应证并选择手术时机。对下列情况应采取预防和治疗措施，以提高麻醉的安全性。

(1) 有颅内压增高和脑疝危象时需要紧急脱水治疗，应用 20% 甘露醇 1 g/kg 快速静脉滴注，呋塞米 20 ～ 40 mg 静脉注射，对缓解颅内高压、脑水肿疗效明显。有梗阻性脑积水，应立即行侧脑室引流术。

(2) 有呼吸困难、通气不足所致低氧血症，需尽快建立有效通气，确保气道畅通，评估术后难以在短期内清醒者，应行气管插管。颅脑外伤已有大量误吸的患者，首要任务是行气管插管清理呼吸道，并用生理盐水稀释冲洗呼吸道，及时使用有效抗生素和肾上腺皮质激素防治呼吸道感染，充分吸氧后行手术。

(3) 低血压、快心率往往是颅脑外伤合并其他脏器损伤 (肝、脾破裂、肾、胸、腹、盆骨损伤等所致大出血)，应及时补充血容量后再行手术或同时进行颅脑手术和其他手术。注意纠正休克，及时挽救患者生命。

(4) 由于长期颅内压增高而导致频繁呕吐，致脱水和电解质紊乱患者，应在术前尽快纠正。降颅压时应注意出入量平衡，应入量大于出量，并从静脉补充营养，待病情稳定后行手术。

(5) 由垂体和颅咽管瘤合并血糖升高和尿崩症等内分泌紊乱，术前也应及时给予处理，

(6) 癫痫发作者术前应用抗癫痫药和镇静药制止癫痫发作，地西泮 10 ～ 30 mg 静脉滴注，必要时给予冬眠合剂。如癫痫系持续发作，应用 1.25% ～ 2.5% 硫喷妥钠静脉注射缓解发作，同时注意呼吸支持和氧供。

(7) 由于脑外伤、高血压、脑出血、脑血管破裂所致蛛网膜下隙出血，使血小板释放活性物质致脑血管痉挛，常用药物有尼莫地平 10 mg，静脉注射，每日 2 次。也可应用其他缓解脑血管痉挛的药物，能有效降低脑血管痉挛引发的并发症和死亡率。

(8) 术前用药对没有明显颅脑高压、呼吸抑制患者术前可常规用药，用量可据病情酌情减量；对于重症患者，有明显颅脑高压和呼吸抑制患者，镇痛和镇静药原则上应慎用，否则会导致高 CO_2 血症。

(9) 监测除常规血压、心电图、心率、动脉血氧饱和度，还应监测有创动脉压、血气分析、呼气末 CO_2、CVP、尿量等。

(10) 神经外科手术麻醉的特点

1) 安全无痛：麻醉要镇痛完全，对生理扰乱小，对代谢、血液化学、循环和呼吸影响最小。

2) 肌肉松弛：在确保患者安全的条件下，麻醉要有足够的肌肉松弛。肌松药不能滥用，要有计划地慎重应用。

3) 降低患者应激反应：要及时处理腹腔神经丛的反射——迷走神经反射。要重视术中内脏牵连反射和神经反射的问题，积极预防和认真处理，严密观察患者的反应，如血压下降，脉搏宽大和心动过缓等。可辅助局部内脏神经封闭或应用镇痛镇静药，以阻断神经反射和向心的手术刺激，维持神经平稳。

4) 术中应保证输液通畅，均匀输血，防止输液针头脱出。如果一旦发生大出血，补充血容量不及时，或是长时间的低血压状态，可引起严重后果，甚至危及生命。

二、麻醉方法

1. 局部麻醉

在患者合作的情况下，适用于简单的颅外手术、钻孔引流术、神经放射介入治疗及立体定向功能神经外科手术等。头皮浸润用 0.5% 普鲁卡因 (或 0.75% 利多卡因) 含 1 ∶ 20 万肾上腺素，手术开始时静脉滴入氟哌利多 2.5 mg、芬太尼 0.05 ～ 0.1 mg，增加患者对手术的耐受能力。

2. 全身麻醉

气管插管全身麻醉是现代常用麻醉方法，为了达到满意的麻醉效果，即诱导快速、平稳，插管时心血管反应小，麻醉维持平稳对各项生命体征影响小，目前临床上较多使用静吸复合麻醉。

(1) 麻醉诱导：①硫喷妥钠 (4 ～ 8 mg/kg)；芬太尼 (4 ～ 8 μg/kg) 或舒芬太尼 (0.5 ～ 1.0 Mg/kg) 静脉注射 + 维库溴铵 (0.1 μg/kg) 静脉注射；②丙泊酚 (1.5 ～ 2 mg/kg)；咪达唑仑 (0.1 ～ 0.3 mg/kg)+ 维库溴铵 (0.1 mg/kg)+ 芬太尼 (5 μg/kg) 静脉注射；③对冠心病或心血管功能较差的患者，依托咪酯 (0.3 ～ 0.4 mg/kg)+ 芬太尼 (5 μg/kg)+ 维库溴铵 (0.1 mg/kg)+ 艾司洛尔 [500 μg/(kg•min)]，在充分吸氧过度通气情况下行气管插管。

(2) 麻醉维持：①常采用吸入异氟烷 (或安氟烷、七氟烷等) 加非去极化肌肉松弛药及麻醉性镇定药；②静脉维持泵注丙泊酚 [4 ～ 6 mg/(kg•h)] 或咪达唑仑 [0.1 mg/(kg•h)]，配合吸入异氟烷 (安氟烷、七氯烷等)，按需加入镇痛药及非去极化肌肉松弛药；③全凭静脉麻醉，使用把控技术 (TCI)，静脉输注丙泊酚加瑞芬太尼及非去极化肌肉松弛药。

3. 麻醉管理

(1) 仰卧头高位促进脑静脉引流，有利于降低 ICP；俯卧位应注意维持循环稳定和呼吸通畅，并固定好气管导管位置。

(2) 开颅前需使用较大剂量麻醉镇痛药如芬太尼，手术结束前 1 ～ 2 小时禁止使用长效镇痛剂如哌替啶、吗啡等，有利于术毕患者及时苏醒和良好通气。

(3) 术中间断给肌松剂，应及时追加用量，防止患者躁动。对上神经元损伤患者和软瘫患者，应用肌松剂宜小剂量，应用苯妥英钠对非去极化肌松剂有拮抗作用，应加大肌松剂使用剂量。

(4) 该类患者手术期间宜机械通气，并间断行过度通气，保持 $PETCO_2$ 在 4.0 kPa 左右。

(5) 术毕患者应迅速苏醒，但又不能有屏气或呛咳现象以免使颅内压升高、脑出血等，可使用拉贝洛尔、艾司洛尔、尼莫地平控制血压升高，也可使用芬太尼 0.05 mg 静脉注射，或 2% 利多卡因 2 mL 行气管内注入防止呛咳反射所致颅内压升高、脑出血等。

(6) 液体管理：术前禁食、禁水，丢失量按 8 ～ 10 mL/kg 静脉滴注，手术中液体维持按 4 ～ 6 mL/kg 补给，患者术前应用脱水剂，已有明显高涨状态，补充液应是生理盐水或等张胶体液。多数学者认为，神经外科患者应维持血浆渗透压浓度达到 305 ～ 320 mmol/L 较为理想，达不到时应使用脱水利尿剂。

(7) 使用大剂量脱水利尿剂患者，可产生大量利尿作用，术中应加强对钾、钠、血糖和血浆渗透浓度测定，以利于及时发现和纠正。

第二节 颅脑外伤患者的麻醉

一、颅脑外伤患者的病理生理

颅脑外伤按其病理生理过程可分为原发性损伤和继发性损伤。受伤的瞬间，先为不同程度的原发性损伤，然后继发于血管和血液学的改变而引起脑血流减少，从而导致脑缺血和缺氧，脑水肿，颅压增高，进一步发生脑疝，导致死亡。因此，临床上需要对继发性损伤病理生理过程进行干预，防止其进一步发展加重损伤。

(一) 高血压和低血压

由于原发性损伤之后，脑的顺应性发生改变，甚至有颅内出血，颅压增高，无论高血压还是低血压都将加重脑损伤。由于自身调节功能损害，低血压造成脑灌注压减少，导致脑缺血；而高血压可造成血管源性脑水肿，进一步升高颅压，引起脑灌注压降低。在自身调节功能保持完整的情况下，低血压可引起代偿性脑血管扩张，脑血容量增加，进而使颅压增高，造成脑灌注压进一步降低，产生恶性循环，又称为恶性循环级联反应。

(二) 高血糖症

在脑缺血、缺氧的情况下，葡萄糖无氧酵解增加，产生过多的乳酸在脑组织中蓄积，可引起神经元损害。

(三) 低氧血症和高二氧化碳血症

低氧血症和高二氧化碳血症都可引起颅脑损伤患者脑血管扩张，颅压增高、脑组织水肿，从而可加重脑损伤。

(四) 脑损伤的机制

主要是在脑缺血的情况下激活了病理性神经毒性过程，包括兴奋性氨基酸的释放、大量氧自由基的产生、细胞内钙超载、局部 NO 产生等，最终引起脑水肿加重和神经元不可逆性损害。

(五) 脑水肿

外伤后脑水肿和脑肿胀使脑容量增加、颅压增高，导致继发性脑损害，重者发生脑疝，甚至死亡。脑水肿分为五种情况：血管源性、细胞毒性、水平衡性、低渗性和间质性。

1. 血管性脑水肿

脑组织损伤可破坏血 - 脑屏障，致使毛细血管的通透性与跨壁压增加，以及间质中血管外水潴留，从而造成血管源性脑水肿。由于组胺、缓激肽、花生酸、超氧化物和羟自由基、氧自由基等引起内皮细胞膜受损，激活内皮细胞的胞饮作用和内皮结合部的破裂，使毛细血管通透性增加。其次，研究发现体温升高、高碳酸血症可使内皮细胞跨膜压增高，导致毛细血管前阻力血管松弛，使脑水肿发生率和范围增加。另外，蛋白分子电负荷的改变使血管外水潴留。由于清蛋白为阴离子蛋白，容易通过受损的血 - 脑屏障，然后由外皮细胞清除。相反，IgG 片段为阳离子蛋白，则黏附于阴离子结合部位，而潴留于间质中。临床上脑出血、慢性硬脑膜下血肿和脑肿瘤附近的水肿，均属于血管源性水肿。

2. 水平衡性水肿

细胞毒性水肿的主要机制是在脑血流减少的情况下，能量缺乏使细胞膜泵 (Na-K-ATP 酶) 功能受损，进而引起一系列的生化级联反应，使细胞外钾增加，细胞内钙增高，膜功能损害可引起细胞不可逆性损伤。由梗死造成的局灶性或全脑缺血、低氧，均可导致细胞毒性水肿的形成。

3. 流体静力性水肿

由于跨血管壁压力梯度增加，使细胞外液积聚。脑血管自身调节功能受损，可引起毛细血管跨壁压急剧增加。如急性硬脑膜外血肿清除后使颅内压突然下降，导致脑血管跨壁压突然增加，出现一侧脑半球弥散性水肿。

4. 低渗透压性水肿

严重血浆渗透压降低和低钠血症是渗透性脑水肿的主要原因。脑胶体渗透压超过血浆渗透压，水分即被吸收入脑。当血清钠浓度低于 125 mmol/L 时可引起脑水肿。此外，由于性激素的不同，在同一血清钠浓度时，女性较男性更易发生脑水肿。

5. 间质性脑水肿

阻塞性脑积水、脑室过度扩大可使脑脊液 - 脑屏障破裂，导致脑脊液渗透到周围脑组织并向脑白质细胞外蔓延，在临床上可出现一种明显的非血管性脑水肿，即间质性脑水肿。这类水肿一旦发生，可导致脑缺血和神经元损害。

颅脑外伤初期由于静脉容量血管的扩张，脑血容量增加而出现脑肿胀，而不单是脑组织含水量的增加。其神经源性因素包括脑干刺激和脑循环中释放血管活性物质等。因此，早期的脑水肿主要由于脑血管自身调节功能下降，而脑干损害则影响动脉扩张，或静脉梗阻导致充血性或梗阻性脑水肿。如处理不当或不及时，在脑外伤的后期，随着脑水肿加重，颅内高压，脑灌注压下降，引起脑缺血，生化级联反应发生改变，发生复合性脑水肿，即血管性和细胞毒性脑水肿。

二、麻醉处理要点

(一) 术前准确评估

由于颅脑外伤病情严重，麻醉医师应首先确保患者的呼吸道通畅，供氧应充分，及时开放静脉通路，以稳定循环，为抢救赢得时间，然后在极短的时间内迅速与家属沟通，了解相关病情，并掌握生命体征和主要脏器的功能情况，了解患者既往有无其他疾病，受伤前饮食情况，有无饮酒过量，目前心肺功能状况.有无合并其他脏器损伤。脑外伤患者常因颅内压增高而发生呕吐，甚至误吸，所以这类患者均应视为饱胃患者，在插管前和插管时都应防止误吸。

(二) 麻醉前合理用药

颅脑外伤患者一般不用术前镇静药，只给阿托品或东莨菪碱等抗胆碱药即可。无论何种镇静药都可引起患者呼吸抑制，特别是患者已存在呼吸减弱、呼吸节律异常或呼吸道不畅，即使少量的镇静药也可能造成呼吸抑制，使动脉血中二氧化碳分压增加，引起颅压增高。对于躁动的患者，一定要在密切监护情况下方可给予镇静。

(三) 术中密切监测

术中常规监测有: 心电图(ECG)、脉搏、血氧饱和度(SPO_2)、呼气末二氧化碳分压($PETCO_2$)、体温、尿量、袖带血压。必要时还应动脉有创测压、动脉血气分析和电解质分析。怀疑血流动力学不稳、估计失血较多或术中可能大出血，应行深静脉穿刺置管。为操作和管理方便，穿刺点以选择股静脉为宜。

(四) 麻醉诱导

颅脑外伤患者的麻醉诱导非常关键，诱导过程当中血流动力学的急剧变化将会加重脑损伤；颅脑外伤患者常常饱胃，诱导过程中发生误吸，会使病情复杂化；颅脑外伤患者常合并其他部位脏器的损伤，如颈椎损伤、胸部损伤、肝脾破裂等。此外，颅脑外伤的老年患者可合并严重的心肺疾患。因此，如不加考虑，贸然进行常规诱导，势必酿成大祸，引发纠纷。

对于全身状况较好、无其他并发症的单纯脑外伤患者，麻醉诱导用药可以选丙泊酚、咪达唑仑、芬太尼和非去极化肌松药。丙泊酚作为目前静脉麻醉药的主打药物，也适用于脑外伤患者，可降低颅压和脑代谢率，并能清除氧自由基，对大脑有一定的保护作用。应用咪达唑仑，可减少诱导期丙泊酚的用量，对减少患者医疗费用有积极作用，同时也降低因单纯应用丙泊酚所引起的低血压发生率，若患者血容量明显不足。可单独应用咪达唑仑为宜，避免应用丙泊酚引起严重低血压而加重脑损伤。咪达唑仑和丙泊酚的用量一定要个体化，一般情况下可用咪达唑仑 4 ～ 8 mg，丙泊酚 30 ～ 50 mg。肌松药以非去极化肌松药为宜，如必须选用去极化肌松药，应注意有反流与误吸、增高颅压和导致高血钾的可能。非去极化肌松药以中、长效为主，如罗库溴铵 (0.6 ～ 1 mg/kg)、维库溴铵 (0.1 mg/kg)、哌库溴铵 (0.1 mg/kg)。麻醉用药的顺序对诱导的平稳也有影响，先给予芬太尼 (1.5 Mg/kg)，后给咪达唑仑，再给肌松药，30 秒后给丙泊酚。这种给药方法既可避免丙泊酚注射痛刺激，又能使各种麻醉诱导用药的作用高峰时间叠加一致，可减少气管内插管应激反应。气管内插管前采用 2% 利多卡因行气管表面麻醉，可使插管反应降到理想程度，最大限度地维持麻醉诱导平稳。

对于全身状况较差、合并其他脏器损伤或伴有其他并发症的患者，麻醉诱导应当慎重。

(1) 对病情危重、反应极差或呼吸微弱甚至停止的患者，可直接或气管表面麻醉下插管。

(2) 对于发生过呕吐的患者，应在吸引清除口咽部滞留物后，再进行诱导用药，在面罩加压控制呼吸之前，应由助手压迫喉结，防止胃内容物再次溢出加重误吸，在气管内插管成功后，用生理盐水灌洗，尽可能吸引清除误吸物，以利于气体交换。

(3) 对其他并发症的患者，特别是心功能较差，甚至心力衰竭患者，首先应用强心药，选择诱导药物，如采用咪达唑仑、依托咪酯等，配合适量的芬太尼和肌松药。

(4) 合并其他脏器损伤的患者，尤其是内脏大出血，应进行积极的抗休克治疗，在血压回升、心率接近正常的情况下，谨慎地进行麻醉诱导与气管内插管，以免延误手术时机。诱导用药应选择对血压影响轻，且对大脑有保护作用的药物，如咪达唑仑，即使这样，用药量也应减少，以避免血压剧烈波动。

(五)麻醉维持

颅脑外伤的患者一般都存在不同程度的颅内压增高，因此，麻醉维持一般不单独采用吸入全身麻醉，目前较多采用静脉复合全身麻醉或静脉吸入复合麻醉。静脉复合全身麻醉的维持采用静脉间断注射麻醉性镇痛药和肌松药，持续泵入静脉全麻药。麻醉性镇痛药以芬太尼为主，有条件的可用舒芬太尼和阿芬太尼，哌替啶较少使用。麻醉性镇痛药的用量一般应根据患者的实际情况决定，切忌量大，静脉全麻药也是如此。肌松药应选择对颅内压影响小的阿曲库铵、维库溴铵和哌库溴铵等。静脉全身麻醉药目前最为常用的是咪达唑仑和丙泊酚。丙泊酚优势更为明显，因手术医师希望术后能尽早评估患者的神经系统功能，丙泊酚起效和苏醒都快，而且还有脑保护作用，故选用丙泊酚更为有益。

静脉吸入复合麻醉维持是在静脉复合麻醉的基础上增加了气管内挥发性麻醉药的吸入。静脉复合麻醉的维持同上不再赘述。应该注意的是吸入麻醉药的选择，吸入麻醉药有脑血管扩张作用，异氟烷扩张作用最弱，适合应用。

(六)术中管理

颅脑外伤患者容量管理非常重要。临床上常用脉搏、血压、尿量等指标进行监测。需要注意的是脑外伤患者常用脱水剂，用尿量判断液体平衡情况不准确。最好监测中心静脉压，尤其是合并内脏出血休克者。在液体种类上，晶体液以乳酸钠林格液、平衡盐液和生理盐水为好，应避免应用含糖液。有大出血者，紧急时可选用胶体液，如羧甲淀粉、琥珀酰明胶(血定安)、万汶等。颅脑外伤患者血 - 脑屏障可能存在不同程度的损害，万汶有预防毛细血管渗漏的作用，从理论上讲，输注万汶可能优于其他血浆代用品。术中应注意失血量估计的准确性，适量输血，防止血液过度稀释，术中血细胞比容最好维持在 0.30 左右。

术中保持过度通气，维持呼气末二氧化碳分压 30 ～ 35 mmHg，有利于颅压的控制。术中除了密切监测患者生命体征外，还应观察手术步骤，对手术的进程有所了解。因为脑外伤患者由于颅压升高，致交感神经兴奋性增高、血中儿茶酚胺上升，易掩盖血容量不足，一旦开颅剪开脑膜，容易发生低血压，严重者可致心搏骤停。此外，麻醉医师在观察手术操作期间，应结合所监测的生命体征指标变化，及时与手术医师沟通，并根据术中生命体征变化，做出准确的判断和正确的解释及处理。

(七)麻醉恢复期的管理

麻醉恢复期的管理非常重要，不能掉以轻心。麻醉医师应根据病情做出相应的处理。早期拔除气管内插管，有利于手术医师及时进行神经系统检查，对手术效果做出及时评估。但必须掌握拔管时机，若患者出现不耐管倾向，且呼之睁眼，可给予少量丙泊酚，吸净气管内和口腔内分泌物后，拔除气管内插管。应尽可能避免麻醉过浅和拔管时剧烈呛咳，以免由此而引起颅内压增高和颅内创面出血。

对术前情况较差、多脏器损伤或有其他严重并发症者，尤其是昏迷患者，宜保留气管导管或做气管切开，以利于术后呼吸道管理，有条件者护送专科 ICU 或综合 ICU。

三、麻醉注意事项

颅脑外伤患者麻醉一个最为关键的问题是，一定不能只注意颅脑外伤的情况而忽略了对其他脏器外伤的观察，以免贻误治疗，导致不良后果。入室后开放两条静脉通路，以备快速输血、输液，抢救休克和大出血。

无论哪种麻醉方法，麻醉诱导时都应防止误吸，以免使病情复杂化。手术过程中避免使用增高颅压的药物，控制呼气末二氧化碳分压，维持患者一定程度的过度通气。术中应注意患者水、电解质的情况，特别是患者大量应用脱水剂，极易引起水、电解质紊乱，液体量可以略欠一些，切不可过量，必要时输血，避免应用含糖液体。术中注意避免血压剧烈波动而诱发脑血管痉挛，加重脑损伤，影响术后神经功能的恢复。

脑外伤患者术后切不可盲目拔除气管导管，严重的脑水肿或脑干损伤，随时可能发生呼吸暂停，甚至死亡危险。

第三节 颅内血管病变的麻醉

一、颅内血管病变的病理及临床表现

颅内血管病变包括高血压动脉粥样硬化性脑出血、颅内动脉瘤、颅内血管畸形等。多数是因突发出血而就诊，平时没有症状，或头痛的症状被忽略，因此起病较急，多数需行急诊手术。

(一) 颅内动脉瘤

颅内动脉瘤是由于脑血管发育异常而产生的脑血管瘤样突起。好发于颅底动脉及其临近动脉的主干上，常在动脉分支处呈囊状突出。颅内动脉瘤的病因可能是先天性动脉发育异常或缺陷、动脉粥样硬化、感染、创伤等，形成动脉瘤的一个共同因素是血流动力学的冲击因素，致使薄弱的血管壁呈现瘤样突起。临床上颅内动脉瘤在破裂前常无症状或仅有局灶症状，表现为一过性轻微头痛；破裂后症状严重，出现突发的、非常剧烈的头痛，常被误诊为流感、脑膜炎、颈椎间盘突出、偏头痛、心脏病以及诈病等。患者可有不同程度的意识障碍，部分患者就诊时可能完全缓解，患者是否有过突发性剧烈头痛的病史常常是确诊的重要线索。颅内动脉造影可确诊。Hunt 和 Hess 将颅内动脉瘤患者按照手术的危险性分成五级。

Ⅰ级无症状，或轻微头痛及轻度颈强直。

Ⅱ级中度及重度头痛，颈强直，除有神经麻痹外，无其他神经功能缺失。

Ⅲ级嗜睡，意识模糊，或轻微的灶性神经功能缺失。

Ⅳ级神志不清，中度至重度偏瘫，可能有早期的去大脑强直及自主神经功能障碍。

Ⅴ级深昏迷，去大脑强直，濒死状态。

若有严重的全身疾患如高血压、糖尿病、严重动脉硬化、慢性肺部疾患及动脉造影上有严重血管痉挛者，要降一级。

(二) 高血压动脉粥样硬化性脑出血

高血压动脉粥样硬化性脑出血在临床上最常见，尤其是随着社会的老龄化和饮食结构的改变，其发生率有增加的趋势。高血压和动脉粥样硬化互为因果，互相影响。高血压的患者颅内血管壁由于长期受到高压力的冲击而发生损伤，损伤的部位在修复过程期间，有的恢复良好，有的会发生脂类沉积，沉积的脂类物质可形成斑块，此处的血管壁弹性降低，脆性加大，在突

然受到更大的血流冲击力的情况下，血管壁即破裂发生出血,,如剧烈运动、情绪激动、饮酒等因素，可使患者突然头痛、恶心、呕吐、意识障碍，严重者很快深昏迷，四肢瘫痪，眼球固定，瞳孔针尖样，高热，病情迅速恶化，数小时内死亡。特别是饮酒后，易误认为醉酒，颅脑 CT 可帮助确诊。

(三) 颅内血管畸形

颅内血管畸形是指脑血管发育障碍引起的脑局部血管数量和结构异常，并对正常的脑血流产生影响。可分为：动静脉畸形、毛细血管扩张症、静脉畸形、海绵状血管畸形。临床上最常见的是动静脉畸形。脑动静脉畸形是一种在胎儿期形成的先天性脑血管发育异常，无明显家族史。其病理特点是非肿瘤性的血管异常，具有粗大、扩张、扭曲的输入及输出血管，病理性血管可呈蔓状缠结且动静脉分流循环速度很快，供养动脉常常扩张并延长，近端及远端动脉袢均为迂曲状。动静脉畸形的症状体征可来自于以下情况。

1. 正常神经组织受压，脑积水，脑、蛛网膜下隙、脑室出血。

2. 缺血及出血性损害导致头痛、抽搐。

3. 占位导致的神经功能缺失。

4. 静脉压升高使颅压增高。

5. “盗血”引起神经功能缺失。

6. 临床表现各不相同，有头痛、癫痫、精神异常、失语、共济失调等。还有一个罕见的症状，即三叉神经痛。

二、麻醉处理要点

(一) 术前准备及麻醉前用药

麻醉医师应尽快了解病史，特别是抗高血压药的服用情况。此类患者为急诊患者，病情虽有轻重之分，但对意识障碍不严重的患者不能掉以轻心，这类患者很容易激动和烦躁，致使病情加重，影响治疗效果。所以无论患者意识如何，只要有躁动倾向，一定要给予适度的镇静，并密切监护。麻醉前用药根据病情可在手术室内麻醉前 5 分钟静脉推注抗胆碱药。若在做相应检查时已用镇静药，此时不必再用。

(二) 术中监测

术中监测见颅脑外伤患者麻醉处理要点中的术中监测，此不再赘述。

(三) 麻醉方法

颅内血管病变手术目前几乎都在显微镜下进行，要求手术野稳定清晰，所以应选择气管内插管全身麻醉，因挥发性麻醉药对脑血管影响大，故多选择静脉全身麻醉。麻醉诱导用药为丙泊酚、咪达唑仑、依托咪酯、羟丁酸钠、芬太尼、舒芬尼、雷米芬太尼、维库溴铵、哌库溴铵等。不管选择哪几种药，都要力求诱导平稳，维持脑灌注压稳定。

(四) 麻醉维持

麻醉维持药物的选择应以能更好地满足下列要求为前提：理想的脑灌注压、防止脑缺氧和脑水肿，使脑组织很好地松弛，为减轻脑压板对脑组织的压迫，在分离和夹闭动脉瘤时应控制血压，以降低跨壁压。由于没有任何一种药物可达上述要求，所以要联合用药，作用互补，以取得最佳效果。在应用静脉麻醉药的同时辅以小流量的异氟烷，可更好地进行控制性降压。维持用药可以静脉持续泵入丙泊酚，也可持续泵入咪达唑仑，镇痛药和肌松药可间断注射。镇痛药可用吗啡、芬太尼、舒芬太尼等，肌松药可选用长效哌库溴铵或中效维库溴铵。

（五）术中管理

颅内血管病变的患者术中管理非常重要，术中合理地调控血压、心率，维持血流动力学稳定，可减轻脑损害，有利于患者神经功能的恢复，合理地利用心血管活性药物，尤其对心血管并发症的患者更要因人而异，用药一定要个体化。一般常用的心血管活性药物有艾司洛尔、硝酸异山梨酯、氨力农、硝酸甘油、硝普钠。容量管理也很重要，术中应根据液体需要量、失血量、尿量，以及 CVP 和肺毛细血管楔 (PCWP) 及时补液和输血，特别是在动脉瘤夹闭后应快速扩容，进行血液稀释，维持血细胞比容在正常低限范围内 (0.30 ～ 0.35)。羟乙基淀粉用量超过 500 mL 时为相对禁忌，因为有可能干扰止血功能引起颅内出血。

（六）麻醉恢复期管理

麻醉恢复期应根据术前患者的一般情况和手术的情况决定是否拔除气管导管。若术前患者一般情况良好，且手术顺利，可在患者自主呼吸恢复满意后拔管，完全清醒后送回病房观察。若术前一般情况较差，意识有障碍，手术难度较大，时间长，应带管将患者送监护室，借助呼吸机支持，待麻醉自然消除后拔管。

三、麻醉注意事项

对高血压动脉粥样硬化性脑出血的患者，应了解既往史，这类患者一般都有不同程度的心肌供血不足，血压、心率的剧烈波动变化，可使心肌缺血加重，严重者发生心肌梗死，所以麻醉诱导时应避免使用心肌抑制药物。

颅内动脉瘤和血管畸形的患者麻醉诱导非常关键，特别是已经有颅内出血的患者，麻醉诱导期间可再发出血或出血加重，甚至可引发动脉瘤破裂，故麻醉诱导要把喉镜置入和气管内插管刺激降到最低。但麻醉也不宜过深，对颅内压正常的患者，血压可降低到基础血压的 30% ～ 35%，对已有颅内压增高的患者，血压降低有加重脑缺血的危险，一定要引起重视。

颅内动脉瘤患者术中都要求控制性降压，应该注意，为维持合理的脑灌注，在切开硬脑膜前不需降压过低。术中在监护状态下于动脉瘤夹闭前开始行控制性降压。选择对脑血流、脑代谢及颅压影响小的降压方法。在控制性降压的过程中应该注意的是：硝普钠虽然可以快速控制高血压，但可使容量血管扩张而增加脑血容量，并使颅压升高；硝酸甘油同样可使容量血管扩张而增加脑血容量，比硝普钠引起的颅内压增高还要明显且严重，因而要避免应用这两种药物。钙通道阻滞药尼卡地平、尼莫地平可增加局部脑血流，对心肌抑制轻，术中可快速控制高血压，停降压后无反跳现象，并有预防术后心脑血管痉挛的作用，可作为首选。

颅内血管畸形的患者术中要严格控制血压波动，低血压加重损害病变周围的脑组织（长期低灌注血管麻痹），一旦 (AVMs) 切除术后发生正常灌注压恢复综合征，出血、水肿、高颅压，而高血压又可加重其损害。因此，术后血压仍须控制在适当范围，不宜立即停止降压药。

颅内血管手术由于出血和术中对血管的刺激，术后极易发生局部脑血管痉挛，血流减慢．术中应避免使用止血药，以免在血管痉挛后发生脑血栓，影响神经功能的恢复。

注意防止动脉瘤夹闭后的血管痉挛，通过高血压［平均动脉 (MAP)100 mmHg]、高血容量、血液稀释来增加脑血流，关键是要在轻度脑缺血进展为脑梗死之前实施，术野使用罂粟碱可扩张痉挛的血管，如果手术需要临时钳夹动脉瘤时，为改善其供血区域的侧支循环，国外常静脉注射去甲肾上腺素。

第四节 颅内肿瘤者的麻醉

一、颅内肿瘤患者的病理生理

颅内肿瘤按部位可粗略分为大脑半球肿瘤、小脑肿瘤和脑干肿瘤，后两者位于颅后窝，又统称为颅后窝肿瘤。病理报道以神经胶质瘤、脑膜瘤多见，余为转移瘤、结核瘤等。患者可能患病数年无临床症状，随着占位病变体积的增大出现颅压升高的症状，伴视力、嗅觉障碍、偏瘫、失语等。与麻醉有关的颅内肿瘤的病理生理变化主要是肿瘤占位引起的颅压增高，颅内压是指颅内容物对颅腔壁产生的压力，临床上一般通过测量脑脊液压力了解颅压的变化情况，颅内压力正常是维持脑功能正常运转所必需的。

(一) 颅压的调节

颅内容物主要有脑组织、脑脊液和血液三种成分，正常情况下，其中一种成分增加，其他两种成分则相应减少，机体通过自动调节维持颅压在一定限度之内 (成人 5 ～ 15 mmHg，儿童 4 ～ 7.5 mmHg) 的正常平衡状态。颅内肿瘤引起颅内容物的增加，早期可通过自动调节维持正常的颅压，随着颅内肿瘤体积增大，超过代偿限度颅内压即增高。有时颅内肿瘤 (如颅后窝病变) 体积虽然很小，但也可引起颅内压增高，这主要是因为肿瘤位置引起脑脊液回流受阻，脑积水所致。

(二) 脑脊液对颅压的调节作用

由脉络丛生成的脑脊液时刻在进行着新陈代谢变化，包括生成、循环和吸收。颅内压的变动可受脑脊液分泌、循环、吸收的影响，在颅内压的调节中起重要作用。当颅压增高时，脑脊液回吸收增加，而且一部分脑脊液受挤压流入脊髓蛛网膜下隙，使颅内容物总体积减小，有利于颅压降低。

(三) 脑血流对颅压的调节

颅压的变化直接影响脑血流，颅压增高，脑血流减少，而脑静脉系统的血液受挤压而排出增多，脑血容量减少，因而颅压可以降低。正常情况下脑血流的调节主要通过动脉血管口径的变化来实现的，其影响因素有二氧化碳分压、动脉血酸碱度、温度等。临床上通常采用过度通气来降低二氧化碳分压，以使脑血管收缩，脑血流减少，达到降低颅压的作用，为手术提供良好的手术野。

颅压的调节有一定的限度，在这个限度之内，颅内对容积的增加有一定的代偿力，这种代偿力表现在脑脊液被挤压至脊髓蛛网膜下隙，脑部血液减少与脑组织受压向压力低处转移，以达到机体承受的病理平衡，故这个限度的极限称之为临界点。超过临界点即失代偿，这时颅内容物微小的增加，可使颅内压急剧增加，加重脑移位与脑疝，发生中枢衰竭。

二、麻醉处理要点

（一）术前准备

颅内肿瘤手术一般都是择期手术，有足够的时间进行术前准备。麻醉医师所要做的是麻醉前认真访视患者，了解病史，包括既往史、手术史等，特别是与麻醉有关的心、肺并发症，肝、肾功能情况。

（二）麻醉前用药

成人一般在麻醉前 30 分钟肌内注射苯巴比妥 0.1 g，东莨菪碱 0.3 mg。

（三）术中监测

术中监测见颅脑外伤患者麻醉处理要点中的术中监测，此不再赘述。

（四）麻醉方法

颅内肿瘤患者麻醉方法有局部麻醉、局部麻醉加神经安定镇痛术、全身麻醉。随着时代的进步，人们对麻醉的要求也越来越高，一方面，患者要求术中舒适而无恐惧，另一方面，随着显微手术的不断开展，手术医师要求良好的手术野，因此，目前所有的颅内肿瘤患者均在全身麻醉下进行手术。麻醉诱导目前可选用的药物很多，如咪达唑仑、丙泊酚、依托咪酯、羟丁酸钠等；肌松药可选择阿曲库铵、维库溴铵、哌库溴铵等；麻醉性镇痛药可选芬太尼、舒芬太尼、吗啡等。

（五）麻醉维持

见颅脑外伤患者麻醉处理要点中的麻醉维持。

（六）术中管理

颅内肿瘤患者术前常用脱水剂，因而术前常常血容量不足，术中还要丢失一部分血液，特别是手术较大时，有效循环血容量不足将更为明显，术中液体管理非常重要，最好监测中心静脉压，以指导输液。液体种类根据患者具体情况选用晶体液和胶体液，晶体液以乳酸钠林格液为主，不用含糖液，胶体液有聚明胶肽、血定安、万汶等。对体质较好的患者，可采用大量输血补液，尿量保持 30 mL/h 即可。以免肿瘤切除后，正常脑组织解除压迫，出现脑组织严重水肿，加重脑损害。呼吸管理见颅脑外伤患者麻醉处理中的术中管理。

（七）麻醉恢复期

麻醉恢复期的管理要求与颅脑外伤患者相同。

三、麻醉注意事项

此类患者由于术前使用脱水剂，往往伴有电解质紊乱，所以术前一定要化验电解质，以利于术中选择液体种类，保持电解质平衡。

颅内高压的处理非常重要，处理不妥死亡率很高。在麻醉诱导后应立即静脉注射 20% 甘露醇 1 g/kg，最好在剪开脑膜前输完，并配合过度通气，保持一定的麻醉深度，最大限度地降低颅压，以利手术的进行。

对出血多的手术，如脑膜瘤多沿大静脉窦发展，极易侵犯静脉窦，血运非常丰富，麻醉前一定要有充分的估计，多开放几条静脉通路，以备能快速输液输血。术中在分离肿瘤前进行控制性降压，注意降压的幅度，根据需要动脉压若降至 60 mmHg 以下时，切不可时间过长。麻醉力求平稳，无缺氧及二氧化碳蓄积。

颅后窝肿瘤手术麻醉比较复杂，手术体位常有坐位、俯卧位、侧卧位。坐位时术中易发生气体栓塞，为预防气体栓塞，术中禁用 NO_2 与过度通气及控制性降压，可采用呼气末正压通气。下肢用弹力绷带，防止淤积性血栓形成。变动体位时要慢，避免血流动力学急剧改变。常规监测 $PETCO_2$、SpO_2、心电图 EEG、中心静脉压 (CVP)，必要时置右房导管及超声多普勒气体监测仪或食管超声心动图可动态反映心内的气泡；一旦检出气泡立即通知术者关闭空气来源、右房抽气、左侧垂头足高位、加快输液，必要时给心肌变力性药物支持。

脑干是颅后窝内极为关键的结构，手术期间生命中枢受到刺激易出现呼吸节律和心率变化，因此，对机械通气的患者应加以注意。对保留自主呼吸的患者，应密切注意呼吸节律的变化，出现异常及时通知手术医师，以减轻对脑干的牵拉刺激。还应该注意的是脑干手术时应保证手术野安静，避免麻醉减浅出现呛咳，最为稳妥的方式是应用肌松药，进行机械通气。

第八章 呼吸系统疾病的麻醉

一、慢性呼吸道疾病的麻醉

(一) 支气管高反应患者的麻醉处理

1. 支气管高反应的病理生理

BHR 描述的是一种支气管的高反应状态，这类患者较正常人更容易出现气道狭窄或支气管痉挛，对低水平的刺激反应也较重。正常情况下气道存在着轻度的收缩张力，主要由迷走神经传出纤维控制，BHR 是因为自主神经失衡，迷走神经活性相对增强所致。BHR 的常见病因有支气管哮喘、慢性支气管炎、肺气肿、过敏性鼻炎和上、下呼吸道感染等，这些患者在受到如机械刺激、热刺激、吸入粉尘等刺激的条件下容易出现气道的高反应，其他，如组胺释放、β受体阻滞药等也容易诱发支气管痉挛。

2. 麻醉前评估

麻醉前仔细评估围术期发生支气管痉挛的危险性很重要，但是临床上尚缺乏评估 BHR 的确切方法。患者在支气管反应性增加时表现的呼吸道主要症状，包括夜间呼吸窘迫、睡醒后胸壁紧缩感、对各种呼吸道的刺激发生呼吸困难和喘息反应。肺功能测定中第 1 秒用力呼气量下降可以反映气道阻力，其他检查，如血气分析和胸部 X 线片等都有助于了解呼吸功能。麻醉前询问病史，可以发现可能导致围术期支气管痉挛的危险因素。慢性阻塞性肺部疾病 (COPD) 是 BHR 的常见原因，但应引起重视的是近期的上呼吸道感染，严重的上呼吸道感染导致的支气管高反应性将持续 3 ～ 4 周。病毒感染使胆碱能受体或神经介导的支气管收缩反应增强。支气管痉挛主要由迷走神经反射介导，如果须急诊手术，可以在全麻诱导前给予抗胆碱药阿托品或格隆溴铵，有一定的预防作用。大多数控制良好的哮喘患者在围术期支气管痉挛的发生率比患其他慢性呼吸道疾病患者的发生率低，治疗效果也较好。相反，有气道梗阻症状的吸烟者术中出现支气管痉挛的发生率明显较高。对吸烟患者，希望能戒烟。戒烟能使气道分泌物减少，促进黏膜纤毛的运动，但这种作用要经过数周才出现，而短期 (48 ～ 72 小时) 戒烟实际上增加了气道的反应性和分泌物，但是它的益处是降低碳氧血红蛋白 (COHb) 含量，增加了组织氧供。合并有心血管疾病的患者常使用 β 受体阻滞药如普萘洛尔等治疗，有增加支气管痉挛的危险。因此需要调整为选择性 β 受体阻滞药如阿替洛尔或美托洛尔治疗。静脉给予短效药物如艾司洛尔不增加不良的气道反应。

3. 麻醉处理

(1) 麻醉方式的选择：对于 BHR 患者，局部麻醉是较为理想的麻醉，由于不需要气管插管，减少了诱发气道反应的可能，但是它仍然有一定的不足，如局部麻醉不能满足所有手术的需要，清醒状况使患者紧张焦虑，容易诱发支气管痉挛，椎管内麻醉阻滞平面较高时将会减弱呼吸功能，另外，手术体位还可能会进一步加重呼吸困难。全身麻醉 (气管内插管) 能满足各种手术需要，且便于呼吸管理。BHR 患者在全身麻醉时最主要的问题是防止反射性气道狭窄，应避免在麻醉深度不够时对气道有机械刺激，抗胆碱能药物 (如格隆溴铵 0.5 ～ 1.0 mg) 有一定的防治作用。

(2) 麻醉药物的选择：吸入麻醉药主要是通过阻断气道反射的传导以及对气道平滑肌的直接松弛作用，产生支气管扩张作用，减弱因刺激引起支气管收缩的反应，防止支气管痉挛。对气管插管的患者，在达到一定的麻醉深度后，吸入麻醉药可产生治疗效果，其中七氟烷效果尤为明显。但是另一方面吸入麻醉药抑制纤毛上皮细胞功能，将损伤术后气道清除功能。

静脉麻醉药中丙泊酚能显著抑制气道反射，适用于有支气管痉挛的患者，氯胺酮对支气管的扩张作用可能与儿茶酚胺的释放有关。苯二氮䓬类药物通过中枢作用机制产生支气管扩张作用。依托咪酯和硫喷妥钠不能降低气道反射，硫喷妥钠诱导在气管插管时可能诱发支气管痉挛。

麻醉性镇痛药对气道反应性的影响较为复杂，一方面可抑制支气管收缩，但是吗啡可能增加组胺的释放而引起支气管痉挛，芬太尼可使躯干肌肉僵硬，吗啡和芬太尼还可产生一定程度的支气管收缩作用 (可能与迷走神经介导有关，给予阿托品可逆转)，但没有证据表明在 BHR 患者应限制使用麻醉性镇痛药。

肌松药如阿曲库铵和美维库铵可能会产生难以预料的组胺释放和自主神经效应，增强迷走神经介导的支气管收缩，维库溴铵则没有。琥珀胆碱有与乙酰胆碱相似的结构，增加支气管平滑肌张力，可能增强气道反应性，甚至导致支气管痉挛。另外更重要的是肌松拮抗药，胆碱酯酶抑制药新斯的明能抑制内源性乙酰胆碱的降解，增加气道分泌物，促使支气管痉挛，常需要用大剂量的毒蕈碱受体拮抗药如阿托品来拮抗其副作用。因此使用短效的肌松药来避免拮抗，如必须拮抗可选用依酚氯铵，它不易引起气道平滑肌的收缩。

(3) 麻醉期间的管理：麻醉期间发生支气管痉挛时主要表现为伴有气道峰压增高和呼气相哮鸣音的通气困难。治疗方面首先可增加麻醉深度，但对严重的支气管痉挛患者，不适合应用高浓度的吸入麻醉药，因为药物很难在气道中运转。治疗的关键是以喷雾形式吸入拟交感类药物 (如沙丁胺醇，200 ～ 400 μg)，比静脉注射氨茶碱方便且起效迅速，支气管扩张效果更强。支气管收缩最显著的影响是肺泡低通气导致的通气 / 血流比例下降，产生低氧血症，因此吸入纯氧不仅可使低氧血症的程度改善，而且有助于增加肺泡内氧的压力，从而防止肺泡低氧增强支气管收缩。

麻醉中防治支气管痉挛的常用药物有以下几种：① β 肾上腺能药物中沙丁胺醇吸入治疗是常用的治疗方法，其 β_2 受体选择性较高；②氨茶碱虽然治疗范围很窄，但仍是治疗气道梗阻的标准用药。与 β 受体激动药相比，氨茶碱治疗或预防麻醉期间支气管痉挛的效能不够确切；③皮质类固醇是预防围术期气道高反应性疾病以及治疗术中支气管痉挛的重要辅助药物。一般 1 ～ 2 mg/kg 的氢化可的松 (或等效剂量的其他激素) 能产生良好的临床效应，对于曾经使用激素治疗的患者则需要加量；④抗胆碱能药物如阿托品及格隆溴铵是治疗支气管痉挛的又一辅助药物，但是无论是静脉使用还是雾化吸入起效都较慢，作用高峰在用药后 20 ～ 30 分钟，所以其预防作用比治疗更有效；⑤事先静脉注射利多卡因 1 ～ 2 mg/kg，有一定的预防作用；⑥由于正压通气及其他因素，支气管痉挛常伴有血压下降，对此类患者静脉注射麻黄碱或肾上腺素 (0.25 ～ 0.5 mg) 在升压的同时有支气管扩张作用，尤其是在无法给予 β- 肾上腺素类气雾剂时。

支气管痉挛患者因为其气道阻力显著升高而造成通气障碍，长期以来因为害怕气压伤，通常是使用降低吸入气流速的方法，在满足充分通气的同时避免气道峰压的增加。但是气道峰压并不等于肺泡内压力，后者更接近于吸气相的平台压力值。增加吸入气流速的最大好处是在较短时间内达到潮气量，从而最大限度延长呼气相时间。在气道梗阻时，呼气流速显著降低，呼气所需时间显著延长，如果呼气时间不足，将产生肺动力性过度膨胀，导致气压伤以及循环抑制。因此增加吸入气流速，减少呼吸频率 (< 10 次 / 分)，能保证足够的呼气时间和足够的通气，对于 BHR 患者发生支气管痉挛时的治疗更为有利。

(二) 慢性阻塞性肺病的麻醉处理

1. 慢性阻塞性肺疾病 (COPD) 的病理生理

(1) 慢性支气管炎的病理生理：慢性支气管炎患者由于支气管黏膜充血水肿，管壁增厚及管腔变窄，形成阻塞性通气功能障碍。同时因支气管黏液分泌增加，纤毛功能减弱，炎性细胞浸润，黏液及炎性渗出物在支气管腔内潴留，易继发感染。病变加重时可出现呼吸困难、高碳酸血症和低氧血症，甚至呼吸衰竭。

(2) 肺气肿的病理生理：肺气肿多继发于慢性支气管炎，此时呼吸面积减少，余气量增加，肺功能减退，致使通气功能障碍；肺毛细血管床受肺泡压迫及炎症侵蚀，使用部血流灌注降低，通气 / 血流比例失调，导致换气功能障碍。慢性支气管炎症反复发作及肺气肿，可导致肺动脉高压症，重者可致肺源性心脏病。

(3) 支气管哮喘 (asthma) 的病理生理：支气管哮喘发作时，广泛的细支气管平滑肌痉挛、管腔变窄，呼气做功增加，再加上黏膜水肿，小支气管黏稠痰栓堵塞，导致阻塞性通气障碍。早期有缺 O_2、但 $PaCO_2$ 正常，随着病情加剧，$PaCO_2$ 升高，出现呼吸性酸中毒。

(4) 支气管扩张的病理生理：扩张的支气管管腔可呈囊状、柱状或梭状，其中有黏液存在，可反复发作炎症和溃破，溃破时可致反复大咯血。病变严重时出现呼吸困难、缺 O_2、发绀及杵状指。

2. 限制性通气障碍的病理生理

限制性通气障碍的病理生理改变的主要特点是各种原因所致的胸部或肺组织扩张受阻，肺顺应性降低。

3. 麻醉前准备

(1) 病史

1) 询问因呼吸疾病住院 (特别是重症监护室) 的情况。

2) 呼吸疾病的严重性常有波动，理想的情况是在患者情况控制最好的时期进行手术。

3) 注意咳嗽和咳痰的情况 (性质和量)。

4) 注意过去和现在的吸烟量。

5) 评估目前的治疗，使用支气管扩张剂和类固醇后症状的逆转情况。

6) 注意提示心脏疾病的呼吸症状 (端坐呼吸、阵发性夜间呼吸困难)。

(2) 术前检查

1) 一般实验室检查：结含实验室检查可估计病情。血红蛋白在 160 g/L 以上、血细胞比容超过 60%，提示存在慢性缺 O_2。支气管哮喘患者嗜酸性粒细胞增多。血气分析有助于进一步了解病情和患者呼吸功能状态。胸部 X 线片可显示肺部病变、心脏大小和轮廓，并为术后出现的问题提供基础对照。

2) 肺功能检查：①肺功能的简易估计：运动负荷试验为评价呼吸循环贮备功能的简易方法：一种方法是屏气试验：屏气时间可持续 20 秒以上者，麻醉无特殊困难，10 秒以下者提示心肺贮备功能很差，常不能耐受手术和麻醉；另一种方法是吹气试验：嘱患者尽力吸气后，能在 3 秒内全部呼出者，表示用力呼气肺活量基本正常，若需 5 秒以上才能全部呼出者，提示有阻塞性通气功能障碍。②肺功能测定：通常将第 1 秒最大呼气量 (FEV_1) 和肺活量 (VC) ＞最大通气量作为判断慢性阻塞性肺疾患 (COPD) 患者手术预后的指标：FEV_1 ＜ 0.5 L FEV_1 ＜预计值 70%，最大通气量＜预计值 50%，手术要慎重，手术后并发症和危险性显著增高。

3) 肺动脉压：如有条件，可行肺动脉压检测，如超过 20 mmHg 时，容易由肺动脉高压发展成为肺源性心脏病。

4. 术前准备

术前准备的目的在于改善呼吸功能，提高心肺代偿能力，增加患者对手术和麻醉的耐受性。准备的重点是控制呼吸道感染、解除支气管痉挛，并施行呼吸锻炼等，但一般应在肺部疾病缓解期进行。

(1) 一般准备：对胸腔积液或气胸患者术前应行胸腔闭式引流。长期吸烟者，术前应禁烟至少两周。支气管扩张伴低蛋白血症、贫血者，术前应予以纠正。

(2) 控制呼吸道感染：根据痰培养及药敏试验，明确致病菌后再合理用药。术前祛痰治疗也是控制呼吸道感染的重要方面，方法有似下几种：①拍击胸背部有助于排痰；②鼓励患者咳嗽；③痰量多者可做体位引流；④药物治疗，如氯化铵、溴己新等稀释类药及乙酰半胱氨酸等痰液解聚药。

(3) 解除支气管痉挛：支气管痉挛患者除控制感染外，还可选用下列药物：①$β_2$ 受体激动药，如沙丁胺醇 100 ～ 200 μg 雾化吸入；②茶碱类药物，如氨茶碱 0.25 g 加入葡萄糖 20 ～ 40 mL 中静脉注射，但要避免静脉注入过速，否则有恶心、呕吐、心悸、血压下降、惊厥等副作用；③抗胆碱类药，如异丙托溴铵 20 ～ 80 μg 雾化吸入；④色苷酸钠 (sodium cromoglicate)20 mg 喷吸，可保护肥大细胞溶酶体膜，从而阻止生物活性递质释放，可预防哮喘发作；⑤肾上腺皮质激素仅用于顽固性哮喘；⑥钙拮抗药，如硝苯地平等，目前报道也有一定的解除支气管痉挛作用。

(4) 呼吸锻炼：指导患者进行呼吸锻炼。在胸式呼吸已不能有效增加肺通气量时，应练习深而慢的腹式呼吸，以增加膈肌的活动范围。

5. 麻醉前用药

(1) 镇痛镇静类药物：阿片类药物能显著抑制呼吸中枢，作为麻醉前用药要谨慎。吗啡有兴奋迷走神经释放组胺而诱发哮喘的副作用，还能削弱咳嗽反射，故禁用。哌替啶可松弛支气管平滑肌，可缓解支气管痉挛。巴比妥类药物有良好的镇静作用，通常剂量不致抑制呼吸功能。地西泮和氟哌利多的镇静作用较强，且有呼吸道舒张作用，是理想的镇静药；异丙嗪有较强的镇静和抗组胺作用，是理想的麻醉前用药，宜与哌替啶合用。

(2) 抗胆碱类药：为减少呼吸道分泌物，解除迷走神经反射，抗胆碱能药如阿托品或东莨菪碱的应用是必要的。但要防止剂量过大引起心动过速、呼吸道分泌物黏稠不易吸引和咳出等并发症。故使用异丙托溴铵优于阿托品。

(3) 其他药物：支气管哮喘患者术前应用支气管扩张药者无须停药。近期使用肾上腺皮质激素治疗的患者，麻醉前或术中应继续使用，以防引起急性肾上腺皮质功能衰竭，而致严重低血压或休克。

6. 麻醉处理

(1) 麻醉方法的选择：麻醉方法选择应遵循的原则是呼吸、循环系统干扰小；镇静、镇痛和肌松作用好；手术不良反射阻断满意；术后苏醒恢复快；并发症少。

1) 局部麻醉及神经阻滞：局麻及神经阻滞对呼吸功能影响小，能主动咳出气管内分泌物，故对呼吸系统疾病患者较为安全，但因其镇痛不够完全，肌松也不够满意，故只适用于短小手术。

2) 椎管内麻醉：椎管内麻醉镇痛及肌松效果好，常用于下腹部、盆腔及下肢手术。脊麻对循环干扰大，较少选用。胸部或上腹部硬膜外阻滞对呼吸、循环影响大。阻滞平面控制在 T_8 以下，利多卡因浓度不超过 1.5 % 时，对呼吸的影响一般不大。椎管内麻醉中辅用镇痛镇静药时，必须注意其抑制呼吸的副作用。

3) 气管内全麻：全麻适用于病情重、呼吸功能差或低氧血症患者，也适用于手术复杂、手术时间较长的患者。气管插管可减少呼吸道无效腔，充分供氧和有利于呼吸管理，还可按需随时清除呼吸道分泌物。但全麻也有其缺点：①气管导管对呼吸道有一定的刺激，可能诱发支气管痉挛及分泌物增加；②吸入麻醉药对呼吸道有刺激作用。

(2) 麻醉药物的选择

1) 吸入麻醉药：氟烷对呼吸道无刺激，可直接松弛支气管平滑肌，适用于慢性支气管炎和哮喘患者，但其有诱发室性心律失常的作用，尤以并用肾上腺素时明显。恩氟烷、异氟烷及地氟烷低浓度吸入时对呼吸道无刺激，并可抑制迷走神经兴奋所致的支气管痉挛。七氟烷可松弛因组胺或乙酰胆碱引起的细支气管痉挛，故适用于哮喘患者。

2) 静脉麻醉药：硫喷妥钠有组胺释放的作用，禁用于哮喘史患者。氯胺酮通过兴奋 β_2 受体使支气管扩张，可防止或逆转因组胺引起的细小支气管收缩，故特别适用于哮喘患者，但氯胺酮有轻度抑制呼吸作用，故不适用于呼吸功能不全者，而且它还有增加肺血管阻力，使肺动脉压升高的作用，所以也禁用于慢性支气管炎继发肺动脉高压者。丙泊酚也可用于呼吸系统疾病患者，但亦有抑制呼吸的作用。

3) 镇痛药：阿片类镇痛药在呼吸系统疾病患者可延长呼吸抑制的时间，应减量。

4) 肌肉松弛药：筒箭毒碱有明显的组胺释放作用，禁用于哮喘史者。琥珀胆碱、苯磺阿曲库铵、美维库铵有轻度释放组胺的作用，应慎用。泮库溴铵、维库溴铵无组胺释放作用，但泮库溴铵可引起心动过速。目前可用于呼吸系统疾病患者最理想的肌松药是维库溴铵。

各种麻醉药物单独使用，都不能满足手术要求，目前选用联合用药，以静吸复合麻醉最合适。麻醉药物的选择不仅要考虑手术时的要求，还应考虑其对术后通气和循环的抑制应减至最低程度。

(3) 麻醉期间的管理：麻醉期间的管理与麻醉方法、药物的选择在呼吸系统疾病患者的麻醉中同样占重要地位。麻醉管理的内容有以下几个方面：①加强对呼吸的监测和管理，维持呼吸道通畅和足够的通气量，防止缺 O_2 和 CO_2 蓄积；②加强对循环的监测和管理，维持循环稳定，预防心律失常，发生休克时应予以纠正，掌握输血输液的量和速度，防止逾量或不足；③纠正水、电解质、酸碱平衡紊乱；④在符合手术要求的前提下，尽可能减少麻醉药用量，全麻不宜过深，椎管内阻滞范围不宜过广。

1) 局麻和椎管内麻醉的管理：麻醉必须做到镇痛完善，若有镇痛不全或肌松不满意时，宁可更换麻醉方法，也不能盲目滥加镇静镇痛药。麻醉中要加强呼吸管理，备妥麻醉机和插管、全麻所需的设备，必要时可行辅助呼吸。麻醉中如遇血压下降，应及时处理，因循环障碍将进一步加重呼吸功能不全的程度。

2) 全麻的管理：呼吸系统疾病患者因通气和换气功能障碍，导致吸入麻醉药的诱导和苏醒都较正常人为慢。全麻诱导力求平稳，插管前要重视完善的喉头及气管黏膜表面麻醉，可预防插管诱发的呛咳和支气管痉挛。气管插管前即刻静脉注射利多卡因 1 ～ 2 mg/kg，也有预防气管刺激反射性支气管痉挛的功效。气管内注入利多卡因似可防止插管引起的支气管痉挛，但大多数人认为其可诱发支气管痉挛。快速诱导插管时肌松药应足量，以保证顺利插管。发作支气管痉挛而需紧急快速插管时，可首选氯胺酮，结合肌松药进行。支气管扩张患者宜选用双腔支气管插管，插管体位应是健侧肺在上的侧卧位或斜卧位，插管要迅速、轻柔，避免剧烈呛咳和大出血。对 COPD 患者要保持较正常偏高的 $PaCO_2$，借以稳定循环和保留呼吸中枢兴奋性。呼吸模式以间隙正压通气 (IPPV) 较适宜，必要时加用呼气末正压通气 (PEEP)，但压力不宜过大，否则会使肺气肿患者的肺泡破裂，呼吸模式的呼吸比 (I ∶ E) 宜为 1 ∶ (2.5 ～ 30) 麻醉中将吸入气体湿化并加温非常必要，尤其对于那些有运动后哮喘史的患者，如发生支气管哮喘，可应用挥发性麻醉药、氯胺酮或 (和) 肌肉松弛药来加深麻醉以处理，如仍不能缓解，可采取药物治疗，如可使用氨茶碱 (5 mg/kg)、沙丁胺醇 (200 ～ 400 μg 喷入) 或肾上腺皮质激素 (氢化可的松 1 ～ 2 mg/kg) 等。此时如吸入高浓度 O_2、手控正压人工通气可改善气道压力较低时的分钟通气量不足。支气管扩张患者麻醉中应特别注重保持健侧呼吸道通畅，避免受患侧的污染。术中需彻底清除呼吸道分泌物，但吸引切忌过频，每次吸引时间切忌过长，否则容易导致缺 O_2。

为预防吸引缺 O_2，可采取以下措施：①吸痰前后应吸高浓度 O_2；②每次吸痰时间一般不应超过 10 秒；③吸痰前宜适当加深麻醉，以防引起呛咳和支气管痉挛。术中静脉补充足够晶体液，对维持水、电解质平衡很重要，并可使呼吸道分泌物较稀薄便于清除。术毕应使患者尽早清醒，新斯的明拮抗肌松药作用时，应先给足阿托品，否则有诱发哮喘的危险，拔管前应逐步降低吸 O_2 浓度直至停止吸 O_2，观察 10 ～ 15 分钟，证明无缺 O_2 及呼吸困难后方可拔管。对有支气管痉挛史者，只要自主呼吸存在，同时又有满意的潮气量，允许在较深麻醉下拔管，以防拔管诱发支气管痉挛发作。

(三) 麻醉后处理

麻醉后应鼓励患者坐位或站立位咳嗽，保持呼吸道通畅，维持循环稳定，防治肺部感染，纠正水电解质紊乱及酸碱失衡等，还应注重维护呼吸功能，使咳嗽和潮气量完全恢复，清除呼吸道分泌物，同时良好的术后镇痛和予以氧疗，对预防术后并发症，减少手术死亡率具有重要意义。

二、急性呼吸道疾病的麻醉

有发热和咳嗽的急性呼吸道炎症，如鼻炎、咽喉炎、扁桃体炎及支气管肺炎患者，不论听诊时有无胸部体征，如需行择期手术，都应延期 1 ～ 2 周，待炎症消退后方可考虑手术，因为手术后肺部并发症发生率高，影响手术后恢复。若为急诊应尽量选择局部麻醉、神经阻滞麻醉或低位硬膜外麻醉。高位硬膜外麻醉对呼吸功能影响常较全身麻醉严重。全身麻醉时应尽量采用静脉复合麻醉。

第九章 心脏及大血管手术的麻醉

第一节 心脏瓣膜病

心脏瓣膜病是我国一种常见的心脏病，其中以风湿热导致的瓣膜损害最为常见。随着人口老龄化加重，老年性瓣膜病以及冠心病、心肌梗死后引起的瓣膜病变也越来越常见。要了解心脏瓣膜疾病，先从心脏的结构谈起。

人体的心脏分为左心房、左心室和右心房、右心室四个心腔，两个心房分别和两个心室相连，两个心室和两个大动脉相连。心脏瓣膜就生长在心房和心室之间、心室和大动脉之间，起到单向阀门的作用，保证血流单方向运动，在保证心脏的正常功能中起重要作用。人体的四个瓣膜分别称为二尖瓣、三尖瓣、主动脉瓣和肺动脉瓣。

心脏瓣膜病就是指二尖瓣、三尖瓣、主动脉瓣和肺动脉瓣的瓣膜因风湿热、黏液变性、退行性改变、先天性畸形、缺血性坏死、感染或创伤等出现了病变，影响血流的正常流动，从而造成心脏功能异常，最终导致心力衰竭的单瓣膜或多瓣膜病变。

一、病情病理

(一) 二尖瓣关闭不全

二尖瓣结构包括瓣叶、瓣环、腱索、乳头肌、左心房和左心室。二尖瓣任何结构发生病变时，即可引起二尖瓣关闭不全。主要系风湿热引起的瓣膜后遗症包括瓣叶缩小、僵硬、瘢痕形成；瓣环增厚、僵硬；腱索缩短、融合或断裂；乳头肌结节变和淀粉样变、缩短、融合、功能失调。此外，当二尖瓣后叶黏着于二尖瓣环而与左心房相连，导致左心房扩大可牵引后叶移位而发生关闭不全。左心室扩张使乳头肌向外下移位，导致二尖瓣环受牵拉和扩张，也可发生反流。二尖瓣关闭不全时，左心室收缩期血液除向主动脉射出外，部分血液反流回左心房，重者可达100 mL，因此左心房容量和压力增高；最初左心泵功能增强，肌节数量增加，容量和重量增大。左心房扩大时，75% 发生心房纤颤。一旦左心室功能下降，每搏量减少，反流增剧、肺瘀血，可引起肺动脉高压、右心室过负荷及心力衰竭。临床症状主要来自肺静脉高压和低心排量。在慢性二尖瓣关闭不全时，只要维持左心功能，左心房与肺静脉压可有所缓解，临床症状较轻。急性二尖瓣关闭不全时，由于发病急而左心房、左心室尚未代偿性扩大，此时容易出现左心房功能不全，左心室舒张末压增高和左心房压顺应性降低，临床上可早期出现肺水肿。急性二尖瓣关闭不全多因腱索或乳头肌断裂或功能不全引起。腱索断裂可在原有瓣膜病基础上发生；也可因二尖瓣脱垂、外伤及感染性心内膜炎引起；也可因冠心病供血不足、心肌梗死引起。二尖瓣关闭不全的病理生理特点为：左心室容量超负荷；左心房扩大；右心衰竭、肺水肿；左心室低后负荷；多伴有心房纤颤。

(二) 二尖瓣狭窄

正常二尖瓣瓣口面积 4 ～ 6 cm^2，瓣孔长径 3 ～ 3.5 cm。风湿性瓣膜病变包括前后瓣叶交界粘连、融合；瓣膜增厚、粗糙、硬化、钙化、结疤；腱索缩短、黏着；左心房扩大血液潴留。风湿性炎症也可使左心房扩大，左心房壁纤维化及心房肌束排列紊乱，导致传导异常，并发心房纤颤和血栓形成。心房颤动使心排血量减少 20%；血栓一般始于心耳尖，沿心房外侧壁蔓延。瓣口缩小可致左心房压上升，左心房扩张；由于左心房与肺静脉之间无瓣膜，因此，肺静脉压也上升而迫使支气管静脉间交通支扩大，血液从肺静脉转入支气管静脉而引起怒张，可能发生大咯血。同时肺毛细血管扩张瘀血及压力上升，导致阻塞性肺瘀血、肺顺应性下降、通气 / 血流比减少、血氧合不全、血氧饱和度下降。肺毛细血管压超过血胶体渗透压 (2.6 ～ 3.6 kPa)，可致肺间质液淤积而出现肺水肿。肺静脉高压先引起被动性肺动脉压上升，以后肺小动脉痉挛，属代偿性机制；但随时间延长，肺小动脉由功能性痉挛演变为器质性改变，包括内膜增生、中层增厚、血管硬化和狭窄、肺血管阻力增加、肺血流量减少，肺循环阻力增高可高达接近体循环压力，右心负荷增加，肺动脉干扩大，右心室肥厚扩大，右心房压上升，甚者可致三尖瓣相对关闭不全而导致右心衰竭及外周静脉瘀血；另外，由于心肌炎或心肌纤维化也可导致右心功能不全。二尖瓣狭窄患者的左心室功能大部分保持正常，但 1/3 的患者射血分数低于正常；由于右心室功能不全，或室间隔收缩力减低，也影响左心功能，长期的前负荷减少可使左心室心肌萎缩和收缩力减低。二尖瓣狭窄的病理生理特点为：左心室充盈不足，心排血量受限；左心房压力及容量超负荷；肺动脉高压＞右心室压力超负荷致功能障碍或衰竭；多伴心房纤颤，部分有血栓形成。

(三) 主动脉瓣狭窄

正常主动脉瓣口面积 3 ～ 4 cm^2，孔径 2.5 cm。主动脉瓣狭窄可因风湿、先天畸形或老年退变而引起。风湿炎症使瓣叶与结合处融合，瓣沿回缩僵硬，瓣叶两面出现钙化结节，使瓣口呈圆形或三角形，在狭窄的同时多数伴有关闭不全。瓣口狭窄后，左心室与主动脉压差＞ 0.66 kPa(系正常值)；随着狭窄加重，压差也增大，重者可＞ 6.6 kPa。由于左心室射血阻力增加，左心室后负荷加大，舒张期充盈量上升，心肌纤维伸展、肥大、增粗呈向心性肥厚，心脏重量可增达 1000 g，致心肌耗氧增加，但心肌毛细血管数量并不相应增加。因左心室壁内小血管受到高室压及肥厚心肌纤维的挤压，血流量减少；左心室收缩压增高而舒张压降低，可影响冠状动脉供血，严重者可因心肌缺血而发作心绞痛。当左心室功能失代偿时，心搏量和心排出量下降，左心室与主动脉间压差减小，左心房压、肺毛细血管压、肺动脉压、右心室压及右心房压均相应升高，临床上可出现低心排综合征。如果伴发心房纤颤 . 心房收缩力消失，则左心室充盈压下降。主动脉狭窄的病理生理特点为排血受阻，左心室压超负荷，心排出量受限；左心室明显肥厚或轻度扩张；左心室顺应性下降；心室壁肥厚伴有心内膜下缺血；心肌做功增大，心肌需氧增高。

(四) 主动脉瓣关闭不全

主动脉瓣或主动脉根部病变均可引起主动脉瓣关闭不全。慢性主动脉瓣关闭不全的 60% ～ 80% 系风湿病引起，瓣叶因炎症和肉芽形成而增厚、硬化、挛缩、变形；主动脉瓣叶关闭线上有细小疣状赘生物，瓣膜基底部粘连。其他病因有先天性主动脉瓣脱垂、主动脉根壁病变扩张、梅毒、马方综合征、非特异性主动脉炎以及升主动脉粥样硬化等。主动脉瓣关闭不全时，左心室接纳从主动脉反流的血液每分钟可达 2 ～ 5 L 之多，致使舒张期容量增加，左心室腔逐渐增大，肌纤维被动牵长，室壁增厚，左心室收缩力增强，左心室收缩期搏出量较正常高，此时左心室舒张末压可暂时不上升。但一旦左心失代偿，即出现舒张末压上升，左心室收缩力、顺应性及射血分数均下降；左心房压、肺小动脉楔压、右心室压、右心房压均随之上升，最后发生左心衰竭，肺水肿，继后出现右心衰竭。因主动脉舒张压下降可直接影响冠脉供血，可出现心绞痛症状。急性主动脉瓣关闭不全可因感染性心内膜炎、主动脉根部夹层动脉瘤或外伤引起，由于心脏无慢性关闭不全过程的代偿性左心室心肌扩张和肥厚期，因此首先出现左心室容量超负荷，最初通过增快心率、外周阻力和每搏量取得代偿，但心肌氧耗剧增；随后由于左心室充盈压剧增，左心室舒张压与主动脉压差缩小，收缩压及舒张压均下降，同样冠脉血流量也下降而致心内膜下缺血加重，最后出现心力衰竭。主动脉关闭不全的病理生理特点为左心室容量超负荷；左心室肥厚、扩张；舒张压下降，降低冠状动脉血流量；左心室做功增加。

（五）三尖瓣狭窄

三尖瓣狭窄多系风湿热后遗症，且多数与二尖瓣或主动脉瓣病变并存，由瓣叶边沿融合，腱索融合或缩短而造成。其他尚有先天性三尖瓣闭锁或下移 Ebstein 畸形。因瓣口狭窄致右心房瘀血、右心房扩大和房压增高。由于体静脉系的容量大、阻力低和缓冲大，因此右心房压在一段时间内无明显上升，直至病情加重后，静脉压明显上升，颈静脉怒张，肝大，可出现肝硬化、腹水和水肿等大循环瘀血症状。由于右心室舒张期充盈量减少，肺循环血量、左心房左心室充盈量均下降，可致心排出量下降而体循环血量不足。由于右心室搏出量减少，即使并存严重二尖瓣狭窄，也不致发生肺水肿。

（六）三尖瓣关闭不全

三尖瓣关闭不全多数属于功能性，继发于左心病变和肺动脉高压引起的右心室肥大和三尖瓣环扩大，由于乳头肌、腱索与瓣叶之间的距离拉大而造成关闭不全；因风湿热引起者较少见。①其瓣膜增厚缩短，交界处粘连，常合并狭窄；因收缩期血液反流至右心房，使右心房压增高和扩大；②右心室在舒张期尚需接纳右心房反流的血液，因此舒张期容量负荷过重而扩大；③当右心室失代偿时可发生体循环瘀血和右心衰竭。

（七）肺动脉瓣病变

肺动脉瓣狭窄绝大多数属先天性或继发于其他疾病，常与其他瓣膜病变并存，且多属功能性改变，而肺动脉瓣本身的器质性病变很少；因风湿热引起者很少见。在风湿性二尖瓣病，肺源性心脏病，先心病 VSD、PDA，马方综合征，特发性主肺动脉扩张，肺动脉高压或结缔组织病时，由于肺动脉瓣环扩大和肺动脉主干扩张，可引起功能性或相对性肺动脉瓣关闭不全。因瓣环扩大，右心容量负荷增加，最初出现代偿性扩张，当失代偿时可发生全身静脉瘀血和右心衰竭。

（八）联合瓣膜病

侵犯两个或更多瓣膜的疾病，称为联合瓣膜病或多瓣膜病。常见的原因是风湿热或感染性心内膜炎，往往先只有一个瓣膜病，随后影响到其他瓣膜。例如风湿性二尖瓣狭窄时，因肺动脉高压而致肺动脉明显扩张时，可出现相对性肺动脉瓣关闭不全；也可因右心室扩张肥大而出现相对性三尖瓣关闭不全。此时肺动脉瓣或三尖瓣本身并无器质病变，仅只是功能及血流动力学发生变化。又如主动脉瓣关闭不全时，由于射血增多可出现主动脉瓣相对性狭窄；由于大量血液反流可影响二尖瓣的自由开放而出现相对性二尖瓣狭窄；也可因大量血反流导致左心室舒张期容量负荷增加，左心室扩张，二尖瓣环扩大，而出现二尖瓣相对性关闭不全。联合瓣膜病发生心功能不全的症状多属综合性，且往往有前一个瓣膜病的症状部分掩盖或减轻后一个瓣膜病临床症状的特点。例如二尖瓣狭窄并发主动脉瓣关闭不全比较常见，约占 10%。二尖瓣狭窄时的左心室充盈不足和心排出量减少，当合并严重主动脉瓣关闭不全时，可因心搏出量低而反流减少。又如二尖瓣狭窄时可因主动脉瓣反流而使左心室肥厚有所减轻，说明二尖瓣狭窄掩盖了主动脉瓣关闭不全的症状，但容易因此而低估主动脉瓣病变的程度。又如二尖瓣狭窄合并主动脉瓣狭窄时，由于左心室充盈压下降，左心室与主动脉间压差缩小，延缓了左心室肥厚的发展速度，减少了心绞痛发生率，说明二尖瓣狭窄掩盖了主动脉瓣狭窄的临床症状，如果手术仅解除二尖瓣狭窄而不矫正主动脉瓣狭窄，则血流动力学障碍可加重，术后可因左心负担骤增而出现急性肺水肿和心力衰竭。

(九) 瓣膜病并发冠心病

部分瓣膜患者可并发冠心病，因此增加了单纯瓣膜手术的危险性。有人采取同期施行二尖瓣手术与冠脉搭桥手术，占 15% ～ 20%。在瓣膜手术前如果未发现冠心病，则十分危险。我们曾遇一例患者二尖瓣置换术后收缩无力，不能有效维持血压，经再次手术探查证实右冠状动脉呈索条状，当即施行右冠状动脉搭桥，术后心脏收缩恢复有力，顺利康复。为保证术中安全和术后疗效，对瓣膜病患者凡存在下列情况者：心绞痛史、心电图缺血性改变、年龄 50 岁以上者，术前均应常规施行冠状动脉造影检查。

(十) 瓣膜病并发窦房结功能异常

多次反复风湿热链球菌感染，可形成慢性心脏瓣膜病，部分可并发心房纤颤，有的可合并窦房结功能异常。我们对 CPB 瓣膜手术患者在麻醉诱导前，将心电图二级食管电极经鼻腔置入食管，以观察 P 波最大的位置，测定 3 项指标：窦房结恢复时间 (SNRT)，正常为＜ 1500 ms；校正窦房结恢复时间 (CSNRT)，正常为＜ 550 ms；窦房结传导时间 (SACT)，正常为＜ 300 ms。如果出现上列任何一项异常者，即可判为窦房结功能异常，且这种异常往往在 CPB 手术后仍然保持。风湿性瓣膜患者即使术前为窦性心律，但由于麻醉药物的影响以及手术致心肌损伤等原因，常会出现窦房结功能异常。因此，术中保护窦房结功能具有重要性，可采取下列保护措施：①维持满意的血压，以保证窦房结供血；②手术操作尽量避免牵拉和压迫窦房结组织，特别在处理上腔静脉插管或阻断时尤需谨慎；③缩短阻断心脏循环的时间；④在阻断心肌血流期间要定时充分灌注停跳液，以使心肌均匀降温，可保护窦房结组织。

二、手术前准备

(一) 患者的准备

1. 心理准备

无论瓣膜成形术或瓣膜置换术都使患者经受创伤和痛苦；置换机械瓣的患者还需要终身抗凝，给患者带来不便。这些都应在术前给患者从积极方面解释清楚，给以鼓励，使之建立信心，精神安定，术前充分休息，做到在平静的心态下接受手术。

2. 术前治疗

①除急性心力衰竭或内科久治无效的患者以外，术前都应加强营养，改善全身情况和应用

强心利尿药，以使血压、心率维持在满意状态后再接受手术；②术前重视呼吸道感染或局灶感染的积极防治，手术应延期进行；③长期使用利尿药者可能发生电解质紊乱，特别是低血钾，术前应予调整至接近正常水平；④重症患者在术前 3 ～ 5 天起应静脉输注极化液 (含葡萄糖、胰岛素和氯化钾) 以提高心功能和手术耐受力；⑤治疗药物可根据病情酌情使用，如洋地黄或正性肌力药及利尿药可用到手术前日，以控制心率、血压和改善心功能。但应注意，不同类型的瓣膜病有其各自的禁用药，如β- 阻滞药能减慢心率，用于主动脉瓣或二尖瓣关闭不全患者，可能反而增加反流量而加重左心负荷；心动过缓可能促使主动脉瓣狭窄患者心搏骤停。二尖瓣狭窄并发心房纤颤，要防止心率加快，不应使用阿托品；主动脉瓣狭窄患者不宜使用降低前负荷 (如硝酸甘油) 及降低后负荷 (钙通道阻滞药) 的药物以防心搏骤停；⑥术前并发严重病窦综合征、窦性心动过缓或严重传导阻滞的患者，为预防麻醉期骤发心脏停搏，麻醉前应先经静脉安置临时心室起搏器；⑦对药物治疗无效的病情危重或重症心力衰竭患者，在施行抢救手术前应先安置主动脉内球囊反搏 (IABP)，并联合应用正性肌力药和血管扩张药，以改善心功能和维持血压。

3. 麻醉前用药

除抢救手术或特殊情况外，应常规应用麻醉前用药，包括术前晚镇静安眠药。手术日晨最好使患者处于嗜睡状态，以消除手术恐惧。麻醉前用药不足的患者其交感神经处于兴奋状态，可导致心动过速等心律失常，同时后负荷增加和左心负担加重，严重者可因之诱发急性肺水肿和心绞痛，从而失去手术机会。一般麻醉前可用吗啡 0.2 mg/kg，东莨菪碱 0.3 mg；如若患者心率仍快，麻醉后可再给东莨菪碱。

(二) 麻醉前考虑

1. 二尖瓣狭窄手术

(1) 防止心动过速，否则舒张期缩短，左心室充盈更减少，心排量将进一步下降。

(2) 防止心动过缓，因心排血量需依靠一定的心率来代偿每搏量的不足，若心动过缓，血压将严重下降。

(3) 避免右侧压力增高和左侧低心排，否则心脏应变能力更小，因此对用药剂量或液体输量的掌握必须格外谨慎。

(4) 除非血压显著下降，一般不用正性肌力药，否则反而有害，有时为保证主动脉舒张压以维持冠脉血流，可适量应用血管加压药。

(5) 心房颤动伴室率过快时，应选用洋地黄控制心率。

(6) 保持足够的血容量，但又要严控输入量及速度，以防肺水肿。

(7) 患者对体位的改变十分敏感，应缓慢进行。

(8) 术后常需继续一段时间呼吸机辅助通气。

2. 二尖瓣关闭不全手术

(1) 防止高血压，否则反流增加，可用扩血管药降低外周阻力。

(2) 防止心动过缓，否则舒张期延长，反流增多。

(3) 需保证足够血容量。

(4) 可能需要用正性肌力药支持左心室功能。

3. 主动脉瓣狭窄手术

(1) 血压下降时，可用血管收缩药维持安全的血压水平。

(2) 除非血压严重下降，避免应用正性肌力药。

(3) 避免心动过缓，需维持适当的心率以保证冠脉血流灌注。

(4) 避免心动过速，否则增加心肌氧需而形成氧债。

(5) 保持足够血容量，但忌过量。

(6) 对心房退化或丧失窦性心律者应安置起搏器。

4. 主动脉瓣关闭不全手术

(1) 防止高血压，因可增加反流。

(2) 防止心动过缓，否则可增加反流和心室容量及压力，同时降低舒张压而减少冠脉供血。

(3) 降低周围阻力，以降低反流量。

(4) 需保证足够的血容量。

5. 多瓣膜病或再次瓣膜置换手术

(1) 麻醉诱导应缓慢，用芬太尼较安全，需减量慎用吸入麻醉药。

(2) 因粘连重，手术困难，出血较多，需维持有效血容量。

(3) 心脏复苏后多数需正性肌力药及血管扩张药支持循环。

(4) 注意维持血清钾在正常浓度，预防心律失常。

(5) 术后约 1/3 的患者需安置心表起搏器。

6. 带起搏器手术患者

对瓣膜病并发窦性心动过缓、房室传导阻滞患者，术前多已安置起搏器；对部分双瓣置换或再次瓣膜置换手术患者也需安置起搏器；某些先天性心脏病如二尖瓣关闭不全、法洛四联征等手术也需安置起搏器。起搏器可受到外界的干扰和影响，包括非电源及电源因素。非电源因素如血液酸碱度、血内氧分压及电解质变化，都影响起搏阈值。电源因素如雷达、遥测装置、高频装置等电磁波的干扰。术中应用电凝是常规止血方法，对已安置起搏器的患者术中原则上应避用电凝止血，以防发生心室纤颤或起搏器停止工作，但不易做到，故需加强预防措施：手术全程严密监测心电图，尤其在使用电凝时需提高警惕；开胸过程或安置起搏器前仔细充分止血，以减少以后使用电凝的次数；使用电凝前暂时关闭或移开起搏器，尽量缩短电凝的时间；万一发生心律失常，首先停用电凝，如仍不恢复则心内注药，按摩心脏，电击除颤。

(三) 麻醉药物选择

阿片类镇痛药、镇静药、吸入麻醉药及肌肉松弛药对心脏及血管都产生各自不同的作用。对瓣膜患者选择麻醉药物应做全面衡量，考虑以下几方面问题。

(1) 对心肌收缩力是抑制还是促进。

(2) 对心率是加快还是减慢；某些病例因心率适度加快而可增加心排血量；心率减慢对心力衰竭、心动过速或以瓣膜狭窄为主的病例可能起到有利作用，但对以关闭不全为主的瓣膜病则可增加反流量而降低舒张压，增加心室容量和压力，使冠状动脉供血减少。

(3) 对心律的影响是否扰乱窦性心律或兴奋异位节律点，心律失常可使心肌收缩力及心室舒张末期容量改变。

(4) 对前负荷的影响，如大剂量吗啡因组胺释放使血管扩张，前负荷减轻，对以关闭不全为主的瓣膜病则可能引起低血压；对以狭窄为主的瓣膜病也应维持一定的前负荷，否则也可因左心室充盈不足而减少心排出量，

(5) 用血管收缩药增加后负荷，对以关闭不全为主的瓣膜病可引起反流增加和冠脉血流减少，从而可加重病情，此时用血管扩张药降低后负荷则有利于血压的维持。

(6) 对心肌氧耗的影响，如氯胺酮可兴奋循环，促进心脏收缩及血压升高，但增加心肌氧耗，选用前应衡量其利弊。

三、麻醉管理

(一) 麻醉诱导

瓣膜患者都有明显的血流动力学改变和心功能受损，麻醉诱导必须谨慎操作，要严密监测桡动脉直接测压、心电图和脉搏血饱和度。选择诱导药以不过度抑制循环、不影响原有病情为前提。

(1) 对轻及中等病情者可用地西泮、咪达唑仑、依托咪酯、芬太尼诱导；肌肉松弛剂可根据患者心率选择，心率不快者可用泮库溴铵，心率偏快者用阿曲库铵、哌库溴铵等。

(2) 对病情重、心功能Ⅲ～Ⅳ级患者，可用羟丁酸钠、芬太尼诱导，不用地西泮，因可引起血压下降。

(3) 对心动过缓或窦房结功能差者，静脉注射芬太尼或羟丁酸钠可能加重心率减慢；对主动脉瓣关闭不全患者可引起血压严重下降，也影响冠状动脉供血而发生心律失常，因此可改用小剂量氯胺酮诱导，对维持血压和心率较容易。

(4) 最好应用气相色谱 - 质谱仪检测血中芬太尼浓度以指导临床用药。曾用诱导剂量芬太尼 20 μg/kg 和泮库溴铵 0.2 mg/kg，即使不用其他辅助药也能满意完成诱导，注入后 1 分钟测得的血芬太尼浓度为 52.6 ng/mL。据报道，血芬太尼浓度＞ 15 ng/mL 时，血压升高及心动过速的发生率小于 50%。

(二) 麻醉维持

可采用以吸入麻醉为主，或以静脉药物为主的静吸复合麻醉。

(1) 对心功能差的患者以芬太尼为主，用微量泵持续输注，或间断单次静脉注射用药。

(2) 对心功能较好者，以吸入麻醉药为主，如合并窦房结功能低下者可加用氯胺酮。

(3) 诱导持续吸入 1% 恩氟烷，曾采用 NORMAC 吸入麻醉药浓度监测仪观察，1 小时后呼出气恩氟烷浓度平均 0.61%，吸入 2 小时后平均 0.71%；CPB 前平均 0.77%，CPB 结束时平均仅 0.12%，此时临床麻醉深度明显减浅。如果采用芬太尼 50 Mg/kg 复合吸入异氟烷麻醉，并采用膜肺 CPB(45±8.9) 分钟，异氟烷的排出浓度低于 0.1%。提示采用膜肺排出异氟烷的速度远较鼓泡式肺者为缓慢。

(4) 静脉注射芬太尼 20 μg/kg 诱导后，血芬太尼浓度立即达到 52.6 ng/mL，随后用微量泵持续输注芬太尼，劈胸骨前血芬太尼浓度为 23.6 ～ 24.1 ng/mL，转流后降为 3.6±0.8 ng/mL，较转流前下降 72%。可见无论吸入麻醉药或静脉麻醉药，经体外转流后其血内浓度都急剧下降，提示麻醉减浅。因此，在体外转流前、中、后应及时加深麻醉，静脉麻醉药可直接注入 CPB 机或经中心静脉测压管注入；吸入麻醉药可将氧气通过麻醉机挥发罐吹入人工肺。

（三）减少术中出血的措施

瓣膜置换手术的出血量往往较多，应采取减少术中出血措施，尽量少用库血。

(1) 经测试，单瓣置换手术的库血输注量平均 860 mL，如果施行自体输血，平均仅需库血 355 mL；双瓣置换手术需输库血平均 1 260 mL，如果施行自体输血，平均仅需库血 405 mL。

(2) 如果采用自体输血结合术中回收失血法，则库血输注量可更减少。麻醉后放出自体血平均每例 540±299 mL，术中回收出血，再加 CPB 机余血经洗涤后回输，平均每例输注自体血 777±262 mL，围术期输注库血量可减少 52.5%。

(3)CPB 前及中应用抑肽酶，也可显著减少术中出血，效果十分明显。

四、术后急性循环衰竭并发症

复杂心脏 CPB 手术后，容易突发急性心衰竭或血容量急剧减少，循环难以维持，患者生命难以保证，其中严密监测、尽早发现、抓紧抢救是手术成功的关键。

（一）CPB 手术后的临床监测与早期诊断

对下列临床监测情况需高度重视：①精神状态异常，表现为烦躁、躁动、精神恍惚、反应淡漠甚至昏迷；②肢体紧张度异常或瘫痪；③皮肤颜色变暗甚至发绀；④心电图示心率减慢或心律失常，甚至呈等电位直线；⑤尿量减少或无尿；⑥动脉压急剧下降或脉压很小，需首先排除测压管道不通畅、凝血或误差等情况；⑦中心静脉压突然降低或严重升高，需首先排除液体未输入或输入过多过速；⑧检查心表起搏器或辅助循环装置的工作是否正常，排除其故障；⑨胸腔引流液突然急剧增加，鉴别引流液性质是否与血液接近；⑩血红蛋白浓度明显下降，血清钾很低或很高，血气 pH 值下降，呼吸性或代谢性酸中毒，ACT 显著延长，等等。

（二）急性循环衰竭的抢救措施

心搏骤停或严重低心排综合征的临床表现为无脉搏、无呼吸、无意识状态，提示血液循环已停止，全身器官无灌流，首先大脑受到缺血严重威胁。

因此，必须采取紧急抢救措施，包括：①尽早心肺复苏 (CPR)，施行有效胸外心脏按压、人工呼吸及应用针对性药物。②主动脉内球囊反搏 (IABP)，常用于瓣膜术后急性低心排综合征，以支持心脏充盈，减少心肌氧需，增加冠脉灌注，从而改善血流动力学及心肌供血。尽早开始是抢救成功的关键。③急症体外循环再手术，常用于瓣膜术后出血，常见左心房顶破裂，左心室后壁破损，瓣周漏、瓣卡瓣等情况。我们在 1984—1995 年期间共施行 CPB 手术 18 513 例，其中急症 CPB 抢救手术 130 例，占 0.7%。Rousou 在 1988—1993 年间 3400 余例 CPB 手术中，有 16 例急症 CPB 抢救再手术，存活率为 56.3%，以往 13 例只施行 CPR 抢救，存活率仅 15.4%。提示及时采用 CPB 再手术抢救可明显提高生存率。④在心脏或肺脏功能严重衰竭时，应用体外膜肺氧合 (ECMO) 抢救具有明显提高生存的效果，可使肺脏和心脏做功减少，全身供血恢复，不致缺氧，文献有使用 ECMO 长达一个多月而获得成功的报道。

第二节 缩窄性心包炎

缩窄性心包炎是由于心包慢性炎症所导致心包增厚、粘连甚至钙化，使心脏舒张、收缩受限，心功能减退，引起全身血液循环障碍的疾病多数由结核性心包炎所致。急性化脓性心包炎迁延不愈者约占 10%，其他亦可由风湿、创伤、纵隔放疗等引起。早期施行心包切除术可避免发展到心源性恶病质、严重肝功能不全、心肌萎缩等。积极防治急性心包炎可以避免发展至心包缩窄。

一、病情特点与估计

心包由脏层与壁层纤维浆膜构成，两层浆膜之间的腔隙称心包腔，内含 15 ～ 25 mL 浆液。心包可因细菌感染、毒性代谢产物、心肌坏死波及心外膜等原因而发生炎症，偶尔因外伤而引起炎症。

1. 心包感染的主要菌源为结核菌和化脓菌，有的在度过急性感染期后逐渐演变为慢性缩窄性心包炎，其特点是渗出物机化、纤维性变；钙盐沉积于冠状沟、室间沟、右心室和膈面；两层心包黏合成一层坚实盔甲状的纤维膜，逐渐增厚形成瘢痕和钙化，厚度一般为 0.5 cm，重者可达 1.0 ～ 2.0 cm。

2. 由于心脏长时间受坚硬纤维壳束缚和压迫，跳动受限，心肌可出现不同程度萎缩、纤维变性、脂肪浸润和钙化，收缩力减弱，舒张期心室充盈不全、心室压上升而容量减少，导致心排血量下降，脉压缩小，心脏本身和全身供血障碍，心率代偿加快。

3. 左心室受压可影响肺循环，出现肺瘀血而通气换气功能下降。

4. 心脏腔静脉回血受阻，尤以腔静脉入口和房室环瘢痕狭窄者，回心血量严重受阻，可致上腔静脉压增高，头、面、上肢、上半身血液淤滞和水肿；如果下腔静脉回流严重受阻时，腹腔脏器瘀血肿大，下肢肿胀，胸、腹腔渗液。

5. 临床症状因病因不同、发病急缓、心脏受压部位和程度等不同而各异。如结核性缩窄性心包炎往往起病缓慢，但自觉症状进行性加重，同时有低热、食欲缺乏、消瘦等结核病症状，包括劳动时呼吸困难，全身无力，腹胀，下肢水肿，重症者出现腹水，全身情况恶化，消瘦，血浆蛋白减少，贫血，恶病质。

6. 体征呈慢性病容或恶病质，面部水肿，黄疸或发绀；吸气时颈静脉怒张，端坐呼吸；腹部膨隆，肝大压痛，漏出液性腹水；下肢凹陷性水肿，皮肤粗糙；心音遥远但无杂音，心前区无搏动，脉搏细速，出现奇脉 (即脉搏在吸气时明显减弱或消失，是心脏舒张受限的特征)，血压偏低，脉压缩小，可测出吸气期血压下降，静脉压升高；叩诊胸部有浊音，漏出液性胸水，呼吸音粗，有啰音。

7.X 线心脏大小多无异常，心影外形边缘平直，各弓不显，心包钙化 (占 15% ～ 59%)，心脏搏动弱或消失，上腔静脉扩张，肺瘀血，胸腔积液约 55%。

8.CT 可了解心包增厚程度。

9. 超声心动图为非特异性改变，可见心包增厚，心室壁活动受限，下腔静脉及肝静脉增宽等征象。

10. 心电图 T 波平坦、电压低或倒置，QRS 低电压，可在多导联中出现；T 波倒置提示心肌受累，倒置越深者心包剥离手术越困难；常见窦性心动过速，也可见心房纤颤。其他检查有心导管、心血管造影、核素心肌灌注显像等检查。

二、术前准备

缩窄性心包炎为慢性病，全身情况差，术前应针对具体情况进行全面性积极纠正。特殊准备包括：

1. 胸、腹水经药物治疗效果不显时，为保证术后呼吸功能，可在术前 1 ～ 2 天尽量抽尽胸水；腹水可在术前 1 ～ 2 天抽吸，但抽出量不宜过多，速度应避免过快，否则容易发生血压下降。术前抽出胸腹水，除改善通气功能外，还有防止心包缩窄解除后，因胸腹水大量回吸入体循环而诱发急性心力衰竭的危险。

2. 对结核性心包炎首先抗结核病治疗，最好经 3 ～ 6 个月治疗待体温及血沉恢复正常后再手术。若为化脓性心包炎，术前应抗感染治疗，以增强术后抗感染能力。

3. 准备呼吸循环辅助治疗设施。特别对病程长，心肌萎缩，估计术后容易发生心脏急性扩大、心力衰竭者，应备妥机械呼吸机及主动脉球囊反搏等设施。术中可能发生严重出血或心室纤颤，需准备抢救性体外循环设备。

4. 备妥术中监测设备，包括无创动脉血压、心电图、脉搏血氧饱和度、呼气末 CO_2 等；必要时准备有创动脉血压、中心静脉压等监测。化验监测包括血气分析、血常规、血浆蛋白、电解质等，对围术期应用利尿剂者尤其重要，对维持血钾水平，预防心律失常和恢复自主呼吸有利。记录尿量、检验尿液，了解血容量和肾功能。

三、麻醉方法

缩窄性心包炎患者多数全身虚弱，麻醉前用药以不引起呼吸、循环抑制为准。术前晚及手术当日晨可给予镇静催眠药以充分休息。麻醉前 30 分钟一般可用吗啡 0.1 mg/kg 和东莨菪碱 0.2 ～ 0.3 mg 肌内注射。

1. 麻醉诱导对缩窄性心包炎患者是极其重要的环节，由于血压偏低和代偿性心动过速，循环代偿功能已十分脆弱，处理不当可能猝死。因此，必须在严密监测血压、心电图下施行缓慢诱导方法，备妥多巴胺、去氧肾上腺素等药，根据当时情况随时修正麻醉用药处理方案。诱导前应尽早面罩吸氧；诱导必须掌握影响循环最小、剂量最小、注药速度最慢的原则，避免血压下降和心动过缓，可采用羟丁酸钠、依托咪酯或氯胺酮结合芬太尼诱导；肌肉松弛药以选用影响循环轻微而不减慢心率的药物，如泮库溴铵，借以抵消心动过缓，也可选用影响血压心率较小的阿曲库铵。

2. 麻醉维持以采用对循环影响轻的芬太尼为主的静吸复合或静脉复合麻醉。对心功能较好的患者可在手术强刺激环节（如切皮、劈开胸骨或撑开肋骨）时，加吸低浓度异氟烷、七氟烷或地氟烷吸入；肌肉松弛用泮库溴铵、哌库溴铵或阿曲库铵等维持。

3. 麻醉期管理首先需严格管理液体入量；在心包完全剥离前执行等量输血原则；待剥离开始至完成期间应及时改为限量输血原则，否则可因心包剥脱、心肌受压解除、腔静脉回心血量骤增而引起心脏扩大，甚至诱发急性心脏扩大、肺水肿、心力衰竭。因此，除严格控制液体入量外，有时还需及时施行洋地黄制剂及利尿药治疗。心包剥离过程中手术刺激可诱发心律失常，应立即暂停手术，静脉注射利多卡因治疗。如果血压偏低，采用微量泵持续输注小量正性肌力药。机械通气的潮气量避免过大，以防进一步阻碍回心血量而引起血压下降。

4. 手术结束后应保留气管插管在ICU继续机械通气，维持正常血气水平，控制输液输血量，继续强心、利尿，保护心脏功能，防止低钾、低钠，应用止血药以减少术后出血量。

第三节 冠心病

冠心病是冠状动脉性心脏病的简称，是一种最常见的心脏病，是指因冠状动脉狭窄、供血不足而引起的心肌机能障碍和(或)器质性病变，故又称缺血性心肌病。冠心病是一种由冠状动脉器质性(动脉粥样硬化或动力性血管痉挛)狭窄或阻塞引起的心肌缺血缺氧(心绞痛)或心肌坏死(心肌梗死)的心脏病，亦称缺血性心脏病。冠心病的发生与冠状动脉粥样硬化狭窄的程度和支数有密切关系，同时患有高血压、糖尿病等疾病，以及过度肥胖、不良生活习惯等是诱发该病的主要因素。冠心病是全球死亡率最高的疾病之一，根据世界卫生组织2011年的报道，中国的冠心病死亡人数已列世界第二位。

一、病理生理

缺血性心脏病指心肌相对或绝对缺血而引起的心脏病，其中约90%因冠状动脉粥样硬化引起；约10%为其他原因如冠状动脉痉挛、冠状动静脉瘘、冠状动脉瘤、冠状动脉炎等引起。因冠状动脉粥样硬化及冠状动脉痉挛引起的缺血性心脏病，简称“冠心病”，我国40岁以上人群中的患病率为5%～10%。

(一)心脏代谢的特点

心脏代谢的特点包括：①心肌耗氧量居全身之冠，静息时可达每100 g7～9 mL/min；②冠脉血流量大，静息时成人约每100 g流量60～80 mL/min，最高达300～400 mL/min；③毛细血管多，与心肌纤维比例达1∶1；④心肌富含肌红蛋白，每克心肌含1.4 mg，从中摄取大量氧；⑤心肌富含线粒体，对能量物质进行有氧氧化而产生ATP，当心肌耗氧量增加时，氧摄取率并不增加，而是靠增加冠脉血流量来补充氧，如果后者未能相应增加，即可出现心肌缺氧；心肌也可从脂肪酸、葡萄糖、乳酸等获取部分能量物质；⑥一旦心肌缺血，供应心脏的血流不能满足心肌代谢需要时即可引起代谢紊乱，主要是高能磷酸化合物生成明显减少，而代谢中间产物在心肌中堆积，从而引起心肌损伤。

(二)心肌氧供需失衡

冠状动脉粥样硬化以及各种原因引起冠状动脉损伤时，冠状动脉狭窄、血栓形成、血流受阻、血流量下降、含氧量下降。

增加心肌耗氧的因素有：①心率加快，增快次数愈多，耗氧量愈大，且因心室舒张期缩短，可影响血液充盈和心肌灌注；②心肌收缩力增强，耗氧量增加；③心室壁收缩期或舒张期张力增加，都使氧耗量上升。

（三）冠心病心肌功能、代谢与形态改变

冠脉供血不足区域的局部可表现收缩期膨出，由此降低心功能。缺血时间越长，膨出范围越扩大，心肌收缩舒张越降低，可致心泵功能减弱，心排血量减少，严重者出现心力衰竭；95% 的心肌梗死局限于左心室的某部位，承受收缩期高压力和较大的血流剪切应力冲击。心肌缺血时，心肌高能磷酸化合物减少，缺血 15 分钟时 ATP 下降 65%，缺血 40 分钟时下降 90% 以上；同时细胞膜离子通透性改变，K^+ 外流，Ca^{2+}、Na^+、CL^- 等内流入细胞，导致膜电位消失。心肌坏死时，心肌细胞内的各种酶释入血循环；其中心肌肌钙蛋白 (cTn) 与 CK-MB 是心肌梗死标志物，尤其是 cTn 具有高度灵敏性和特异性。据此，可对心肌梗死做出确诊。心肌肌钙蛋白 T(cTnl) 可在 3 ～ 6 小时从血中检出，持续 7 ～ 10 d；心肌肌钙蛋白 T(cTnT) 在 6 小时检出，敏感性稍差，持续 10 ～ 14 天。CK-MB 是心肌坏死的早期标志物，在梗死发生 4 小时内其水平升高，峰值出现在 18 ～ 24 小时，3 ～ 4 天恢复正常。CPK 正常值上限为总 CPK 的 3% ～ 6%；6 ～ 9 小时的敏感性可达 90%，24 小时后敏感性接近 100%。传统血清酶化验包括谷氨酸酰乙酸转氨酶 (SGOT，SGPT)、乳酸脱氢酶 (LDH)、肌酸激酶 (CK) 等；血脂代谢检查包括胆固醇、低密度脂蛋白和高密度脂蛋白等，均证明与冠心病的发病与程度密切相关。冠心病发病和死亡与胆固醇含量高、低密度脂蛋白含量高及高密度脂蛋白含量低呈正相关。此外，乳酸产生增多可出现心肌酸中毒、糖酵解增强和脂肪氧化障碍，也有诊断价值。心肌缺血时，心肌细胞线粒体肿胀，出现无定形致密颗粒、肌膜破裂、胞核溶解和消失、心肌坏死。根据缺血程度心肌细胞坏死可表现为可逆或不可逆性变化。病理可分心肌透壁性梗死和非透壁性梗死，后者仅累及心内膜下层。

（四）心肌梗死过程中的并发症

常见并发症有：

(1) 心律失常，检出率为 64.3%，包括各种心律失常，如室上性、室性心动过速，房性、室性心动过缓，以及Ⅰ～Ⅲ度房室传导阻滞。

(2) 心功能不全的程度取决于梗死面积大小。梗死面积占左心室心肌 25% 以上者，20% ～ 25% 可出现心力衰竭；梗死面积＞ 40% 时可出现心源性休克，发生率为 10% ～ 15%。

(3) 心脏组织破损可能在心肌梗死后 1 周发生，常见室间隔穿孔，多数因前降支闭塞引起，因右冠状动脉及左旋支闭塞也可引起。室间隔穿孔尤其在老年并发高血压者，突然的左向右分流可导致血流动力学骤变，左心负荷增加而发作急性肺水肿甚至左心衰竭。如因右冠脉后降支供血不足，由其单独供血的后内侧乳头肌可发生断裂，从而引起急性二尖瓣严重反流，发生率 25% ～ 50%，死亡率 48%。

(4) 室壁瘤可因心肌梗死区的心肌收缩力降低，或愈合期纤维组织替代心肌组织，在心脏收缩压力的作用下梗死区组织膨出而形成室壁瘤，发生率 10% ～ 38%，可能继发室壁瘤破裂，好发部位在左心室前壁或心尖侧壁，如果破口小或有血栓与心包粘连，可形成假性室壁瘤。

(5) 由心肌梗死区内膜面可出现血栓形成，多见于前壁和心尖部梗死病例，常于心肌梗死后 10 d 内发生；血栓脱落可引起脑动脉、肺动脉、肢体及内脏血管栓塞，发生率为 5% 左右。

(6) 心脏破裂可因急性心包填塞而猝死，占心肌梗死死亡率的 3% ～ 13%，常发生在心肌梗死后 1 ～ 2 周，好发部位在左心室前壁下 1/3 处。

二、术前评估与准备

(一) 临床征象与检查

(1) 术前了解：手术前应了解患者的心理状态、对手术的理解程度与疑虑问题；属何种精神类型，乐观开朗与悲观脆弱对术后康复有密切关系。手术可诱发精神失常，冠心病手术也不例外，何况还有 CPB 的不利因素。

(2) 心脏功能评估：可按常规分级，Ⅰ级 (体力活动不受限，一般活动无症状)；Ⅱ级 (一般活动引起疲劳、心悸、呼吸困难或心绞痛，休息时感觉舒适)；Ⅲ级 (轻活动即感心悸、呼吸困难、心绞痛，休息后缓解Ⅳ级 (休息时也有症状或心绞痛)。

(3) 心电图：在常规 12 导联心电图中，心肌梗死可出现有 Q 波及无 Q 波两种特征：有 Q 波提示透壁性心肌梗死，无 Q 波表示为非透壁性或心内膜下心肌梗死；T 波、ST-T 段及 R 波常出现改变，或呈传导异常。但心电图在相当一部分心肌梗死患者仍属正常，因此不能完全根据心电图改变来判断病情。

(4) 射血分数 (EF)：有整体射血分数和局部射血分数之分。整体射血分数指左心室或右心室收缩末期射出的血量占心室舒张末期容量的百分比，是临床常用的心功能指标，主要反映心肌收缩力，在心功能受损时它比心输出量指标敏感。成人正常左心室射血分数 (LVEF) 为 60%±7%，右心室射血分数 (RVEF) 为 48%±6.0%。一般认为 LVEF ＜ 50% 或 RVEF ＜ 40% 即为心功能下降。心肌梗死患者若无心力衰竭，EF 多在 40% ～ 50%；如果出现症状，EF 多在 25% ～ 40%；如果在休息时也有症状，EF 可能＜ 25%。EF 可通过左心室导管心室造影获得，也可通过超声心动图、核素心脏池造影、超高速 CT 和磁共振检查获得。

(5) 心脏舒张功能：是心室含能量的主动过程，用心室顺应性表示。左心室舒张功能失调是冠心病早期征象，先于收缩功能减退出现，对了解心功能有帮助，可通过多普勒超声和核素检查，或左心导管检查获得。

(6) 冠状动脉造影：目前还是最为重要的诊断手段，可提供明确而具体的病变程度和部位。通过计算血管直径可了解其截面积 (狭窄程度)。如血管直径减少 50%，其截面积减少 75%；直径减少 75%，截面积减少达 94%。

(7)X 线检查：可了解肺部及心脏扩大等情况。心脏扩大者，70% 以上的患者 EF ＜ 40%。

(8) 血液生化标志物：心肌梗死后血液生化标志物在近年已采用以蛋白质量为主的检测，取代了以往以酶活性为主的检测。

(二) 手术危险因素

影响手术效果的危险因素如下：①年龄大于 75 岁；②女性，冠脉细小，吻合困难，影响通畅率；③肥胖；④ EF ＜ 40%；⑤左冠状动脉主干狭窄＞ 90%；⑥术前为不稳定性心绞痛，心衰；⑦并发瓣膜病、颈动脉病、高血压、糖尿病、肾及肺疾病；⑧心肌梗死后 7 d 内手术。⑨ PTCA 后急症手术；⑩再次搭桥手术或同期施行其他手术。

(三) 术前治疗与用药检查

冠心病搭桥手术前应对这些并发症予以积极治疗和准备。

(1) 重点保护心肌功能，保证心肌氧供需平衡，避免心绞痛发作。

常用药物有：①硝酸酯类，如硝酸甘油；②钙通道阻滞药，如硝苯地平(心痛定)、尼卡地平、尼莫地平、地尔硫䓬(合心爽)、维拉帕米(异搏定)等；③β-肾上腺素能受体阻滞药，如普萘洛尔(普萘洛尔)、美托洛尔、艾司洛尔等。

(2)术前对中、重度高血压患者应采取两种以上降压药治疗，包括利尿药、β-受体阻滞药、钙通道阻滞药、血管紧张素转换酶抑制药、α-受体阻滞药等，应一直用到手术前，不宜突然停药，否则反可诱发心肌缺血、高血压反跳和心律失常。

(3)糖尿病患者在我国因冠心病而死亡者占22.9%，比非糖尿冠心病患者高5～10倍。糖尿病合并高血压者约有50%并存自主神经病态，使心脏对血管容量变化的代偿能力降低，临床表现血管系不稳定。糖尿病主要有两型：胰岛素非依赖型糖尿病，可通过控制饮食或服降糖药治疗，但术前12小时应停止服药；胰岛素依赖型糖尿病，术前需用胰岛素治疗。手术治疗的标准为无酮血症酸中毒，尿酮体阴性，空腹血糖小于11.1 mmol/L(200 mg/dL)，尿糖阴性或弱阳性，24小时尿糖定量5～10 g。采用胰岛素治疗者应尽量避用β-受体阻滞药，否则可因α-受体兴奋反而抑制胰岛素分泌，糖耐量更趋异常，可诱发或加重低血糖反应。高血糖可使缺血性脑损伤恶化，增加糖尿病手术患者的死亡率。缺血细胞以葡萄糖无氧代谢，产生大量乳酸，使细胞pH值下降，使细胞膜损伤增大。高血糖可影响伤口愈合，影响白细胞的趋化、调整和吞噬作用，术后康复受影响。术前、术中及术后应重复检查血糖，根据血糖值给胰岛素：胰岛素(U/h)=血糖(mg/dL)÷150。也可先用微量泵按5%葡萄糖1.0 mg/(kg・min)[相当于1.2 mL/(kg・h]输注，然后根据血糖测定值加用相应的胰岛素。此外，每输入1 L葡萄糖液加入KCl 30 mmol，以补偿钾的细胞内转移。输注胰岛素前先冲洗输液管道以减少管道吸收胰岛素，保证剂量准确。长期应用鱼精蛋白锌胰岛素的糖尿病患者，CPB术后应用鱼精蛋白时有可能发生变态反应，重者甚至死亡。因此，应先用小剂量鱼精蛋白拮抗试验，即将鱼精蛋白1～5 mg缓慢在5分钟以上注入，观察无反应后再缓慢注入预计的全量。

(4)对吸烟者，术前应禁烟2个月以上。如果合并呼吸系感染，先积极治愈后再手术。

(5)冠心患者常长期使用一系列治疗药物，术前应进行检查。

①服用阿司匹林或含阿司匹林药者，术前1周应停止使用，以免手术中渗血加剧；②术前必须抗凝者，改用肝素一直到术前；③术前洋地黄治疗者，除并发心动过速不能停药外，最好在术前12小时停用；④长期使用利尿药者，最好在术前数天起停药，以便调整血容量及血钾；⑤口服降糖药者，至少自术前12小时起停药；⑥慢性心力衰竭或肝脏瘀血者，常缺乏凝血因子，术前给予维生素K或新鲜冷冻血浆补充。

三、麻醉管理

(一)麻醉原则

用于冠心病手术的麻醉药应具备以下特点：不干扰血流动力学，不抑制心肌，不引起冠状动脉收缩，不经肺肝肾脏排出，无毒性，麻醉起效快、消失也快，兼有术后镇痛作用，但目前尚无完全符合上述特点的麻醉药。因此，需严格掌握冠心病麻醉特点(即保持氧供耗平衡，避免氧供减少，氧耗增加)，采取合理复合用药原则来完成手术。有人观察到，冠脉搭桥患者进手术室时的心肌缺血发生率为28%～32.5%，麻醉诱导期为46%～48%，心肺转流前为39.3%，转流后为32.1%。提示掌握冠脉搭桥手术的麻醉具有相当的困难性。

（二）麻醉前用药

对冠心病患者必须尽量做到减轻其恐惧不安心理，给予安慰和鼓励，以防血压升高、心率加快甚至诱发心绞痛。术前晚睡前应给催眠药。术日晨可用地西泮 5 ～ 10 mg 口服，或咪达唑仑 5 ～ 10 mg 肌内注射，吗啡 0.05 ～ 0.2 mg/kg 和东莨菪碱 0.2 ～ 0.3 mg 肌内注射。对心脏储备能力低下的患者吗啡用量应适当减少。东莨菪碱需慎用于 70 岁以上老人，因可能引起精神异常。术前尚需根据病情给予抗高血压药、抗心绞痛药如阿替洛尔、异山梨酯、合心爽、硝酸甘油等。

（三）CPB 冠脉搭桥手术的麻醉

患者平卧变温毯手术床，面罩吸氧，安置心电图、脉搏氧饱和度、桡动脉测压、中心静脉压等监测。必要时做肺动脉插管监测。麻醉诱导药可选用咪达唑仑、地西泮、依托咪酯、芬太尼等。单纯吸入麻醉药或静脉麻醉药往往不能减轻围术期应激反应，加用芬太尼可弥补此缺陷，用量为 10 ～ 20 μg/kg 不等。应用较大剂量芬太尼的同时或先后，应注射肌肉松弛药，以防胸腹肌僵直副作用。肌肉松弛药常用哌库溴铵，维库溴铵等。如果手术在小切口或胸腔镜下施行，要经右颈内静脉置入两个带球囊导管，一个为术中施行冠状静脉窦逆灌心停跳液使用；另一个插入肺动脉供监测压力用；麻醉维持可用较大剂量芬太尼 20 ～ 40 μg/kg，辅以异丙酚微量泵持续输注或间断静脉注射，或再吸入低浓度异氟烷或恩氟烷。随着体外转流时间延长，往往血压逐渐升高，可经心肺机或中心静脉管注射地西泮、异丙酚、氯胺酮、压宁定、尼卡地平，或其他短效降压药处理。我们观察到，在 CPB 手术中的血流动力学可维持平稳，但 CPB 中及后的机体氧代谢有明显改变，表现氧耗上升、氧摄取率和乳酸浓度明显升高，脑氧饱和度明显降低，这与非生理性灌注 CPB 带来的应激反应和炎症反应有关。在停 CPB 后常出现心率加快、心排量增加、氧供氧耗与氧摄取率都明显上升，乳酸浓度继续升高，提示机体尚处于氧债偿还阶段。因此，冠心病搭桥 CPB 手术前后必须保证足够的通气和供氧，维持满意的血压，停 CPB 后及时恢复血红蛋白浓度和红细胞比积，保证足够的血容量，维持中心静脉压平稳，需要时应用硝酸甘油，以维护心脏功能。

（四）非 CPB 下冠脉搭桥手术的麻醉

1967 年非 CPB 下左乳内动脉与左前降支搭桥手术获得成功，由于其操作技术较难、手术条件要求较高，开展较缓慢，直到 90 年代中期随着手术技术和器械条件等的进步，非 CPB 下搭桥手术今已有迅速发展。以静吸复合或静脉复合麻醉为主，由于无 CPB 刺激，芬太尼用量可减少，总量 5 ～ 30 g/kg，辅以吸入低浓度麻醉药或静脉短效麻醉镇痛药。为手术游离乳内动脉方便，有时需用双腔支气管插管施行术中单肺通气。以往为提供心跳缓慢的手术操作条件，常用腺苷、钙离子拮抗剂或 β- 阻滞药，以控制心率在 35 ～ 60 bpm；如今已采用心脏固定器，而不再需要严格控制心率，由此提高了麻醉安全性。手术在吻合血管操作期间往往都出现血压下降，以吻合回旋支时最为明显。搭右冠状动脉桥时常出现心率增快，同时肺毛细血管楔压上升，中心静脉压增高，左、右心室每搏做功指数减少，提示左及右心室功能减弱，需应用 α- 肾上腺素受体激动剂如去氧肾上腺素或去甲肾上腺素等调整血压，但乳酸含量仅轻微增高，脑氧饱和度无明显变化。提示非 CPB 手术中的氧代谢紊乱和缺氧程度比 CPB 手术者轻，术毕可早期拔管。有人采用硬膜外麻醉 - 全麻联合麻醉，认为可阻断心胸段交感神经，利于减轻应激反应，减少全麻药用量，且又可施行术后镇痛，但应注意有发生硬膜外血肿的可能。近年在非 CPB 下还开展 CO_2 激光、钬激光和准分子激光穿透心肌打孔再血管化术，使心腔内血液经孔道灌注心肌以改善缺氧。主要适用于因冠脉病变严重无法接受冠脉搭桥手术者、PTCA 者、全身状况很差者，或作为冠脉搭桥手术的一种辅助治疗。

(五) 危重冠心患者的辅助循环

冠心病患者心脏功能严重受损时，需依靠辅助循环措施，以减少心脏做功，提高全身和心肌供血，改善心脏功能，使用率为 1% ～ 4%。辅助循环的成功主要取决于其应用时机，以尽早应用者效果好。适应证为：术前心功能不全，严重心肌肥厚或扩张；术终心肌缺血时间＞ 120 分钟，术终心脏指数＜ 2.0 L/(m^2·min)；术终左心房压＞ 2.67 kPa；术终右心房压＞ 3.33 kPa；恶性室性心律失常；术终不能脱离 CPB。

常用的辅助循环方法有以下几种。

1. 主动脉内球囊反搏 (IABP) 为搭桥手术前最常用的辅助循环措施，适用于术前并存严重心功能不全、心力衰竭、心源性休克的冠心病患者，由此可为患者争取手术治疗创造条件。将带气囊心导管经外周动脉置入降主动脉左锁骨下动脉开口的远端，导管与反搏机连接后调控气囊充气与排气，原理是：心脏舒张期气囊迅速充气以阻断主动脉血流，促使主动脉舒张压升高，借以增加冠脉血流，改善心肌供氧；心脏收缩前气囊迅速排气，促使主动脉压力、心脏后负荷及心排血阻力均下降，由此减少心肌耗氧。

2. 人工泵辅助有滚压泵、离心泵两种。滚压泵结构简单，易于操作，比较经济，缺点是血球破坏较严重，不适宜长时间使用。离心泵结构较复杂，但血球破坏少，在后负荷增大时可自动降低排出量，更加符合生理，可较长时间使用，一般能维持数天。

3. 心室辅助泵有气驱动泵和电动泵两型。气驱动型泵流量大，适于左、右心室或双心室辅助，但泵的体积大，限制患者活动。近年逐渐采用可埋藏型电动型心室辅助泵，如 Heartmate(TCI) 和 Nevacor，连接在心尖以辅助左心功能。

4. 常温非 CPB 搭桥手术中，有时出现心率太慢和血压太低而经药物治疗无效者，可继发循环衰竭，此时可采用“微型轴流泵”，根据阿基米德螺旋原理采用离心泵驱动血液以辅助循环，常用 Hemopump 和 Jarvik 泵。在轴流泵支持下施行常温冠脉搭桥术，可比 CPB 下手术的出血少，心肌损伤轻。轴流泵的优点是：用患者自体肺进行血液氧合；不需要阻断主动脉；不存在缺血再灌注损伤；降低心脏负荷，减少心肌耗氧，增加心肌血流，增强心肌保护；减少肝素用量，减少手术出血。但轴流泵本身在目前尚需继续探索和改进。

四、术后管理

(一) 保证氧供

(1) 维持血压和心脏收缩功能，必要时辅用小剂量儿茶酚胺类药。同时保证足够的血容量，使 CVP 维持满意水平。应用小剂量硝酸甘油，防止冠脉痉挛和扩张外周血管。

(2) 维持血红蛋白浓度，手术顺利者维持 80 g/L 和 Hct 24% 水平，可不影响氧摄取率、混合静脉血氧张力及冠状窦氧张力。但在心功能不全，无力提高心排血量或局部血流，年龄＞ 65 岁血红蛋白水平时应适当提高。

(3) 术后出现并发症而增加机体耗氧。

(4) 术后需机械通气辅助呼吸等严重情况时，血红蛋白浓度应维持 100 g/L 和 Hct 30% 或更高。

(5) 维持血气及酸碱度正常，充分供氧，监测 pH 值，调整呼吸机参数使血气达到正常水平。积极治疗酸中毒、糖尿病及呼吸功能不全。

(二) 减少氧耗

保持麻醉苏醒期平稳，避免手术后期过早减浅麻醉，应用镇静镇痛药以平稳度过苏醒期。

预防高血压和心动过速，针对性使用阻滞剂 (压宁定)、β- 阻滞剂 (美托洛尔)、钙离子拮抗剂等短效药。如果仍出现血压升高，试用小剂量硝普钠，但应注意术后患者对硝普钠较敏感，需慎重掌握剂量。心率控制在小于 70 bpm，其心肌缺血发生率约为 28%，而心率高于 110 bpm 者则可增至 62%。

(三) 早期发现心肌梗死

冠脉搭桥患者围术期心肌缺血率为 36.9% ～ 55%，其中 6.3% ～ 6.9% 发生心肌梗死。临床上小范围局灶性心肌梗死不易被发现；大范围者则引起低心排综合征或重度心律失常，其中并发心源性休克者为 15% ～ 20%，病死率高达 80% ～ 90%；并发心力衰竭者为 20% ～ 40%。早期发现心肌梗死具有重要性，其诊断依据有：①主诉心绞痛，无原因的心率增快和血压下降；②心电图出现 ST 段及 T 波改变，或心肌梗死图像；③心肌肌钙蛋白 (cTn)、CK-MB、肌红蛋白 (Myo)、核素扫描 ^{99m} 锝 - 焦磷酸盐心肌“热区”心肌显像可支持早期心肌梗死的诊断，有重要价值。

(四) 术后镇痛

心脏手术后创口疼痛不仅患者痛苦，更可引起机体各系统一系列病理生理改变，例如：①患者取强迫体位，导致肌肉收缩，肺活量减少，肺顺应性下降，通气量下降，容易缺氧和 CO_2 蓄积；②患者不能有效咳嗽排痰，易诱发肺不张和肺炎；③患者焦虑不安、精神烦躁、睡眠不佳，可使体内儿茶酚胺、醛固酮、皮质醇、肾素 - 血管紧张素系统分泌增多，引起血管收缩、血压升高，心率加快、心肌耗氧增加，还可引起内分泌变化，使血糖上升，水钠潴留、排钾增多；④引起交感神经兴奋，使胃肠功能抑制，胃肠绞痛、腹胀、恶心、尿潴留等。综上所述，对冠脉搭桥手术后施行镇痛具有极重要意义。

临床习惯用肌内注射吗啡施行术后镇痛，存在不少缺点需要改进。1999 年 Loick 等报道 70 例搭桥手术后，用三种术后镇痛方法，25 例用硬膜外腔给镇痛药，24 例用静脉持续输注镇痛药；21 例用常规肌内注射吗啡作为对照。以血流动力学、血浆肾上腺素、去甲肾上腺素、氢皮质酮，心肌肌钙蛋白 T、心肌酶和心电图等作为观察指标，比较其变化结果为，对照组＞70%，静脉持续镇痛组 40%，硬膜外镇痛组为 50%，提示镇痛组的各指标变化均明显低于对照组，证明术后镇痛可减少心肌缺血改变，提高冠心病手术疗效。近年开展芬太尼或吗啡患者自控镇痛 (PCA) 法，患者根据自己的感受而按需用药，用药量减小，效果更好。

第四节 先天性心脏病

先天性心脏病是先天性畸形中最常见的一类，约占各种先天畸形的28%，指在胚胎发育时期由于心脏及大血管的形成障碍或发育异常而引起的解剖结构异常，或出生后应自动关闭的通道未能闭合(在胎儿属正常)的情形。先天性心脏病发病率不容小视，占出生活婴的0.4%～1%，这意味着我国每年新增先天性心脏病患者15万～20万。先天性心脏病谱系特别广，包括上百种具体分型，有些患者可以同时合并多种畸形，症状千差万别，最轻者可以终身无症状，重者出生即出现严重症状如缺氧、休克甚至夭折。根据血流动力学结合病理生理变化，先天性心脏病可分为发绀型或者非发绀型，也可根据有无分流分为三类：无分流类(如肺动脉狭窄、主动脉缩窄)、左至右分流类(如房间隔缺损、室间隔缺损、动脉导管未闭)和右至左分流(如法洛四联症、大血管错位)类。

一、病情特点

(一)非发绀型先心病

1. 室间隔缺损

胚胎从第8周开始形成室间隔组织，出生后为20%～60%的新生儿室间隔自行闭合，其余40%在婴儿期闭合，多数在5岁以内闭合。超过5岁自行闭合者很少，即遗留室间隔缺损畸形，有肌型、隔瓣后型及小缺损之分。

室间隔缺损时的血流自左向右的分流量大小取决于：

(1) 缺损面积大小与分流量成正比，缺损直径接近或超过主动脉瓣口直径时，血流通过缺损时无阻力，则在整个心动周期各时相都分流。

(2) 左、右心室压力差大小与分流量成正比，压差越大，分流量越多。肺循环血流量能反映分流量大小。右心室接受较多血量以后，容量增加，压力上升，输入肺动脉的血量随之增多，肺静脉回到左心的血量也增加，此时可见心腔扩大，心肌肥厚，房室压上升，肺动脉压上升，肺小动脉收缩；继后肺小血管壁肌层肥厚，阻力增加，血管内皮退行变，重者可致部分小动脉闭塞，肺血管床减少，肺动脉压升高。

(3) 室间隔缺损的病程发展取决于缺损大小和肺血管阻力状态；病程发展过程中容易并发心内膜炎和肺炎；或并发心功能不全，甚至心力衰竭；或因肺动脉压进行性上升而出现双向分流，甚至右向左分流，即艾森曼格综合征，出现发绀，低氧血症及代偿性红细胞增多。

2. 动脉导管未闭

动脉导管是胎儿期生理性的血流通路，出生后一般自行闭锁，有的延至半岁，少数延至一年后才闭锁。闭锁的导管中层纤维化儿形成纤维索条，即为动脉导管韧带。如果动脉导管未闭(不闭锁)，主动脉的血流向肺动脉分流，分流血量多少取决于动脉导管粗细、主肺动脉间压差以及肺血管阻力大小。由于心脏收缩期或舒张期的压力始终大于肺动脉，因此血液始终是左向右分流，左心室做功增加，容量增大和心肌肥厚。血液大量分流入肺循环，使肺动脉压增高，逐渐肺血管增厚，阻力增大，后负荷增加，使右心室扩张，肥厚；随病程发展，肺动脉压不断上升，当接近或超过主动脉压时即出现双向分流，或右向左分流，临床可出现发绀，其特征是左上肢发绀比右上肢明显，下半身发绀比上半身明显。

3. 房间隔缺损

可分原发孔及继发孔两型。原发孔因未与心内膜垫融合，常伴有二尖瓣、三尖瓣异常；继发孔为单纯的房间隔缺损，缺损部位有中央型、上腔型、下腔型等。早期因左心房压高于右心房，血液自左向右分流，分流量大小取决于缺损面积大小、两房间压力差及两心室充盈阻力。因右心房、右心室以及肺血流量增加，使容量增多、心腔扩大及肺动脉扩大，而左心室、主动脉血量减少。肺血量增多首先引起肺小血管痉挛，血管内膜逐渐增生，中层肥厚，管腔缩窄，肺阻力严重升高，右心房压随之上升，当右心房压超过左心房时可出现右向左分流，临床表现发绀。

4. 肺动脉狭窄

狭窄可发生于从瓣膜到肺动脉分支的各个部位，常见者为肺动脉瓣狭窄或漏斗部狭窄。①肺动脉瓣狭窄占 50% ～ 80%，表现瓣膜融合、瓣口狭小、瓣膜增厚；②漏斗部狭窄为纤维肌性局限性狭窄，或为四周肌层广泛肥厚呈管状狭窄。狭窄导致右心室排血受阻，室内压增高，心肌肥厚，心肌细胞肥大融合，肌小梁变粗并纤维化，心腔缩小，排血量减少，全身供血不足，右心劳损，最后出现右心衰竭。

5. 主动脉缩窄

可发生在主动脉的任何部位，多数在主动脉峡部和左锁骨下动脉分支处，占主动脉缩窄的 98%，男性多于女性。因下半身缺血致侧支循环丰富，包括锁骨下动脉所属的上肋间动脉、肩胛动脉、乳内动脉支，以及降主动脉所属的肋间动脉、腹壁下动脉、椎前动脉等。因肋间动脉显著扩张可导致肋骨下缘受侵蚀。主动脉缩窄以上的血量增多，血压上升；缩窄以下的血量减少，血压减低。可引发左心劳损肥厚，负荷加重，终致心力衰竭。脑血管长期承受高压，可发展为动脉硬化，严重者可发生脑出血。下半身缺血缺氧，可引发肾性高血压及肾功能障碍等。

6. 主动脉口狭窄

有主动脉瓣膜狭窄、主动脉瓣下狭窄和主动脉瓣上狭窄 3 型。

(1) 主动脉瓣膜狭窄较多见，瓣口狭小，有单瓣叶、双瓣叶、三瓣叶或四瓣叶畸形，瓣叶相互融合、增厚和钙化。

(2) 主动脉瓣下狭窄的瓣叶基本正常，而瓣环下方呈纤维膜性或肌性狭窄。

(3) 主动脉瓣上狭窄的位置在主动脉瓣叶和冠状动脉开口的上方，较少见。

(4) 三类狭窄都引起主动脉排血阻力增加、左心室负荷增大、左心室肥厚劳损、舒张末压升高、充盈减少，同时冠状动脉供血不足而出现心肌缺血症状。随着左心室的变化可致左心房、右心室压增高，心肌肥厚劳损，终致左、右心室衰竭。

(二) 发绀型先心病

1. 法洛四联症

居发绀型先心病的首位，占 50% ～ 90%。心脏畸形主要包括：肺动脉流出道狭窄、室间隔膜部巨大缺损、主动脉右移并骑跨于室间隔上方、右心室肥厚扩大。其中以肺动脉狭窄及室间隔缺损引起的病理生理影响最大。肺动脉狭窄可发生在漏斗部、右心室体部、瓣膜部、瓣环、肺动脉干及分支。狭窄愈严重，进入肺的血量愈少，动脉血氧饱和度下降愈显著。因肺动脉狭窄使右心室肌肥厚，阻力增大，收缩压上升，心脏收缩时血液自右心室分流入主动脉，心脏舒张时室间隔缺损处有双向分流；右心室流出道愈狭窄，右向左分流量愈大，肺血愈少，发绀愈严重。全身长期持续缺氧可致各种缺氧征象，表现指和趾端呈缺氧性杵状增生；红细胞代偿性增多，血液黏稠度增大；代谢性酸中毒；肺动脉与支气管动脉、食管、纵隔等动脉的侧支循环建立十分丰富，多者可达主动脉血流量的 30%；如果肺动脉闭锁，则可达 50% 以上。

2. 大动脉转位

为胚胎发育过程中出现的主动脉与肺动脉异位，居发绀型先心病的第二位，可分矫正型和完全型两种。

(1) 矫正型大动脉转位时，主、肺动脉位置颠倒，同时两个心室的位置也错位，肺动脉连接于解剖左心室，但仍接受静脉回血；主动脉连接于解剖右心室，却接受肺静脉氧合血。因此，虽有解剖变异，但血流动力学和氧合得到矫正，仍维持正常。

(2) 完全型大动脉转位是两个大动脉完全转位，主动脉与解剖右心室连接，将静脉回心血排至全身；肺动脉与解剖左心室连接，将氧合血排入肺动脉，再经肺静脉回到左心。

(3) 如果在肺循环与体循环之间没有交通口，则婴儿不能存活；只有存在交通口 (如卵圆孔、房间隔缺损、室间隔缺损、动脉导管未闭等) 的情况下，患儿才得以生存，但自然寿命取决于交通口的大小与位置，其中 45% 死于出生后 1 个月内。

3. 完全型肺静脉异位

肺静脉血不回到左心房，而流入右心房或体静脉，一般都存在房间隔的交通。解剖类型较多，20 世纪中叶 Darling 将其分为 4 型。

(1) 心上型，临床较多见，约占 50%，肺静脉汇合成肺静脉干，在心脏的上方进入体静脉系统，再回入右心房。

(2) 心内型，约占 30%，肺静脉汇合后，血流进入冠状静脉窦后再进入右心房，也有直接进入右心房者，但较少见。

(3) 心下型，约占 12%，肺静脉汇合后，向下穿过膈肌连接于下腔静脉、门静脉和肝静脉。

(4) 混合型，较少见，约占 8%，其病理变化取决于房间隔缺损的大小和异位连接有无梗阻。

因动脉血氧饱和度低，大量血流从左向右分流使右心和肺循环负荷增加，容易导致右心衰竭和肺动脉高压，使病情急剧恶化。

二、术前估计与准备

(一) 病情估计与准备

全身情况估计与准备。

1. 心理状态估计，由于先心病患者多数为小儿，对年龄稍大或已有记忆的患儿，根据其心理状态在术前可带他 (她) 去手术室及 ICU 参观，目的是使其熟悉环境，消除陌生恐惧心理，鼓励其兴趣，以避免送入手术时哭闹挣扎而加重缺氧。

2. 对病情较重者应保持强心利尿药治疗，可维持到手术日；术前应用抗生素；对动脉导管未闭患儿应用前列腺素 E，但应注意其血管扩张作用。根据病情掌握恰当输液，夏季婴幼儿出汗较多，应适度补液以治疗术前脱水、血容量不足和代谢性酸中毒。对发绀患儿由于血液黏稠度高、红细胞比积高及酸中毒明显，应在术前数日起有计划地增加每日饮水量以改善微循环，并定时吸氧以改善缺氧，以增强麻醉手术耐受力。

3. 合理禁食，禁食时间需随年龄而不同。出生后 6 个月以内的婴儿麻醉前 4 小时禁奶，前 2 小时内可进适量糖水；出生后 6 个月至 3 岁小儿麻醉前 6 小时禁食，前 2 小时内可进适量糖水；3 岁以上小儿麻醉前 8 小时禁食，前 3 小时内可进适量糖水。如果手术在下午进行，则应给予静脉输液，以防脱水和低血糖。

4. 麻醉前用药需做到患儿去手术室时安静、无任何哭闹不安。随患儿年龄和病情不同，各别用药：小于 6 个月者一般不用镇静药，仅用阿托品 0.01 mg/kg 或东莨菪碱 0.005 ～ 0.006 mg/kg；6 个月以后的小儿可用吗啡 0.1 ～ 0.2 mg/kg 或戊巴比妥钠 0.1 mg/kg 和东莨菪碱，或口服咪达唑仑 0.5 mg/kg 和氯胺酮 12 mg/kg，其镇静效果也好。青少年可口服地西泮 0.2 mg/kg 或戊巴比妥钠 4 mg/kg 以代替吗啡。

(二) 器材用具准备

除成人病例外，需专门准备适用于小儿的器械用具器具。

1. 基本器具包括小儿直形和弯形喉镜、插管钳、牙垫、经口和经鼻气管导管及与之匹配的吸痰管。鼻咽、食管和直肠等细软的测温探头；小儿麻醉机，小儿面罩、螺纹管和呼吸囊；体表变温毯、小冰袋；血液加温器；小儿测血压袖带；心电图小电极片；食管听诊器；经食管超声小儿探头；24、22、20 号套管穿刺针及细连接管，小号 CVP 穿刺包；小儿漂浮导管，等等。

2. 监测仪包括测温度仪、无创测血压仪、心电图机、脉搏氧饱和度仪、经皮脑氧饱和度仪、CO_2 监测仪、超声心动图仪、有创血压监测仪、血氧分析仪、电解质测定仪、ACT 仪，胶渗压测定仪等；③治疗仪包括心表起搏器、主动脉球囊反搏器、体外循环机及配套的管道、人工膜肺、ECMO 特殊膜肺及离心泵等。

(三) 术中监测

1. 无创监测

除体温、动脉血压、心电图、脉搏氧饱和度常规监测外，尚有：

(1) 经皮脑氧饱和度监测，通过皮肤电极测定局部脑组织的氧饱和度，反映脑组织动脉及静脉氧饱和度混合值，以了解氧供需情况，低于 55% 为不正常，特别适用于复杂先心病手术、控制性低血压、深低温低流量灌注、深低温停循环等场合，有临床重要指导意义。

(2) 呼气末 CO_2。

(3) 脑电图，尤其适用于低流量灌注、深低温停循环，作为评估循环恢复以及脑功能恢复的重要参考依据。

(4) 食管听诊，已发展成带有测温探头、食管心电图电极以及多普勒超声传感器等的多功能仪器。

(5) 经食管超声心动图，适用于诊断复杂先心病、术后心内结构改变、心内其他结构异常，有较高的准确性；可计算心肌缺血、心脏收缩功能、舒张功能等参数；适用于新生儿以上小儿心脏手术中的监测，效果满意，特别对体外循环血流中的血栓和流动气栓的监测，具有至关重要的价值。

(6) 经颅超声多普勒监测颅内、小儿血管的血流速度，具有重要价值，当体温降至 16℃～ 20℃、动脉灌注流量降至 0.5 L/(m^2•min) 时，左大脑中动脉的平均血流速度为 9±1 cm/s;

也有利于研究深低温低流量及深低温停循环法。手术中主要用于颈和外周血管的血流速度，以及血流栓子的监测与判断。

(7) 吸入麻醉气体浓度监测等。

2. 有创监测

有创监测包括：①直接桡动脉或股动脉血压；②中心静脉压，可取颈内静脉或锁骨下静脉径路穿刺，在小儿以右颈内静脉穿刺的成功率高；③左心房压，需采用肺动脉插入漂浮导管测定，在小儿经皮穿刺插管有一定困难，可请手术医生经右上肺静脉或通过房间隔造口将导管送入左心房再进入肺动脉进行左心功能监测。

3. 化验监测

化验监测包括：①红细胞比积 (HCT)，新生儿出生时 HCT 约 60%，1 周后逐渐下降，体外循环中随着体温变化 HCT 也有相应变化，体温 15° 时 HCT 低达 10%，复温后一般要求 HCT 达到 30%；②血气分析，为避免发绀患儿发生高氧性损伤，尤其在体外转流早期应避免氧合过度，因此需随时测定血气，及时调整；③电解质，常见血钙明显下降，可致心缩无力、血管张力下降和凝血障碍，应补充葡萄糖酸钙以维持血钙在 0.3 ～ 0.4 mmol/L 水平；④胶渗压 (COP)，麻醉后输液以及心肺机预充液都应加入一定比例的胶体液，尤其对发绀患儿为重要，转流期间胶渗压至少维持不低于 2.08 kPa(16 mmHg)，停转流时胶渗压应达到 2.27 ～ 2.67 kPa(17 ～ 20 mmHg)；⑤激活全血凝固时间 (ACT)，转流中应维持在 480 ～ 600 秒；⑥尿量多少，并不能作为肾功能好坏的指标，如能达到 0.5 ～ 1 mL/(kg•h) 则无须处理，术中出现血红蛋白尿或高血钾时应对症治疗；复温及停机后应保持尿液畅流；⑦血糖在新生儿的正常值为 2.7 ～ 3.3 mmol/L(500 ～ 600 mg/L)，在不输任何糖溶液的情况下，小儿手术全程血糖也逐渐升高，并持续到术后，因此术中不宜输注糖溶液，否则有可能导致脑出血及加重脑缺血、缺氧损伤。

三、麻醉方法

(一) 麻醉药

1. 吸入麻醉药

吸入麻醉药除经呼吸道吸入外，也可吹入心肺机而维持全身麻醉，可选用 N_2O、氟烷、恩氟烷、异氟烷、七氟烷或地氟烷等。全麻诱导较迅速，可避免患儿因穿刺等操作而引起哭闹和缺氧；麻醉苏醒较快，利于早期拔除气管导管；但对循环功能抑制较明显，血清氟离子浓度较高，对肾、肝功能可能不利。N_2O 可用于麻醉诱导和维持，但从转流开始即应停止吸入，以防发生张力气胸或气栓等并发症，

2. 静脉麻醉药

静脉麻醉药常用氯胺酮及硫喷妥钠。氯胺酮可经口服、肌内注射及静脉注射等途径用药，兴奋交感使心率增快，心肌收缩力增强，故对心功能差的患儿较容易维持心率和血压，但有唾液增多副作用，术前药应常规给阿托品或东莨菪碱。硫喷妥钠作用迅速可靠，但抑制心肌和扩张外周血管，用于重症心脏病患儿易引起血压下降。其他静脉麻醉药有依托咪酯、咪达唑仑、羟丁酸钠、异丙酚等，仅有安静入睡、遗忘、应激反应迟钝等作用。因无镇痛效应，很少单独应用，但可与吸入麻醉药和镇痛药合用。

3. 麻醉性镇痛药

镇痛作用强，消除疼痛和焦虑，可使患儿安静甚至入睡。成人应用吗啡 10 mg 可使痛阈提高 50%，但神志并不消失，记忆犹在，剂量稍大则明显抑制呼吸、循环、消化等系统，但较小剂量使用仍属安全。此外，有哌替啶、芬太尼、苏芬太尼、阿芬太尼、卡芬太尼、罗芬太尼、雷米芬太尼和二氢埃托啡等。芬太尼的镇痛效价是吗啡的 100 ～ 180 倍，哌替啶的 550 ～ 1 000 倍；镇痛剂量为 2 ～ 10 μg/kg，麻醉剂量为 30 ～ 100 μg/kg，对心肌和循环的影响轻微，已广用于心血管手术麻醉及术后镇痛。芬太尼的呼吸抑制作用也明显，与咪达唑仑 0.05 mg/kg 合用尤其明显，即使仅 2 μg/kg 也会出现呼吸抑制；如果应用 20 μg/kg，则必须有机械通气支持。大剂量芬太尼可引起胸壁及腹壁肌肉僵硬而阻碍通气甚至窒息，故在用药之前应先使用肌肉松弛药。

4. 肌肉松弛药

肌肉松弛药为心脏手术麻醉必需的药物，有短效、中效、长效 3 类。①短效药有琥珀胆碱和米库氯铵，起效时间 45 秒～ 2 分钟，维持作用 5 ～ 20 分钟；②中效药有阿曲库铵 (卡肌宁)、维库溴铵 (万可松)、罗库溴铵等，起效时间 2 ～ 5 分钟，维持时间 25 ～ 45 分钟；③长效药有泮库溴铵 (本可松)、哌库溴铵 (阿端)、多撒库铵等，起效时间约 2 分钟，维持时间约 60 分钟；④使用肌肉松弛药有可能出现与组胺释放有关的变态反应；对心血管可产生不同的影响，如泮库溴铵使心率增快，哌库溴铵与芬太尼合用易致心动过缓。

(二) 麻醉诱导

诱导方式需根据患儿年龄、病情、合作程度等因素进行恰当选择。

(1) 肌内注射诱导，适用于婴幼儿或不合作患儿，或病情重、发绀显著或心功能不全而尚未开放静脉通路的患儿。常用氯胺酮 4 ～ 6 mg/kg 肌内注射，可使患儿安静入睡，同时升高血压，增加心排血量，利于维持循环稳定；还有提高周围血管阻力以维持肺血流量和氧饱和的作用，可安全使用于右向左分流的患儿。

(2) 静脉诱导，适用于能合作的儿童，对左向右或右向左分流患儿均适用。根据病情可选用下列诱导药物之一：硫喷妥钠 2 ～ 5 mg/kg；氯胺酮 1 ～ 2 mg/kg；羟丁酸钠 50 ～ 80 mg/kg；依托咪酯 0.2 ～ 0.4 mg/kg；咪达唑仑 0.05 ～ 0.2 mg/kg。再结合地西泮 0.1 ～ 0.2 mg/kg 和芬太尼 5 ～ 20 μg/kg 静脉注射。待患儿入睡后继以肌肉松弛药即可施行气管内插管。

(3) 吸入麻醉面罩诱导，适用于心功能较好、左向右分流的患儿，但不适用于右向左分流的发绀患儿，因肺血少可致麻药从肺泡弥散入血的速度减慢，且容易引起动脉血压降低。

(三) 气管内插管

小儿呼吸道的解剖与成人有所不同，施行气管内插管有其特点，应予区别对待。

(四) 麻醉维持

麻醉维持方法可根据全身状况、病情程度、诱导期反应、手术时间长短以及术后呼吸支持方式等设计。

1. 吸入麻醉维持

其适用于非发绀型先心病，或病情较轻术后希望早期拔除气管导管的患儿，同时宜辅用静脉麻醉药物。常用七氟烷、恩氟烷或异氟烷，在手术强刺激 (如切皮、撑开胸骨、体外转流开始前）及时加深麻醉，或补注静脉麻醉药。我们曾用 NORMAC 麻醉浓度监测仪观察，转流前的恩氟烷浓度平均为 0.77%，而转流停止时恩氟烷浓度仅 0.12%，说明经过体外转流可使恩氟烷浓度下降 84%，临床上可见麻醉明显减浅，尤其在采用鼓泡式人工肺时更明显。转流期间如果血压上升，首先应考虑麻醉减浅，需及时适当加深麻醉。

2. 静脉麻醉维持

其常以芬太尼为主，多用于病情重、发绀、术后需要机械通气支持的患儿。芬太尼总量可达 50 μg/kg 左右，用微量泵持续输注或分次静脉注射，宜辅用其他静脉麻醉药和（或）吸入麻醉药。我们曾在非发绀及发绀患儿手术中用气相色谱质谱仪监测血浆芬太尼浓度，麻醉诱导用地西泮 0.1 ～ 0.2 mg/kg，芬太尼 10 μg/kg，泮库溴铵 0.2 mg/kg，麻醉维持用芬太尼 1 μg/(kg•min)，辅吸 0.5% ～ 2% 恩氟烷，提示经体外转流后血浆芬太尼浓度明显下降，实验证实与血液稀释及心肺机各种塑料管道大量吸附芬太尼有关。另外，发现血芬太尼浓度在发绀患儿均为非发绀的 1/2，有显著性差异，实验证实与 HCT 有关，结果表明红细胞含量愈高，与芬太尼结合愈多，证实发绀患儿在用相同量芬太尼时，其血药浓度比非发绀患儿低。

（五）体外循环

1. 中度低温全流量

体外循环 (CPB) 适用于轻到中度病情、心内畸形不复杂的手术。转流中保持体温 26℃～ 28℃，灌注流量 2.4 ～ 3.0 L/(m^2•min)，HCT 维持 24%，复温后 HCT，恢复到 30%，血浆胶渗压不应低于 2.13 kPa；要始终保持静脉血氧饱和度在 65% ～ 70%。

2. 深低温低流量

CPB 适用于先心病复杂手术。在中度低温全流量灌注下，由于流量大，心内回血多，常致病变显示不清楚而使手术进行发生困难，因此常需降低流量来完成手术，但低流量可导致重要脏器供血不足，故必须同时施行深低温以作保护。为使身体各部分的温度做到均匀下降，麻醉诱导后需先施行体表降温，要求在体外转流开始前鼻咽温已降到 30℃～ 32℃，同时静脉注射大剂量甲泼尼龙，待转流开始后再通过血流降温使鼻咽温降到 18℃～ 20℃，此时可将灌注流量减为全流量的 1/2，必要时可短时间减为 1/4 以利于手术操作。本法的安全关键在于低流量的时间长短与当时的体温，同样要求静脉血氧饱和度保持在 65% ～ 70%。

3. 深低温停循环

由于新生儿和婴儿的心脏小，或心内畸形复杂，手术只能在循环完全停止、心内无血、无体外循环管道的情况下完成，此时可采用深低温停循环的方法。要求保证头部降温和体表降温，应用大剂量甲泼尼龙，采用 pH 稳态，鼻咽温达到 15℃，停循环时间不超过 60 分钟。

（六）先心病术中的心肌保护

小儿心脏的结构和功能与成人有较多不同；发绀与非发绀先心患儿的心脏也有区别。用于成人保护心肌的心脏停搏液配方并不适合于小儿，小儿心肌保护液有其特殊要求，但目前尚无公认的理想配方，这是当前研究的热点。近年对 CPB 应用高氧可引起再氧合损伤的问题已引起各家高度重视。Allen 观察 28 例新生儿先天性心脏病 CPB 手术，其中 7 例为非发绀型，CPB 机预充液用 100% 吹氧，PO_2 达到 53.33 ～ 73.33 kPa；转流开始后 PO_2 下降并维持在 26.67 ～ 40.00 kPa。余 21 例为发绀型，血氧饱和度均低于 85%，分为 3 组：一组为高氧合组(7例)，预充液用100%氧吹入，PO_2 达53.33～73.33 kPa，转流开始后 PO_2 维持在53.33～73.33 kPa；二组为低氧合组(6例)，预充液用21%氧吹入 PO_2 达18.67～20.00 kPa，转流5～10分钟时 PO_2 上升并维持在26.67～40.00 kPa；三组为白细胞滤过组，在预充液及CPB动脉端用PallRC-400白细胞滤过器。3组患者均在CPB前、CPB后10分钟及20分钟、阻断升主动脉前，分别各切取右心房组织以测定MDA含量。结果非发绀患儿MDA增加40%；发绀一组MDA上升407%；发绀二组MDA上升227%；发绀三组MDA仅上升19%。结果显示，对发绀型先心病CPB采用高氧合预充液，或不用白细胞滤器，右心房MDA上升显著，提示心肌损伤重；CPB采用低氧合预充液，或加用白细胞滤除，右心房MDA上升减少，提示心肌损伤也减轻。此与缺氧心肌的抗氧化剂保存能力降低，对高氧再氧合损伤更敏感可能有关。在缺氧再氧合期引入的分子氧，可致抗氧化剂保存能力进一步降低，其结果是脂质过氧化和CPK增加，心肌收缩力减弱。因此，对发绀患儿CPB预充液以不采用高氧合而采用常氧预充液，或再加入氧自由基清除剂较好。这已在成人冠脉搭桥患者CPB用高氧(53.33 kPa)或常氧(18.67 kPa)预充液的研究结果得到证实，高氧CPB后的心肌损伤和肺损伤更明显。有人采用含血停跳液，虽可减轻缺血再灌注损伤，但不能避免缺氧再氧合损伤。

(七)输血输液

1. 输液

小儿年龄愈小，细胞外液比例较成人愈大。小儿肾功能发育不完善，容易发生脱水或水分过多。经体外转流后总体液量常过多，但循环血量往往仍然不足。循环血量理想时，尿量应维持在0.5～1 mL/(kg•h)，但尿量并不能全面反映体内含水量和肾功能。

(1) 一般在麻醉后先按10 mL(kg•h)输液，体重10 kg以下小儿需用微量泵输注。待动静脉直接测压建立后，再根据测定参数调整输液量。心包切开后观察心脏的充盈程度可用作参考。

(2) 液体种类在新生儿可输10%葡萄糖液和0.25%生理盐液；1岁以下输5%葡萄糖和0.25%生理盐液(因婴儿容易发生低血糖)；1岁以上仅输乳酸钠林格液(因在转流后都有血糖升高)。

(3) 发绀患儿需根据血pH值输用5%碳酸氢钠(mL)=1/3体重(kg)×(-BE)，非发绀患儿因脱水、代谢性酸中毒时也需输用适量碳酸氢钠。市售大液体的pH值常较低，输注时也加以调整。

(4) 除输注晶体液外，在转流后需输入胶体液如库血、血浆、血清蛋白、血定安等，以维持胶体渗透压、循环血量和总血容量。

(5) 转流后常出现低血钾，应从中心静脉通路输注钾溶液，严格控制输速，并不宜将钾加入输血袋中输注，INT能严格控制补钾速度。

(6) 小儿并存甲状旁腺功能不全或维生素D储备缺少者，转流后常出现低血钙，此与血液稀释、过度通气碱血症、输注枸橼酸库血、心肺机内高氧合，以及加用碳酸氢钠等因素有关。血清钙低于1.75 mmol/L或离子化钙低于1 mmol/L时应予补充葡萄糖酸钙。

2. 输血

正常新生儿的血容量为80～93 mL/kg。

(1) 对病情不重，体质较好患儿，术中失血在血容量10%以下者可不予输血，术中仅以输液体补充血容量即可，但在体外循环后仍然常需输血。最好用新鲜血，或成分输血，根据实际需要，选择性输注红细胞、血小板、血浆等。尽量少输库血，因库血中的红细胞以每天1%速度在破坏；粒细胞24小时后其功能开始减退，到72小时时功能下降50%；血小板在采血后3～6小时即减少50%，24～48小时时降为零。因此，如果输入大量陈旧库血，有时反会引起术后出血增多，甚至发生酸中毒和肾功能不全等并发症。如果库血温度太低，输血前应加温，以防止体温下降。

(2)对术前血红蛋白浓度高的患儿，可在麻醉后或CPB前施行急性血液稀释自体输血，不仅可保持输血质量，更重要的是降低血液黏稠度，改善微循环。我们曾对77例发绀患儿在麻醉后施行血液稀释采血，年龄最小者出生后62天，最大14岁，其中法洛四联症68例，占88.3%；77例分别采自体血60～1400 mL，均于CPB后输回，效果显著。

(3)CPB结束后，心肺机常剩余大量血液，如果CPB时间不长、未见血红蛋白尿，且病情较平稳者，可将部分机器余血输回体内；机器余血的血红蛋白浓度低者，可采用超滤法提高机血质量以后再输回体内。

(八)一氧化氮的应用

对部分并发肺动脉高压的先心病患儿，术前施行吸入低浓度(40×10^6 mL/L)一氧化氮(NO)试验，对筛选患儿能否接受手术具有判断价值。吸入NO后，如果肺血管出现可逆性变化，提示具有手术指征，从而增添了肺动脉高压患儿的手术救治机会。NO也适于围术期肺动脉高压的治疗，具有减轻肺血管阻力，改善心功能不全，创造脱离CPB机条件等功效。在吸入NO时需持续监测吸入氧浓度、一氧化氮浓度、二氧化氮浓度，并定时监测血气和血高铁血红蛋白浓度。

四、体外循环对患儿的影响与麻醉后管理

(一)CPB对患儿的影响

CPB是治疗先心病不可缺少的手段，但也可能带来不同程度的机体危害。

1. 小儿体液占全身体重的比例较成人大，细胞外液相对多，即使将CPB机预充液总量减小至1000 mL，也相当于婴儿血容量的4倍，且预充液内含有各种电解质、药物、晶体液和胶体液，都可对患儿体液和血液成分产生干扰。因此，CPB后很容易发生体液过多，血渗透压下降，脏器含水量增加，血红蛋白下降，血酸碱度改变等后果，也可引起CPB炎症反应及血细胞和血浆成分发生改变。这一系列变化都足以导致重要脏器功能的影响。

2.CPB时间在30分钟以内者，脑循环障碍发生率为7.4%；2小时以上者为51.9%。提示CPB时间愈短，脑危害愈小。

3.CPB灌注流量不足，容易发生脑损伤；新生儿和婴儿在CPB深低温下，脑压力/流量自动调节机制消失；脑血流与平均动脉压呈正相关；$PaCO_2$和pH可直接影响脑血管紧张度和脑组织供氧。

4.CPB后容易出现肺损伤，其引起的原因较多，例如转流期间肺被长时间隔离于循环系统之外而不能正常代谢；血液与CPB管道表面接触产生炎症反应；缺血再灌注损伤及微栓形成等。其中炎性反应涉及补体、凝血、激肽、纤溶等多个系统，使肺血管通透性改变、通气/血流比失调、肺顺应性下降、呼吸频率增加，以及肺不张、肺水肿和浸润，即所谓CPB后灌注肺。为减轻或避免肺损伤，应从预防着手，提高心肺机的材料结构质量，注意维持体液及胶渗压平衡，尽量缩短CPB时间，掌握合理的CPB灌注，手术矫正畸形尽量满意等。

5.CPB 后肾损伤目前已有明显减少，但如果患儿术前并存肾功能不全，或在接受长时间 CPB 灌注、灌注流量不足及术后并发低心排等情况时，肾脏严重损害就很难避免。据统计儿童心脏手术后 4% ～ 7% 发生肾衰竭且需要肾透析治疗，但死亡率仍高达 58% ～ 72%。故应从预防着手，术前积极治疗心源性以外的肾病，CPB 采用优质人工肺，适量血液稀释保持尿量 1 ～ 2 mL/(kg · h)，适量补充碱性药物以防止酸中毒、碱化尿液和减少溶血；及时利尿，不用肾毒性药物等。此外，手术纠正畸形尽量满意以避免术后低心排，同样是肾保护非常重要的原则。

6. 心脏损伤的影响因素较多，包括麻醉药物抑制心肌；心肌经受 CPB 炎症反应、非生理性 CPB 灌注、血液成分改变，以及心脏血流阻断和开放引起的再灌注损伤等等。故必须重视心肌保护措施。对小儿心肌保护的方法目前尚未达到理想程度，需继续深入研究。

(二) 麻醉后管理

CPB 手术后管理是重要的环节，麻醉科医师应参与处理，包括：

1. 监测保持体温，术后体温过低可导致机体酸中毒；体温过高可致脏器代谢增高而引起功能衰竭，故必须重视保持体温稳定。

2. 呼吸道管理，患儿送 ICU 后应核对气管插管深度，检查是否移位；需机械通气者需有保湿装置，以保护呼吸道黏膜；吸痰要严格按操作常规定时吸痰，每次吸痰前、中、后都要充分吸氧，每次吸痰时间不超过 15 秒。吸痰必须严格无菌消毒，选用柔软、直径不超过气管导管直径 1/2 的吸痰管，吸痰前先钳闭吸管，并尽快深插入气管，然后松钳并旋转吸痰管由里向外轻轻抽出，切忌进退反复移动，以防损伤气管黏膜。如果痰黏稠，吸痰前先在气管内滴入少量 0.25% ～ 0.45% 生理盐水；如果发生支气管痉挛，可在盐水中加入适量支气管扩张药。小儿术后保留气管插管容易并发喉头水肿，拔管后可能发生窒息。故应尽量缩短留管时间，并适当应用镇静药以避免患儿头部过度活动，避免呛咳及吞咽动作，定时使用地塞米松喷喉及注射，定时松开气囊减压。

3. 体外膜肺氧合 (ECMO)，适用于术后心、肺衰竭的抢救，1975 年首例新生儿术后应用 ECMO 抢救成功。ECMO 连接方法有 3 种：静脉 - 动脉、静脉 - 静脉；体外 CO_2 交换。自 1990 年以来，新生儿、婴儿术后应用 ECMO 抢救的成活率由 21% 提高至 83%，但复杂先心患者的术后抢救还存在其他困难度。

第五节 大血管手术的麻醉

一、术前病情估计和准备

(一) 危重病情的估计

1. 患者症状

精神烦躁不安或淡漠，昏迷，苍白或发绀，大汗，呼吸困难，主诉背、腹部剧烈疼痛，行走困难或瘫痪。

2. 检查

可发现血压低或休克状态，胸部或腹部闻及血管杂音，主动脉瓣有舒张期杂音，腹部有波动性包块。X 线及超声检查有大动脉病变，CT(电子计算机断层扫描)、UFCT、MRI(磁共振成像) 或血管造影有助于诊断及明确病变部位或有无动脉瘤出血。化验检查有贫血或肾脏损害。

(二) 影响病情的因素

1. 主动脉缩窄程度

狭窄严重时引起明显头部、上肢高血压，有左心负荷增加和心功能不全。侧支循环丰富，粗大的侧支血管压迫周围器官和组织，产生神经受压使感觉和运动障碍。如果侧支循环缺乏，术后发生脊髓缺血甚至截瘫危险性增加。

2. 主动脉瘤大小

瘤体愈大出血可能性愈大，手术愈困难。

3. 主动脉瘤部位

弓部主动脉瘤影响头臂血管，手术时脑保护重要而困难；降主动脉或腹主动脉供应脊髓及腹腔脏器血运，包括肾脏，手术中如何保证不受损伤，术后恢复正常功能任务也十分艰巨。

4. 夹层动脉瘤

90% 的患者有急性发作历史，病情发展迅速，如果累及主动脉全程为 1 型夹层动脉瘤，手术复杂，危险性大，而且很难根治。

5. 并发高血压

动脉瘤和大动脉炎患者高血压发生率高达 70% ～ 87%，长期血压升高，如果控制不力，使血流动力学恶化，心脏、血管、中枢神经、肾脏功能改变，存在心功能不全，如有脑出血、脑血栓形成，更增加手术危险性和术后并发症发生率。

6. 并发冠心病

动脉粥样硬化性动脉瘤往往并发冠心病，手术前要切实了解冠心病程度、症状及药物治疗效果，能否控制心绞痛及心脏功能如何，必要时进行冠状动脉造影，如果病变严重应先行冠状动脉手术，避免动脉瘤手术中或手术后发生急性心肌梗死，导致死亡。

1984 年，Hertzer 等在 1000 例血管手术前进行冠状动脉造影，发现在腹主动脉瘤患者中 31% 有冠心病，外周血管患者中并发冠心病有 25%，脑血管患者中有 26%，下肢血管患者中有 21%。Mayoclinic 报道，2452 例择期手术的腹主动脉瘤患者中，有 4.1%(100 例) 先进行了冠脉再建，其中 85% 为 CABG，15% 为 PTCA，腹主动脉瘤手术时间间隔在 CABG 后平均 10 周，在 PTCA 后平均 10 天。其他单位报道在择期血管手术前需要冠脉搭桥手术者占 5% ～ 8%。

(三) 术前准备

1. 稳定情绪，使患者安静，卧床休息，预防瘤破裂出血。

2. 治疗高血压，应用降压药，如果用药时间已长或高血压较明显，则手术前不必停药。如果有心功能不全，应强心利尿，调整电解质，改善心脏功能，如果病情允许，手术前停用洋地黄、利尿药或影响心率的 β- 阻滞药。

3. 预防心绞痛，药物控制发作，必要时应用硝酸类药、β 受体阻滞药或钙通道阻滞药。

4. 保护肾功能，胸腹部动脉瘤的患者，术前肾功能不全可高达 14%，手术前应适当补充液体，维持心排量和排尿量，不用或少用对肾脏有毒性的药物。

5. 麻醉前用药，手术前晚应用镇静催眠药，减轻精神紧张，保证睡眠和休息。手术当日用较重术前药，尤其对合并有高血压和冠心病的患者，除常规用吗啡和东莨菪碱类药物外，可加用司可巴比妥、安定类药，使患者处于嗜睡状态，对周围环境淡漠减少应激反应。如有严重主动脉瓣关闭不全和心功能受损者，心率不能太慢，心动过缓和血管扩张可引起血动力学波动影响血压的维持。

6. 气管插管除常规准备单腔管外，在胸降主动脉手术时需准备双腔支气管插管以及特制接头。

7. 建立足够静脉通路，必须保证有 3 ～ 4 条静脉通路，穿刺针口径 14 ～ 16 号，包括中心静脉及外周静脉，中心静脉用双腔、三腔管，在升主动脉和弓部主动脉瘤时，要准备特制长导管以便从外周静脉送入中心静脉，股静脉置管长度需 30 cm 以上，肘部静脉置管长度需在 60 cm 以上。

8. 降主动脉及胸腹主动脉瘤手术，在应用上、下身分别灌注方法时，需在上肢及下肢同时监测动脉压力，术前应准备两套测压装置，包括穿刺针、三通、换能器等物品。

9. 需用体表低温的手术，应准备变温毯、冰帽、冰袋、热水袋、体温计及测温探头，一般在鼻咽部及直肠处测温。

10. 准备血液回收装置。根据各医院条件，如全自动或半自动洗血球机，使手术中出血经回收清洗后红细胞再利用，或血浆分离装置手术前进行血浆分离。或利用低温麻醉机吸引血及回收过滤装置，也可自制简易血液回收装置。

11. 准备低温麻醉用品、透析装置。大部分大血管手术需要在低温麻醉下进行，因此应准备低温麻醉机和氧合器等配套物品以及灌注人员。即使手术不需低温麻醉，万一大出血往往也需用低温麻醉转流进行抢救，维持生命，争取时间止血。胸腹主动脉瘤手术后肾脏受损并不少见，一旦出现肾衰竭尽早考虑透析治疗，因此也应当准备透析用设备。方法有多种，常用血透析、腹膜透析。

二、手术中监测

(一) 无创监测

1. 动脉血压

在有创性动脉压测得前可先用无创方法监测动脉血压，但要注意患者上肢有无大血管狭窄或受压情况，如左锁骨下动脉或无名动脉正常血流受阻而缺血，一方面得不到准确的血压，而且可能由于血压带压迫引起肢体更加缺血或神经损伤。

2. 心电图

术中多用肢体导联，即左、右上肢及左下肢安放电极，观察心率、心律及 ST-T 段，早期发现心律失常和心肌缺血改变。

3. 体温

常用部位有鼻咽、食管、直肠。虽然鼓膜温度比较接近脑部温度但易引起外伤应用较少。一般低温麻醉时监测鼻咽温，低温麻醉时还要监测血液及变温水箱温度，如果应用深低温低温麻醉或上、下身分别灌注时，要同时监测鼻咽部和直肠部温度。鼻咽温探头放入深度为同侧鼻翼到耳垂长度，气管插管有漏气则温度偏低不准。鼻咽温接近头部温度，食管温接近心脏温度，直肠温接近腹腔内脏温度。变温速度以食管最快，鼻咽次之，直肠部最慢。

4. 经皮脉搏血氧饱和度

根据血红蛋白光吸收原理，通过皮肤电极可监测机体氧合情况，其反应的灵敏度早于血压测定。在心律不齐时测出的脉搏不能代表心率数。血氧饱和度 50% 时精确度下降，低于 50% 则不准确，它还受电力、灯光、电极接触程度以及皮肤血管紧张程度等因素的影响。电极可放在手指、足趾、鼻部等处。大血管病如果上、下身供血有差别，则监测结果只能反映身体局部氧合情况而不能代表整个机体。

5. 经皮脑氧饱和度

通过额部皮肤电极测定局部脑组织氧饱和度，反应脑组织动脉及静脉氧饱和度混合值，反应氧供需情况。仪器原理是利用血红蛋白对可见近红外光有特殊吸收光谱特性。有学者提出，如低于 55% 为异常。在低血压、低流量灌注、深低温停循环时，此项监测很有价值，可指导麻醉和低温麻醉的管理。

6. 呼气末 CO_2

监测仪连接气管插管，了解呼出气中 CO_2 含量，判断呼吸循环功能及呼吸道通畅情况。

7. 脑电图

脑电主要来自大脑皮层表层细胞活动，不同麻醉药物、不同体温有不同脑电图特征。手术中血动力学变化如头部血淤滞、低血流量供血不足，甚至无血供应时，脑电图有不同反应，尤其可作为循环恢复以及脑功能恢复的评估和预测参考。

8. 食管听诊

利用空气传导原理，食管听诊管将呼吸音传至医生耳中。气管插管后将食管听诊管送入食管，可清晰听出肺内情况，如痰鸣音、水泡音、气管痉挛声等，现已发展为多功能，带有温度探头、食管心电图电极以及多普勒超声传感器等。

9. 经食管超声心动图 (TEE)

可监测术中心功能，了解心肌收缩力，对合并高血压、冠心病或左心室扩大主动脉瓣关闭不全患者有重要作用。大血管手术中了解血容量状况。对夹层瘤的定位、范围有极大帮助。

10. 经颅多普勒 (TCD)

利用超声波多普勒效应，对颅内、外血管血流速度进行监测。可用于深低温低流量及停循环时。探头有脉冲多普勒，主要用于监测颅内血管，连续波多普勒，主要用于颈部和外周血管。对了解脑部血流及血流中栓子的判断很有价值。

11. 吸入麻醉气体浓度

浓度监测仪连于呼吸管路，了解吸入气或呼出气中麻醉气体浓度，了解患者对麻醉药的摄取和分布，对麻醉药的耐受力，便于麻醉管理。

(二) 有创监测

1. 动脉血压

一般心血管手术常规经左桡动脉穿刺测动脉血压，但在大血管手术时，需根据手术部位决定，如胸主动脉手术时，术中可能要阻断左锁骨下动脉，此时不能从左桡动脉测压而必须经右桡动脉穿刺测压。当手术需从右锁骨下动脉灌注时则不能用右桡动脉穿刺测压。手术复杂，需采用上、下身分别低温麻醉灌注时，上、下肢都需有动脉压监测，一般上肢采用桡动脉，下肢采用股动脉或足背动脉，测压管路和抗凝装置分别管理。

2. 中心静脉压

一般心血管手术常规经右颈内静脉或右锁骨下静脉穿刺置管监测中心静脉压，但在大血管病如升主动脉瘤或主动脉弓部瘤时，扩张的动脉或瘤体改变颈部解剖关系，从颈部穿刺十分危险，一旦穿刺出血，后果不堪设想，因此，中心静脉测压管可通过以下两个途径：①肘部静脉穿刺，用特制 60 cm 长导管和配套导丝，经肘静脉穿刺，沿导丝将导管放入中心静脉；②股静脉穿刺，置入长 30 cm 以上导管，前端达脐水平，监测中心静脉压。

3. 漂浮导管

在特殊病情，降主动脉瘤，胸腹主动脉瘤手术时，放置漂浮导管监测心脏功能的变化。

(三) 化验监测

1. 红细胞比积

红细胞比积 (Hct) 代表血液带氧能力，麻醉下，尤其低温麻醉中，随着体温变化对 Hct 要求不同，深低温时 Hct 可低达 15%，但当体温回升，Hct 相应提高。手术中根据出血和 Hct 浓度决定输血量。

2. 血气

手术中应用机械通气或人工肺，PCO_2 可较正常为低，吹入纯氧 PO_2 可较正常为高，易出现呼吸性碱血症，不利于脑保护，要求血气接近正常以保持内环境的稳定。

3. 电解质

常规查血清钾、钠、氯、钙。低温下血钾易降低，低温麻醉中更易发生波动，维持血钾正常浓度可预防心律失常。大血管手术出血多及输入库血量大时应注意钙的监测和补充，钙不足除可影响心缩力外还影响凝血功能。

4. 激活全血凝固时间

血标本接触硅藻土后出现凝血块的时间为激活全血凝固时间 (ACT)，生理值为 60 ～ 130 s。为保证低温麻醉中充分抗凝，预防微栓发生，要求 ACT 维持在 480 ～ 600 s，如果应用抑肽酶则要求 ACT 维持在 750 s 以上。低温麻醉结束，鱼精蛋白拮抗后，ACT 应恢复到 ACT 生理值 ±30 s 范围。

5. 血糖

麻醉、手术刺激和低温麻醉影响，即使不输入葡萄糖液，随着手术进程患者血糖也会逐渐升高，我们监测成人、儿童均如此，因此术中不应输入葡萄糖液。糖尿病患者应定时测血糖，根据结果必要时输注胰岛素。如果术中发生脑缺血、缺氧，高血糖会加重脑损伤，带来严重后果。

6. 尿

尿量是血容量和肾脏功能指标之一，麻醉下和低温麻醉中受许多因素影响，只要保证肾脏供血，肾组织并未受到损伤，暂时的尿少并不代表功能障碍。但大血管手术时，如在肾动脉远端阻断主动脉，增加肾血管阻力，肾血流量下降，如果在肾动脉近端阻断主动脉，肾血流严重减少，超过一定时限肾组织受损。严密观察尿量和尿中成分则非常重要。

三、麻醉方法

(一) 硬膜外阻滞

多采用连续硬膜外阻滞方法。适用于腹部及腹部以下大血管手术。主动脉手术部位在肾动脉以上，阻断腹主动脉时间应限制在 30 ～ 45 分钟以内较安全，如果超过此时限应考虑采用其他麻醉方法。硬膜外阻滞可降低外周血管阻力，减轻阻断主动脉对后负荷的影响，因阻断肾交感神经，减弱反射性血管收缩，增加下肢和移植血管血流量，术后还可进行镇痛治疗，预防由于疼痛导致的高血压。虽然可缓解阻断后的高血压但仍应做好降压准备，降压药从上肢输入，血压维持在接近阻断前水平。开放主动脉前首先停用降压药，加快输血输液，准备好多巴胺或去氧肾上腺素，开放后即时用抗酸药、甘露醇或呋塞米维护肾功能。如果手术范围较大，出血较多，此麻醉方法存在明显不足。

(二) 常规全麻

本法适用于主动脉间搭桥或其他较简单的胸、腹部大血管手术。优点是全麻下，患者没有精神紧张，较舒适，易于接受，麻醉操作较简单，循环功能易维持稳定。麻醉诱导采用静脉注射，可用咪达唑仑、依托咪酯、硫喷妥钠、异丙酚、芬太尼、羟丁酸钠等。单腔气管插管机械通气。麻醉维持根据手术大小、时间长短、患者状况，选用单纯吸入 (如恩氟烷或异氟烷) 或静吸复合方法。如合并冠心病则不宜使用硫喷妥钠、异丙酚、异氟烷等药物。麻醉中应根据失血及时补充血容量。如果手术面积大，手术时间长，大量输入冷血或液体时可引起体温下降，对年老或体弱者易发生心律失常和血压波动，应注意保持患者体温。如果发生大出血，由于常温条件下缺血可能对生命器官造成损害，是本法的不足。

(三) 低温全麻

本法指用体表降温方法轻度降低体温。体表降温方法有变温毯，在颈部、腋下、腹股沟部或部分血管处放置冰袋，体温降至 32℃～ 34℃。注意勿降至 32℃以下，以免引起心律失常。此法主要用于胸部主动脉瘤、主动脉缩窄等手术。降温目的为减少全身耗氧量，如果手术中发生脊髓或肾脏血流减少可能缺血缺氧时，低温可增强这些脏器对缺氧的耐力，减少术后并发症。

麻醉用药种类与常温全麻相同，不同之处有以下几点：①由于要进行体表降温，麻醉和肌肉松弛剂用量比常温全麻时要大，这样才能抑制由于低温刺激引起的御寒反应；②在胸主动脉瘤时，为便于手术操作，经常需要双腔支气管插管，手术时对侧肺呼吸，手术侧肺萎陷，有利于手术野清晰，也有利于保护肺脏；③注意调节和控制体温，在达到需要的温度前停止降温，避免由于体温续降发生体温过低。手术主要步骤完成即开始复温。送回 ICU 时鼻咽温应在 34℃以上。

(四) 低温麻醉和体外循环

大部分大血管手术需在低温麻醉和体外循环条件下才能完成。体外循环为低温麻醉建立了良好基础，也可在低温麻醉基础上用体外循环血液降温方法达到更低的体温，以便于在停循环无血流状态下完成复杂大血管手术。低温麻醉和体外循环相结合，可充分发挥两种方法优点，增加了手术的安全性。麻醉用药种类与其他麻醉相同，但由于有低温麻醉强大的刺激，所用麻醉药和肌肉松弛药物剂量应增加。降温、复温、低温麻醉开始和结束等时期，都应加深麻醉，用吸入或静脉麻醉药及催眠药使患者无觉醒反应，减轻应激反应。应用激素如地塞米松或甲泼尼龙增强机体抵抗力。定时监测 ACT 补充肝素以保证安全。

(五) 大血管手术麻醉特点

1. 有创监测困难

颈部、胸部大血管病变，由于形成瘤状扩张或压迫周围组织或器官使之移位，因此动脉及中心静脉穿刺不能按常规进行，增加操作难度，还需要特殊导管装置才能获得监测指标。胸、腹主动脉手术时，为监测上、下肢动脉压需准备两套监测装置。

2. 麻醉方法多样化

大血管病变部位从颈部直到下腹部距离很大，所选择麻醉方法应既能适应手术要求，又保证安全，还要预防术后并发症。因此，从局部硬膜外麻醉到低温或深低温低温麻醉，十分多样化。气管插管可选择常规单腔插管或支气管双腔插管。胸主动脉瘤手术使用双腔支气管插管，手术侧肺萎陷不通气，使手术野扩大，易于切除瘤体，避免术中对肺组织的挤压、摩擦和损伤，如果手术侧肺有破损或出血也不致流到对侧肺引起窒息和术后感染，曾有病例术中发生急性呼吸功能障碍，一侧肺严重渗液，术后用两台呼吸机分别维持两侧肺通气，最后成功脱机，患者顺利恢复。

四、手术中重要脏器的保护

(一) 手术对重要脏器的影响

大动脉是供应全身血液主通道，一旦中断则严重影响重要脏器营养来源。首先影响到脑，有的手术需暂时停止循环，脑组织受到严重威胁，脑血液供应丰富，脑重量占全身 2% ～ 3%，但血液供应却占全身 20%，即每分钟 750 ～ 1000 mL，脑血液 70% ～ 80% 来自颈内动脉，20% ～ 30% 来自椎动脉，大脑灰质血流量为白质的 4 倍，正常脑每分钟需氧 42 ～ 53 mL，葡萄糖 75 ～ 100 mg，脑组织能量 90% 来自葡萄糖的氧化，但脑组织没有能量储存，需要连续不断地供应血液，提供氧和葡萄糖，如果停止脑血流，氧将在 8 ～ 12 秒内耗尽，30 秒神经元代谢受到影响，2 分钟脑电活动停止，2 ～ 3 分钟内能量物质耗尽，5 分钟皮质细胞开始死亡，10 ～ 15 分钟小脑出现永久损害，20 ～ 30 分钟延脑中枢发生永久性损害，大血管手术时如何减少脑氧消耗和维持血流供应是预防脑并发症的关键。大血管病虽然许多情况心脏本身是健康的，但手术中可因阻断升主动脉远心端，使血压严重升高，增加左心负荷损伤心功能，也可由于手术需低流量灌注或循环停止同时也停止了心脏血流供应发生心肌缺血缺氧，在体表或血液降温时可诱发心律失常甚至发生心室纤颤，因此心功能的维护不容忽视。手术侧肺脏直接受到创伤，经常发生肺组织破损、出血，非手术侧肺脏也可由于机械通气不当或通气血流比例失调产生低氧血症和肺血管收缩，如果采用低温麻醉，则触发的炎症反应可导致肺血管和肺实质的病理生理改变，使术后肺顺应性降低，肺泡动脉血氧梯度增大，肺通气血流比例失调，严重时肺毛细血管广泛渗出，发展为灌注肺综合征。手术中，如果在肾动脉开口远端阻断主动脉，肾血流将减少 38%，肾血管阻力将增加 75%，如果在肾动脉开口近端水平阻断主动脉，则肾血流减少 85% ～ 94%，如果采用低温麻醉，转流时间长或灌注不足可引起肾脏损伤，Utley 曾报道转流后不同程度肾衰竭发生率为 1.2% ～ 13%，术前若已有肾受损时更易发生。胸腹部动脉瘤手术时，脊髓损伤发生截瘫为最严重并发症，造成终身残疾和痛苦，影响最大的因素有以下几方面：①疾病本身，夹层动脉瘤急性剥离者发生率高；②主动脉阻断时间大于 30 分钟；③手术或其他原因破坏了脊髓供血管。

（二）手术中重要脏器的保护

从上述可看出，大动脉手术可带来身体重要脏器的严重损伤。为提高手术成功率，减少并发症，一定要采取各种措施，最大限度地减轻或预防并发症。原则上可从以下方面考虑。

1. 低温

不同温度下，需氧和氧耗不同，温度每下降 1℃，代谢率约下降 7%，随着体温下降，停循环安全时间可相应延长，如 16℃时可停循环 30 分钟，12℃时则可延长至 45 分钟。国内外均有研究，在脊髓缺血发生前行硬膜外冷却使脑脊液温度降至 30℃左右，有保护作用。

2. 应用药物

深低温停循环手术麻醉可选用吸入异氟烷，应用大剂量激素，如甲泼尼龙 (30 mg/kg)。停循环前可用硫喷妥钠、利多卡因等保护脑及脊髓。及时应用甘露醇、冬眠药、辅酶等保护脑及肾脏。大动脉手术常伴有血凝问题，应准备和应用新鲜血浆、血小板。手术中勿用葡萄糖注射液或输液，预防高血糖。在部分老年患者术前合并有糖尿病，据欧美国家统计糖尿病并发动脉血栓性疾病是非糖尿病患者的 4 ～ 6 倍，合并脑梗死是非糖尿病患者的 2 倍，即使手术患者未合并糖尿病，手术中持续高血糖十分有害，实验及临床均证实高血糖可加重脑组织损伤的程度，血糖水平与梗死面积呈正相关，其原因认为是脑血流阻断后，脑细胞迅速发生能量代谢障碍，葡萄糖无氧酵解增加，二氧化碳蓄积，细胞间乳酸浓度增高，高血糖使上述变化加剧，加重酸中毒，加重脑组织损伤。大动脉手术时，脑血流减少或停止时有发生，为保护脑，不要应用葡萄糖，合并糖尿病者根据测得血糖应用胰岛素，使血糖控制在接近正常水平。

3. 避免血动力学急剧变化

手术中阻断及开放大动脉可引起严重而急剧的血动力学变化，前者易发生严重高血压，后者易发生严重低血压，处理不当可发生急性心功能不全、脑出血、脑缺氧、脑水肿、心律失常、肾缺血及脊髓缺血等，因此，在阻断大动脉前要进行控制性人工降压，开放前要先输血输液，用抗酸药物，必要时应用去氧肾上腺素减轻血压严重下降。

4. 有计划地应用心脏停搏液及心肌保护液

大血管手术虽然不涉及心脏，但常使心脏处于无血液供应状态，切勿疏忽灌注停跳液或心肌保护液，避免心肌缺血缺氧。

5. 预防气栓

手术中常切开动脉，与大气相通，在无血流时大气压力使空气进入动脉系统造成空气栓塞，使各脏器血流受阻，这种并发症死亡率极高。预防措施有：头低位；手术野吹入 CO_2 气体使开放的血管与大气隔绝；在血管破口处持续不断有血液流出或充满，避免空气进入。

6. 脑灌注

大动脉手术必须采用停循环方法时，为了保护脑组织可应用停循环期间脑灌注。有脑正灌及逆灌两种途径，正灌是从动脉系统灌注，如无名动脉、左颈总动脉或右锁骨下动脉；逆灌是从上腔静脉灌注，脑灌注的开展延长了停循环时间，有利于手术进行并提高手术安全性。

五、低温麻醉在大血管手术的应用

大血管手术涉及部位和范围差异很大，有的手术在常温和普通麻醉下即可完成，较复杂的如主动脉全弓及半弓移植术，20 世纪 50 年代也曾在体表低温下完成，但自从 1958 年国内开展低温麻醉后，许多复杂或从前不能开展的大血管手术，都能在低温麻醉下取得成功，因此低温麻醉对血管外科的发展有极大的促进作用。大血管手术时应用的低温麻醉方法，综合有以下几种。

(一) 中度低温麻醉

此法用于单纯升主动脉病变，不涉及主动脉弓。低温麻醉时鼻咽温度维持在 28℃左右，动脉灌注流量 50 ～ 80 mL/(kg·min)，由于低温，血红蛋白浓度可在 6 ～ 8 g/L，红细胞比积维持 18% ～ 24%，pH 值用 α 稳态管理，手术中注意左心血液的引流以保护肺脏。动脉灌注管插管部位有升主动脉、股动脉、右锁骨下动脉等处，静脉引流管部位有右心房二极管或股静脉。

(二) 深低温停循环

主动脉弓、降主动脉、胸腹主动脉等手术有时需在停循环下完成。用此法时麻醉医生有许多重要工作，首先麻醉后尽早头部降温，加深麻醉，用变温毯进行体表降温，使体温达 32℃左右，静脉注射大剂量激素 (甲泼尼龙 15 mg/kg)，输液禁用葡萄糖，并控制血糖水平，为减少手术出血静脉注射抑肽酶，注意低温麻醉中 ACT 应维持在 750 s 以上，低温麻醉继续将体温降至 12℃左右，体温下降同时，血红蛋白浓度可相应降至 50 ～ 60 g/L，停循环前为保护脑组织可从静脉或低温麻醉机内注射硫喷妥钠等药物。停循环时间 45 分钟以内，时间过长将增加脑的损伤，停循环时间愈短愈安全。复温过程中要非常注意低温麻醉中水温与身体温差应控制在 10℃以内，以免发生气栓危险。复温时灌注流量及血红蛋白浓度相应提高预防缺氧。机器内加入甲泼尼龙 15 mg/kg 及甘露醇 (0.5 g/kg)。在降温和复温过程加深麻醉和肌肉松弛，避免机体应激反应带来的损伤。术后机械呼吸 $PaCO_2$ 维持在 4 kPa 左右。术后继续脱水治疗，直到精神状态恢复正常。

(三) 深低温停循环合并脑灌注

早在 1957 年 Debakey 报道在主动脉弓手术时，同时对脑部的分支血管插管灌注，但操作复杂，以后被停循环方法所代替，但停循环后脑并发症的威胁，使脑灌注方法再次受到重视，并取得良好效果。现有脑正灌注及逆灌注两种途径。有人推荐正灌注流量 500 ～ 1000 mL/min，或 10 mL/(kg•min)，压力为 5.3 ～ 8 kPa，逆灌注流量 200 ～ 500 mL/min，压力 2 ～ 2.7 kPa。应当根据当时体温、血红蛋白浓度、灌注范围确定流量，并控制压力在安全范围。

(四) 低温低流量麻醉

降主动脉或胸腹主动脉手术有时范围很广，涉及许多脏器的血管分支，如肋间动脉、腰动脉、腹腔动脉、肠系膜动脉、肾动脉等，所以手术时间长，出血多，适合采用低流量方法。为避免低灌注量造成的缺血缺氧，必须降低体温，减少脏器的氧耗量，因此本法关键是掌握与体温相匹配的血流量。以脑氧消耗为例，37℃时，脑氧消耗率为每 100 g 为 1.4 mL/min，最小泵流率为 100 mL/(kg · min)，30℃时降为每 100 g 为 0.65 mL/min，系流率只需 44 mL/(kg · min)，如 15℃，则降为每 100 g 为 0.11 mL/min，泵流率仅需 8 mL/(kg · min)。安全程度决定于低流量持续时间的长短。应严密监测血内乳酸含量、pH 值、混合静脉氧分压与氧饱和度，以判断灌注流量是否恰当和有无缺血缺氧发生。

（五）上、下身分别低温麻醉

本法应用于胸降主动脉和腹主动脉手术，或合并有肾功能不全者。上、下身同时而分别低温麻醉灌注，以保证脑、上身、腹腔脏器以及下身的血液供应。体温可选择中度低温或深低温。灌注流量的分配，下半身占 2/3，上半身占 1/3。根据不同体温和流量，血红蛋白维持在 5 ～ 10 g/L 不等。监测上肢及下肢动脉血压，上、下身血液的血气，尤其静脉血氧饱和度以判断灌注流量是否合适。上、下身分别用 2 个人工泵灌注，以保证确切和足够的血流量。如果选用膜肺则限于泵前型。

（六）左心转流

其适用于胸降主动脉及腹主动脉手术。本法保持患者心跳及良好的心脏排血功能，上半身血液由患者自身供应，下半身血液由低温麻醉人工泵供应，因是动脉血因此不需用人工肺装置，但为预防体温过低需安装变温器维持体温在 32℃以上，也应安装动脉过滤器及回流室，以便及时回输手术出血。血液可通过左心房、左心室心尖、左下肺静脉或病变未累及的主动脉插管引流，引流血量以能维持满意桡动脉及足背动脉压为准，引流出的血经过人工泵灌注入下半身动脉，包括股动脉、髂外动脉或病变未累及的主动脉。一般流量可达 2.0 ～ 2.2 L/(m^2·min)。血红蛋白维持在 10 g/d。

（七）股 - 股转流

其主要用于腹主动脉瘤手术。由股静脉插管送至右心房引流体静脉血液，经过人工肺氧合后灌注入动脉，动脉插管可选择股动脉，髂外动脉或主动脉。体温应维持在 32℃以上。流量可达 1.5 L/(m^2•min) 以上，血红蛋白浓度维持 10 g/L 左右。本法的关键是维持好患者心功能和血容量，不论是患者桡动脉压或下身动脉灌注压都应维持在满意水平。

六、减少手术出血措施和血液再利用

（一）减少手术出血措施

1. 手术前放出部分自体血

输自体血除可术后补充血容量外，更重要的是由于富含凝血因子可促进术后凝血，以及减少用库血，减少血液传染病。手术前放出自体血方法很多，简述如下。

(1) 手术前住院期间放出适量血贮存于血库，放血采用小量多次或蛙跳式，蛙跳式是一次采血不超过血容量 10%，将前次采血量的 1/2 回输给患者后再采血，每次如此，间隔 7 天重复一次，但手术前 3 天停止采血。应加强营养，服用铁剂或促红细胞生成素等药物，往往术前采出的血足够手术时用，很少再需用库血。

(2) 手术中血液稀释：此法在麻醉后进行，放出部分自体血，同时用液体补充血容量进行血液稀释。国外有的医院手术不用库血达 75% 以上。只要严密监测，合理管理是安全可行的。我们研究包括用 Swan-Ganz 导管监测 MAP、HR、CO、CVP、PCWP、SVR、PVR 等 14 个血动力学指标。用食管超声心动图观察左心室舒张末容积、收缩末容积、每搏量、每搏指数、心输出量、心排血指数。测血内乳酸含量。用激光多普勒观察头部皮肤微循环。测定血液流变学、脑氧饱和度、脑电图以及颈动脉血流等项目，比较放血前后的变化，在观察过程中临床经过十分平稳，无一例因放血发生意外或需用药物治疗。系列研究结果证明，放出自体血并未出现任何副作用，不仅如此，由于血液稀释，微循环改善，肺循环阻力降低，反而增强机体对麻醉和手术的耐力。

(3) 低温麻醉运转前，自静脉血引流管放出部分自体血，同时从动脉灌注管泵入机器预充液维持血压。本法优点简便易行，比较快捷，缺点是需在低温麻醉中调整血容量、胶渗压和血红蛋白浓度，由于机器转流前放血，因此放出的为肝素化血，再输入时需鱼精蛋白拮抗肝素，并用 ACT 监测拮抗效果。

2. 应用止血药物

抑肽酶是近年应用较多的有效止血药物，其减少出血原因归纳有以下几方面。

①保护血小板膜糖蛋白和黏附功能，防止低温麻醉中血小板活化，减少血栓素 B_2、β 血小板球蛋白、血小板因子等物质的增加；②抑制纤溶系统激活，抑肽酶与纤溶酶上的丝氨酸活性部分形成抑肽酶 - 蛋白酶复合物达到抑制纤溶酶活性作用，抑肽酶还阻止纤溶酶原活化，防止大量纤溶酶生成；③抑肽酶抑制补体系统，抑制激肽释放酶从而抑制组胺释放和炎症反应。

阜外医院麻醉科曾对抑肽酶用量进行比较观察：①大剂量组 (500 万单位)，其中 200 万 U 预充低温麻醉机器内，其余 300 万单位手术全程由麻醉医生经静脉输入，术后引流液量比对照组减少 56.4%；②半量组 (250 万单位) 方法与上组相同，仅抑肽酶用量减半，结果术后引流液量比对照组减少 35%；③单纯低温麻醉机内预充 200 万单位，结果术后引流液量比对照组减少 37%。可见抑肽酶均可减少手术渗血，大剂量效果更好。抑肽酶是生物制品，有抗原性较强的酪氨酸组分，因此存在变态反应的可能性，属 I 型超敏反应，由 IgE 类抗体介导，据报道第一次出现过敏样反应发生率为 0.5% ～ 0.7%，再次应用时变态反应发生率可高达 9%，为安全起见，应用抑肽酶前，应常规做过敏试验。另外，低温麻醉中如采用硅藻土方法监测 ACT，应用抑肽酶者转中 Act 应维持在 750 s 以上才安全，否则可能发生抗凝不足的危险。

3. 平稳的麻醉和适当的血压

手术中麻醉要既满足外科要求又用药恰当，麻醉平稳，避免过浅引起血压升高，手术野出血增多，只要能保证机体氧供氧耗平衡，静脉血氧饱和度正常，适当的血压，甚至较低的血压，达到既不损害身体又能减少手术出血。

(二) 血液回收再利用

血液回收再利用有以下方法。

1. 抗凝血装置

利用抗凝血装置及时回收手术中出血。抗凝血装置基本结构是血液吸引管路与肝素液连接，吸引管内血液迅速与肝素液混合，肝素液配制为生理盐液 400 mL 中加肝素 1 万单位，混合后抗凝血液回到贮血器，经去泡、过滤后及时输回体内。术终鱼精蛋白拮抗肝素。

2. 全身肝素化

手术中患者全身肝素化，手术中出血立即吸入贮血器内，经去泡、过滤后及时输回体内，术终鱼精蛋白拮抗肝素。

3. 洗血球机清洗

手术中出血吸入洗血球机 (cellsaver)，用生理盐液洗涤，将血液中组织碎片、杂质、血浆蛋白、血小板、游离血红蛋白、抗凝剂等成分洗涤后抛弃，仅保留红细胞，洗涤后红细胞压积可高达 70%。阜外医院麻醉科曾观察 57 例手术，平均每例洗出红细胞为 836.3±360.3 mL，占手术总用血量的 31.5%。我们在大血管手术，同时采用麻醉后放血及 cellsaver 技术，围术期减少库血用量达 49.2%，临床效果非常显著。

4. 血浆分离技术

血浆分离技术用专门器械，在手术前数天，或在麻醉后进行。将患者静脉血液引入仪器内，从血液中分离出血小板，富含血小板血浆和乏血小板血浆，而将分离出的红细胞立即输回患者。血小板在低温麻醉后回输给患者，由于保存了血小板功能和凝血因子，可减少术后出血。

5. 低温麻醉装置内血液再利用

低温麻醉结束，机器内尚余相当数量的血液，有时多达数千毫升，如果回收，合理利用可明显减少库血的用量。机器余血的利用有以下几种方法。

(1) 直接回输：低温麻醉结束，根据患者动脉血压及中心静脉压，将机器内余血经主动脉插管或患者周围静脉直接输入。此法简便易行，效果显著。存在的问题是此血血红蛋白含量偏低，影响携氧功能，血内含有游离血红蛋白，组织及细胞碎片，激活的凝血因子，炎性介质等等，在心、肾功能差时应慎重，预防带来术后并发症。因此掌握其适应证：①患者心肾功能较好；②低温麻醉时间不长无明显血红蛋白尿出现。输入机器血要用鱼精蛋白拮抗血内肝素，一般每 100 mL 肝素血用鱼精蛋白 5 ～ 10 mg，且需用 ACT 监测拮抗效果。

(2) 离心后回输：将机器余血经过离心后再输入，比上法优点是去除部分水分及血浆中杂质，使血液浓缩。

(3) 洗血球机清洗：经清洗后，保留浓缩红细胞，去除血浆及其中成分，对提高机体携氧能力有明显效果。

(4) 超滤技术：用超滤器连接在低温麻醉动、静脉管道之间，滤过机器余血，可减少机器内血液的水分，减少机体水负荷，血红蛋白及血浆蛋白浓度明显上升，提高患者术后抵抗力。

七、术后并发症早期发现和治疗

(一) 意识障碍

手术后除外麻醉药物因素，患者意识恢复缓慢，清醒延迟，或清醒后发生再昏迷、谵妄、躁动、癫痫、偏瘫、单瘫、失语、视力障碍、幻觉、认知障碍、定向不能及记忆力下降等都应怀疑有中枢神经并发症，尽早确诊，积极治疗，如病情需要，可考虑高压氧治疗。

(二) 术后出血

低温麻醉后有 10% ～ 20% 的病例出血较多，需输入液体及血液，其中 3% ～ 5% 的出血严重者需再次手术。大血管手术后出血除外科原因外，还因为血管本身病变及组织结构异常。人工血管吻合处易发生渗漏，如果人工血管本身质量不好更易发生出血，最为严重的是吻合口脱开大出血，往往致命。术后对出血的观察和早期发现最为重要，以下几点可供决定再手术时参考。

(1) 引流液量：术后 1 小时＞ 10 mL/kg；任何 1 小时＞ 500 mL；2 g 内达 400 mL。

(2) X 线纵隔影增宽；有心包填塞或循环休克症状。

(3) 如果出血凶猛应当机立断，紧急止血或抢救手术。

(三) 脊髓及周围神经损伤

脊髓供血如受到手术影响，将因不同供血区出现不同临床表现，如下肢瘫痪、无力、急性尿潴留、痛觉减退、体温下降、出现病理反射等。周围神经受损伤，临床症状更为多样化，如臂丛神经损伤使手运动无力，感觉异常，三头肌反射减弱。尺神经受损可有手无力。腓神经受损有足下垂等等，术后应根据大血管病变部位，采用的手术方法，仔细观察及时检查，早期发现异常，尽快治疗。

（四）肺、消化道、肾等脏器损伤

大血管手术后可发生脏器损伤。

1. 肺脏

手术中对肺脏的牵拉、挤压，胸腹部动脉瘤手术要做胸腹联合切口，大切口对术后呼吸的影响，应妥善处理。支气管插管对侧肺萎陷、不张及缺氧，术后表现为血痰，呼吸功能下降，机械通气时应考虑这些因素。

2. 消化系统

腹主动脉或夹层动脉瘤手术可累及腹腔动脉、肠系膜动脉，引起消化道出血、坏死、临床表现便血、肠梗阻、腹痛等症状。如果发生肝脏缺血缺氧，可有发热、恶心、食欲下降、黄疸等症状。

3. 肾脏

肾功能不全在胸腹主动脉瘤及低温麻醉阻断主动脉中并不少见，如同脊髓损伤，迄今还不能完全避免。这类并发症除术中、术后原因外，还与术前患者状态有关，如有低心排、肾供血不良、肾血管硬化、慢性肾小球肾炎等。预防应从整个围术期着手。术后注意通过药物及辅助循环等方法提高心排血量、血压，防止血管收缩或感染。如出现尿少、尿闭、血尿，应立即进行尿及血液化验检查。急性肾衰死亡率为 10% ～ 20%，严重者高达 27% ～ 53%。立即用呋塞米、甘露醇等利尿，调整循环功能，提高心排血量和血压，禁用对肾脏有毒性药物。如控制无效并出现以下症状应考虑用血液透析：①尿毒症状；②严重代谢性酸中毒；③高血钾；④血小板功能不全导致出血；⑤血浆 BUN ＞ 100 mg/L，血浆肌氨酸酐＞ 10 mg/L。透析方法有多种，除常用血透析和腹膜透析外，还有静脉血液透析等。

第十章 腹部手术的麻醉

第一节 概述

一、病理特点

1. 消化系统病变的患者易发生脱水、电解质紊乱、贫血、营养不良等情况，严重者可引起循环紊乱。

(1) 液体丢失的原因：①胃肠道出血：如溃疡病、恶性肿瘤、食道静脉曲张、胆道出血、憩室及痔；②呕吐：呕吐物的内容、量及呕吐持续的时间；③腹泻：可由胃肠道疾病、感染及肠道准备引起；④发烧：引起不显性失水增加；⑤肠道内液体的积存和腹膜炎。

(2) 液体丢失的临床征象：①体位性低血压及心率改变提示有中度的液体丢失。安静状态下出现心动过速和低血压说明液体丢失严重；②黏膜干燥、皮肤弹性及湿度降低提示由于低血容量引起外周循环灌注下降；③尿量明显减少。

(3) 液体丢失的实验室检查：血细胞压积升高，血浆渗透压改变，电解质异常。

2. 酸碱平衡失调

(1) 胃液大量丢失可引起代谢性碱中毒。

(2) 大量腹泻可引起代谢性酸中毒。

(3) 肠梗阻可引起代谢性酸中毒。

(4) 感染中毒性休克患者代谢性酸中毒更属必然。

3. 腹腔脏器受自主神经支配，受到手术挤压、牵拉时可发生神经反射性血压、心率及呼吸改变。

4. 呕吐、反流及误吸

(1) 腹部手术的患者胃排空延迟，特别是急诊手术胃排空时间明显长于 4 ～ 6 小时，加之术前准备不充分，易引起呕吐、反流及误吸。

(2) 预防原则：①确保胃内容物不流出；②胃内容物的彻底清除；③密闭气道，使胃内容物不能流入呼吸将重点放在心脏病问题；④减少胃酸分泌，中和胃酸。

(3) 预防方法：①胃肠减压。②食道阻塞法。③口服三硅酸镁合剂中和胃酸。④给予 β_2 受体阻滞剂，减少胃酸分泌。⑤全麻患者诱导时充分氧合，避免正压通气，进行快速诱导。患者意识丧失后用力下压患者喉头，使食道关闭。快速气管内插管并将气囊充气。胃内容物极多者可行清醒插管。⑥椎管内麻醉时患者意识存在，对防止误吸具有帮助。但如果使用过多的镇静剂使意识消失、呼吸抑制，或阻滞平面过广、反流物过多时也无法排除误吸的危险。

5. 脾切除、肝叶切除、粘连较多的肿瘤、再次手术、腹腔感染、放疗后、激素治疗后的患者术中出血可能较多，应做好输血、输液准备。

6. 腹内巨大肿瘤、腹胀、腹水、肥胖、头低位可影响患者的通气功能。

二、特点与要求

（一）麻醉前准备

麻醉前积极而适当地处理和纠正生理紊乱，改善全身营养不良，提高患者对麻醉的耐受性。

1. 纠正生理紊乱

腹部外科手术，多系腹腔内脏器质性的慢性疾病。多为久病后，并发全身营养不良、贫血、低蛋白血症及水电解质紊乱等病理生理改变。为保证手术麻醉的安全，减少术后并发症，术前应予以纠正。包括输入全血、血浆、水解蛋白和液体，改善患者的营养及全身情况。

2. 全面估计病情

腹部外科手术以急腹症多见。病情危重，必须施行的急症手术，麻醉前往往无充裕时间准备和检查。急腹症手术麻醉的危险性、意外和并发症的发生率均高于择期手术。麻醉医师应在术前有限时间内对病情做出全面估计，争取时间有重点地进行检查和治疗，选择适当的麻醉前用药和麻醉方法，以保证麻醉手术患者的生命安全和手术的顺利进行。

（二）安全无痛

麻醉要镇痛完全，对生理扰乱小，对代谢、血液化学、循环和呼吸影响最小。

（三）肌肉松弛

在确保患者生命安全的条件下，麻醉必须要有足够的肌肉松弛。但肌松药不能滥用，要有计划地慎重应用。

（四）降低患者应激反应

要及时处理腹腔神经丛的反射——迷走神经反射。腹内手术中内脏牵拉反应显著，严重时发生迷走神经反射，不仅影响手术操作，且易导致血流动力学的改变和严重的心律失常，甚至心搏骤停。要重视术中内脏牵拉反射和神经反射的问题，积极预防和认真处理，严密观察患者的反应，如血压下降，脉搏宽大和心动过缓等。可辅助局部内脏神经封闭或应用镇痛、镇静药，以阻断神经反射和向心的手术刺激，维护神经平稳。

（五）预防呕吐和反流

引起的误吸误吸是腹部手术麻醉常见的死亡原因。术前应留置胃管行胃肠减压，彻底清除胃内容物；对胃内容物潴留患者，采取清醒插管、全麻诱导平顺等有效的预防措施，可以避免呕吐误吸和反流误吸。若发生呕吐时，应积极处理。

（六）术前做好输血准备

腹腔脏器血供丰富，粘连性手术或癌肿根治性手术，术中出血较多，失血量大。采用中心静脉穿刺补充失液，术中应保证输液通畅，均匀输血，防止输液针头或导管脱出。消化道肿瘤、溃疡、食管胃底静脉曲张和胆囊等，可继发大出血，术中也有误伤大血管发生大出血的可能。如果一旦发生大出血，补充血容量不及时，或是长时间的低血压状态，易引起严重后果，甚至危及性命。麻醉前就补充血容量和细胞外液量，并做好大量输血的准备。

（七）预防手术的高腹压反应

手术常使严重腹胀、大量腹水、巨大腹内肿瘤等高腹压骤然下降，而发生血流动力学及呼吸的骤然变化。应做好预防治疗，避免发生休克、缺氧和二氧化碳蓄积。

(八) 维持术中气道通畅

对于慢性缺氧和术中头低位的患者，应施行辅助或控制呼吸，改善肺泡通气量。防止缺氧和二氧化碳蓄积。

(九) 预防术后气道并发症

避免麻醉前用药过重，麻醉过深；避免区域阻滞麻醉平面过宽、过广；避免肌松药用量过大等，否则导致术后长时间的呼吸抑制。忌辅助镇痛、镇静药量过大、用药种类过多，以防引起术后苏醒延长等。患者因术后刀口疼痛、麻醉因素等原因，咳嗽反射弱，分泌物阻塞，易造成感染的机会。在术中不能发现的反流误吸，也可导致术后吸入性肺炎或肺不张等严重后果。术后要采取麻醉术后镇痛措施，经常协助患者翻身、咳嗽和练习深呼吸运动。

(十) 重视胆道外科麻醉

胆道疾病是腹部外科最多的手术之一，往往伴有反反复复的感染、梗阻性黄疸和肝功能损害。麻醉中要注意肝功的维护、纠正凝血机制的紊乱、肾功能的保护及术中胆-心反射，或迷走-迷走神经反射的防治。

三、腹部手术的病理生理

(一) 胃肠手术的病理生理

胃肠道疾病引起严重病理生理改变的为胃肠道梗阻或穿孔。如幽门梗阻时反复呕吐不能进食，造成脱水及营养障碍，且丢失大量胃酸，可导致碱中毒。肠梗阻时由于呕吐及大量体液向肠腔渗出，造成严重的水和电解质丧失，血容量减少及血液浓缩等改变。因肠壁通透性增加，肠腔内细菌容易进入门脉及腹腔，造成弥散性腹膜炎，如休克降低网状内皮系统功能，更容易引起败血症性休克及代谢性酸中毒，均要求迅速手术以解除病因。同样，胃肠道穿孔或损伤，胃肠内容物进入腹腔，因化学性刺激和细菌感染可引起腹膜炎；溃疡病穿透血管壁还可发生严重出血，导致低血容量休克，均要求急诊手术及进行麻醉处理。诱导过程中极易发生呕吐或反流造成误吸意外。

(二) 胆管手术的病理生理

胆管系统的梗阻、感染或出血均需手术处理。如胆总管或肝管梗阻时，胆汁逆流进入血液，能刺激神经系统，使机体出现一系列中毒症状，如皮肤瘙痒，抑郁疲倦、血压下降、心动过缓，甚至昏迷。胆汁淤积还使肝脏受累，呈弥散性增大，功能损害时将导致凝血机制障碍及低蛋白血症等。由于胆管梗阻，胆管内压力升高，胆管扩张，可出现心律失常，血压下降。如胆管内压力超过 300 mmH_2O 时胆汁分泌就要停止。若感染并发化脓性阻塞性胆管炎，极易导致严重感染性休克。此时切开胆总管降低胆总管内压力，血压常很快恢复。胆囊或胆管穿孔或损伤，胆汁进入腹腔可造成化学性或感染性腹膜炎，大量体液 (主要来自血浆) 渗入腹腔内，严重者可达全身血容量的 30%，使病情急剧恶化。此时需大量输血、血浆代用品及液体。

胆管出血常由感染、肿瘤或损伤引起，病情复杂，既有大量出血，又并发黄疸或感染，且止血困难。如正出血时开刀，容易发现病变部位进行止血，但患者处于低血容量状态，又难以忍受肝叶或肝部分切除术，增加处理的困难。此外，胆管有丰富的自主神经分布，牵拉胆囊或胆管可引起反射性冠状动脉痉挛导致心肌缺血缺氧，甚至心搏骤停。胆管内压力增高或 T 形管冲洗时注射液体过快也可出现心律失常、血压下降。一般注射阿托品有减轻这种反射的作用。

(三)门脉高压症手术的病理生理

门脉高压症多并有严重肝机能障碍，并导致严重贫血、低蛋白血症和腹水，同时多并发凝血因子的合成障碍，毛细血管脆性增加及血小板减少等因素造成的出血倾向，均增加手术的危险性。术前必须进行系统治疗，包括休息、高糖、高蛋白及高维生素饮食，输少量新鲜血、血浆或人体清蛋白液，以改善贫血和低蛋白血症，使血红蛋白达到 8 g/dL 以上，血浆总蛋白和清蛋白分别达到 6.0 g/dL 和 3.0 g/dL 以上，同时输新鲜血还可纠正出血倾向。肝硬化腹水的患者常伴有水钠潴留而限制钠盐摄入，及反复抽吸腹水皆可导致水及电解质紊乱，术前也需纠正。一旦并发大出血需急诊手术时，更要同时补充血容量及电解质，并保护肝脏功能。

(四)肝脏手术的病理生理

肝脏疾病中主要是肝癌和损伤，行肝叶或肝部分切除术中主要问题是出血。需要阻断肝脏循环时，常温下不得超过 20 分钟，低温麻醉可延长肝脏对缺氧的耐受时间。肝移植术或肝大部分切除术则非常复杂，术中分离病肝时失血量极大，应经上肢快速输血。因肝脏不能代谢枸橼酸，需同时补充碳酸氢钠及氯化钙。阻断门静脉及下腔静脉时，血流动力急剧改变，同时体温及血糖剧降，凝血因子减少，急需补充 25% ～ 50% 葡萄糖液维持血糖在 150 ～ 300 mg/dL 及新鲜血液，并需电热毯保温。肝移植开放门脉时可出现高血钾症及 PH 下降，有可能导致心室纤颤，应大量输血及碳酸氢钠。移植肝血流恢复后应限制输血、纠正酸中毒、保护肾功能及纠正凝血机制障碍，同时血糖、血钾开始下降。

(五)胰腺手术的病理生理

胰头癌和十二指肠壶腹癌常要行胰十二指肠切除术。术前皆有严重梗阻性黄疸，体质衰弱及营养不良，并伴有肝功能障碍。手术侵袭范围广、时间冗长，术野渗出较多及血浆和细胞外液丢失严重，容易导致循环血容量减少，血液浓缩。必须输血输液，维持循环稳定，保护肝肾功能。部分胰腺切除，应给予阿托品抑制胰腺外分泌及 20 万 U 抑肽酶静脉滴注抑制蛋白大于解酶的分泌。全胰腺切除还应根据血糖给予胰岛素。合并糖尿病者，应避免使用乙醚等使血糖升高的麻醉药，术中可用果糖、山梨糖醇或木糖醇补充糖液，并测试血糖及酮体，使血糖维持在 150 ～ 200 mg/dL，必要时给胰岛素。

急性坏死型胰腺炎引起呕吐、肠麻痹、胰腺出血和腹腔内大量渗出。而脂肪组织分解形成的脂肪酸与血中钙离子起皂化作用引起血清钙偏低，要补充一定量的钙剂。另外，脂肪组织分解还可释放出一种低分子肽类物质，称心肌抑制因子 (MDF)，有抑制心肌收缩力的作用，使休克加重。由于腹膜炎限制膈肌运动，及血浆蛋白丢失使血浆胶体渗透压降低容易导致间质性肺水肿的发生，均使呼吸功能减退，甚至出现呼吸窘迫综合征。肾功能障碍也是常见并发症，可用甘露醇或呋塞米进行预防。

(六)体液改变

腹部手术的患者，尤其是急诊手术的患者，术前常有严重的血容量丢失，除了禁食及不感蒸发失水外，还有术前清洁洗肠、呕吐、腹泻、发热、腹腔内或肠腔内渗出及失血等。如肠梗阻时体液潴留在肠腔内有时达几升，胆囊穿孔腹膜炎，体液渗出严重者可达全身血容量的 30%，急性坏死型胰腺炎的患者体液丢失更为惊人，发病后 2 小时血浆损失可达 33.3% 左右，6 小时后可达 39%。另外，手术创伤及受侵袭的脏器表面水肿等也使大量功能性细胞外液进入第三间隙。所以腹内手术时体液和血液的丢失常造成血容量显著减少。均需要根据血压、脉搏、尿量、血细胞比容及中心静脉压，及时补充液体并纠正电解质及酸碱平衡紊乱。

四、一般注意事项

腹腔手术的麻醉是麻醉的基本操作之一，也是比较复杂的操作之一。不仅仅包括成年人，新生儿至高龄老人都可能成为腹腔手术的对象。腹腔手术种类较多，患者的情况亦变化较多，所以操作自然也就各有不同，许多腹部手术病例是急诊，其中病情重危者也不少，都可能使麻醉的处理发生一定困难。腹腔内脏的功能为消化及代谢，当此类器官遭受病变时，患者难免发生脱水、电解质紊乱、贫血、营养不良等情况，严重时则可引起循环的紊乱。对于这些情况，应于术前有较充分的估计和掌握，并进行及时和适当的处理。麻醉的选择应以对代谢、血化学和循环影响最小者为宜。腹腔手术都需要良好的肌肉松弛，以便腹腔内脏的显露，手术方易于进行。要达到完善的松弛作用，一方面决定于麻醉的深度、肌肉松弛药的恰当应用和局部神经的完善阻滞，另一方面也决定于患者肌肉及骨骼 (肋骨及骨盆) 的结构。上腹部脏器都部分地或全部地隐藏于肋弓之下，有的患者其季肋弓呈锐角形势，手术时肌肉松弛程度不好，难以得到满意的显露；有的患者其季肋弓为钝角形势，肌肉松弛的程度虽未达极度，但手术仍能满意进行。腹直肌是形成腹壁紧张的主要力量。蛛网膜下隙或硬膜外阻滞平面超过第 7 胸神经时，腹直肌便能充分松弛。肌肉发达的患者常构成腹腔内手术麻醉处理的困难，但是久病消耗的患者，腹壁已极软弱菲薄，肌肉松弛于此时即已不再构成任何问题。优良的全身麻醉是能充分地满足手术需要的最浅麻醉，此为不变的原则。由于肌肉松弛药的应用和发展，近来腹腔手术时已很少单纯利用深麻醉以求得肌肉松弛的方式，避免因深麻醉而引起的较严重的循环抑制和代谢紊乱。以神经阻滞求得满意的局部肌肉松弛，再配合以浅的全身麻醉解除患者的不适感和内脏的牵引痛，如此也不失为一种良好的麻醉处理方式。腹腔手术的操作有各式各样，患者的情况也各有变异，如何以不同的麻醉方式或麻醉深度来适应不同的操作及不同的患者，是麻醉者的主要任务，也是腹腔手术麻醉之所以成为临床麻醉中最基本操作的原因。

腹腔内器官为自主神经所支配，腹腔内脏受牵引及挤压等手术刺激时，通过这些神经的反射机制，血压、脉搏、呼吸可发生波动。神经阻滞时患者所感到的牵引痛，也是经过这些神经传导的。腹神经丛反射表现为收缩压下降，脉压变窄，心跳变慢；另一种表现为血压、脉搏的波动及反射性喉痉挛。以上情况均要求于麻醉过程中密切观察，及时处理。腹腔胃肠手术时的呕吐和误吸也是很值得注意的问题，尤其急诊手术和术前未经充分准备的患者，由于恐惧的影响，胃内容物的排出常显著延长，虽术前 4 小时以上未进食，其呕吐及误吸的机会仍很多。预防误吸的原则，不外设法确保胃内容物停留于原地不移，或将胃内容物完全吸除，或使呼吸道始终保持密闭系统，使异物不至侵入。实际处理中则于一般腹部手术的病例都置入胃管，如此则胃内部分的液体可借胃管的虹吸作用排出，且胃管的存在即已产生减压作用，胃内压不至骤然增加过高，一般病例即可减少许多呕吐及误吸的机会。然而对于胃内容物极多的 (梗阻) 病例，仅置入胃管不足以防止呕吐或误吸，较妥善的方法是利用一附有充气球的导管置入食管，经充气后使食管阻塞，能较可靠地防止误吸。然而由于食管周围缺乏可靠的支撑组织，以致食管内充气囊阻塞的方法常不满意。往往是充气不足时不能达到密闭目的，充气过分则邻近重要器官 (气管、心脏等) 可能受压，因此仍未能使此一问题满意解决。亦有主张术前口服三硅酸镁合

剂以便使胃酸中和 (至 pH 值＞ 3.0)，但其实际临床意义则仍有待证实。慢性梗阻病例则术前洗胃常为手术所必须，洗胃毕应将胃内液体尽量抽尽。洗胃的处理具有相当的休克性，故不适宜于急性梗阻的病例施行。全身麻醉诱导时，如事先去氮并充分氧合数分钟，继以肌肉松弛药迅速及彻底地使呼吸肌麻痹，如此则腹肌张力完全解除，腹内压不至骤然增高，呕吐即易于避免，而且由于呼吸消失，呼吸道内无负压存在，误吸的机会显然减少。置入具有防漏装置的气管内导管为最可靠的预防误吸措施，然而呕吐误吸却最易于麻醉诱导过程中发生，故于胃肠内容物特多的病例，清醒气管内插管便有很大的使用价值。然而清醒插管的技术必须讲求熟练，否则因拟清醒插管而使患者挣扎或呃逆，也非良好的处理方法。有时由于患者确属过度紧张而缺乏合作，仍以静脉诱导并迅速 (借肌肉松弛药) 使呼吸麻痹后再进行插管为宜。应用神经阻滞 (蛛网膜下隙或硬膜外阻滞) 时，应首先使阻滞麻醉充分，辅助麻醉只是使患者神志有些模糊或刚刚消失用以消除牵引痛和不适感，麻醉过程中应密切观察患者，注意呕吐和误吸。腹腔内某些手术的失血量亦可甚多，例如脾切除术、广泛肝切除术及某些粘连较多的肿瘤手术等。这些手术的失血量往往很大，可失血的性质往往是较缓和而延续的，即使发生急性失血，多数病例并不足以立刻危及性命，静脉输血即足以补充所损失的血量。但其先决条件为静脉输血的速率必须够快。此类手术时如常规以较粗的穿刺针做静脉穿刺，麻醉师将不难体会到此种简单的预防措施即可成为患者安全的保障。

腹腔手术时常有使用肌肉松弛药的必要，而且此时使用肌肉松弛药的最主要目的是在于求得腹肌的松弛，并非仅为增强麻醉作用或其他意图。由肌肉松弛药对各组肌肉的作用程序而言，腹肌是对肌肉松弛反应较晚的肌肉，继腹肌麻痹之后，呼吸肌 (肋间肌及膈肌) 极易被麻痹，故于腹部手术使用肌肉松弛药时，更有必要对各种肌肉松弛药的药理作用皆有较充分的掌握，应熟知其拮抗剂的使用方法及逾量的处理方法，使用前务必除外是否有呼吸道梗阻的危险存在或潜伏。更应很妥善地考虑到患者的具体情况，例如是否有严重的电解质紊乱存在，尤以缺钾最值得注意，由于呼吸肌的抑制常难完全避免，辅助呼吸常属必需的操作。其实上腹部手术如进行控制呼吸，不仅呼吸交换可保无虑，而且手术也可以完全不受呼吸行为 (膈肌运动) 的干扰，能为手术创造极为有利的条件。手术结束前 20 分钟应忌用作用时间过长的肌肉松弛药，以免腹腔手术后呼吸功能受到一定程度的抑制。根据临床测定，拔除气管内导管后，血氧分压可有轻度下降 (平均约下降 0.933 kPa)。术后 1 ～ 3 d 系动脉氧分压抑制最为显著的时期，此后逐渐恢复，但一般病例需经 10 ～ 14 天后完全恢复正常。胸腹联合切口的病例则血氧分压下降更为明显，恢复亦更缓慢。上腹手术后肺动脉压可有增高，可增高达 70% 之多。肺动脉压的增高可能由于肺静脉压上升所致，肺静脉压上升则可引起肺血液的再分布，使肺血液较多地分布于 (通气功能较差的) 肺上叶部分，从而形成较明显的分流，这可能是腹部手术后肺功能紊乱的主要原因之一。

腹腔于术后 (尤其上腹部手术) 容易引起呼吸道的并发症。过重的麻醉前给药，过分的呼吸抑制，过深的麻醉，过于广泛的区域阻滞，手术后患者长时间不能清醒等，都是引起胸部并发症的主要因素，麻醉时应尽量避免。麻醉后的迅速清醒应为选择麻醉时的经常考虑，麻醉后更应鼓励患者常翻身及做深呼吸练习。如能选用对胃肠蠕动抑制最轻的麻醉方法或麻醉药，则术后胃肠胀气少，胃肠活动恢复快，无恶心、呕吐等胃肠并发症，可促进患者术后的复原。

腹腔脏器的显露亦可引起体热体液的丧失。根据临床观察，手术间的室温如能保持于21℃～24℃的范围，则患者(成人)体温亦较易保持于正常范围。

第二节 腹部手术常用麻醉方法

腹部手术患者具有年龄范围广，病情轻重不一及并存疾病不同等特点，故对麻醉方法与麻醉药物的选择，需根据患者全身状况，重要脏器损害程度，手术部位和时间长短，麻醉设备条件以及麻醉医师技术的熟练程度做综合考虑。

一、局部麻醉

适用于短小手术及严重休克患者。可用的局麻方法有局部浸润麻醉，区域阻滞麻醉和肋间神经阻滞麻醉。腹腔内手术中还应常规施行肠系膜根部和腹腔神经丛封闭。本法安全，对机体生理影响小，但阻滞不易完善，肌松不满意，术野显露差，故使用上有局限性。

二、脊麻

适用于下腹部及肛门会阴部手术。脊麻后头痛及尿潴留发生率较高，且禁忌证较多，故基本已被硬膜外阻滞所取代。

三、连续硬膜外阻滞

为腹部手术常用的麻醉方法之一。该法痛觉阻滞完善；腹肌松弛满意；对呼吸、循环、肝、肾功能影响小；因交感神经被部分阻滞，肠管收缩，手术野显露较好；麻醉作用不受手术时间限制，并可用于术后止痛，故是较理想的麻醉方法，但内脏牵拉反应较重，为其不足。

四、全身麻醉

随着麻醉设备条件的改善，全身麻醉在腹部手术的选用日异增加，特别是某些上腹部手术，如全胃切除，选择性迷走神经切断术，右半肝切除术，胸腹联合切口手术以及休克患者手术，均适于选用全身麻醉。由于患者情况不同，重要器官损害程度及代偿能力的差异，麻醉药物选择与组合应因人而异。目前常用方法有：静吸复合全麻；神经安定镇痛复合麻醉；硬膜外阻滞与全麻复合；普鲁卡因静脉复合麻醉等。麻醉诱导方式需根据患者有无饱胃及气管插管难易程度而定。急症饱胃者(如进食、上消化道出血、肠梗阻等)，为防止胃内容误吸，可选用清醒表麻插管。有肝损害者或3个月内曾用过氟烷麻醉者，应禁用氟烷。胆管疾患术前慎用吗啡类镇痛药。

第三节 腹部常见手术麻醉

一、胃部分切除术及胃肠吻合术

(一)胃部分切除术

胃部分切除术时的麻醉与手术的配合最为密切，可谓典型的麻醉操作之一。在肌肉松弛药广泛使用之前，常用以学习或示教吸入麻醉的基本方法。当使用全身麻醉做胃部分切除时，麻醉达到第三期第一级下部便可以进行皮肤消毒及开始手术。在手术进行的同时，如不使用肌肉松弛药，麻醉深度仍继续加深。在切开腹膜以前，麻醉深度应已达第三级，这时便在切开腹膜以前进行气管内插管，以防因插管而引起呛咳，影响手术的进行。插管以后仍将患者保持于第三级上部，使形成最有利的腹腔探查条件，待探查完毕及内脏已有良好显露时，可将麻醉减浅至第二级中部，以便于施行胃、肠系膜的分离及十二指肠截端的缝合。至于胃肠吻合的操作则在整个手术过程中耗时最久，同时只需第一级的麻醉即能满足，这时如使患者处于深麻醉中，则消耗患者的代偿功能，并非良好的处理。如果麻醉系采用肌肉松弛药又或其他复合全麻进行，这时便可减少或停止肌肉松弛药的应用。当吻合完毕时，麻醉深度便应迅速增至第二级中部，使腹膜的缝合容易，待腹膜完全缝合以后，麻醉药便可以终止给予，并可将麻醉改为半开放式，使麻醉逐渐减浅，待皮肤完全缝合时，患者应能对外来刺激发生反应，或是已进入清醒阶段。缝合腹膜时如给以肌肉松弛药，应选用作用最短者，并严格限制剂量。虽然近来已很少单独应用某一全麻药进行胃切除的手术麻醉，但这种麻醉深度与手术程序相配合的原则仍值得参考。

胃切除术采用连续硬脊膜外阻滞时，一般由 $T_{8\sim9}$ 间隙穿刺，切皮开始时如能得 T_3、T_{12} 的麻醉平面即可得到满意的麻醉效果。根据患者情况密切注意血压的变化和呼吸的情况，如血压有下降趋势，可适当加快输液或可给予少量血管收缩药以维持血压，腹膜切开探查腹腔以前可给以适当的辅助药，如哌替啶 25 mg、异丙嗪 12.5 mg 静脉注入，使患者入睡，使其感觉不到牵引内脏的不适，此时亦应注意探查内脏的反应，血压可下降或有恶心呕吐发生。探查腹腔前如能先将胃内吸空，则可减少呕吐的发生，分离胃和处理十二指肠残端时腹肌要求松弛，至胃肠吻合时可适当延长注药时间或减少用药量即可满足手术要求，待胃肠吻合将结束时需提供充分的麻醉平面使冲洗腹腔和关闭腹膜能顺利进行，切忌冲洗腹腔关闭腹膜时麻醉不充分造成手术困难和患者不适，但腹膜关闭后麻醉反而充分发挥作用，术毕较广的平面又不便搬动患者，仍需手术台上等候麻醉平面缩小后才能将患者送回病房。一般最好在冲洗关腹腔前 15 分钟给予充分的剂量，至手术结束时麻醉的高峰已过，是较好的配合。

(二) 胃肠吻合术

依手术性质而言，胃肠吻合术一般应能于连续硬脊膜外阻滞麻醉下施行，对于极其不良的病例，亦可于局部麻醉或全身麻醉下施行。在局部麻醉下施行胃肠吻合术时，其操作完全与胃切除时相同。在全身麻醉下施行胃肠吻合术时，除探查及缝合腹膜阶段有时尚需要较深麻醉以外，其他操作只需要较浅的麻醉即能满意完成。连续硬脊膜外阻滞往往用小量分次注药可完成这类手术，适量输血、输液配合适当的血管收缩药，可维持较平稳的循环状态。

胃部分切除或胃肠吻合的患者主要为溃疡或肿瘤患者，由于其病变历史较久，病程中皆有不同程度的营养不良及失血，故手术前除应进行充分准备外，更应注意其对麻醉的耐受性能低弱，长时间的深麻醉或大量的神经阻滞对于这些患者欠妥当。消化性溃疡病例往往属于迷走神经兴奋型。此一类型患者的表现为脉搏缓慢而具有挣扎性，因此不能根据此种脉搏的表现而误认为其循环代偿功能优良；相反，此类患者麻醉时极易发生低血压，皮色轻度发绀或脉压低窄等现象，严重时甚至可以发生心搏骤停的事故。麻醉前患者脉搏如慢于每分钟 60 次时，麻醉前给药应给予较大量的阿托品而不用东莨菪碱。麻醉期中的呼吸道梗阻及麻醉过深都是造成低血压或周围循环迟滞的原因，特别是诱导期，麻醉时应设法避免。麻醉的深浅自然应与患者对麻醉的耐受力相对而论，并非绝对的理论上的深浅，一旦发生周围循环迟滞(虽未合并低血压)时，应该静脉注射麻黄碱(15～30 mg)以进行纠正，否则待低血压出现甚至持续若干时间以后，循环可能发生难以回逆的抑制。由于患者营养不良及一般情况的衰弱，手术时应特别注意全血的补充。保持患者体内血容量经常接近正常，这是减少手术死亡率的最重要原则。较长时期的幽门梗阻则往往有不同程度的碱中毒，程度轻者表现为低氯性碱中毒，较重者则表现为低钾性碱中毒。对于此类病例应于术前做较长时期的补钾，直待其碱中毒改善后方为适当的手术时机，否则术中血压即可能难以维持，术后恢复亦未必平顺。有的病例由于长时间消耗而致机体代谢严重失常，以致虽有长期的幽门梗阻，但却呈酸中毒(乳酸血症)，这是在碱中毒的基础上发展了酸中毒。遇有此种情况时，宜(通过静脉途径)尽可能使患者的营养情况改善，直待酸中毒改善后方宜施行手术，否则术中、术后即有可能发生难以克服的低血压。小儿(尤其婴儿)由于糖原储备的总量较少，更易出现此种严重代谢失常情况，婴儿幽门梗阻手术死亡率与水电失衡(代谢障碍)的关系已早为人们所公认，术前准备亦已较受重视，成人则可能此种情况发生较少，还远未能引起足够的重视。

二、小肠手术

小肠包括十二指肠、回肠及空肠。除十二指肠以外，其他部分由于肠系膜较长，显露非常容易。至于十二指肠则因后腹膜的固着，显露颇有困难。十二指肠手术主要为十二指肠憩室切除或经十二指肠行有关胆总管的手术。这些手术时麻醉的选择应以肌肉充分松弛为第一考虑。椎管内阻滞时平面以 T_2 或 T_4 为宜，全身麻醉时则可能有使用肌肉松弛药的必要。至于其他截段的小肠手术所需的松弛作用远不如十二指肠手术需要严格。除探查时需要中等深度的麻醉以外，其他操作皆能于浅麻醉下完成。由于肠系膜的活动性较大，操作时不至受到过分牵引，脊椎麻醉或硬脊膜外阻滞的平面便无须过高，一般只需要 T_6 或 T_4 以下的麻醉即可。局部麻醉时则对能受到牵引的肠系膜仍应施行浸润。

三、结肠手术

横结肠及乙状结肠是结肠中活动性最大的部分，手术时并不需要显著的肌肉松弛，但是升结肠及降结肠紧附着于后腹壁，而且常是结核和肿瘤的手术对象，在此种部位施行结肠手术时需要非常良好的肌肉松弛，全身麻醉时如非复合大剂量的肌肉松弛药，则难以满足手术要求，但由此也带来大剂量肌肉松弛药的问题。脊椎麻醉则可以得到最完善的肌肉松弛，同时所需要的麻醉平面亦不高，只需要 T_4 以下的麻醉即可。应用作用较长的局部麻醉药时，一般单次脊椎麻醉已能满足手术时间的需要。于 $T_{9\sim10}$ 间穿刺的连续硬脊膜外腔阻滞可得到很满意的麻醉而手术时间不受限制。手术过程中除探查时可以引起牵引痛外，处理结肠时便不易发生牵引痛，因此所需辅助药甚少。故脊椎麻醉和硬脊膜外阻滞为最适宜的麻醉方法。

四、经腹腔及会阴直肠切除术

此种手术为治疗直肠癌的标准手术。因直肠深藏于小骨盆腔内，故对肌肉的松弛要求亦较严格，又因手术时间一般皆需要 3～4 小时以上，故在麻醉上亦构成若干问题。手术过程中主要为钝性剥离，对于神经系的刺激较大，是此种手术易于引起休克的主要原因之一。手术后期改由会阴部操作时，患者长时间深麻醉或广泛神经阻滞后骤然改变位置，容易引起其血流动力的骤然改变，是引起休克的另一原因。根据手术者习惯的不同，会阴部操作可采用膀胱取石位或侧卧屈腿位。有人认为后者较为方便，但此种位置亦较易引起休克。因为侧卧位时不仅循环遭受改变，呼吸(包括肺循环)亦受到影响。患者在改变位置前可能一切情况良好，一旦位置改变后即可致血压、脉搏消失，呼吸浅表，周围循环迟滞。当手术最后摘除直肠时，一方面不可避免地引起失血，摘除时并对腹膜施以相当的牵引及刺激，此种刺激在长时间手术及麻醉的基础上常引起不同程度的血压下降，严重时也可引起休克。

明了以上情况以后，可知麻醉的选择仍可能遇到相当的困难。需要长时间肌肉松弛的下腹部手术，应为连续脊椎麻醉或连续硬脊膜外阻滞的良好对象。因钝性剥离可能引起的休克，脊椎麻醉或硬脊膜外阻滞虽不能完全防止其发生，但其发生率可能减少，或其休克程度减轻。脊椎麻醉的缺点在于降低患者对休克的耐受力，因此改变患者姿势或摘除直肠时一旦发生休克，其程度常较剧烈，尤其以腹腔内手术时失血较多而输血未能完全补充时为然。连续硬脊膜外阻滞可于 L_1 至 T_{12} 和 $L_{4\sim5}$ 间隙分别向上及向下放入导管，根据手术的要求分别注药。如此则可使患者休克的耐受力所受影响最小，较脊椎麻醉为优良。气管内吸入麻醉的优点为手术的后期较易控制，尤其当患者情况恶化甚至已进入休克时，仍能减浅麻醉以减少患者的负担。其缺点为难于防止钝性剥离的刺激，且手术后的恢复亦不如神经阻滞以后平稳。因此，选择麻醉时可根据不同病例而选用连续脊椎麻醉、连续硬脊膜外阻滞或气管内麻醉。一般而论，患者一般情况较佳时，以神经阻滞的效果较好，但如患者一般情况极差时，仍以气管内麻醉为适应。由于会阴部操作不要求肌肉松弛，应用肌肉松弛药配合浅麻醉以供腹腔内操作，会阴部操作时则省略肌肉松弛药，这种处理也能得到良好的效果。但无论使用何种麻醉方法，手术时期应充分补足失血量，改变患者体位时应轻巧，凡是上述可能发生休克的时机，一定要加倍缜密地观察患者，一旦休克发生便应立即进行处理。会阴部剥离时应增速输血。一般由于体位改变所引起的休克主要应以血管收缩药作为治疗，由于直肠摘除时所引起的休克则需以血管收缩药及增速输血治疗。

五、胆管手术

胆管系疾病患者亦多属迷走神经过敏型。迷走神经的过敏可能一方面因患者神经类型为迷走神经型，另一方面则由于胆管系病变的结果以致血液内胆素、胆酸皆增多。胆素、胆酸皆为迷走神经兴奋物质，因此，患者迷走神经兴奋的程度，往往与黄疸的轻重呈正比。由于迷走神经兴奋的结果，其血压脉搏的表现往往远胜过其一般情况，也极容易使麻醉前对患者情况的估计大为错误。对于胆管疾病患者情况的估计，主要应取决于其黄疸的程度、肝功能的好坏及一般情况，而非血压、脉搏的表现。

体内任何器官有病，结果自然引起周身生理情况的改变，胆管系统的疾病尤其如此。遇有胆管系疾病而年逾 40 的患者。麻醉前应对其心脏(尤其是冠状循环)的情况进行了解。首先应了解诊断的正确性。胆囊炎与心绞痛的症状易于混淆，临床上难免偶有错误。心绞痛时施行麻醉，其死亡率难免增高。更重要的则是应鉴别是否有心脏病变与胆管疾患同时存在，此种可能性可谓很大，只是程度不同而已。如有心脏病变同时存在，这时对患者情况的估计及处理则更应以其心脏病变为重，临床病史诊断遇有怀疑时，术前心电图检查是非常必要。

胆管手术的麻醉需视手术性质及患者的情况而异。单纯胆囊切除术一般都能于单次脊椎麻醉、硬膜外阻滞或局部麻醉下完成，但胆囊颈部为传导牵引痛最敏锐的部分，使用局部麻醉(或脊椎麻醉)时最好在此部位进行完善的局部浸润。硬脊膜外阻滞平面如达到 T_2 时，大部分患者可无牵引痛的感觉。神经阻滞再加入辅助麻醉亦为很好的麻醉方法。遇有胆囊粘连过多或患者不愿接受局部或神经阻滞时，全身麻醉也可得到良好的效果。

根据临床资料分析，胆管手术于硬膜外阻滞下施行而发生心搏骤停者似较其他麻醉时多，分析其中原因，患者迷走神经张力过大，迷走神经自身反射较易发生可能是原因之一，但在发生心搏骤停的病例中，多数属胆管急性感染合并严重感染性休克且病情严重者，因此可以认为，迷走神经自身反射未必是唯一因素。作为经验汲取，胆管手术拟于硬膜外阻滞下施行手术者，麻醉前宜给予较大剂量的阿托品，术中根据心率变化，及时静脉补充阿托品，保持心率不低于每分钟 60 次。另一方面，感染性休克宜得到适当治疗，至少体液平衡应得到重视和处理。

单纯胆囊切除术一般并不至失血过多，多数患者并无输血的必要。胆总管探查术时则失血较多，应根据情况适当补血补液。胆总管癌切除时不仅失血甚多，而且由于手术涉及十二指肠、胃及空肠等部分，因此，手术创伤性的休克也易于发生，此种手术时应保持患者的血容量不应低于正常，适当扩容常属必要。

六、肠梗阻手术

肠梗阻可分急性及慢性两类。由于结核或肿瘤所引起的肠梗阻多系慢性肠梗阻。由于绞窄性疝及其他原因所引起的肠梗阻则为急性肠梗阻。慢性肠梗阻也可以在短时间内严重化而成为急性肠梗阻。由麻醉的观点来看，急性肠梗阻与慢性肠梗阻的性质有很大的差别。急性肠梗阻时必须及时手术，但患者的情况却可能非常恶劣，慢性肠梗阻则为选择性手术，对患者的情况可以有相当充分的时间加以纠正。

急性肠梗阻时患者的特点为腹内压增加，肠腔显著扩张，以致膈肌运动遭受限制，造成呼吸困难。由于肠内压的剧增，肠道丧失其应有的功能，以致患者呈现不同程度的脱水及酸中毒。又由于腹痛及腹胀的刺激，患者可能发生神经性休克。休克及肠梗阻程度的加重或时间的延长，更引起体液、酸碱平衡及血液化学的变化，因而更增加休克的程度。如此形成恶性循环，随病程的延长，患者的情况不断恶化。

对于急性肠梗阻的患者，应于急诊时开始即迅速施行麻醉及手术的准备。手术前应尽可能使其脱水情况得到改正，并适当地纠正其酸中毒及电解质紊乱的情况。早期置入十二指肠减压装置为重要的操作之一。肠梗阻病例其胃肠内常积有大量液体及气体，麻醉前即常有大量液体呕出，麻醉过程中呕出液体及引起窒息的可能性更大。胃肠减压的作用不仅可以将存于胃及十二指肠内的液体尽量吸除(此部分液体亦为最易被呕出的液体)，减少麻醉时呕吐的危险，并且可以将胃肠内气体大量吸除，减低肠内压力及腹内压力，如此则患者情况可以明显改善。

麻醉方法则宜待以上处理后再做最后决定。原则上尽可能使用局部麻醉或神经阻滞为佳。一般情况尚佳或是经过以上处理后情况有显著进步的患者则以施行硬脊膜外阻滞或脊椎麻醉为宜。尤其是中胸部或腰部的连续硬脊膜外阻滞，往往可用很小剂量 (4 ～ 5 mL) 即可求得极良好的手术条件。对于此类危重患者，除非术前血容量未获适当纠正，否则只要认真掌握小量分次注入麻醉药的原则，亦不易引起患者循环功能的急剧改变。对于感染性休克极其严重以致血压难以测知的病例，经输血输液及血管收缩药的处理使血压提升达适当水平 (10.7 ～ 11.2 kPa)

以后，仍能以此种小量分次方法顺利施行麻醉（输液等其他支持疗法自应同时进行）。任何麻醉效果是与对该具体麻醉方法的熟悉和掌握程度密切相关的，连续硬脊膜外阻滞用于重危患者，亦不离此原则。习惯上重危患者常采用局部或全身麻醉，因为局部麻醉常难以满意甚或不能达到手术时最低的要求，于此情况时，全身麻醉的采用便可能是不得已的选择。使用全身麻醉的困难为呕吐及误吸的威胁，尤其以深麻醉时及应用肌肉松弛药时为然。此类脱水、电解质紊乱明显的患者，易有缺钾的情况存在，以致使用非去极化类肌肉松弛药后呼吸遭受长时间的抑制，值得警惕。除清醒气管内插管外，防止呕吐、误吸的另一方法系于静脉诱导时利用琥珀胆碱迅速使患者呼吸麻痹，趁此呼吸麻痹时机迅速插入气管内导管。由于呼吸麻痹期间患者无主动吸气行为，腹肌亦不至紧张痉挛，呕吐及误吸不易发生。唯需注意的是，静脉诱导以及呼吸麻痹时期，不宜施行加压氧入上呼吸，否则氧压入胃脏后，极易引起胃内容物反流（“沉静的呕吐”），反易招致误吸危险。诱导前先嘱患者以口罩吸氧 2 ～ 3 分钟，诱导过程中虽不施行加压氧吸入，患者亦可无明显的缺氧之虑。肠梗阻时由于肠腔扩张，故腹壁的缝合常有困难，尤以局部麻醉时为然。处理时除进行腹壁的充分浸润外，必要时也可以于缝合之际以全身麻醉辅助，如此则可使全身麻醉的时间缩至最短，或于关闭腹膜时采用短时间的肌肉松弛药，但应保证呼吸道通畅及充分的氧供给。

慢性肠梗阻一般并不至造成麻醉上的困难，因为绝大多数病例皆能于术前进行充分的准备，其麻醉处理则根据手术性质决定。也有少数患者因梗阻经常发作，以致其营养状况无法提高，只有于解除其梗阻后才能改善患者情况。此类患者由于一般情况衰弱，肌肉易松弛，因此可根据其衰弱的程度而选用局部麻醉、区域阻滞或全身麻醉，患者情况极端衰弱时，根治手术即不宜施行，只能行保守的肠吻合术，此种手术于局部麻醉下亦可满意完成。多年来我们依据连续硬脊膜外阻滞使用于重危患者的处理体会（见前述），对于一般情况极端恶劣且无法获得更好的术前准备的慢性肠梗阻患者，亦多采用分次小量给药的连续硬脊膜外阻滞，效果颇为满意，多数病例仍可争取完成根治手术，术后效果显然较全身麻醉者优良。

七、脾切除术

根据麻醉时对患者情况的衡量，脾切除术患者可分为脾肿大、原发性紫癜及脾破裂三类。脾肿大的原因很多，但其共同特点则为贫血、肝功能减退甚至合并有黄疸及腹水。此种患者往往于视诊时发觉其一般状况尚佳，但对麻醉时的反应则不宜根据其一般状况而做估计，主要应决定于上述的特点。肝功能愈减退的病例对于麻醉的耐受能力愈差。目前临床检验肝功能的方法虽然很多，但并无一种检验能够全面地或精确地说明肝功能的情况。肝脏如果充血肿大，甚至尚有腹水形成时，不论其肝功能检验的结果如何，麻醉时应认为肝功能已有显著的减退。此类患者麻醉前镇静药使用量宜轻，其中尤以吗啡为然，不宜超过一般患者的量 1/2，否则麻醉过程中难免发生呼吸抑制的现象。

腹水的存在不仅表示肝功能的障碍，而且大量的腹水会使腹内压增加而限制呼吸。在膈下肝脾已肿大的情况下，如果腹内压再增加，对于呼吸的影响很严重，因此腹水较多的患者，麻醉前 2 天应施行腹腔穿刺，使腹水尽量放出。

阻滞麻醉使用于脾切除及门脉分流手术时，除非患者一般情况已极差，否则常可获得较全身麻醉为佳的效果。但由于手术于上腹部及膈下施行，有时尚有采用胸腹联合切口的必要，如以神经阻滞解决此类问题，技术处理的要求亦较困难。连续硬脊膜外阻滞可使用于此类手术。所以采用连续方法，一方面是为配合手术时间的要求，但更重要的意义则为可控制性。施行连续硬脊膜外阻滞时，其具体操作与胃切除术者相同。如能使麻醉平面限于 T_2 及 T_{12} 之间，肌肉松弛可保证满意，而膈呼吸运动之平静，确能给血管吻合手术创造极良好的条件，患者术后恢复之平顺亦给予人深刻的印象。对于脾肾分流手术，可采用双管法连续硬脊膜外阻滞，即于 $T_{6\sim7}$ 或 $T_{7\sim8}$ 以及 $T_{10\sim11}$ 分别置入导管，根据手术需要，分别经不同导管给药，控制较为灵活。

巨大脾切除术为可能于手术室内发生死亡的手术之一，其发生原因无例外地皆为失血性休克。对于此种死亡的避免，主要依靠手术时操作的保障，但遇有不可避免的失血时，麻醉时及时地输血则为唯一的预防或拯救患者的方法，相反的情形，如果手术时失血虽不多，但麻醉时输血不及时也可招致休克甚至死亡。因此麻醉前应对手术时可能失血的程度加以估计，手术时麻醉者更应充分掌握输血输液的品种、剂量和时机，如此则不难将死亡率显著降低。

脾大的原因可供麻醉前估计患者失血程度的重要参考。多数脾大而需施行脾切除的患者皆属肝硬化的患者，较晚期的肝硬化最常伴有粘连的脾大；尤其病史中有屡次左季肋下疼痛及发热的患者，其粘连的可能愈大。此类患者手术前务必准备充分的血液。脾本身的大小也可供参考，脾内的血液具有调节身体有效血液循环量的作用。手术时脾一旦摘除，脾内所含大量血液亦即损失，机体这时又失去其血液循环量的调节器官，再加手术时的失血，休克便很易发生。因此脾愈大时所需输血量也往往愈大。拟切除的巨大脾脏含血可达数百毫升之多，此部分血液可做自身输血之用，即于脾脏切下后将脾内存血倾入抗凝剂溶液中以备静脉输入。切脾前于脾血管内注入肾上腺素使脾脏强烈收缩，从而也可达到自身输血的目的，但因此可能导致急性肺水肿者，故不可取。

由于寄生虫病 (如黑热病) 等所引起的脾大而影响患者生活或行动时，亦可施行脾切除术。此类脾一般很少粘连，其失血情形便远不如肝硬化，不易引起休克，但因其脾皆很大，亦应做充分的输血准备。

脾大而行脾切除时，虽然失血可能很多，但如有准备及有步骤地进行静脉输血，一般皆可顺利地克服此种困难。此类患者下肢皆呈静脉怒张，因此麻醉时不难置入较粗 (16 号) 的静脉穿刺针一两枚，以保持通畅宽广的输血道路。仅此简单操作，患者的安全往往能得到很大的保障。否则当分离粘连时，血液不断损失，静脉输血则因穿刺针过细而无法增速。待血压下降、周围循环迟滞时，四肢静脉亦呈收缩，虽拟多增加静脉穿刺亦不可能。因此必须事先做好充分准备，经常保持血液输入量不低于、亦不缓于手术失血量。

原发性紫癜患者的脾甚小，一般并无粘连，因此手术时失血不至过多。但此类患者的另一特点为血小板过少，具有渗血的倾向。麻醉前已有充分准备的患者，其渗血将不至影响过大，一旦夹住脾蒂以后，其渗血即可立即停止。但麻醉操作时对患者口腔及呼吸道黏膜应注意加以保护，一旦有所损伤，其出血常甚难加以处理。根据其肌肉松弛及渗血的特性，选择麻醉时成人以脊椎麻醉或单次硬脊膜外阻滞为较妥。采用全麻时宜考虑患者出血倾向的程度。出血倾向极严重时，气管内插管亦可引起难以制止的 (气管内) 出血，只宜借口罩维持全部麻醉过程。连续硬脊膜外阻滞的创伤性较单次者显然增高，对于严重出血素质的紫癜患者，有引起硬脊膜外腔出血及血肿的可能，故亦应属禁忌。遇有渗血较显著的病例，手术时应输入新鲜血液，甚或于手术前输入(浓缩)血小板液，因为血库血液如果未经特殊处理，其中血小板已完全损坏，对此类患者输血的意义显然减少。

脾破裂而行脾切除术时，患者往往已处于严重的休克状态，术前虽大量输血输液，事实上仍不可能使患者脱离休克。长时间的休克将使患者不可恢复，因此，治疗此种患者的关键还在于早期的手术治疗。愈早的治疗则愈能挽救患者的性命。时间的争取一方面在于早期开始进行手术，但更重要的则在于腹腔剥开以后即能即时将脾蒂夹住。如果腹壁过分紧张，腹腔剖开后出血点不易止住，仍不断失血，其结果将无限遗憾。因此患者在手术前应尽可能使多数静脉开放，所输血液以使收缩压能保持 160 kPa(600 mmHg) 以上即可。麻醉诱导务必迅速平稳，在不增加循环抑制的条件下应加以适量的肌肉松弛药以求得到足够的肌肉松弛。一旦脾蒂夹紧以后，所有已穿刺就绪的静脉输血应立即增速，在最短时间内使血压可复其正常数值。切忌麻醉前延迟手术而急于增速输血，失血停止后反无血液可以补偿。

八、阑尾切除术

阑尾切除术通常于局部麻醉、脊椎麻醉或硬脊膜外腔阻滞下施行，小儿或特殊病例亦有施行全身麻醉的必要。局部麻醉时于阑尾系膜部虽进行浸润，但一般仍未能完全消除牵引痛的发生，而且某些病例由于炎症的进行或粘连的结果，显露阑尾系膜时难免需施行若干程度的牵引，牵引痛即难避免。脊椎麻醉时如能使麻醉平面达到 T_4，大部牵引痛可减轻或免除。硬脊膜外阻滞更可得到阶段性的麻醉，术中的恶心、呕吐较脊椎麻醉少。小儿阑尾切除术可采用基础麻醉复合局部、椎管内阻滞或全身麻醉进行。

九、膈疝手术

膈疝是由于腹内脏器经膈肌的先天缺损或损伤性裂口脱位进入胸腔而形成。膈疝的主要病理变化和症状是根据脱位脏器的数量、脏器功能障碍的程度和胸膜腔内压上升的程度而不同，主要表现于呼吸、循环和胃肠道的功能障碍和不同的临床症状。无论先天性或损伤性膈疝，如有大量脏器进入胸腔，即可引起不同程度的呼吸、循环障碍，严重时则心、肺显著受压，甚至使纵隔移位，以致呼吸极端困难、发绀、心率加速、外周循环瘀滞，甚至引起循环衰竭。如果胃肠于膈部复遭绞窄，或于胸内更发生扭转，如此则可合并发生不同程度的肠梗阻，患者周身情况自然恶化，尤以小儿为然。小儿尤其是婴儿的膈疝，常因呼吸或消化道的症状而发现，故上述症状更易见到。成人膈疝则多于体格检查或多于呼吸、循环或消化道的症状尚未严重时即已发现，一般情况尚不至过分恶化，麻醉的处理显然较易。膈疝修补手术可经腹腔或经胸腔进行。如果侵入胸内的脏器尚未足以引起呼吸、循环或全身情况的改变，麻醉的处理与一般开腹或开胸手术者并无显著区别，无论术前有无胸内脏器受压或胃肠梗阻症状，术前皆应尽可能事先施行胃肠减压，以免麻醉过程中(胸腔未剖开以前)胃肠充气而致引起类似张力气胸的后果。有的病例由于胃自贲门部已转折入胸腔内，减压管很难甚至不可能进入胃内。但即使如此，仅使减压管置入食管下端，于患者呼气时亦不难观察到仍有大量气体自减压管压出，故减压管的使用，不宜忽视。少数小儿于胸内脏器受压明显以致出现窒息症状且一般情况极恶化时，如已确诊而需行急症手术，则麻醉的处理必然倍感困难。对于此类重危患儿的处理，麻醉的诱导常需与改善患者一般情况的措施(输液、输血等)同时进行。更重要的是解除其窒息的威胁。除非胃肠减压仍能生效，否则麻醉的诱导不应过多等待。由于患者呼吸困难系呼吸交换面积减少所致，任何增加患者呼吸负担的情形如兴奋、挣扎等皆应避免，故宜以静脉快速诱导配合以较大量的肌肉松弛药，争取及早置入气管内导管，并施行控制呼吸。则呼吸道的通畅得以保证，肌肉的麻痹可使氧消耗显著降低(与呼吸困难时相比较)，控制呼吸复可使氧加压输入，患者情况应能较显著地改善，一旦侵入胸内的脏器经手术迅速复位以后，病情立见根本好转，但如麻醉或手术的处理过分拖延甚至过分增加患者的缺氧情况，亦可严重威胁患者的安全。

十、肝叶广泛切除术

近些年来由于对肝脏解剖和生理的进一步了解，广泛肝叶切除术的适应证和范围也有所扩大。广泛肝叶切除的主要对象为原发性肝癌、血管瘤或肝良性肿瘤，肝胆管结石、肝囊肿、肝包虫病及局限性转移癌。患者情况一般多为消瘦、衰弱、营养不良，且常伴有贫血、腹水、肝功能受累等病情。肝是血液供给极为丰富的实质性器官，除门静脉系统的血液外，尚有少量的肝动脉血液进入肝内。因此，手术中肝的创面出血和止血问题就成了肝切除的重要问题；又由于肝组织的高度脆性，也给止血造成一定困难。肝是机体不能缺少的重要器官，肝有疾患时肝功能会有不同程度的影响，麻醉和手术更易给肝功能造成急剧的抑制，术后肝功能障碍即为一极值得重视的问题，术后肝功能急性衰竭，仍为肝手术后的主要致死原因之一。肝功能与休克的发病机制及凝血机制等关系密切，麻醉与手术如能尽到保护肝功能使其受影响最少，无异间接地减少休克或失血的机会，反之则休克的程度亦可因肝功能的紊乱而加深，凝血机制的障碍更易成为失血性休克的主要原因。为了达到止血目的，手术时或有阻断肝循环的必要。常温时肝循环阻断如超过20分钟时，肝便可能遭受不可回逆的改变，门脉系统内充血与出血，低温(29℃～33℃)机体的代谢率降低，肝可以耐受1小时的缺血而不至发生不可恢复的损害，据此实验基础出发，既往许多肝切除手术多于低温下施行。然而通过数年来的病例分析和临床体会，此问题仍有商榷余地。对北京地区以往的36个病例分组分析，其中以低温组的手术死亡率最高，且其死亡原因多系凝血机制障碍。虽然此中病变之广泛程度、手术技术的纯熟等条件尚难以除外，但由于死亡率差别过大，却难以不令人质疑。低温对凝血机制的不利影响，迄今已成定论。此组病例多出现凝血机制障碍，以易引起出血的措施来克服止血的困难，理论上确有矛盾之处，临床中效果之不够满意，应不难理解。根据近十数年来的体会，任何足以保证腹肌充分松弛作用的麻醉，已基本上符合肝广泛切除水的要求，然而欲求较好的麻醉效果，则任何对肝功能影响较大的麻醉药或麻醉方法，皆不宜采用。近来由于手术操作的改进，多数病例已无长时间完全阻断肝循环的必要，可于连续硬膜外阻滞下顺利完成手术。遇有必须开胸进行手术时，连续硬膜外阻滞复合浅全麻可能是较佳的选择。遇有较长时间(30分钟或更久)阻断肝循环时，适当降低体温仍属有益。肝叶广泛切除时的降温方式曾有过许多研究和尝试，但除体表降温之外，其他降温方式均过于复杂，未获广泛采纳。阻断肝循环(及恢复肝循环)时周身血流动可有急剧波动，阻断前应将血容量及血流动力调整并保持稳定。肝叶切除失血量可因病变程度和手术操作的不同而有较大出入，但术中如能保持输血量和输入速率与失血者相接近，常可缓解手术阻断肝循环对血流动力的干扰，也有利于患者的恢复。

第十一章 泌尿外科手术麻醉

第一节 概述

一、泌尿外科手术麻醉的特点

(一)泌尿外科手术常需特殊体位，肾脏、上段输尿管手术常需侧卧位，膀胱、前列腺手术需用截石位，这给循环、呼吸和麻醉带来一些不利影响。

(二)全膀胱切除行回肠代膀胱成形术、肾巨大肿瘤手术、前列腺手术等可造成术中大出血，应及时补充血容量，防止休克发生。

(三)肾脏手术可造成胸膜损伤而致气胸，一旦发生应及时修补，修补时应做正压人工呼吸使肺重新吹张。

(四)经尿道前列腺电切术中易发生电解质紊乱和肺水肿、脑水肿。

二、泌尿外科手术麻醉的处理

肾脏肿瘤、肾结核、多囊肾、多发性肾结石等多需做肾切除术。术前多有肾功能障碍，需处理好再行手术。

(一)麻醉选择

除肾脏巨大肿瘤或肾结核粘连严重，术中除切除肋骨或有膈肌损伤可能的患者考虑气管内全麻外，一般可采用硬膜外麻醉，常选用 $T_{9\sim10}$ 或 $T_{10\sim11}$ 间隙穿刺，麻醉平面控制在 $T_{4\sim12}$，手术可选用侧卧位，但要注意呼吸循环方面管理。

(二)围术期麻醉处理

1. 手术体位给患者带来不适，加上手术牵扯痛。患者一般很难在单纯硬膜外麻醉下完成手术，多需辅助镇静、镇痛术。

2. 麻醉期间因体位因素可致患者呼吸、循环方面的管理难度增加，也给麻醉平面控制增加一定难度。因此，麻醉应十分重视 ECG 和 SpO_2 及血压监测，一旦发现意外或病情变化应及时处理。

3. 手术中可能发生因巨大肿瘤组织粘连严重，或下腔静脉撕裂导致大量渗血或出血，应做好输血、输液准备，并行 CVP 监测以指导大量输血、输液，救治出血性休克。

4. 术中损伤膈肌造成气胸，患者清醒时常感呼吸困难，全麻患者没有行气管插管者，主要靠 SpO_2 和呼吸通气量监测等及时发现。另外皮肤、黏膜发绀及异常呼吸等也是气胸患者常见的临床表现。

5. 麻醉期间患者突发性呼吸困难、严重低血压，应用升压药和人工呼吸，疗效不佳时应考虑，系肾癌手术发生癌栓脱落造成肺梗死，严重者可致心脏停搏，一旦发生应立即行呼吸和循环支持直至平稳为止。

三、术前准备及麻醉方法的选择

(一) 术前肾功能准备

1. 尿检验反映肾功能

尿量及尿的质量反映肾功能情况。

(1) 尿量：1000 ～ 2000 mL/d，＜ 450 mL/d 为少量；＜ 20 mL/d 为无尿；＞ 2500 mL/d，为多尿性肾衰竭。

(2) 尿比重：肾功能正常时为 1.015 ～ 1.020，肾功能不全为 1.010 ～ 1.012。

(3) 尿渗透压：正常肾功能时为 600 ～ 1000 mmol/L。尿渗透压与血浆渗透压 (280 ～ 310 mmol/L) 之比＜ 1.7，为轻度至中度肾功能受损；其比值＜ 1.1，为重度受损。

(4) 尿有形成分：尿蛋白、管型尿出现时为肾有病变。

2. 血液检验反映肾受损程度

常用的血液检验，有以下项目均可反映肾功能情况。

(1) 血尿素氮 (BUN)：参考值为 3.2 ～ 7.14 mmol/L。7.14 ＜ BUN ＜ 10.7 mmol/L，轻度受损；10.7 ～ 35.7 mmol/L，中度受损；＞ 100，重度受损。

(2) 血肌肝 (Cr)：参考值为 61.88 ～ 132.6 μmol/L.176.8 ～ 265.2 μmol/L，轻度受损；265.2 ～ 707.2 μmol/L，中度受损；＞ 707.2 μmol/L，重度受损。

(3) 血钾 (K^+)：参考值为 4.1 ～ 5.6 mmol/L。5.6 ～ 6.0 mmol/L，轻度受损；6.0 ～ 6.5 mmol/L，中度受损；＞ 6.5 mmol/L，重度受损。

(4) 碱剩余 (BE)：负值减少，为代谢性酸中毒，说明肾受损。正常值为士 4 mmol/L。＞ -8 mmol/L，轻度受损；-15 ～ 8 mmol/L，中度受损；＞ -15 mmol/L，重度受损。

(5) 内生肌酐清除率 (Ccr)：代表肾小球滤过率，可做肾损害的定量检测。正常值为 80 ～ 125 mL/min，50 ～ 80 mL/min 轻度受损；10 ～ 50 mL/min，中度受损；＜ 10 mL/min，重度受损。

(6) 酚红试验 (PSP)：正常值为 15 分钟。25 ～ 40 mL/min，15 ～ 25 mL/min，轻度损害；10 ～ 15 mL/min，中度受损；＜ 10 mL/min，肾重度受损。

3. 症状和意义

肾功能严重受损时的全身症状和临床表现如下。

(1) 高血压：体内水分潴留不能排出。持续高血压可导致充血性心力衰竭、肺水肿及冠心病。

(2) 贫血：红细胞减少，寿命缩短。携氧能力降低。

(3) 出血倾向：部分患者伴有血小板轻度至中度减少或血小板功能低下，易出血。

(4) 感染：免疫力降低，易感染、形成败血症。

(5) 电解质失衡：电解质失衡主要表现有 3 点。

1) 低钠血症，因体内潘水，将钠稀释，严重时水中毒。

2) 高钾血症，肾排钾减少，代谢性酸中毒致组织释放钾，出现心律失常。

3) 低钙血症，肠吸收钙有障碍，维生素 D 的活性化障碍，出现继发性甲状旁腺功能亢进症。

(6) 代谢性酸中毒：由于酸性代谢产物不能由肾排出，肾小管再吸收 HCO_3^- 功能障碍，可表现为呼吸深大。

(二)麻醉方法的选择

1. 腰麻

膀胱、外生殖器的手术，用中、低位腰麻较为适宜，麻醉效果满意。但需控制好血压，术后注意头痛等并发症。

2. 硬膜外麻醉

硬膜外麻醉是泌尿外科手术常用的麻醉方法。用于全部泌尿系手术，国内基层医院应用广泛。

(1) 肾：穿刺点用 $T_{9\sim10}$ 间隙，麻醉范围为 $T_6\sim L_2$。用药特点是量足、浓度要高以保持良好的肌松效果，如 2% 利多卡因，或 0.25% ～ 0.3% 丁卡因，向头侧置管。

(2) 广泛肾及肾周围与输尿管等手术：采用 $T_{8\sim9}$，向头侧置管；$L_{2\sim3}$ 间隙向足侧置管的两管法。麻醉范围在 $T_4\sim L_2$，以上管为主，药量要足，浓度要高；以下管为辅，做调节。

(3) 输尿管上段手术：选 $T_{8\sim9}$ 或 $T_{9\sim10}$ 间隙，内头侧置管，麻醉范围要在 $T_6\sim L_2$。下段手术 $T_{10}\sim S_4$ 的麻醉范围，选间隙穿刺，向头侧置管。用药特点是量足、高浓度。

(4) 膀胱手术：选 $L_{1\sim2}$ 间隙，向头侧置管。麻醉范围要达到 $T_{10}\sim S_4$。用药特点为一般用量。

(5) 结肠代膀胱手术：穿刺点为 $T_{11\sim12}$，向头侧置管。麻醉范围 $T_6\sim S_1$，用药量要足，浓度较高。

(6) 前列腺手术：常用 $L_{2\sim3}$ 间隙，向头侧置管。麻醉范围达 $T_{10}\sim S_4$。老年人需小量分次注药。

(7) 外生殖器手术：选 $L_{4\sim5}$ 间隙穿刺，麻醉范围达 $T_{12}\sim S_4$ 一般用药量即可。

3. 脊麻与硬膜外联合麻醉 (CSEA)

该方法适用于肾移植术、前列腺摘除等，注意控制麻醉平面，以防循环波动过大。

4. 骶麻或鞍麻

骶麻或鞍麻适用于做外生殖器手术或膀胱镜检查。

5. 局麻及神经阻滞

局麻做肾切除，耻骨上膀胱造瘘引流术、睾丸、精索和阴囊手术的麻醉，分层浸润。必要时辅助强化，可完成手术。阴茎和包皮手术用阴茎阻滞法。

6. 全麻

全麻适用于硬膜外麻醉禁忌者，或手术范围，患者不合作，或并发其他严重疾病的患者。方法同一般全麻。

第二节 常见泌尿外科手术的麻醉

一、前列腺手术的麻醉

(一)经腹前列腺手术的麻醉

切除肥大增生的前列腺组织的手术方式很多，包括经尿道前列腺切除 (TURP)、耻骨上前列腺切除、经会阴前列腺切除、耻骨后前列腺切除以及腹腔镜前列腺切除。一般前列腺重量在40 ～ 50 g的多选择经尿道切除，当前列腺体积超过80 g时才选用开放性手术。对于前列腺癌，可选用腹腔镜前列腺切除加盆腔淋巴结清扫、根治性耻骨后前列腺切除和双侧睾丸切除术。经腹前列腺手术一般针对体积大于80 g的前列腺增生和前列腺癌手术，包括腹腔镜手术和经耻骨后直视下和经下腹部切开直视下开放手术。

行前列腺手术的患者一般高龄者多，多数患者合并有心脏血管和呼吸系统疾患以及肾功能不全，故而在手术前应仔细评估患者的并发症，把握患者手术的风险，做好术前准备并制订好手术麻醉方案。

1. 腹腔镜手术

一般使用气管内插管全身麻醉。该手术一般用来行根治性前列腺切除，与其他腹腔镜手术的区别在于。

(1) 手术中为了充分暴露，采用更低的头低脚高屈氏位 (＞ 30°)。

(2) 腹膜后腔镜入路，二氧化碳的吸收更明显。

(3) 由于手术时间长，术中采用屈氏位，内脏牵拉操作多，要随时调节患者的呼吸参数。

(4) 为防止肠胀气，尽量不使用氧化亚氮。

2. 经耻骨后和经下腹切开直视手术

可使用全身麻醉，也可使用区域阻滞麻醉，或两者同时采用，区域阻滞的感觉阻滞平面达到 T_8 就可满足手术的需要，区域阻滞的硬膜外置管可行术后硬膜外镇痛。全身麻醉和区域阻滞麻醉相比，手术失血量和围术期死亡率相似。因为盆腔淋巴结清扫对盆腔静脉的破坏易导致静脉血栓的形成，使用硬膜外麻醉和术后镇痛可能会减少术后深静脉血栓，但是这种效应往往被术后常规应用华法林、低分子肝素等抗凝治疗所掩盖，并且抗凝治疗还增加了硬膜外血肿的危险。

术中应注意：

(1) 失血量可能较大，应做好大量失血的准备。如①留置粗的静脉套管针；②做好保温措施，如使用血液加温仪，加温毯等；③对前列腺癌的经下腹切开直视手术一般常规应行中心静脉穿刺和动脉穿刺置管，特别对合并心血管疾患的患者更应如此，中心静脉置管可快速输血输液并行中心静脉压测定，动脉置管可以有创直接测定动脉压并随时抽血样测血气；④术前做好至少4个单位的交叉配血，确保库血随时取用。

可行控制性降压麻醉配合手术，以减少手术出血。如果预期出血量大，也可使用自体血回收技术。

影响出血的因素包括：患者体位、盆腔解剖和前列腺大小等。

(2) 术者常静脉注射1% 亚甲蓝做诊断性染色，可能会导致血压下降和短暂的脉搏血氧饱和度下降 (SPO_2 低于65%，时间持续10 ～ 70秒)，有些外科医生要求静脉注射靛胭脂染色，因其为 α 肾上腺能激动剂，可能会引起血压的升高。

(二) 经尿道前列腺切除术的麻醉

经尿道前列腺切除术 (TURP)，是一种在膀胱镜明视下使用环状电极切除前列腺组织的术式。一般用来切除增生在40 ～ 50 g的前列腺组织。

麻醉一般采用硬膜外麻醉或蛛网膜下隙阻滞麻醉，只要平面达到 T_8 或 T_6 即可提供满意的手术条件。骶管阻滞麻醉因为血流动力学稳定，常应用于高危的前列腺手术患者。与全麻相比，区域阻滞麻醉的交感神经阻滞能减少术后深静脉血栓的发生风险，最近的研究表明，区域阻滞麻醉能降低术后高凝状态，维持正常的凝血和血小板功能。区域阻滞麻醉还有不易掩盖 TURP 综合征和膀胱穿孔的症状和体征，以及降低术后即刻对镇痛的要求的优点。但是对前列腺癌患者伴背痛的，因有椎骨转移的可能，禁忌行椎管内麻醉。因行 TURP 手术者常常年龄较大，手术时可能意识不清或耳聋，没有办法配合，这时也不能选用椎管内麻醉。气管内麻醉是上述椎管内麻醉不宜时的良好选择，特别是对很胖和有反流病史的患者。目前尚无研究表明这两种麻醉方法在手术失血、术后认知功能和死亡率上存在差别。

TURP 手术的患者，由于有时可能需要快速输血输液，因此，需要留置较粗 (16 G) 的静脉套管针，并且可能需要加温输血输液。

TURP 手术可能会产生一些并发症 (下述)，术中应密切监护患者，对症处理，保证患者安全度过围术期。

(三) 经尿道前列腺切除术的并发症及处理

前列腺由 4 个紧密相连的完整区域组成，分前区、外周区、中央区和前列腺前区。所有 4 个区都被包在一个包膜里。前列腺组织血供丰富，动脉和静脉穿过前列腺包膜，在腺体内分支，静脉窦邻近包膜，并且比较大。早在 40 岁，前列腺前叶的组织就可能开始结节增生，增生结节可引起尿道梗阻，需要行 TURP 手术切除增生组织。TURP 手术时尽可能切除前列腺组织，但需保留前列腺包膜，如果包膜损伤，大量的灌洗液就可能吸收入血液循环、前列腺周围间隙或腹膜后间隙。

因前列腺组织的组织学特点和大量使用灌洗液，采用 TURP 手术可能发生一系列并发症，包括出血、TURP 综合征、膀胱穿孔、低体温、败血症和播散性血管内凝血 (DIC) 等。有报道与 TURP 手术有关的 30 天死亡率为 0.2% ～ 0.8%。

1. 出血和凝血异常

因增生的前列腺组织血供丰富，TURP 时出血常见，出血量变化较大，为 200 ～ 2000 mL，因和冲洗液混合，很难估计。虽然已建立依赖切除时间 (2 ～ 5 mL/min) 和切除组织大小 (20 ～ 50 mL/g) 的估计失血量方法，但是并不可靠，且是粗略估计。密切监测患者的生命体征和检测血红蛋白含量变化有助于评估失血情况。

TURP 出血常较易控制，但是如果损伤静脉窦则出血较多，难以控制，如果出血不止，应尽快结束手术，通过尿道放置 Foley 尿管入膀胱压迫止血，Foley 尿管的球囊产生的侧壁压力可以减少出血。因前列腺组织富含肾上腺素受体，因此，使用肾上腺素受体激动药如肾上腺素等可以减少出血。使用区域阻滞麻醉适当降低血压也有助于减少出血。

TURP 术后异常出血发生率很低，＜ 1%。原因不明，一种观点认为是血纤溶酶引起的全身纤溶有关，也有认为是纤溶是继发于富含促凝血酶原激酶的前列腺组织切除时局部吸收引起的 DIC。TURP 手术中灌洗液也可造成凝血因子的稀释，少数前列腺癌患者可能因释放纤溶酶样的肿瘤因子引起纤溶亢进。手术中出血不易控制应考虑凝血异常，但凝血异常的确诊需依赖实验室检查的结果。如果怀疑纤溶亢进，可以静脉使用氨基己酸，第一小时 4 ～ 5 g，以后每小时 1 g/h 静脉滴注。DIC 的治疗可使用肝素、凝血因子和血小板等。

2.TURP 综合征

TURP 手术大量使用灌洗液 (种类如前述，一般常用 1.5% 的甘氨酸溶液冲洗)。TURP 手术中前列腺组织的静脉窦开放可使大量的灌洗液吸收入血。大量液体 (＞ 2 L) 吸收后导致的一系列症状体征被命名为 TURP 综合征。

正常情况下，灌洗液以约 20 mL/min 的速度被吸收，患者的平均吸收总量是 1 ～ 1.5 L，但也有高达 4 ～ 5 L 的记录，临床上精确估计吸收量几乎是不可能的，其吸收量取决于下列因素。

(1) 灌注压：灌洗液袋应在达到适当流量条件下尽可能保持低位，通常高度为 60 ～ 70 cm，不要超过 100 cm。

(2) 静脉压：如果患者存在低血容量或低血压，则会吸收更多的灌洗液。

(3) 手术持续时间 / 前列腺大小：手术时间＞ 1 小时或前列腺重量超过 50 g 时，TURP 综合征更易出现。

(4) 失血量。失血量大预示有大量的静脉窦开放。

TURP 综合征的表现见表 11-1。

表 11-1 TURP 综合征的表现

低钠血症溶血
血浆渗透压降低电解质紊乱
液体过荷高甘氨酸血症 (甘氨酸)
充血性心衰血氨升高 (甘氨酸)
肺水肿血糖升高 (山梨醇)
低血压循环容量扩张 (甘露醇)

导致脑水肿的水中毒和稀释性低钠血症可引起神经系统的临床表现，如术中或术后的头痛、烦躁、精神错乱、感觉器官异常、惊厥和意识模糊等。容量超负荷和低钠血症可引起心血管功能的异常，患者表现为发绀、呼吸困难、心律失常、低血压、肺水肿、充血性心力衰竭，甚至呼吸、心搏骤停等。灌洗液溶质的吸收同样可以带来毒性表现，如甘氨酸溶液冲洗可导致高甘氨酸血症，表现为循环抑制和中枢神经系统毒性，山梨醇或右旋糖酐的吸收可导致血糖升高，甘露醇吸收可带来扩容效果，导致容量过荷。高血压和心动过缓见于急性高血容量时。对全麻患者，心动过速和高血压可能是唯一的线索。TURP 综合征的治疗依赖早期诊断。

治疗措施基于症状的严重程度。治疗原则是将过多的水排出，防止低氧血症和组织灌注不良。多数患者通过限制液体入量和使用袢利尿药 (如呋塞米) 即可。

稀释性低钠血症 (血钠＜ 120 mmol/L) 出现惊厥和昏迷者需要使用高张盐水 (3% NaCD，目标是将血钠纠正到 125 ～ 130 mmol/L。每升高 1 mmol 7 LNaT 需要 3% NaCl 的量为：身体含水总量 ×2。如一个正常 70 kg 重的男性含水总量约为体重的 60%，故为 70×0.6×2=84 mL。

纠正血钠的速率，第 1 个 24 小时内不应超过 12 mmol/L。高张盐水的滴速应小于 100 mL/h。应经常查血钠值以指导治疗。

控制惊厥可使用小剂量的咪达唑仑 2 ～ 4 mg、地西泮 3 ～ 5 mg 或硫喷妥钠 50 ～ 100 mg。如果患者意识不清，在患者意识恢复前可考虑气管插管以防误吸。

3. 膀胱穿孔

TURP 手术膀胱穿孔的发生率约为 1%。一般由膀胱镜操作失误直接穿破膀胱或灌洗液引起膀胱过度膨胀所致。腹膜外穿孔多见，灌洗液回流不畅应怀疑膀胱穿孔，清醒的患者表现为恶心、大汗和下腹部疼痛。腹膜外较大的穿孔和腹膜内穿孔则表现为突然出现不明原因的血压改变，清醒的患者诉腹部疼痛。不管采用何种麻醉方式，TURP 手术中突然出现不明原因的血压下降，尤其伴心动过缓时，应考虑膀胱穿孔的可能。

4. 低体温

手术中使用与室温相同的大量灌洗液时可导致患者热量散失引起低体温。低体温引起的术后寒战可引起凝血块脱落，加重术后出血。为防止低体温的发生，如果需大量灌洗液冲洗时，应该将灌洗液预热至体温水平。

5. 败血症

前列腺组织易滋生细菌并迁延形成慢性感染。手术操作以及静脉窦的开放可使潜伏在腺体组织的细菌直接入血。经尿道前列腺手术术后的菌血症并不少见，其中 6% ～ 7% 可发生败血症或感染性休克。通常菌血症没有症状，败血症时，患者表现为寒战、发热、心动过速，严重病例可导致心动过缓、低血压甚至循环衰竭，其死亡率为 25% ～ 75%。术前预防性使用抗生素可降低菌血症或败血症的发生。

6. 心肌梗死和肺水肿

也是 TURP 手术的并发症之一。因为行 TURP 手术的患者年龄较大，常合并心血管疾病，如果手术中吸收灌洗液过多，可引起心脏前负荷的增加，引起左心衰肺水肿，甚至诱发心肌梗死。因而术前对患者心肺情况详细周密的术前检查和评估是非常必要的。

二、回肠膀胱成形术

回肠膀胱成形术是泌尿科中相当大且复杂的手术，故对麻醉的要求亦有一定的特殊性。多为恶性肿瘤需做膀胱全切除或结核性膀胱挛缩的患者，一般病情差异较大。遇有一般情况极差的患者，可采取分期手术(第一期做膀胱全切除及输尿管外置，第二期做膀胱成型)，每次手术时间可较短，这样手术创伤较少。因而麻醉的处理即较简易，一般采用硬膜外阻滞即可得到满意的效果。如果膀胱全切除术及回肠膀胱成形术需于一次完成，则麻醉的处理即较复杂。由于手术时间较长(可长达 7 ～ 8 小时)，麻醉时间必须符合手术要求。膀胱手术时要求盆腔内神经得到充分的阻滞，然而回肠手术时内脏的翻转又非较高平面不易保证患者的舒适；长时间维持麻醉范围如此广泛的阻滞，技术处理不无困难。使用全身麻醉且长时间保持肌肉松弛，术后恢复亦不无顾虑。由于手术范围较广，失血难免较多，内脏显露时间过久，液体蒸发亦复不少，皆为促成休克发展的因素。术中对输血、输液的重视及掌握恰当。对术中休克的预防颇有意义，根据我们的体会，此种手术以两点穿刺的连续硬膜外阻滞较为满意。一般可在 T_{12} ～ L_1 向头置管及 $L_{4\sim5}$ 或 $L_{3\sim4}$ 向骶置管。当手术限于盆腔内时，主要经下管注药，当手术涉及腹腔时，可经上管注药，使麻醉的控制灵活有效，对患者的影响亦可较少。至于不适于神经麻醉的病例，手术亦只能于全身麻醉下施行，则应尽可能避免吸入麻醉的不良影响，肌肉松弛药、辅助或控制呼吸等即常属必须，但亦应掌握得当。

三、肾上腺手术的麻醉

(一)皮质醇增多症

如前所述，糖激素增多时可使血糖增高，高血糖则促使胰岛素分泌增多，胰岛亢奋使脂肪的生成加速。与此同时，蛋白质代谢衰退，患者虽表现肥胖但却衰弱、肌无力、水肿。糖激素并可使脂肪的分布异常，临床表现为向心性肥胖、肢体细弱、满月脸型。由于肾上腺皮质各种激素的相互影响，此类病例并有脱发、性功能减退、电解质紊乱等症状，皮质醇增多症可由于肾上腺肿瘤所引起，但也常由于脑下垂体前叶中的嗜碱细胞增生所致。前者施行肾上腺肿瘤切除后可以治疗，后者则需行双侧肾上腺大部切除术。此类有肾上腺病变的病例经手术切除肾上腺以后，其肥胖、高血压、高血糖、糖尿及性功能减退或丧失等症状，皆可获得恢复。然而以前由于对此种病例的术前后处理的认识不足以及条件不够，所以手术死亡率较高，近来由于各方面皆有了长足的改善，手术死亡率有显著下降，如果处理得当，死亡率实不应高于一般大手术者。

皮质醇增多症患者的术前准备应以蛋白质代谢、电解质平衡以及皮质激素的补充为重点。此类病例除手术前应给予高蛋白饮食外，必要时可同时给以适量的丙种睾酮或其他合成代谢激素，尤以病情严重的患者为然。此类病例中水和钠的潴留以及低血钾症不仅常见，而且有时程度还相当严重。术前较大剂量的氧化钾的摄入以及适当地予以一般利尿剂可使病情轻的病例得到改善。然而对于病情较重的病例则必须使用螺旋内酯才使摄入的钾保留体内。此种情况时是否有醛固酮的作用参与其中则尚不得而知，然而临床效果确给人以较深的印象。皮质醇增多症患者的心血管功能极其脆弱，如果术前未能将其电解质的情况改善，麻醉时心血管的代偿能力将更为削弱。肾上腺肿瘤的患者，其“健侧”肾上腺常呈萎缩及功能低弱状态，需行双侧肾上腺切除的患者则术中及术后肾上腺皮质激素的分泌皆未必能满足当时所需。因此于此类患者术前 3 ～ 4 天即应给予肾上腺皮质激素的补充。然而临床所见各病例对肾上腺皮质激素的反应可有不同，多数病例给药后可无任何不适。但亦有少数病例于给药后呈现血压剧增、水肿加重等症状，此时宜调整剂量或停药。

此类病例对所有麻醉药的耐力皆低弱。麻醉前给药只宜使用最小量，否则呼吸极易遭受抑制。患者对所有的全身麻醉药的耐量皆减弱，且其减弱的程度则与其病情成比例，病情重者耐量愈弱。脊椎麻醉或硬脊膜外阻滞则对血压影响明显，不宜采用。虽然临床经验中亦有病情较轻的患者，经行脊椎麻醉后，反应仍属良好，然此属个别情况，并非良好的选择。此类患者由于体型极度肥胖且肌张力变弱，麻醉诱导期中呼吸的抑制亦属难免，呼吸道的梗阻(舌下坠)亦经常发生，由于下颌部脂肪厚叠满胀。托起下颌的操作颇难，往往需使用口咽导气管以保持呼吸道的通畅，于浅麻醉时亦然；由于颜面脂肪增生变形，使用口罩加压给氧时亦可遭遇困难；胸腹部脂肪对胸廓的重力作用复加肌张力差，麻醉过程中难保持呼吸交换的满意。由于以上这些情况，目前一般多采用静脉硫喷妥钠 - 肌肉松弛药诱导，气管内插管，继以氧化液氮 - 肌肉松弛药维持。使用硫喷妥钠时，剂量亦应适当减少，诱导过程中更宜密切观察血压的变化，许多病例虽于较小量的硫喷妥钠注入后，血压即可有较明显的下降，此时虽然其他深麻醉的体征尚未出现，但已不宜再使用大量药物，麻醉诱导目的实际已经满足。此类病例对所有的肌肉松弛药的耐量均有减弱，并不因肌肉松弛药的类别(去极化及非去极化)不同而有所差异，颇值得注意。琥珀胆碱于此类病例常无肌肉麻痹的前趋震颤表现，所以不宜以肌肉震颤作为其发生作用的指征。此类病例虽然外形肥胖，然而肌肉张力却极弱，麻醉时肌肉的松弛一般并不构成问题，虽不使用肌肉松弛药，肌肉松弛亦无困难，如需使用肌肉松弛药，所需剂量亦极小。过深的麻醉或过大剂量的肌肉松弛药，都是使循环功能抑制的常见原因。

皮质醇增多症的病例麻醉时的危险性存在于切除肾上腺的时候。一般于探查肾上腺时虽亦可见血压的波动，但此时除维持麻醉的平稳以外，并无须其他控制血压的特殊处理。但当肾上腺切除时，则血压可能急剧下降，其下降的程度决定于患者原病情的程度、术前激素治疗是否适当，以及肾上腺切除的情况等因素。患者原病情虽较严重，但如术前准备适当，血压下降过剧的事故亦发生较少；一侧肾上腺(大部或全部)切除但另一侧的肾上腺仍保留者，亦少发生此类意外，即使发生，其程度亦较缓和。双侧肾上腺切除无论分期或一次施行，当后一肾上腺切除时，血压的波动较易发生，其程度亦较剧烈，应事先警惕。此种手术发生血压急剧下降时，纠正血压的措施应以去甲肾上腺素及皮质激素为重点，适当输血、输液，虽亦常属必要，但必须考虑此类患者的心肌功能未必如其他外科患者，必要时需及早使用洋地黄类药物配合。应用去甲肾上腺激素可发生较迅速的升压作用，但对于术后血压的平稳则主要依靠肾上腺皮质激素的作用，故术后宜以肾上腺皮质激素的治疗为更根本的措施，否则一味追加去甲肾上腺素的剂量及延长滴入时间，反可能因去甲肾上腺素的副作用而使问题更复杂。患者如对肾上腺激素反应不良时，除应除外易于导致休克的一般因素如失血及手术创伤等之外，更应考虑是否有电解质(低钠、低钾或高钾)等因素存在。如果麻醉的处理始终平顺而少枝节，即使切除双侧肾上腺亦很少发生严重休克，术中的激素处理常属有备无用；但如麻醉过程中常失主动以致意外丛生，虽仅单侧肾上腺切除，亦有发生血压急剧下降的可能。更由于此时血压下降的原因已属多种因素的综合，其处理更为困难。

双侧肾上腺切除的病例，术后必须给予长期的肾上腺皮质激素治疗。肾上腺大部切除的病例，术后数日除给予肾上腺皮质激素之外，同时宜给予促肾上腺皮质激素，以促进所余留的肾上腺皮质组织的功能。肾上腺肿瘤切除的病例，虽然对侧肾上腺仍保存，但为了预防术后肾上腺皮质功能不全起见，术后数日仍宜给予适量的肾上腺皮质激素治疗。此类病例的抗感染能力极弱，因此，术后预防性的抗生素给药亦属必须。

(二)原发性醛固酮增多症

原发性醛固酮增多症的病例所构成的麻醉上的困难主要来源于高血压及低血钾。此类病例往往皆以接受过相当长期的高血压治疗之后方被确诊为原发性醛固酮增多症。长期的高血压使心肌不胜负担，低血钾则使心血管组织的营养发生障碍，代偿能力削弱，心肌对洋地黄类强心药的反应不良。也有的病例在未曾获得手术治疗的机会之前即可因心力衰竭或脑血管意外而丧失生命。低血钾对麻醉的意义尤其重要，低血钾合并有代谢性碱中毒的存在，表现为pH值的偏高。低血钾并使肾小管细胞的再吸收功能发生紊乱，使水的代谢无法维持平衡。如果患者确诊前服用利尿药，则低血钾的程度当更为严重。因此，术前至少一周即应停服克尿噻类利尿药，并给予大量(6～8 g/d)的钾口服。螺旋内脂是抗醛固酮利尿药，对原发性醛固酮增多症患者的术前准备有着很重要的作用。在同时使用螺旋内酯时，低血钾的情况较易纠正，否则有时虽每日摄入钾的剂量已达 10 g 之多，但低血钾仍无好转或甚少改善。如果低血钾 (及碱中毒) 的情况获得改善，此类病例并不致构成麻醉处理上的困难。安氟醚可使醛固酮的分泌增加，理论上不宜用于此类患者。由于患者已有低血钾及碱中毒存在，机械通气时应防止通气过度。虽然此类病例血压常甚高，但麻醉过程中并无降压的必要，术后则可能出现高血钾症及低血钠症，宜及时进行调整。

(三) 嗜铬细胞瘤

嗜铬细胞瘤是由嗜铬细胞所形成的肿瘤，故主要见于肾上腺髓质，然而交感神经节中也有嗜铬细胞，故脊柱两旁即腹或胸主动脉两旁亦可有生长。肾上腺以外的嗜铬细胞瘤则以肠系膜下静脉处好发，也往往易被误诊为腹主动脉瘤或腹膜后肿瘤，膀胱内也可有嗜铬细胞瘤的生长。嗜铬细胞瘤分泌大量的去甲肾上腺素及肾上腺素，但两者的比例却可因不同的患者而各异。由于肾上腺髓质分泌旺盛，所以临床可见阵发性高血压、多汗、头痛、阵发性苍白及高血糖、基础代谢亢进等症状。手术切除肿瘤后，患者即可完全治愈，否则患者不仅可因之丧失其劳动能力，而且终因其高血压而致的心力衰竭、肺水肿或脑出血而死亡，亦可因儿茶酚胺所致的心律不齐或心室纤颤而严重威胁其生命。因此，嗜铬细胞瘤虽然解剖上属良性，但功能上则属恶性(少数病例的嗜铬细胞瘤也可以癌变)，应争取一切可能，以求手术根治。麻醉或麻醉后突然死亡的病例中，其中亦有一部分属潜在有嗜铬细胞瘤的患者，所以麻醉者对此疾患的认识，其目的不仅在于保证手术摘除肿瘤的成功，亦可因此而避免或挽救某些致命的意外事故。

虽然外科手术可使嗜铬细胞瘤的患者获得根治机会，然而此种病例施行手术或麻醉又存在着相当大的危险性，根据二十世纪中叶以前的文献记载，此种手术的死亡率竟高达 20% 以上，所以其危险性实不低于如今的心内直视手术。更值得注意的是，患有嗜铬细胞瘤但术前未被察觉而行其他部位的手术时，其死亡率却较直接切除肿瘤者高 1 倍以上。此异常现象的解释很可能是，在施行嗜铬细胞瘤切除手术时，不仅已知有此肿瘤存在，而且对于该病例已形成及可能于术中形成的生理扰乱及其程度皆做了周详的分析与估计，且对其术中所可能发生的意外均已有了拟就的对策，所以严重事故较易避免；至于施行其他手术的患者则事先既未知有嗜铬细胞瘤的存在，术中发生意外时，亦未能针对此种肿瘤的特性采取针对性的措施，所以术前心中无数，术中或术后的措施更未尽到适宜处理，死亡率的增加即不难理解。据此可推论，麻醉或手术的死亡率并非完全取决于患者病理生理上所构成的困难，却在很大程度上取决于术前的准备是否充分及麻醉过程中的处理是否恰当。此情况不仅符合于嗜铬细胞瘤的患者，同样也符合于任何需行其他手术及麻醉的病例。

嗜铬细胞瘤的患者一方面受高浓度去甲肾上腺素及肾上腺素的威胁，另一方面其机体亦已较习惯于较高浓度的去甲肾上腺素及肾上腺素。此种病理生理情况即为手术及麻醉危险性之所以形成的最基本原因。此类患者的去甲肾上腺素及肾上腺素释放量不仅并非恒定，而且波动极其显著。凡精神紧张、肿物受压、缺氧、CO_2 蓄积、体力劳动等因素，皆可使去甲肾上腺素及肾上腺素的分泌显著增加，所以患者于麻醉及手术尚未开始时血压即可能发生波动，麻醉期中血压的波动更属必然，探查及剥离肿瘤时，血压的波动 (上升) 即达最高潮。然而一旦肾上腺的主要血管被钳闭后，血内去甲肾上腺素及肾上腺素的浓度骤然下降，血压亦即随之剧降，此时常需输入适量的去甲肾上腺素和 (或) 肾上腺素以提升并维持血压，且由于患者尚未能立即适应正常浓度的去甲肾上腺素及肾上腺素，故去甲肾上腺素的输入常需数小时乃至数日，待患者已能适应为止。

针对上述情况，可知此类病例的处理关键在于预防及控制切除肾上腺以前的高血压危象以及避免或处理切除嗜铬细胞瘤以后所可能发生的反循环虚脱。迄今对于术前降压药物的应用，文献中已不乏过分强调的报道，实际临床工作中亦不难遇到过分依靠降压药的现象，然而值得注意的是，嗜铬细胞瘤患者手术死亡的原因，主要还是由于肿瘤切除后血压不能恢复并维持的结果，很少是由于高血压的不利影响。术前及术中的大量降压药的作用，其术后的效果如何，不能不予重视。我们的体会是，处理此类病例的原则仍以术中维持相对较高的血压水平为宜，术后也无必要过分依靠血管加压药的长期使用。

一般而言，嗜铬细胞瘤的功能常与其大小互成比例，肿瘤愈大则功能愈亢进。但其中也不无例外。肿瘤囊性变则可使其功能减退。囊性变可发生于肿瘤内的某一或某些局部，引起部分的功能减退，囊性变于极少数病例也可以遍及整个肿瘤，使原来症状极其显著的病例逐渐好转，终至症状完全消失。也有的患者虽有嗜铬细胞瘤但始终并无明显的临床症状，称为“无功能的嗜铬细胞瘤”。此类无功能的嗜铬细胞瘤只分泌多巴胺，多巴胺是去甲肾上腺素的前身，经羟化后成为去甲肾上腺素。此类肿瘤细胞可能缺乏羟化能力，无法生成去甲肾上腺素或肾上腺素，而多巴胺的肾上腺素效应甚微，因此临床症状可不明显。多数的嗜铬细胞瘤则仍以分泌去甲肾上腺素为主，对此病例降压则以 α 受体阻滞药较易收效，升压则以去甲肾上腺素的效果较好。也有一部分病例则以分泌肾上腺素为主，对此类病例则以 β 受体阻滞药较易获得降压和减缓心率的作用，升压则以肾上腺素的效果较好。临床可根据尿中去甲肾上腺素和肾上腺素的比例推测出该具体病例的肿瘤究竟以分泌何种为主。

嗜铬细胞瘤患者的血压虽以阵发性高血压为主，但成年病例病程较长久时，也可呈现持续性的高血压，在此持续性高血压的基础上再发生阵发性的更高的血压波动。小儿虽病程不长，但易出现持续性的高血压。长时期持续性高血压，成人易继发心肌损伤、冠状血管供血不全、心血管系统代偿能力减退、肾功能减退、视网膜炎（视力障碍）及糖尿病。这些病理改变都可使手术危险性增加。有的患者于阵发性高血压之后可继发低血压。有的病例高血压的持续时间非常短暂，以致待测定血压的准备工作就绪时，血压已恢复正常，症状亦已消失。也有的病例的症状系以低血压和虚脱状态为主，或以心动过速及心律不齐为主。推论这些临床症状的表现，可能由于肌肉及内脏血管扩张合并心肌抑制所致，也有可能由于心律不齐而致心输出量减少的结果。嗜铬细胞瘤的患者合并心律不齐时，纠正心律不齐常可使血压回升。肾上腺素使磷氧基酶的活性加强，结果使肝糖原释放而致血糖增高，与此同时，肝细胞亦释出大量钾离子，形成中央循环血液中的高血钾症（外周血钾仍可正常）。此种高血钾症可能系心律不齐的原因之一。严重时可达到心肌抑制甚至心室纤颤的程度。嗜铬细胞瘤的患者亦可表现为基础代谢亢进、体重减轻、心动过速等甲状腺功能亢进的症状。临床将嗜铬细胞瘤误诊为甲状腺功能亢进者亦有发生。由于儿茶酚胺的长期作用，血浆容量的抽缩极有可能，实际测定亦已证实。近来的研究指出，不仅血浆容量可以减少，而且血红细胞的容积也可下降。此种慢性低血容量症可能是造成术后血压难以恢复的重要原因之一。

近来对于儿茶酚胺代谢的理论阐明、儿茶酚胺受体学说的发展以及受体阻滞药的多样化，都给嗜铬细胞瘤患者的麻醉处理提供了可靠的理论基础，增进了麻醉处理的效果。在α受体阻滞药中，麦角碱由于有中枢兴奋作用，不宜使用。双苯胺可谓最早使用于嗜铬细胞瘤的α受体阻滞药，但由于其作用发挥缓慢但持续时间过久(数日)，很难符合今日治疗的要求。苯氧苄胺亦称芬苄明，其作用较双苯胺强6～10倍，作用时间约24小时，主要用于未行手术而拟较长时期控制高血压阵发的病例，可连续使用数月而无抗药性。也有的作者建议用做术中控制血压，但未获普遍的赞同。苄胺唑啉则作用发挥迅速(注入后即时)，持续时间短暂(20～30分钟)，现已成为最普遍采用的术中(或术前)用药。其他的α受体阻滞药则皆由于副作用过多，已不复使用。苄胺唑啉于人体既引起体循环及肺循环的阻力血管的舒张，同时也使容量血管舒张，其作用远较其α受体阻滞所能发生的作用为强，因此推论其亦可能具有直接使平滑肌肉松弛的作用。苄胺唑啉使体循环的血管较肺循环者更易舒张，从而可使肺循环内的血液向体循环转移，有利于缓解肺高压症。β受体阻滞药中最早试用于临床者为阿德宁，但由于它有致癌的可能而未再供应临床。其后则以普萘洛尔的使用较广。普萘洛尔的作用在于使心率减缓，并具有抗心律不齐的作用。用于抗心律不齐时，并无使β受体充分阻滞的必要，因此仅用极少剂量(1～2 mg)即可。普萘洛尔的缺点在于对心肌的抑制作用过强，使用后心输出量常有较明显的下降，尤以全麻时为然，因此普萘洛尔不宜用于心力衰竭的患者。患者如有显著的酸中毒时，普萘洛尔对心输出量的削弱更为明显。普萘洛尔使气管支的β受体阻滞后，可引起支气管痉挛，因此不宜用于支气管喘息的患者。近来新的β阻滞药相继出现。这些阻滞药均因对心肌和气管支的影响较少为其优点。虽然β受体阻滞药于日常治疗工作中也用于高血压的治疗，但用于嗜铬细胞瘤手术时，β阻滞药只宜用以改善心律不齐或缓解(由于α阻滞后出现的)心率过速，不宜期望β阻滞药于此时产生降压作用。因为此时的高血压系外周阻力过高的结果。β阻滞药如使血压下降，主要是使心肌抑制以致心输出量下降的结果。不难想象，在心脏后负荷(外周血管阻力)甚重的情况下复加以心肌的过分抑制，有效循环将难以维持。临床报道中虽也有使用β阻滞药于嗜铬细胞瘤手术并获得良好效果的文献，但也不乏使用后血压未能下降、血压下降过剧、血压下降后未能恢复正常、严重心律失常甚或心室纤颤的经验。

大多数的嗜铬细胞瘤以分泌去甲肾上腺素为主。对于此类病例，β阻滞药很少有适应的机会，只当α阻滞药充分发挥作用以后，β受体可能相对地处于兴奋状态，表现为心动过速或(和)心律失常，此时只需给以极小剂量的β阻滞药(例如普萘洛尔1～2 mg)即使情况改善。少数病例的肿瘤以分泌肾上腺素为主，术前检验肾上腺素浓度(比例上)较去甲肾上腺素水平的增高更为突出，临床症状亦以心率过速和(或)心律不齐为其特点，术前如给予小剂量的β阻滞药治疗，不仅对术前及术中的心律有益，而且术中降压也较易满意。

嗜铬细胞瘤分泌儿茶酚胺的量可有显著的不同，不同时间或不同条件时的分泌量的差异则更大，因此使用α阻滞药降压时，有时剂量的掌握会有困难。有时虽应用较大剂量仍未能获得预期的效果。但亦有时虽仅使用“常规”的最小剂量亦可引起致命的低血压，亦有实验认为，大量苄胺唑啉的作用可使心肌释出大量的儿茶酚胺(主要是肾上腺素)，以致引起严重的心律不齐，甚至招致心室纤颤。为了克服剂量掌握的困难，近来多主张将苄胺唑啉的给药方式改为静脉连续点滴，以求其控制灵活。一般以50 mg苄胺唑啉溶于500 mL等渗葡萄糖溶液中待用，当血压升高时即以一定速率滴入，待血压降达一定水平时即停止给药。

利用肾上腺素受体阻滞药以控制因嗜铬细胞瘤而致的高血压的方式，可谓纯粹由药理学的理论指导下的方式，或可称为药理学方式。然而由临床麻醉观点而言，嗜铬细胞瘤手术时麻醉者所面临的问题实际是在此特殊情况下如何进行控制性降压的问题，因此其处理方式即可不仅限于药理学方式，用于控制性降压的各种药物、措施和理论都曾用于嗜铬细胞瘤的麻醉处理。

如上所述，嗜铬细胞瘤患者的临床表现可有很大出入，肿瘤功能也可有很大差别，肿瘤分泌的儿茶酚胺的成分比例也不一致，患者周身体格情况以及继发于肿瘤的病理生理改变则可因人而异，因此对于此类病例的术前准备、术中麻醉处理以及术后护理都应针对各个病例的具体情况，做相应的考虑。然而对于多数患者而言，其共性仍然相同，因此处理的原则亦相似。但由于此类疾患终属少见，任何作者皆不可能有很多的临床经验，各种处理方法亦不可能进行确切的对照比较，因此文献中有关此类病例的麻醉处理，无论其具体操作或理论依据，已形成众说纷纭、互相矛盾的局面。本章中仅拟根据我们自己的一些临床体会，结合文献中的一些观点和理论探讨，提出以下的临床麻醉处理原则的建议，供做参考。

由于高血压是嗜铬细胞瘤的突出症状，因此，一切术前准备、术中处理甚至术后治疗都无不以此为重点。对此不能有何非议，只是不宜认为术前必须将血压降达正常水平，术中必须使用最强效的降压药物或措施。实际此类病例术中或术后死于高血压者并不多，死于低血压者却不少。因此，术前及术中仍以保持相当的交感活性为宜。除无临床症状的嗜铬细胞瘤患者外，可根据临床及检验结果分做三类进行考虑。

(1) 第一类为只有阵发性高血压，但阵发时间持续较短，血压峰值亦未能引起显著的不适者。此类轻症除于阵发时需给予 (α 受体阻滞的) 降压药物之外，不必给予诸如芬苄明之类的强效长作用的降压药物治疗。术中则根据血压的变化采取短效灵活的降压措施即可。

(2) 第二类患者则病情较重、肿瘤功能旺盛，临床表现为持续性合并极显著的阵发性高血压，不仅阵发时交感过激的症状(情绪紧张、头晕头疼、周身冷厥、手足震颤、怕热烦躁等)极其显著，即便于非阵发时，这些交感过激的症状也有不同程度的存在。此类病例如手术前未能使其交感过激的症状以及阵发时过高的血压妥善控制，麻醉及手术时将更易失控，因此，此类病例应术前芬苄明的治疗，待其病情稳定后方宜进行手术。

(3) 第三类患者则是肿瘤功能极其旺盛、病史极其长久的患者，此类病例不仅高血压和交感过激的症状经常存在，而且由于长期交感过度兴奋、代谢亢进 (负氮平衡) 的结果，患者表现消瘦、衰弱甚至卧床不起，心率快速，脉搏细弱，严重者尚可呈现水肿。其中少数病例 (多系儿童) 由于心血管 (消耗) 症状突出，易被误诊为“心力衰竭”而投以洋地黄和 β 阻滞药，但并不能使病情改善，反可使病情进一步恶化。对于此类病例，术前除应予以较长时间 (数周) 的芬苄明以控制其过激的交感反应之外，更重要的还在于改善患者的营养，使其氮代谢恢复正常以后，不仅一般情况可以显著改观，所谓的“心力衰竭”亦即“不治自愈”。此时进行手术，其风险未必较其他病例更大。

麻醉的选择并不起任何决定作用，麻醉管理是否妥善则很重要。平顺的麻醉和恰当的降压是取得良好效果的关键所在。复习文献可知，几乎所有的麻醉药都曾用于嗜铬细胞瘤的手术麻醉，而且也曾被认为取得满意的效果。尤其对新麻药的期望值往往过高。例如于氟烷应用于临床麻醉的初期，也曾有过不少采用氟烷而取得优良效果的报道，至于氟烷不宜与肾上腺素配伍的禁忌似乎已不足信，直到临床确已发生氟烷麻醉时严重心律失常甚或心室纤颤的事故之后，氟烷的推崇宣告结束。现今比较一致的意见则是，除不宜与儿茶酚胺配伍的全麻药(包括氯胺酮)之外，任何足以维持平顺的浅全身麻醉皆适于嗜铬细胞瘤的手术。

肌肉松弛药中，本可松的拟交感作用虽不致引起严重高血压危象的后果，但终非所宜。琥珀胆碱也有使血压增高的可能，但非禁忌。其他非去肌肉松弛药之间无优劣之别，虽然原则上以选用不释放或少释放组胺的肌肉松弛药为佳，但实际临床工作中则主要取决于临床习惯，采用自己最熟悉、最能掌握的药物往往可以取得最佳的临床效果。

蛛网膜下隙或连续硬膜外阻滞亦可应用于嗜铬细胞瘤的麻醉。这些神经阻滞的特点是既能提供手术麻醉又能发挥降压作用。蛛网膜下隙或硬膜外阻滞的特点是不仅收缩压的下降明显，而且舒张压也能满意下降。由于肾上腺神经被阻滞，手术刺激所致的肾上腺分泌可有一定程度的减少。国内应用硬膜外阻滞而取得较佳效果的经验已经不少。然而单纯应用硬膜外(或蛛网膜下)阻滞的不足在于手术牵引痛难以处理(虽然并非不可能)；血压的控制也欠灵活，有时可构成肿瘤切除后的升压困难；万一手术损伤横膈，呼吸的管理亦较不便。针对此种情况，如果将浅全麻复合以连续硬膜外阻滞，可能是更佳的处理。患者可于全麻诱导后置入硬膜外导管。在较广泛的硬膜外神经阻滞的基础之上，虽只给予氧化亚氮并复合以小剂量的镇静或镇痛药即能维持平顺的浅全身麻醉。硬膜外阻滞能提供降压的基础，除根据注入剂量(阻滞平面)对血压可有一定的调整之外，在此基础之上，其他降压药的药效也较易发挥。如有必要，肿瘤血液循环钳断前即可终止硬膜外注药，升压困难的问题亦即可以避免。

虽然各种降压药都曾用于嗜铬细胞瘤手术的降压，但现今较一致的意见认为，硝普钠和苄胺唑啉是较适用和较佳的选择，主要取其短效、灵活的特点。硝普钠作用于血管平滑肌而产生降压作用，苄胺唑啉则是通过肾上腺素受体阻滞而降压，由于降压机制不同，因此，临床工作中也有其中某一药物降压效果不够时，改用另一药即能使降压效果改善的情况。术中降压的程度不宜以正常血压水平为准，只需保持血压不超过该病例阵发时的水平即可(保持适当的交感活性)，因此于肿瘤切除后可免除血压回升的困难。肿瘤切除后可能需以肾上腺受体兴奋药使血压恢复并维持，之所以如此，虽然主要由于患者长期适应高浓度儿茶酚胺的缘故，但并非每一病例都是如此。术中血压波动过于剧烈、频繁，术中降压过度等也都可以构成术后必须使用肾上腺能受体兴奋药的原因。长时期高浓度儿茶酚胺作用的结果，嗜铬细胞瘤患者皆有不同程度的低血容量，术中不宜因有高血压的存在而不予扩容，否则不仅术中的血压不易维持平稳，术后血压将更难维持。

心律失常是术中易发的并发症，因此术中心电图的监测是必须的，国外文献中术中发生严重心律失常或术后因心律失常而致死的报道较多，国内的经验则未必，原因不明。动脉压的监测宜采用直接测压，因为有时血管痉挛的程度可使间接测压无法生效。中心静脉压可作为扩容的参考，但不宜完全依靠中心静脉压，因为血内儿茶酚胺的浓度可以对中心静脉压产生很多干扰。如能置入漂浮导管，对病情的掌握可更有利，尤其对于重症患者 ^

嗜铬细胞瘤一般粘连不多，术中不致过多失血，但也不无例外。肿瘤巨大或恶性病变者，一般皆有较多的粘连。更由于肿瘤靠近下腔静脉，术中下腔静脉的意外损伤也较易发生。因此术前仍需有充分的血液准备，术中输血务必及时。下腔静脉损伤而必须钳闭修补时，下肢输入的血液不易即时生效，应改做上肢输入。

肿瘤切除(或血管钳闭)后血压应有明显的下降。如果肿瘤切除后血压毫无改变，应提请术者考虑是否有多发肿瘤的问题存在。因为嗜铬细胞瘤患者中约有10%的患者属于双侧或多发者，儿童则多发者更多。多发性肿瘤仍以一次手术切除为宜，以免术后残留肿瘤导致高血压危象，可以危及患者的安全。

肾上腺皮质激素的应用各家意见不一，一般认为术前并无应用肾上腺皮质激素的必要，术后则视切除情况及患者的反应而定。双侧肾上腺切除者术后应予肾上腺皮质激素的补充，单侧切除者除非血压难以维持，否则不宜给予皮质激素。如果术后仍有肿瘤残留，皮质激素反可诱发高血压危象。

血糖增高为嗜铬细胞瘤患者所固有的症状之一，不宜因此而认为患者合并有糖尿病。即使已诊断为合并糖尿病的患者，麻醉前及麻醉过程中胰岛素的应用必须慎重，以免术后发生低血糖而使情况更混淆。由于此时血糖的增高，一部分(往往大部分)是由于肿瘤的作用，如果胰岛素的剂量系根据血糖水平而做“常规”计算，则肿瘤摘除后很难不发生低血糖。所以糖尿病如未能确诊，胰岛素即可省略。糖尿病如已确诊，麻醉时的胰岛素以不超过常规剂量一半为宜，且术后即时或病情有所疑虑时应立做血糖快速测定，以便确定处理方针。患者出现低血糖时，临床可见多汗、外周循环迟滞及低血压等症状，其低血压对常用的升压处理皆无反应或反应微弱，但经静脉注入高张葡萄糖液后，所有的症状立见改善。术中及术后虽不断滴入等渗(5%)葡萄糖液，并不能避免此种低血糖症的发生，不宜因此而除外低血糖的可能。

嗜铬细胞瘤虽是一种较少见的疾病，但其对麻醉的影响却极其重大。其所以少见的原因之一，是在诊断上尚存在一定困难，以致有的病例未能及时发现。根据统计，70%的嗜铬细胞瘤只于尸检中发现。这些临床未能及时发现的患者，如经手术、麻醉及分娩时，其死亡率极其惊人(50%)。亦有报道指出，嗜铬细胞瘤亦为患者于手术时突然死亡的主要原因之一。所以由临床麻醉观点而言，对此问题不可忽视，此种隐蔽的嗜铬细胞瘤所引起的手术死亡，绝大多数发生于术后，且其死前出现的症状亦能显示一定规律，或亦可称之为症状群。此症状群包括：①体温骤升，一般可达40℃以上；②室上性心动过速；③原因“不明”的高血压；④周身多汗但皮肤冰凉、发紫；⑤死前低血压。这些症状出现的先后一般尚符合上述程序，其发展之缓急自可有显著的差异。体温上升虽可较早出现，但一般发觉可能较晚，甚至完全被忽视。如果在高血压阶段即能将病情控制，尤其已考虑嗜铬细胞瘤的可能，并针对此病理机制而进行处理，病情仍应易于截止，不至恶化。如果病情已达皮肤冰凉及发绀阶段，说明病情已达外周循环衰竭阶段，抢救困难，但并非无希望。但如病情已达低血压阶段，说明已施行的处理未获效果，未能截断病情恶化，故首先必须检查已行的处理中有何缺点或不足，否则更不可能挽回残局；但即使此时一切措施已调整适宜，然而往往因休克程度及时间可能已逾极限，抢救极难成功。

嗜铬细胞瘤患者麻醉时血压波动之剧烈，常非其他病情所能解释。因此，对此稍有经验体会之后，对于术前未确诊的隐蔽的嗜铬细胞瘤亦能据其血压曲线做出诊断，并可据此按嗜铬细胞瘤患者的麻醉原则处理，保证患者的安全。在我们所处理的20余例嗜铬细胞的患者中，其中3例未于术前确诊(术前诊断1例腹主动脉瘤，1例腹膜后肿物，另1例肾性高血压)。此3例于麻醉后均出现较典型的血压变化曲线，按嗜铬细胞瘤患者的麻醉原则处理后，患者术中及术后情况平稳，未发生危象。术后病理切片证实系嗜铬细胞瘤。

嗜铬细胞瘤的症状可能潜伏至妊娠期中比较明显。据统计，嗜铬细胞瘤的女性患者中几乎有 30% 的患者系于妊娠期中发现此病情。对于此类病例，绝不应与妊娠毒血症相混淆，否则即可能贻误患者的治疗机会。如果嗜铬细胞瘤的诊断已属可靠，必须早期切除肿瘤后方能任其分娩，否则分娩时母体的死亡率仍可高达 50%，因此分娩前切除肿瘤确具有保护母体生命的重大意义，不可忽视。

（四）嗜铬细胞增生

此类患者的临床症状极类似嗜铬细胞瘤者，但不典型。手术所见则并无肾上腺肿瘤，但肾上腺（单侧或双侧）可较正常者为大，手术切除异常的肾上腺后，患者也可治愈。此类患者的麻醉处理原则基本上与嗜铬细胞瘤者相同，但患者术中血液动力的紊乱一般均不如嗜铬细胞瘤的患者显著，以致降压措施常属备而不用。根据体会，此类病例较适应于肾上腺皮质激素的应用，术中肾上腺皮质激素的应用（虽无血管加压剂）亦可见血压的上升。单侧肾上腺切除后亦有可能于术后出现肾上腺皮质功能不全，故亦以给予适量的激素治疗为宜。术后发生肾上腺皮质功能不全时，其临床表现为低血压、脉压狭窄、心动过速、心律不齐、高烧、外周循环迟滞等，此时处理的原则应以肾上腺皮质激素的补充为主，并辅以小量的β受体阻滞药以改善心律，小量的肾上腺能受体兴奋药以改善血压，并宜做血液电解质的实验室检查，及时纠正。如果发现及时并处理得当，仍可不致影响患者的安全。

四、肾切除术

肾切除主要施用于肾结核的病例，其他如多囊肾、肾盂积水、肾肿瘤。多发性肾结石也是肾切除之对象。结核粘连不多者及肾肿瘤，肾盂积水不太大者，手术时间不至过长，手术时对膈肌亦不至过分牵扯刺激，对于此类患者，麻醉的选择以蛛网膜下隙阻滞为简单、方便，效果亦佳，其中尤以轻比重溶液蛛网膜下隙阻滞为恰当，轻比重溶液蛛网膜下隙阻滞所需体位与手术完全一致，可免去两次更换体位之烦，但当探查或显露肾脏时，患者仍可能发生若干牵引痛，牵引痛的程度则依患者类型的不同而各有差异，必要时可由静脉注射辅助药使患者安定。精神过分紧张的患者则仍应行全身麻醉，或于蛛网膜下隙阻滞时加用辅助药，使患者在手术过程中入睡。然于高位蛛网膜下隙阻滞时使用强效辅助药，血压之急剧下降不无顾虑。肾积水、肿瘤或肾结核粘连过多或巨大者，术前应有充分估计，往往术中需要切除肋骨一两根，多数病例需施行气管内麻醉。一方面手术时间较长，另一方面则气管内麻醉可使手术必要时施行经胸腔切口，万一分离粘连时遭遇膈肌破裂，患者亦不至于因手术气胸而受任何威胁。手术困难时膈肌破裂并非不可能发生的事故，对此类手术，不论手术者或麻醉者皆应了解其可能性而加以注意。麻醉过程或手术后患者如有继增的呼吸紧迫感时，应检查是否有张力性人工气胸存在。在蛛网膜下隙阻滞下，虽有气胸亦不至表现呼吸困难，但麻醉作用消失后呼吸困难即可出现。肾结核及输尿管结核需做肾切除及输尿管全长切除的病例，单次蛛网膜下隙阻滞未必能满足手术所需的时间，可考虑采用全身麻醉、连续蛛网膜下隙阻滞或连续硬膜外阻滞，一般适于采用蛛网膜下隙阻滞之病例，亦皆适应于硬膜外阻滞，且往往效果更为满意。硬膜外阻滞施用于肾脏手术时，一般以。或间隙穿刺为宜，阻滞平面需达胸，否则牵引痛将使麻醉的管理陷于被动。于分离肾上腺以前 10 ～ 15 分钟如给予辅助药物静脉滴入，显然可以减除探查、分离的不适感觉。

肾切除术一般失血不至过多，但亦视病变的复杂程度而差别显著。粘连不多、手术顺利的病例，适当输液即可，不需输血；粘连过多、肾脏巨大的病例，失血大量，有时由于手术困难，下腔静脉意外撕裂者亦有可能，故术中输血、输液的工作即颇重要，对于估计有下腔静脉损伤可能的病例，应采用上肢血管进行输液。意外发生下腔静脉损伤同时只有下肢静脉开放者。亦应迅速更换为由上肢输入，否则经下肢输入的血液不能及时供应上半身重要器官的灌注。

五、半肾切除术

此种手术必须经切断肾实质，因此失血较多，术中必须重视输血的工作。由于手术较复杂，手术时间也较长，往往并非单次蛛网膜下隙阻滞所能满足手术要求。一般采用连续硬膜外阻滞或气管内全身麻醉，半肾切除后肾脏创面止血较为困难，术后如恶心、呕吐较频繁，有术后再出血的可能。据此考虑，神经阻滞的效果可较全身麻醉者为佳。全身麻醉药的选择亦以不易引起恶心、呕吐者为佳。

六、肾移植术

肾移植术主要施行于肾衰竭的患者。此类患者体格情况往往极其脆弱，多数患者都已有相当时期依靠间断透析维持。慢性肾衰竭的患者不仅存在肾功能损害，并且往往合并有高血压、心力衰竭、贫血、尿毒症、水电解质紊乱及酸碱平衡的失调，故术前应加强透析治疗，用以纠正尿毒症，改善电解质紊乱，使患者在较好的情况下接受麻醉及手术。

慢性肾衰竭的患者往往接受着多种药物的治疗，其中最普通者为强心药、降压药及利尿药。麻醉时这些药物与麻醉药及肌肉松弛药之间相互影响，应予适当处理。洋地黄使心肌的应激性增加，并使心室的乏兴奋期缩短。吸入麻醉药中如氟烷等也可以增加心肌之应激性，尤以有低血钾症存在时为然。相对过量的洋地黄也有可能在吸入麻醉过程中诱发严重的心律失常。心力衰竭合并肺水肿时常应用利尿药治疗，大量钾的丢失不可避免，如果补充不当或透析调整不够理想，严重的低血钾症即不可避免。低血钾患者对非去极化松弛药的敏感性增强，麻醉时应予减量。降压药物则可通过各种途径使肾上腺能活性降低，从而使血流动力难以稳定。各种降压药的作用机制各不相同。利舍平类药物使儿茶酚胺耗竭而产生降压作用。溴苄胺等药物是阻滞交感神经元释放介质而产生降压作用，亦即神经节阻滞作用。有左心衰竭倾向的慢性肾衰竭的患者，停用降压药后左心衰竭的程度可能加重。然而麻醉过程中这些药物的作用有可能被除加强，或是麻醉药与降压药有协同作用而可使血压有明显的下降。麻醉前虽无停用降压和(或)强心药的必要，但对其计量是否恰当宜予以考虑。全麻的尝试应掌握恰当，避免深麻醉或过高浓度麻醉药吸入与降压药的作用相协同而致血液动力严重抑制。遇有低血压而需经以促肾上腺能药进行纠正时，应以直接作用的促肾上腺能药(如去氧肾上腺素、加氧胺等)为宜，间接作用者(例如麻黄碱)可能无效或效果欠佳。

对于肾衰竭的患者，所有经肾排出的药物或是虽不经肾脏排出，但对肾功能有不利影响的药物都不宜使用。在应用任何麻醉药时都要尽量避免血压下降太低。麻醉过程中缺氧及 CO_2 蓄积能加重肾衰竭患者酸中毒。虽然各种麻醉药都曾用于肾移植手术，但现今仍以异氟醚和氧化亚氮的应用较为普遍应用。神经安定镇痛术也能取得较好的效果。有认为对于高血压的患者，硫喷妥钠作为诱导较安定、甲乙炔巴比妥、丙泮尼地为安全者。但已有认为硫喷妥钠于肾移植病例易引起术后躁动的反应，故主张肾移植时仍以吸入麻醉药(例如异氟醚)直接诱导较好。

考虑到术后躁动更常与术中麻醉过浅有关，因此麻醉深度的恰当掌握，似亦不宜忽视。原则上肾衰竭时，镇静药及麻醉药应尽量少用。诱导所需用的硫喷妥钠或其他麻醉药应限制到最小量。肌肉松弛药中大部分皆经肾排泄，其中尤以弗莱克锡德及＋甲铵的排出对肾脏依赖较多。虽然临床也有使用弗莱克锡德于肾衰竭的患者而无不良后果者，但至少理论上不妥，因此未获普遍赞同。现今可供选用的肌肉松弛药甚多，更无采用经两种肌肉松弛药于肾移植手术的必要。右旋筒箭毒碱于肾功能不全时可多依靠经胆汁排出，故不属禁忌。人工透析有可能使胆碱酯酶丢失，对琥珀胆碱的使用是不利条件，对琥珀酰胆碱即便于正常患者，也可引起一定程度的血钾升高，不宜用于血钾已明显升高的患者。泮库溴铵、万可罗宁并无上述缺点，可供选用。

神经阻滞可无全身麻醉的缺点。由于患者多系高血压且循环代偿功能差，蛛网膜下隙阻滞所致的血液动力的急剧改变，很可能难以控制。连续蛛网膜下隙阻滞可较有控制余地，但尚缺乏临床经验的证实。连续硬膜外阻滞可在很大程度上克服蛛网膜下隙阻滞的缺点，尤以操作过程中能分次小量给药并精心调节血流动力时为然。然而患者凝血机制原已不良，手术还要求肝素化，因此硬膜外阻滞有发生硬膜外血肿的可能，甚至亦有认为硬膜外阻滞应属禁忌者，但迄今国内外已有相当数量的肾移植病例系于连续硬膜外阻滞下完成，未见发生硬膜外血肿的报道。当然，硬膜外阻滞时必须重视防止由于技术欠熟练或穿刺针和导管质量不佳所致的损伤。

虽然一般慢性肾衰竭的病例易有体液潴留，然而经过透析治疗后亦不难出现体液的负平衡。但无论如何此类病例对输液的承受力均极有限，必须用心调理，宜以宁少勿多为原则。输血对此类病例可诱发免疫反应而加重排异反应，库血含游离钾过多，可诱发或加重高血钾症。必须输血时以输入去白细胞的血液较好。输入小量 (20 mL) 的清蛋白可以增加血管内的胶体渗透压，从而可以产生自身扩充血容量的作用，还可减轻间质水肿。麻醉过程中应以心电图持续观察，除能观察心律变化之外，还有利于高血钾的发现。任何原因所致的通气不足以加重高血钾的升高。全身麻醉时勤做辅助呼吸或控制呼吸是属必要的。神经阻滞时亦应避免发生呼吸抑制，必要时也可 (用口罩) 进行辅助呼吸。

供肾者的麻醉主要强调安全舒适。由于供肾者的体格皆较好且较年轻，故麻醉的处理一般并无困难。肾脏摘下前常需给供。肾者注入适量 (1 mg/kg) 肝素，以利摘下肾脏的进一步处理。肾脏摘下后即应以等量的鱼精蛋白进行中和。

七、肾血管成形术

采用血管成形术治疗肾性高血压时，因需较长时间阻断患肾血流，肾缺血时间过久则易引起术后如肾衰竭、肾血管栓塞等并发症。肾循环间断需达 20 ～ 30 分钟者，必须采取保护肾功能的措施。虽然全身或局部降温都可达此目的，但肾脏局部降温可以避免全身降温的缺点，较实用的肾局部降温的方法可用塑料薄膜包裹肾脏，然后在膜外以冰水降温。此法较符合临床的要求，又可避免肾表面组织的冻伤。也有一些特制的肾脏降温的专用设计，但较烦琐，使用并不广泛，肾脏局部降温时，以能使肾组织温度降达 5℃～ 10℃为合适。

八、经腹腔镜肾囊肿切除术及精索静脉结扎术

经腹腔镜手术时，需要在患者腹腔内注入 CO_2 以造成 1.6 ～ 2 kPa(12 ～ 15 mmHg) 的 (正压) 气腹，以利腹腔镜的观察，便于手术操作。CO_2 弥散入血液后可引起 $PaCO_2$ 的升高。手术时间短、创面小者可无明显症状; 创面大、时间长者 $PaCO_2$ 的升高可极急剧，术中除应适当加强通气之外，

必须反复监测 $ETCO_2$ 及 $PaCO_2$。气腹不仅使腹内压升高，同时也使胸膜腔内压随之升高。胸(腹)内压的升高使肺膨胀受限，严重者可致通气不足。原有慢性阻塞性肺疾患者甚至可因此而致肺不张及通气、灌流比例失调，分流量增加。胸膜腔内压过高则回心血量减少，心输出量随之下降，表现为动脉均压降低。于气腹影响以致患者难以代偿时，必须暂停手术，放气减压以保证患者的安全。必要时可更换为开腹手术。原有心、肺疾患者更应慎重，为降低 $PaCO_2$ 而进行过度通气时，只应增加呼吸频率而不应增加潮气量，否则胸(肺)内压的不利影响反可加剧。为了便于呼吸的管理经腹腔镜手术通常选用气管内全麻。无论术中或术后，当 CO_2 气腹的压力过大，超过 2.67 kPa(20 mmHg) 时，腹腔内的气体可自食管裂孔进入纵隔并扩散至胸腔，导致纵隔气肿和张力气胸。继之则不难发展为颈部皮下气肿。出现此并发症时，患者呈现血压下降、发绀、听诊呼吸音微弱等症状。胸腔穿刺排气后病情即可好转。此时如取胸腔气样进行分析，胸腔气样 CO_2 高于正常(可高达 20%)者，证明气体是源自腹腔。也有认为皮下气肿是由于气腹针穿刺的位置不当而引致者。但无论如何，经腹腔镜手术时发现通气困难并有皮下气肿出现时，应考虑到张力气胸存在的可能，应及时检查处理，不应延误。

经腹腔镜精索静脉曲张结扎术所需时间较短、创面较小、多为年轻患者，故较能代偿 CO_2 气腹对呼吸、循环的影响。虽然 CO_2 气腹造所致的 $PaCO_2$ 的升高并不可避免，但即便于蛛网膜下隙或硬膜外阻滞下借面罩进行过度通气亦可免除 $PaCO_2$ 的过分升高，术毕减压后 $PaCO_2$ 更易恢复正常。术毕减压不够则术后患者坐起或直立时肩部可感不适甚或胀痛，需待 CO_2 吸收后症状方才消失。为预防起见，术毕减压务必充分。

第十二章 术后疼痛

手术后急性疼痛是机体对组织损伤、内脏牵拉刺激或疾病本身的一种复杂的生理反应。表现为心理和行为上不愉快的感觉。至今仍有不少医务人员忽略术后疼痛治疗的意义。随着患者自我保护意识提高和医务人员对疼痛病理生理认识的深入，人们已将术后疼痛治疗视为提高患者安全性、促进患者术后早日康复的重要环节。

第一节 术后疼痛对机体的影响

术后疼痛对人体的不良影响和对人体重要器官的危害已逐渐被认识。术后疼痛不良影响如下。

一、对心血管系统的影响

疼痛对心血管的影响主要与下列因素有关：①交感神经末梢和肾上腺髓质释放儿茶酚胺；②肾上腺皮质释放醛固酮和皮质醇；③下丘脑释放抗利尿激素；④激活肾素 - 血管紧张素系统。这些激素直接作用于心肌和血管，促使水钠潴留，增加了心血管系统的负担。因此，疼痛会引起术后患者血压升高、心动过速、心律失常等副作用。对有心血管危险因素的患者，因增加氧需致心肌缺血；交感神经系统激活在冠状动脉粥样硬化患者易诱发冠心病发作，甚至冠脉血栓形成。

二、对呼吸系统的影响

肺泡血管外间隙液体增加，引起通气 / 血流比例异常。胸部及上腹部手术的患者，疼痛会反射性引起胸、腹肌肉张力增加，而降低肺的总顺应性，使患者通气功能下降，咳嗽、排痰能力降低，进一步发展会造成肺不张。复杂的大手术、高危患者，术后疼痛使肺的功能残气量明显减少 (为术前的 25% ～ 50%)。因此，术后疼痛对原有肺部疾病、胸腹手术、肥胖及高龄患者的影响尤为明显。

三、对消化系统和生殖泌尿系统的影响

疼痛使交感神经兴奋性增加，反射性抑制内脏平滑肌与胃肠道功能，常引起术后恶心、呕吐、腹胀、绞痛，延长胃肠道功能恢复的时间；此外，疼痛也降低了膀胱肌张力，导致尿潴留及泌尿系统感染等并发症。

四、对神经内分泌系统影响

术后疼痛、创伤后应激可产生持续的代谢改变，机体在应答反应中伴随释放一系列神经内分泌激素和细胞因子。如：除儿茶酚胺、皮质醇、血管紧张素Ⅱ和抗利尿激素水平增高外，应激反应还促使肾上腺皮质激素、ACTH、生长激素 (GH) 和胰高血糖素水平升高；另一方面，应激反应使促进合成代谢的激素水平降低，如睾酮和胰岛素。肾上腺素、皮质醇、胰高血糖素

提高胰岛素抵抗，增加糖原异生而产生高血糖症。蛋白质分解和脂肪分解又是提供糖原异生的基质。因此，应激反应导致术后负氮平衡；醛固酮、皮质醇、抗利尿激素的升高使机体潴钠排钾，影响水、电解质重吸收，增加了外周和肺间质的血管外液；严重创伤使局部组织释放的细胞因子如 1 L-2、1 L-6、肿因子 (TNF)、儿茶酚胺等使外周伤害感受神经末梢更为敏感，加重疼痛。

五、对免疫系统的影响

疼痛的应激反应抑制细胞及体液免疫功能，导致淋巴细胞减少、白细胞增多、网状内皮系统抑制 (某些麻醉药降低了中性粒细胞的趋化性，并可能降低单核细胞的活动力)。很多应激反应的介质是免疫抑制剂，可降低机体抵抗力，增加了围术期感染的概率。肿瘤患者术后应激反应减弱了杀伤性 T 细胞功能；应激引起的儿茶酚胺、糖皮质激素和前列腺素水平增加可改变体内免疫机制，导致术后残余肿瘤细胞扩散等。

研究表明，创伤性疼痛可引起机体的免疫抑制，其程度与手术创伤所致的应激反应程度密切相关，而免疫抑制持续时间越长，术后并发感染和脓毒血症的病死率就越高。资料还表明，手术应激可以引起免疫抑制性激素和血清 1 L-1 活性增高；而免疫增强性激素、淋巴细胞及其亚群 CD_3、CD_4 则明显降低。

六、对凝血机制影响

疼痛的应激反应增加了血小板的黏附性、降低了纤溶功能，使机体处于高凝状态；此效应与儿茶酚胺的微血管效应叠加，使卧床患者产生深静脉血栓与栓塞的机会增加。

第二节　术后疼痛治疗方法

术后疼痛治疗的方法目前主要分两种，一种方法是全身应用镇痛药，另一种方法是采用神经阻滞镇痛。此外，还有患者自控镇痛和经皮电神经刺激镇痛等方法。采用的镇痛措施应符合以下几个要求：良好的镇痛效能、起效快、可控性强、副作用小、不影响重要器官的功能；不妨碍伤情观察和检查及治疗的进行；操作简便、易于掌握。

一、术后镇痛方法

(一) 镇痛药镇痛

有良好的镇痛效能，用作镇痛时剂量为 0.2 ～ 0.5 mg/kg 静脉注射或 1 mg/kg 肌内注射。小剂量氯胺酮副作用小，可以重复使用，也可以 0.2 ～ 0.3 mg/(kg^{-1}・h^{-1}) 的速率持续静脉滴注。氯胺酮的优点是起效快、镇痛效能强，并具有类交感神经作用，适合休克患者；但可升高颅内压，颅脑创伤患者禁用。

阿片类药物常用的有吗啡、哌替啶和芬太尼。吗啡静脉注射常用剂量为 5 ～ 10 mg，可以每隔 10 分钟追加一次剂量，直至达到满意的镇痛效果。偶尔可使用大剂量吗啡 (30 mg)。吗啡的缺点之一是起效慢，因此呼吸抑制效应也可能出现较晚。哌替啶的镇痛效能强于镇静效能，作用维持时间长。常用剂量为 0.15 ～ 0.7 mg/kg，起效时间为 1 ～ 2 分钟，作用维持时间 120 ～ 180 分钟。哌替啶是阿片类中对心血管抑制作用最强的药物，低血容量及危重患者应禁用。

由于哌替啶抑制呼吸和血管运动中枢，使用时常以每次10～20 mg的剂量静脉注射，间隔5～10分钟追加一次，直至达到满意的镇痛效果。芬太尼可能是最适合术后急性疼痛治疗的镇痛药物。常用剂量为2～4 μ/kg，静脉注射，间隔20分钟后以1～1.5 μg/(kg^{-1}·h^{-1})的速率持续静脉滴注。芬太尼最大的副作用是抑制呼吸中枢。丁丙诺啡可以口服、肌内注射和静脉注射给药，常用剂量为0.2～0.4 mg肌内注射或0.15～0.3 mg静脉注射。曲马朵100 mg肌内或静脉注射也可取得一定的镇痛效果，如果镇痛效果不理想，可每隔5分钟追加25～50 mg，总量不超过200 mg。此药对呼吸中枢的抑制作用轻。吸入20%～40%氧化亚氮产生的镇痛效能等同于10～15 mg吗啡。患者可采用面罩吸入50∶50的氧气：氧化亚氮。低浓度氧化亚氮对呼吸、循环系统均无影响，但氧化亚氮可引起颅内压升高，颅脑创伤患者禁用。

应用镇痛药镇痛治疗时，需注意以下几点。

(1) 全身应用镇痛药时需在严密的监测下进行，重点观察镇痛药物对呼吸、循环和中枢神经系统功能的影响。

(2) 循环功能不稳定时会改变药物的药代动力学，以常规剂量和速度给药时，可能出现意外的血药高峰和毒副作用。同时，由于器官血流量变化而使药物代谢和排泄减慢，药物作用时间延长。

(3) 部分患者应用镇痛药物常引起呕吐和胃排空延迟，同时抑制咽喉、气管、支气管神经反射，容易导致误吸和窒息。

(4) 用药力求简单，避免种类掺杂。

(5) 注意镇痛药物之间以及镇痛药与其他药物之间的相互作用。

(二) 区域神经阻滞技术

凡不适宜采用全身镇痛、镇静药物治疗的患者均可应用区域神经阻滞镇痛。神经阻滞技术具有简单、高效、对全身器官功能影响小、不妨碍病情观察等优点，但有时会出现镇痛效果不完善、局麻药中毒、穿刺部位出血和增加感染的危险。严重多发创伤、凝血功能异常、患者高度焦虑时应谨慎应用。

区域神经阻滞的方法很多，技术也比较成熟，既可单次阻滞，也可安置导管进行连续阻滞。周围神经刺激器的应用使神经阻滞效果更加完善，提高了不能合作患者神经阻滞的成功率。

(1) 上肢神经阻滞：上肢创伤患者可依据创伤部位及范围选择臂丛神经(腋窝、锁骨下、肌间沟、锁骨上径路)、桡神经、尺神经、正中神经或手指神经阻滞。

(2) 下肢神经阻滞：常用的有股神经、坐骨神经、腘神经、腓神经、胫神经、神经阻滞等。股神经阻滞对股骨骨折镇痛效果较好。单纯坐骨神经阻滞很少应用，一般与股神经阻滞联合应用。腘神经、腓神经、胫神经阻滞主要用于踝关节附近部位的镇痛。对下肢冻伤患者，经星状神经节、腰交感神经节或硬膜外间隙阻滞下肢交感神经，除了镇痛作用外还可改善下肢血流和功能。

上、下肢神经阻滞常用的局麻药可选用利多卡因、丁哌卡因、罗哌卡因。

(3) 硬膜外阻滞：硬膜外阻滞镇痛一般用于胸腹部和下肢创伤患者。国外目前主要应用于胸部创伤，尤其是多发性肋骨骨折的患者。胸段硬膜外阻滞不仅能提供良好的镇痛，而且还可改善胸壁顺应性、增加肺残气量、降低支气管呼吸阻力和预防肺萎陷。但是，硬膜外阻滞可导致严重低血压、硬膜外腔脓肿或血肿形成，其禁忌证包括休克、凝血功能障碍、穿刺部位皮肤感染等。

硬膜外阻滞镇痛时，阻滞的神经节段一般不超过6个节段。常用5 mg/mL丁哌卡因或2.5 mg/mL罗哌卡因，首次总量不超过30 mg。平均每天总量为200～300 mg。为了避免硬膜外腔内注入局麻药所引起的交感神经阻滞和低血压，在硬膜外腔内注入麻醉性镇痛药也可达到镇痛的效果。常用的药物有吗啡、芬太尼和曲马朵。吗啡硬膜外腔注射单次剂量3～5 mg或负荷剂量5 mg后以0.7～1 mg/h的速率持续泵注。芬太尼负荷剂量为1 μg/kg，持续泵注速率为1～2 μg/(kg^{-1}·h^{-1})。

(4) 肋间神经阻滞：肋间神经阻滞适用于肋骨骨折患者。单次阻滞每根肋间神经需应用2.5～5 mg/mL丁哌卡因或2.5～5 mg/mL罗哌卡因3～5 mL。还可采用导管连续阻滞法。在欲阻滞区域的中间肋间隙放置导管，注入2.5～5 mg/mL丁哌卡因或2.5～5 mg/mL罗哌卡因20 mL；或注入5 mg/mL利多卡因20 mL后以1～2 mg/min的速率持续泵注，监测血液中利多卡因浓度不超过5 μg/mL为宜。肋间神经阻滞的并发症之一是可能导致气胸。

(三) 患者自控镇痛 (PCA)

PCA技术可分为硬膜外PCA(PCEA)和静脉PCA(PCIA)。PCA技术克服了传统间断注射或单次硬膜外注入大剂量镇痛药，使血药浓度不能维持恒定水平且副作用多的弊端，具有使用安全和镇痛效果可靠、患者可自己按需调控等优点，现已广泛应用于术后镇痛。

(四) 经皮电神经刺激镇痛 (TENS)

TENS在国内外被广泛用于各种急、慢性疼痛的治疗，但TENS的镇痛机制尚不清楚。目前认为TENS的镇痛机制有以下几点。

(1) 闸门控制学说：TENS产生的刺激作为一种疼痛冲动通过粗纤维传入脊髓背角的T细胞，同时也使脊髓后角的胶质细胞兴奋，增强了胶质细胞对传入纤维末梢的抑制作用而关闭闸门，不再传递另一个疼痛冲动的刺激信号，从而出现临床表现的疼痛缓解作用。

(2) 内源性镇痛物质释放：现代痛觉研究表明，TENS可不同程度激活内源性阿片肽而镇痛。如高频刺激可使中枢强啡肽的含量增高、释放增加。

(五) 冷冻镇痛

肋间神经冷冻止痛术的机制是用物理方法造成神经传导功能消失而达到止痛效果。由于冷冻的温度不低于-60℃，神经束膜和外膜得以保留，为神经生长提供了正常的解剖框架，轴突能再生修复，神经功能恢复正常。临床主要用于开胸手术。关胸前用液氮或干冰(液态CO_2)冷冻探头冷冻肋间神经90秒左右，有良好的镇痛效果。冷冻所引起的神经病理改变是可逆的，一般在1个月左右开始恢复，3个月后感觉完全恢复正常。肋间神经冷冻止痛术可以达到较长时间的镇痛效果而无明显副作用。

(六) 心理疗法

临床实践表明，单纯依靠药物常常不能获得满意的术后镇痛效果。任何疼痛都有心理因素的参与。疼痛与心理因素关系密切，与抑郁的关系更为密切。临床常有一部分术后疼痛患者伴有抑郁情绪、可尝试给予心理治疗。心理疗法是对药物镇痛有力而必要的补充，可提高患者对疼痛和治疗方案的认识和理解，减轻恐惧和焦虑情绪，有利于术后疼痛的治疗。心理疗法包括认知疗法、放松疗法、生物反馈法、音乐疗法、催眠法，还可综合应用安慰剂、认知 - 行为治疗及心理疏导等方法。临床研究证实，这些方法均能

明显改善患者的焦虑情绪、降低术后疼痛评分、减少镇痛药物的用量。心理疗法是术后镇痛有效的辅助方法。

二、镇痛药物给药路径

(一) 口服

口服用药的优点是服用方便，适用于术后不必禁食的小手术。但是口服用药后血药浓度低，达不到止痛的血药浓度，用药达峰时间长，并且依赖胃肠道的功能状态，对于中等强度以上的术后疼痛的止痛效果差。不适合术后镇痛治疗。

(二) 肌内注射

肌内注射用药起效时间以及达峰时间明显比口服用药快、使用简便，曾经是术后止痛的主要手段。但是肌内注射不能维持稳定的血药浓度，血药浓度在止痛范围维持时间短，当血药浓度低于镇痛浓度时，患者再次感觉疼痛。因此需要反复肌内注射，这是肌内注射给药的最大缺点。小儿术后尤其惧怕肌内注射。另外，也有迟发性呼吸抑制的可能。常用药物有哌替啶等。

(三) 静脉注射

静脉单次注射镇痛药物起效迅速、达峰时间短。由于药物快速再分布，有效镇痛血药浓度维持时间短。采用首次负荷剂量注射后再持续注射的方法不仅能快速达到稳定血药浓度，而且能减少单次注射峰谷效应，维持长时间镇痛。注射吗啡类麻醉镇痛药需要监测生命体征。

(四) 蛛网膜下隙给药

蛛网膜下隙 (鞘内) 单次注射吗啡类药物可产生长时间镇痛作用。脂溶性低、水溶性高的吗啡类药物持续时间长。成人蛛网膜下隙应用吗啡剂量为 0.25 ～ 1 mg，达到镇痛高峰效果剂量是 20 ～ 60 分钟，然后持续 10 ～ 12 小时镇痛。临床上常采用 0.25 ～ 0.5 mg 吗啡鞘内注射，镇痛效果良好，且呼吸抑制危险性低。但这种方法必须行蛛网膜下隙穿刺，恶心、呕吐发生率高，且有中枢神经系统感染的危险。此法仅适用于下腹部以下的癌性痛或顽固性疼痛治疗。

(五) 硬膜外腔给药

通过硬膜外腔用阿片类药透过硬脊膜作用于脊髓背角神经细胞的阿片受体而产生镇痛作用。硬膜外腔用吗啡类药的呼吸抑制发生率明显少于蛛网膜下隙吗啡用药。吗啡类药物与局麻药复合应用可减少各自药量与副作用。连续硬膜外腔注射比单次剂量注射优越，副作用少、维持时间长，使用短效吗啡类镇痛药如芬太尼 (Fentanyl) 或舒芬太尼 (Sufentanil) 等镇痛效果好，副作用比吗啡少。硬膜外腔镇痛的并发症有：误入蛛网膜下隙、感染、硬膜外腔血肿、尿潴留与皮肤瘙痒、呼吸抑制等。

(六) 胸膜间镇痛

胸膜腔内阻滞镇痛适用于上腹部手术如肋缘下切口的胆囊切除术或腹腔镜胆囊切除术。

方法：患者取侧卧位，定位于第 5 ～ 10 肋间腋后线，用 17 号针沿肋骨上缘进针，将一用盐水润湿的玻璃注射器抽 3 ～ 4 mL 空气连接于穿刺针上，穿刺针斜面朝向头侧，一旦到达胸膜腔，由于腔内负压可使注射器内气体被吸入，迅速置入 - 硬膜外导管，以防止气胸形成。如果患者是机械通气，为防止损伤肺实质，应停止使用正压通气。如果患者是自主呼吸，进针与

导管置入的操作都应在呼气末进行。每小时注入 0.25 ～ 0.5% 的丁哌卡因 20 mL 可获得良好的镇痛效果。胸膜腔内局麻药通过弥散作用穿过壁层胸膜到达肋间神经而产生单侧多节段肋间神经阻滞。放置了胸腔引流管的患者，间段注入局麻药后应将胸腔引流管关闭一段时间，以使局麻药通过壁层胸膜，但间段关闭胸腔引流管对于开胸手术后有肺实质损伤及伤口较大的患者来说是难以耐受的。持续硬膜外镇痛对开胸手术患者的镇痛效果更好。

(七) 关节内给药

关节内镇痛一般用于关节镜检查，如肩关节、膝关节等。目前最佳方法是联合应用长效局麻药与吗啡。

(八) 经皮芬太尼贴剂、经黏膜芬太尼贴剂

可用于术后轻度疼痛。

(九) 腹腔内用局麻药物

最近国内外有报道腹腔镜术后用丁哌卡因注入腹腔内术后镇痛，丁哌卡因剂量为 100 mg，结果显示无明显优越性。

(十) 患者自控镇痛 (PCA)

PCA 是新型的镇痛给药方法。PCA 最大的特点是符合患者对镇痛药需求的个体差异性与个体化用药原则，镇痛效果满意，疼痛视觉模拟评分 (Visual Analogue Scale，VAS 显著降低；患者可自行按需要控制给药，不必等待医护人员给予医嘱用药，镇痛效果迅速。镇痛药血药浓度波动比肌内注射用药小，血药浓度较稳定。

微电脑控制 PCA 镇痛有三种模式可供选择：①连续给药；② PCA，即患者自控间断给药；③连续背景输注给药 +PCA。

为使患者术后迅速达到有效镇痛血药浓度，手术中或手术结束前 15 ～ 60 分钟应给予负荷剂量 (Loading dose)，然后再续以上述三种模式之一的 PCA。连续背景输注给药 +PCA 的模式是最佳的镇痛方案，血药浓度为“最小有效镇痛浓度”，患者根据疼痛与否按压 PCA 装置按钮，追加设定的单次给药量。这样使血药浓度绝大部分时间在有效镇痛浓度以上，又满足了个体差异，不会过量。为防止患者过量用药，医师设定 PCA 时必须设锁定时间 (Lock out time) 和最大用药量。

PCA 可用于患者自控静脉镇痛 (PCIA)、患者自控硬膜外镇痛 (PCEA) 和患者自控皮下镇痛 (PCSA)。现公认 PCEA 镇痛效果比 PCIA 要好。PCIA 无须行硬膜外腔穿刺，尿潴留发生率比 PCEA 低，呼吸抑制率比 PCEA 高，需要较严密的监测。PCIA 和 PCEA 的并发症有恶心、呕吐、呼吸抑制、瘙痒、镇静、低血压，PCEA 还有尿潴留、硬膜外腔感染、血肿等并发症。静脉镇痛 (PCIA) 以往多应用吗啡。临床实践中发现，因设置吗啡药量偏大，加上患者怕痛心理，常导致自己追加药量偏多而少数发生呼吸抑制。近年来，多数采用小剂量芬太尼复合曲马朵 (Tramadol) 或非甾类药可塞风 (Xafon)，可达到满意镇痛效果，术后呼吸抑制、胃肠道功能影响及恶心、呕吐、尿潴留发生率明显减少。

PCIA 和 PCEA 目前尚无全国统一药物配方，现将部分医院常用的 PCIA 和 PCEA 配方罗列如下，供参考。

1.PCIA 药物配方

(1) 芬太尼 0.5 mg + 可塞风 40 mg + 氟哌利多 5 mg 加生理盐水至总量 100 mL。

(2) 芬太尼 0.8 mg ～ 1.0 mg + 氟哌利多 5 mg 加生理盐水至总量 200 mL。

(3) 曲马朵 500 mg + 芬太尼 0.5 mg 加生理盐水至总量 100 mL。

(4) 芬太尼 1 mg+ 恩丹西酮 8 mg 加生理盐水至总量 100 mL。

(5) 力月西 10 mg+ 芬太尼 1.0 mg+ 氯胺酮 100 mg+ 地塞米松 10 mg 加生理盐水至总量 100 mL。

(6) 舒芬太尼 0.1 mg 加生理盐水至总量 100 mL。

(7) 芬太尼 1 mg + 甲氧氯普胺 20 mg + 生理盐水至 100 mL。

(8) 芬太尼 0.4 mg + 高乌甲素 32 mg + 恩丹西酮 8 mg 加生理盐水至总量 100 mL。

(9) 芬太尼 0.5 ～ 0.8 mg + 氟哌利多 5 mg 加生理盐水至 100 mL。

2.PCEA 药物配方

(1) 0.75% 丁哌卡因 20 mL + 芬太尼 0.4 mg + 氟哌利多 5 mg 加生理盐水至总量 100 mL。

(2) 0.75% 丁哌卡因 30 mL + 芬太尼 0.3 mg + 氟哌利多 5 mg 加生理盐水至总量 200 mL。

(3) 丁哌卡因 150 mg+ 吗啡 8 mg + 氟哌利多 5 mg 加生理盐水至总量 100 mL。

(4) 0.75% 丁哌卡因 20 mL + 曲马朵 400 mg 加生理盐水至总量 100 mL。

(5) 0.75% 丁哌卡因 15 mL + 吗啡 5 mg+ 恩丹西酮 8 mg 加生理盐水至总量 100 mL。

3. 用法

以上各配方，无论 PC，lA 还是 PCEA 用法均相同：连续背景输注量为 2 mL/h；PCA 0.5 mL/次，每次间隔 15 分钟。

三、术后镇痛的恶心、呕吐并发症预防

近年来国内外做了大量的临床实践与研究，术后 PCA 镇痛产生的副作用及副作用大大减少，主要措施：

(一) 通过药物筛选或应用预防性药物，例如 5- 羟色胺 (5-HT) 拮抗剂恩丹西酮，小剂量地塞米松术前给药明显减少术后恶心、呕吐发生出率。

(二) 抗呕吐药 (恩丹西酮) 与曲马朵相互作用的研究表明：两药合用明显降低了曲马朵的镇痛效能，同时亦消除了恩丹西酮的抗呕吐作用。

曲马朵作用机制：①弱的 M 受体激动；②抑制轴突前 (中枢及脊髓) 去甲肾上腺素及 5- 羟色胺 (5-HT) 的重吸收；③曲马朵主要通过有活性的代谢物 M_1- 去甲基曲马朵介导，它具有比曲马朵大 200 倍的 M 受体亲和力；④其呕吐、恶心作用与其抑制下行脊髓通路，5- 羟色胺重吸收有关。

药效学方面：曲马朵的镇痛作用取决于中枢神经系统的 5- 羟色胺浓度，恩丹西酮抗呕吐作用，是选择 5- 羟色胺受体拮抗 (抑制剂)，两者并用时可降低曲马朵的镇痛作用，同时也降低其抗呕吐作用。药代动力学方面：竞争共同代谢通路，使曲马朵生成 M_1- 去甲曲马朵减少，镇痛效能降低。

四、术后镇痛治疗的管理

(一)患者的心理与精神因素咨询服务

对于那些因不熟悉医院环境而紧张或对手术及术后疼痛恐惧的患者，术前应充分解释镇痛方法和疗效等使患者有信心，这样可增强术后镇痛效果。行为疗法现已被用于处理急性疼痛，这包括用分散注意力或引导方法使患者的注意力不集中在疼痛的感觉方面，是已公认有效的方法。

(二)术后镇痛服务

术后镇痛效果不仅体现在恰当地结合患者情况选择 PCA 方法及药物配方等方面，更重要的是对每例接受术后镇痛患者的服务方面。国内管理规范倾向于由科室统一安排受过训练的麻醉人员管理和查房制，患者有需要时随时处理。管理人员可轮流一周或一个月。好处是管理方法相对稳定，便于总结经验，解决临床实际问题。

(三)展望

术后疼痛管理的意义不仅仅限于镇痛、使患者感觉舒适，而且还有利于抑制应激反应、恢复器官功能和消除疼痛刺激所产生的继发性损害。但目前镇痛治疗对患者重要器官功能影响及其机制的临床研究较少，镇痛治疗新技术探讨与国外的差距也较大。如何提供有效镇痛治疗技术和相应的临床监测、规范镇痛技术、减少相关并发症尚需进一步研究。

第二篇 眼科学

第十三章 绪论

挟人类基因组测序计划与人类基因组物理图谱完成的伟业，持蛋白质组学及功能基因组学发展之利器，21 世纪的第一个十年被称为“生命科学年代”。生命科学、临床科学、社会科学、经济学的“四驱”进程令传统的医学模式进化为“生物 - 社会 - 医学 - 心理”综合模式。人们的生存质量明显提高，寿命延长，对视觉的质量要求呼声日隆，社会对作为承载“使人们生活得更美好”的光明事业重任的眼科医生之需求日益增长，对培养眼科医生的素质要求日益严格。

世界卫生组织 (WHO) 资料提出，眼病应包括屈光不正，循此概念，眼科病患已成为继肿瘤、心血管疾病之后的第三位危害及影响人们生存质量之疾患。资料显示：全球约有 1.6 亿视力障碍者，4 000 万盲目者因此丧失劳动和工作能力，其中 60% 生活在广大发展中国家，包括中国、印度等人口大国。1.6 亿视力障碍者中，50% 因白内障致盲，其余因青光眼、年龄相关性黄斑病变 (老年性黄斑病变)、角膜病、糖尿病性视网膜病变、眼外伤、先天性发育异常等眼病致盲。有些地区，因沙眼致盲者不在少数。所幸者 1.6 亿视力障碍者或法定盲人中约有 60% 可经由有效防治而复明，如白内障、角膜病、眼外伤等，但必须投入巨大的财力、物力。据来自美国的最近的资料计算全美约有 3 800 万视力障碍者，年耗医疗费用达 600 亿美元之巨。估计到 2020 年在年龄超过 40 岁者中视力障碍或者盲目者数量会增加 40%，达 5 300 万人，造成的直接及间接损失不可估量。对于社会、家庭、个人均致严重损害。中国虽无准确估计，但中国人口是美国的 4 倍以上，估计因眼病造成的损失与伤害亦无法估量。信息时代约 80% ～ 90% 外界信息经由视觉通道而获得，达 • 芬奇曾谓眼睛是心灵的窗户通过眼睛人们得以拥抱和欣赏世界的无限美妙，灵魂才得以安居于体内。因此，对视觉器官重要性的估计怎么都不过分，对防治致盲性眼病的重要性估计怎么也不为过。

高等医药院校长学制医学生是未来眼科学发展的希望，应将对眼科学基本理论、基础知识、基本技能学习和了解与力求掌握新知识、新技术、新观念、新方法有机融合，以应时代的呼唤与挑战。

第一节 眼科学发展简史与动力

史料记载，中国古代眼科学曾经辉煌过，领先欧美数百年乃至千年，对眼疾的认识、诊治均有系统描述，曾经多有专著传世、择其精要者见之文献有《内经》、《千金方》、《龙树眼论》、《圣济总录》、《银海精微》、《元机启微》、《审视瑶函》、《目经大成》、《眼科心法》，更有针拨白内障、烧灼法治疗角膜溃疡等眼病治疗手段。Joseph Danhauser(1805 年～ 1845 年) 的油画《眼科医生》传神地再现了 19 世纪中叶欧洲眼科诊病状况，其时尚未窥得领先之境。

然步入现代，欧美眼科初兴日盛，1834 年美国 Peter Parker 医生赴广州开设“广东眼科医院”，后更名为“博济医院”；1866 年在此院内设医校，即中山医科大学前身；1903 年美籍医生贺庆在北京开办同仁医院。嗣后，相继于四川成都、河北邢台、浙江宁波、上海、湖北汉口均有国外医生开办眼科诊所或眼科。此时恰逢李清茂、林文秉、陈耀真、毕华德、周诚浒、刘亦华、郭秉宽、刘以祥、石增荣、张锡祺等老一辈眼科学家相继从国外学成归来，随之带来先进的设备，更有先进的理念，于中国不少城市开办眼科医院或眼科，此为中国现代眼科学的滥觞。社会的需求及先进技术的发展是现代眼科学不竭的前进动力，每一次革命性的技术发展与先进理论知识的更替都极大地促进作为一门独立学科眼科学的进展。现代眼科学发展的轨迹给我们另外一个鲜明的启迪：每一个划时代的眼科学进展都伴随着一位伟大的眼科学家与科学家的降临。

文献记载，欧洲眼科学最早起源于法国，知名者有 LaChambre(1594 年～ 1669 年)、LaCharriere、LaHire(1640 年～ 1718 年) 等，他们对于结膜炎、虹膜炎、眼科解剖有详细描述。其中尤以 LaHire 贡献颇多，对角膜的自然光学性质与视网膜成像描述最为著名，主要得益于他受到过良好的教育，他父亲是画家，他本人集数学家、物理学家与天文学家于一体，推动了现代眼科学的发展。至今令眼科学界感到骄傲的是瑞典的眼科学家 Gullstrand Allvar(1862 年～ 1930 年) 因他对眼科学划时代的贡献，发明裂隙灯显微镜、直接检眼镜、双目间接检眼镜以及简约眼相关参数而获得迄今眼科学界唯一诺贝尔医学奖和生理学奖，现代眼科学因他而发展 . 开启现代眼科学的百年辉煌史。1910 年 H.Smith 施行首例白内障摘除术；1927 年 J.Gonin 首创外路法视网膜脱离复位术；1949 年 Ridley Harold 施行首例白内障摘除加人工晶体植入术；1958 年 Scheie 率先施行巩膜灼瘘术；1968 年 Carins 发展出标准小梁切除术；1967 年 Kelman 率先施行超声乳化白内障吸出术，开创白内障手术新时代；1971 年，Machemar 首创玻璃体切割技术，突破了玻璃体手术禁区。

20 世纪 80 年代激光技术迅猛发展促进医用激光技术使用领域日益广泛，最具代表性的例子首推准分子激光技术角膜切削术治疗屈光不正，一时风靡全球眼科及视光学界，多种矫正屈光不正技术，诸如 PRK、IASIK、LASEK，最近更推出个体化切削理念与飞秒激光技术，欲将激光制瓣与切削磨镶融合于一体，追求完美的疗效。其代表人物计有 Trikel、Seller、Mc Dotiald、PallikariS、Gamelliri。该领域的发展与景观在中国眼科与视光学市场呈现独特的轨迹与独特的启示作用，没有哪一项眼科学技术革命普及的如此广泛，没有哪一项眼科学技术发展使市场需求、技术准入、收益回报、多元投资结合得如此完美。粗略估计全国各大城市装机容量动辄数十台，全国总和估计会达数千台之巨，年接受治疗者至少 100 万例。从经济学观点看，如以每机配套价值 400 万人民币计，年装机 1 000 台即耗资 40 亿，即使以 100 万例 / 年手术量的低值计算，人均耗资 5 000 元计，则高达 50 亿。因其超常与超理性发展，市场高达每年近百亿人民币。唯独考虑甚少或弃之不顾的是患者利益。不仅加重病家负担，而遗留诸多病家受众今后漫漫数十年人生路上视觉质量问题的凸现。

眼科学诊疗技术的革命性进展催生了眼科诊疗仪器设备的更新换代，反之又极大地促进和改观了眼病尤其是复杂性眼病的诊治疗效。同时也催生了一些新兴亚类的出现，如眼科影像学，则可涵盖眼用超声波、CT、MRI、彩色多普勒、超声生物显微镜、视网膜血管造影仪、HRT、GDX、OCT、RTA、角膜内皮镜、角膜地形图、角膜共聚焦显微镜、全角膜地形图以及最近即将面世的眼前节 OCT(AC-OCT)，眼科检查往无创、简便、精细、定量的方向发展。

新技术新设备层出不穷，更新周期很短。眼科视觉功能学则应包括各种计算机视野(含对比敏感度视野、黄绿视野、高通分辨率视野、黄斑视野等)；各种视觉电生理功能检测，各种眼电生理仪、特别包括多焦视网膜电图与多焦视觉诱发电位，运动觉与色觉仪、各种门类的激光治疗仪诸如准分子激光、半导体激光、多波长激光、内窥镜激光、选择性小梁激光、二氧化碳激光等相互间匹配，理论上可以替代手术治疗；各种新型及改进型的超声乳化仪面世，推动了冷超声、短脉冲高真空、深前房技术发展，使白内障超声乳化技术更快、更好、更方便、更安全；新型玻璃体切割仪及新型视网膜玻璃体手术器械面世，极大地改善与提升了视网膜玻璃体手术水准，并使“膜手术”与“黄斑手术”操作变得便利，且疗效提高。

广义上讲，作为外科范畴的眼科学，应学科发展及社会要求，以手术治疗、激光治疗为主导的临床治疗专业分野业已初露端倪：白内障以Phaco手术为主，追求生理性视觉恢复；屈光不正激光治疗以LASIK为代表，提倡个体化切削；视网膜玻璃体手术以“膜手术”与“黄斑手术”为核心，辅以激光，突破禁忌；眼科激光治疗以内窥镜激光、视网膜黄斑病变的新生血管光动力治疗，多波长选择性视网膜与选择性小梁光凝为代表，沿着“联合、低损、选择、匹配、个体化”方向发展；眼科移植以角膜移植及其免疫排斥调控、干细胞诱导分化及视网膜与羊膜移植为方向，既为眼科器官移植提供了更好的技术平台，又为探索眼科新生血管形成机制及其调控提供极佳的模式。

第二节　我国现代眼科学发展的历程与现状

新中国成立以后，1950年成立中华医学会眼科学分会，创办《中华眼科杂志》，历经50年发展，全国眼科医生据称已达22 000多人。中华医学会眼科学分会已成立11个专业学组：防盲治盲、白内障、青光眼、角膜病、眼底病、眼肌组、眼屈光组、眼外伤整形与眼眶病组、眼免疫组、眼病理组、视觉生理组。全国28个省会城市均已成立省市眼科学会，眼科专刊如雨后春笋，择其要者有《中国实用眼科杂志》、《中华眼底病杂志》、《眼外伤与职业眼病杂志》、《眼科学报》、《眼科》、《眼科研究》、《眼科新进展》、《国外医学眼科学分册》等，中华眼科学界呈现一片繁荣之势。我国眼科界对国际眼科界有两个标志性的贡献：1956年，汤飞凡与张晓楼教授在世界上首次成功分离出沙眼衣原体；2002年，复旦大学附属眼耳鼻喉医院褚仁远教授及其弟子与他人合作研究先天性白内障家系，明确热休克蛋白转录因子4(HSF4)可能是该家系Marner白内障发生机制之一。论文发表在影响因子(IF)为26.5的Nature Genetics杂志上，此为中国眼科学界又一里程碑。

中国步入改革开放20多年以来，眼科学已成为发展最快的临床专业之一。在临床方面，中国眼科医生已掌握所有国际眼科界主流技能，且患者数量数倍于国外，在国际眼科界应已取得“话语权”。在临床基础及基础研究方面，也已取得长足进展，有些领域或已达到或接近国际先进水平，其标志性成就是近年来不断有文章刊登在国际眼科学杂志如IOVS及其他SCI收录期刊。另一个标志是国际眼科研究会(ISER)将2008年国际眼科研究大会(ICER)定在中国北京召开，将国际眼科大会(ICO)定在中国香港召开。另外，中华医学会眼科学分会主任委员赵家良教授被选为国际眼科科学院(院士，这是中国眼科学家第一次入选并获此殊荣。

如前所述，据WHO资料，如将未经矫正的屈光不正计算在内，则常见致盲性眼病顺序：近视眼，白内障，青光眼，角膜病，视网膜黄斑病变，沙眼或河盲，后两者目前不足以成为中国常见致盲性眼病。常见致盲性眼病位居肿瘤、心血管病之后位列第三位严重危害人类生存质量的疾病。国内眼科界围绕常见致盲性眼病及视障眼病开展基础研究取得了进展，引起国际同行关注，择其扼要者简述如下。

近视眼方面：已建立灵长类恒河猴近视眼动物模型，已探讨MMP、TIMP、Egrl、Pax-6、c-foS、Slit、GAI ＞ 65等基因调控网络，将视觉刺激与玻璃体腔长，视网膜视皮层相互联结，首次提出光学离焦性近视反馈调节理论，为解释与阐明青少年近视提供新的理论依据。目前正在进行恒河猴行为训练，视觉刺激及环境干扰，旨在建立模拟青少年近视眼发生发展的自然动物模型，并进行药物干预研究。

白内障致病基因筛选及功能研究，与功能性晶状体再生研究不仅促进和深化对白内障成因的认识，而且更深刻理解机体器官老化(Aging Process)进程。晶状体上皮细胞增殖功能调控机制研究依然是白内障基础研究的热点。RNA干扰技术、蛋白质组筛选作用靶蛋白、细胞周期调控因子等研究则有望提供一种崭新的解释与阐明白内障发病机制，从而干预之。另外与澳大利亚、美国方面合作的恒河猴晶状体摘除、定量新材料注入囊袋，光固化形成人工晶状体的实验研究正在国内开展，如获突破，则有望成为新一代囊袋内人工晶体。

免疫与炎症性眼病，角膜移植排斥机制与调控一直是眼科临床关注的热点。尤其现代，抗生素与激素的滥用，既引起耐药菌株迅即产生，又引致不少药源性眼病，如激素性青光眼等。针对耐药菌株及其有效抗生素的开发、免疫调节及体内免疫耐受(如前房相关免疫偏离，ACA1D)的调控，角膜移植和羊膜移植治疗眼表疾病时的免疫排斥及其干预研究，局部应用的新型免疫抑制剂(如FK506)机制研究，则对葡萄膜炎、眼表过敏性病变、角膜移植排斥反应均有显著抑制作用。

眼部新生血管形成机制及其干预研究是眼部众多致盲疾病，如早产儿视网膜病变、糖尿病性视网膜病变、老年性黄斑变性、眼化学伤与眼外伤后眼表病变、增殖性玻璃体视网膜病变、新生血管性青光眼的基本共同课题及致盲的共同通路。RNAKVEGF与VEGFR、TGF-β与TGF-β与蛋白激酶、众多的细胞因子，凋亡与失巢凋亡、氧含量与细胞增殖……构成异常复杂的环路。一旦跳出单纯抑制增殖的理念，寻求平衡调控，则可能成为眼部新生血管形成机制与防治的新起点。

干细胞与组织工程学在眼科领域取得长足进展，已成“再生眼科学”雏形。近年来，干细胞研究风起云涌，以干细胞为核心的组织工程学研究标志着一场深远的医学革命，即再生医学时代的到来。应用组织工程学技术，理论上可以将具有自我更新、高度增殖和多向分化潜能特点的干细胞诱导、分化和培养为任何一种人体细胞、组织或器官。将培养成功的组织器官进行体内移植，则可以实现修复或替代缺损的组织器官。目前，干细胞应用技术已经达到了几乎“无所不能”的境界，而亚洲国家逐渐显现出强劲的发展动力。2004年4月《Science》杂志陆续报道了日本学者在世界上第一次完成了哺乳动物的单雌生殖(fatherless)，将两个不同卵细胞的遗传物质进行组合培育出健康的小鼠；韩国学者则利用“体细胞核转移”(SCNT) 技术完成了人胚胎干细胞建系；干细胞相关研究在我国也处于快速发展阶段，已经取得了一些国际水平的研究成果。干细胞与组织工程学已经在下述眼科领域中取得长足进展。

一、利用干细胞构建三维人工生物角膜及眼表重建

构建人工生物角膜是解决角膜移植供体来源匮乏的有效途径，其中角膜缘干细胞 (LSCs) 是关键因素。自体角膜缘干细胞因取材受限实际临床应用指征较狭窄，应用其他干细胞诱导分化为角膜缘干细胞是主要研究方向。已经完成胚胎干细胞、骨髓间充质干细胞和皮肤干细胞向角膜缘干细胞 (表现干细胞增殖分化特征，且 AE5、P63 阳性) 和角膜上皮细胞诱导分化的实验研究，并且尝试应用聚乳酸与聚羟基乙酸的共聚物 (PLGA) 和异体角膜基质作为构建角膜基质的支架材料，在实验中将培养和诱导分化的角膜细胞接种到 PLGA 材料上，构建成角膜细胞 -PLGA 复合物，初步探讨构建组织工程化三维人工角膜的可行性。另外，以羊膜为载体，利用胚胎干细胞或骨髓间充质干细胞诱导分化的角膜缘干细胞作为种子细胞，实现了实验性眼表重建。

二、应用干细胞技术进行基因打靶，构建自然眼病动物模型

发现眼病相关基因突变与其发病并非直接因果关联，需要在实验动物水平对这些相关基因突变进行功能研究，进而模拟疾病的自然发生过程需要。需要强调的是目前已有眼病动物模型几乎都不是原发性疾病的自然模型，而且绝大多数建立于啮齿类动物。啮齿类动物细胞的基因调控，细胞生物学特性及功能学表现与灵长类动物明显不同，其研究结果无法直接应用于人类或可能导致理解的偏差和误导。最理想的动物模型是干细胞与基因打靶技术相结合构建的灵长类疾病自然发病模型，有可能模拟人类疾病的自然进程，并在此基础上对发病机制和治疗措施进行系列研究。

三、视网膜视神经变性性疾病的神经保护和再生研究

干细胞在视网膜视神经变性性疾病与青光眼中的应用标志“再生眼科学”的诞生。主要研究包括：①建立了微创性视网膜下腔移植和绿色荧光蛋白 (GFP) 标记干细胞技术。可以对眼内移植干细胞的分化和迁移进行追踪和监测；②胚胎干细胞诱导分化为视网膜神经细胞；③联合纯化的视网膜 Muller 细胞和视磺酸 (RA)，对体外胚胎体 (EB) 阶段 GFP-ESC.s 进行视网膜特异性定向诱导，通过神经干细胞 (NSCs) 无血清培养基的筛选富集获得视网膜干细胞；④实现了诱导 ESCs 向视网膜谱系定向分化，并在体外获得中间阶段的干细胞 (即视网膜样干细胞) 的实验技术；⑤分化的视网膜神经细胞特异性表达 Nestin、S100、GFAP、GAP43、SynaptophySin、Thyl.1 和 MAP2 等抗原；⑥探索自体来源的成体干细胞诱导分化为神经干细胞和视网膜细胞，为眼科再生治疗提供了新的种子选择；⑦胚胎干细胞的 Rb 基因诱导分化及移植后获能。

由于眼球的解剖结构的特殊性与直观性的特征，干细胞技术在眼科学领域的应用具有独特的优势，而视网膜、视神经的发育与中枢神经系统同源，是中枢神经系统的外延，并能直接进行动态观察及功能研究；角膜和眼表也是容易进行干细胞操作的靶点。因此，眼科学是干细胞和组织工程学研究中最具前景、有望取得进展的领域之一。

临床研究方面：开展大规模的白内障手术，使大批白内障患者得到复明，白内障超声乳化术逐渐普及，手术效果显著提高；提出用单纯白内障超声乳化术治疗闭角性青光眼和恶性青光眼的新见解，开展了白内障超声乳化合并双人工晶体术治疗真性小眼球的临床研究；新型检查仪器，如 OCT、HRT、UBM 和自动视野计用于临床，促进了青光眼的早期诊断；玻璃体视网膜手术的广泛开展，不仅可治疗复杂性视网膜脱离，如进行增殖性糖尿病性或外伤性视网膜病变手术，手术也从视网膜前发展到视网膜下，可以进行黄斑下新生血管膜取出；眼内填充物也获得了相当发展，进行了人工玻璃体的研发工作，并已获国家实用新型专利，国家发明专利正在审批之中；共焦显微镜和 Orbscan 角膜地形图等新型设备用于临床，对棘阿米巴角膜炎和感染性角膜病、移植排斥和眼干燥症的诊断进入了新的水平；对角膜移植材料的短期、中期和长期保存方法和现代眼库技术也进行研究，并应用于临床；角膜缘干细胞的临床研究，开发与发展了眼表重建术与手术方式，如后板层角膜移植术和双板层角膜移植术等；准分子激光屈光性角膜手术而言，目前已进入个体化切削治疗时代，即眼前段图像处理 + 波前相差仪 + 激光切削，近期又开发出飞秒激光制瓣术，即将步入全程激光切削时代；随着渐变多焦点镜片设计和应用成功，验配对象正从老视眼扩大到儿童近视；角膜接触镜作为矫正屈光不正安全有效的方法，已被广泛接受，软镜的佩戴方式向“日抛弃型”和“月长戴型”两个极端发展；OnhoK 角膜塑形镜片应理性对待，有不少积极的正面报道；有关有晶状体眼前、后房型人工晶体的植入 (眼内隐形眼镜) 问题，相关研究已有不少积极的报道；新的屈光手术角膜基质环植入术也已进入临床研究阶段；此外，老视眼的矫正已开始从手术角度新辟途径，包括改变人工晶状体的光学特征，通过巩膜手术改善睫状肌的收缩环境，通过热及射频传导改变角膜屈光力。

防盲治盲工作方面：全国性大规模防盲治盲工作取得巨大成绩。已有 105 个县获得了“全国防盲先进县”的称号，3 个人口为数百万的城市达到了防盲先进县的标准。成立全国防盲指导小组，统筹全国防盲治盲工作，建立三级医疗预防保健网。积极开展防盲治盲领域中的国际交流与合作，顺利进行“视觉第一，中国行动”。与美国 NEI、海伦 • 凯勒基金会等国际防盲组织协作，采用以人群为基础的科学方法，开展多项流行病学调查，较客观地显示我国盲目的患病率为 0.43%，低视力的患病率为 0.58%，广州地区 15 岁组别近视眼患病率高达 73.5%，原发性青光眼患病率高达 3.56%，部分结果已发表在 ZOVS 上。白内障、角膜病、青光眼、眼外伤、视网膜玻璃体病变等眼科疾病仍是主要的致盲原因，筛查和手术治疗白内障、青光眼、未成熟儿视网膜病变 (ROP) 仍是防盲治盲的工作重点，也是实现“视觉 2020，享有看见的权利”的关键之一。

第三节 眼科学面临的问题、挑战与对策

中国独特的眼科临床发展景观是地区间眼科发展水平参差显著，地区间的眼科医生素质及技能差别明显，地区间眼科资源配置差距更大，一些大中城市已聚集了绝大部分的眼科资源，而边远地区，基层地区、广大农村地区的眼科资源极为匮乏。此外，按照中国人口基数与国民经济总产值 (GDP) 概算，政府对医疗卫生事业的投入明显不足。有资料表明，国际经济合作

与发展组织 (OECD) 的 31 个成员国中，多为发达国家，政府负担主要部分的医疗开支，拒绝让市场力量支配医疗卫生领域。另据 2001 年资料显示，中国该年度投入医疗卫生事业的资金占该年度 GDP 总数约 5.4%(其中非政府投入占 3.4%)，同年美国资料表明，投入医疗卫生事业的资金占该年度 GDP 总数约 13.9%(其中非政府投入占 7.7%)。2004 年政府拨款投入美国国立卫生研究院从事研究资金高达 280 亿美元，其中美国国立眼科研究所约获款 6 亿美元。考虑到中国人口约为美国的 5 倍以上，而美国的 GDP 却为中国的数倍之多，两者间的差距不言自明。即便美国以如此高的数额资金投入国民医疗卫生领域，依然受到批评，谓之政府将太多的资金投入国防经费中。

政府宏观调控与投入力度尚待提高，市场经济过度进入医疗卫生领域造成的一个直接后果是资源配置效率的提高，效益增益提高，但却无法解决资源配置的公平性。欧美发达国家医疗资源的基本配置是趋于相同，无论是在大城市还是在边远地区，居民均能享受到合理的医疗服务保障。与之相应配套的医疗保险制度也相当完善、严密。眼科医生培养准人体制更为缜密周全，保证社会对高层次、高素质眼科专业人才的需求。纵观美国眼科医生的教学培养及准人体制，对我们产生不少启迪：首先，全美每年只有 480 人左右有资格成为眼科医生。另外，全美设置很多非营利性机构及合法网站协助医学生，通科住院医师申请位置，如 MCAT；AMCAS；CIM，AAMC 等等，非常便利地为申请者提供多种服务，他们认为医生应是精英，医学教育应是精英教育。让我们计算一下成为一个合格美国眼科医生需花费的年限：8 年医学院教育 (前 4 年预科，若通过 MCAT，后 4 年入医科，如通不过 MCAT，则获理学学士)，毕业后经 AMCAS 或 CIM、AAMC 等组织推荐并申请，经 3 年住院医师培训成为通科医师，如欲成为眼科专科医师，需再经考试获准再花费 3 ～ 5 年做眼科住院医师。完成培训获得资格后，再经有关途径申请到医院、研究所、医学院附属医院做眼科医生，共需耗费约 14 ～ 16 年时间。欧美国家视光学学生的培养与眼科医生的培养体系截然分开，其考试、考核、行医资格认定过程均不同。国家教育部和卫生部 2004 年文件将“眼科视光学”纳入“医学相关专业”进行管理，面向基层，面向社区，面向眼科保健乃是明智之举。另据估算，按照中国现有眼科医生总量约 22 000 人估算，中国每 10 万人口中眼科医生数量应不低于美国以每年提供 480 名眼科医生位置测算的每 10 万人口中眼科医生数量，但素质修养及全面技能层面上的差距应该还是不小的。

更令眼科医生担忧的数字是：中国盲人已达 500 万之多，占全球盲人总数的 18%。每年新增 45 万盲人，其中 50% 因白内障致盲，失明是可逆的，可复明的。而作为评价公共卫生指标之一的每 100 万人口白内障手术率 (CSR)，美国高达 5 500 ，中国仅 400。中国现有 200 万急需白内障手术者，每年又新增 40 万白内障患者，绝非技术及设备原因造成上述状况。

另一个令人担忧的现状是对眼科疾病流行病学调研的重视与投入严重不足，致使除北京、上海、广州等主要城市外，标准化、科学化、国际化、可行化的中国眼病流行病学调研资料及文章严重不足。正因为缺乏中国人自己的客观、科学、公认的前瞻性资料，影响制定防盲治盲的策略及投入方向。仅举青光眼为例，国外学者以新加坡及蒙古国原发性闭角型青光眼调查为据，外推中国应有 2 800 万人具有浅前房或房角关闭倾向，其中，910 万表现为原发性闭角型青光眼。另据广州中山眼科中心防盲办公室与英美同道合作按照欧美标准抽样调查广州地区城镇居民 50 岁以上居民原发性青光眼的患病率。2 313 名抽样人群中实际检查 1 405 人，确诊青光眼患者 53 人，总患病率高达 3.8%，其中原发性开角型青光眼 29 名，原发性闭角型青光眼名，继发性青光眼 3 名。在国内首次报道，原发性开角型青光眼患病率高于原发性闭角型青光眼。如确系真实，此结论相当重要，则可能改变中国眼科医生对中国原发性闭角型青光眼的诊治策略，及加倍重视原发性开角型青光眼的防治。

另外美国的 AGIS，NTGS，OHTS，EMGT 均为多中心、随机、前瞻性临床对照研究，观察指标亦非常简单标准(眼压、视野、中央角膜厚度)，但投入较大，仅 OHTS 就为 5 年追踪随访耗资 3 300 多万美元。所得结论的重要性一点也不比发现筛选出新基因逊色，甚至更为重要。结合 AGIS，NTGS，OHTS，EMGT 结果可知什么是目标眼压(靶眼压)、中央角膜厚度与青光眼的关系、眼压与视功能损害量化关系，极大地方便医患双方辩证地沟通和理解青光眼，提高了青光眼患者的依从性 (compliance) 和疗效。纵观眼科学发展的过去、现在和未来，以及党中央倡导的“以人为本，和谐发展的科学发展观”，眼科学界需要一批学界精英，将目光更多地投入社区服务，唤起民众对眼病的认识和防治热情、眼病流行病学调查、眼科专业人才的培养，而不要只将目光关注眼科的“GDP”，如门诊量、住院量、手术量、经济效益等。应该多一份责任感，多一份道义观。

第十四章 眼胚胎学

第一节 胚眼形成

人类胚胎形状的发育，无论是细胞与细胞间，或组织与组织间，都是互相协调的，且都受受精卵内在的许多因素所控制。因此人类胚胎内的各种组织器官的分化时期十分恒定。胚胎的长度和其生长发育，也存在一定的关系。

一、眼各部位组织的胚胎来源

1. 表面外胚叶

晶状体、角膜上皮、结膜上皮、泪腺、眼睑上皮及其衍生物(睫毛、睑板腺、Moll腺、Zeis腺、泪器上皮)。

2. 神经外胚叶

视网膜及其色素上皮层、睫状体上皮层、虹膜上皮层、瞳孔括约肌和瞳孔开大肌、视神经。

3. 表面外胚叶与神经外胚叶间地黏着物玻璃体、晶状体悬韧带。

4. 轴旁中胚叶

眼部各部位的血管以及出生前消失的各种血管、巩膜、视神经鞘、睫状肌及其基质、角膜基质、角膜内皮细胞、虹膜基质、外眼肌、眶内脂肪、韧带、结缔组织、眶上壁和眶内壁、上睑结缔组织。

5. 眶壁中胚叶

眶下壁和外壁、下睑结缔组织。

二、胚眼的形成

受精卵不断分裂，成倍增加形成一细胞团，称桑葚胚。细胞继续分裂，中间出现一囊腔，其间充满液体，此时称囊胚。环绕于周围的细胞叫外细胞层。囊胚内还有一团附着在一侧外细胞层内侧的细胞叫内细胞团。

囊胚继续发育，细胞繁殖分化形成内、中、外三个胚层。外细胞层为营养外胚层。内细胞团松散，中间出现一个腔，称羊膜腔。其周围有一层细胞，叫羊膜外胚层。部分内细胞团的细胞在羊膜腔下展开，该层细胞叫内胚层，围绕的另一个空腔，叫卵黄囊。羊膜外胚层近卵黄囊一侧的细胞加厚，其下方即卵黄囊的内胚层。这两层细胞以后发育为人胚，称胚板。胚板后端有细胞伸入内、外胚层之间，形成中胚层。

胚板渐之由椭圆形发育为前宽后窄的梨形。其后部中央有一纹，叫原始纹。于原始纹之前，外胚层加厚，形成神经板。神经板纵向内陷，其两侧形成神经褶，其间的沟即神经沟。以后合成一个管，称神经管。神经管的头段渐之扩大为三个原始脑泡，将来发育成脑组织，其他部分则发育为脊髓。

神经管前端很快向腹侧扩大，并前曲形成头褶。在横褶的两侧出现凹陷，即视窝。视窝变深在前脑两侧形成对称的囊状突起，称视泡。两侧视窝间有一小区相连，以后它将发育成视交叉。

视泡与前脑相连，两侧视泡的远端木断扩大，但近端明显较窄，形成视茎，它是今后视神经的原基。

视泡和表面外胚叶接触后，表面外胚叶渐之变厚，形成晶状体板。晶状体板向内凹陷，形成晶状体沟，并继而形成晶状体泡。同时视泡也随之远端变平，并于其下方向内凹陷，形成视杯。内陷的凹隙称为胚裂。

视杯逐渐加深包绕晶状体，在其前方形成原始瞳孔。血管和结缔组织由下方胚裂进入眼内，形成玻璃体血管系统，视神经纤维也由此进入视茎。视杯分为两层，在杯裂缘与杯缘互相延续，内层较厚，形成视网膜感觉层，外层则形成色素上皮层。

胚裂于第 5 周时由中央向前后逐渐闭合。当胚裂封闭时，胚眼已具有眼的各个部分。

第二节 眼球的发育

一、视网膜

原始视泡形成视杯，远端与近端这两层组织逐渐接近。视杯外层以后发展成为视网膜色素上皮层，视杯内层发展成为视网膜感觉层，视杯内外层前缘附近的部分发展成为视网膜睫状体部，视杯前缘的最前部分最终发育成为视网膜虹膜部，包括瞳孔括约肌和瞳孔开大肌。关于视神经，部分由视茎发育而来的，主要是神经胶质，真正的神经纤维来自视杯的内层。

1. 视网膜感觉层

视网膜感觉层的发育过程可分为三期。

第一期：胚胎第 4 ～ 5 周时，视泡壁如神经系统的其他部分可分两区：①边缘区，位于视泡表面的部分，细胞核少。深部的表面 (即原始视泡表面) 被许多细小的纤维遮盖，且有毛细血管长入。②位于泡腔深部的原始神经上皮层，可见 8 ～ 9 行椭圆形细胞核。当胚胎 7 ～ 8 mm 时，深层细胞核增多至 10 ～ 12 行，且常见核分裂现象。

第二期：胚胎 6 周～ 3 个月，细胞分裂、繁殖加快，以后极部较为明显，并向边缘区扩展，胚裂处较为迟缓。胚胎 21 mm 时，视网膜细胞已可分为两层，即内成神经细胞层和外成神经细胞层。两层间有一很窄的无核区。此后这两层成神经细胞层不断分化，形成各层神经细胞，其中以神经节细胞发生最早，杆和圆锥细胞出现最晚。

第三期：胚胎 3 ～ 7 个月，内层发育成为 Muller 细胞、无长突细胞、神经节细胞，外层发育成双极细胞、水平细胞、杆和圆锥细胞。胚胎 17 mm 时，内层神经细胞已具有神经节细胞的特征。神经节细胞向视网膜内侧移动，形成以后的神经节细胞层。它和内层神经细胞层之间的无细胞区为内网状层。

Muller 细胞出现较早，胚胎 10 ～ 13 mm 时已可见到。外层神经细胞层内侧的 7 ～ 8 层细胞，以后形成水平细胞及双极细胞，它内移与 Muller 细胞、无长突细胞汇合，在胚胎 4 ～ 5 个月时形成内核层。其他外成神经细胞逐渐分化形成锥体细胞和杆体细胞，它与内核层之间的无细胞核区即为外网状层。

胎儿 48 mm 时外成神经细胞最外层细胞是锥体细胞的前身。其他除了以后形成内核层的以外，均形成杆体细胞。

胚胎 26 mm 时成神经细胞发育至赤道部，胚胎 65 mm 时扩展至锯齿缘，因此视网膜的发育是由后向前的。胚胎 5 个月时神经节细胞单独成为一层，直达锯齿缘。

2. 黄斑

胚胎 6 个月时黄斑部比周围厚，7 个月时出现中心凹，局部神经节细胞层变薄。渐之外网状层变宽，纤维加长，神经节细胞向周围退缩。胎儿出生时中心凹的神经节细胞只有一层，圆锥细胞也只有一层，且没有发育完全，而黄斑周边部则有 3 ～ 4 层，黄斑部无杆细胞。婴儿出生后黄斑继续发育，约于 4 月时黄斑部才发育完全，因此婴儿出生时不能固视。

3. 视网膜睫状部

胚胎至 3 个月时视杯前缘的两层均出现皱褶，并黏于一起，此时视杯盲端尚可见原始视泡腔的痕迹，称边缘窦。当视杯缘形成虹膜时，皱褶被留在局部形成睫状突。睫状突分两层：外层为色素层，内层则无色素。胚胎 4 个月时睫状突伸长，向晶状体赤道部接近，上皮细胞表面出现细小纤维，以后形成晶状体悬韧带。胚胎 5 ～ 9 月时，睫状突和晶状体之间的距离加宽，并于睫状突和视网膜之间形成睫状体平坦部。

4. 视网膜虹膜部

视杯缘向前生长，并转向晶状体前，形成虹膜的神经上皮层。胎儿 3 个月时其内层上皮出现色素，后外层也出现色素。4 个月时达虹膜根部，两层一起形成色素上皮。关于瞳孔括约肌，在视杯边缘窦前壁细胞内出现肌原纤维，这些细胞以后不断发育形成平滑肌细胞，最终成为瞳孔括约肌。胚胎 5 个月时中胚叶组织伸入，不仅将肌肉分隔成束，且在肌肉和下方的色素层之间形成毛细血管网。瞳孔括约肌于胎儿 7 个月时发育完成。关于瞳孔开大肌，由虹膜色素上皮前层周围部分的细胞形成。该肌肉内无血管，与色素上皮接触，始终保持胚胎期的特点。

二、视神经与视盘

胚胎 4 mm 时视茎呈一圆腔，后视泡内陷，下方出现胚裂，视茎加长，并渐之闭合。由视网膜节神经细胞来的视神经纤维从胚裂进入视茎，并于其腹面入脑部。胚胎 25 mm 时，视茎内填满视神经纤维，此时视泡腔不再与前脑相通。胚裂远端进入视泡腔内的玻璃体动脉伴同中胚叶组织埋入神经纤维内。部分原始视茎细胞形成神经胶质并与中胚叶组织一起进入神经纤维束之间形成胶质中隔。视神经逐渐向脑内生长，在脑垂体前进入前脑下方，部分纤维交叉至对侧，形成视交叉。视神经鞘膜系由围绕视茎的中胚叶组织凝缩而成，胚胎 5 个月时髓鞘首先出现于视神经脑端，逐渐向眼端伸展，出生时达到巩膜筛板处。玻璃体动脉通过胚裂进入眼杯处，局部眼杯的视网膜内层可见皱褶围绕玻璃体动脉，视神经乳头就是由这部分的视网膜的内层形成的。形成视盘时，部分围绕玻璃体动脉的原始视网膜细胞汇集成团，呈圆锥状，称 BeWneister 原始乳头，但于出生时随玻璃体动脉消失而消失。

三、葡萄膜

1. 脉络膜

原始脉络膜发生于视泡周围的中胚叶组织。胚胎 5 mm 时出现毛细血管网。胚胎 11 mm

时出现 Bruck 膜。胚胎 2 个月时前部血管排列规则。胚胎 3 个月出现的第二层，为静脉。胚胎 4 个月出现动脉，由后向前，插入前两层之间。胚胎 5 个月成人中可见到的各层均已出现。胚胎 5 ～ 7 个月，脉络膜外层出现色素。

2. 睫状体

睫状体的神经外胚叶的发育前已论及。睫状体血管在胚胎 2 个月时于形成睫状突部位出现静脉网，并伸入由神经上皮所形成的褶内。胚胎 6 个月虹膜大环形成，并分出动脉小分支进入睫状突。关于睫状肌，视杯前缘向前生长，外面的中胚叶变厚。在胚胎 3 个月时，可见纵形走向的肌细胞，以后分化为子午线状睫状肌。胚胎 5 个月睫状肌子午线走向的肌纤维清楚可见，并与巩膜突相连。斜向的肌纤维于胚胎 6 个月时出现。纵行肌纤维在胚胎 7 个月时可见。后两者于出生时才接近发育完成。

3. 虹膜与瞳孔

胚胎 22 mm 时，可以辨出前房，其后壁由环状血管分布的中胚叶组织形成，称虹膜瞳孔板。其周边部厚，以后发育成虹膜的表面中胚层。中央部分薄，其间没有细胞，称瞳孔膜。虹膜瞳孔板局部血管发育呈襻状，呈三排，胚胎 5 个月时发展达高峰。同时虹膜部的神经外胚叶组织沿瞳孔板厚部后中央生长，在瞳孔缘形成虹膜色素皱。

睫状后长动脉的终支进入虹膜基底部，彼此吻合形成动脉大环，并由此分出虹膜表面的分支、虹膜基质中间层的分支和睫状回返支。

瞳孔括约肌和开大肌的发育见前述。胚胎 7 个月时，瞳孔膜变薄，中央二排血管襻开始萎缩、退缩，直达瞳孔缘，并与基质和括约肌的血管丛分开。胚胎 8 个月瞳孔形成。此时血管襻消失，虹膜表面血管多处互相吻合，形成虹膜小环。以后表面血管进一步萎缩，但常残留散在小块，其间的间隙即虹膜隐窝。

四、晶状体

胚胎 3.2 mm 前视泡表面外胚叶为一层未分化的立方上皮。胚胎 4.5 mm 时，视泡远端与其接触，上皮层变厚形成晶体板。胚胎 5 mm 时，晶状体板内陷成晶状体凹，并渐之加深。胚胎 7 mm 时，借一细茎与表面外胚叶相连，此时晶状体凹填满视杯。胚胎 9 mm 时，细茎消失，形成晶状体泡。胚胎 10 mm 时晶状体泡呈球形，其四周有中胚叶组织进入。

晶状体泡开始分化，其前壁细胞来自晶状体的周围部分，形成前囊下上皮细胞。胚胎 12 mm 时，晶状体后壁细胞加长并突入晶状体泡腔。胚胎 26 mm 时，后壁细胞已达前壁，晶状体泡腔消失。此后其细胞核逐渐消失，成为原始晶状体纤维，中央部分形成晶状体核。同时，晶状体赤道部细胞分裂形成新的晶状体纤维。其前端向前极发展，至上皮下，后端向后极发展，于晶状体囊下。围绕晶状体核层层加厚，老化的纤维被挤向里面，新生纤维围绕其周围。晶状体渐之由球形变为扁圆形。晶状体纤维彼此相联合呈线状，即晶状体合缝，称 Y 字缝。晶状体囊于胚胎 6 周时形成，为晶状体上皮细胞的产物。

五、玻璃体与晶状体悬韧带

目前一般认为玻璃体的主要成分来自外胚叶，而中胚叶仅起过渡的辅助作用。原始玻璃状体：在原始视泡与晶状体之间可见许多原生质突，后渐之拉长呈原纤维，附于晶状体和视杯间，并与中胚叶来的原纤维混合，形成原始玻璃状体，此时玻璃状体内充满玻璃体血管系统。

次级玻璃状体：胚胎 3 个月，玻璃体血管逐渐萎缩，形成次级玻璃体，并将原始玻璃体挤向晶状体后部的中央部分，即 Cloquet 管，前端于晶状体后，呈盘状，后部则在视神经乳头处，故呈漏斗状，其间有玻璃体动脉通过。次级玻璃体前面与视杯缘连接，当形成睫状体时，它仍与锯齿缘紧密粘连。周边于晶状体赤道部后 2 mm 处与晶状体接触，呈一环状，称 Egger 线。次级玻璃体的前界结构变密，称玻璃状膜。

三级玻璃状体：也称晶状体悬韧带。胚胎 4 个月睫状体的凹沟内分出细小纤维，逐渐变粗，并穿越二级玻璃体的边缘束，后者逐渐消失，仅残留锯齿缘部，即玻璃体基底，其前面为晶状体悬韧带。胚胎 5 个月时，已可清楚看到悬韧带由睫状上皮伸延至晶状体赤道部和其前、后囊。但是晶状体悬韧带于出生时才发育完全。

六、角膜和巩膜

当晶状体泡与表面外胚叶分离后，表面外胚叶细胞形成一层立方形上皮即角膜上皮。胚胎 8 周时上皮增厚至 3 层，出生时也仅为 4 层。胚胎 6 周时，表面上皮和晶状体之间可见疏松的间充质，不久其间出现一裂隙，该裂隙以后形成前房。前部中胚叶细胞后来形成角膜内皮细胞层。胚胎 8 周，中胚叶组织由视杯缘伸向角膜上皮与内皮之间，以后形成角膜基质。胚胎 30 mm 时出现后弹力膜，它由内皮细胞层分泌而来。胚胎 4 个月时出现前弹力膜，它由基质层浅层分泌而来。胚胎 3 个月时神经纤维进入角膜，5 个月时达角膜上皮层。

胚胎 3 个月末，房角深部出现 Schlemm 管。它来源于视杯缘静脉丛的一团细胞。Schlemm 管出现不久，其内侧的中胚叶组织增厚，形成纤维束，以后分化为小梁组织。胚胎 5 个月时已可看到巩膜突，它于出生时才发育完全。虹膜大环于胚胎 3 ～ 4 个月时由前房角处的中胚叶组织形成。

前房角是逐渐形成的，随局部中胚叶组织萎缩，前房角底部变深并向后移，这种变化由胚胎 6 个月开始出现，于出生时完成。巩膜形成是在胚胎 2 个月末，视杯周围的轴旁中胚叶逐渐变致密，由前向后进展，胚胎 5 个月时已形成完整的巩膜。

七、血管系统

胚胎 4.5 mm 时，开始出现血管，它来自于眼动脉，眼动脉沿视杯腹面分出一主支玻璃体动脉和数支走向视杯缘的小分支。胚胎 13 mm 时这些视杯缘的血管互相吻合成环状血管。胚胎 10 mm，眼部血管可分为两个系统。

1. 眼内系统

眼内系统即玻璃体系统，它是眼动脉的终末支。胚胎 6 ～ 7 mm 时，它很快到达晶状体的后极部，并形成毛细血管网。胚胎 8 ～ 9 mm 时形成晶状体血管膜的后部。并分成三组血管网。胚胎 40 ～ 60 mm 时血管网发展到高峰，玻璃体内充满玻璃体血管系统的分支。胚胎 60 mm 后这些血管开始萎缩。最后与主干断离，悬挂在晶状体后部。胚胎 8.5 个月这些血管几乎完全萎缩。玻璃体血管的主干闭塞。关于视网膜中央血管，胚胎 3 个月出现视网膜中央静脉，于视神经内玻璃体动脉两侧各出现一支静脉，后互相汇合，并分支与动脉伴行。视盘处玻璃体动脉发出上、下各一支动脉，随着进入伸入视网膜各层，并向周边伸展，同时分出大量分支，即视网膜中央动脉。

2. 眼外系统

眼外系统包括眼眶和原始脉络膜。胚胎 13 mm 时，出现脉络膜血管网，并与其前方的环状血管网吻合，同时分出二个上支与眶上血管丛相连，二个下支与眶下血管丛相连。两者最后一起汇入海绵窦。胚胎 18 mm 时睫状动脉出现。由眼动脉而来的玻璃体动脉入眼前分出睫状支，睫状动脉经过筛区前分出两支，该两支又分出多支睫状后短动脉，形成脉络膜血管。随后在眼球两侧向前伸展，即睫状后长动脉。最终在视杯边缘互相吻合呈虹膜大环。睫状前动脉由眼动脉的肌支和泪腺支而来，并在胚胎 4 个月时的早期出现在眼眶前部，其中有些巩膜上层动脉分支于角巩膜缘附近进入巩膜，有的分支进入眼内汇入虹膜大环。

第三节 眼附属器的发育

一、眼眶

眼眶是由眼周中胚叶形成。上侧和内侧由轴线中胚叶所发生，其下侧和外侧则由轴旁中胚叶也即脏层中胚叶而来。如额骨由前脑中胚叶囊膜所发生。上颌骨额突、泪骨和筛骨为侧鼻突所发生。后壁由颅底蝶骨的前部和眶部发生。胚胎 3 ～ 5 个月眶骨壁初步形成，4 个月时已发育完好。

眼眶早期呈圆形，待眼附属器形成后渐之变为成人的形状。胚胎 7 ～ 9 mm 时，两侧眼眶朝向外侧，其视轴为 160° ；胚胎 16 mm 时为 120° ；40 mm 时为 72° ；出生时为 45° 。

二、眼外肌

胚胎 7 mm 时，视泡周围的轴旁中胚叶渐之致密成为原始外眼肌组织。胚胎 14 mm 时，4 条直肌和两条斜肌已经可以认出。胚胎 55 mm 时，上直肌内面分出上睑提肌，以后渐之向外向上，当胚胎 4 个月时，进入上直肌上方。

三、眼球筋膜

胚胎 80 mm 时，各直肌附着处的中胚叶组织渐之形成薄膜状，并不断向后分化。胚胎 5 个月时，已可认出眼球筋膜。

四、眼睑与结膜

胚胎第 5 周眼周围组织出现褶。其表面为来自外胚叶上皮，以后形成眼睑皮肤，内面则形成结膜。上睑两层间伸入轴旁中胚叶、下睑两层间伸入脏层中胚叶以后渐之分化成睑板、结缔组织和肌层。第 9 周时上、下睑互相接触，并开始形成内、外眦。胚胎第 5 个月，上、下睑缘又开始分开，第 6 个月时完全分开。胚胎第 9 周眼睑外角的上皮融合处的外缘出现一排上皮萌芽，并长入中胚叶组织层内，以后发展成为毛囊。睫毛的形成，上睑较下睑早。胚胎 4 个月时，眼睑出现 Moll 腺，后出现 Zeis 腺，它们均由毛囊壁细胞分化而来的。同时，上、下眼睑融合缘的内缘也出现一排上皮下陷伸入中胚叶组织层内，最后则形成睑板腺，其周围的中胚叶组织逐渐变致密，与前者共同形成睑板组织。

胚胎 32 mm 时，眼球内侧的部分外胚叶和少许中胚叶组织成分形成半月皱襞。胚胎

58 mm 时，下小泪管向内生长，于内眦部截断了少许下睑组织，后分化成泪阜组织。眼轮匝肌，胚胎 16 mm 时肌细胞开始围绕眼球，55 mm 时眼轮匝肌形成。

五、泪器

泪腺：眶部较睑部出现早。眶部当胚胎 22 ～ 32 mm 时，上穹隆外侧结膜出现 6 ～ 8 个上皮芽团，以后分化成眶部泪腺。睑部则稍晚，其上皮芽团出现于胚胎 40 ～ 60 mm。50 ～ 55 mm 时出现导管。出生后泪腺才慢慢发育完全。

泪道：周形成胚胎颜面部时，于外侧鼻突和上颌突之间外胚叶组织下陷并渐之与其断离，即呈柱状进入于表面组织下。它向上伸展进入眼睑，向下伸展进入鼻内，同时细胞柱内现裂隙，形成管道。胚胎 35 mm 时，下泪小管中段首先形成，其后为上泪小管、泪囊、鼻泪管。至 60 mm 时下泪小管形成。胚胎 7 个月时上、下泪小点开通，8 个月时鼻泪管下口开放。

附：胚胎时期眼的发育顺序

第一个月：胚胎长 0 ～ 9 mm，建立原始胚层，出现视凹 (2.6 mm)、视泡 (3.2 mm)、晶状体板 (4 mm)；视杯、胚裂、晶状体泡形成 (7 ～ 8 mm)；晶状体泡脱离表面外胚叶 (8 ～ 9 mm)；视杯外层出现黑色素 (5 ～ 6 mm)；脉络膜毛细血管网 (5 ～ 7 mm)；眼球下方出现动脉丛 (5 ～ 6 mm)；玻璃体动脉进入胚裂 (7 ～ 8 mm)；环状血管形成 (8 ～ 9 mm)；原始玻璃体发育 (5 ～ 13 mm)；两侧视轴为 160° ～ 180° 。

第二个月：胚胎长 10.30 mm，晶状体原始纤维形成，胚裂闭合；玻璃体动脉及晶状体血管膜形成 (10 ～ 18 mm)；视网膜开始分化，神经纤维充满视茎 (12 ～ 13 mm)；次级玻璃体开始出现 (13 ～ 14 mm)；睑褶 (10 mm)；眼外肌 (13 ～ 14 mm)；前房 (18 mm)；晶状体纤维开始形成 (26 ～ 30 mm)；眼动脉及睫状后动脉出现 (20 ～ 30 mm)；角膜基质层 (20 ～ 30 mm)；两侧视轴 120° 。

第三个月：胚长 31.70 mm，眼睑雏形，上、下睑闭合，内外两端粘连 (32 ～ 35 mm)；角膜前弹力层开始形成；虹膜大环与瞳孔膜形成 (30 ～ 35 mm)；视网膜进一步发育，玻璃体动脉开始萎缩 (35 ～ 40 mm)；巩膜开始形成 (30 ～ 40 mm)；脉络膜出现外层大血管 (48 ～ 50 mm)；视杯边缘向前延伸形成虹膜、瞳孔括约肌 (60 ～ 65 mm)；Schlemm 管 (60 ～ 65 mm)；睫状肌分化 (60 ～ 70 mm)；视网膜出现静脉 (65 ～ 70 mm)；两眼视轴呈 700 ～ 750。

第四个月：胚胎长 71 ～ 110 mm，形成眼睑的睫毛、腺体 (75 ～ 90 mm)；视网膜发展到锯齿缘 (70 ～ 75 mm)；视网膜中央动脉长入视网膜神经纤维层内 (100 ～ 110 mm)；视神经胶质鞘膜开始形成 (90 ～ 95 mm)；晶状体血管层萎缩 (95 mm)；睫状突与晶状体赤道部接触 (100 ～ 110 mm)；脉络膜出现中层血管 (110 mm)。

第五个月：胚胎长 111 ～ 150 mm，巩膜形成已达后部；虹膜发育完好，虹膜开大肌形成；睫状突退缩，晶状体悬韧带变长 (130 mm)；晶状体的血管层消失 (150 ～ 160 mm)：脉络膜各层均可看到，其外层出现黑色素细胞，睫状突发育完好，但睫状肌子午线方向部分尚在分化之中。

第六、七个月：胚胎长 151 ～ 240 mm，眼球直径 10 ～ 14 mm；眼睑开始分开；角膜弹力膜形成；前房角向周边部扩展；虹膜边缘部消失；瞳孔括约肌形成；瞳孔膜萎缩；睫状体平部出现；睫状体斜向肌肉出现；视网膜进一步发育，黄斑部出现中心凹。

第八、九个月：胎儿长 240 ～ 320 mm，眼球直径 16 ～ 17 mm；前房角已扩展到小梁周边部；瞳孔膜与玻璃体血管消失；视网膜各层次分化及血管分布已达锯齿缘；BeWneiste 乳头消失；视盘生理陷凹出现。

足月：角膜上皮已有 4 层；前房角中叶组织继续萎缩；葡萄膜除睫状肌尚在进一步发育外，分化完好；视网膜除黄斑外其他部分也已充分分化；视神经纤维的髓鞘已达筛板；但泪腺尚未发育完善。

第十五章 眼的应用解剖与生理功能

眼睛位于人体最暴露部位，是人类从外界获取信息的重要器官之一。其构造极为精细而脆弱，由眼球、视路及眼附属器 3 部分构成。其任何部位的外伤，常可使视功能受到不同程度的损害甚至视力的完全丧失。

第一节 眼球

眼球接受视信息，处理转化为神经冲动，由视路传递到视皮质，最后获得视感受像：眼球的形状近似球形，前后径约 24 毫米，横径约 23.5 毫米，垂直径 23 毫米，赤道部周长 72 毫米～ 74 毫米，眼球在眼眶内的前段，突出度 12 毫米～ 14 毫米。在解剖学上，眼球分为眼球壁和眼球内容两部分。

一、眼球壁

眼球壁由 3 层膜构成，由外向内为纤维膜、色素膜和视网膜。

1. 纤维膜

是眼球壁的最外层，主要由大量的胶原纤维和弹力纤维构成。纤维膜起维持眼球形状和保护眼内组织的作用。前面 1/6 为透明角膜，其余 5/5 为不透明瓷白色的巩膜。两者移行处为角巩膜缘。

(1) 角膜：是纤维膜的前部分，无色透明，呈椭圆形，略前突，周边与巩膜相连，犹如表玻璃与表壳之间的嵌接，光线由此进入眼球。横径 11.5 毫米～ 12 毫米，垂直径 10.5 毫氷～ 11 毫米，周边部厚约 1.0 毫米，中央区厚 0.5 毫米～ 0.6 毫米。前表面的曲率半径 7.8 毫米，后表面曲率半径约 6.8 毫米，屈光力为 43 D 。角膜各经线弯曲度略不同，大部分人存不同程度的角膜生理性散光。角膜在屈光系统中起着重要作用，因此临床用角膜矫形术来治疗屈光不正。

角膜的组织学结构由前向后为：①上皮细胞层。厚约 50 微米～ 100 微米，有 5 ～ 6 层复层上皮细胞组成，细胞排列整齐，易与前弹力层分离，再生能力强，破损修复后不留瘢痕，24 小时即可再生。②前弹力层。是一层无结构的透明薄膜，厚约 12 微米，对外伤或感染具有相当强的抵抗力，破坏后不能再生。③基质层。是最厚的一层，占角膜全厚的 90%，由 60 ～ 200 层纤维板构成，排列极规则，由黏多糖等将它们黏合在一起，其间有固定细胞和游走细胞，其屈光指数几乎相同，故其质地均匀，完全透明。该层损伤后不能再生，被混浊的瘢痕组织代替。④后弹力层。为一层坚韧富有弹性且抵抗力强的无组织结构透明均质膜，与基质层的界限清楚，与内皮细胞层结合紧密。该层损伤后再生迅速。⑤内皮细胞层。为单独一层六角形 - 平细胞结构，具有角膜 - 房水屏障功能，受损后不能再生，只能依靠邻近的内皮细胞扩展和移行填补缺损区，故内眼手术时注意保护内皮细胞。

角膜无血管，由泪液、房水、角膜缘血管网及神经支提供营养。角膜前一层泪液膜有防止角膜干燥，保持光学特性的作用。角膜的神经来自三叉神经眼支，经睫状神经到角膜，主要为痛觉感受神经，浅层较深层分布丰富，感觉更敏锐。

(2) 巩膜：质地坚韧，不透明，呈灰白色。向前与角膜会合处形成前房角，后面与视神经硬膜鞘相连，包括表面巩膜、巩膜实质和棕黑层。巩膜由后极部向前逐渐变薄，赤道部为 0.4 毫米～ 0.6 毫米，眼外肌附着处，厚仅 0.3 毫米，眼球钝伤后此处易破裂。表层巩膜血管丰富，深层血管少。

(3) 角巩膜缘和前房角：角巩膜缘即角膜和巩膜交界处的半透明区，宽约 1.0 毫米，是内眼手术切口部位，小梁及巩膜静脉窦 (Schiemm 管) 均在此区域。前房角是房水流出的主要通道。小梁为前房角内的网状结构，位于巩膜静脉窦内侧，以胶原纤维为核心，其外面围以弹力纤维和内皮细胞的海绵状网状结构。巩膜静脉窦由若干腔隙互相吻合而成，围绕前房角一周，腔内有一层内皮细胞，其外侧壁有 25 ～ 35 条集液管与巩膜内的静脉网相通。

2. 色素膜

具有丰富的色素和血管。包括虹膜、睫状体和脉络膜 3 部分。

(1) 虹膜：位于前后房之间，其后有晶状体支持，虹膜呈圆盘形，中央有一圆孔即瞳孔，前表面不平，有放射状纹理和大小不等的隐窝。瞳孔缘有一环形锯齿状色素上皮外翻所致的色素缘。瞳孔缘外 1.5 毫米处有一环形隆起，称虹膜小环，环内有瞳孔括约肌 (副交感神经支配)，环外有瞳孔开大肌 (交感神经支配)，虹膜最周边部直接与睫状体相连，该部最薄，易断离。

虹膜组织结构由前向后分 6 层：①内皮细胞层。②前界膜。③基质层 (富有丰富的毛细血管网及色素细胞)。④肌肉层。⑤色素上皮层。⑥内界膜。

虹膜的血管，动脉来自睫状体内的虹膜大环，分支呈放射状走向瞳孔缘后，形成虹膜动脉小环。虹膜的神经来自睫状长神经。

(2) 睫状体：前接虹膜根部，后接脉络膜，外侧为巩膜，内侧通过悬韧带与晶状体赤道部相连，前部比较肥厚称睫状冠，其内面一周有 70 多条纵嵴为睫状突，后部平坦为睫状体平坦部，其后缘与视网膜交界处的弯曲灰白色线条称锯齿缘。

睫状体分两大部分：①巩膜血管膜部。邻近巩膜，包括脉络膜上腔、睫状肌 (含有纵向、放射状及环形肌)、血管层、基底膜，②上皮部。包括睫状体平坦部及睫状突。睫状体的组织结构由外向内为：①睫状体上腔。②睫状肌层。③血管层和睫状突。④玻璃膜。⑤色素上皮层。⑥睫状上皮层。⑦内界膜。

睫状体的血液供应主要来自虹膜大环，由此发出的小动脉构成多层毛细血管网。睫状体的神经来自睫状长神经。

(3) 脉络膜：前至锯齿缘，后至视神经周围，位于巩膜及视网膜之间，有丰富的血管及大量的色素。

脉络膜组织学分 4 层：①脉络膜上腔。②脉络膜血管层。③毛细血管层。④玻璃膜层，分隔脉络膜毛细血管及视网膜色素上皮。

3. 视网膜

是眼球壁最内层透明的膜。外侧为脉络膜，内侧为玻璃体，前到锯齿缘，后至视神经盘。

视网膜上视轴正对终点为黄斑中心凹，是视觉最敏锐的特殊区域，直径约 1 毫米～ 3 毫米。黄斑区很薄，中央无血管，此部位主要为视锥细胞，在神经传递上呈单线连接。黄斑鼻侧 3.0 毫米处有直径约 1.5 毫米的淡红色区为视盘，是视网膜上视神经纤维汇集向视中枢传递的出眼球部位，中央部小凹陷区称视杯，视盘上有动、静脉血管支，无感光细胞，故视野呈现生理盲点。

视网膜组织结构由外向内分 10 层：①色素上皮层。②视细胞层。③外界膜。④外颗粒层。⑤外丛状层。⑥内颗粒层。⑦内丛状层。⑧节细胞层。⑨神经纤维层。⑩内界膜。

视细胞分杆细胞和锥细胞 2 种，在数量、分布和功能上各有不同，纤细胞感弱光与无色视觉，锥细胞感强光及色视觉，黄斑中心凹仅有锥细胞，向外锥细胞逐渐减少，杆细胞逐渐增多，到周边几乎无锥细胞，视网膜色素上皮层：为整齐的单层六角立方形细胞，从脉络膜毛细血管输送营养给视网膜的外几层，吞噬消化感光细胞外节衰老的盘膜。与 Bmch 膜粘着紧密构成视网膜 - 脉络膜屏障。

视网膜的营养：内 5 层及外丛状层的一部分由视网膜中央血管系统供应营养。外丛状层的另一部分及其他外 4 层由脉络膜毛细血管供应营养。

视网膜由 3 级神经元组成，第一级神经元为感光细胞，第二级神经元为双极细胞，第三级神经元为节细胞。

二、眼球内容

眼球内容包括：房水、晶状体及玻璃体，三者均透明而又有一定屈光指数。

1. 房水

房水是充满前房和后房的透明液体，前房水 0.2 毫升～ 0.3 毫升，后房水约 0.06 毫升，总量为 0.25 毫升～ 0.3 毫升，主要成分为水，并含有少量氯化钠、蛋白质、维生素 C、尿素及无机盐等，呈弱碱性。屈光指数为 1.3 336，比重略大于水，由睫状突上皮产生。

房水循环途径：房水由睫状上皮分泌→后房（经瞳孔）→前房→前房角小梁网→巩膜静脉窦→集合管→房水静脉→巩膜表层的睫状前静脉→血液循环。

房水功能：营养角膜、晶状体及玻璃体，维持眼内压力及屈光作用。

前房是角膜后面、虹膜及晶状体前面之间的腔隙，中央轴深 1.64 毫米～ 2.21 毫米。后房是虹膜后面、睫状体和晶状体赤道之间的环形间隙。

2. 晶状体

位于虹膜、瞳孔之后，玻璃体之前，借晶状体悬韧带固定其位置。晶状体形如双凸透镜，前面的屈率半径为 10 毫米，后面为 6.0 毫米，屈光指数为 1.4，屈光力为 19.11 D 。前表面的顶点为前极，后表面的顶点为后极，前后表面交界为赤道。其直径 9 毫米～ 11 毫米，厚度为 4 毫米～ 5 毫米。由晶状体囊及晶状体纤维构成。前囊下有一层上皮细胞，后囊下则无。晶状体前囊下的上皮细胞不断增生并向赤道移行，新形成的纤维为浅层皮质，旧的或老化的纤维推向深层，形成晶状体核。晶状体无血管，营养主要来自房水。

晶状体功能：具有屈光作用。

3. 玻璃体

为无色透明的胶质体，充满于眼球后 4/5 的空腔内，前面有玻璃体凹，容纳晶状体。其间以视盘周围及锯齿缘 2.5 毫米区结合最紧密。其主要成分为水，占 98.5% ～ 99.7%。

玻璃体功能：支撑视网膜，维持眼球的正常形状。玻璃体无血管，营养来自房水及脉络膜，损伤后不能再生，由房水充填。

第二节 眼球的附属器官

眼球的附属器官包括眼睑、结膜、泪器和眼外肌。

一、眼睑

眼睑分上睑和下睑，居眼眶前口，覆盖眼球前面。上睑以眉为界，下睑以睑颊沟为界与颜面皮肤相连。上下睑间的裂隙称睑裂。两睑在内外两端连接处分别为内眦和外眦，内眦处的肉状隆起称泪阜。上下睑缘前唇圆钝，睫毛由此长出，毛囊周围有皮脂腺及汗腺，后唇较锐，与眼球接触良好，其前有一排睑板腺开口，两唇间皮肤与黏膜移行处称灰线。上下睑缘内侧各有1个有孔的突起称泪点，为泪小管开口。上睑皮肤表面有一平行睑缘的横沟为上睑沟，有此沟者为双重睑。

眼睑的组织结构由前向后为：①皮肤层。②皮下组织层。③肌肉层。有两种横纹肌，一是眼轮匝肌，由面神经支配，司眼睑闭合；另一是上睑提肌，由动眼神经支配，司上睑提起。还有 Muller 肌，由交感神经支配，收缩时睑裂增宽。④纤维层。由睑板和眶隔组成。睑板：质如软骨，是眼睑的支架。上睑板较下睑板宽大而厚，呈半月形，两端移行与内外眦韧带相连，睑板内有垂直排列的皮脂腺，开口于睑缘。眶隔：是一层薄的纤维膜，一面与眶缘骨膜相连，一面与睑板相连。⑤睑结膜层。

眼睑的血液供应丰富，由面动脉和眼动脉分支构成的浅部动脉网和深部的动脉弓供给营养。眼睑的静脉汇入眼、颞及面静脉，这些静脉均无静脉瓣，因此眼睑化脓性炎症有可能蔓延到海绵窦。

眼睑的感觉由第 5 脑神经的第 1、2 支支配。

眼睑的生理功能为保护眼球。经常瞬目可使泪液润湿眼球表面，使角膜保持光泽，并可清洁结膜囊内的灰尘及细菌。

二、结膜

结膜是一层薄而透明的黏膜，覆盖在眼睑后表面和眼球的前表面。结膜分睑结膜、球结膜及穹隆结膜。这三部分形成的囊状间隙为结膜囊。

1. 睑结膜

紧密贴附于睑板，不易剥离。在上睑距睑缘后唇约 2.0 毫米处，有一与睑缘平行的浅沟，称睑板下沟，为细小异物存留之处。

2. 球结膜

覆盖眼球前部表面，与眼球筋膜疏松相连。

3. 穹隆结膜

为球结膜与睑结膜的移行部分，多皱褶。结膜组织包含一些分泌腺体，主要为杯状细胞和副泪腺，分泌基础泪液。结膜的血管来自眼睑的动脉弓及睫状前动脉。结膜的感觉受第 5 脑神经支配。

三、泪器

泪器包括分泌泪液的泪腺和排泄泪液的泪道。

1. 泪腺

位于眶外上部的泪腺窝内，被提上睑肌分隔为较大的眶部泪腺和较小的睑部泪腺，排泄管 10 ～ 20 根，开口于外上穹隆结膜。泪腺神经为混合性神经，包括来自第 5 脑神经的眼支和颅内动脉丛的交感纤维，以及来自脑桥泪腺核的分泌纤维 (副交感神经)，司泪液的分泌。

2. 泪道

包括泪点、泪小管、泪囊和鼻泪管。

(1) 泪点：上下各一，位于近内眦部睑缘的乳头状突起上，泪点开口面向泪湖。

(2) 泪小管：连接泪点与泪总管或泪囊，开始时与睑缘垂直约 1 毫米～ 2 毫米，然后转向水平方向，上下泪小管汇合成泪总管，再与泪囊相连，有的上下泪小管直接与泪囊连接。

(3) 泪囊：位于泪骨的泪囊窝内，在内眦韧带的后下方。泪囊顶为盲端，下端与鼻泪管相连接。长约 12 毫米，宽约 4 毫米～ 7 毫米。

(4) 鼻泪管：上接泪囊，位于骨性鼻泪管内，向下开口于鼻腔的下鼻道。

泪液为弱碱性透明液体，除含有少量蛋白质和无机盐外，尚含有溶菌酶和免疫球蛋白 A(IgA)、补体系统、β溶菌素及乳铁蛋白，在正常情况下，每小时分泌泪液 0.03 毫升～ 0.04 毫升。

四、眼外肌

眼外肌司眼球运动，包括上直肌、下直肌、内直肌、外直肌 4 条直肌和上斜肌、下斜肌 2 条斜肌。4 条直肌均起始于眶尖部总键环，向前附着于眼球赤道部前方的巩膜上，距角膜缘内直肌 5.0 毫米、下直肌 6.0 毫米、外直肌 7.0 毫米、上直肌 8.0 毫米。上斜肌起始于总键环，沿眼眶上方向前，穿过滑车向后外转折，经过上直肌下面，到眼球赤道部后方，附着于眼球的外上部。下斜肌起自眶壁的内下缘，经下直肌与眶下壁之间，在下直肌下向外伸展到眼球赤道部后方，附着于眼球的后外侧。

眼外肌的神经支配和血液供应：除外直肌受第 6 脑神经支配、上斜肌受第 4 脑神经支配外，其余眼外肌均受第 3 脑神经 (动眼神经) 支配。眼外肌血液供应主要来自眼动脉的肌支。

第三节 眼眶

眼眶是由额骨、蝶骨、腭骨、筛骨、泪骨、颧骨和上颌骨 1 块颅骨构成。呈稍向内、向上倾斜的四棱锥形骨窝，其开口向前，尖向后，有上、下、内、外四壁。成人眶深 4 厘米～ 5 厘米，外侧眶缘偏后，眼球暴露较多，易受外伤。眶外壁较坚硬，其他三壁骨质较薄，且与额窦、上颌窦、筛窦、蝶窦相邻。

眼眶的孔、裂、窝：①视神经孔和管。位于眶尖，由蝶骨小翼的 1 个根构成，孔的直径 4

毫米～6毫米，管长4毫米～10毫米，有视神经及眼动脉经此通向颅中窝。视神经孔即视神经管的眶口。②眶上裂。位于视神经管外侧，由蝶骨的小翼及大翼构成，第3、4、6脑神经及第5脑神经的眼支、眼上静脉及交感神经纤维通过。③眶下裂。位于眶外壁与眶下壁之间，由蝶骨大翼和上颌骨构成，第5脑神经的第2支、眶下神经和眶下动脉及眼下静脉通过。④眶上切迹及眶下孔。均有同名的神经和血管通过。

此外，有泪腺窝、滑车窝、泪囊窝，前后筛孔等。

第十六章 眼科常用仪器操作

第一节 视力测试及视觉训练仪器操作

一、瞳距仪操作程序

瞳距仪是在验光配镜过程中，用于测量人眼两瞳孔之间的距离的一种测量仪器。

瞳距仪是在验光配镜过程中，用于测量人眼两瞳孔之间的距离的一种测量仪器。

瞳距仪的测量原理是：由光源照亮的视标经光学系统成像在患者眼前某一特定的工作距离处，当患者注视视标时，其左右眼的视轴相交于这一特定的工作距离处。此时光线在患者左右眼角膜表面上各形成一个反光点。验光师通过目镜可以同时看到读数游丝和这两个反光点，移动左右读数游丝分别对准患者左右眼的反光点后，即可在显示屏上得到患者的瞳距。

瞳距仪检定装置是由一个具有两维运动方向的可调工作台，以及三个标称瞳距值为55 mm、65 mm、75 mm、的标准套筒组成，其中三个标准套筒的实际中心距值与理论中心距值的偏差应控制在0.1 mm以内。

瞳距仪检定装置带有两上OD的标准模拟眼，用以模拟产生工作状态下，从患者瞳孔上观察到的目标像的反光点。

(一)目的

测量双眼瞳孔之间的距离。

(二)用物

瞳距仪。

(三)操作步骤

1. 核对患者姓名、眼别。

2. 耐心向患者讲解检查目的、方法、注意事项，取得配合。

3. 消毒瞳距仪。

4. 调节瞳距仪下方模式按钮，选择近用模式。

5. 取和患者相等高度的测量位置。

6. 将瞳距仪水平放置在患者鼻梁上，并嘱患者用双手扶住瞳距仪。

7. 调节瞳距仪背面眼别按钮至中间位置，同时测量双眼瞳距。

8. 移动瞳距仪背面测量按钮，使仪器左右框中黑线分别对准患者左右眼的角膜映光点，记录数值。

9. 左右眼瞳距相差较大时，调节眼别按钮至左右眼位置，分别测单眼瞳距，记录数值。

10. 患者有斜视时，也应分别测单眼瞳距。

11. 特殊患者，如老视，根据医嘱选择近用模式及距离。

12. 正确记录数值、远近模式，注意眼别。

（四）评价

操作熟练，测得数值准确。

二、自动变频红闪弱视治疗仪操作程序

根据光电效应和人体细胞学原理以及借鉴我国传统穴位针刺疗法的特点研制而成的治疗仪器。它不仅具有红光和闪烁双重治疗作用，同时由于采用了调制闪烁光，具有抗人体适应性的特点。主要适用于中心注视性弱视患者，亦可用于视觉发育敏感期内其他方法治疗无效的弱视患者，经临床验证，刺激力度大，无不良反应，疗效高，疗程短。

（一）目的

提高弱视眼中心视力。

（二）用物

自动变频红闪弱视治疗仪。

（三）操作步骤

1. 核对患者姓名、眼别。

2. 向患者讲解检查目的、方法、注意事项，取得配合。

3. 保持室内相对暗环境，保持安静。

4. 打开自动红光闪烁治疗仪。

5. 调整适当的闪烁频率。

6. 患者坐于自动红光闪烁治疗仪前，距离为 40 cm。

7. 患者戴矫正眼镜，遮盖健眼（如双眼弱视可同时治疗），患眼注视自动红光闪烁治疗仪。

8. 每次治疗时间为 15 min，1 ～ 2 次 / 天，疗效缓慢者可延长治疗时间。

（四）注意事项

注意眼别，戴上矫正眼镜，保持室内相对暗环境。

（五）评价

操作熟练，中心视力逐步提高。

三、海丁格刷治疗仪操作程序

（一）目的

通过训练，纠正患者弱视眼偏心注视转为中心注视，提高弱视眼中心视力。

（二）用物

海丁格刷治疗仪。

（三）操作步骤

1. 核对患者姓名、眼别。

2. 向患者讲解检查目的、方法、注意事项，取得配合。

3. 保持室内相对暗环境，保持安静。

4. 打开海丁格刷治疗仪。调整转动频率。

5. 患者坐于海丁格刷治疗仪前，眼睛靠近目镜。

6. 患者戴上矫正眼镜，遮盖健眼（如双眼弱视可同时治疗），患眼注视海丁格刷治疗仪，看见蓝色转动的刷状影子，并使之转至视标的中心。

7. 每次治疗时间为 15 min，每天 1 ～ 2 次，疗效缓慢者可延长治疗时间。

(四) 注意事项

注意眼别，戴上矫正眼镜，保持室内相对暗的环境。

(五) 评价

操作熟练，中心视力逐步提高。

四、JS-A 训练仪操作程序

(一) 目的

训练双眼同时视功能，融合功能。

(二) 用物

JS-A 训练仪。

(三) 基本原理

“孔”的运用。使用单孔或双孔，使一眼能看到一部分视标而另一眼只能看到另一部分视标的方法，将双眼视野分隔开来。单孔滑板用于会聚性融像训练，双孔滑板用于发散性融像训练。

(四) 操作步骤

Aperture 训练方法。

1. 核对患者姓名、眼别。

2. 耐心向患者讲解检查目的、方法、注意事项，取得配合。

3. 抗抑制训练 (没有棱镜效应)

(1) 双孔滑板置于滑尺刻度 A 处。

(2) 视标图册置于滑尺刻度 A 处，翻至抑制图片。

(3) 患者鼻尖贴紧对准滑尺端。前后移动双孔滑板，使患者右眼仅能看到视标和字母“R”，左眼仅能看到视标和字母“L”。

(4) 如患者双眼同时注视，应能同时看到字母“R”和“L”。如只能看到字母“R”或“L”或模糊不清，表明一眼受到抑制，须反复锻炼，直至“R”和“L”总是清晰可见为止。

4. 会聚性融像训练 (单孔滑板)

(1) 根据视标图册的说明，单孔滑板置于适当的滑尺刻度处。

(2) 视标图册置于滑尺刻度 0 处，逐页翻过图片。

(3) 患者鼻尖贴紧对准滑尺端。前后移动单孔滑板，使患者右眼通过单孔滑板看到下面有小圆点的视标，左眼看到下面有十字的视标。

(4) 双眼同时注视并努力将两个视标融为一个。在训练中，需确保患者能同时看到十字和小圆点。如果不能融像，可在滑尺连接处前面插入一根指示棒，棒尖对应于单孔的中心位置，双眼聚视棒尖，直至不需指示棒就可以融像。

(5) 注意事项

1) 如果患者始终无法做到融像，应先尝试或复习红绿立体图片或实体镜融像训练。

2)AP3 及以上编号的图片，指示棒应直接置于单孔滑板之前，棒尖对应于孔中心处。

3) 一张图片能融像后，应选用下一张编号更高的图片继续训练，随着图片编号的增大，单孔滑板也相应地向前移动，但视标图册保持在滑尺刻度 0 处不变。

4) 以单孔滑板作会聚性融像训练时，AP12 是最后一张训练图片。

5. 发散性融像训练 (双孔滑板)

(1) 根据视标图册的说明，双孔滑板置于适当的滑尺刻度处 (光滑面朝向患者，黑球面看不到)。

(2) 视标图册置于滑尺刻度 0 处并翻至图片 API。

(3) 患者鼻尖贴紧对准滑尺一端。前后移动双孔滑板，使患者左眼通过双孔滑板看到下面有小圆点的视标，右眼看到下面有十字的视标。

(4) 双眼同时注视并努力将两个视标融为一个。在训练中，需确保患者能同时看到圆点和十字。如果不能融像，可在滑尺刻度 A 处的小孔内插入一根指示棒，从视标图册上面看过去，双眼聚视于指示棒，下面的视标将会融合。此时为周边视野融像，双眼注视着指示棒，视线逐渐下移到视标上，锻炼中心注视时的融像功能。使用 AP2 图片时，将指示棒插入滑尺刻度 B 处的小孔内。

(5) 注意事项

1) 患者始终无法做到融像时，应先尝试或复习红绿立体图片、实体镜融像训练。

2) 发散性融像患者无法融像时，可嘱其将双手食指放在双眼外眦处，轻轻向外牵拉，使两眼向外分开，对其训练可有帮助。

3) 一张图片做到融像后，按顺序用下一张编号更高的视标图片进行训练。每换一张图片，双孔滑板应向前移动一格，但视标图册仍保持在滑尺刻度 0 处。

4) 发散性融像训练时，AP7 是最后一张训练图片。

5) 对于瞳距狭窄的患者，只需完成图片 AP6 的融像训练。

6. 训练中的反馈视标

(1) 抑制监测视标：小圆点和小十字作为有无单眼抑制的监测视标。

(2) 三维融像视标：一对小的偏心圆作为监测有无做到三维融像的视标。

(3) 患者必须保持座位并保持特定的头部姿势。

(4) 视标图片不能设置于正视位，即从没有会聚或发散需求的融像训练开始。

(5)Aperture 训练一般都放在红绿立体图片和实体镜之后。

结束训练：患者可用 AP1 ～ AP12 全部十二张视标图片做到会聚性融像，并可用 AP1 ～ AP7 七张视标图片做到发散性融像，且都能成功地获得清晰的双眼单视，训练即可结束。

训练时间：1 次 15 min，每天 1 次。

(五) 评价

效果明显，使用方便。

五、电脑验光仪操作程序

验光是检查光线入射眼球后的聚集情况，它以正视眼状态为标准，测出受检眼与正视眼间的聚散差异程度。由于很多人在一生中，几乎都会和眼镜结缘，因此，目前验光是眼视光学工作者最基础、最常用但又重要的工作之一，所以就验光这一名词而言，在社会生活中，不论眼科医生，还是普通老百姓，都十分熟悉。

(一)目的

测量患者眼睛的初步屈光度数，便于临床医师参考。

(二)用物

电脑验光仪。

(三)操作步骤

1. 核对患者姓名、眼别。
2. 耐心向患者讲解检查目的、方法、注意事项，取得配合。
3. 消毒仪器的额托和下颌托。
4. 调整仪器的高度，使之和患者坐高相符合。
5. 嘱患者将下巴放在下颌托上，前额抵住额托。
6. 调整下颌托，使患者外眦角对齐验光仪测量头的尺度。
7. 正确调整验光仪检查模式，使之处于验光状态。
8. 调节中央操纵杆，使验光仪测量头对准患者右眼。
9. 嘱患者睁大被检眼，注视测量头内的绿色注视灯。
10. 按压中央黑色按钮，系统自动测量 3 次取平均值。
11. 调节中央操纵杆至左眼，测量左眼视力。
12. 正确记录电脑验光度数。

(四)注意事项

1. 先右后左，检查结果正确。
2. 位置调整妥当，患者坐姿舒适。

(五)评价

操作熟练，测得数值准确。

第二节 手术室仪器操作程序

一、双极电凝器操作程序

(一)操作步骤

1. 连接电源线，放好脚踏控制开关。启动电源开关。
2. 机器自检，完成后参数显示屏闪烁，按控制面板上任何按钮确定即可。
3. 电凝模式选择

(1)FORCED：强力电凝。

(2)SOFT：柔和电凝。

(3)BIPOLAR：双极电凝。

选择电凝模式至 BIPOLAR，调节功率，一般选择 5 ～ 8。

4. 连接双极电凝线到 BIPOLAR 接口处。

5. 使用时，术者踩蓝色踏板控制。

（二）维护保养

1. 使用前自检完毕，性能正常后再进行操作。

2. 使用非易燃和非易爆制剂进行清洁、消毒，并确保没有湿气渗入机内，不可使用乙醇溶液或含乙醇的消毒产品。

二、手术显微镜操作程序

（一）操作步骤

1. 取去防尘罩，松开底座，推到合适位置，固定底座。放置脚踏。

2. 连接显微镜及摄像头分配器的电源线。

3. 开启电源开关，机器自检并自动居中。自检后，显微镜照明处于开启状态，先关闭光源。

4. 检查并将目镜的屈光度归零，根据需要调节主刀和助手的瞳距。

5. 手术时，显微镜操作手柄上无菌帽。把光学单元移至手术区上方，移动时需同时向外侧旋转操作手柄或按下第二臂上的磁动开关。

6. 显微镜亮度调节、照明开关以及放大、调焦等均可在显微镜脚踏上完成。

7. 手术完毕，把显微镜光学单元升至最高限位，收拢横臂，关闭光源和电源开关，将脚踏放到底座挂钩上。清洁后，套上防尘罩。

（二）维护保养

1. 注意防尘、防潮、防高温。每次使用完毕应用防尘布罩盖住显微镜，保持显微镜光学系统的清洁，透镜表面定期用软毛掸笔或橡皮球将灰尘掸去或吹去，再用无水乙醇轻抹镜头表面，操作时应从中央到周边反复进行直到干净为止，切勿抹拭镜头的内面，以免损伤透镜。

2. 防止振动和撞击，尽量放置固定的手术间，避免经常移动。每次使用完毕后收拢各节横臂，拧紧制动旋钮，锁好底座的固定装置。一定要移动时，注意显微镜上的线路走向，切忌硬拉硬扯。

3. 注意保护导光纤维和照明系统。使用时切勿强行牵拉和折叠，用毕后注意理顺，不要夹压或缠绕于支架。导光纤维的两端需定期清洁，防止污染和灰尘沉积。

4. 保持各部位的密封性，严禁随意拆卸目镜、示教镜等可卸部分，拆卸后立即加防护盖。

5. 脚控控制开关使用时，切勿猛踏快踩或用力太大。

三、冷凝器操作程序

（一）操作步骤

1. 清除瓶口杂质：打开二氧化碳气瓶阀门并立即关紧。

2. 将随机导气管与二氧化碳气瓶、冷凝器输气入口连接并拧紧。

3. 连接冷凝笔到冷凝器插座上，锁紧，卡牢。

4. 打开二氧化碳（CO_2）气瓶开关，将冷凝器调压阀开关缓慢打开，观察冷冻器压力表，将压力调节到 6 Mpa 以上，若无法达到则说明二氧化碳气体压力不够，应更换气瓶。

5. 操作时踩下脚踏开关为制冷状态，放松脚踏开关为解冻状态。

6. 制冷操作结束后，关闭调节阀，压力到“0”状态。

7. 手术结束后先关闭二氧化碳（CO_2）气瓶开关，再调节冷凝器调压阀开关到“0”压力状态，取出冷凝笔，打开冷冻器调压开关，踩脚踏放掉冷凝器及导气管内的气体。

8. 取下冷凝笔，彻底清洁、干燥后低温灭菌。

（二）维护保养

1. 冷凝器应使用高纯度 CO_2 气体，并保证气瓶不输出液态。O_2 瓶。

2. 气路安装时查看气瓶压力是否充足。

3. 冷凝器上不能放置任何重物、易燃物品。

4. 冷凝笔低温灭菌，其接头的黑色密封圈需经常涂上润滑油，以减缓橡胶老化。

5. 使用冷冻器前，查看冷凝笔、消音管与脚踏完整性，并妥善放置，固定好冷凝笔。

四、超声乳化仪操作程序

（一）操作步骤

Infiniti 超声乳化仪。

1. 超声乳化

(1) 连接电源插头，打开主机电源开关。

(2) 打开启动开关（该开关将由橙色转为蓝色，设备即开始启动）。

(3) 设备开始化后，按下 AlconSettings(医师选择) 按钮，选择手术医师。

(4) 选择使用的超乳手柄、针头和手术技术类型。

(5) 插入 InfinitiFMS 积液盒，将抽吸管路的蓝色接口与灌注管路的白色接口连接。

(6) 将液流管路针插入灌注瓶中，保证滴液室 2/3 或 3/4 满液状态。

(7) 按下 PrimeFMS(初始化积液盒) 按钮，开始初始化积液盒、负压检测和泄压检测（上述过程成功结束后，屏幕上的初始化状态指示将由红色的 FMSNotPrimed 转为蓝色的 FMS Primed 显示）。

(8) 将超乳针头旋入手柄。

(9) 将灌注套管旋到超乳针头上。

(10) 将抽吸管路的蓝色接口与灌注管路的白色接口连接到 U/S 手柄。

(11) 将保护帽从 U/S 手柄连接口处取下。

(12) 将手柄连接口插入主机中（连接时注意手柄连接口处红点与主机插口处红点相对应）。

(13) 将手柄针头向下对准测试腔，按 FILL(注水) 按钮，将测试腔充满 BSS 无菌溶液。

(14) 将测试腔装入 U/S 手柄和针头上并保持手柄竖直向上放入托盘。

(15) 按下 TestHandpiece(测试手柄) 按钮，开始调谐手柄及液流检查。

(16) 当手柄调谐成功后，出现手术界面，即可以开始手术：①手术操作：Chop(劈核)-Epi(核壳)-Cortex(皮质)-I/A1(灌/吸)-Polish(抛光)-ViscсK(黏弹剂)。可触膜选择模式及调节相关的参数：②脚踏控制：主板 1～3 档，由脚踏力度控制，分别为灌、吸和超乳。短时下踩左上键为操作模式往下切换，长时下踩左上键为往上切换，往左侧移动左上键为回吐。

2. 水乳化

(1) 打开水乳化包件，取出水乳化积液盒并装入主机。

(2) 将抽吸管路的蓝色接口与灌注管路的白色接口相互连接。

(3) 将水乳化液瓶插入位于前面板的液瓶接口，按住并顺时针旋转 1/8 圈锁定。

(4) 将黑色条纹管路插入水乳化液瓶。

(5) 按下 PrimeFMS(初始化积液盒) 按钮，开始初始化积液盒 (上述过程成功结束后，屏幕上的初始化状态指示将由红色的 FMSNotPrimed 转为蓝色的 FMSPrimed 显示)。

(6) 按 Aqudase 手柄说明书所示备好手柄，将 Aqualase 针头装入手柄，利用针头扳手旋紧。

(7) 将灌注套管装入针头，使其距针头斜面约 1 mm，灌注孔应位于合适的位置。

(8) 将抽吸管路的蓝色接口与灌注管路的白色接口及黑色条纹管路接口连接到 Aqualase 手柄上。

(9) 将手柄连接口插入主机中 (连接时注意手柄连接口处红点与主机插口处红点相对应)。

(10) 将手柄针头向下对准测试腔，按 FILL(注水) 按钮，将测试腔充满 BSS 无菌溶液。

(11) 将测试腔装入 U/S 手柄和针头上并保持手柄竖直向上放入托盘。

(12) 按下 TestHandpiece(测试手柄) 按钮，开始调谐手柄及液流检查，上述过程成功结束后，屏幕上的调谐状态指示将由红色的 NotTuned 显示转为绿色的 Tuned 显示。

(13) 当手柄调谐成功后，将出现手术画面，即可以开始手术。

3. 前节玻切

(1) 打开前节玻切包，取出玻切头并将接口连接到 Infiniti 前面板的前节玻切接口上。

(2) 将前节玻切头的蓝色接口与抽吸管路的蓝色接口相接，然后将玻切头的白色接口与灌注套管或与连在玻切头的灌注套相接。

(3) 按压 Ant Vit(前节玻切) 按钮，前节玻切 CutI/A 或 I/ACut 手术屏将被显示。

(4) 将脚踏板踩至 1 档的位置，排除玻切头灌注管路内的气泡，然后利用返吐功能，排除玻切头抽吸管路内的气泡。

(5) 将玻切置于无菌液体中，将脚踏板置于切割的位置，观察玻切头的切割孔。激活后，切割孔应可以完全关闭和开启，当脚踏板回复至 0 档时，切割孔应处于开放状态。

(6) 瓶高设定为 15 ～ 20 cm。

4. 电凝

(1) 将电凝线连接至 Infiniti 前面板的电凝接口上。

(2) 将电凝镊或电凝刷接至电凝线上。

(3) 按压 Coag(电凝) 按钮，使用时脚踏下踩即可。

5. 手术结束

(1) 按压 CUSTOM(个性化设定) 按钮。

(2) 在下拉菜单中选择 SHUTDOWN(关闭) 键。

(3) 按压 OK(确认) 键确认。

(4) 关闭位于设备背面下部的主电源开关。

(二) 维护保养

1.U/S 针头必须浸入 BSS 无菌灌注溶液的药杯或测试套中进行调谐超声测试。防止在干燥条件下对手柄进行调试会造成手柄针头的过早失效及破坏。

2. 乳化只能在眼内手术中进行，不能在空气中干切，否则会造成永久性损坏。

3. 手术中 U/S 针头要适度上紧，过紧会造成针头裂纹或损坏；过松会造成术中针头松动，发出刺耳噪音，影响超乳效率，并可导致手柄内晶状体振动而损坏。

4. 手柄在使用之前必须处于室温。在经过高温高压后，手柄应自然干燥至少 15 min；当手柄很热时，决不可将其浸入液体中冷却，否则会严重损坏手柄。

5. 手术过程中，手柄头不应接触任何坚硬的物体，禁止摔、磕、碰，否则会导致压电晶状体损坏。

6. 手术后，手柄必须立刻彻底清洗，绝对不可使用超声波清洗手柄，否则可造成不可修复的损伤。决不可使用钢丝刷或钢丝清洗手柄的外壁和管腔。

7. 在连接至控制台之前，确认电线插头完全干燥，严禁提、拉、拽超声手柄的电缆线，否则可造成内部线路断路。

8. 在进行灭菌之前，手柄应当盖上连接器端盖并且放置于灭菌盘中。防止在处理过程中，特别是进行高压加热时，连接器和手柄发生损伤。

9. 水乳化手柄冲洗时必须是往外冲(手柄上佩戴一个连接头，另配一个)，切勿回抽，并且禁用乙醇。水乳化针头切勿高压，需 EO(环氧乙烷)灭菌。

五、视网膜激光机操作程序

(一)操作步骤

1. 连接电源，接好滤光器接头，放置好脚踏板。开电源开关。

2. 连接光纤，打开激光开关，自检通过后，显示屏上将显示上次使用的能量、时间。

3. 调节所需参数：能量 Power 先给予较低能量 120，根据术者指示再做调整；曝光时间一般设 0.2；连续状态有 A、B、C 三档，连续速度依次加快，操作熟练者一般选 C 档。

4. 此时 STATUS 处于 STANDBY 状态，如需进行激光光凝，按 STATUS 转到 READY 状态，即可开始进行光凝。

5. 手术显微镜上无安装滤光器时，使用前配合术者戴上 532 波长的专用激光防护眼镜。

6. 术中暂停光凝时，转回 STANDBY 状态，防止误踩脚踏引起激光能量输出而误伤室内人员。

7. 光凝结束后及时记录能量、曝光时间及次数，按 RESET 将激光清零、将能量降至 120 后关闭机器。

8. 取下光纤，在激光插口及光纤接口均及时套上保护帽，防止灰尘进入机器。手术结束后整理激光光纤及用物，激光光纤低温消毒后备用。

(二)维护保养

1. 激光机移动时要平稳，切忌剧烈震动机器。

2. 连续长时间操作激光机时，不能立即关闭激光机，需让术者先暂停操作，使激光机在开机状态下排风散热约 15 min，再行操作或关闭。

3. 机器如自检后出现“E5”错误提示，说明激光光纤未接入。“E1”提示光纤耦合未接入。

4. 激光光纤及耦合光纤要防止打折，机上的耦合光纤要盘成圆盘状固定好，以免能量传递衰减而报废。

5. 机器上有紧急关机按钮，如出现异常情况不能正常关机时，即启动紧急按钮关机。

6. 注意机器防尘，激光接口在不使用时要随时套保护帽，防止灰尘进入机器内。

六、玻璃体切割机操作程序

(一)操作步骤

1. 将氮气瓶或壁式压缩空气与机器相连，打开气体，调节负压开关达到0.6 ~ 0.7 kg/cm^2 以上。

2. 打开主机电源开关，设备开始启动。

3. 放置脚踏，机器初始化后，屏幕显示Anterior(前节)、PosterioK(后节)、Combined(前后节联合)三个模式。

4. 点击 Posterior 模式，插入后节集液盒，机器自动进行集液盒检测。

5. 检测通过后屏幕字体从灰色变成蓝色，按下 Doctorselected(医师选择)按钮，选择术者。

6.Cut(玻切)选择玻切头名称，将玻切头上的抽吸管路与集液盒抽吸端相连，气切管路与机器气切接口连接；进行玻切头测试：将玻切头置于无菌液体中，点击“test”，进行切割检测。调节切割速率和吸力：800 ~ 2 500(cpm)；150 ~ 200(mmHg)。

7. 电凝：将电凝头与电凝线相连，再将电凝线与机器前面板的电凝接口相连，调节参数后使用。眼外电凝：48 ~ 50(%)；眼内电凝：28 ~ 30(%)。

8. 导光：根据模块接口，衔接灯 1“Ilium1”或灯 2“Ilium2”，开启导光模块，调节亮度 100。

9. 气液交换：将气液交换管跟机器前面板上的气液交换模块相连接；按下前面板上气液交换按钮，排除管内气体，连接于眼内灌注管端。气体压力在 35 ~ 50(mmHg)。

10. 超声粉碎

(1) 将手柄连接口插入主机中(连接时注意手柄连接口处红点与主机插口处红点相对应)。

(2) 将超粉针头旋入手柄。

(3) 将抽吸管路的白色接口连接到 U/S 手柄。

(4) 将保护帽从 U/S 手柄连接口处取下。

(5) 将手柄针头向下对准充满 BSS 无菌溶液的小药杯。

(6) 按下 Test(测试手柄)按钮，开始调谐手柄。

11. 手术结束，点击 Clean 键，排出集液盒内的液体，退出集液盒，按“Exit”键，退出到初始化屏幕。

12. 关闭氮气，放掉余气，卸下氮气连接管。

13. 关电源开关(后面板左下角)，拔掉电源插头。

(二)维护保养

1. 术前安装集液盒时及时接上引流管，术中密切观察集液盒内液体量，及时清除。

2. 机器上严禁放任何液体及油热、尖锐、染色、粗重等物品。

3. 玻切头、超粉手柄测试时应将玻切头或超粉针头放到无菌液体中测试，严禁在空气中或杯底测试。

4. 导光开启时不能立即将亮度按到最亮处，应从低亮度向高亮度逐渐调节，关闭前先将亮度调低再行关闭。

5. 手术后管件及时撤离，必须及时彻底清洗，玻璃体切割头、导光光纤、电凝镊及线、激光光纤、气液交换管等管件严禁高温高压消毒处理。

6. 绝对不可使用超声波清洗超粉手柄；否则可造成不可修复的损伤，决不可使用钢丝刷或钢丝清洗手柄的外壁和管腔。

7. 每周用清水擦拭机器屏幕及机身，保持机器表面完好、无灰尘、无血迹，做好登记。

七、眼内镜操作程序（POLYDIAGNOST 眼内镜）

人工晶体在眼内可以固定在前房角(角膜与虹膜之间)，也可以固定在虹膜上或虹膜与晶体之间。前房角固定对角膜有一定损伤。固定在虹膜与晶体之间，人工晶体则有可能损伤天然晶体而导致白内障。而虹膜固定型人工晶体，这两种损伤的可能性均较小，一般 18 周岁以上，屈光状态稳定，通过术前检查符合手术条件的，可施行该手术。

(一) 操作步骤

1. 检查氙光源、摄像机、显示器、刻录机、微型钻等组件的连接和电源线是否正常连接(接口有无松动)。

2. 将氙光源传输线与内镜探头正确连接。

3. 打开显示器、氙光源、摄像机、刻录机、微型钻(如需要)等组件的电源开关。

4. 调节氙光源，使其亮度可以满足手术要求。

5. 调节方向臂上的调焦旋钮，调节探头成像的清晰程度。

6. 若出现器械反光现象，开启虹膜效应按钮 (iris)，通过模式选择按钮 (mode) 在四种滤波模式之间进行切换，选择最适合观看的模式。

7. 手术中用无菌注射用水冲灌注通道，防止探头堵塞。

8. 使用后用无菌棉擦去内镜探头上的组织碎屑，放入专用的探头储存盒带到清洗室进行清洗和消毒，以备下次使用。

9. 将氙光源的亮度调到最低，取下光源传输线，微型钻头等，取出刻录的光盘。

10. 关闭氙光源、摄像机、显示器、刻录机、微型钻等组件电源。

11. 折叠好方向臂将仪器推到合适地点存放，以备下次使用。

(二) 维护保养

1. 探头和光纤绝对不能弯折，注意轻拿轻放，不用时及时放在保护盒中，避免损坏。

2. 探头和仪器应放置在干燥、避光处，高温会影响探头和仪器的使用寿命。

3. 开机后至少要保持 30 min 以上，频繁的开关会影响氙灯的使用寿命。

4. 探头使用前、中、后及清洗前、后均要检查探头的完好率。

5. 注意防尘、防潮、防高温或温差剧变

每次使用完毕要将眼内镜罩上防尘罩，套上 CCD 镜头的保护套，镜头表面定期用橡皮球吹去灰尘，切勿抹拭镜头的内面，以免损伤镜头。

6. 防止振动和撞击，避免反复推动

每次使用完毕后收拢各节横臂，拧紧制动旋钮，锁好底座的固定装置。移动时，要松开各个固定装置，两人一起移动，切忌硬拉硬扯。

八、鼻内镜操作程序

(一) 鼻内镜成像系统和导光系统

(1) 操作步骤

1. 插上电源连接线，电源键指示灯亮。

2. 打开电源开关，正确插入导光索及 CCD。

3. 连接好鼻内镜镜头后，调节导光系统操作面板上的导光亮度调节旋钮，将灯光亮度调节到中等亮度。

4. 术中若要调节白平衡时，将鼻内镜镜头对准白纸或白色纱布按下成像系统操作面板上的白平衡键 (黑色)。

5. 使用完毕，关闭电源开关后再拔出导光索及 CCD。

(2) 维护保养

1. 启动仪器前，检查电源线是否已连接好，仪器后面的电源输入线是否接紧，电源输入线外表是否完整，有无反折、牵拉，要确保机器处于正常状态。

2. 仪器暂不使用时，可以将灯光亮度调节到最小状态。

3. 使用时先连接导光索及 CCD，再开电源开关。使用结束后，先拔出导光索及 CCD，最后关电源开关。

4. 连接导光索及 CCD 时防止管件反折、牵拉、打结及坠地。

5. 使用结束后及时收回导光索及 CCD，放置在稳妥处。

(二) 显示器

(1) 操作步骤

1. 插上电源连接线，启动监视器开关 (按右下角 POWER 键)。

2. POWER 键旁边指示灯亮，正常状态显示绿光，显示屏呈现紫罗兰色屏幕。

3. 选择监视器左下角键，选择 LINEA 键，机器即进入待用状态。

4. 使用完毕，直接按 POWER 键关闭机器，并观察指示灯是否已熄灭。

(2) 维护保养

1. 启动监视器前，要检查电源线是否已连接好，监视器后面的电源输入线是否接紧，电源输入线外表是否完整，有无反折、牵拉，确保机器处于正常状态。

2. 观看显示屏图像时，需要移动监视器方向，可移动监视器整个底座，禁忌硬掰监视器屏幕，以防造成人为破坏。

3. 录像时，将连接线输入端跟监视器后面的 svideo 接口 (图像输出) 相连接。一般录像接在成像系统上，如跟成像系统连接无图像，可与监视器后面的 svideo 接口衔接。

4. 关闭机器时，要先关闭显示屏电源开关，再关闭监视器总电源；禁忌在无关闭显示屏的状态下，直接拔电源插板；如突发断电情况，要先关闭显示屏，再重新启动机器。

5. 监视器表面清洁时，禁忌使用对机器有刺激、易着色的消毒液擦拭 (如碘酊、聚维酮碘溶液、乙醇溶液等)，清洁后要盖上防尘罩。

第三节 消毒供应室仪器操作

一、预真空高压蒸汽灭菌器操作程序

(一) 操作步骤

机动门脉动真空灭菌器。

1. 开机灭菌器正常使用后，打开设备总控制电源，打开灭菌器电源开关拨向“一”侧。

2. 灭菌前准备一预热

(1) 开启蒸汽源和水源，并保证蒸汽压力达到0.4 MPa，水源压力为0.15～O.30 MPa范围内。

(2) 开启空气压缩机电源，压力达到 0.4 ～ 0.8 MPa 后，检查夹层压力是否达到 0.2 MPa 预热半小时后压力达到规定值，为灭菌程序运行做好准备。

3. 预置各灭菌参数

(1) 预置灭菌温度：非液体类物品推荐灭菌温度为 132℃；液体类物品推荐灭菌温度为 121℃。

(2) 预置灭菌时间：非液体类物品在 132℃灭菌温度下，灭菌时间预置 4 ～ 10 min，对于 30 cm×30 cm×50 cm 的最大包裹，灭菌时间应预置在 8 min 以上，混合装载时，应按最难灭菌的物品和包装来预置灭菌时间。

(3) 预置干燥时间及脉动次数：织物、橡胶手套等非液体类物品灭菌需要预置干燥时间，一般预置在 6 或 8 min 即可达到满意的干燥效果。而脉动次数一般 3 次即可，若灭菌效果不好，可将脉动次数设为 4。

(4) 预置置换时间：液体类物品灭菌时需要设置置换时间，置换时间一般设置 2 min 为宜。

4. 装载被灭菌物品必须分层竖式排放在消毒车 (隔栅) 上，力求整齐不重叠，各包裹之间应保持一定间隙，装载量不可超过内柜容积的 90%。将装载好的消毒车从搬运车上推入灭菌室，然后关紧柜门。

5. 启动程序，灭菌循环自动运行。灭菌结束，内室压力为零时方可取出无菌物品。

6. 液体灭菌的注意事项

(1) 只能用硅酸硼玻璃瓶，决不可用普通玻璃瓶。

(2) 只能用“液体”程序进行灭菌，不能用其他程序。

(3) 灭菌完成后，内柜温度下降到 60℃以下时，才能开门，当门上升到开门位置后再等待 10 min 才能将门拉开。

(4) 装载时应小心轻放，搬运时应防止撞击。

(二) 维护保养

1. 严格执行安全操作，防止超热现象和禁止超压运行。操作人员必须经过上岗培训，持证上岗。

2. 每天灭菌前需空锅进行 B-D 实验，检测合格后再进行运作。

3. 每天灭菌前进行预热，正确装载灭菌物品。

4. 开门操作时柜内必须无压。

5. 灭菌时，装载量不小于柜内容量的 10%，防止小装量效应。

二、卡式快速灭菌器操作程序

(一) 操作步骤

1. 开机前检查

1) 检查水平显示仪中的气泡位于中央或右前方 1/4 处。

2) 检查水箱中的水是否超过探针平面。

3) 检查废液瓶中的水量是否在 MAX 与 MIN 标志之间。

2. 打开电源开关屏幕提示“SELECTACYCLE”时，插进消毒盒：平放推进消毒盒，听到“咔嗒”的响声。在面板上选择消毒程序后，按下“裸消键”(剪刀键)。

3. 非包裹性器械灭菌：按第一个剪刀键(开着的)，显示 UNWRAPPED，135 度 FOR3.5 分，接着显示 UNWRAPPED，WARMINGUP，再按下绿色“START”启动键，机器自行运转。约 10 min 后，显示 AIRDRYING60:00，提示灭菌完成，即可按 STOP 键，显示 PLEASEWAIT，CYCLECOMPLETE，约 30 s 后，出现 REMOVECASSETTE，CYCLECOMPLETE，清脆四声响后，显示 CASSETTEREMOVED，CYCLECOM-PLETE，即可取出消毒盒。

4. 包裹性器械灭菌按第二个剪刀键(闭着的)，显示 WRAPPED，135 度 FOR6 分，其他程序同上。

5. 橡胶或塑料等物品灭菌按第三个键(手套)，显示 WRAPPED，121 度 FOR15 分，其他程序同上。

6. 非包裹大型有腔器械灭菌按第四个键(川)，显示 WRAPPED，135 度 FOR6 分，其他程序同上。

(二) 维护保养

1. 水质要求只能使用杂质少于 5 ppm 或传导性低于 10 US/cm 的蒸馏水。不可使用脱离子水、脱矿物质水及过滤水。

任何情况下严禁使用自来水。注水时，请使用漏斗，防止水溅出。重新注水后，请及时盖上水箱的盖子，防止其他液体或物质进入。

2. 每次给蓄水箱注水时，先倒空废水桶废水桶必须加水至最低线 (MIN 线) 处。可在桶内加入少量消毒剂。切勿在灭菌器工作中打开废水桶。

3. 物品进行蒸汽消毒，参照物品制造商的说明书，确保物品不因蒸汽消毒而受损。可高温高压的标志：“AUTOCLAVE”或 1 340 C/2 730 F。

4. 器械放入消毒盒之前，要先将器械上的污物冲洗干净，带有润滑油的器械必须擦掉润滑油；勿将不同类型的器械或物品混在一起进行消毒。

5. 器械摆放在消毒架上时，器械之间、器械与消毒盒壁之间应留有一定空间。

6. 关闭卡式消毒盒时，将盖子和消毒盒的连接处对合好后慢慢合上盖子，插入主机内。如果关上时遇到阻力，请重新打开消毒盒，检查盒内物品摆放是否过高，除湿金属片是否放平，盒尾部是否卡锁正确。机器不用时，要将消毒盒放松，将其向外拉出约 3 厘米。

7. 每周至少用不含氯的洗涤剂清洗消毒盒内部一次。每周用无味液体皂给消毒盒的密封圈润滑一次；消毒工作结束后，可将液体皂涂在消毒盒盖内显露出来的密封圈部分和盖后部的接口处。使用前，再冲洗干净所有的肥皂残痕，并且不装器械让机器运转一个循环。这样可以延长密封圈的使用寿命。

三、环氧乙烷灭菌器操作程序

（一）操作步骤

1. 打开总电源，开启空气压缩机和排风机。
2. 打开环氧乙烷灭菌器电源，仪器自检。
3. 检查灭菌锅内有无灰尘，压缩空气压力是否达到 3 L 以上。
4. 检查蒸馏水有无；检查记录纸是否够用，打印机开关置于“开”位置。
5. 按要求对待灭菌物品进行转载。
6. 放置环氧乙烷气罐：将气罐倒插入气罐槽，并检查气罐是否已被搭扣扣住。
7. 放置篮筐将装载篮筐水平放入灭菌锅内，并检查物品有无露出于门缝之间。
8. 关闭炉门将门把手顺时针向下直到手柄垂直。
9. 设置灭菌程序（选择灭菌温度、设置通气时间）。
10. 按下开始键，启动灭菌程序，灭菌循环开始。
11. 循环结束

(1) 显示屏幕显示“门锁打开”提示符，提示炉门可以打开。

(2) 逆时针转动门到最高位，等待炉门自动开启，关闭灭菌程序。

(3) 取出物品和环氧乙烷气罐，清洁灭菌器备用。

(4) 关闭环氧乙烷灭菌器电源、空气压缩机电源、排风机电源，关闭总电源。

（二）维护保养

1. 每日用软布、中性皂液、温水清洁：灭菌器外表、炉门内表面、炉门封条、炉腔内壁。
2. 每次灭菌前要排去积存在过滤器集液瓶中的水和油。
3. 至少 6 个月更换一次油水分离器的粗滤芯。
4. 至少每年更换一次油水分离器的细滤芯。

第十七章 眼科病史采集及常用检查法

一、病史采集

应按常规进行询问，并做好记录。门诊病史应简明扼要，入院病史应系统详尽。

1. 一般资料

姓名、性别、年龄、婚姻状况、职业、民族、籍贯、住址。

2. 病史

(1) 主诉：主要的症状和持续的时间。若两眼均异常，宜先着重近期发病之眼，再问另一眼。

(2) 现病史：主要症状的发生发展过程，及伴随症状、病情演变和诊治过程。抓主要特点，特别是视功能变化过程。

注意事项：两眼分别进行记录，患眼在先，健眼在后；近期病眼在先，早期发病眼在后。

(3) 既往史：既往眼病史，与眼有关的全身病史，如高血压、心脏病、肾病、糖尿病、呼吸和消化系统疾病。手术外伤史和传染病史。

(4) 个人史：个人生活习惯，移居停留的地方。

(5) 家族史：对遗传性疾病、先天性疾病，询问近亲结婚史、家族中相似疾病史、孕育生产史。

二、视功能检查

包括视觉物理学检查 (视力、视野、色觉、立体视等) 及视觉电生理检查 (见后)。

(一) 视力检查

1. 远视力检查

【适应证】

(1) 眼科就诊和会诊患者。

(2) 健康体检者。

【禁忌证】

(1) 全身状况不佳。

(2) 意识不清、精神异常不能配合者。

【方法】

视力是分辨二维物体形状大小的能力，分为中心视力与周边视力。视力表是检查中心视力的重要工具，是根据视角原理设计的。人眼能分辨出两点间最小距离的视角是 1 分 (1) 角，视力是视角的倒数。

(1) 国际标准视力表、对数视力表：同仁医院采用国际标准视力表。检查距离 5 m ，视力表的 0.1 行与受检眼等高。视力表照明均匀，可采用自然照明、人工照明。

(2) 两眼分别检查，先查右眼，后查左眼。先查裸眼视力，再查戴镜视力。用挡眼板遮盖非检查眼。

(3) 视力记录：能看清全行视标，则记录为该行视力。

(4) 如最低视力行 0.1 不能辨认，患者走近视力表，到认出 0.1 视标为止。记录实际距离并折算，如 3 m 距离看清 0.1 视标，则视力记为 0.1×3/5=0.06。

(5) 如在 1 m 处不能辨认最大视标，则检查指数 (CF)：受检者背光检查，检查者伸手指让其辨认手指数，记录能辨认指数的最远距离，如指数 /30 cm 或 CF/30 cm。若 5 cm 处不能辨认指数，则检查手动 (HM)：检查者在受检者则摆手，记录能辨认手动的最远距离，如手动 /30 cm 或 HM/30 cm。

(6) 如手动也无法察觉，则用烛光或电筒光反复置于受检眼前，检查并记录是否有光感 (LP)。

【注意事项】

(1) 可在视力表对面 2.5 m 处放一平面镜，以节省检查距离。

(2) 每视标检查应在 3 秒内读出。

(3) 未受检眼遮盖要完全，勿压迫眼球。

(4) 受检者头位要正，不能用遮盖眼偷看。

(5) 对于裸眼视力小于 1.0，而没有带矫正眼镜的受检者，可加用针孔板再查小孔视力。

(6) 视力检查是心理物理检查，有时需结合患者的心理精神状况考虑结果的真实性。

2. 近视力检查

【适应证】

(1) 屈光不正患者。

(2) 老视患者。

其他适应证和禁忌证同远视力检查。

【方法】

(1) 多选用 Jaeger 近视力表。照明可采用自然弥散光或人工照明。

(2) 两眼分别检查，先查右眼，后查左眼。用挡眼板遮盖非检查眼。

(3) 检查距离为 30 cm。对于屈光不正者，又需改变检查距离才能测得最好近视力。距离越近，近视力越好者，可能为近视；距离越远，近视力越好者，可能为远视或老视。

(4) 以能看清最小一行字母为检查结果，记录为 J1 ～ J7，并注明检查距离。

【注意事项】

(1) 每视标检查应在 3 秒内读出。

(2) 未受检眼遮盖要完全，勿压迫眼球。

(3) 受检者头位要正，不能用遮盖眼偷看。

3. 视网膜功能检查

【适应证】

视力低于 0.02 者，其他适应证和禁忌证同远视力检查。

【方法】

(1) 应在暗室中进一步检查光感、光定位。

(2) 将烛光或电源光置于受检眼前 1 ～ 6 m 距离，检查受检眼是否能辨认，并记录能看见光源的最远距离。如不能辨认 5 m 光而仅能看到 4 m 光，则记录“4 m 光感”。

(3) 再嘱受检眼注视正前方不动，将烛光或电源光置于受检眼前 1 m 的 9 个方位 (左上、左中、左下、右上、右中、右下、正上、正中、正下) 检查受检眼是否有光感，并在有光感方位记录“+”，无光感方位记录，是为“光定位”检查。

(4) 用红绿镜片置于光源前，检查患眼是否可以辨认红、绿颜色，是为“色觉”检查。

(5) 如受检眼不能看见 1 m 光，则记录“小于 1 m 光感”。如受检眼不能辨认眼前各方向光，记录为“无光感”。

【注意事项】

检查光定位时，观察受检眼是否注视正前方不动。

4. 婴幼儿视力检查

(1) 注视反应试验：

【适应证】

适用于 1 ～ 12 月龄的婴儿。

【方法】

检查者手执玩具，分别遮挡婴儿的左眼和右眼，注意非遮盖眼能否注视和追随眼前的玩具。如果发现一眼不注视，或者有嫌恶反应，提示该眼视力差。

(2) 选择性观看：

【适应证】

适用于 4 个月以下的婴儿。

【方法】

应用 Teller 测试卡，婴儿坐在家长腿上，距 Teller 测试卡 55 cm，检查者于测试卡的窥孔内观察婴儿的注视反应。

【注意事项】

1) 比较适合 4 个月以下的婴儿，较大的婴儿容易被分散注意力而影响检测结果。

2) 假阳性率较高。

(3) 视动性眼球震颤检查法：

【适应证】

适用于 6 个月以下的婴儿。

【方法】

应用视动性眼球震颤的原理，将一个有不同宽窄黑白光栅条纹可转动的试鼓，置于婴幼儿眼前，婴幼儿双眼球追踪试鼓产生逆向性运动，检查者可观察婴幼儿双眼球对不同宽窄光栅条纹的反应，记录引起眼球震颤最细条纹，并换算成视锐度。

【注意事项】

1) 视动性眼震在皮质盲的患儿也可诱导出来。

2) 如果注意力未集中在视动性刺激则诱发不出视动性眼震。

3) 视动性眼震的运动通路发育不完善可导致试验阴性。

(4) 儿童视力表检查法：

【适应证】

适用于 2 ～ 3 岁幼儿。

【方法】

使用儿童熟悉和喜欢的各种图形，按视角大小设计而成，测定方法同成人远视力表检查。

(二) 视野检查

视野是指一眼向前注视某一点时，所能看见的空间范围。亦称“周边视力”。

1. 动态视野检查

(1) 平面视野计：用于检查注视点 30° 以内的中心视野。

(2) 弧形视野计：用于检查注视点 30° 以外的周边视野。

【适应证】

(1) 普查及特殊职业人员体检。

(2) 怀疑青光眼者。

(3) 青光眼的随诊检查。

(4) 视路疾病。

(5) 黄斑部疾病。

【禁忌证】

(1) 智力低下。

(2) 全身疾病不配合者。

【方法】

(1) 在暗室内进行。受检者遮盖一眼，坐于屏前，头部固定在下颌架上。

(2) 检查距离平面视野计为 1 m，弧形视野计为 50 cm。一般用 3 mm 白色和红色视标。必要时可将视标加大或减小。

(3) 嘱受检眼固视中央注视点，先查视力较好的眼，若两眼视力相近则先检查右眼。

(4) 平面视野计检查开始时，先将视标由颞侧约 20° 处沿水平子午线渐渐向内移动，在 18° ～ 13° 应看不到视标，是生理盲点所在处，记录其范围。

(5) 用不同大小、颜色的视标沿视野计自周边向中心移动，记录患者发现视标出现和消失的位置。

(6) 每隔 15° ～ 30° 检查一次，依次检查 12 个子午线。将各子午线开始看见视标的点连接画线，即为该视标所查出的视野。

(7) 正常周边视野范围：白视标：颞侧 90°、鼻侧 60°、上方 55°、下方 70°。蓝红绿视野依次递减 10°。

(8) 视野中除生理盲点以外的暗点均是病理性暗点，完全看不见视标的暗点为绝对性暗点，仅能看见较大的视标为相对性暗点。

【注意事项】

(1) 检查前应了解受检者眼部情况，对视野可能缺损的部位重点检查。

(2) 向受检者说明检查步骤和注意事项。

(3) 屈光不正者应戴矫正眼镜检查。

(4) 有视野缺损时，应将视标由外向内移动，再由内向外移动，确定其缺损范围。

2. 静态视野检查

现在有各种新型的自动视野计，按照程序在视野的各个位点用不同亮度的光刺激测定光阈值或光敏感度的方法，静态阈值视野检查法是自动视野计中最常用的方法。

【适应证】

同动态视野检查。

【禁忌证】

同动态视野检查。

【方法】

(1) 开启视野计，选择适当的程序。

(2) 在暗室内进行。受检者遮盖一眼，头部固定在下颌架上。受检眼固视视野屏十字中心。

(3) 告知受检者当察觉视野屏出现闪亮点，即按一下手柄按钮。

(4) 检查完毕，视野计自动记录结果、存盘和打印。

【注意事项】

(1) 检查前应了解受检者眼部情况。

(2) 向受检者说明检查步骤和注意事项。

(3) 屈光不正者应戴矫正眼镜检查。

(4) 去除上睑遮挡。

(5) 检查中受检者不能漏按和多按，受检眼应始终固视前方。

(三) 色觉检查

【适应证】

1. 健康及特殊职业体检。

2. 色盲或有色盲家族史者。

3. 某些视网膜或视神经疾病患者。

【禁忌证】

因精神因素等不能配合者。

【方法】

1. 临床上常用假同色色盲本检查。

2. 自然光照明，双眼同时检查，视线与画面垂直，检查距离 0.5 m，5 秒钟内读出图中的图形或数字。先阅读示教图。根据检查图册内规定说明，判断检查结果，是否色盲、色弱、红绿色盲等。

3. 临床应用

在某些疾病中可出现色觉异常，如红绿色觉异常多见于视神经萎缩、球后视神经炎及脑垂体肿物；黄色觉异常多见于视网膜色素变性、黄斑变性及青光眼等。

(四) 立体视检查

【适应证】

1. 斜视、弱视患者。

2. 屈光不正患者。

3. 眼球震颤。

4. 视疲劳。

5. 特殊职业司机、显微外科医生、特种兵等。

【禁忌证】

因精神因素等不能配合者。

【方法】

1. 同视机检查法

适于具备正常视网膜对应的双眼视力良好的斜视患者。

(1) 受检者端坐于同视机前，头部固定于托架上。

(2) 同时知觉画片检查主观斜视角；融合画片检查融合范围。正常：集合 25° ～30° ，分开 4° ～6° ，垂直分开 2△～ 4△。深度知觉画片测定三级立体视。

2. 随机点立体图检查

看近的立体视。常用的有颜少明立体视觉图。

(1) 受检者戴偏振镜片，注视距离 40 cm 处图形。

(2) 先看筛选图，再看动物图，最后看圆形图。分别记录立体视觉的灵敏度。

【注意事项】

有屈光不正者要先矫正。

(五) 伪盲检查法

【概述】

被受检者由于要达到某种目的，而假装视力减退或丧失。被检者除视力减退外，眼部检查均不能查到视力减退的客观依据，应考虑伪盲或伪弱视可能。一般伪装单眼盲者多。

【方法】

1. 伪装单眼全盲

(1) 伪盲者对检查一般不合作，或拒绝检查。令被检者双眼注视眼前一目标，受检者故意往其他方向看。

(2) 伪盲者双眼瞳孔一般等大 (除外散瞳剂作用)。伪盲眼直接对光反射应存在，另一眼间接对光反射应存在 (外侧膝状体以后的损害可不发生瞳孔大小、形状及光反应的障碍

(3) 瞬目试验：遮盖健眼，用手指或棉棒，在被检者不注意时，作突然刺向盲眼动作，注意不要触及睫毛或眼睑，如为真盲则无反应，伪盲者立即出现瞬目动作。

(4) 同视机检查：如双眼有同时视功能，即为伪盲。

(5) 三棱镜试验：

1) 嘱被检查者向前方注视一目标，可疑伪盲眼前放 -6 △的三棱镜，如眼球向外 (三棱镜底向内) 或向内 (三棱镜底向外) 转动，以避免复视，即为伪盲。

2) 遮盖伪盲眼，在好眼前放 -6 △的三棱镜，基底向下，其边缘位于瞳孔中央，此时好眼产生单眼复视，除去被检眼前遮盖，同时把好眼前的三棱镜上移遮住整个瞳孔，仍有复视则为伪盲。

3) 被检者注视眼前一点，将 -6 △的三棱镜放在好眼前，如被检者出现复视，则为伪盲。

(6)Jackson 试验：将 -5 D 和 +5 D 柱镜片两轴重合，此时镜片度数为 0，放于健眼前，检查双眼视力，转动其中一镜片与另一镜片垂直，则健眼视力模糊，再查视力，若视力不变即为伪盲。

(7) 试镜架上眼前放一 +6 D 球镜，盲眼前放一 +0.25 D 球镜，戴在被检者眼前，如仍能看清 6 m 远距离视力表字时即为伪盲。

(8)Harlan 试验：在被检者好眼前放一 +6 D 镜片，使其成为人工近视，令其读眼前 16 cm 处近视力表，在不知不觉中将视力表移远，如被检者仍能读出，则为伪盲眼的视力。

(9) 检查健眼视野，但不遮盖所谓盲眼。如果鼻侧视野超过 60°，则考虑伪盲。

(10) 嘱被检者读横行印刷的书报，头与读物都固定不动，将一笔杆垂直放在被检者两眼和读物之间，多靠近读物的一方，如被检者仍能继续往下顺利朗读，则证明其用双眼注视读物，盲眼即为伪盲。

2. 伪装单眼视力减退

(1) 遮盖健眼，缩短检查距离，伪弱视者可在 5 m 看到第 2 行，在 2.5 m 仍看第 2 行，甚至 1 m 处仍看第 2 行。

(2) 将视力表的视标剪下，每一字贴在一张白纸上，任意拿出相近行的视标，伪弱视者可能不会估计视标的大小，往往可能看见 0.4 视标，反而看不见 0.2 视标。

(3) 伪弱视眼不同距离查视野，视野范围可能无变化。

(4) 双眼分别查视力后，将镜架置于被检者眼前，健眼前放一 +12 D 球镜，低视力眼前放一 -0.50 D 球镜，如双眼同时查视力，其视力较单独查低视力眼的视力好时，则该眼为伪弱视。

(5) 视觉诱发电位 (VEP) 检查是客观检查，根据 VEP 曲线可推算被检者视力，是鉴别伪盲的可靠方法。

3. 双眼伪盲者通过障碍物时不会有困难，而真盲者往往被障碍物绊脚，遇危险物体时不会躲避。为被检者做视动性试验，即令被检者注视眼前迅速旋转、画有直线条的视动鼓，伪盲者可出现水平性、快慢交替有节律的跳动型眼球震颤，称为视动性眼球震颤，而真盲者不具有观看活动目标的能力，故不出现此种震颤。

【鉴别诊断】

1. 癔症性盲目或弱视

癔症性者有精神因素存在，眼部检查正常，视力下降，能查视野一般都为向心性收缩，且有螺旋形改变，但视野的改变与行动不相符。患者愿意接受治疗，暗示治疗有效。VEP 正常。

2. 皮质盲

皮质盲为大脑枕叶纹状区视觉皮质的严重损害所引起。皮质盲瞳孔对光反射存在，调节、集合反应消失，眼底正常。异物突然出现于眼前，缺乏瞬目反射。视动性眼球震颤消失。

3. 球后视神经炎

球后视神经炎有眼球转动疼痛，瞳孔开大，对光反射不能持久，视野有哑铃形暗点。与感冒、中毒、多发性硬化等有关。

三、裂隙灯检查

【适应证】

1. 眼部常规检查一部分。

2. 眼病患者。

3. 健康体检。

【禁忌证】

因全身状况不允许座位患者。

【方法】

(一) 概述

1. 裂隙灯显微镜是将光线高度集中，在焦点处分辨各屈光间质，可达到组织学效果。临床上简称“裂隙灯”。裂隙灯主要由照明系统和双目显微镜构成。光源发出的光线经凸透镜集中，经不同形状的隔板投射到眼部，产生长短宽窄不同的光带。光路中还装有无赤、钴蓝等滤光片。双目显微镜由物镜和目镜组成，常用放大倍率为 10 ～ 16 倍。

2. 常用检查方法

暗室内进行。患者的准备：座位，调整检查台的高度，使之头部舒适地固定于颌架上。调整仪器，避免强光长时间照射患眼。检查者右手调节裂隙灯手柄等各旋钮，左手可撑开患者眼睑。一般使光线来自受检眼颞侧 40° 角，也可根据需要调整角度。

3. 裂隙灯的 6 种检查方法

(1) 弥散光照射法：将裂隙充分开大，一般在低倍镜下全面观察眼表面。

(2) 直接焦点照射法：最常用的方法。光线的焦点与显微镜的焦点完全重合，在角膜和晶状体上形成光学六面体，根据检查需要可分宽光照射、窄光照射和圆锥光照射。

(3) 后部反光照射法：光线聚焦在目标后方，借光线反射光检查前部组织。

(4) 镜面反光照射法：利用光线在角膜或晶状体形成的镜面反光区，检查角膜或晶状体的前后表面。

(5) 角膜缘分光照射法：光线从侧面照射角膜缘，在对侧角膜缘形成强光晕，借以观察角膜病变。

(6) 间接照射法：光线聚焦目标旁侧，借光线的折射观察目标。

应按顺序检查结膜、角膜、前房、虹膜、晶状体和前玻璃体，加用附件还可行压平眼压、前房角、后部玻璃体、眼底等检查。

(二) 裂隙灯检查应用

1. 角膜检查方法

(1) 注意角膜大小、形状、透明度、弯曲度，表面是否光滑；角膜有无混浊、水肿、浸润、溃疡、异物、瘢痕、新生血管和血管翳、角膜后沉着物 (KP) 等。

(2) 荧光素染色试验：对怀疑有角膜上皮缺损或溃疡者，以荧光素滤纸条轻沾于结膜囊内，在裂隙灯下用钴蓝光观察，有鲜明黄绿色着染区，即为角膜上皮缺损。如有溪流现象，即渗漏的房水被染成绿色的溪流，轻压眼球，溪流更为明显，表明有角膜瘘。此方法也常用于检查青光眼滤泡渗漏、角膜或结膜伤口渗漏。

(3) 角膜知觉检查：用消毒棉签捻出一细长绵丝，从受检者侧面接近并轻轻触及角膜，如不引起瞬目或瞬目速度较健眼明显变慢，则说明角膜知觉消失或减退。

2. 前房检查方法

(1) 注意前房深度，房水是否混浊，有无闪辉、浮游体、渗出物、积血或积脓等。

(2) 周边前房深度：患眼注视前方，窄裂隙自颞侧 30° 角投射至 6 点钟角膜缘处，用 6 点钟角膜缘处的角膜厚度 (CT) 为单位估计周边的角膜内皮与虹膜前表面间距离。正常人周边前房≥ 1 CT。

(3) 房水混浊程度检查：目镜 ×10，物镜 ×1.6，长 8 mm、宽 0.2 mm 的裂隙为 1 个视野。

1)(-)：房水透明 3

2)(±)：3 ～ 5 个视野仅见 1 个微粒。

3)(+)：1 个视野 1 ～ 5 个微粒。

4)(++)：1 个视野＞ 5 个微粒。

5)(+++)：无数微粒，有纤维蛋白渗出。

6)(++++)：明显渗出，伴有积脓。

3. 虹膜检查方法

双侧虹膜进行对比检查。注意虹膜色泽、纹理、形态，有无色素脱失、萎缩、缺损、结节及新生血管，有无前后粘连、虹膜震颤、根部离断等。

4. 瞳孔检查方法

(1) 先在自然光线下观察双眼瞳孔是否等大、圆形，边缘是否整齐。检查其对光反射。注意瞳孔大小、瞳孔中央是否有渗出膜、闭锁。瞳孔区黄白色皮光要除外“白瞳症”。

(2) 瞳孔对光反射检查：当裂隙灯光照射瞳孔或裂隙光线由弱变强时，观察受检眼虹膜瞳孔括约肌是否收缩，是为瞳孔直接对光反射。而对侧眼是否同时有瞳孔括约肌收缩，是为瞳孔间接对光反射。

5. 晶状体检查方法

注意晶状体位置是否正常，是否透明，有无混浊。虹膜震颤时，注意晶状体有无脱位。必要时散瞳进行详细检查。外伤眼，晶状体囊膜是否完整；异物伤，晶状体是否存留有异物。观察晶状体病变情况是否与视功能变化相对应。

6. 玻璃体检查方法

裂隙灯下，焦点光照到晶状体后面时，玻璃体前部反光带似悬挂的幕布，有一定活动度。用高度照明深部偶可看到纤维状结构。注意前玻璃体是否有颗粒状、片状混浊，有时可以见到高度脱离的视网膜。

加用前置镜，裂隙灯下可进行玻璃体、眼底的检查。观察玻璃体混浊的程度、混浊物的形态和色泽，是否有玻璃体液化、后脱离，是否形成对视网膜的牵拉。

7. 眼底检查方法

(1) 散瞳后加用前置镜、三面镜、全检影镜，裂隙灯下可以观察到视网膜的全貌。

(2) 检查顺序先后极部，再周边部。

(3) 注意观察视盘大小、形态、色泽、盘沿和凹陷；视网膜血管粗细、走行、动静脉比例；

黄斑有无水肿、渗出、出血、瘢痕、色素改变，中心凹反光情况；视网膜有无渗出、出血、变性、脱离等。

【注意事项】

(1) 裂隙灯越往眼球深部检查，光源与显微镜的夹角应越小。

(2) 对于浅前房者，散瞳要谨慎，避免诱发急性闭角型青光眼。

(3) 如角膜有炎症、穿孔伤时，不能使用接触镜检查。

8. 裂隙灯前置镜检查

【概述】

裂隙灯加用附件后，可使检查范围增大。联合不同的物镜，如 Hruby 前置镜、Goldmann 眼底接触镜，可检查玻璃体后部和眼底；联合 GoWmann 前房角镜可检查前房角；联合三面接触镜可检查眼底、玻璃体、房角，特别是眼底周边部；联合压平眼压计可测量眼压；联合激光器进行激光治疗。

【方法】

(1) 前置镜：传统前置镜一般是 55 ～ 58.6 D 的平凹透镜，装置于裂隙灯上，可置于被检眼的角膜前 15 mm 处进行检查。所见眼底为立体正像，视野小，放大倍率高。适用于观察眼底后极部及靠近眼球中央轴的玻璃体。缺点是玻璃体和眼底的周边部不便于检查，而且反射光线较多，易于干扰被观察的物体。

检查前应用短效散瞳剂散大瞳孔，患者位置同裂隙灯检查，先在裂隙灯上调整好前置镜位置，注意投射光轴与视轴间的角度在 30° 以内，将裂隙灯向被检眼方向推进，至光线聚焦在视网膜上。

(2) 接触镜：常用接触镜是 Gddmann 三面镜，中央为凹面镜，凹面与角膜表面一致，放置在角膜前面以检查玻璃体及眼底。所见为正像，其放大倍率大，镜野大，反射光线较少，物像清晰。三面反射镜的斜度分别为 59°、67°、75°，用中央部观察眼底的中央部分，三个反射镜分别可观察前房角和眼底极周边部、赤道部至周边部、眼底 30° 内至赤道部的视网膜。接触镜检查有助于玻璃体后脱离的诊断，观察视盘水肿及其程度，视网膜脉络膜疾病的诊断，特别是黄斑囊肿或裂孔的诊断。联合使用压陷装置可扩大眼底周边的观察范围。

使用接触镜时，可在滴表面麻醉剂后，将接触镜放在结膜囊内，接触镜与角膜接触面之间以甲基纤维素、生理盐水或其他等渗液填充以左手持镜随需要而活动。注意投射光轴与视轴间的角度在 30° 以内。先用中央部分检查，再用三个反射镜分别旋转一周检查不同部位的眼底。

(3) 全检影镜：全检影镜为 +90 D 、+78 D 或 +132 D 等非球面双凸透镜，又称为生物显微镜镜头，放大倍率分别为 0.76 倍和 0.93 倍，所见眼底为倒像，视野大，立体感强，放大倍率较间接检眼镜大。被检查者坐于裂隙灯前，检查者手持全视网膜透镜置于被检眼前，裂隙灯 0° 角照明，可观察到大部分眼底。

四、前房角镜检查

【概述】

眼前节尤其是前房角的解剖结构与各类青光眼的发病机制密切相关。判断前房角的宽窄与开闭对青光眼的诊断、分类和防治具有重要意义。前房角镜检查是临床上常用的方法。常用的前房角镜为间接型前房角镜，中央为一凹面镜，内有一斜面为 64° 的反射镜，可将光线反射至房角隐窝。检查前房角的结构时需用前房角镜配合裂隙灯显微镜进行，操作方便，有优越的照明和放大倍数，房角的解剖标志及细微变化的分辨程度高，并可以结合静态和动态检查技术。

【方法】

1. 滴表面麻醉剂 2 ～ 3 次 (一滴麻)。如眼有分泌物应暂缓检查。

2. 使用前，用肥皂或洗衣粉及自来水洗净接触镜，再用无菌生理盐水冲洗。

3. 先在接触镜凹面滴入少量生理盐水、甲基纤维蛋白或抗生素眼药水。检查者以左手手指轻轻分开患者上、下睑，嘱患者稍向上注视；检查者用右手持接触镜轻轻置于患者角膜缘下方，再嘱患者稍向下注视，迅速将接触镜置于患者角膜上。

4. 若前述方法不能装入时，可令患者头向后仰，装入接触镜。再嘱偏向检查眼之颞侧，翘起接触镜之鼻侧，将消毒生理盐水注入结膜囊，使角膜与接触镜间充满生理盐水，随即将接触镜轻压于角膜上。

5. 检查时，一手扶住接触镜，以免接触镜跌落或进入气泡。

6. 用裂隙灯直接焦点照明法检查前房角或眼底，并按顺序检查各部位情况。在估计房角宽度时，不可压迫眼球或倾斜房角镜，应在原位或静态观察。

7. 检查结束时滴抗生素液。

8. 取下的接触镜用肥皂或洗衣粉及自来水洗净，收藏于盒内，放回原处。

9. 记录

(1) 将检查所见按顺序 (虹膜根部、睫状体带、巩膜突、小梁、Schlemm 管和 Schwalbe 线) 扼要记录，房角的宽度及色素按 Scheie 分类进行记录。

(2) 正常前房角镜下检查所见：

1)Schwalbe 线：房角前界，相当于 Descemet 膜的末端，房角镜下为向前房内凸出的一条界线清楚的半透明白色反光线条，由于表面粗糙，房水循环中的一些色素较易沉积于此，以下方多见。

2) 小梁网：位于 Schwalbe 线与巩膜突之间，半透明状，约 0.5 mm，小梁后 2/3 在巩膜突前方，是房水引流的主要通路，为功能性小梁，Schlemm 管位于其深部。

3) 巩膜突：位于小梁与睫状体之间，是小梁的后缘。

4) 睫状体带：睫状体平坦部外 1/3 构成，位于房角周边部，深棕色带。

5) 虹膜末卷和虹膜突：虹膜末卷为房角后界，与虹膜根部相连。虹膜突，又称梳状韧带，约见于 1/3 正常眼，起自虹膜根部，像桥样止于睫状体或巩膜突。

(3)Scheie 房角宽窄分类法 (以原位静态观察为准)：

1) 宽角 (W)：虹膜周边部平坦，全部房角结构均能看清。

2) 窄角 (N)：虹膜周边部不同程度隆起。①窄Ⅰ：可见部分睫状体带；②窄Ⅱ：看不到睫状体带，仅见巩膜突及小梁；③窄Ⅲ：仅见前部小梁；④窄Ⅳ：看不到小梁，仅见或不见 Schwalbe 线。

(4)Scheie 房角色素分级法：

1)0 级：房角无色素沉着。

2) Ⅰ级：色素极少，稀疏地分布于后部小梁。

3) Ⅱ级：后部小梁色素较多，前部小梁及 Schwalhe 线上少量色素沉着。

4) Ⅲ级：后部小梁色素密集。

5) Ⅳ级：整个小梁是深棕色，巩膜突及角膜内面亦有色素沉着。

(5)Shaffer 前房角分类法：

1)0 级：房角已关闭。

2)1 级：明显窄角，仅可见 Schwalbe 线或部分小梁。

3)2 级：中度窄角，仅可见小梁网。

4)3 级：开角，可见巩膜嵴。

5)4 级：宽角，原位状态可见睫状体带。

【禁忌证】

1. 眼球破裂伤患者。

2. 急性结膜炎患者。

3. 角膜上皮水肿。

4. 眼部有炎症，眼痛者。

【注意事项】

操作要轻巧，勿损伤角膜，其他同裂隙灯检查。

五、眼底检查法

【概述】

常用的眼底检查法包括直接检眼镜法、间接检眼镜法以及裂隙灯显微镜眼底检查法。

【方法】

1. 直接检眼镜检查法

一般在暗室内进行。直接检眼镜所见眼底为正像，放大倍率约为 16 倍。被检者座位，检查者持检影镜逐渐靠近被检眼，检查右眼时，检查者应该坐在或站在被检者的右侧，用右手持检眼镜用右眼检查。检查左眼时，检查者坐或站在被检者左侧，用左手持检眼镜以左眼检查被检者的左眼。必要时可散大瞳孔后检查。睑裂太小时，可用另一只手的拇指向上牵引上眼睑以便检查。检眼镜屈光度轮盘顺序排列 -25 ～ +15 D 屈光度的凹、凸镜片，检查时可以自由转动轮盘，以校正或补偿检查者或被检查者的屈光差或调节力，直至观察到最清晰的眼底图像。开始检查时，先将轮盘置于 +8 ～ +10 D 屈光度的镜片，被检者双眼正视前方，距被检者眼前 10 ～ 20 cm，将检眼镜灯光射入瞳孔，嘱被检者上下左右转动眼球，观察不同层次眼屈光间质有无混浊。再将轮盘置于 0 处，嘱被检者平视前方，将检眼镜移近被检眼前 2 cm 处，开始检查眼底的各部分。检查者需逐区检查，将所见影像综合成完整的眼底像。一般先找到观察视盘，被检者正视前方时，可看到视盘。再观察由视盘发出的视网膜中央动静脉的大分支，沿颞上、颞下、鼻上、鼻下四大分支自中心向周边依次观察，被检眼可向相应方向注视以便于观察周边部视网膜，最后检查黄斑，被检者注视光源或检查者头和检眼镜稍偏向颞侧观看时，可观察到黄斑部。

2. 双目间接检眼镜检查法

简单易行，被检者不必采取特殊体位，适合于儿童，甚至婴幼儿检查。观察范围较广泛，对比性强，亮度高，立体感较强，易于发现视网膜脱离等眼底改变，受屈光间质透明度影响较小，可同时绘制眼底图。

双目间接检眼镜由光源及组成的头灯和物镜两部分及附件组成。光源置于头灯暗箱内，光线经折射由下方射出，通过转动平面镜，调整投照方向。下方为两个 +2.00 D 目镜，瞳孔距离可调节。检查时光路需透过一无球面差透镜，根据检查需要可选择 +13 D 、+20 D 、+30 D 的透镜进行检查，+13 D 透镜放大倍率为 ×4.3，其视野范围为 35°，检查时应距眼前约 80 mm；+20 D 透镜放大倍率为 ×3，视野范围为 45°，检查时距眼前距离为 53 mm；而 +30 D 透镜的放大倍率为 ×2，视野范围约为 55°。被检者应充分散瞳，取仰卧位或座位。检查者戴好额带，调整好检眼镜瞳孔距离，调整投照光与目镜同轴。一般左手持透镜，凸面对向检查者，由远而近向眼球推进。当推进到确定距离后，即可清楚地看清眼底。联合使用巩膜压陷器局部加压可观察周边部眼底情况。

为便于说明病变所在部位和范围，可绘制眼底图。眼底划分区域：①赤道部：以赤道为中心向前后各 2 个 PD 的环形范围；②锯齿缘部：锯齿缘前后各 1.5 PD 的环形区；③周边部：赤道部到锯齿缘部之间范围；④中周部：由黄斑部到周边部之间的范围；⑤后极部：即黄斑部及其周围范围。眼底检查记录图上有 3 个同心圆，最内侧圆代表赤道，中间圆代表锯齿缘，外圆代表睫状体；12 条放射线则代表时钟子午线。绘图时，先标示出视盘及黄斑所在位置，然后将图纸倒置，以相应的颜色画出眼底各结构及病变。

3. 前置镜、三面镜、全检影镜检查

见裂隙灯显微镜检查。

六、眼睑检查方法

【适应证】

1. 眼部常规检查一部分。
2. 疑有眼睑疾患。
3. 眼部外伤。
4. 健康体检。

【禁忌证】

无。

【方法】

以观察为主，结合触诊。

【检查内容】

观察局部形态及颜色，有无红肿、瘀血、气肿、瘢痕或肿物，有无内翻或外翻，两侧睑裂对称情况，上睑提起及睑裂闭合程度，睫毛分布、方向、颜色及疏密程度，根部有无充血、鳞屑、脓痂、异物或溃疡等，睫毛与角膜、结膜表面的相互位置关系。触诊则判断有无压痛、水肿、气肿、肿物等。

七、泪器检查方法

【适应证】

1. 流泪、溢泪。

2. 眼干涩。

3. 疑有泪器损伤、炎症、肿物。

【禁忌证】

1. 急性泪囊炎禁行泪道冲洗检查。

2. 有脓性分泌物禁行加压泪道冲洗。

【方法】

1. 泪腺检查方法

判断是否存在泪腺肿物、脱垂及炎症。触摸颞上方眶缘，检查有无肿物，正常情况下不能触及。如有，判断其质地、硬度、大小、活动度等。眼球极度鼻下注视，有时可暴露脱垂的泪腺。泪腺炎症时有上睑肿胀、压痛。当可疑泪腺肿物时，可选择性行眼部超声、CT 或 MRI 检查。

泪液分泌试验(Schirmer Ⅰ试验)：怀疑泪液分泌减少时进行。用 5 mm×35 mm 的消毒滤纸，将一端折 5 mm，夹于下睑中内 1/3 下穹隆处，5 分钟后读取滤纸湿润的长度 (折叠的 5 mm 不记录)。≥ 10 mm 为正常。

泪膜破裂时间 (BUT) 测定：裂隙灯显微镜下以钴蓝色滤光片检查。结膜囊内滴入 1% 荧光素钠 1 滴，受检眼眨眼转动使荧光素在角膜涂布均匀；然后睁大受检眼，注视前方，同时计时，观察角膜，到出现第一个黑斑 (泪膜破损) 为止，记录时间。若＜ 10 秒为泪膜破裂时间缩短。

2. 泪道检查方法

观察泪点位置，有无外翻、狭窄、闭锁。泪囊区有无红肿、压痛、瘘管。挤压泪囊 K 有无分泌物自泪点溢出。

泪道冲洗试验：

(1) 怀疑泪道狭窄或泪道阻塞时进行。

(2) 冲洗泪道前，挤压泪囊部，观察有无分泌物排出，并尽量排挤干净。

(3) 结膜囊点表面麻醉剂，受检者取坐位，头略后仰固定，受检眼向颞上方注视，检查者用拇指将下睑内侧部向下牵拉，暴露下泪点。

(4) 若泪点较小，可先以泪点扩张器略扩张之。

(5) 将泪道冲洗针头插入下泪点 1 mm 后转向鼻侧，针头呈水平位，沿睑缘内下泪小管走行 4 ～ 6 mm 注入生理盐

(6) 询问受检者有无液体进入鼻咽部，观察注水有无阻力、上下泪点有无液体反流。

(7) 冲洗结果分析：

1) 泪道通畅：注水时无阻力，泪点无水液反流，受检者诉液体进入鼻咽部。

2) 泪道狭窄：下冲上返，压住上泪点后冲洗通畅。

3) 泪小管阻塞：下泪点注水时有阻力，冲洗液从下泪点返回，鼻咽部无液体流入，说明下泪小管阻塞，可再行上泪点冲洗，如上冲原返则说明上泪小管亦阻塞。

4) 泪总管阻塞：下冲上返，鼻咽部无液体流入，压住上泪点后冲洗液从下泪点返回 (加压

原返)。

5) 鼻泪管阻塞：下冲上返，并带有大量黏性或脓性分泌物，则合并慢性泪囊炎。

【注意事项】

1. 进行泪液试验时，滤纸条切莫擦伤角膜。

2. 测定 BUT 时，室内避免使用电风扇。

3. 泪道冲洗时，若下睑出现水肿，表明假道形成，应即停止注液。

八、结膜检查方法

【适应证】

1. 眼部常规检查一部分。

2. 疑有结膜疾患。

3. 眼部外伤。

4. 健康体检。

【禁忌证】

无。

【方法】

一般可按先下后上顺序检查，先睑结膜、穹隆结膜，然后球结膜及半月皱襞。

1. 睑结膜和穹隆结膜检查法

(1) 睑结膜和穹隆结膜暴露法：

1) 嘱受检者向上注视，拇指向下轻拉下睑皮肤中部，即可暴露下睑结膜和下穹隆结膜。

2) 嘱受检者向下注视，检查者用拇指和食指轻捻上睑皮肤，示指轻压睑板上缘同时，拇指向上检转睑缘皮肤，并将其固定于上眼眶，上睑外翻即暴露上睑结膜。若同时另一手拇指于下睑轻轻向上挤压眼球，即可暴露出上穹隆结膜。

(2) 检查内容：观察颜色、透明度，有无充血、水肿、乳头、滤泡、瘢痕、结石，有无异物、分泌物等。

2. 球结膜检查法

(1) 球结膜暴露法：分开上下睑，嘱患者向各方向转动眼球，即可观察球结膜各部分。

(2) 检查内容：观察有无充血、出血、水肿，有无异物、疱疹、结节、溃疡、分泌物、新生物等。

【注意事项】

1. 翻转眼睑要轻柔，勿划伤角膜。

2. 眼球破裂伤时，勿对眼球加压。

3. 注意区分睫状充血和结膜充血。

4. 检查者手部清洁消毒，先检查健眼，避免双眼交叉感染。

九、眼球突出度检查

【概述】

眼球在眼眶内可向前或向后移位，可用眼球突出计进行测量。眼球后方的肿物或其他占位性病变以及内分泌疾病可引起眼球向前移位;眶骨骨折或交感神经的损伤可引起眼球向后移位。

【方法】

1. 直尺测量法

被检者双眼向正前方水平注视。检查者将两面有刻度的透明尺的一端水平并准确地向前方向放在颞侧眶缘最低处，直尺与视线平行。检查者自侧面观察，读出角膜顶点与眶缘间的距离，即为眼球突出度。双眼分别检查。

2.Hertel 眼球突出计测量

Hertel 眼球突出计由一带有刻度的标尺和左右两个带有反光镜的测量器组成。检查时检查者与被检者相对平视而坐，将突出计平放在双眼前，并将两侧的小凹固定在两颞侧眶缘，令被检者双眼向正前方看，观察突出计上反光镜，使平面镜与反光镜中的红线重合，角膜顶点所在位置的毫米数，即为眼球突出度。标尺上的刻度为眶距。记录时分别记录双眼的眼球突出度和眶距，右眼 - 左眼 / 眶距。我国人眼球正常值为 12 ～ 14 mm，双眼之差不超过 2 mm。

十、眼压检查

(一) 指测法

【适应证】

1. 只需大致了解眼压，简单的定性估计眼压的方法。

2. 不能用眼压计测量者，角膜病变，小儿不配合，眼表面有新近手术切口。

3. 眼球震颤者。

【禁忌证】

1. 眼内活动性出血伴低眼压。

2. 眼球壁极薄易破裂者。

3. 眼球破裂伤。

【方法】

1. 患者向下注视，检查者两手中指、环指置于受检者前额作支撑。

2. 检查者双示指放于上睑板上缘的皮肤面中央，交替向眼球中心轻压眼球，体会波动感，估测眼球的抵抗力，以估计眼压的高低。

3. 记录法眼压正常为 T；眼压轻、中、极度升高记录为 T+1、T+2、T+3；反之，则以 T-1、T-2、T-3 分别表示眼压稍低、较低和极低。

【注意事项】

压迫眼球时，勿用力过大。

(二)Schiotz 眼压计测量法是常用的压陷式眼压计，以一定重量的砝码压迫角膜中央，根据角膜被压陷的深度间接反映眼内压。

【适应证】

需了解眼压时。

【禁忌证】

1. 不允许卧位者。

2. 结膜或角膜急性或活动性炎症。

3. 严重的角膜上皮损伤。

4. 眼球开放性损伤。

【方法】

1. 患者结膜囊滴表面麻醉剂 1 ～ 2 次。

2. 在眼压计试板上测试指针指向“0”，指针灵活。然后用 75% 乙醇棉球擦拭眼压计足板，再以消毒干棉球擦干。

3. 患者仰卧，双眼注视正前方，使角膜位于水平正中位。

4. 检查者右手持眼压计，左手轻轻撑开患者上下睑，勿加压于眼球。然后将眼压计足板垂直放置于角膜中央，迅速读出眼压计指针刻度。一般先用 5.5 g 砝码，指针所指刻度应为 3 ～ 7。若刻度小于 3 应改用 7.5 g 或 10 g 砝码。每眼连续测 2 次，其读数差值不超过 0.5 刻度。

5. 测量完毕受检眼滴抗生素眼药水一滴。用酒精棉球立即消毒眼压计足板。

6. 记录方法查 Schi6 tz 校正核算表，砝码 / 指针读数，换算后眼压值，单位 mmHg。正常值为 10 ～ 21 mmHg。

【注意事项】

1. 眼压计足板应认真清洗消毒。

2. 检查时，避免受检者紧张、凝视。

3. 测量时，分开眼睑勿加压眼球。

4. 眼压计足板勿压陷角膜时间过长，以免损伤角膜上皮，也导致眼压下降。

5. 若发现角膜擦伤，应涂抗生素药膏，次日复查。

6. 压陷式眼压计测得的眼压受巩膜硬度影响，可用两个不同重量砝码测量，查表得出矫正眼压值。

(三)Goldmann 眼压计测量法

属于压平式眼压计，用可变的重量压平一定面积的角膜，根据所需的重量与被检测角膜面积改变之间关系判定眼压。眼球壁硬度和角膜弯曲度，对测量结果影响小，是目前准确性较可靠的眼压计。

【适应证】

需了解眼压时。

【禁忌证】

1. 不允许座位者。

2. 结膜或角膜急性或活动性炎症。

3. 严重的角膜上皮损伤。

4. 眼球开放性损伤。

【方法】

1. 测压头清洗和消毒肥皂水清洗，无菌生理盐水冲洗，75% 乙醇棉擦拭。

2. 受检眼表面麻醉，受检者舒适坐于裂隙灯前。结膜囊内滴荧光素液，消毒干棉球吸去过多的泪液。头部固定于下颌托上。

3. 裂隙灯与显微镜夹角为 35° ～ 60° ，选择钴蓝光，用 ×10 目镜观察，测压头置于显微镜前方。受检眼睁大放松，必要时检查者轻提上睑，帮助开大睑裂。

4. 眼压计测压螺旋转至 1 g 刻度位置，然后向前缓推裂隙灯操纵杆，使测压头刚刚接触角膜，角膜面即出现蓝光，停止推进裂隙灯。

5. 用裂隙灯观察，可见两个黄绿色半圆环。再调节裂隙灯操纵杆，使两环形状对称均匀，位于中央。缓慢旋转测压螺旋，直到两个半圆环内界刚好相切，此时螺旋上的刻度乘以 10，即得眼压值，单位 mmHg。取 2 ～ 3 次测量的平均值，每次测量值相差不应超过 0.5 mmHg。

6. 测量完毕，受检眼滴抗生素液一滴。

7. 测压头清洗和消毒。

【注意事项】

1. 分开眼睑时不能加压眼球。

2. 测眼压时，勿使睫毛夹于测压头和角膜之间。

3. 荧光素不宜过多过浓。

4. 测压头与角膜接触时间不宜过长，以免损伤角膜上皮，也导致眼压下降。

5. 测量完毕应检查角膜有无擦伤，若发现角膜擦伤，应涂抗生素药膏，次日复查。

6. 角膜厚度和曲度影响测量的准确性。

(四) 非接触眼压计测量法

用可控的气体脉冲将角膜中央 3.6 mm 直径的面积压平，借助微电脑感受角膜表面反射的光线和压平此面积所需要的时间，换算成眼压值。优点是避免接触可能带来的感染，缺点是测量值欠准确。

【适应证】

1. 需要了解眼压时。

2. 进行眼内血管搏动测定。

3. 进行房水动力学测定。

【禁忌证】

1. 不允许座位者。

2. 结膜或角膜急性或活动性炎症。

3. 严重的角膜上皮损伤。

4. 眼球开放性损伤。

【方法】

1. 患者坐位，头固定于托架上，注视仪器中注视点。

2. 检查者调节调焦手柄，将眼压计测压头对准受检眼角膜，眼压计自动显示眼别。按下发射钮，或选择“auto”，仪器自动发出气体，显示眼压数值。

3. 一般连续测量 3 次，可打印出来，取其平均值。

【注意事项】

1, 在高眼压时，测量值可有偏差。

2. 角膜异常或注视困难者，测量结果可能不准确。

3. 若角膜上皮大泡性水肿有引起角膜下气泡可能。

(五)24 小时眼压曲线

【概述】

正常人 24 小时眼压波动有一定的规律变化较大的眼压昼夜波动也是青光眼病情进展的独立威胁因素。24 小时眼压测量对于诊断、鉴别诊断、观察疗效、调整治疗方案及个体化的治疗等都是十分必要的。特别是鉴别诊断正常眼压性青光眼时，24 小时眼压测量数据是必不可少的，有时甚至要测量 2 ～ 3 次。对于药物治疗，24 小时眼压测量结果有助于选择药物种类及确定药物的具体使用时间。根据眼压峰值出现的具体时间，结合药物达到最佳降眼压效果的时间，确定药物的具体使用时间，做到青光眼的个体化治疗。

【方法】

1. 检查前应排除一切影响眼内压的主客观因素，包括用药、情绪因素或其他环境因素，最好住院观察。尽量不打乱患者日常的生活规律。

2. 测量中要保证同一检查者使用同一台仪器，以保证结果的准确性和可比性。

3. 对已使用药物的患者，要同时记录用药的具体时间。

4. 要包括夜间和凌晨的眼压。

5. 根据人群调查，大多数人清晨或傍晚眼内压最高。常规检查一般采取上午 5:00、7:00、10:00，下午 2:00、6:00、10:00 为测量眼内压时间点，或 24 小时中每 2 ～ 4 小时测量眼压 1 次。上午 5:00 第一次测量眼压应在起床前进行。

6. 24 小时眼内压波动范围应≤ 0.67 kPa(5 mmHg)，病理范围≥ 1.06 kPa(8 mmHg)。

十一、屈光状态检查

【概述】

屈光检查 (验光) 是使用不同的方法检测眼屈光不正的性质及程度，以了解眼屈光状态的方法。分为主觉验光法与他觉验光法。

(一) 主觉验光法

【概述】

主觉验光法是受检者在自然调节情况下，依其诉说的视力情况来选择最适宜的镜片，根据所用矫正透镜的性质与屈光度值来测知受检眼的屈光异常状态及其矫正视力的方法。也叫显然验光或主观验光。

【特点】

这种方法完全是以受检查者主觉的知觉能力、判断能力为依据，因此在使用上有一定的局限性。

【方法】

1. 插片法 (显然验光法)

为最常用的主觉屈光检查法，此方法为将镜片放于受检眼前进行调试，这时该眼可获得最佳矫正视力。然后，依此镜片即可判知其矫正镜片值。

(1) 验光的设备：

1) 暗室。

2) 视力表 / 视力表投影仪 / 视力表箱。

3) 镜子 (在没有投影仪时使用)。

4) 镜片箱：①镜片：260 片左右；②镜架：不同瞳距 (46 ～ 74 mm)。

5) 检眼镜。

6) 检影镜：点状光检影镜、带状光检影镜。

7) 手电。

8) 近视力表。

(2) 适合对象：

1) 中老年人。

2) 成年人以配镜为目的的验光。

3) 无晶状体者。

4) 人工晶状体术后。

5) 因疾病原因不宜散瞳的患者。

(3) 禁忌证：

1) 因精神因素或全身疾病不配合者。

2) 学龄前儿童 (人工晶状体除外)。

(4) 度数表达的分类：

1) 单纯近视：-1.00 S 。

2) 单纯远视：+2.50 S 。

3) 单纯散光 (近视性)：-1.50 C ×180° 。

4) 单纯散光 (远视性)：+2.00 C ×70° 。

5) 复性近视散光：-2.00 S -1.00 C ×90° 。

6) 复性远视散光：+1.50 S +1.00 C ×90° 。

7) 混合散光：+1.50 S -2.50 C ×90° 。

(5) 插片操作程序：

1) 单纯近视、单纯远视、单纯散光的插片步骤：

①让患者在验光座位上坐好，距远视力表 5 m 处，被检者戴上瞳距适合的镜架 (注意要使试镜片的光学中心对准眼的视轴)。两眼分别检查，检查一眼时用不透光遮片遮挡另一眼。

②先测裸眼视力。

③将一个与电脑测试结果相同的球镜片放在镜架上。

④用与该片相邻的其他球镜片和该片比较，保留视力较好的镜片。

⑤再进行下一个镜片的比较，直到试出一个最好视力的度数。

⑥将黑片挡在已测试的眼前，用同法测试另外一眼。

2) 复性近视散光、复性远视散光、混合散光的插片步骤：

①让患者在验光座位上坐好，距远视力表 5 m 处，被检者戴上瞳距适合的镜架 (注意要使试镜片的光学中心对准眼的视轴)。两眼分别检查，检查一眼时用不透光遮片遮挡另一眼。

②先测裸眼视力。

③在镜架上放与测试结果相同的一个球镜片和一个柱镜片。

④用与该片相邻的其他球镜片和该片比较，保留视力较好的球镜片。接着，用与该片相邻的其他柱镜片和该片比较，保留视力较好的柱镜片。

⑤重复上一步骤，直到试出最理想的视力。

注意：一定不可先将球镜试好后再试柱镜，球镜与柱镜要同时试。

2. 针孔片 (曾称小孔片) 法

镜片箱内有一针孔片，是在黑镜片中央有一直径为 1 mm 圆孔，置此片于受检眼前，阻止周围光线干扰，将瞳孔人为缩小，消除眼屈光系统中周边部分的光学作用，克服部分散光，并可增加所观察外界物体的景深。所以，如系屈光不正者，其中心视力会有所提高。如系屈光间质病变、眼底病变等，则视力不能提高。这样就可将屈光异常和屈光介质病变、眼底病变进行定性鉴别。但是，仅依此点不能确定屈光异常的性质及度数。

3. 裂隙片法

(1) 原理：镜片箱内有一黑遮片，其中央刻有一长 20 mm、宽 1 mm 的裂隙，此谓裂隙片。利用裂隙片可以遮挡裂隙方向以外的光线。对散光眼而言，不同子午线方向上的屈光力不同，所以当裂隙处在散光力盘最小的子午线方向时，视力增进。用此法可以确定散光的轴向。

(2) 方法：将裂隙片放在试镜架上，旋转裂隙的方向，寻找最好视力的子午线，用插镜片法提高其视力，然后旋转 90°，再用球面镜检查另一子午线上的屈光度。以所得结果进行球柱换算，即为矫正镜片值。

4. 雾视法 (云雾试验)

(1) 适应证：适用于远视或远视散光患者，也可用于假性近视的诊断，尤其适用于因各种原因不能使用睫状肌麻痹剂或对麻痹剂过敏者。

(2) 禁忌证：估计有近视或近视散光的患者。

(3) 方法：将一高度凸球镜片 (+3.0-+4.0 DS) 置于受检眼前，形成人为近视，而视力明显下降、视物模糊不清，有如处于云雾之中，故称之为云雾法。此时令其观看远视力表 30 分钟后，睫状肌逐渐松弛，直至调节功能暂时处于休息状态 (这与应用睫状肌麻痹剂的作用相似) 以后，再逐渐减少凸透镜的度数，必要时加凹柱镜片，直至获得最佳视力。

5. 散光表法

散光表检查法可以较快确定有无散光及散光的轴向。由于规则散光是互相垂直的两个子午面屈光力不等，故其看散光表时，线条浓淡不一，且最清楚的线条与最模糊的线条垂直相交。如近视散光，眼的散光存在于所见散光表上线条最清楚的方向上，而矫正近视散光要将负柱镜的轴放在线条模糊方向。而远视散光时，由于调节作用的影响，看散光表线条的浓淡、清晰度可以变化，为获得正确矫正结果，需结合雾视法放松调节，即将远视散光变成近视散光，然后再用上述近视散光的矫正方法进行矫正，例如 -2.00 DC×180° 的散光眼，它的散光力量在垂直子午线上，水平线是正视的，即其散光轴在 180°。此散光眼将水平光聚焦在视网膜上，而垂直光在视网膜前形成焦线，因而把每个黑点看成是上下两端带着尾巴的模糊黑点。此散光眼所看到的垂直线，都是由无数的黑点纵向重叠而成，所以它比正视眼看到的线条细而黑，线条两边的边界很清楚，但线的上下两端是模糊的。水平线是由无数的上下两端带着尾巴的黑点并行排列而成，这种线条粗而淡，边界非常模糊，所以散光表上的模糊线条代表散光轴位。

6. 交叉柱镜验光法

在进行插片验光初步试镜以后，用交叉柱镜法可校正及调整原柱镜片轴向和镜度。也常用于检影验光之后的校正。熟练掌握此方法后，操作简单、方便、灵敏，是主觉验光法的重要步骤之一。

(1) 构成原理：交叉柱镜是将两个屈光度相等、符号相反的柱镜片磨制在一个透镜的正反面上，且两轴向互相垂直。常用者为 0.25 DC 和 0.50 DC。例如：+0.25 DC×90° -0.25 DC×180°（或转换为球柱透镜：+0.25 DS-0.50 DC×180°），轴向在镜片上以正负号标出。在两符号中间，是交叉柱镜正负屈光力相抵消之处，其屈光力等于零。交叉柱镜片的持柄即位于此方向。这样的位置便于翻转操作，因为检查者在捻转持柄而翻转镜面时，恰使镜片的正负轴向做了 90° 改变，即正负轴向对换。

(2) 作用：

1) 校正散光轴向：当初步矫正散光后，可用交叉柱镜片进一步测定轴向是否准确。将交叉柱镜片的持柄置于所矫柱镜片轴位上，翻转试之。如果前后视力无变化，说明柱镜片轴位正确；如果觉得某一面较清楚，就将试镜架上柱镜片的轴向向交叉柱镜相同符号的方向移动 5° 左右，再将持柄与新轴重合，作向上测定，并用同样方法作轴向调整。反复试之，直到两面清晰度 (或模糊度) 相同为止。此时试镜架上柱镜片的轴向即是该散光眼所需矫正镜片的轴向。

2) 校正散光度数：将交叉柱镜的一个轴与试镜架上柱镜片的轴相重合，然后翻转试之。询问被检者，比较两面的情况，指出哪一面视力较好、较清晰。例如，原镜架上正柱镜轴在 90°，当交叉柱镜的正轴与之重合时，视力增进，则表明原正柱镜的度数不足，应换一较强者；反之，如交叉柱镜的负轴与 90° 相重时，视力增进，则表明正柱镜的度数过强，应换一较弱者：当交叉柱镜放在两种位置都不能使视力增进，则表明所用散光镜片度数适宜。

7. 两色试验法 (色像差试验)

根据眼的生理性光学缺陷——色像差所设计。不同波长的颜色光在通过眼的屈光系统后，并非全都聚焦在视网膜上。对正视眼，如波长为 570 ～ 590 nm 的黄光会聚在视网膜上；而波长较长的红光由于折射率小，故焦距较长，乃聚焦于视网膜后；紫光波长较短，折射率较大，故在视网膜前聚焦。这就是说，如果眼对于黄光是正视眼，则对红光来说是远视眼，对紫光来说是近视眼。因此，可用红绿玻璃交替置于眼前，比较有无差别。若用红玻璃看得较清楚，即为近视眼，应加凹透镜；若用绿玻璃看得较清楚，为远视眼，应加凸透镜，直至两色的清晰度相等为止。此法也可作为检影验光后试镜是否合适的一种验证方法。

(二) 他觉检查法

【概述】

不需患者诉说，只由检查者根据检查的状况来测知屈光状态。还可用于主觉检查法不可能或不可信赖时，如儿童、聋哑、精神迟钝的成人等。

【方法】

1. 直接检眼镜检查法

使用直接检眼镜进行检查，可粗略估计屈光状况。其原理为：当用直接检眼镜检查眼底时，需用检眼镜上的镜片矫正检眼及被检眼的屈光不正后，才能看清眼底。因此，检查者需了解自己眼睛的屈光状态，才能推断出被检眼的屈光状态。如检眼有 -2.00 D 的近视，用 -4.00 D 能看清被检眼眼底，故估计被检眼约有 -2.00 D 的近视。

2. 检影法

为最常用的一种他觉屈光检查法，此法是在使用散瞳剂使瞳孔散大并睫状肌失去调节的情况下，用检影镜观察眼底反光的顺动和逆动，客观测量眼屈光状态的一种方法。

(1) 原理：根据透镜的共轭焦点理论来确定被检眼的远点位置。对正视眼而言，5 m 以外发出的平行光线，经过处于调节静止状态的眼屈光系统后，则在视网膜上结成清晰的像，此时无限远处的发光点与视网膜是互为共轭焦点的；即将视网膜成像的位置作为一个发光点，它向外发射的光线是由屈光指数较高的屈光介质 (眼内) 向屈光指数较低的介质 (空气) 中进行，因此，光线射出眼外也成平行光线。同理，近视眼视网膜上一发光点向外发射光线时，则为向远点聚合的光线；而远视眼视网膜上一点向外发射的光线是为散开光线，即视网膜与其远点互为共轭焦点。

(2) 操作程序：

1) 检影：

①应在暗室内进行，检查时检者在 100 fm 处面对被检者而坐。

②将与患者瞳距适合的镜架为其戴好，用黑片遮住一眼，先给另一眼检影。

③检查者手持检影镜将光线投射到被检眼散大的瞳孔区内，用检影镜将由光源发出的光线反射到被检眼内，照亮被检眼的瞳孔。

④检者从平面检影镜中央的小孔来窥视被检眼内的反光，并轻微转动检影镜。

⑤同时观察被检眼瞳孔区内出现的光的移动 (影动)。

2) 影动的类型：

①顺动：表现为瞳孔区光影运动的方向与检影镜运动的方向相一致，即瞳孔发亮区出现的阴影随检影镜移动的方向而移动，表明被检眼的远点位于检查眼平面的后方，需加凸透镜加强汇聚力量，以使远点恰位于检查眼平面上。此眼的屈光状态为远视，还有可能为正视及 1.00 D 以内的近视，如检查距离为 1 m，即造成 -1.00 D 的人为近视。

②逆动：表现为瞳孔区光影运动的方向与检影镜运动的方向相反，即瞳孔发亮区出现的阴影与检影镜移动的方向相反移动，表明被检眼的远点位于检查眼平面之前，需加凹透镜将光线散开些至远点位于检查眼平面。此眼的屈光状态为 -1.00 D 以上的近视。

③中和：瞳孔区光影不动的状态 (不顺动，也不逆动)；即瞳孔区忽明忽暗，看不到有阴影的移动，表明被检眼的远点恰位于检查眼平面上，此眼的屈光状态为 -1.00 D 的近视。

3) 近视和远视的检影：

①近视：若被检眼为单纯近视，其瞳孔区出现的影动为逆动 (即其影动方向与检者检影镜移动的方向相反)。在患者镜架上放负球镜片，再观察其影动情况。若仍为逆动，继续加负球镜片，直到影动中和。接近中和 (或本身的度数越低) 影动的速度越快，颜色越亮。若影动变为顺动，说明过矫，降低镜片的度数，此时已接近中和。

②远视：若被检眼为单纯远视，其瞳孔区出现的影动为顺动 (即其影动方向与检者检影镜移动的方向相符)。在患者镜架上放正球镜片，再观察其影动情况。若仍为顺动，继续加正球镜片，

直到影动中和。越接近中和(或本身的度数越低)影动的速度越快，颜色越亮。若影动变为逆动，说明过矫，降低镜片的度数，此时已接近中和。

4) 散光的检影：以复性远视散光为例说明：逐步增加球镜的度数，在一个方向上达到反转点，球镜即被矫正。余下的为一柱镜，在瞳孔区可见一顺动光带，于镜架上放一柱镜片，如果其轴与光带相符，力相等，则达到全面中和。

具体步骤：

①球镜正确，柱镜的力及轴均正确，光影为中和。

②球镜正确，柱镜的轴正确，但其力不足，原轴位上仍有顺动光带。

③球镜正确，柱镜的轴正确，但其力过矫，原轴位上改为逆动光带。

④球镜正确，柱镜力正确，但其轴偏向一方(造成偏轴、离轴)。

如果轴偏向顺时针方向：

• 则产生一新的顺动光带，其轴约在正确轴对侧 45° 处。另有一新逆动光带与之垂直。

• 将柱镜轴向新顺动光带旋转少许，再观察影动情况。

• 若旋转后轴位正确，则所有光带消失，影动为中和。

• 若旋转不到位，原有情况继续存在。

• 若旋转过多超越正确轴位，等于轴偏向逆时针方向。

轴偏向逆时针方向：

• 则又于正确轴位对侧 45° 处产生一顺动光带及与之垂直的一个逆动光带：

• 将柱镜向回旋转，转向新的顺动光带。

• 若旋转后轴位正确，则所有光带消失，影动中和。

关键：柱镜的检影在于利用上述离轴现象，检查出正确的轴位。永远将正柱镜向新的顺动光带旋转。

⑤球镜正确，柱镜力不足，并且轴位又偏向一方。此时见与④中相似的现象，但新的顺动光带距正确轴少于 45° 。按同法旋转柱镜，使之达到正确轴位。新的逆动轴位消失，正确轴位上遗有顺动光带。增加柱镜的度数，直到顺动光带消失，影动中和。

⑥球镜正确，柱镜力过矫，并且轴位又偏向一方。此时见与④中相似的现象，但新的顺动光带距正确轴多于 45° 。与之垂直处亦有新逆动光带。矫正方法参照⑤。

以上各步骤的基础在于：务必先将球镜矫正充分，仅余一条散光光带，再加柱镜片。否则将使情况复杂化。

5) 特殊的影动：

①球面差：因角膜弯曲度过大造成，只看中心 5 mm 内的影动。

②剪动：两条光带方向相反，矫正力大的一方。

③油滴样：屈光间质不清所致。

④古井样：高度屈光不正。

6) 检影的注意事项：

①让被检者坐好坐正，使检查者的眼睛与被检眼在同一水平线上；同时检查者与被检者的头部垂直线保持平行。

②严格距离，在检查过程中不要变动距离。

③检影时要尽量检出黄斑区的屈光状态，但避免直接照射黄斑部。让患者注视检影镜的上缘，照射视盘和黄斑区之间的视网膜。

④检影镜有点状和带状两种，初学者使用点状检影镜较好。

3. 自动验光仪

(1) 目的：快速获得被检者的基本屈光状态，缩短验光时间，作为主观验光过程的第一步，操作简单快速，具有先导作用和进一步准确验光的参考价值：

(2) 方法：

1) 事先设置好电脑验光仪的各项参数。

2) 嘱受检者坐在电脑验光仪前，调整座椅、验光仪、颌托的高度，使其下颌舒适地置于下颌托上，前额紧贴于头架的横档上。应注意让受检者保持头、眼位的相对不动，尽量处于松弛状态。

3) 测试时每眼连续测三次，配合不佳的眼应重复检测。

4) 检查者要熟练掌握操作技术，操作力求迅速，尽量缩短测试时间，不要使受检者感到极度疲劳而影响测量的准确性。

5) 测试后打印数据。

(3) 缺点：

1) 验光仪是通过红外光来验光的。任何影响光路传输的因素，均会影响验光结果，甚至无法验光，例如患者屈光介质病变和配合程度差等。

2) 儿童调节力很强，验光仪往往无法验出准确结果。

3) 局限性强，抗干扰能力差。其准确性会受被检者的合作程度、眼调节作用及仪器精确度等因素的影响。又称验光的初始阶段或粗糙阶段。

十二、眼外肌功能常见检查

(一) 眼位和斜视角的检查

1. 角膜映光法

【适应证】

(1) 与遮盖法结合使用对眼球正位、隐斜、斜视的诊断。

(2) 单眼注视功能障碍而不能交替注视患者。

(3) 眼球运动受限患者。

(4) 不配合检查的婴幼儿。

【方法】

被检查者背光而坐，注视眼前 33 cm 处的手电光源，检查者在其正前方观察光源在角膜上反光点的位置。如双眼角膜反光点在瞳孔中央，为双眼正位视；如一眼反光点在瞳孔中央，另一眼角膜反光点在瞳孔缘，则斜视角约为 15°，另一眼角膜反光点位于瞳孔缘与角膜缘中间斜视角为 25°～30°，另一眼反光点在角膜缘斜视角为 45°。一般角膜反光点移位 1 mm 相当于 7°。用同法测定注视距离为 6 m 时的斜视角。

【注意事项】

(1) 角膜映光法只能粗略地估计斜视角，在计算斜视手术量时应参考三棱镜测量的结果。

(2) 测量的斜视角含有 Kappa 角，在诊断斜视与计算斜视手术量时应注意 Kappa 角的存在。

2. 交替遮盖法

【适应证】

(1) 隐斜及间歇性斜视的诊断。

(2) 与内眦赘皮、Kappa 角、面部不对称引起的假性斜视相鉴别。

【方法】

遮盖一眼，观察另一眼是否有水平或垂直运动，再将遮板迅速移至另一眼前，观察去遮盖眼是否有运动。如两眼均不动则为正位视，如有转动则表示有 2° 以上的斜视或隐斜。

【注意事项】

(1) 被检查者双眼必须具备注视功能，一眼盲或者旁中心注视者不适宜本法。

(2) 眼球运动受限制者不适宜本方法。

3. 单眼遮盖去遮盖法

【适应证】

用于各类隐斜及显性斜视的诊断。

【方法】

(1) 遮盖一眼，然后将遮板迅速移去，观察双眼运动情况。

(2) 如双眼均无运动且双眼均为正位，则为正位视。

(3) 如被遮盖眼由某一偏斜位转至正位，而另一眼不动，则患者有隐斜。

(4) 如被遮盖眼转至正位而另一眼又转至偏斜位，则为单眼斜视，被遮盖眼为注视眼。

(5) 如遮盖前一眼偏斜，遮盖此眼去遮盖后被遮盖眼不动，另一眼也不动，则为单眼斜视，被遮盖眼为非注视眼。

【注意事项】

同交替遮盖法。

4. 三棱镜加交替遮盖法

【适应证】

(1) 共同性水平及垂直斜视角的测量。

(2) 所测得的斜视度包括隐斜和显斜视。

【方法】

将三棱镜置于斜视眼前，如为内斜视则底向外，外斜视则底向内 9 交替遮盖双眼并根据眼球运动的方向增加三棱镜度数，直到消除眼球运动为止，此时所用的三棱镜度即斜视度。可进行 6 m 和 33 cm 不同距离及 9 个方位斜视度的检查。

【注意事项】

(1) 一眼盲、旁中心注视者、眼球运动受限制者不适宜本法。

(2) 放置三棱镜时不要倾斜。

(3) 在同一眼不宜将相同方向的三棱镜叠加使用。

5. 同视机法 9 方位斜视角检查

【适应证】

麻痹性斜视的诊断，特别是对单条眼外肌麻痹的诊断。

【方法】

被检查者分别注视十字与表盘画片，同视机镜筒臂分别于 0 刻度、左和右转 15°、左上转 15°、左下转 15°、右上转 15°、右下转 15°、上和下转 15。共 9 个位置做主观斜视角检查，无同时视者做客观斜视角检查。

【注意事项】

记录方法以患者观测的位置书写。

(二) 眼球运动功能测定

1. 单眼运动

【适应证】

各类斜视眼外肌力量强弱的检查。

【方法】

(1) 被检查者遮盖一眼。另一眼注视检查者手持的视标，并追随视标的移动做水平左转、右转、垂直上转、下转以及左上转、右上转、左下转、右下转运动。

(2) 眼球运动的正常幅度及单眼运动异常的判断：眼球水平内转时，瞳孔内缘应达到上下泪点连线。外转时外侧角膜缘应达到外眦角。超过此点为肌力亢进，未达此点为肌力不足。上转时角膜下缘与内外眦连线在同一水平，下转时角膜上缘与内外眦连线在同一水平。眼球内转时上转为下斜肌功能亢进，内转时下转为上斜肌功能亢进。

2. 双眼运动

【适应证】

各类斜视眼外肌力量强弱的检查。

【方法】

检查患者向上、下、左、右、左上、右上、左下、右下等各个诊断眼位注视时的双眼运动是否协调，各组配偶肌间有无功能亢进或减弱。

【注意事项】

对内眦赘皮患者，患眼内转时注意栟除假性内直肌亢进内上、内下转时注意排除假性斜肌功能亢进。

3. 集合运动

【适应证】

集合不足、集合麻痹患者的检查与诊断。

【方法】

将一直尺 0 点置于患者眶外缘，令患者注视 33 cm 视标，将视标逐渐向患者鼻根移动，患者双眼随之集合，当视标移至某一点时，患者双眼不能再向内集合而有一眼外转，此点在直尺上的位置即为集合近点。正常值 5 ～ 10 cm。

(三) 双眼视觉功能测定

1.Worth4 点试验

【适应证】

各类斜视术前、术后双眼视功能的评估。

【方法】

用一个装有四块圆形玻璃的灯箱，上方为红色，中央两个为绿色，下方为白色，患者戴红绿眼镜。有双眼视觉者可看到 4 个灯，上方为红色，中央两个为绿色，下方为红或绿色。双眼视觉不正常者仅看到两个红灯或 3 个绿灯，如看见二红三绿 5 个灯则患者有复视。

【注意事项】

Worth4 点试验是主观检查，要求被检查者充分合作。

2.Bagolini 条纹镜试验

【适应证】

(1) 各类斜视术前、术后双眼视功能的评估。

(2) 视网膜对应的检查。

【方法】

检查在半暗室或暗室进行。令被检查者戴 Bagolini 镜，分别注视 33 cm 及 6 m 距离的手电光源。

(1) 被检查者看到呈 X 形的灯像，点光源位于交叉点，说明被检查者有融合功能：做交替遮盖，观察双眼是否运动。如果双眼不动，为正常对应；双眼运动，为异常对应。

(2) 被检查者仅看到一条表示右眼灯像的斜线，为左眼抑制；反之，右眼抑制。

(3) 被检查者看到一条斜线并且在交叉点处有缺口，为单眼斜视，黄斑中心凹有抑制。

(4) 被检查者看到两斜线交叉，交叉点在电光源之上，说明有内斜视复视；交叉点在电光源之下，说明有外斜视复视。

3. 同视机法

【适应证】

(1) 正常人和斜视患者看远的双眼视觉。

(2) 运动融合功能的检查。

【方法】使用不同的画片可检查三级功能。

(1) Ⅰ级：同时知觉画片可查出主观斜视角和客观斜视角。如主观斜视角等于客观斜视角为正常视网膜对应，如两者相差 5° 以上则为异常视网膜对应。

(2) Ⅱ级：融合画片为一对相同图形的画片，每张图上有一不同部分为控制点。先令患者将两画片重合并具有控制点，再将两镜筒臂等量向内和向外移动，至两画片不再重合或丢失控制点，向内移动范围为集合，向外移动范围为分开，两者相加为融合范围。正常运动融合范围为：集合 25° ～ 30° ，分开 4° ～ 6° ，垂直分开 2 a ～ 4 a 。

(3) Ⅲ级：立体视画片，双眼画片的图形相似有一定差异，在同视机上观察有深度感。

4. 立体视觉图检查

【适应证】

正常人和斜视患者看近的立体视觉。

【方法】

常用的有 Titmus 立体图、TNO 图和颜少明立体视觉检查图。前者用偏振光眼镜，后两者用红绿眼镜检查。

(四) 运动融合储备力检查法

【适应证】

1. 对于有双眼视觉的隐斜患者视疲劳的检查。

2. 调节性内斜视患者外展储备力的测定。

【方法】

患者注视 6 m 远的视标。在双眼前加三棱镜，逐渐增加度数，直至被检查者感觉视标变为两个。底向内的三棱镜测定分开融合储备力；底向外的三棱镜测定集合融合储备力；一眼加底向下的三棱镜测定垂直融合储备力。

【注意事项】

屈光不正者检查时需佩戴矫正眼镜。

(五) 被动牵拉试验和主动收缩试验

1. 被动牵拉试验

【适应证】

鉴别眼球运动障碍是限制性还是麻痹性。

【方法】

局部麻醉后用固定镊子夹住角巩膜缘处球结膜，将眼球向偏斜方向的对侧牵拉。如遇阻力说明向偏斜方向作用的肌肉有机械性限制，如无阻力说明偏斜方向对侧的肌肉麻痹。根据阻力大小判断机械性限制的程度。

2. 主动收缩试验

【适应证】

用于鉴别眼外肌属完全麻痹或部分麻痹。

【方法】

局部麻醉后以固定镊子夹住麻痹肌作用方向对侧的角巩膜缘处球结膜，嘱患者向麻痹肌作用方向注视。如眼球运动牵动镊子说明该肌肉有部分功能存留。

(六) 红玻璃片复视像检查

【适应证】

1. 分析麻痹性斜视中的受累肌肉。

2. 主要用于单条眼外肌麻痹的检查与诊断。

【方法】

用红镜片置于患者右眼前，被检查者注视 1 m 处光源。检查者依次检查 6 个诊断眼位的复像的位置和距离并记录分析。

检查者询问 3 个问题：

1. 询问患者看见的是水平复视还是垂直复视。

2. 在哪个方向复视像分离的距离最远，则向这一方向作用的一对配偶肌为受累肌肉。

3. 询问周边物像属哪只眼，则该眼肌肉为受累肌肉。

(七)Hess 屏检查

【适应证】

1. 麻痹性斜视的辅助诊断。

2. 麻痹性斜视手术、药物治疗前后疗效的定量比较。

3. 对 A-V 现象以及对肌肉功能亢进和不足的判断。

【方法】

被检查者坐在距屏 50 cm 远处，戴红绿眼镜，右手持绿色投射灯。检查者按眼外肌作用方向依次开亮 9 个方位的红灯，让患者用绿灯去追踪，使两者重叠，将绿灯所示的位置记录在 Hess 屏记录图上。然后将双眼的红绿镜片调换位置，再检查一次并记录。比较两次记录图形，两图中面积较小者表示当时戴绿镜片的眼为麻痹眼(第一斜视角)。从面积小的图形中按 6 个诊断眼位所代表的肌肉进行分析，图形上较原来标志向内收缩的部分表示某肌肉功能不足，向外扩张部分表示某肌肉功能过强。

【注意事项】

1. 有异常视网膜对应的患者不适宜本法。

2. 单眼有抑制的患者不适宜本法。

(八)Parks 三步检查法

【适应证】

用于单条眼外肌麻痹的诊断。

【方法】

以右眼位高为例：

1. 第一步检查

在第一眼位时何眼为高位眼。则可能在右下转肌(右下直肌、右上斜肌)和左上转肌(左上直肌、左下斜肌)之间某一条眼外肌麻痹。

2. 第二步检查

双眼同时向左注视时还是向右注视时垂直斜视度加大。如向左注视时垂直斜视度加大，可能为左上直肌或右上斜肌麻痹。

3. 第三步检查

头向右肩倾斜还是向左肩倾斜时垂直斜视度加大。如头向右肩倾斜时垂直斜视度加大(右眼上移)，为右眼上斜肌麻瘦，即 Bielschowsky 征阳性。

(九)Bielschowsky 头位倾斜试验

【适应证】

1. 检查垂直运动肌肉的功能不足。

2. 主要用于上斜肌麻痹的检查与诊断。

【方法】

使被检者的头向左肩或右肩倾斜，观察双眼的位置是否对称，运动幅度是否对称。如果向一侧倾斜，双眼垂直分离大于另一侧，则为 Bielschowsky 头位倾斜试验阳性。

(十)AC/A 比值的测定

【适应证】

对非屈光性调节性内斜视进行诊断。

【方法】

AC/A 是指调节性集合与调节的比值，EP 每 1 D 的调节所诱发的调节性集合，正常值为 3 ～ 5 ∶ 1，常用的测定方法有两种：

1. 同视机法

患者矫正屈光不正，用 I 级黄斑中心凹画片测定自觉斜视角，再插入 -3 D 镜片重复测定自觉斜视角。如果查不到自觉斜视角，改查他觉斜视角。

2. 梯度法

矫正患者屈光不正，令患者注视 6 m 远的视标，测量斜视度，然后双眼戴相同屈光度的凹透镜，再测量斜视度。

(十一)4△三棱镜底向外试验

【适应证】

1. 检查微小度数斜视。

2. 术后存在黄斑中心凹抑制性暗点。

【方法】

患者注视 5 m 处点光源，将 4△三棱镜基底向外置于一眼前，观察双眼运动情况。

1. 如置于左眼前，双眼同时向右侧移动，随即右眼向左移动注视灯光，说明双眼均无黄斑抑制性暗点。

2. 如置于左眼前，双眼同时向右侧移动，但右眼并不随即向左移动，说明左眼黄斑正常，右眼有 4△以上的抑制性暗点，不能引起融像运动。

3. 然后将三棱镜置于右眼前，如双眼均不移动，说明右眼有 4△以上的抑制性暗点，因光点落在暗点内不引起右眼的移动。

【注意事项】

有集合功能不足患者，未放三棱镜眼可能不出现典型的双向运动，容易误诊为中心抑制。

(十二)隐斜检查

1. Maddox 杆加三棱镜法

【适应证】

水平与垂直隐斜的诊断和隐斜角度的测量。

【方法】

(1) 水平隐斜：将 Maddox 杆水平置于右眼前，双眼注视光源。此时右眼可见一竖光带，左眼见一光点，无隐斜时光带恰从光点中央通过。若两者分离表明有隐斜。如竖光带在灯光左侧，表示有外隐斜，如竖光带在灯光右侧，表示有内隐斜。然后旋转三棱镜，使光带恰好通过光点，此时三棱镜的读数即为隐斜度。分别测定远、近隐斜度。

(2) 垂直隐斜：将 Maddox 杆垂直置于右眼前，右眼所见为一水平光带，无垂直隐斜时光带恰从左眼所见的光点中央通过。如光带高于左眼所见的光点，则为左上隐斜，如光带低于光点，则为右上隐斜。旋转三棱镜可以测量隐斜度。

【注意事项】

(1) 隐斜检查时间不宜过久，并且不应连续重复测量。

(2) 检查时只见光线不见光点，表示一眼有抑制。

2. 双 Maddox 杆试验

【适应证】

旋转斜视的诊断和旋转斜视角度的测量。

【方法】

在暗室检查。被检查者分别注视 33 cm 和 6 m 处点光源 3 将 2 个 Maddox 杆垂直放于眼镜架中，红色放于右眼，白色放于左眼，并将其垂直刻度与眼镜架 90° 对准。被检查者可以看到两条水平线。如果红线向鼻侧倾斜，说明右眼有外旋转斜视。向颞侧转动右眼 MatHox 杆柄，使红线与白线平行，这时右眼 Maddox 杆所对应的眼镜架的弧度就是外旋转斜视度。其他类推。

【注意事项】

检查时被检查者的头位要正，眼镜架不能倾斜。

十三、眼科特殊检查

(一) 激光共焦显微镜检查

【概述】

眼科临床型共焦显微镜是一种能观察到角膜各层的三维立体图形加实时变化，且无创伤的显微镜。其中常用的是激光共焦显微镜，以激光为光源，除用于角膜的活体检查外，可用于玻璃体及视网膜的检查。其有一个专门的附件用于角膜和角膜缘组织细胞的检查。

【适应证】

1. Lasik、角膜移植术前术后定量检测。
2. 无创伤角膜感染快速诊断。
3. 干眼症和角结膜烧伤的角膜状态随访。
4. 外伤手术或角膜成形术后再生状况随访。
5. 角膜变性、圆锥角膜等细胞形态学检测。
6. 佩戴角膜接触镜的角膜状态随访。
7. Langerhans 细胞数随访。

【方法】

1. 点表面麻醉剂，开睑器开睑。被检者下颌放在检查托上，前额与检查托的头带接触，保持头位正。

2. 在共焦显微镜的水漫式锥状物镜表面涂上眼用胶，开启共焦显微镜的微机及录像系统后，调节镜头使其通过眼用胶与角膜接触，镜头与角膜上皮的距离为 1.98 mm，并通过镜头调节器调整其前后左右运动。角膜各层的扫描图像可以通过电脑显示器同步显示，同时也被 S-VHS

录像机记录。

3. 每个受检者，每次均行角膜中央区和周边区的两点检测。

4. 检查结束后选择有价值的较为清晰的图像存入电脑中，再转输入磁盘，经计算机多媒体系统处理后摄取照片。

5. 统计学方法利用微机内的分析系统对细胞数、细胞面积及形态进行综合分析。

6. 共焦显微镜 Z-scan 功能作用原理类似 A 型超声波，能够准确测出活体角膜各个部分的厚度，可测量出角膜厚度、基质的混浊程度及基质混浊的深度等。

7. 记录正常角膜：可见正常角膜上皮三层细胞，表层上皮细胞边界像一层具有高亮度细胞核的扁平细胞，其形态规则，与基底细胞联结。基底细胞形态似内皮细胞，形态规则，排列整齐。上皮基底细胞下有细小珠状的神经丛，在前弹力层处呈一白线状。角膜的基质细胞在正常条件下仅能见细胞核，但在暗背景光下，能见到角膜基质细胞的内部联结情况。越接近上皮细胞，角膜基质细胞的密度越高，而近内皮细胞时，密度在逐渐下降。在基质细胞间可见较粗大的角膜神经干穿行。内皮细胞的形态与角膜内皮显微镜下形态一样。只是与上皮不同的是，内皮边界为黑色，核为亮白色，而上皮核为黑色，边界为白色。共焦显微镜能对各层细胞的大小、形态、细胞数进行分析、处理。

(1) 上皮细胞层：表层扁平上皮细胞的边缘发亮，细胞核清晰可见，偶见黑区及少量的翼状细胞。

(2)Bowman 膜：在共焦显微镜下无形态及结构，仅见上皮下的神经纤维丛。

(3) 基质细胞层：在图像的暗背景下被衬托出发亮的细胞核，核间有不定型的黑色背景分割。细胞核的形态为成骨细胞状、纺锤状及椭圆形，窥不清细胞胞质、细胞边缘及板层胶原。基质细胞的密度以 Bowman 膜下的最高。

(4)Descement 膜：共焦显微镜的焦距一半在后角膜基质细胞，另一半在内皮细胞层时，两者之间即为后弹力层，但此膜无细胞结构。

(5) 内皮细胞层：边缘显黑色、细胞体发亮的图像。与角膜内皮镜检查时的细胞形态相同，细胞密度越大者，六边形形态的细胞占的比例越大；反之，细胞六边形越少，不规则形细胞比例增大。

【注意事项】

1. 保持镜头与角膜之间的距离，在镜头上覆以黏稠剂时量要适中，太多易流失，太少的话镜头与角膜之间介质少，会影响图像的清晰度。

2. 一般检测至少为 2 个点，以提高阳性率。

3. 镜头要用 75% 乙醇消毒，避免交叉感染。

(二) 角膜内皮显微镜检查

【概述】

角膜内皮显微镜是根据镜面反射原理设计制造的。当照明光在角膜、晶状体等透明介质的界面发生反射时，在角膜与房水的界面上，由于细胞间的缝隙连接处发生反射而形成暗线，从而勾画出细胞轮廓，看到内皮细胞六边形镶嵌状外观。目前在临床上应用的角膜内皮显微镜主要是接触型和非接触型两种。

非接触型角膜内皮显微镜是利用裂隙灯的强光源及小裂隙形成集中光线，透过角膜后形成镜面反射显示内皮细胞轮廓。非接触型内皮显微镜虽然容易获得被检查者的合作，但照相放大率只有 10 倍，观察的放大率为 60 倍，观察和照相的清晰度好。但该检查系统完全受电脑控制，采集内皮时往往以最清楚部位的内皮数进行分析。

接触式内皮显微镜照相的放大率为 50 ～ 100 倍，观察的放大率为 300 倍，使角膜内皮细胞形态容易清楚地显示出来。另外，浸锥式镜头因检查时与角膜接触，减轻了眼球在高放大率时的微震对内皮的图像所造成的影响。还可自行选定需要检查部位的角膜内皮进行取像和分析。缺点是检查前需要表面麻醉，年龄小或检查过度敏感的人不易合作。

【适应证】

1. 观察正常人一生中的角膜内皮细胞变化，通过形态、密度面积和其他异常，来判断其正常的生理功能及内皮细胞储备，预测行内眼手术的安全性及后果。

2. 眼球手术、创伤、药物毒性、炎症、高眼压和其他各种病理性刺激均可使角膜内皮细胞大量死亡。特别是检查术眼在手术前后的角膜内皮细胞变化，评价手术方法的安全性、术者操作技巧以及判定预后。

3. 眼库评价供体角膜的优劣，筛选角膜材料。

4. 对前房和滴眼药物的应用安全性进行评价。

5. 术前检查术眼角膜内皮细胞的愈合储备能力，判定内眼手术机会，有无发生角膜内皮细胞失代偿的可能性。

【方法】

1. 接触型内皮显微镜检查

该系统主要由角膜内皮显微镜、计算机内皮分析系统和图像处理打印系统构成。

(1) 检查前，被检眼结膜囊滴表面麻醉眼药水。

(2) 操作者向计算机内输入被检查者姓名、年龄、眼别等。

(3) 将内皮镜的浸锥式镜头轻轻接触被检查者的角膜中央区。

(4) 镜头后面有弹性装置，可容许接触镜头前后轻度移动，并保持与角膜的压力处于安全范围内。

(5) 镜头一旦与角膜表面正确接触后，计算机屏幕上即显示内皮的图像，一般每次检查在角膜上取 3 ～ 5 个点检查。

(6) 内皮图像分别被存入计算机供处理分析。

(7) 被检眼滴抗生素眼药水，并检查角膜上皮是否被擦伤。

(8) 婴幼儿在检查前应用 10% 水合氯醛灌肠，镇静后再检查。

2. 非接触型内皮显微镜检查

自动对焦、照相系统，取像范围广，操作方便，被检者无任何痛苦，适用于筛选普查。

(1) 先输入被检者姓名、年龄等一般资料。

(2) 受检查者下颌放置在检查托上，受检眼注视显微镜的采集镜头。

(3)3 ～ 5 秒钟内便可得到有分析结果的角膜内皮图像，储存入计算机，并打印结果分析。

【结果分析】

1. 主要观察指标

(1) 角膜内皮细胞总数。

(2) 最大和最小内皮细胞面积。

(3) 平均内皮细胞面积和细胞密度。

(4) 平均误差及系数偏差。

(5) 六边形内皮细胞所占的百分率。

(6) 内皮细胞的边界。

(7) 角膜后表面及黑区等情况。

2. 角膜内皮细胞密度和形态的变化

正常人平均内皮密度为 (2 899 ±410.06) 个 /mm^2。但随年龄的变化、内皮细胞数和形态也有改变。婴幼儿细胞密集，呈圆形和立方形。年轻时期呈六角形，大小形态相当一致；40 ～ 50 岁以后细胞逐渐呈多形性，细胞变大；50 岁以后，可出现角膜内皮赘疣并可见暗区出现，内皮细胞密度与年龄呈负相关，细胞面积和年龄是正相关。正常人角膜内皮细胞随着年龄增长，有生理性下降。

(三) 角膜曲率计检查

【概述】

角膜前表面屈光力是眼总屈光力的重要组成部分，其屈光力的大小与角膜曲率呈反比，是形成散光的主要原因。角膜曲率半径是指角膜屈光面上任意一点到角膜圆心的距离，曲率愈小，表示角膜表面线的弯曲度愈大。角膜曲率计是测量角膜表面曲率半径屈光力及散光轴的仪器。角膜的不同子午线上的曲率半径不同，测出的最大值和最小值之差就可算得角膜散光度。角膜后表面曲率半径偏小，其屈光力约为 -5 D，因此角膜总屈光力小于前表面屈光力。角膜曲率计检查结果显示的是去除该常数后的角膜总屈光力。

【适应证】

1. 检查角膜散光

国人生理角膜散光平均值是 0.406 D，90%1.00 D 以内，生理性角膜散光发生率为 71%。据研究国人角膜水平径线曲率半径平均值为(7.674±0.06)mm，角膜曲率平均为(43.125±0.0 032)D。垂直径线曲率半径平均值为 (7.594±0.003)mm，曲率的平均值为 (43.531±0.036)D，主要径线平均值有显著差异，但左右眼无差异。通过检测角膜散光的量和轴向，可判定散光的性质。如最大曲率与最小曲率的轴向相差 90° 者为规则散光；最小曲率的轴向位于垂直子午线 (60° ～ 120°) 者为顺规散光；位于水平子午线 (0° ～ 30° 或 150° ～ 180°) 者为逆规散光；位于 30° ～ 60° 或 120° ～ 150° 者为斜轴散光。

2. 圆锥角膜、扁平角膜或较大的散光，可借助角膜曲率检查，作为诊断依据。

3. 观察各种角膜手术后和圆锥角膜的角膜曲率变化。

4. 指导角膜接触镜的佩戴，尤其是硬性接触镜或 RGP，角膜曲率与接触镜背面的曲率半径一致是佩戴后是否舒适的前提，该检查可提供重要的参考数据，是验配前的必查项目之一。

5. 指导角膜屈光手术

其检查结果可为角膜屈光手术的术前设计和术后疗效分析提供参考，随着角膜地形图的普及应用，该检查结果的参考意义明显弱化。

6. 指导人工晶状体度数测算

其检查结果与眼球前后轴径测量结果，是人工晶状体植入术前，测算植入晶状体屈光度的两项必备参数。

【禁忌证】

1. 不规则角膜表面，如穿透性角膜移植术后，角膜裂伤缝合术后或某些角膜屈光手术后由于角膜表面不规则变形，往往测量结果不准确或测不出结果。

2. 过平或陡的角膜，尤其屈光力＞ 50 D 的角膜，测量的精确性较差。

3. 不能作为圆锥角膜早期诊断的手段，因不能测出角膜中央 3 mm 直径外的角膜曲率。

4. 对于当前临床上广泛开展的准分子激光角膜屈光手术，该检查方法由于其测量范围的局限性，不能据此检查结果对术后疗效进行全面评估。

【方法】

1. 检查可在自然光线下进行，按先右后左的顺序测量双眼。

2. 被检者将下颌置于托架上，前额与额托贴紧，向正前方平视，用挡板遮盖一眼。

3. 检查者采用下颌托调整眼位，将仪器的图像投照光投射在被检眼角膜正中，通过目镜观察被检眼角膜上的影像，调整旋钮使其清晰。

4. 角膜曲率 (屈光度) 的测量

以 Baush&Lomb 角膜曲率计为例：操作者对准焦点，将正号游标调到受检查的视野中心，移动操作手柄，找到三个环，将右下侧环套在正号的中心，调整底部的左右环在一水平面上，或在同一个子午线上，把上下和左右环周围的“+、与相邻的“+、-”重叠，曲率计内的 H、V 下的两组数字分别为水平和垂直轴上的角膜曲率和相应屈光度。

5. 角膜散光轴向的测量

常规测量时，角膜曲率计的水平和垂直刻度放在 180° 和 90° 上，只有当散光轴不在水平和垂直轴上，需要调散光轴后，才能重叠“+、得出角膜曲率转动轴旋把手及测量头，直到的错位消失，这时测量头与角膜的散光轴重合。调节水平与垂直移动把手左侧的与中央的重合，顶部的“+”与中央上方的重合。此时角膜曲率计的水平和垂直刻度所指位置即为散光轴向。

6. 记录内容

包括最大及最小曲率半径所在轴向、曲率半径 (mm) 及屈光力 (D)。

【结果分析】

1. 无散光如垂直轴 (V)=7.5 mm(45.0 D)。水平轴 (H)=7.5 mm(45.0 D)。

2. 有散光如垂直轴 (V)=7.5 mm(45.0 D)，轴为 110° 。水平轴 (H)=7.70 mm(43.0 D)，轴为 20。提示角膜散光 -2.00 DC×20° 。

【注意事项】

1. 调整好受检者眼高度与曲率计的水平刻度为一线，这样易在曲率计内找到三个环。

2. 若图像黑或难以看清，可调节照明控制开关，但不要太亮，以免使受检眼疲劳。

3. 嘱受检者要始终盯着曲率计内反光镜，不要转动眼球。

4. 为保证角膜曲率计数的准确，每个子午线要测 3 次，取平均值作为最后的角膜曲率计 (K) 读数。

5. 要保持受检眼角膜表面泪膜的完整，以利成像。

(四) 角膜地形图检查

【概述】

角膜地形图即对角膜表面作为一个局部地势进行描绘。角膜地形图的描绘方法有等高线位和分层设线位。等高线是由地面高度相同的点所连成的闭合曲线，等高线密集地面坡度陡峭，等高线稀疏代表坡度缓和，等高线间隔均匀，说明坡度均匀。如高处的等高线稀疏，向下等高线逐渐密集，说明坡度上缓下陡；反之，为坡度下缓上陡。而分层设线法，是在等高线的底图上按不同高 (深) 层次，涂染代表不同等度的颜色，常代表地形起伏，使之有好的视觉效果。

角膜地形图主要由 Placido 盘投射系统、图像监视系统和计算机图像处理系统三大部分组成。计算机图像处理系统将储存的角膜图像先数字化后，再进行分析。采用计算机彩色编码技术将角膜不同曲率和屈光力总值，用各种不同颜色表示。冷色 (深蓝、浅蓝) 代表平坦的角膜部分 (弱屈光力)，以暖色 (红、橙、黄) 代表陡峭的角膜部分 (强屈光力)，中间色为绿色。上述色彩又被分为 15 个级阶，每个级阶代表一定的屈光度，从暖色到冷色，每个相邻级阶的屈光度差值是相等的。这些颜色相当于地形图中的分层设色谱，其既有定量分析又定性诊断的功能。ORBSCAN-D 则将计算机的分析结果用四个不同的图像显示，分别为：角膜前表面屈光力图、角膜地形图、角膜后表面屈光力图及角膜厚度图。结果可在彩色打印机上打出，以供分析和保存。

【特点】

1. 信息量大一个典型的角膜地形图可包括 14 000 个数据点，由圆筒形角膜照相机向角膜表面投射 32 个同心圆环，几乎覆盖整个角膜，其精确度为 0 ～ 0.07 D。

2. 精确度高不受角膜病变的影响，对上皮缺损、溃疡及瘢痕的角膜进行检查，仍能得到具有很高参考价值的数据。

3. 直观性强对角膜不同屈光力，用不同颜色代表，暖色棕黄代表屈光力强部位，冷色 (蓝绿) 代表屈光力弱的部分，使地形图十分直观醒目。

【常用术语】

1. 角膜表面非对称性指数 (SAI)

对分布于角膜表面 128 条相等距离径线上相隔 180° 的对应点角膜屈光度进行测量，将各相应屈光力的差值总和起来得 SAI，正常值 0.12±0.01。SAI 愈大说明角膜表面非对称性愈大。

2. 角膜表面规则性指数

对 256 条径线上角膜屈光度的分布频率进行评价，角膜表面愈规则，SRI 愈小。

3. 潜视力 (PYA)

使用 SAI、SRI 同 PYA 之间的关系，可为临床提供一系列预测视力的分析。

4. 模拟角膜镜读数

即为最大子午线上屈光度在第 6、7、8 层上的平均值，并显示离开此子午线上 90° 方向的同样 3 环平均值，并标出所在轴向。

5. 最小角膜镜读数

即在最小子午线上屈光度的第 6、7、8 环上的平均值，并标出所在轴向。

【方法】

1. 先输入被检者姓名、年龄等一般资料。

2. 受检者下颌放在托架上，眼和架上的黑色标线在同一水平上，受检眼盯着圆筒环中心的白光。

3. 操作者在看清荧光屏上显示的地形图后，储存入计算机，并打印结果分析。

4. 结果分析正常角膜地形图 Placido 映象环为同心圆，边缘光滑、完整、无畸变，映象环之间距离大致相等，角膜中央区位于视轴中心偏颞上方，由中央区向旁中央区曲率逐渐变小，这种变化区鼻侧比颞侧更为明显。角膜光学中心因人而异，52% 围绕视轴，而在视轴颞上、下方的各为 25% 和 12%，位于视轴鼻侧者少见。

(五) 角膜厚度测量

【概述】

角膜厚度测量是观察被检者角膜厚度的客观指标，还是观察角膜内皮细胞损伤的一项早期客观指数。角膜的厚度可以评价角膜内皮细胞损害的程度。中国人的中央角膜厚度为 (0.510±0.030)mm，周边厚度为 (0.66±0.070)mm。正常角膜中央厚度＞ 0.65 mm 可提 7 K 内皮功能失代偿。

【适应证】

1. 评价穿透性角膜移植术后内皮细胞功能。

2. 板层角膜移植术前测厚，利于术者对设计手术方案和手术操作心中有数。

3. 观察穿透性角膜移植术后内皮型排斥反应的重要指标。

4. 对角膜变薄或水肿进行诊断。

【方法】

1. 角膜厚度的光学测量

目前常用的光学角膜测厚仪是安装在裂隙灯显微镜的附件，是在显微镜的物镜和角膜之间安装两片平行的玻璃片，下片固定，上片可以转动。当旋转上片玻璃片时就出现移动的光学切面，使移动的角膜的表面和固定的角膜内表面成一直线时，根据旋转玻璃片的角度计算出角膜厚度，其精确度是 0.02 mm，装置安装在 Haagstreit 900 型裂隙灯上。

2. 超声角膜厚度仪

准确性高，可重复性强，不受检查者个人因素影响。可对角膜中央、周边的厚度检测，而且还能测量混浊的角膜。角膜超声测厚仪就是利用波的反射和折射后的两个波峰测及角膜厚度的。

操作步骤：

(1) 被检眼行角膜表面麻醉。

(2) 取仰卧位，注视天花板上某一点，探头垂直接触角膜，不要对角膜加压。

(3) 根据临床需要确定所测角膜厚度点数，一般为 5 个点。

(4) 所测数据可储存在电脑内供分析，并可重复进行。

（六）青光眼视神经检查

【概述】

青光眼定义为一组特征性视神经损害的眼病，主要的病理特征为视网膜神经节细胞凋亡和视网膜神经纤维层进行性丢失，进而导致视功能的损害。眼底视盘和视网膜神经纤维层检查是诊断、随访及预后评估必不可少的指标。同时，客观的青光眼视神经改变一般要早于主观的视野检测改变。视神经检查对开角型青光眼早期诊断至关重要。

【青光眼性视神经损害的特征】

1. 青光眼特征性视神经损害主要有盘沿丢失、视网膜神经纤维层缺损 (RNFLD) 及视盘线状出血。这三项中同时出现两项即明确提示有视神经损害，若仅有一项，则需要结合眼压、视野结果综合判断，必要时需长期随访以最终明确诊断。早期青光眼视神经损害是不对称的，多先出现在颞下方和颞上方，尤其是颞下方最为常见。

2. 大多数正常盘沿符合“ISNT”法则，即各象限盘沿宽度由宽到窄的顺序是下方 (inferior)、上方 (superior)、鼻侧 (nasal)、颞侧 (temporal)。在判断是否有青光眼视神经损害时，可以以鼻侧盘沿宽度作为参照，比较下方和上方盘沿是否有变窄及丢失。正常视神经纤维层厚度是颞下、颞上、鼻下、鼻上比较厚，鼻侧和颞侧比较薄，形态类似于蝴蝶的翅膀。

3. 青光眼性的视网膜神经纤维层缺损应与视盘边界相连续，有局限性和弥漫性两种类型，局限性缺损可以表现为裂隙状缺损、束状缺损、楔状缺损，比较容易观察。裂隙状 RNFLD 也可见于正常人，但如果裂隙状缺损一直延伸到视盘边缘，很可能为异常。楔状 RNFLD 多见于视盘的颞上及颞下方，为明确的局限性损害。弥漫性 RNFLD 早期较难发现，必须依靠眼底照相检查。通过观察穿行 RNFL 下面的毛细血管的可见性，能帮助判断。如果毛细血管清晰裸露，说明有弥漫性 RNFLD。视盘出血在青光眼患者中的发生率明显高于正常人。视盘出血相应部位在出血吸收后可看到病情进展的征象，如视网膜神经纤维层缺损范围扩大、盘沿丢失增加。

4. 判断大视杯是否是由青光眼损害引起的，需要同时结合视杯形态、盘沿形态及视网膜神经纤维层检查综合判断。青光眼的视杯多呈竖椭圆形，因为青光眼的早期损害以颞上、颞下、鼻上及鼻下方的盘沿面积为主，而生理性视杯多呈横椭圆形。如果盘沿形态符合“ISNT”法则，且视网膜神经纤维层正常则可以除外青光眼。另外，先天性正常大视杯者的一级亲属成员（如父母、兄弟姊妹等）多有形态相近的大视杯表现，这一点也可以辅助诊断。但要注意，有研究表明大视杯是开角型青光眼的危险因素，确诊为大视杯者仍应建议定期随访。

【常用的视神经分析检查方法】

目前，常用的青光眼眼底视神经检查方法主要有：检眼镜（直接或间接检眼镜、裂隙灯前置镜等）、眼底立体照相及共焦激光、偏振激光、干涉激光断层扫描等各种视神经定量检测仪。

1. 检眼镜

直接或间接检眼镜、裂隙灯前置镜等。

【优点】

检查不需要特殊的仪器，使用和携带都很方便，对允许散瞳的患者散瞳后更有利于病变的检出。

【缺点】

由于视神经的杯 / 盘变化较缓慢，检眼镜检查不利于客观记录和随诊动态观察视盘的细小变化，且直接检眼镜的观察角度较小 (5°)，已不能完全满足临床和科研的需要。

2. 眼底立体照相

是目前公认的最有价值的青光眼视神经诊断工具。

【方法】

采用立体视下图像闪烁比较法。利用计算机图像分析系统，将先后两次所拍的立体像校正、叠加在不同的帧存体上，然后利用图像快速切换法，交替显示两幅叠加好的立体像。

【优点】

在图像闪烁显示中，无变化的部分稳定，变化的部分有跳动感。在立体镜下观察，可观察到视杯变化的深度及杯壁改变的情况。对于视盘形态的分析观察很明确。如果没有条件进行立体照相检查，普通眼底照相检查对评估青光眼视神经损害也有帮助。目前，眼底立体照相不需要散瞳，对于闭角型青光眼和窄房角的患者也是非常安全的。

3. 海德堡视网膜断层扫描仪

【概述】

海德堡视网膜断层扫描仪 (HRT) 是由德国海德堡公司生产的一种自动化共焦激光扫描检眼镜 (CSLO)，它可以提供视盘及周围 15° 内视网膜的三维结构。HRT 测量时需要一个标准的参考平面，被人为定义为颞侧 350° ～ 356° 处视盘边界下 50 μm 的平面，低于参考平面者被定义为视杯，位于视盘内和高于参考平面者被定义为盘沿。最新版本的 HRT 软件推出了一个新的不依赖轮廓线的人工智能参数——青光眼可能性评分 (GPS)。GPS 更注重视盘整体 3 D 形态分析，通过对五个参数的评估并与标准数据库中所建立的早期青光眼与正常视盘立体模型进行比对，判断青光眼的可能性。这五个参数包括两个 RNFL 参数和三个视盘参数，具体是：垂直和水平 RNFL 曲率、视杯宽度和深度以及盘沿陡峭程度 (steepness)。结果通过柱形图和判别标志，即绿色的 √ withinnormallimit”、黄色的“!Borderline”、红色的“× outsidenormallimits”，给医生以直观的提示。

【读取报告】

(1) 在正式阅读 HRT 报告结果前首先要关注的一个参数是图像标准差，它是评估图像质量的指标。因为每次 HRT 检查都是连续成像 3 次，测量取平均值。所以，检查过程中患者的固视和配合就很重要，如这期间出现眼球转动则会导致测量数值的标准差较大，故标准差的大小提示了检查质量的好坏。标准差数值越小越好，40 μm 以下都是可以接受的，40 μm 以上建议重新检查。

(2) 单次 HRT 报告一般包括地形图、反射图、RNFL 厚度的 TSNIT 曲线图、双眼 TSNIT 曲线对称性对比图、测量参数及 Moorfields 回归分析结果等数据。软件版本及报告模式不同，报告包括的具体内容略有不同。受检者测量数据会自动与同人种的标准数据库比对计算得出统计学概率并显示判别标志 (绿色“ √ 正常”，黄色“! 边界”，红色“× 异常”)。此外，随访分析时，HRT3 具有智能血管对位技术，提供地形图变化概率分析及立体参数变化随访曲线用于视神经损害进展分析，有利于青光眼客观的随访观察。

地形图用红色代表视杯，绿色代表高于参考平面的盘沿，蓝色代表位于参考平面内的盘沿。比较直观地提示 CID 及视杯的位置。反射图直观地显示了 Moorfields 回归分析的结果。TSNIT 曲线图是指颞侧 (temporal)、上方 (superior)、鼻侧 (nasal)、下方 (inferior) 四个象限视盘轮廓线上的相对参考平面的视网膜神经纤维层 (RNFL) 平均厚度。因上方和下方 RNFL 比较厚，鼻侧和颞侧比较薄，所以正常人 TSNIT 曲线是典型的“双驼峰曲线”。

【测量参数】

测量参数包括盘沿面积、盘沿容积、视杯形态测量 (CSM)、轮廓线高度变化 (HVC)、平均视网膜神经纤维厚度、视盘面积、视杯面积、视杯容积、平均及最大视杯深度、CID 线性及面积比等一系列测量数值。其中前 5 个是比较重要的参数。

【分析】

HRT 采用的 Moorfields 回归分析 (MRA) 提高了 HRT 在青光眼诊断中的准确性。将视盘分为颞侧、鼻侧、颞上、颞下、鼻上、鼻下六个部分，并分别对六个部分的盘沿面积和视杯面积进行分析。强调盘沿的面积相对于视杯面积的大小是否正常，而不仅仅看 CID 是否增大，因此可以更好地鉴别“大视杯”是生理性的还是病理性的。

【动态反射图影像】

动态反射图影像是将从视网膜神经纤维层到视杯底部扫描的所有图像连续播放，有助于发现有无 RNFLD 及盘沿变窄，局限性改变更易被发现。

【注意事项】

(1) 无论是否散瞳都可以完成检查测量，但有研究表明散瞳可以改善测量的准确性，特别是对瞳孔较小或白内障患者。

(2)HRT 有其应用的局限性，如图像质量受屈光间质、瞳孔大小、散光等因素影响，视盘边界勾画存在人为因素，倾斜视盘者会影响深度测量，没有中国人数据库及数据库样本量有限等。因此，临床上一定要结合病史、查体及其他检测手段进行综合分析判断。

4. GDX 神经纤维层厚度分析仪

【概述】

GDX 神经纤维层厚度分析仪 (CarlZeiss 公司) 是一种无创的可定量客观测量视盘周围视网膜神经纤维层 (RNFL) 厚度的检查仪器。GDX 使用的是 780 mn 二极管激光，采用了偏振激光扫描测量法技术。其原理为：在光学上平行排列的结构具有双折射特性，RNFL 轴突内微管是平行排列的，当激光经过具有双折射特性的 RNFL 时，会产生位相的延迟，延迟的量与 RNFL 轴突内微管的密度呈正比，通过测量延迟量可以间接反映 RNFL 厚度 3 因为眼前节的角膜、晶状体 (主要是角膜) 也是平行排列的结构，也具有双折射特性，故在测量 RNFL 厚度之前，仪器会先对角膜等眼前段组织双折射特性进行测算。因眼前节双折射特性存在个体差异，GDX 将原有的固定角膜补偿升级为可变的角膜补偿模式，提高了准确性。

【优点】

GDX 具有较好的准确性和可重复性，能提供 RNFL 客观的、定量的信息，易于发现局限性或弥漫性 RNFLD。

【缺点】

GDX 仅检测 RNFL 的厚度，不能同时评估视盘形态。

【方法与注意事项】

(1) 检查不需要散瞳，检查时间短，获取图像仅需 0.7 秒，患者容易合作。

(2) 检查时要求患者良好的固视配合，视力较差 (如晚期青光眼、屈光间质严重混浊者) 不能良好注视仪器内固视点者会影响成像质量，干扰测量结果。长时间使用缩瞳剂的患者也会影响成像质量。

(3) 戴角膜接触镜和玻璃体切除手术后硅油存留都不影响检查。

(4) 角膜疾病 (如圆锥角膜、角膜移植、角膜瘢痕)、近视眼屈光手术、严重白内障、白内障手术和明显玻璃体混浊等会影响检查结果。

(5) 高度近视眼视盘周围有萎缩弧的患者检查时测量环应避开萎缩弧，因为暴露出来的巩膜也是平行排列的组织，也具有双折射特性，若巩膜组织在测量环内会造成测量误差。

【读取报告】

(1)GDX 的单次检查结果报告包括一般信息、眼底图、厚度图、偏差图、TSNIT 曲线和参数表，右眼、左眼分列两边。报告通过彩色图像直观地反映出 RNFL 缺损的部位和程度，结果简单易懂。

(2)Q 值是成像质量评分。仪器系统自动用分值、校准、固视、屈光和图像照度 5 项指标对图像质量进行评分 (每项 2 分)，满分为 10 分，8 分以上的图像被认为较可靠，可以采纳。眼底图可辅助判断图像质量。

(3) 厚度图中用红色、橙色和黄色代表 RNFL 较厚的区域，用蓝色、绿色代表较薄的区域。正常人眼 RNFL 厚度图类似蝴蝶的形状。

(4) 偏差图中用基于 P 值的不同颜色小方格显示缺损的程度，P 值代表 RNFL 厚度值在正常人数据库中出现的概率。与正常人数据库相比 P 值低于 5%、2%、1% 和 0.5%，分别用深蓝色、浅蓝色、黄色和红色表示。

(5)TSNIT 曲线图显示测量环中 36 CTRNFL 厚度值，正常人是典型的“双驼峰曲线”。测量环是以视盘为中心，外环直径 3.2 mm，内环直径 2.4 mm。阴影范围包括了 95% 正常人数值，低于此范围提示为异常。中间是双眼 TSNIT 曲线图的比较，可以直观看出双眼的对称性。

在双眼眼底图之间是 TSNIT 参数表，测量参数包括：① TSMT 平均值；②上方 120° 平均值；③下方 120° 平均值；④ TSNIT 标准差；⑤双眼对称性；⑥神经纤维指数 (NFI)。其中 NFI 是仪器基于评估整个 20° ×20° 范围的 RNFL 厚度的神经网络方法计算得出的一个智能化参数，是提示青光眼可能性的重要参数。

1)NFI 为 0 ～ 30：正常的可能性大。

2)NFI 为 30 ～ 70：可疑青光眼。

3)NFI 为 70 ～ 100：青光眼的可能性大。

即 NH 数值越大说明 RNFL 异常的可能性越高，青光眼可能性越大。参数表中前五个参数的底色用基于 P 值的不同颜色突出显示，与正常人数据库相比值大于 5% 用白底绿字表示，P 值低于 5%、2%、1% 和 0.5%，分别用深蓝色、浅蓝色、黄色和红色表示。

(6)GDX 具有较好的可重复性，可用于随访。1 次基线 3 次随访检查后，可得到 RNFL 进展分析报告，报告中有厚度图、偏差图、与基线比较变化图及其概率图，还有各个参数变化曲线图及各次检查 TSNIT 曲线图，综合各项指标可以提示 RNFL 是否有变化。

5.Retcam 眼底照相技术

【概述】

Retcam 又称数字化视网膜照相技术，为目前国内外开始尝试使用的尤其适用于婴幼儿眼底或眼前节照相的技术。其优点为 Retcam 镜头可达 130°，超过间接检眼镜的可视范围，不必巩膜压迫几近视网膜周边部；操作简单，检查时间短；实时图像显示，直观且易保存，有利于随访和远程会诊。

【适应证】

视网膜、角膜和外眼照相等；小儿眼病尤其是早产儿视网膜病变 (ROP) 的筛查和治疗随访。视网膜母细胞瘤等儿童眼底病检查与治疗随访。

【方法】

(1) 小儿患者尽量全麻下检查，对患儿进行充分的检查前准备，尤其对于早产儿，须请儿科医师进行全面的全身检查，如需全身麻醉更须请麻醉科医师对患儿进行全身麻醉风险评估。

(2) 检查前须清洁镜头，并仔细检查镜头接触面，如有破损、划痕等粗糙现象，以免造成患者眼表损害。

(3) 使用镜头照相前加入耦合剂，避免镜头直接接触眼表，检查过程中避免对眼球施压。

(4) 术前评估患者，排除患有感染性眼部疾病或已有眼表损害 (如角膜上皮损伤) 的患者，避免造成二次损伤或者延期愈合继发感染。

(5) 患者准备：充分散瞳 (视网膜照相者)；表面麻醉剂 (即使全身麻醉者亦建议使用)。

(6) 开睑器开睑，结膜囊涂眼用凝胶作为耦合剂，同时可保护角膜。

(7) 根据检查目的选择合适的镜头进行眼前节或眼底照相。

(8) 图像保存，患者眼部预防性点用抗生素眼药水。

6. 超声检查

【适应证】

(1) 眼球病变：屈光间质混浊时眼内病变首选检查方法。

(2) 眼内肿瘤。

(3) 玻璃体切割术前常规检查。

(4) 眼内异物的探查和定位。

(5) 眼眶病变。

(6) 眼球生物测量。

(7) 眼及眶部血流动力学研究 (CDI)。

【禁忌证】

严重眼球破裂伤未缝合者。

【方法】

(1)B 型扫描检查：多使用直接接触法。间接探查法需于眶前加水浴杯，用于检查眼前节。

1) 患者平卧位。

2) 患者轻闭受检眼，眼睑涂抹接触剂。

3) 沿角膜缘各钟点位置，分别对眼球进行横切、纵切扫描，最后进行轴切扫描。横切及纵切扫描为临床最常用的扫描方法。

4) 发现病变后，在不同位置，以不同角度进行探查。

5) 对于占位性病变，应观察其位置、范围、形状边界、内回声、声衰减和硬度。

6) 对于眼球突出而未发现占位病变者，应观察眼外肌、视神经、球后脂肪垫和眼上静脉。

7) 眼球赤道部以前的眼内病变，需嘱患者眼球转向与探头相反方向，以便观察眼球周边部。

8) 眼轴测量方法同 A 型超声测量。

(2)A 型超声生物测量：多用直接接触法测量眼轴，探查眼后节病变。

1) 首先设定组织灵敏度。

2) 受检查者头部靠近屏幕。

3) 眼部滴用表面麻醉剂。

4) 探头放置眼球表面。

5) 自后向前扫描 8 个子午线，沿角膜缘至穹隆部滑动，保持声束垂直于眼球壁，嘱受检者将眼球转向被检查的子午线。

6) 要采用高分贝 (T+6 db) 以发现玻璃体混浊，或低分贝 (T-24 db) 以测量视网膜脉络膜厚度或病变高度。

(3) 彩色多普勒显像仪 (CDI)：

1) 患者仰卧位躺于检查床上，轻闭双眼。

2) 将耦合剂均匀涂布被检查的眼睑上，将探头轻轻置于眼睑上。

3) 脚踩控制键，在眼睑上做横向、纵向或旋转扫描。

4) 选满意的图像存盘，打印扫描结果。

5) 结果分析: CDI 为速度显示方式，将朝向探头的血流定为红色，背离探头的血流定为蓝色，流速越高，色调越高，反之亦然。多用于测量血流速度，判断血流方向、血管形态和分布。

【注意事项】

(1) 眼眶检查要包括眶软组织、眼外肌和视神经。

(2) 探查过程中，常需改变灵敏度 (增益)，或图像冻结后进行处理。

(3) 特殊手法的使用：观察后运动以鉴别玻璃体后脱离；压迫试验以观察眶内占位病变的硬度，鉴别囊性、实性或血管病变。

(4) 测量眼轴时，应尽量避免 A 超探头对角膜施压。

(5)CDI 检查时，注意调节好仪器速度的显示刻度，以免出现颜色逆转现象。

(6) 超声造影，CDI 检查时静脉注射六氟化硫微泡造影剂。

7. 超声生物显微镜检查 (UBM)

【适应证】

(1) 眼前节疾病。

(2) 眼后节前段疾病。

(3) 某些眼外伤，如睫状体离断、眼前节异物。

(4) 眼前节肿瘤。

(5) 青光眼房角关闭的研究。

【禁忌证】

(1) 急性眼表炎症，如急性结膜炎、角膜炎等。

(2) 因精神状态或其他原因不配合者。

【方法】

(1) 接通电源后，检查仪器是否正常工作。

(2) 输入患者相关信息。

(3) 患者仰卧位躺于检查床上，行表面麻醉。

(4) 选合适的眼杯置于患者的结膜囊内。

(5) 在眼杯内滴满接触剂，如甲基纤维素、卡波姆滴眼液等。

(6) 嘱患者固视眼前目标。

(7) 检查者右手持换能器，把探头置于眼杯内，靠近眼球要检查的部位。

(8) 脚踩控制键进行扫描。

(9) 检查者观察荧光屏，调整扫描方向，获得满意图像存盘，打印结果。

(10) 结束时，被检眼滴抗生素眼药水，以防感染。

【注意事项】

(1) 检查室应有屏蔽作用，室内照明稳定。

(2) 探头上避免形成气泡。

(3) 注意避免擦伤角膜，左手持光笔调整参数时，应将探头离开眼杯。

(4) 注意探头和眼杯的消毒，防止交叉感染。

8. 荧光造影检查术

(1) 荧光素眼底血管造影 (FFA)：

【适应证】

1) 协助一些眼底病的诊断。

2) 提供对某些眼底病分期分型的依据。

3) 了解疾病程度和治疗选择。

4) 比较治疗前后的疗效。

【禁忌证】

1) 严重心、血管和肝、肾功能损害等全身疾病。

2) 对注射用的荧光素钠过敏者。

3) 有过敏体质或有严重家族过敏史者。

4) 有原发性闭角型青光眼或不宜散大瞳孔者。

5) 不允许接受座位检查者。

【方法】

1) 检查前准备：

①交代检查事项，签署知情同意书。

②行荧光素钠皮肤试验。

③受检者双眼充分散瞳。

④录入受检者信息，调整受检者头位，固定头带。

⑤检查者调整目镜，看清瞄准线。助手做好静脉注射荧光素钠准备。

⑥先拍摄立体彩色眼底像。

2) 造影：

①拍双眼无赤光眼底片。然后对准主要检查眼，启用蓝色滤光片。

②注射荧光素前，再拍摄双眼荧光对照片。

③给受检者注射荧光素钠，10 ～ 20 mg/kg。成人用 20% 荧光素钠 3 ～ 5 ml 于 4 ～ 5 分钟内注射完毕。注射时即开始计时，注射完毕时拍片一次。

④在 30 秒内连续拍片，1 ～ 2 张 / 秒。30 秒后每 5 秒拍 1 张，至 1 分钟。然后于 2、5、10 和 20 分钟各拍 1 张。可视病情需要调整拍片间隔和数量。

⑤眼底相片应按顺序拍摄，尽量包括全部眼底。一般拍摄 7 ～ 9 个视野，次序为：后极部、颞侧、颞上、上方、鼻上、鼻侧、鼻下、下方和颞下。造影早期可安排拍摄视盘和黄斑的立体像。造影过程中尽可能穿插拍另一眼的照片。

⑥存储照片。

【注意事项】

1) 造影室内应常规备有各种抗休克急救药品、器械，工作人员应具备急救技术。

2) 检查前检查数码相机的电路连接和显像；或为底片相机的胶卷安放是否妥当。

3) 荧光素钠一般患者均可耐受，少数偶觉恶心，嘱其张口呼吸，可完成拍片。个别人严重反应，呕吐或晕厥，应立即停止造影，使其平卧。必要时急请内科会诊，协助处理。

4) 检查完嘱患者多饮水，24 小时内皮肤和尿色发黄属正常现象。

(2) 吲哚青绿眼底血管造影 (ICGA)：

【适应证】

主要用于脉络膜血管成像：

1) 协助一些眼底病的诊断，如脉络膜新生血管膜 (CNV)、视网膜色素上皮脱离的可疑 CNV、息肉样多发性脉络膜血管病变 (PCV) 等。

2) 提供对某些眼底病分期分型的依据，如年龄相关性黄斑变性、慢性中心性浆液性视网膜病变等。

3) 了解疾病程度和治疗选择，如视网膜血管瘤样增生、眼底肿瘤等。

4) 比较治疗前后的疗效。

【禁忌证】

1) 严重心、血管和肝、肾功能损害等全身疾病。

2) 对碘及贝壳类食物过敏者。

3) 有过敏体质或有严重家族过敏史者。

4) 有原发性闭角型青光眼或不宜散大瞳孔者。

5) 不允许接受座位检查者。

【方法】

1) 检查前准备：

①交代检查事项，签署知情同意书。

②受检者双眼充分散瞳。

③录入受检者信息，调整受检者头位，固定头带。

④检查者调整目镜，看清瞄准线。助手做好静脉注射吲哚青绿准备。

⑤先拍摄立体彩色眼底像。

2) 造影：

①拍双眼无赤光眼底片。然后对准主要检查眼，启用近红外光眼底摄像系统。

②给受检者注射荧光素钠，0.25 ～ 0.5 mg/kg 剂量溶于 2 ～ 3 ml 蒸馏水内，5 秒之内注入肘前静脉，同时计时拍照。

③每 15 秒拍摄 1 张，双眼至 1 分钟时再拍摄 1 张。然后于 5、10 和 20 分钟各拍 1 张。可视病情需要调整拍片间隔和数量。

④眼底相片应按顺序拍摄，尽量包括全部眼底。一般拍摄 7 ～ 9 个视野，次序为：后极部、颞侧、颞上、上方、鼻上、鼻侧、鼻下、下方和颞下。造影过程中尽可能穿插拍另一眼的照片。

⑤存储照片。

【注意事项】

1) 造影室内应常规备有各种抗休克急救药品、器械，工作人员应具备急救技术。

2) 检查前检查数码相机的电路连接和显像；或为底片相机的胶卷安放是否妥当。

3) 吲哚青绿一般患者均可耐受，少数偶觉恶心，嘱其张口呼吸，可完成拍片。个别人严重反应，呕吐或晕厥，应立即停止造影，使其平卧。必要时急请内科会诊，协助处理。

9. 相干光学断层成像 (OCT)

【适应证】主要用于眼后节检查，如：

(1) 黄斑部病变，如黄斑水肿、黄斑裂孔、黄斑前膜、黄斑下新生血管膜等。

(2) 视盘病变，如视盘水肿、视神经萎缩、视盘小凹等。

(3) 视网膜病变，如视网膜血管性病变、视网膜脱离、视网膜变性性疾病等。

(4) 视网膜神经纤维层厚度分析及动态监测。

(5) 对视盘杯盘比动态监测。也可用于眼前节检查。

【禁忌证】

(1) 屈光间质混浊者。

(2) 瞳孔太小。

(3) 婴幼儿或其他不能配合者。

【方法】

(1) 受检者不散瞳可获取良好图像。

(2) 将受检者信息输入 OCT 数据库。

(3) 受检者面向眼底摄像机，头置于下颌托上，光线通过瞳孔射入眼底，检查者通过监视器定位。

(4) 选择测试条件，开启扫描。黄斑病变选择放射状线条组，视盘病变选择视盘放射状线条组，视神经纤维层选择圆环组。

(5) 处理分析数据，打印检查报告。

【注意事项】

(1) 检查前应向受检者解释，以取得配合。

(2) 眼底病变尽量散瞳检查。

10. 视觉电生理检查

(1) 眼电图检查 (EOG)：

【适应证】

1) 遗传性视网膜病变。

2) 中毒性或营养性眼病。

【禁忌证】

1) 眼球震颤者。

2) 不能合作者。

【方法】

1) 向患者解释检查内容及要求，取得配合。

2) 快速散瞳剂散瞳，也可自然瞳孔下检查。适应检查室内光线 5 ～ 10 分钟。

3) 清洁剂清洁局部皮肤，以备安置电极。皮肤电极分别置于双眼内外眦部，地电极置于前额中部。

4) 暗室内，患者双眼跟随信号运动，记录 15 分钟；转入明适应，患者双眼跟随信号运动，记录 15 分钟。

5) 计算光峰 / 暗谷比。

【注意事项】

1) 按照国际标准照明操作。

2) 视力低于 0.1，视野小于 30°，受检者年龄小于 5 岁一般无法引出可靠的 EOG 反应。

3) 不散瞳时，光强度宜在 400 ～ 600 cd/m^2 范围内。

4) 记录前 30 分钟内避免强光照射。

(2) 闪光视网膜电流图检查 (FERG)：

【适应证】

1) 视网膜遗传性和变性疾病。

2) 屈光间质混浊时视网膜功能评估。

3) 视网膜药物中毒性反应。

4) 视网膜铁锈症损害程度。

5) 视网膜血管性、炎症性和外伤性等疾患造成的功能损伤。

【禁忌证】

1) 眼部急性炎症。

2) 不能散瞳者。

3) 不能配合者。

【方法】

1) 受检者散瞳。

2) 向受检者解释检查事项，使其在检查中保持放松和固视。

3) 散瞳后在暗室中适应至少 20 分钟。

4) 滴表面麻醉剂 2 次。

5) 在暗红光照状态下，用清洁剂清洁安放电极处皮肤，将参考电极置于受检者额正中或眼外眦皮肤上；作用电极用角膜电极或线状电极 (置于结膜囊)，地电极置于耳垂或额正中。

6) 遮挡未检眼，受检者头部置于领架上。

7) 受检者注视指示灯，保持眼位不动，开始检查。待基线稳定，开始记录。

8) 暗适应下检查完成后，经至少 10 分钟明适应后，再行明适应的 ERG 检查。

9) 结果存盘打印，摘下电极，眼部滴抗生素眼药水。

【注意事项】

1) 检查最好在屏蔽室内进行。

2) 选择适宜的灵敏度和扫描时间。

3) 瞳孔大小可影响 FERG 的成分和振幅。

4) 角膜电极放置时，角膜和电极之间保持无气泡。

5) 检查完毕，及时清洁所用电极。

(3) 图形视网膜电流图检查 (PERG)：

【适应证】

1) 开角型青光眼。

2) 黄斑病变。

3) 原发性视神经萎缩。

4) 帕金森病。

【禁忌证】

1) 眼部急性炎症。

2) 不能配合者。

【方法】

1) 滴表面麻醉剂 2 次。

2) 在普通照明的检查室静坐 5 分钟。

3) 用清洁剂清洁安放电极处皮肤，将参考电极置于受检者同侧眼外眦部；作用电极用角膜电极或线状电极 (置于结膜囊)，地电极置于耳垂或额正中。

4) 将检查眼的屈光矫正到看清刺激器的最佳状态。

5) 遮挡未检眼，受检者头部置于颌架上。

6) 受检者注视指示灯，保持眼位不动，开始检查。待基线稳定，开始记录。

7) 叠加次数应大于 100 次，以减少噪声干扰和伪迹。

8) 结果存盘打印。摘下电极，眼部滴抗生素眼药水。

【注意事项】

1) 检查最好在屏蔽室内进行。

2) 向受检者解释检查事项，使其在检查中保持放松和固视。

3) 角膜电极放置时，避免引起屈光度的改变。

4) 注意视网膜刺激阈应大于 8° 视角，也可使用特殊圆环产生较小视野，获得较小反应。

5) 使用的方格应对应弧度 30° ，如果还需要非图形反应，则方格应变大，常使用 5° 方格。

6) 若患者眨眼严重，可试用短脉冲记录。

7) 正弧光栅产生的反应较方格小，应避免使用。

8) 瞬态记录图形翻转频率为 4 ～ 10 次 / 秒，对稳态记录则为 10 ～ 16 次 / 秒。

9) 检查完毕，及时清洁所用电极。

(4) 视觉诱发电位检查 (VEP)：

【适应证】

1) 怀疑为视神经或视路疾病。

2) 眼外伤及头颅外伤可能伤及视神经或视路者。

3) 视力下降且屈光间质混浊者预测手术后视功能。

4) 中毒性及营养不良性眼病。

5) 颅内病变。

6) 监测弱视治疗效果。

7) 鉴别伪盲。

【禁忌证】无法配合者。

【方法】

1) 向受检者解释检查事项，使其在检查中保持放松和精神集中。

2) 受检者坐在检查室刺激器前，眼位和固视点在同一水平。瞳孔保持自然状态。

3) 通常使用银盘 (银 - 氯化银) 电极或针状电极。

4) 在需要安放电极的位置，用乙醇清洁头皮，擦掉油脂和头皮屑。

5) 用导电膏及胶布将电极敷在头皮上，或将针状电极刺入头皮下组织。

6) 组织和电极之间的电阻通常要低于 5 kfl。

7)VEP 记录电极的位置应用国际 10/20 系统。

8) 电极位置固定后和放大器的相应端口连接。

9) 遮盖非测试眼，测试眼向前注视固视点。

10) 至少 2 次记录可重合后，保存并打印结果。

【注意事项】

1) 应矫正视力，不用缩瞳药或散瞳药。

2) 矫正视力低于 0.3 应查闪光视觉诱发电位 (FVEP)；矫正视力高于 0.3 应查图形视觉诱发电位 (PVEP)。

3) 环境安静，患者注意力应集中。

4) 采用 1995 年国际临床视觉电生理 (ISCEV) 学会推荐的 VEP 刺激和记录标准。

11.X 线

【适应证】

(1) 眼球突出。

(2) 眼眶外伤，异物定位。

(3) 泪道阻塞的检查，如泪囊造影。

(4) 眼眶静脉造影，现多已被 CT、MRI 等取代。

【禁忌证】

不能配合者。

【方法】

(1) 根据临床需要选择合适的体位。

(2) 除外异物，可仅拍眶正位片。

(3) 异物定位，需加定位器拍双眶正、侧位片。定位器有巴氏定位器及缝圈定位器。

(4) 放置巴氏定位器，受检眼先滴表面麻醉剂，以无菌镊持定位器，宜先放于上睑内，再拉开下睑将定位器置于结膜囊，然后调整定位器方向，使定位器四个标志点位于 3、6、9、12 点钟位。

(5) 缝圈定位术，受检眼消毒铺巾，无菌操作，将金属定位圈以 5/0 丝线间断缝合 4 针固定于角膜缘 3、6、9、12 点钟位。标志缺口置于 4:30 方位。

(6) 考虑异物细小或显影弱，可拍缝圈薄骨像进行异物定位检查。拍片时：面向底片，头向患侧转 45°，患眼内转 45°，是为正位片；患眼再外转 45°，是为侧位片。

(7) 加放定位器检查，应根据正位片测量异物所在方位，以时钟方向表示；根据侧位片测量异物与角膜缘距离，用毫米数表示；并测量异物大小，用毫米数表示。

(8) 泪囊造影患者，宜先行泪道冲洗，再注入造影剂进行检查，并嘱患者检查前勿挤眼揉眼将造影剂挤出。泪囊测量长径和横径，用毫米数表示。

【注意事项】

(1) 巴氏定位器及缝圈定位器，应灭菌消毒。

(2) 应告知放置定位器患者注意事项，以免检查中定位器脱出，避免检查中揉眼损伤角膜。定位器取出后，点用抗生素眼药水。

(3) 巴氏定位器定位检查，放射科也应备有无菌镊，拍片前再次检查定位器方向，必要时调整。

(4) 若眼前部有贯通伤口，眼内组织脱出，宜先行眼球破裂伤缝合术，术毕再行缝圈异物定位检查。

(5) 进行异物定位、泪囊测量时，应考虑 X 线片的缩放率。

12. 计算机断层扫描 (CT)

【适应证】

(1) 眼内肿瘤。

(2) 眼眶：肿瘤、炎症、血管畸形。

(3) 眼眶骨折，眼内、眶内异物。了解异物与眼球壁关系。

(4) 眼眶邻近结构病变：如鼻窦、颅内病变等。

(5) 有关神经眼科学问题。

【禁忌证】

不能配合者。

【方法】

(1) 水平扫描：常规扫描，平行眦 - 耳线 (OM)，层厚 3 ～ 5 mm。

(2) 视神经管扫描：眶下缘 - 外耳道上臂连线 (RBL)，层厚 1.5 mm。

(3) 冠状位扫描：显示眶顶、眶底截面，上下直肌的厚度等。

(4) 增强 CT：静脉注射泛影葡胺，以使病变密度增强。

13. 磁共振成像 (MRI)

【适应证】

(1) 眼内、眶内肿瘤，特别是眶尖小肿物；视神经管内段、颅内段是否受侵犯优于 CT。

(2) 眶内炎症，Graves 病。

(3) 眶内血管畸形。

(4) 眶内与眶周相蔓延肿物。

【禁忌证】

(1) 体内有磁性金属异物，包括眼内异物、起搏器、人工关节、骨钉以及动脉瘤夹等。

(2) 探查骨病变应选择 CT。

【方法】

(1) 射频脉冲常规采用 SE 序列。

(2) 调整 TR 和 TE 获 T_1 加权像 (T_1WI) 和 T_2 加权像 (T_2WI)。短 TR 和 TE(TR 为 500 ～ 600 毫秒，TE 为 33 毫秒) 产生 T_1WI；长 TR 和 TE(TR ＞ 1 500 毫秒，TE ＞ 66 毫秒) 产生 T_2WI。

(3) 接收线圈视检查部位而定，眼球疾患用表面线圈，眼眶及视路病变用标准头部线圈。

(4) 切线方向 - 水平位为常规，酌情加冠状或矢状位，调整梯度线圈即可获得所需层面相。

(5) 切层厚度一般 3 ～ 5 mm，观察范围 12 ～ 16 mm。

(6) 必要时可注射顺磁性造影剂 (Gd-DTPA) 强化，也可同时采用脂肪减影技术。

第十八章 眼科常见症状与体征

第一节 眼科常见症状

一、视力障碍

眼功能包括形觉色觉和光觉。视力是比较精确地表示形觉的功能，可分为中心视力和周边视力，中心视力是通过黄斑中心获得的，周边视力指黄斑以外的视网膜功能。故视力是视功能的具体表现之一。视力发生障碍，虽然很轻微，也说明视力功能受到了影响。

(一) 视力检查

1. 中心视力检查

中心视力检查包括远视力检查及近视力检查。

2. 远视力检查方法

(1) 被检者立于距视力表 5 m 处，或视力表对面 2.5 m 处悬挂一平面镜，患者坐于视力表下，面向镜面进行检查。视力表悬挂高度应使第 5.0 行与被检眼在同一水平线上。

(2) 检查时应遮盖一眼，一般应先查右眼，后查左眼。

(3) 视力低于 0.1 者，患者向前移动 1 m 距离，视力为 $4/5\times0.1=0.08$，依此类推。

(4) 被检眼距离视力表 1 m 处仍不能辨认最视物显大症标，则视力低于 0.02，应让患者背光而坐，检查者展开手指置于被检眼前，检查能辨认手指的距离，如于 50 cm 处，则记录为数指 /50 cm，若不能辨认手指则查手动，如在 30 cm 处能辨认，则记录为手动 /30 cm，若不见手动则查光感和光定位。

(5) 光感和光定位检查应在暗室内进行，一般测量由近及远直到 6 m 为止。然后再测 1 m 远的光定位，将灯光距被检眼前 1 m 处，向上、下、左、右、左上、左下、右上、右下及中央九个方向移动，被检眼视正前方，测定能否辨认光源方向。

3. 近视力检查方法

现在我国比较通用的近视力表是耶格 (Jaeger) 近视力表和标准视力表。前者表上有大小不同的 8 行字，每行字的侧面有号数，后者式样同远视力表 (国际视力表)。检查时光源照在表上，但应避免反光，让被检者手持近视力表放在眼前，随便前后移动，直到找出自己能看到的最小号字。若能看清 1 号字或 1.0 时，则让其渐渐移近，直到字迹开始模糊。在尚未模糊以前能看清之处，为近点，近点与角膜之距离即为近点距离，记录时以厘米为单位，例如 1/10 厘米或 1.0/10 厘米，若看不清 1 号字或 1.0，只记录其看到的最小字号，不再测量其距离。

(二) 临床症状

1. 急性视力减退

指视力可在数小时或数日内急剧较大幅度减退，严重者达眼前指数或光感，单眼者常为眼局部疾病引起，双眼者多为全身疾病引起。常见于：

(1) 视网膜中央动脉栓塞。

(2) 视神经疾病：缺血性视盘 (视盘) 病变、视盘 (视神经乳头) 炎、急性球后视神经炎、视神经外伤、视神经脊髓炎等。

(3) 玻璃体与视网膜出血：如视网膜静脉周围炎、视网膜中央静脉血栓形成、眼外伤等。

(4) 视网膜脱离。

(5) 视中枢病变与功能障碍：如癔症、皮质盲。

(6) 全身疾病：高血压、贫血、烟草中毒、头外伤、脑肿瘤等。

(7) 急性闭角型青光眼及急性葡萄膜炎等。

(8) 角膜炎、角膜溃疡等。

2. 渐进性视力减退

渐进性视力减退呈慢性过程，患者多记不清发病的具体时间和原因。常见于屈光不正、斜视、弱视、慢性眼内炎症、屈光间质浑浊 (角膜薄翳、斑翳、虹膜炎后遗症、白内障、玻璃体浑浊) 视网膜病变、视神经及视路疾病等。

3. 远视力减退，近视力正常

(1) 近视性屈光不正：加镜片可矫正。

(2) 调节过度或睫状肌痉挛，引起一时性视力减退，经休息或使用睫状肌麻痹药 (如阿托品眼液) 后即可改善。

(3) 药物性关系：如眼局部滴用毛果芸香碱或全身应用磺胺类药物等，一般停药后即恢复正常视力。

(4) 全身性疾病：如部分糖尿病患者、妊娠中毒、马方 (Marfan) 综合征等，可通过全身检查证实。

4. 眼底正常，近视力差

(1) 轻度远视或老视者验光配镜即可矫正。

(2) 扁平角膜：多为先天性眼病。

(3) 药物影响：如局部滴用睫状肌麻痹药。

(4) 全身因素：包括无晶状体、Adie 瞳孔等。

5. 先天性视力不良

先天性视力不良多为眼发育不全，包括遗传性眼病。其共同特点为眼结构异常，视力低下。

(1) 角膜畸形：如圆锥角膜、扁平角膜、先天性小眼球小角膜、大角膜及先天性青光眼等。

(2) 虹膜及晶状体异常：包括多瞳症、永存瞳孔膜、无虹膜及虹膜脉络膜缺损，球形晶状体及无晶状体等。

(3) 眼底病变：如原发性视网膜色素变性、视网膜劈裂症、遗传性黄斑变性、视盘缺如、视神经萎缩等。

(4) 全身病及综合征：如白化病、马方综合征、Leber 综合征等。

二、视觉异常

(一) 形觉异常

1. 小视或视物显大症

即患者所看到的物体比实际小或大，这常见于有视网膜浮肿、隆起的一些眼底病变，如中心性视网膜脉络膜病变、视网膜剥离、视网膜震荡伤等，称为视网膜性小视症或视物显大症症。

2. 视物变形

患者所看到的景物变形、歪斜、扭曲，有些还伴有色觉异常。这些常见于视网膜剥离、老年性黄斑变性及各种视网膜脉络膜病变等眼科疾病。

3. 光视症

即患者在暗处，自觉眼前有闪光、星火或光环出现，即使闭眼时也可感觉到眼前有闪烁体在晃动。这种现象多由视网膜脉络膜有局限性病灶刺激视网膜细胞引起。尤其在视网膜剥离之前，常有这种光视现象发生。另外，症状性光视症可出现在机体发生循环虚脱之前。

4. 幻视症

有些患者在意识清醒状态下，会看到一些虚幻形象。这些患者多有脑部病变，如炎症、肿瘤、外伤出血等，这些病变刺激大脑枕叶视皮层时就能引起幻视症。

5. 飞蚊症

感觉眼前有小黑点或小虫子飞舞，能跟随眼睛转动而动，有些能自行下沉或转移。用检眼镜检查，不能发现有明显的玻璃体浑浊，视力不受影响。这些可能是生理性的玻璃体细胞残留引起，或者是高度近视玻璃体变性的初期现象。倘若眼前还有较大的黑圈出现，或者有串珠状或虫体样条纹浮动，应进一步检查有无玻璃体脱离、浓缩和液化等发生。

(二) 光觉障碍

1. 夜盲

夜盲是指间或白天在黑暗处不能视物或视物不清，对弱光敏感度下降，暗适应时间延长的重症表现。多因 VA 缺乏所致，也有先天夜盲者。主要症状为白天视觉几乎正常，黄昏时光线渐暗则视物不清。因麻雀等某些鸟类系先天夜盲，故又名“雀目”、“雀盲”、“雀目眼”。适量补充 VA 可以有效地治疗因 VA 缺乏引起的夜盲症。我国早在唐代便已应用猪肝等富含 VA 的食物治疗“雀目”。

(1) 先天性夜盲：系先天遗传性眼病，如视网膜色素变性，杆状细胞发育不良，失去了合成视紫红质的功能，所以发生夜盲。

(2) 后天性夜盲：常见病因如有以下几方面。

①维生素 A 缺乏。②青光眼。③屈光间质混浊，如周边部角膜病变、晶状体混浊。④视神经或眼底病变，如视神经萎缩、视神经炎、视网膜脉络膜炎、视网膜脱离、高度近视、视网膜铁质沉着症。⑤与夜盲有关的综合征。

2. 昼盲

昼盲，指视力在亮处下降，常见于视锥细胞严重受损。

(1) 先天性昼盲：病因为视锥细胞营养不良、黄斑中心凹发育不良。

(2) 获得性昼盲；病因为角膜、晶状体中央混浊；黄斑区病变，如老年黄斑变性、黄斑出血；眼内异物存留；药物中毒，如氯喹视网膜病变。

(三) 色觉异常

色觉是视觉功能的一个基本而重要的组成部分，是人类视网膜锥细胞的特殊感觉功能。正常人视觉器官能辨识波长 380 ～ 760 mm 的可见光，由紫、蓝、青、绿、黄、橙、红 7 色组成。

色觉障碍包括色盲和色弱两大类，色盲是指辨色能力消失；色弱是指对颜色辨认能力降低。色觉异常者在择业方面受到一定限制，如从事交通、运输、冶炼、美术、化工、织染、医学等都必须有正常色觉，因此色觉检查已作为体格检查的常规项目。

1. 分类

色觉异常按病因分为先天性色觉异常和获得性色觉异常。

(1) 先天性色觉异常：是性连锁隐性遗传性疾病，视力多良好。可进一步分为一色性色觉(全色盲)，二色性色觉(红色盲、绿色盲和青黄色盲)和异常三色性色觉(红色弱、绿色弱和青黄色弱)。

(2) 后天性色觉异常：是由于视网膜、脉络膜和视路的任一部分病变或损伤引起的。常伴视力障碍。也可分为红绿色盲和青黄色盲或色弱。一般视神经疾病为红绿色盲或色弱，视网膜和脉络膜疾病为青黄色盲或色弱，严重者可为全色盲。凡从事交通运输、美术、化学、医药专业的工作者必须具备正常的色觉。色觉检查是服兵役、升学、就业前体检的常规项目。白内障患者术前色觉检查可以测定视锥细胞功能，估计术后效果。

2. 检查方法

(1) 假同色图检查法：通常采用俞自萍、石原忍色盲本在白昼明亮的自然光照明下进行检查。被检者与色盲本之间的距离为 75 ～ 100 cm，嘱被检者读出色盲本上的数字或图形。每辨认一张图不得超过 10 秒钟，对照色盲本的说明，记录检查结果。

假同色原理红绿同图时的缺陷：

用目前假同色红绿同图监测出的所谓色觉正常人，其中很多不是红色正常绿色弱，就是绿色正常红色弱，因为红绿同图时候，能一眼就看出图案或数字的才是错误的，正常人读红绿点同图应该多少有些吃力，这是因为这两种颜色刺激度基本相同，相当于把相同味觉刺激的盐和糖掺在一起，问你是甜还是咸，不能一下尝出来的是甜还是咸，才是正常人，所以目前炮制出的红绿同图色检图的人应该就是红绿同图单色弱无疑。国人大多都是单色弱，是经过大量国内外色彩案例对比的。再举个例子：比如红灯亮时，回答红灯，绿灯亮时回答绿灯，红绿灯同时亮，问是什么灯？你回答不出来就被称作红绿色盲，或红绿色弱。这就是现在的色检图的明显缺陷。

另外国内色检图还并不完善和正确，有些色觉研究方面科学还不为人知，需要进一步改善。

(2) 彩色绒线检查法：把各种规定颜色的绒线或纸放在被检查者前，让其选出类似的颜色，然后进行评定。

(3) 色相排列法。

(4) 色觉镜检查法：从色觉镜观察孔所见视野分为两部分，一部分为有一定波长的黄色；另一部分为红和绿的混色。黄色仅有亮度变化，红绿混合比率是可变的。混合红绿使之与此黄色的色调相等，根据此红绿色成分，即可确定其色觉正常或异常。

3. 治疗

先天性色觉异常无治疗方法。获得性色觉异常主要治疗原发疾病。

三、复视和视疲劳

(一) 复视

在正常视网膜对应的前提下，一个物象落在分开过大的视网膜非对应点上，不能形成双眼单视，而将一个物体看成两个。

支配眼球转动的六条肌肉中只要有一条或几条发炎、外伤或神经障碍，双眼肌肉动作就不协调，如右外直肌收缩了，而左内直肌收缩慢了一点或收缩力量不够，眼球的转动就会受到限制，或使眼球偏向一侧，形成斜视，这时看东西就会特别费劲；或一个物体可以看成两个，造成视物双影，即复视。

1. 单眼复视

(1) 病因：常见原因为外伤性晶状体半脱位和各种原因所致的双瞳。

(2) 临床表现：

①晶状体半脱位：眼球挫伤使晶状体悬韧带部分断裂，致晶状体半脱位，出现单眼复视，在瞳孔区可清晰地看到部分晶状体赤道部，虹膜震颤。

②双瞳：虹膜根部切除时过多地切除虹膜，或外伤引起大范围的虹膜根部离断等均可引起双瞳而致单眼复视。

2. 双眼复视

(1) 病因：炎症性、中毒性、代谢性、血管性、外伤性及肿瘤压迫等因素使一条或多条眼外肌部分或完全麻痹引起麻痹性斜视，从而导致双眼视物成双即复视。

(2) 临床表现：

①复视：因受累眼肌不同可产生同侧复视和交叉性复视，前者为外转肌 (外直肌、上、下斜肌) 麻痹时，眼位向鼻侧偏斜，后者为内转肌 (内直肌、上、下直肌) 麻痹时，眼位向颞侧偏斜。

②眼球运动受限：眼球向麻痹肌作用方向运动时明显受限。

③代偿性头位：头向麻痹肌作用方向偏斜，以减小复像间距离。遮盖一眼则代偿性头位消失。

④眼性眩晕与步态不稳：因复视所致。遮盖一眼时症状消失。

⑤斜视角不同：第二斜视角大于第一斜视角。

(二) 视疲劳

1. 概述

视疲劳是常见眼部症状，并非独立的眼病，是由于眼或全身器质性和功能性因素以及精神因素交织的，错综复杂的以自觉症状为主的综合征。

视疲劳是指近距离工作或阅读容易发生眼睛疲劳现象。持久的用眼在正常人不发生疲劳的程度，而有疲劳者常出现有眼疲劳、视矇、复视、眼困倦、头痛的症状，甚至发生恶心呕吐。通常眼睛视觉活动是下意识的功能，如果视觉器官功能正常和身体精神状态良好，人们可以在无意识控制下完成近距离工作。但是视觉器官或身体有些缺陷，为了能完成近距离的工作，有意识地控制或克服眼睛出现前述的症状，导致眼疲劳、精神紧张被迫停止工作。

2. 病因

(1) 引起视疲劳的常见的原因有：

(2) 屈光不正。包括近视、远视、散光没有得到及时矫正；

(3) 眼镜佩戴不合适。如近视眼度数偏高、远视度数不够等；

(4) 两眼屈光度相差太大。如一只眼 200 度近视，另一只眼 600 度近视；

(5) 隐斜、眼外肌麻痹、眼肌用力不平衡；

(6) 老年人由于调节力下降看近物不清；

(7) 眼科病。如青光眼时眼压高，眶上神经痛以及副鼻。

3. 症状

视疲劳的症状有眼疲劳、眼干涩、异物感、眼皮沉重感、视物模糊、畏光流泪、眼胀痛及眼部充血等，严重者还可出现头痛、头昏、恶心、精神萎靡、注意力不集中、记忆力下降、食欲不振以及颈肩腰背酸痛和指关节麻木等全身症候群，少数患者可出现复视、立体视觉功能障碍、眼压升高、角膜损害等，青少年还可以出现近视眼或加深原有近视程度。有青光眼、眼表面或眼前节疾患者还可因眼的过度疲劳而引发或加重原有眼病。

小提示：每个人也可以自己判断是否患有视疲劳，即头痛、流泪、眼刺痛、视物模糊、复视、眼痛、畏光、眨眼、恶心、眼沉重 10 个症状中有其中两个或两个以上者，即可诊断。

4. 诊断

(1) 问诊：耐心听取视疲劳的发生和发展及诊疗经过。

(2) 常规眼部检查及验光。

(3) 调节功能检查：近点距离，持续时间，调节时间。

(4) 眼外肌功能检查。

(5) 体格检查，有无全身性器质性或功能性变化。

(6) 环境调查：详细了解工作和生活环境。

5. 治疗

人在正常情况下，眼眶内的泪水会形成一层膜，覆盖在角膜和结膜的表面，称为泪膜。人每次眨眼之后，都能形成一层泪膜，可以保持眼睛湿润和舒服，因此不易产生眼干、疲劳等症状。但如果长期盯着一个目标 (如用电脑、看书)，持续时间太长，眨眼反射比较少，不能及时形成泪膜，就会导致眼表面干燥，引起视疲劳。

(1)“赶走”视疲劳注意以下几点：

1) 生活要有规律，休息及睡眠要充分。

2) 改善工作环境，照明光线应明暗适中，直接照明与间接照明相结合，使工作物周围的亮度不过分低于工作物亮度。

3) 干燥季节或使用空调时，室内要保持一定的湿度。

4)注意用眼卫生。坐姿要端正，视物要保持适当距离。避免长时间、近距离、过于精细的工作。长期使用电脑时，荧屏的清晰度要好，亮度要适中，眼睛与屏幕的距离应在 60 厘米左右，双眼平视或轻度向下注视荧光屏，每工作 1 小时休息 5 ～ 10 分钟，尽量远眺、放松，并多眨眼睛。

5) 多吃富含维生素 A、B 的食物，如胡萝卜、韭菜、菠菜、番茄、豆腐、牛奶、鸡蛋、动物肝脏、瘦肉等。

6) 叶黄素是存在于眼睛组织的重要营养元素，具有强氧化性，促进眼睛微循环，缓解视力疲劳、干涩等症状。服用一些含高含量叶黄素的产品如悦瞳叶黄素，能有效地缓解视疲劳。

7) 定期体检，尽早发现相关疾病并及时治疗。眼睛不适要及时去医院找眼科医生诊治，尽可能早期发现、根除原发病变，比如通过配镜矫正屈光不正，通过眼外肌训练弥补外隐斜的缺陷等。

8) 缓解眼疲劳的眼药水一定要在医生指导下使用。因为目前 90% 的眼药水中都含有防腐剂，这些物质会对眼睛表面的细胞产生损害。干眼症患者最好选择无防腐剂的人工泪液。

9) 全身器质性疾病、心理疾病患者应及时寻求专科医生的帮助。

(2)“赶走”视疲劳的按摩手法：

经常使用电脑的你，不妨利用休息的时间给自己来点按摩，对于眼睛的疲劳也很有帮助。

1) 两手手掌互相摩擦直到发热，将发热的手心盖住双眼，并将眼球上下左右转动。

2) 眼睛闭上，两手食指沿着眉骨轻轻按压，直到太阳穴，对太阳穴稍加用力按。再由太阳穴往下按压下眼眶直到与鼻梁交界处。

3) 眼睛闭上，两手食指沿着鼻梁、鼻翼的两侧，上下来回搓揉。并且食指用力压鼻翼两侧凹陷处。

四、眼痛

眼部疼痛包括眼睑疼痛、眼球疼痛、眼球后部疼痛及眼眶疼痛。

(一) 眼睑疼痛

眼睑疼痛为浅在性，疼痛部位明确，患者主诉确切，较易诊断。

1. 病因

眼睑的急性炎症、理化性、机械性损伤、蚊虫叮咬等。

2. 临床表现

(1) 炎症性疼痛：如眼睑单纯疱疹、带状疱疹和睑腺炎均可表现为眼睑疼痛，炎症消退则疼痛缓解。

(2) 理化性、机械性损伤性疼痛：包括眼睑皮肤擦伤、裂伤、酸碱烧伤和热灼伤等，疼痛局限且剧烈，并伴有相应皮肤损害。

(3) 眼睑皮肤蚊虫叮咬：眼睑皮肤局部疼痛伴肿胀，有蚊虫叮咬史，可查见蚊虫叮咬痕迹。

(二) 眼球疼痛

眼球疼痛可表现为磨痛、刺痛、胀痛等多种形式，常合并有头痛。

1. 病因

(1) 急性炎症引起眼球疼痛：如角膜炎、巩膜炎、急性虹膜睫状体炎和眼内炎等。

(2) 急性眼压升高引起眼球疼痛：如急性闭角型青光眼。

(3) 眼外伤引起眼球疼痛：如角膜异物伤、角膜擦伤、眼球穿孔伤及角、结膜热灼伤与化学烧伤等。

2. 临床表现

(1) 炎症性眼痛：起病急，表现为磨痛、刺痛或胀痛，同时伴有畏光、流泪和眼睑痉挛等症状。

①角膜炎：主要表现为刺痛或磨痛，疼痛的程度因感染性质不同而不同。如铜绿假单胞菌性角膜溃疡，疼痛剧烈；真菌性角膜炎则疼痛相对较轻；而病毒性角膜炎因病变区感觉神经不同程度麻痹，疼痛也相应较轻。

②球筋膜炎：为磨痛，局限于眼球的一侧，随眼球转动而疼痛加重。

③巩膜外层炎：疼痛局限于病变区，有明显压痛及轻度刺激症状。

④巩膜炎：包括前巩膜炎、后巩膜炎和坏死性巩膜炎。前巩膜炎时眼部疼痛剧烈，有刺激症状，因病变位于直肌附着处，疼痛随眼球转动而加剧。后巩膜炎时眼痛剧烈，伴有球结膜水肿、眼球突出、眼球运动受限及复视。

⑤急性虹膜睫状体炎：眼球胀痛，触之疼痛加剧，伴同侧头痛，视力剧降，睫状充血，房水混浊，角膜后沉着物及瞳孔缩小、不规则、闭锁或膜闭。

⑥眼内炎：剧烈眼痛、头痛，视力剧降或失明。角膜水肿、前房闪辉强阳性及前房积脓。眼压升高，虹膜膨隆，玻璃体混浊。玻璃体积脓时瞳孔区呈黄光反射。炎症继续发展可发生全眼球炎及急性化脓性眶蜂窝组织炎。

(2) 高眼压性眼痛：原发性急性闭角型青光眼、睫状环阻塞性青光眼和某些继发性青光眼均可引起剧烈眼痛，伴头痛、恶心、呕吐，严重疼痛时，患者有眼球欲脱出之感。视力骤降，睫状充血，角膜雾状混浊，前房浅，眼压常在 5.33 kPa 以上。

(3) 外伤性眼痛：

①角膜上皮损伤：角膜擦伤、异物伤，紫外线及各种化学物质均可致角膜上皮损伤，引起磨痛或刺痛，且随眼球转动而加剧，同时伴有畏光、流泪、眼睑痉挛等症状。

②眼球挫伤：挫伤引起的外伤性虹膜睫状体炎可致眼球胀痛；挫伤引起的前房积血、房角后退、晶状体脱位与外伤性白内障均可因继发性青光眼而致眼球胀痛；严重的挫伤引起的眼球破裂伤，因破裂部位多位于角巩膜缘，损伤角膜、虹膜和睫状体而致眼球刺痛。

③眼球穿孔伤：伤口多位于眼前部的角膜与巩膜，角膜、虹膜，睫状体受损而致眼球刺痛，同时伴有眼内容物脱出、出血及视力障碍。早期因伤口而痛，晚期则多因继发性炎症而痛。

④屈光性疼痛：未矫正的远视、散光、双眼屈光参差太大均可引起眼球、眼眶及眉弓部胀痛。这种因视疲劳引起的疼痛可通过合理矫正屈光不正、适当休息而缓解。

(三) 眼球后疼痛

眼的感觉神经睫状神经节受损可引起眼球后部的刺痛和牵拉痛。

1. 病因

常见原因为急性球后炎症、出血、外伤及某些全身性疾病。

2. 临床表现

(1) 急性炎症性疼痛：包括急性球后视神经炎、眶尖部邻近组织炎症性病灶，如鼻旁窦炎、眼带状疱疹。

①急性球后视神经炎：眶内段视神经急性水肿可引起眼眶深部牵引痛和压迫感，尤其是眼球运动时疼痛加剧，同时伴有视力显著下降。

②蝶窦炎：因蝶窦位于眶尖部，急性炎症时可出现球后疼痛，此种疼痛多与眼球运动无关，而压迫眼球时疼痛加剧。

③眶尖骨膜炎：本病多继发于鼻旁窦炎，眼球后部胀痛，压迫眼球疼痛加剧，眼睑、球结膜水肿，伴有眶上裂综合征，引起动眼神经、滑车神经和外展神经麻痹，眼神经分布区感觉减退或丧失。若视神经受压或炎症浸润可引起眶尖综合征，而导致不同程度的视力减退。

④眼带状疱疹：带状疱疹累及睫状神经节时引起球后疼痛，皮肤出现疱疹前数日即可发生。

尤其是老年人可因带状疱疹而致难以忍受的球后剧痛。

(2) 外伤性球后疼痛：眶部及颅脑外伤均可致眶尖部组织出血、水肿而出现球后疼痛，甚至可致眼球前突、运动障碍及视力减退。

五、流泪与溢泪

溢泪：在泪液分泌正常的情况下，因泪道排泄系统发生障碍，而引起泪液溢满外流现象，称为溢泪，属于病理现象。病因有：导泪系统的泪小点外翻、泪小点闭塞、泪小管狭窄或闭塞、泪囊病变、鼻泪管狭窄或闭塞。以上病变由沙眼、炎症、息肉、外伤引起，经治疗解除泪液导流障碍，溢泪方能痊愈。

流泪：是指泪道排泄泪液正常，而因情感，打哈欠及眼部炎症、外伤、迷眼、冷风刺激、烟雾风沙粉尘、异味刺激等，促使泪腺分泌泪液过多，泪道排泄不断，而引起眼泪流出眼外。属于反射性的生理现象，称为流泪。

除生理外，流泪是表达情感的方式，当遇到与亲人生离死别、情感纠葛、事业成功或失败、情绪过分激动时，往往以眼泪宣泄表达情感。

六、畏光

又称“畏光”。眼病的一种症状。眼睛不能耐受光线的刺激，常伴有眼睑痉挛流泪，结膜炎时大都有不同程度的畏光流泪。

眼睛畏光及不舒适感，正常反应会将眼睛眯小或使用其他物品帮忙隔离阳光的照射，以减轻眼睛不适的现象，但有些人在普通的光度下也会觉得不适，我们就可称这些人的眼睛有畏光的情形。

(一) 病因

常见原因有眼前部急性炎症，包括机械性、物理性和化学性等因素所致的眼外伤以及各种原因引起的瞳孔散大。

(二) 临床表现

1. 炎症性畏光

因细菌、病毒或真菌等病原体引起角膜、虹膜与睫状体的炎症，均有明显的畏光症状。角膜炎时除畏光外还有疼痛、流泪、睫状充血、角膜混浊或溃疡形成等。虹膜睫状体炎时除畏光外，还有疼痛、流泪、房水混浊、角膜后沉着物、虹膜后粘连和晶状体前囊色素沉着等，并伴有视力下降。

2. 眼外伤

主要是角膜、虹膜睫状体的外伤。角膜上皮擦伤、破裂伤、异物伤、热灼伤、电光性眼炎和刺激性毒气伤，除有明显畏光外，尚有角膜损害表现；外伤性虹膜睫状体炎、外伤性无虹膜、外伤性瞳孔散大等除明显畏光外，还有虹膜睫状体损害表现。

3. 瞳孔散大

包括药物性、外伤性和青光眼性瞳孔散大。除具有畏光外，还有视力减退，调节减弱或麻痹，青光眼者还表现为剧烈头痛、眼痛、流泪、视力障碍以及恶心、呕吐等症状。

七、异物感或不适感

角结膜异物、炎症、角膜上皮缺损常有异物感。干眼症可有黏液丝状分泌物伴眼部摩擦沙粒异物感。

八、分泌物

细菌性结膜炎的分泌物呈浆液性、黏液性和脓性。病毒性结膜炎的分泌物呈水样或浆液性。过敏性结膜炎或干眼症分泌物常呈黏稠丝状。黏丝状分泌物合并眼角糜烂见于眦部睑缘炎。白色泡沫样分泌物则是由于干燥杆菌感染引起。

九、红眼症

其实就是结膜发炎，通常是看起来眼睛比较红而且分泌物较多。一般来说，红眼就是血管较为贲张，但也有可能是眼内其他部位发炎。急性结膜炎与慢性结膜炎的判断就在于时间的长短，一般的急性结膜炎在发生后两、三个星期就会好，超过三个礼拜还继续发生的就是慢性结膜炎。急性通常来得比较快，所以感觉也较为强烈。

第二节 眼科常见体征

一、眼部充血

眼睛充血笼统的概念认为眼白发红。球结膜和巩膜组织的血管在某种情况下出现扩张充血、瘀血或出血时，即可呈现眼白发红。由于眼部各部分组织的血供来源不同，其表现的眼睛充血形态也不一样，而反应的病变部位也不尽相同。因此眼睛充血是许多眼病所共有的常见症状。

(一) 眼睑充血

发生在睑部或睑缘部位的眼睑充血，可以是动脉性充血或静脉性充血两种。前者为动脉扩张和血流过于旺盛所致，表现为睑皮肤呈鲜红色，可来自全身高热或中毒的局部表现，或为热辐射、虫咬及局部理化因素刺激所引起，也可以是眼睑组织或其邻近组织炎症的反应。静脉性充血则归因于静脉回流障碍所致，表现为眼睑皮肤呈深紫色，并伴有不同程度的水肿。

1. 病因

睑缘部充血往往是睑缘炎、慢性结膜炎、衣原体感染所致。有时也可因灰沙、阳光、污浊的空气对眼刺激的结果，屈光不正、眼肌疲劳、消化不良、病灶感染等因素，也可引起反射性睑缘充血。

2. 临床表现

(1) 弥漫性充血：充血范围广泛且境界不清，有明显的包块或硬结，如急性睑腺炎、眼睑皮肤热灼伤、化学伤、虫咬伤等。

(2) 局限性充血：颜色鲜红，表面光滑，常伴有眼睑肿胀和压痛，如睑腺炎早期、眼睑皮肤丹毒。

(3) 眶周充血：眶内急性炎症可引起眶周的炎性浸润，表现为眼睑充血、肿胀、压痛，球结膜充血、水肿、眼球运动受限等。

(二)眼球充血

眼睛充血笼统的概念认为眼白发红。球结膜和巩膜组织的血管在某种情况下出现扩张充血、瘀血或出血时，即可呈现眼白发红。由于眼部各部分组织的血供来源不同，其表现的眼睛充血形态也不一样，而反应的病变部位也不尽相同。因此眼睛充血是许多眼病所共有的常见症状。

1. 病因

眼前节急性炎症、眼内压升高、眼外伤和某些急性热性疾病等均可致眼球充血。

2. 临床表现

结膜充血代表结膜或周围附属器官的原发或继发疾病。睫状充血则代表眼球本身的疾病。如角膜炎、巩膜炎、虹膜睫状体炎、充血性青光眼等。

若血管本身病变或损伤破裂，则出血可积聚于球结膜下，称之为结膜下出血，其也是眼睛充血症的一种。

二、眼前部出血

根据出血部位不同，可将眼前部出血分为眼睑出血、球结膜下出血和眶内出血。

(一)眼睑出血

眼睑皮肤小点状出血可见于败血症或出血性体质者，为全身性出血的部分表现。眼睑大面积出血为睑部直接受伤而产生出血或是眼眶、鼻部、颅底骨拆引起的出血渗透到眼睑皮下。在高血压血管硬化的情况下、也可能由于剧烈的咳嗽、呕吐而造成眼睑出血。

1. 病因

眼睑出血面积较大时，最常见的原因是直接外伤所致，或眼眶、鼻部、颅底骨折引起的出血渗透到眼睑皮下。在高血压、动脉硬化情况下，剧咳、呕吐也可引起眼睑出血。

颅底骨折引起的眼睑出血征，是出血沿着眶骨底部朝向鼻侧结膜下和眼睑组织渗透的结果。眶壁骨折引起的眼睑出血，其眶项部骨折是沿提上睑肌而侵入上睑；眶尖部骨折则是沿外直肌扩散，眶底部则是伸流至下睑部。

2. 临床表现

(1) 眼睑局部损伤性出血：出血早期颜色鲜红，部位局限，伴有局部水肿。大量出血可越过正中线到达对侧眼睑，出血呈不规则的斑块状，并向周围扩散。

(2) 眼睑以外组织损伤性出血：眶壁、眶尖、颅底等损伤所致的出血可渗透扩散至眼睑，形成暗红色弥漫性出血。

(3) 其他疾病引起的眼睑出血：如血小板减少性紫癜、过敏性紫癜、胸腹部挤压综合征引起的眼睑出血多为点状、片状，且多伴有全身其他部位出血。

(二)眶内出血

1. 病因

严重的颅脑损伤、眶尖部损伤和某些医源性损伤，如球后注射、球后针刺等。

2. 临床表现

眼睑弥漫性出血呈青紫色，同时伴有眼睑水肿、球结膜下出血、眼球突出及眼球运动受限。

（三）球结膜下出血

结膜小血管破裂出血聚于结膜下称为球结膜下出血，中医称为白睛溢血。球结膜下出血的形状不一，大小不等，常成片状或团状，也有波及全球结膜成大片者。少量呈鲜红色，量大则隆起呈紫色，多发生在睑裂区，随着时间的推移，出血常有向角膜缘移动的倾向，也有因重力关系而集聚在结膜下方者。出血先为鲜红或暗红，以后变为淡黄色，最后消失不留痕迹。出血多为炎症或外伤所致，自发的出血多见于老年人、高血压、糖尿病、血液病等。发病时自觉症状不明显，一般多为他人发现，发病 3 天以内者出血可有增加趋势，一般 1 周左右可以消退，不留痕迹。

1. 病因

常仅仅出现于一眼，可发生于任何年龄组。偶尔可有激烈咳嗽、呕吐等病史。其他可能相关的病史有：外伤（眼外伤或头部挤压伤）、结膜炎症、高血压、动脉硬化儿童、肾炎、血液病（如白血病、紫癜、血友病）、某些传染性疾病（如败血症、伤寒）等。

2. 临床表现

多数结膜下出血早期较局限，也可弥漫于整个结膜下。早期呈鲜红色。如外伤所致者，可伴有球结膜、角膜、巩膜的损伤，甚至有眼内容物脱出的表现。亦可为全身血管性病变及出血性疾病的并发症。广泛的结膜下出血可能为眶骨、颅底损伤的表现之一。

三、眼前部肿胀

眼前部肿胀包括眼前部组织水肿、血肿和皮下气肿，根据其发生部位可分为眼睑肿胀和球结膜肿胀。

（一）眼睑肿胀

1. 病因

常见原因为眼睑的急性炎症、外伤、过敏。此外，某些全身性疾病如肾炎、营养不良、甲状腺功能低下、百日咳等也可引起眼睑肿胀。

2. 临床表现

(1) 眼睑水肿：表现眼睑皮肤变厚，皱纹消失，表面光亮。上下眼睑均水肿者睑裂闭合，不能睁眼。由炎症所致者，常合并有局部充血、疼痛及压痛；过敏所致者，虽有明显红肿，但无疼痛及压痛，而有明显的刺痒；全身病引起者，多为双侧对称性，且与体位有关，同时还具有某种全身病的特征性改变。

(2) 眼睑血肿：多发生于皮下。少量出血引起局限性肿胀，呈青紫色；大量出血可致眼睑高度肿胀，呈青紫色且有光泽，睑裂闭合，不能睁眼。

(3) 眼睑皮下气肿：眼眶部外伤引起筛骨骨折后，用力擤鼻或打喷嚏时，气体进入眼睑皮下所致。皮下气体愈多则皮下气肿愈明显，表现为眼睑肿胀但不充血，表面光滑，压迫肿胀部位可闻及捻发音。

（二）球结膜肿胀

球结膜肿胀包括球结膜水肿及结膜下血肿。

1. 病因

急性炎症、外伤、物理性或化学性刺激引起结膜血管的通透性改变；某些血液病或出血性疾病也可引起球结膜肿胀。

2. 临床表现

(1) 球结膜单纯性水肿：球结膜呈透明或半透明性水肿，可呈局限性水泡状，也可呈弥漫性高度水肿。此类水肿多见于变态反应或某些内眼术后反应。

(2) 球结膜充血性水肿：球结膜呈混浊性肿胀，表面充血，附着有分泌物。此类水肿多见于眼前部的急性炎症、化学性或热灼伤等。

(3) 球结膜下血肿：见结膜下出血部分。

四、眼睑下垂

眼睑下垂临床上分先天性和后天性两类。先天性，就是从生下后眼不睁，属动眼神经上睑提肌分支，或动眼神经核发育不全所致，有遗传性。后天性睑下垂，因动眼神经麻痹，或因沙眼、肿瘤、炎症和外伤睑肥厚、损伤上睑提肌。可累及双眼，也可为单眼，睑遮盖了瞳孔视物困难，患者常耸眉，皱额，仰头形成一种特殊昂视姿态。如自幼发生此症，长期遮住瞳孔，容易成失用性弱视。眼睑下垂是许多疾病的早期症状，若对此症状掉以轻心，任其发展，不仅影响人面部的美观，有的病还会使人致残，甚至死亡。因此，对能引起眼睑下垂的几种常见病有所认识很有必要。

(一) 病因

眼睑下垂的病因非常多，涉及神经科、眼科和内分泌科。其中发生于儿童的眼睑下垂主要原因包括先天性单纯性眼睑下垂、下颌瞬目综合征、重症肌无力、外伤等最多见；发生于成年人的眼睑下垂的主要原因包括重症肌无力、慢性进行性眼外肌麻痹、甲亢性眼肌病、颅内动脉瘤压迫性眼睑下垂等；发生于老年人的眼睑下垂的主要原因包括老年眼腱膜退行性变、重症肌无力、脑梗死后睑下垂、糖尿病性动眼神经麻痹等。

(二) 临床表现

1. 颅内动脉瘤压迫性眼睑下垂

颅内动脉瘤压迫性眼睑下垂主要由于颅内动脉瘤压迫动眼神经所致的眼睑下垂，发病率较低，但却是导致眼睑下垂的病因中最应该得到重视和及时诊治的致死性疾病。特点是发病较快，多为单侧完全性眼睑下垂、眼球运动障碍等；往往伴有同侧头部、特别是局限于内眦部的剧烈疼痛，如果单侧动眼神经麻痹突然发作或反复发作，伴内眦部疼痛且早期就出现瞳孔散大应高度怀疑颅内动脉瘤。

2. 慢性进行性眼外肌麻痹

慢性进行性眼外肌麻痹是好发于青少年的眼睑下垂，主要特点是大部分患者仅仅出现双侧缓慢进展的眼睑下垂而不伴有任何其他异常，患者常常发病很多年后才感觉到有病，对照不同时期的相片可以较明显反映这种变化。仅有少部分患者合并心脏病、视网膜色素变性、发育迟缓等全身症状。

3. 其他原因导致的眼睑下垂

包括外伤、脑炎、多发性硬化、海绵窦综合征、先天性发育异常、肌营养不良、机械性眼睑下垂等等多种原因。由于这些疾病在出现眼睑下垂的同时，常常出现较明显的其他症状，有助于正确诊治。

五、眼球突出

眼球突出又称突眼，是指眼球向前移位并外突的异常状态。眼球在眼眶内的正常位置是角膜顶端不超出眼眶上下缘。双眼突出度差异一般不超过 2 mm，否则应考虑病理性眼球突出。引起病理性眼球突出的原因为一切增加眶内容的病变或所有眼外肌陷于弛缓或麻痹状态。根据不同性质和发生过程，常见眼球突出有炎性突出、占位性突眼、外伤性突眼、内分泌性突眼、血管性突眼等几种类型。

(一) 炎症性眼球突出

1. 病因

一种是由眼眶急性炎症引起的眼球突出，如眼球筋膜炎、眼眶蜂窝织炎、海绵窦血栓静脉炎等；另一种是由眼眶的慢性炎症如炎症细胞的浸润、纤维组织的增生等，临床表现与肿瘤相似，故称假瘤。

2. 临床表现

(1) 眶蜂窝组织炎：眼球突出为其主要体征，伴有眼睑和球结膜充血、水肿，眶压增高，眼肌受累而致眼球运动受限。炎症累及视神经者引起视神经炎而使视力明显减退。同时还伴有发热、恶心、呕吐等全身症状。

(2) 眶骨膜炎：眼眶骨膜急性炎症时，其炎性渗出物累及眶内组织，可引起眶内某一部位的炎症，使眼球形成不同程度的偏位，导致眼球突出，为非固定性眼球突出。

(二) 眶内血管性眼球突出

1. 病因

眶内血管性眼球突出因眼眶内血液循环异常使眶内容增加所致，如海绵窦动静脉瘘、眶内静脉曲张。

2. 临床表现

(1) 海绵窦动静脉瘘：多因外伤导致颈内动脉破裂与海绵窦沟通。起病急，患侧突出的眼球随脉搏而搏动，压迫眼球可减轻眼球突出度，眶部听诊可闻及血管性杂音，眼睑、球结膜高度水肿，可见视盘水肿、视网膜静脉迂曲及出血。颈动脉血管造影可显示颈动脉、海绵窦的异常通路。

(2) 眶内静脉曲张：因眶内静脉曲张使眶内容增加而致患侧眼球前突。临床表现为发作性眼球突出，常在低头、用力时眼球突出加剧。发作时上睑下垂、肿胀，球结膜充血、水肿，视网膜静脉曲张，视盘水肿等，发作后眼球可恢复原位，上述症状消失。眼眶 CT 扫描可显示眶内静脉呈网状曲张和团块状阴影。

(三) 外伤性眼球突出

1. 病因

常见于外伤后眼眶内出血或眼眶气肿。

2. 临床表现

(1) 眶内血肿：多见于眼眶挫伤，眶内出血。发病急，眼球突出程度与眶内血肿的大小有关，常伴有眼睑皮下瘀血及结膜下出血，眶内压增高，眼球运动受限。

(2) 眶骨折：多见于眶骨挤压性骨折，使眶内容积缩小或眶底前移，引起眼球突出。眶内组织水肿、出血，眶内压增高，更加剧眼球突出。同时可伴有眼球运动受限及视力下降。重症患者可使视神经严重挫伤或断裂伤而致视力丧失。

(3) 挤压性眶尖综合征：因颅底或眶尖部受到挤压伤，引起眼球前突、上睑下垂、复视、眼球运动受限、瞳孔散大及视力下降等。

(四) 全身病性眼球突出

1. 病因

全身病性眼球突出多因内分泌功能异常和肿瘤所致。最常见者是甲状腺功能异常。

2. 临床表现

(1) 内分泌性眼球突出：主要因甲状腺或垂体的功能异常引起眼球突出。多为双眼同时发病。

①甲状腺性眼球突出：见于甲状腺功能亢进，患者双眼对称性前突，睑裂明显变大，瞬目减少，辐辏减弱，眼肌张力减弱等。同时伴有多汗、心跳加快、基础代谢增高等全身症状。

②垂体性眼球突出：亦叫内分泌性眼球突出，为垂体前叶功能亢进所致。表现为高度眼球前突，眼睑闭合困难；同时伴有球结膜水肿、角膜暴露、眼球运动受限及基础代谢增高等。

(2) 肿瘤性眼球突出：

①绿色瘤：白血病时白血病细胞增殖浸润，可引起眶内占位病变，引起眼球突出，称为绿色瘤。多见于小儿，双侧对称，常伴有颞部膨隆，使面部呈“蛙面”状。若白血病细胞浸润波及视神经，则可致失明。

②黄色瘤：以往称韩 - 薛 - 柯综合征，曾为组织细胞增生症的一种类型，现称朗格汉斯细胞组织细胞增生症 (LCH)，近年来多认为本症为一免疫性疾病。黄色瘤可能是由于内源或外源性刺激致免疫调节功能紊乱，引起非肿瘤性朗格汉斯细胞增生所致。表现为单眼或双眼眼球突出、尿崩症及颅骨骨质缺损等。

第十九章 眼科药物治疗

第一节 眼科疾病用药概论

一、给药方式和途径

眼科最常用的给药方式是眼局部给药，如将滴眼液(包括溶液、混悬液、乳剂等)、眼用凝胶或眼膏等滴入或涂入结膜囊内。如果眼部治疗需要较高药物浓度，可以采用眼局部注射方式，如球结膜下注射、眼内注射等。

结膜囊内给药 滴用滴眼液的方法通常是嘱患者将头部稍后仰或平卧，眼向上注视。滴药者用手指轻轻向下牵开下睑，然后将药液缓慢地滴入下穹隆部，一般滴用 1 滴即可。轻提上睑使药液在结膜囊内充分弥散。嘱患者轻轻闭合眼睑 2 ～ 3 分钟。以干棉球拭去流出结膜囊的药液。眼用凝胶和眼膏的给药方法与滴眼液大致相同，将凝胶或眼膏涂入结膜囊的下穹隆部。用药后轻轻闭眼和按摩眼球有助于药物的扩散。

当两种不同的滴眼液同时使用时，如果用完一种后马上就用第二种，就会发生药物被稀释或药物溢出结膜囊的情况。因此当需要同时使用两种滴眼液时，应当在用完一种至少 5 分钟后再用第二种。

滴入结膜囊的药物可以通过结膜血管吸收，或者结膜囊中多余的药物从鼻泪管流入鼻腔，由鼻黏膜吸收而进入全身循环，可以引发全身性效应，其程度与眼部给药的剂型有很大关系。经鼻泪道流入鼻腔的药物多与滴眼液有关，而很少与眼用凝胶和眼膏有关。当应用滴眼液时，用手指轻压内眦部的泪囊区，可以明显减少药物经鼻泪道流入鼻腔的量，从而减少药物引起的全身效应。

结膜囊冲洗 在清除结膜囊内刺激物、异物或分泌物等急救处置时，可以应用眼用冲洗液冲洗结膜囊。通常使用的眼部冲洗液为无菌的 0.9% 氯化钠溶液。在紧急情况下，也可以应用洁净水作为眼部冲洗液。

结膜下注射 为了有效地控制病情，或者结膜囊内给药后疗效不显著时，抗感染药、散瞳剂或糖皮质激素等可以采用结膜下注射方式来给药。药物通过角膜和巩膜扩散到前房、后房和玻璃体内而发挥治疗作用。结膜下注射的单剂量体积是有限的，通常不超过 1 ml。

眼内注射 为了有效地控制病情和提高疗效，必要时可以采用眼内注射的方式，包括前房内注射和玻璃体腔内注射来给药。由于药物的剂量 - 容积是有一定限度的，通常单剂量体积不超过 0.3 ml。由于眼内注射有可能发生一些严重的并发症，因此应当慎用。

全身给药 一些药物，如抗菌药和糖皮质激素，可以采用全身给药的方式，来治疗一些眼部易感的疾病。一些降眼压药物也需要采用全身给药的方法，如口服乙酰唑胺、甘油盐水，静脉滴注高渗剂甘露醇等，来达到快速降低眼压的目标。

二、控制污染

临床所用的眼用制剂应当是无菌的。对于装在多剂量容器中、并且加有防腐剂的滴眼液，在使用时仍然需要注意避免污染。

患者在家中自用的保存于多剂量容器中的眼用药物(包括滴眼液、眼用凝胶和眼膏)，在首次开封后使用时间不应当超过4周，除非另有说明。

医院病房里使用的眼用药物一般在开封后1周弃用。应当给每位患者提供个人专用的眼用药物。如果遇到需要特别关注的污染问题，应当为每只眼提供单独使用的眼用药物容器。

对于出院的患者应当提供新的眼用药物。在出院时让患者带走当天已经发给他们的药品是可以接受的做法。

在门诊部，以使用单剂量包装的滴眼液为好。如果使用多剂量包装的滴眼液，应当在一日工作结束时弃用。在意外事件时和急诊等感染高风险的地方，应当尽量使用单剂量包装的滴眼液。如果使用多剂量包装的滴眼液，应当在单次使用后弃用。

诊断用染料，如荧光素钠等，应当尽量使用单剂量包装的药品。如果使用多剂量包装的滴眼液，应当在一日工作结束时弃用。

手术前使用的滴眼液瓶应当在手术时弃用，并提供新的滴眼液瓶。如有可能，眼科手术时应当使用单剂量包装的滴眼液。如果使用多剂量包装的滴眼液，应当为每位患者提供个人专用的滴眼液瓶，并在手术结束时弃用。在施行内眼手术和其他进入前房的处置时所使用的制剂必须是等渗的，而且不含防腐剂和抗氧剂，如有必需应当加入缓冲液将pH值调至中性。用于内眼手术的液体应当按特别的处方配制，一般静脉输注的制剂并不适用于这种目的。

第二节 眼部感染及其用药

眼部感染 眼部感染是眼科常见的病变，可以发生在眼睑、眼表和眼内等不同部位，引起睑缘炎、结膜炎、沙眼、角膜炎和眼内炎等疾病。睑缘炎、结膜炎等会造成严重不适。角膜炎可以导致角膜混浊，产生严重的视力下降。眼内炎可以破坏眼球，如不及时控制，会导致失明。引起眼部感染的微生物有细菌、衣原体、真菌和病毒等。睑缘炎和结膜炎经常是由于葡萄球菌感染所引起，沙眼是由于衣原体感染引起，角膜炎和眼内炎可以由细菌、病毒或真菌感染引起。治疗眼部感染的目标是控制感染，保护眼组织及其功能。

一、抗真菌药

很多种类的真菌都能引起眼部感染，如真菌性角膜炎、真菌性眼内炎和眼眶真菌感染。可以通过实验室检查来鉴别真菌菌种。

真菌性角膜炎通常采用滴眼液滴眼治疗。有时需要合并全身用药。对于真菌性眼内炎，可以采取多种途径进行治疗，如结膜下注射、前房内注射、玻璃体腔内注射和全身用药等，如向玻璃体腔内注入两性霉素B 0.005 ～ 0.001 mg/0.1 ml。

两性霉素B、那他霉素具有广谱抗真菌活性，是治疗眼部真菌感染可选择的药物。其他具有抗真菌活性的药物有酮康唑、氟康唑、伊曲康唑、伏立康唑等。

给药方法：

(1) 滴眼液：一次 1 滴，至少每 2 小时 1 次。感染控制后减少滴药频次。痊愈后持续用药 48 小时。

(2) 眼膏：如果白天滴用滴眼液，则涂用眼膏每晚 1 次。如果只用眼膏，每天 3 ～ 4 次。

(一) 氟康唑

【适应证】

用于治疗白色念珠菌、烟曲霉菌、隐球菌及球孢子菌属等引起的真菌性角膜炎。

【注意事项】

(1) 对其他咪唑类药物过敏者，对本品也可能过敏。

(2) 肝、肾功能严重障碍者慎用。

(3) 不推荐儿童使用。

(4) 重度真菌性角膜炎应以全身抗真菌治疗为主，本品局部治疗为辅。

(5) 用药前需要眼科专科医师诊治，确定是否需要局部清创处理。

(6) 使用过程中发现异常，应立即停药。

【禁忌证】

(1) 对本品或其他三唑类、吡咯类药物过敏者禁用。

(2) 妊娠及哺乳期妇女禁用。

【不良反应】

(1) 偶见眼部刺激反应和过敏反应。

【用法和用量】

滴眼 一次 1 ～ 2 滴，一日 4 ～ 6 次，重症每 1 ～ 2 小时 1 次。

【制剂与规格】

氟康唑滴眼液：(1)5 ml:25 mg；(2)8 ml:40 mg。

(二) 那他霉素 Natamycin

【适应证】

用于对本品敏感的真菌性眼睑炎、结膜炎和角膜炎，包括腐皮镰刀菌角膜炎。

【注意事项】

(1) 如果使用本品 7 ～ 10 天后，角膜炎仍无好转，则提示引起感染的微生物对本品不敏感，应根据临床情况和实验室其他检查结果决定是否继续治疗。

(2) 孕妇和哺乳妇女慎用。

【禁忌证】

对本品所含成分过敏者禁用。

【不良反应】

滴眼后有可能引起过敏反应，导致球结膜水肿和充血。

【用法和用量】

(1) 治疗真菌性角膜炎 滴眼，初始一次 1 滴，每 1 ～ 2 小时 1 次；3 ～ 4 日后改为一次 1 滴，一日 6 ～ 8 次，连用 14 ～ 21 天，或者一直持续到活动性真菌性角膜炎消退。

(2) 治疗真菌性眼睑炎和结膜炎 滴眼，初始一次 1 滴，一日 4 ～ 6 次，连用 14 ～ 21 天，或者一直持续到活动性真菌性角膜炎消退。

【制剂与规格】

那他霉素滴眼液：15 ml:750 mg。

二、抗细菌物

细菌性睑缘炎 (bacterial blepharitis) 的治疗是将抗菌眼膏涂至结膜囊内或睑缘部分。偶尔需要抗菌药物进行全身治疗，这种治疗通常是在睑缘取样进行微生物培养，确定抗菌敏感性后再进行。给予 3 个月或更长时间的抗菌药物，如四环素类药物是恰当的。

虽然大多数细菌性结膜炎 (bacterial conjunctivitis) 的病例是自限的，但是应用抗菌滴眼液或眼膏是恰当的治疗措施。如果用药后反应很差，就表明可能是病毒性或过敏性结膜炎。对于淋球菌性结膜炎应当采用全身及眼局部抗菌药物来治疗。

衣原体感染会导致致盲性沙眼和包涵体性结膜炎。对于衣原体感染的治疗除了注意个人卫生和环境卫生之外，主要是抗菌药物的治疗。急性期或严重的沙眼应当采用口服阿奇霉素 (azithromycin) 进行全身治疗，首次 500 mg 口服，以后一日 250 mg，共四日为一疗程。为了保证患者的依从性，也可以采用单次口服，剂量为 1 g。眼局部治疗可以滴用抗菌滴眼液或眼膏，如 0.3% 氧氟沙星、0.25% 氯霉素滴眼液、红霉素眼膏、金霉素眼膏等，以及 0.1% 利福平滴眼液。

对于细菌性角膜溃疡 (bacterial corneal ulcer) 和角膜炎 (keratitis) 患者，需要由眼科专科医师进行治疗。如果病情严重，可以将这类患者收住入院，进行加强治疗。

细菌性眼内炎 (bacterial endophthalmitis) 是一种医学急症，同样需要眼科专科医生进行处理，通常需要采用多种途径，如结膜下注射、前房内注射、玻璃体腔内注射及全身途径来给予抗菌药物。其中以玻璃体腔内注射最为重要，如果是眼科手术后引起的细菌性眼内炎，可以向眼内注入万古霉素 1 mg/0.1 ml 或头孢他啶 2.25 mg/0.1 ml，2 ～ 3 日后重复注射。

有多种药物可以用于眼局部抗感染治疗。左氧氟沙星是氧氟沙星的左旋体，其抗菌活性约为氧氟沙星的 2 倍，具有抗菌谱广、作用强的特点。本品是用于治疗眼部浅层感染的可供选择的药物。滴用左氧氟沙星滴眼液后有很好的耐受性。本品的滴眼液和眼用凝胶均不宜长期使用，以免诱发耐药菌或真菌感染。

氯霉素滴眼液具有广谱抗菌活性，也是治疗眼表浅层感染的可供选择的药物。滴用本品后耐受性良好。由于滴用氯霉素滴眼液后存在不易发现的再生障碍性贫血的风险，因此在临床中应当慎用。

其他具有广谱抗菌活性的抗菌药包括氟喹诺酮类药物，如诺氟沙星、环丙沙星、氧氟沙星，氨基糖苷类药物，如妥布霉素、庆大霉素、新霉素等。妥布霉素、庆大霉素、环丙沙星、左氧氟沙星、氧氟沙星和多黏菌素 B 对铜绿假单胞菌引起的感染有效。夫西地酸在治疗葡萄球菌感染时是有用的。

氟喹诺酮类药对婴幼儿的安全性尚未确定，可能会对软骨发育有影响，因此对 18 岁以儿童不推荐使用，妊娠及哺乳期妇女慎用。

抗菌药物与糖皮质激素合并使用，许多抗菌制剂中加入糖皮质激素。虽然这类制剂具有抗菌、抗炎、加速治愈过程的优点，但有诱发真菌或病毒感染、延缓创伤愈合、升高眼压和导致晶状体混浊等风险，因此不应当随意使用，除非患者是在眼科专科医师的密切监护下。特别是不能给尚未确诊的“红眼”患者开具这类药物，因为这种情况有时是由于难以诊断的单纯性疱疹病毒感染所致。如果使用这类制剂，不应当超过 10 日，并在使用期间应当定期测量眼压。

给药方法 抗菌药物用药的频次决定于感染的严重程度和眼部发生不可逆损伤的可能性。常用眼部抗菌药物制剂的给药方法为：

滴眼液 一次 1 滴，可以每 2 小时 1 次。感染控制后减少使用频次。痊愈后持续用药 48 小时。

眼用凝胶或眼膏 如果白天使用滴眼液，则每晚涂用 1 次眼用凝胶或眼膏；如果只用眼用凝胶或眼膏，则一日涂用 3 ～ 4 次。

(一) 氧氟沙星

【适应证】

用于治疗细菌性结膜炎、角膜炎、角膜溃疡、泪囊炎、术后感染等外眼感染。

【注意事项】

(1) 不宜长期使用。

(2) 使用中出现过敏症状，应立即停止使用。

【禁忌证】

对本品或喹诺酮类药物过敏者禁用。

【不良反应】

偶尔有辛辣似蜇样的刺激症状。

【用法和用量】

(1) 滴眼液 滴眼，一次 1 ～ 2 滴，一日 3 ～ 5 次。

(2) 眼膏 涂于眼睑内，一次适量，一日 3 次。

【制剂与规格】

氧氟沙星滴眼液：(1)5 ml:15 mg；(2)8 ml:24 mg。

氧氟沙星眼膏：(1)2 g :6 mg；(2)3.5 g :10.5 mg；(3)0.25 g :0.75 mg。

(二) 左氧氟沙星

【适应证】

用于治疗细菌性结膜炎、角膜炎、角膜溃疡、泪囊炎等外眼感染。

【注意事项】

(1) 不宜长期使用，以免诱发耐药菌或真菌感染。

(2) 使用中如出现过敏症状，应立即停止使用。

【禁忌证】

对本品或喹诺酮类药物过敏者禁用。

【不良反应】

偶尔有轻微似蜇样的刺激症状。

【用法和用量】

(1) 滴眼液 滴眼，一次 1 ～ 2 滴，一日 3 ～ 5 次。

(2) 眼用凝胶 涂于眼下睑穹窿部，一次适量，一日 3 次。

【制剂与规格】

乳酸左氧氟沙星滴眼液：(1)5 ml:15 mg；(2)8 ml:24 mg。

盐酸左氧氟沙星眼用凝胶：5 g :15 mg。

(三) 诺氟沙星

【适应证】

用于敏感菌所致的外眼感染，如结膜炎、角膜炎、角膜溃疡等。

【注意事项】

(1) 不宜长期使用。

(2) 使用中出现过敏症状，应立即停止使用。

【禁忌证】

对本品或喹诺酮类药物过敏者禁用。

【不良反应】

眼部滴用后出现轻微一过性的刺激症状，如刺痛、痒、异物感。

【用法和用量】

滴眼一次 1 ～ 2 滴，一日 3 ～ 6 次。

【制剂与规格】

诺氟沙星滴眼液：8 ml:24 mg。

(四) 妥布霉素

【适应证】

用于敏感细菌所致的外眼及附属器的局部感染。

【注意事项】

(1) 肾功能不全、肝功能异常、前庭功能或听力减退者、失水、重症肌无力或帕金森病及老年患者慎用。

(2) 孕妇慎用，哺乳期妇女使用本品期间宜暂停哺乳。

(3) 对一种氨基糖苷类抗生素如链霉素、庆大霉素过敏的患者，对本品也可能过敏。若出现过敏反应，应立即停药。

(4) 长期应用本品可能导致耐药菌过度生长，甚至引起真菌感染。

(5) 若患者同时接受氨基糖苷类抗生素的全身用药，应监测本品及氨基糖苷类抗生素的血药浓度。

【禁忌证】

对本品及其他氨基糖苷类抗生素过敏者禁用。

【不良反应】

偶有眼局部刺激，如眼睑发痒与红肿、结膜充血。罕见过敏反应。

【用法和用量】

(1) 滴眼液

滴眼，轻度及中度感染，一次 1 ～ 2 滴，4 小时 1 次；重度感染，一次 2 滴，一小时 1 次。

(2) 眼膏

①轻度及中度感染的患者，一日 2 ～ 3 次，一次取约 1.5 cm 长的药膏涂入患眼，病情缓解后减量；②妥布霉素滴眼液可与眼膏联合使用，即白天滴用滴眼液，晚上使用眼膏。

【制剂与规格】

妥布霉素滴眼液：5 ml:15 mg。

妥布霉素眼膏：10 g :50 mg。

(五) 环丙沙星

【适应证】

用于敏感菌引起的外眼部感染，如结膜炎等。

【注意事项】

(1) 使用过程中若出现皮疹等过敏表现或其他严重不良反应，应当立即停药。

(2) 哺乳期妇女慎用，用药期间应暂停哺乳。

(3) 不宜用于 18 岁以下的小儿及青少年。

(4) 老年患者慎用。

【禁忌证】

(1) 对本品和喹诺酮类药物过敏者。

(2) 孕妇禁用。

【不良反应】

(1) 偶有局部一过性刺激症状。

(2) 可产生局部灼伤和异物感。

(3) 眼睑水肿、流泪、畏光、视力减低、过敏反应等。

【用法和用量】

(1) 滴眼液

滴眼，一次 1 ～ 2 滴，一日 3 ～ 5 次。

(2) 眼膏

经眼给药，一次约 0.1 g ，一日 2 次。

【制剂与规格】

盐酸环丙沙星滴眼液：5 ml:15 mg(按环丙沙星计)。

乳酸环丙沙星滴眼液：8 ml:24 mg(按环丙沙星计)。

盐酸环丙沙星眼膏：2.5 g :7.5 mg(按环丙沙星计)。

(六) 庆大霉素

【适应证】

用于治疗葡萄球菌属 (金黄色葡萄球菌及凝固酶阴性葡萄球菌中甲氧西林敏感株) 及敏感革兰阴性杆菌，如大肠埃希菌、克雷伯菌属、变形杆菌属、肠杆菌属、沙雷菌属、铜绿假单胞菌等所致的结膜炎、角膜炎、泪囊炎、眼睑炎、睑板腺炎等感染。

【注意事项】

(1) 过敏体质者慎用。

(2) 本品不宜长期连续使用，使用 3 ～ 4 日症状未缓解时，应停药就医。

(3) 滴眼后出现眼部充血、水肿和眼痒时，应停药就医。

【禁忌证】

对本品或其他氨基糖苷类抗生素过敏者禁用。

【不良反应】

滴眼后可能出现轻微刺激感。偶见过敏反应，出现眼红、眼痒和水肿等。

【用法和用量】

滴眼 一次 1 ～ 2 滴，一日 3 ～ 5 次。

【制剂与规格】

硫酸庆大霉素滴眼液：8 ml:4 万 U。

(七) 红霉素

【适应证】

用于沙眼、结膜炎、角膜炎、眼睑缘炎及眼外部感染。

【注意事项】

(1) 用药部位如有烧灼感、瘙痒、红肿等情况应停药，并将局部药物洗净。

(2) 孕妇及哺乳期妇女应在医师指导下使用。

(3) 避免接触其他黏膜 (如口、鼻等)。

【禁忌证】

对本品任何成分过敏者禁用。

【不良反应】

涂眼后偶见眼痛、视力改变、持性眼红或刺激症状。

【用法和用量】

涂于眼睑内 一次适量，一日 2 ～ 3 次，最后 1 次宜在睡前使用。

【制剂与规格】

红霉素眼膏：1 g :5 mg。

(八) 氯霉素

【适应证】

用于由大肠杆菌、流感嗜血杆菌、克雷伯菌属、金黄色葡萄球菌、溶血性链球菌和其他敏感菌所致的结膜炎、角膜炎、眼睑缘炎、沙眼等。

【注意事项】

(1) 如使用 3 ～ 4 日不见症状改善，应立即停止使用并就医。

(2) 出现不良反应应停止使用 (口腔苦味为氯霉素的物理特性，可继续使用)。

(3) 长期使用 (超过 3 个月) 可引起视神经炎或视神经乳头炎 (特别是小儿)。长期应用本品的患者，应事先做眼部检查，并密切注意患者的视功能和视神经炎的症状，一旦出现即停药。同时服用维生素 C 和维生素 B。

(4) 孕妇及哺乳期妇女宜慎用。

【禁忌证】

新生儿和早产儿禁用。

【不良反应】

(1) 偶见眼睛疼痛、视力改变、持续性发红或有刺激感。

(2) 口腔苦味。

(3) 偶见儿童使用后出现再生不良性障碍性贫血。

【用法和用量】

(1) 滴眼液

滴眼，一次 1 ～ 2 滴，一日 3 ～ 5 次。

(2) 眼膏

涂入眼睑内，一次适量，一日 3 次。

【制剂与规格】

氯霉素滴眼液：(1)5 ml:12.5 mg；(2)8 ml:20 mg。

氯霉素眼膏：(1)2.5 g :25 mg；(2)2.5 g :75 mg。

(九) 金霉素

【适应证】

(1) 用于细菌性结膜炎、睑腺炎及细菌性眼睑炎。

(2) 用于沙眼。

【注意事项】

(1) 本品不宜长期连续使用，使用 5 日症状未缓解，应停药。

(2) 若出现充血、眼痒、水肿等症状应停药。

(3) 急性或慢性沙眼的疗程应为 1 ～ 2 个月或更长，眼膏可作为夜间治疗用药，以保持感染部位与药物接触较长时间。

【禁忌证】

(1) 对本品或大环内酯类药物过敏者禁用。

(2) 有四环素类药物过敏史者禁用。

【不良反应】

(1) 轻微刺激感。

(2) 偶见过敏反应，出现充血、眼痒、水肿等症状。

【用法和用量】

涂于眼睑内 一日 1 ～ 2 次，最后 1 次宜在睡前使用。

【制剂与规格】

盐酸金霉素眼膏：1 g :5 mg。

(十) 利福平

【适应证】

主要用于治疗细菌性外眼感染，如沙眼、结核性眼病及某些病毒性眼病。

【注意事项】

(1) 酒精中毒，肝功能不全者慎用。

(2) 孕妇及哺乳期妇女慎用。

(3)5 岁以下小儿及老年人慎用。

(4) 利福平可能引起白细胞和血小板减少，并导致齿龈出血和伤口愈合延迟等，此时应避免拔牙手术，刷牙及剔牙均需慎重。

(5) 治疗沙眼的疗程为 6 周。

【禁忌证】

(1) 严重肝功能不全患者禁用。

(2) 胆道阻塞患者禁用。

【不良反应】

(1) 滴眼后有眼局部刺激症状。

(2) 可能引起白细胞和血小板减少，导致齿龈出血和感染、伤口延迟愈合等。

(3) 畏寒、呼吸困难、头昏、发热、头痛、泪液呈橘红色或红棕色等。

(4) 可引起皮肤发红、皮疹、瘙痒等。

【用法和用量】

滴眼 一次 1 ～ 2 滴，一日 4 ～ 6 次。使用前请将滴丸放入缓冲液中，振摇，使完全溶解。

【制剂与规格】

利福平滴眼液：滴丸每丸含利福平 10 mg，缓冲液每瓶 10 ml。

(十一) 夫西地酸

【适应证】

用于急性细菌性结膜炎。

【注意事项】

(1) 新生儿慎用。

(2) 佩戴隐形眼镜者用药时应先取下镜片。

【禁忌证】

(1) 肝功能不全患者禁用。

(2) 哺乳期妇女禁用。

【不良反应】

偶见过敏反应，可有短暂性刺激感。

【用法和用量】

滴眼 一次 1 滴，一日 2 次。用药至少持续到症状消除后 2 天。

【制剂与规格】

夫西地酸滴眼液：5 g :50 mg。

(十二) 复方硫酸新霉素滴眼液 Compound Neomycin Sulfate Eye Drops

【适应证】

用于结膜炎、角膜炎、虹膜炎、巩膜炎、葡萄膜炎、白内障、青光眼、角膜移植术后及眼部机械或化学损伤处理。

【注意事项】

(1) 长期频繁滴用可致眼内压增高或青光眼、晶状体后囊下混浊的白内障和眼部真菌感染。

(2) 角膜、巩膜溃疡者滴用后可能会引起穿孔。

(3) 化脓性角膜溃疡的恢复期，应在医生指导下慎用。

【禁忌证】

真菌性角膜溃疡，树枝状、地图状角膜炎禁用。

【不良反应】

滴眼后有眼局部刺激症状。长期频繁滴用后可引起青光眼、白内障、眼部真菌感染。

【用法和用量】

滴眼 一次 1 滴，一日 4 ～ 8 次。

【制剂与规格】

复方硫酸新霉素滴眼液：5 ml: 硫酸新霉素 17.5 mg，地塞米松磷酸钠 5 mg。

(十三) 妥布霉素地塞米松滴眼液

【适应证】

(1) 用于对肾上腺皮质激素敏感的眼科炎性病变伴有眼部表面的细菌感染，或有感染危险的以下情况：眼睑、球结膜、角膜、眼球前段组织及一些可接受激素潜在危险性的感染性结膜炎等炎性疾病，可以减轻水肿和炎症反应。

(2) 用于慢性前葡萄膜炎。

(3) 用于化学性、放射性、灼伤性及异物穿透性角膜病变。

【注意事项】

(1) 对其他氨基糖苷类抗生素过敏的患者对本品有可能过敏。如果用药后发生过敏反应，应当停用。

(2)2 岁以下儿童慎用。

(3) 孕妇及哺乳期妇女慎用。

(4) 长期滴用可致青光眼、白内障或眼部真菌感染。使用过程中应当监测眼压。

(5) 长期滴用可能掩盖或加重已有的感染，以及增大眼部继发严重感染的机会。

(6) 在一些导致角膜、巩膜变薄的病变中可能会引起眼球穿孔。

【禁忌证】

(1) 单纯疱疹病毒性角膜炎，牛痘、水痘及一些因病毒感染引起的角膜和结膜疾患，眼部分枝杆菌感染，眼部真菌感染患者禁用。

(2) 对本品或氨基糖苷类药物过敏者禁用。

(3) 角膜异物未完全去除患者禁用。

【不良反应】

(1) 滴眼后可以出现眼睑刺痒、水肿、结膜充血。

(2) 眼内压升高并可能导致青光眼、偶尔有视神经的损害、后囊下白内障形成和伤口愈合延迟。

(3) 长期使用后极易发生角膜真菌感染，也可能导致继发眼部细菌感染。

【用法和用量】

滴眼 一次 1 ～ 2 滴，每 4 ～ 6 小时用 1 次。在最初 1 ～ 2 日剂量可增加至每 2 小时 1 次。根据临床症状的改善状况逐渐减少用药的频度，注意不要过早停止治疗。

【制剂与规格】

妥布霉素地塞米松滴眼液：5 ml: 妥布霉素 15 mg，地塞米松 5 mg。

(十四) 四环素可的松眼膏

【适应证】

用于沙眼、结膜炎等眼病。

【注意事项】

(1) 妊娠及哺乳期妇女不宜长期使用。

(2) 长期频繁滴用可致青光眼、白内障和眼部真菌感染。

(3) 角膜、巩膜溃疡者滴用后可能会引起穿孔。

【禁忌证】

(1) 对本品及四环素类药物过敏者禁用。

(2) 单纯疱疹性或溃疡性角膜炎患者禁用。

【不良反应】

长期应用可引起青光眼、白内障。

【用法和用量】

涂于结膜囊内 一次适量，一日 1 ～ 2 次。

【制剂与规格】

四环素可的松眼膏：

(1)2 g：四环素 5 mg，醋酸可的松 5 mg；

(2)2.5 g：四环素 6.25 mg，醋酸可的松 6.25 mg。

(十五) 妥布霉素地塞米松眼膏

【适应证】

(1) 用于眼科手术前、后预防，治疗感染与炎症反应。

(2) 用于严重的细菌性结膜炎、角膜炎、泪囊炎与化学灼伤等。

【注意事项】

孕妇、哺乳期妇女、儿童及青光眼患者慎用。

【禁忌证】

(1) 对本品或氨基糖苷类药物过敏者禁用。

(2) 树枝节状角膜炎、眼部分枝杆菌及真菌感染患者禁用。

(3) 牛痘、水痘及其他因疱疹性病毒引起的角膜炎、结膜炎患者禁用。

(4) 角膜上异物未完全去除患者禁用。

【不良反应】

见妥布霉素及地塞米松。

【用法和用量】

涂于结膜囊内 一次适量(长约 1～1.5 cm)，一日 3～5 次。

【制剂与规格】

(1) 妥布霉素地塞米松眼膏 3.5 g：妥布霉素 10.5 mg，地塞米松 3.5 mg；

(2) 妥布霉素地塞米松眼膏 3 g：妥布霉素 9 mg，地塞米松 3 mg。

(十六) 硫酸庆大霉素氟米龙滴眼液

【适应证】

(1) 用于对庆大霉素敏感细菌引起的眼前段细菌性感染，如细菌性结膜炎。

(2) 用于眼前段炎症，以及有发生细菌性感染危险的治疗，如眼科术后治疗等。

【注意事项】

(1) 长期频繁滴用可致青光眼、白内障和继发性眼部真菌感染。

(2) 长期使用本品治疗，可能会导致角膜和巩膜变薄，建议定期进行角膜厚度检查。

(3) 长期使用本品治疗，可能会增加继发性真菌或非易感细菌感染，故使用本品请勿超过两周。

(4) 眼内手术后立即使用本品，可能延缓伤口的愈合。

(5) 隐形眼镜戴用者务必在使用前取下隐形眼镜，用药 5 分钟后再戴上。若发生眼部感染，则应停戴隐形眼镜数天，以防感染蔓延。

(6) 若使用本品 7～8 天，病情未见改善应停用，可考虑改用其他疗法。

【禁忌证】

(1) 对本品所含成分过敏者禁用。

(2) 角膜损伤或溃疡患者禁用。

(3) 病毒感染(如单纯疱疹病、牛痘)或真菌病患者禁用。

(4) 眼结核及青光眼患者禁用。

【不良反应】

(1) 偶有短暂的灼热感等局部刺激症状。

(2) 罕见发痒、发热等过敏反应。

【用法和用量】

(1) 细菌性感染 滴眼，一次 1 滴，一日 5 次；严重者可在 1～2 日内每小时 1 滴。

(2) 眼科手术后治疗 滴眼，第一星期，一次 1 滴，一日 4 次，之后再依治疗情况酌减使用次数。

【制剂与规格】

硫酸庆大霉素氟米龙滴眼液：5 ml: 硫酸庆大霉素 1.5 万 U，氟米龙 5 mg。

三、抗病毒药

腺病毒可致流行性角结膜炎，微小核糖核酸病毒可致传染性极强的急性出血性结膜炎。单纯性疱疹病毒可致结膜炎和角膜炎，巨细胞病毒可致巨细胞病毒性视网膜炎。一些病毒的眼部感染会产生严重视力障碍，甚至失明，如单纯性疱疹病毒性角膜炎、巨细胞病毒性视网膜炎。可以应用利巴韦林、阿昔洛韦、更昔洛韦治疗单纯性疱疹病毒性眼部感染，应用羟苄唑治疗病毒性结膜炎，应用阿昔洛韦、更昔洛韦进行全身治疗或玻璃体腔内注射来治疗急性视网膜坏死综合征。

(一) 阿昔洛韦

【适应证】

(1) 用于单纯疱疹性角膜炎。滴眼液 滴眼，一次 1 滴，每 2 小时 1 次。

(2) 眼膏 涂于眼睑内，一次适量，一日 4 ～ 6 次。

【注意事项】

滴眼液中如有结晶或粉末状物析出，温热溶解后使用。

【禁忌证】

对本品过敏者禁用。

【不良反应】

偶见眼局部轻微疼痛和烧灼感。

【制剂与规格】

阿昔洛韦滴眼液：8 ml:8 mg。

阿昔洛韦眼膏：2 g :60 mg。

(二) 更昔洛韦

【适应证】

用于单纯疱疹病毒性角膜炎。

【注意事项】

(1) 儿童慎用。

(2) 孕妇及哺乳期妇女慎用。

(3) 精神病患者及神经中毒症状者慎用。

【禁忌证】

(1) 对本品过敏者禁用。

(2) 严重中性粒细胞减少 (少于 $0.5×10^9$/L) 或严重血小板减少 (少于 $25×10^9$/L) 者禁用。

【不良反应】

滴眼后可以发生短暂的眼痒、灼热感、针刺感和轻微的视物模糊。偶见白细胞下降。

【用法和用量】

(1) 滴眼液

滴眼，一次 1 滴，每 2 小时一次。

(2) 眼膏

涂于眼睑内，一次 5 ～ 6 mm(约含更昔洛韦 0.25 ～ 0.30 mg)，一日 4 ～ 6 次。

(3) 眼用凝胶

一次 1 滴，一日 4 次，疗程 3 周。

【制剂与规格】

更昔洛韦滴眼液：8 ml:8 mg。

更昔洛韦眼膏：2 g :20 mg。

更昔洛韦眼用凝胶：5 g :7.5 mg。

(三) 利巴韦林　Ribavirin

【适应证】用于单纯疱疹病毒性角膜炎。

【注意事项】

(1) 严重贫血、肝功能不全者慎用。

(2) 哺乳期妇女应用时应暂停授乳。

(3) 若长期大量使用本品可能会产生与全身用药相似的不良反应，如肝功能和血象的异常。

(4) 本品不宜用于其他病毒性眼病。

【禁忌证】

孕妇禁用。

【不良反应】

偶见眼部轻微的刺激症状。

【用法和用量】

(1) 滴眼液　滴眼，一次 1 滴，每小时 1 次，病情好转后每 2 小时 1 次。

(2) 眼膏　涂于眼结膜囊内，一次适量，一日 2 ～ 4 次。

【制剂与规格】

利巴韦林滴眼液：(1)0.8 ml:0.8 mg；(2)8 ml:8 mg。

利巴韦林眼膏：(1)2 g :8 mg；(2)2.5 g :12.5 mg。

(四) 羟苄唑

【适应证】

用于急性流行性出血性结膜炎。

【注意事项】

本品需防止阳光直射。

【禁忌证】

对本品过敏者禁用。

【不良反应】

滴眼后可有轻度的刺激性。

【用法和用量】

滴眼　一次 1 ～ 2 滴，一小时 1 ～ 2 次。病情严重者一小时 3 ～ 4 次。

【制剂与规格】

盐酸羟苄唑滴眼液：(1)0.8 ml:0.8 mg；(2)8 ml:8 mg。

第三节　眼用抗炎药

一、糖皮质激素

眼部炎症是一种重要的病症，累及眼附属器、眼前节和眼后节等各个部位，可以产生严重的后果。糖皮质激素局部给药，如使用滴眼液、眼膏，结膜下注射或眼内注射给药是控制眼部炎症(包括手术引起的炎症)的重要措施。

糖皮质激素和抗感染药物的复合制剂有时用于眼科手术后，以便减少炎症反应和预防感染。除此之外，这种复合制剂的应用几乎都是不合理的。

应用糖皮质激素存在三个主要危险：(1) 加重病毒性、细菌性、真菌性和阿米巴原虫眼部感染的病情，导致角膜溃疡，损伤视力，甚至失明。(2) 易感个体中眼局部应用糖皮质激素制剂可能会继发糖皮质激素性青光眼。(3) 长期使用糖皮质激素可能继发糖皮质激素性白内障，其风险随着用药剂量和持续时间的增加而增加。

眼局部应用糖皮质激素的其他不良反应包括角膜和巩膜变薄。

(一) 氟米龙

【适应证】

用于对糖皮质激素敏感的外眼、眼前节组织的炎症，如睑结膜炎、球结膜炎、角膜炎等。

【注意事项】

(1) 对孕妇或可能妊娠的妇女应避免长期、频繁用药。

(2) 对未满 2 周岁的婴幼儿应慎重用药。

(3) 长期使用可导致角膜真菌感染，治疗期间常测眼内压。

(4) 单纯疱疹病毒感染病史者慎用。

(5) 多种眼部疾病及局部长期使用可能导致角膜和虹膜变薄，这种情况下，局部使用可能引起穿孔。

(6) 未经抗菌治疗的眼部急性化脓性感染，用本品可能掩盖病情或使病情恶化。

【禁忌证】

(1) 角膜上皮剥脱或角膜溃疡患者禁用。

(2) 病毒性结膜、角膜病变患者禁用。

(3) 结核性、真菌性或化脓性眼病患者禁用。

【不良反应】

可能引起眼内压升高，甚至青光眼，偶致视神经损害，后囊膜下白内障、继发性感染，眼球穿孔和延缓伤口愈合。

【用法和用量】

滴眼 一次 1 ～ 2 滴，一日 2 ～ 4 次。开始治疗的 24 ～ 48 小时内可酌情增至每小时 2 滴，或根据患者年龄、病情适当增减。应逐步减量停药。

【制剂与规格】

氟米龙滴眼液：(1)5 ml:5 mg；(2)10 ml:10 mg。

(二) 可的松

【适应证】

用于虹膜睫状体炎、虹膜炎、角膜炎、过敏性结膜炎等。

【注意事项】

(1) 妊娠及哺乳期妇女不宜频繁、长期使用。

(2) 青光眼患者应在眼科医师指导下使用。

(3) 本品不宜长期滴用，一般连续不得超过 2 周，若症状未缓解应停药就医。

(4) 眼部细菌性或病毒性感染时应与抗菌药物合用。

【禁忌证】

单纯疱疹性或溃疡性角膜炎禁用。

【不良反应】

长期频繁用药可引起青光眼、白内障。

【用法和用量】

(1) 滴眼液 滴眼，一次 1 ～ 2 滴，一日 3 ～ 4 次。用前摇匀。

(2) 眼膏 涂于结膜囊内，一次适量，一日 1 次，睡前用。

【制剂与规格】

醋酸可的松滴眼液：3 ml:15 mg。

醋酸可的松眼膏：

(1)1 g :5 mg；(2)1 g :2.5 mg。

(三) 泼尼松龙

【适应证】

(1) 用于需要抗感染治疗的眼部疾病，如非化脓性结膜炎、睑炎、巩膜炎、非疱疹性角膜炎、泪囊炎。

(2) 用于在眼科手术后、异物去除后、化学或热烧伤、擦伤、裂伤或其他眼部创伤时作预防性治疗。

【注意事项】

(1) 长期用药后若出现眼部慢性炎症的表现，应考虑角膜真菌感染的可能。

(2) 如果发生双重感染，应立即停药并进行适当的治疗。

(3) 孕妇及儿童慎用。

【禁忌证】

(1) 未行抗感染治疗的急性化脓性眼部感染患者禁用。

(2) 急性单纯疱疹病毒性角膜炎、角膜及结膜的病毒感染、眼结核、眼部真菌感染患者禁用。

(3) 牛痘、水痘等感染性疾病患者禁用。

【不良反应】

(1) 继发眼部的真菌和病毒感染在一些角膜及巩膜变薄的患者长期使用时，还可导致眼球穿孔。

(2) 有单纯疱疹病毒性角膜炎病史患者、急性化脓性感染患者慎用。

(3) 长期应用本品可能导致非敏感菌过度生长。长期或大剂量眼部使用本品可导致后囊膜下白内障。

(4) 本品可引起眼内压升高，从而导致视神经的损害和视野的缺损，因此建议使用该药期间应常测眼内压。

【用法和用量】

滴眼 一次1～2滴，一日2～4次。开始治疗的24～48小时，剂量可酌情增大至每小时2滴，必要时可加大用药频率。不宜中途终止治疗，应逐步减量停药。

【制剂与规格】

醋酸泼尼松龙滴眼液：5 ml:50 mg。

(四) 氯替泼诺

【适应证】

(1)0.2% 品，用于季节性过敏性结膜炎的治疗。

(2)0.5% 品，用于眼睑和球结膜、角膜和眼球前部的糖皮质激素敏感的炎症的治疗，如过敏性结膜炎、红斑性角膜炎、浅层点状角膜炎、带状疱疹性角膜炎、虹膜炎、睫状体炎、选择性感染性结膜炎；本品也适用于眼科手术后炎症的治疗。

【注意事项】

(1) 孕妇及哺乳期妇女慎用。

(2) 未满 2 周岁的婴幼儿慎用。

(3) 长期使用可能增加眼继发感染的危险，长期局部应用尤其容易发生角膜的真菌感染。

(4) 长期应用可能导致青光眼、视敏和视野的缺陷以及后囊下白内障的形成。

(5) 如用药两天后症状体征无改善，应接受检查。

【禁忌证】

结膜或角膜的病毒、真菌或支原体感染患者禁用。

【不良反应】

(1) 视物模糊、烧灼感、球结膜水肿、分泌物、干眼、溢泪、异物感、眼痒、刺痛、畏光等。

(2) 结膜炎、角膜异常、眼睑发红角膜炎、巨乳头性结膜炎和葡萄膜炎等。

(3) 眼外的不良反应包括头痛、鼻炎和咽炎。

【用法和用量】

(1)0.2% 滴眼，一次 1 滴，一日 4 次。

(2)0.5% 滴眼，一次 1 ～ 2 滴，一日 4 次，治疗的第 1 周，如果必要时，剂量可以增加到每小时 1 滴；用于手术后炎症的控制，滴入做过手术的眼结膜囊内，一次 1 ～ 2 滴，一日 4 次，在术后 24 小时就开始使用，并必需持续用到术后 2 周。

【制剂与规格】

氯替泼诺滴眼液：

(1)0.2%5 ml:10 mg；

(2)0.5%

① 2.5 ml:12.5 mg；② 5 ml:25 mg；③ 10 ml:50 mg。

(五) 地塞米松

【适应证】

用于虹膜睫状体炎、虹膜炎、角膜炎、过敏性结膜炎、眼睑炎、泪囊炎等。

【注意事项】

(1) 青光眼慎用。

(2) 眼部细菌性或病毒性感染时应与抗生素药物合用。

(3) 长期使用应定期检查眼压和有无真菌、病毒感染早期症候。

【禁忌证】

单纯疱疹性或溃疡性角膜炎禁用。

【不良反应】

长期频繁用药可引起青光眼、白内障，诱发真菌性眼睑炎。

【用法和用量】

滴眼 一次 1 滴，一日 3 ～ 4 次。

【制剂与规格】

地塞米松磷酸钠滴眼液：5 ml:1.25 mg。

二、其他抗炎药

非甾体抗炎药物可以用于预防白内障手术时瞳孔缩小和术后炎症，在术前应用会获得更佳的效果。长期局部应用这类药物不会引起继发性青光眼、白内障、延缓伤口愈合、诱发感染等糖皮质激素那样的严重不良反应。

其他用于炎症和过敏性结膜炎治疗的制剂有抗组胺药依美斯汀、奥洛他定等。肥大细胞稳定剂色甘酸钠可以用于治疗春季结角膜炎及其他过敏性结膜炎。洛度沙胺滴眼液用于治疗过敏性结膜炎，包括季节性过敏性结膜炎。双氯芬酸滴眼液也可以治疗季节性过敏性结膜炎。

(一) 氟比洛芬钠

【适应证】

(1) 用于术后抗炎，治疗激光小梁成形术后炎症反应以及其他眼前段炎症。

(2) 用于预防和治疗白内障人工晶状体植入术后的黄斑囊样水肿。

(3) 用于治疗巨乳头性结膜炎。

(4) 用于抑制内眼手术中的瞳孔缩小。

【注意事项】

(1) 不推荐妊娠及哺乳期妇女使用本品。

(2) 有单纯疱疹病毒性角膜炎病史者，慎用本药。

(3) 本品可能影响血小板聚集而延长出血时间，有出血倾向或服用其他使出血时间延长药物者慎用。

(4) 对阿司匹林或其他非甾体抗炎药过敏者，对本品也可能过敏。

(5) 急性眼部感染疾病在局部使用抗炎药时，可能掩盖病情。

(6) 本品无抗菌作用，对眼部感染性疾病，应同时应用抗生素。

【禁忌证】

对本品过敏者禁用。

【不良反应】

有短暂烧灼、刺痛或其他轻微刺激症状。

【用法和用量】

(1) 抑制内眼手术时的瞳孔缩小 术前2小时开始滴眼，一次1滴，每半小时滴1滴，共4次。

(2) 消炎和术后消炎 滴眼，一次1滴，一日3～4次，连用2～3周。

(3) 激光小梁成形术 术后滴眼，一次1滴，一日3～4次，连用1～2周。

【制剂与规格】

氟比洛芬钠滴眼液：(1)5 ml:1.5 mg；(2)10 ml:3 mg。

(二) 双氯芬酸钠

【适应证】

(1) 用于治疗葡萄膜炎、角膜炎、巩膜炎、抑制角膜新生血管的形成。

(2) 用于治疗眼内手术后、激光滤帘成形术后或各种眼部损伤的炎症反应，抑制白内障手术中缩瞳反应。

(3) 用于准分子激光角膜切削术后止痛及消炎。

(4) 用于春季过敏性眼病，预防和治疗白内障及人工晶体术后及黄斑囊样水肿，以及青光眼滤过术后促进滤过泡形成等。

【注意事项】

(1) 孕妇慎用。

(2) 本品可妨碍血小板聚集，有增加眼组织术中或术后出血的倾向。

【禁忌证】

戴接触镜者禁用，但角膜屈光术后暂时佩戴治疗性亲水软镜者除外。

【不良反应】

滴眼后有短暂烧灼、刺痛、流泪等，极少数人可有结膜充血、视物模糊。少数人出现乏力、困倦、恶心等全身反应。

【用法和用量】

(1) 一般适应证 滴眼，一次1滴，一日4～6次。

(2) 眼科手术 滴眼，一次1滴，术前3、2、1和0.5小时内各1次。

(3) 白内障术 滴眼，术后24小时开始用药，一次1滴，一日4次，持续2周。

(4) 角膜屈光术 滴眼，术后15分钟即可用药，一次1滴，一日4次，持续用药3天。

【制剂与规格】

双氯芬酸钠滴眼液：(1)0.4 ml:0.4 mg；(2)1 ml:1 mg；(3)5 ml:5 mg。

(三) 酮咯酸氨丁三醇

【适应证】

(1) 用于暂时缓解季节性过敏性结膜炎引起的眼痒。

(2) 用于治疗内眼手术后(如白内障摘除术)的炎症反应。

【注意事项】

(1) 对阿司匹林、苯乙酸衍生物及其他非甾体抗炎药过敏者，对本品也可能过敏。

(2) 慎用于有出血倾向的患者或避免合并应用可能延长出血时间的药物。

(3) 使用本品感觉不适应立即停药。

(4) 避免配带隐形眼镜等软性接触镜时用药。

【禁忌证】

(1) 患有活动性消化性溃疡，近期出现过胃肠道出血或穿孔的患者或有消化性溃疡或胃肠道出血病史的患者禁用。

(2) 肾功能不全或因血容不足，有肾衰竭危险的患者禁用。

(3) 临产、分娩及产妇禁用。

(4) 对酮咯酸氨丁三醇有过敏史或对阿司匹林或其他非甾体抗炎药过敏的患者禁用。

(5) 本品禁用于手术疼痛的预防或手术中镇痛。

(6) 可疑或确诊有脑血管出血，不完全止血和高危出血的患者禁用。

【不良反应】

一过性刺痛或灼热感、过敏反应、眼刺激、浅层眼部感染及浅层角膜炎、角膜水肿，眼干、视力模糊、角膜溃疡、头痛、充血等。

【用法和用量】

(1) 过敏性结膜炎 滴眼，一次 1 滴，一日 3 次。

(2) 眼科术后炎症 滴眼，手术前 24 小时开始滴用，一次 1 ～ 2 滴，一日 3 ～ 4 次，术后继续用 2 周。

【制剂与规格】

酮咯酸氨丁三醇滴眼液：5 ml:25 mg。

(四) 普拉洛芬

【适应证】

用于眼睑炎、结膜炎、角膜炎、巩膜炎、浅层巩膜炎、虹膜睫状体炎、术后炎症等外眼及眼前部炎症的对症治疗。

【注意事项】

(1) 本品只用于对症治疗而不是对因治疗。

(2) 本品可掩盖眼部感染，对于感染引起的炎症使用本品时，一定要仔细观察，慎重使用。

【禁忌证】

对本品的成分有过敏史的患者禁用。

【不良反应】

刺激感、结膜充血、瘙痒感、眼睑发红、肿胀、眼睑炎、分泌物、流泪、弥漫性表层角膜炎、异物感、结膜水肿。

【用法和用量】

滴眼 一次 1 ～ 2 滴，一日 4 次，根据症状可以适当增减次数。

【制剂与规格】

普拉洛芬滴眼液：5 ml:5 mg。

(五) 富马酸依美斯汀

【适应证】

用于治疗过敏性结膜炎。

【注意事项】

(1) 孕妇及哺乳期妇女慎用。

(2) 使用本品时勿佩戴角膜接触镜。

【禁忌证】

对本品所含成分过敏者禁用。

【不良反应】

头痛、异梦、乏力、怪味、视物模糊、眼部灼热或刺痛、角膜浸润、角膜着染、皮炎、不适、眼干、异物感、充血、角膜炎、瘙痒、鼻炎、鼻窦炎和流泪。有些表现与疾病本身的症状相似。

【用法和用量】

滴眼 一次 1 滴，一日 2 次，必要时一日 4 次。

【制剂与规格】

富马酸依美斯汀滴眼液：5 ml:2.5 mg。

(六) 奥洛他定

【适应证】

用于治疗过敏性结膜炎的体征和症状。

【注意事项】

(1) 孕妇及哺乳期妇女慎用。

(2) 使用本品时，勿佩戴角膜接触镜。

【禁忌证】

对本品所含成分过敏者禁用。

【不良反应】

头痛、乏力、视力模糊、烧灼或刺痛感、感冒综合征、眼干、异物感、充血、过敏、角膜炎、眼睑水肿、恶心、咽炎、瘙痒、鼻炎、鼻窦炎及味觉倒错。相当一部分的不良反应和疾病本身的症状相似。

【用法和用量】

滴眼 一次 1 ～ 2 滴，一日 2 次。

【制剂与规格】

奥洛他定滴眼液：5 ml:5 mg。

(七) 洛度沙胺

【适应证】

(1) 用于各种过敏性眼病，如春季卡他性角结膜炎、卡他性结膜炎、巨大乳头性睑结膜炎、过敏性或特异反应性角结膜炎、包括那些病因不明，但一般由空气传播的抗原及隐形眼镜引起的过敏反应。

(2) 用于由 I 型速发性变态反应 (或肥大细胞) 引起的炎症性眼病。

【注意事项】

(1) 用药物时勿佩戴隐性眼镜，需等数小时后方可佩戴。

(2) 用药次数勿任意增加。

(3) 孕妇及哺乳期妇女慎用。

(4) 用药后症状改善(如不适、痒感、异物感、畏光、刺痛、流泪、发红及肿胀等)通常需数天，有时需持续治疗达 4 周。用药后若症状减轻，应坚持用药至进一步改善，必要时可与皮质激素类药物同用。

【禁忌证】

对本品任何成分过敏者禁用。

【不良反应】

轻微短暂的眼部不适感，如灼热、刺痛、眼痒、流泪。

【用法和用量】

滴眼 一次 1～2 滴，一日 4 次。

【制剂与规格】

洛度沙胺滴眼液：5 ml:5 mg。

(八) 吡嘧司特钾

【适应证】

用于过敏性结膜炎、春季卡他性结膜炎。

【注意事项】

滴眼时如果药液粘到眼睑皮肤等处时，马上拭去。

【禁忌证】

尚不明确。

【不良反应】

眼刺激感、眼睑炎、眼部分泌物、结膜充血、眼睑痛痒感等。

【用法和用量】

滴眼 一次 1 滴，一日 2 次。

【制剂与规格】

吡嘧司特钾滴眼液：5 ml:5 mg。

(九) 色甘酸钠

【适应证】

用于预防春季过敏性结膜炎。

【注意事项】

(1) 过敏体质者慎用。

(2) 严重肝肾功能不全患者慎用。

(3) 用药前应清洁鼻腔。

(4) 在春季结膜炎好发季节前 2～3 周使用。

【禁忌证】

妊娠三个月以内的妇女禁用。

【不良反应】

滴眼后偶有刺痛感和过敏反应。

【用法和用量】

滴眼 一次 1 ～ 2 滴，一日 4 次，必要时一日 6 次。

【制剂与规格】

色甘酸钠滴眼液：(1)8 ml:0.16 g；(2)0.8 ml:16 mg。

(十) 马来酸非尼拉敏盐酸萘甲唑啉滴眼液

【适应证】

用于缓解因尘埃、感冒、过敏、揉眼、佩戴角膜接触镜、游泳以及眼睛疲劳等引起的眼睛充血、瘙痒、灼热感以及其他刺激症状。

【注意事项】

(1) 本品连用 3 ～ 4 日，症状未缓解者应停药就医。

(2) 患有严重心血管疾病的老年患者、孕妇和哺乳期妇女以及未控制好的高血压、糖尿病患者慎用。

(3) 在使用过程中，如发现眼红、疼痛等情况，应停药就医。

(4) 佩戴隐形眼镜者滴药前摘下，滴入后 15 分钟再戴上。

(5) 过敏体质者慎用。

【禁忌证】

(1) 对本品过敏者禁用。

(2) 闭角型青光眼患者禁用。

【不良反应】

(1) 偶见滴眼后瞳孔散大，眼压升高。

(2) 长期使用可能产生全身反应，如高血压、心律失常及高血糖等，停药后可恢复。

【用法和用量】

滴眼 一次 1 ～ 2 滴，每 3 ～ 4 小时 1 次。可根据症状缓解情况减少滴药次数。

【制剂与规格】

马来酸非尼拉敏盐酸萘甲唑啉滴眼液：15 ml: 马来酸非尼拉敏 45 mg，盐酸萘甲唑啉 3.75 mg。

第四节 散瞳药和睫状肌麻痹药

散大瞳孔是眼科常用的治疗。抗 M 胆碱类药物能够散大瞳孔，麻痹睫状肌。不同药物具有不同效能和作用持续时间。作用时间短、作用相对弱的散瞳剂，如 0.5% 托吡卡胺滴眼液可以用于眼底检查。1% 阿托品滴眼液可以引起睫状肌麻痹，适用于青少年的屈光检查。涂用眼膏可以减少药物的全身吸收，因此 1% 阿托品眼膏更适合于 5 岁以下儿童。具有较长作用时间的阿托品也可用于治疗前葡萄膜炎，主要是防止瞳孔缘虹膜后粘连。1% 后马托品作用时间较短，可以作为治疗眼前节炎症的首选药物。

α 肾上腺素受体激动剂去氧肾上腺素具有散大瞳孔的作用，但没有睫状肌麻痹作用。10% 去氧肾上腺素滴眼液经常与 1% 阿托品滴眼液合用，以便增强散瞳作用。但 10% 去氧肾上腺素滴眼液禁用于新生儿、儿童及患有心脏病的老年人，只能用 2.5% 的浓度。

注意事项：

(1) 深色虹膜用药后瞳孔不易散大。要注意避免滴用的药物过量。

(2) 散瞳可以诱发少数患者发生急性闭角性青光眼，他们通常有浅前房。

(3) 去氧肾上腺素与全身给予的单胺氧化酶抑制剂有药物相互作用。

(4) 滴药后压迫泪囊部 2 ～ 3 分钟，以免经鼻腔吸收而中毒。

(5) 应当提醒开车的患者在散瞳后 1 ～ 2 小时内不要开车。

不良反应：

(1) 散瞳剂和睫状肌麻痹药剂的眼部不良反应包括一过性针刺感和眼压升高。

(2) 长时间用药会引起眼局部刺激、充血、水肿和结膜炎。

(3) 应用抗 M 胆碱类散瞳剂，特别是阿托品，可以导致接触性睑皮肤炎。

长期应用阿托品会发生一些全身的不良反应，如皮肤和黏膜干燥、发热、激动和谵妄、心动过速、脸部潮红等。

散瞳药和睫状肌麻痹药包括三类：①抗胆碱药及抗毒蕈碱药 (硫酸阿托品、环喷托酯、后马托品和托吡卡胺)；②拟交感神经药 (去氧肾上腺素)；③抗 M 胆碱药和拟交感神经药复合制剂 (复方托吡卡胺)。

一、氢溴酸后马托品

【适应证】

用于 12 岁以上 40 岁以下患者的散瞳验光和眼底检查。

【注意事项】

(1) 滴时按住内眦部，以免流入鼻腔，吸收中毒。

(2) 前列腺肥大患者慎用。

(3)40 岁以上患者慎用。

【禁忌证】

对本品过敏和青光眼患者禁用。

【不良反应】

不良反应主要由于滴眼后吸收入体内所致，因此滴眼时需压迫内眦以防止药物流入鼻腔而吸收。不良反应的表现为共济失调、兴奋不安、幻觉等。其余不良反应和注意事项同硫酸阿托品。

【用法和用量】

滴眼 一次 1 滴，每 10 分钟 1 次，连用 1 小时。

【制剂与规格】

氢溴酸后马托品滴眼液：(1)10 ml:100 mg；(2)5 ml:100 mg。

二、环喷托酯

【适应证】

用于滴眼散瞳和调节麻痹。

【注意事项】

(1) 婴幼儿和强直性麻痹或脑损伤患者使用本品后易出现全身不良反应，因此用药浓度应低于 0.5%。

(2) 不良反应主要由于滴眼后吸收入体内所致，因此滴眼时需压迫内眦以防止药物流入鼻腔而吸收。

(3)40 岁以上患者慎用。

【禁忌证】

青光眼患者禁用。

【不良反应】

(1) 眼部：用药后可产生烧灼感。可使青光眼患者的眼压升高。

(2) 全身：滴眼后可能引起儿童中枢神经系统的紊乱，如运动失调、幻视和语无伦次。

【用法和用量】

滴眼 一次 1 滴，一日 1 次。

【制剂与规格】

盐酸环喷托酯滴眼液：(1)5 ml:25 mg；(2)5 ml:50 mg；(3)15 ml:150 mg。

三、硫酸阿托品

【适应证】

(1) 用于眼底检查及验光前的散瞳，眼科手术术前散瞳，术后防止粘连。

(2) 用于治疗角膜炎、虹膜睫状体炎。

【注意事项】

(1) 阿托品类扩瞳药对正常眼压无明显影响，但对眼压异常或窄角、浅前房眼患者，应用后可使眼压明显升高而有激发青光眼急性发作的危险。故对这类病例和 40 岁以上的患者不应用阿托品滴眼。

(2) 滴眼后用手指压迫泪囊部 1 ～ 2 分钟，减少药液的全身吸收。

(3) 孕妇慎用，哺乳期妇女应避免使用或停止哺乳。

(4) 老年患者慎用。

【禁忌证】

(1) 对本品过敏者禁用。

(2) 青光眼及前列腺肥大者禁用。

(3) 儿童脑外伤者禁用。

【不良反应】

(1) 用药后可能产生皮肤、黏膜干燥，发热，面部潮红，心动过速等。

(2) 少数人出现眼睑发痒、红肿，结膜充血等过敏表现。

【用法和用量】

(1) 滴眼液 滴眼，一次 1 滴，一日 3 次，或病情需要时用。

(2) 眼用凝胶 滴眼，一次 1 滴，一日 2 次，或病情需要时用。

(3) 眼膏 涂于结膜囊内，一次适量，每晚 1 次，或病情需要时用。

【制剂与规格】

硫酸阿托品滴眼液：10 ml:100 mg。

硫酸阿托品眼用凝胶：2.5 g :25 mg。

硫酸阿托品眼膏：2 g :20 mg。

四、复方托吡卡胺滴眼液

【适应证】

用于滴眼散瞳和调节麻痹。

【注意事项】

(1) 有眼压升高因素的前房角狭窄、浅前房者慎用，必要时测量眼压或用缩瞳药。

(2) 高血压、动脉硬化、冠状动脉供血不足、糖尿病、甲状腺功能亢进者慎用。

(3) 出现过敏症状或眼压升高应停用。

(4) 本品滴眼有作用强、起效快、持续时间短的特点，但瞳孔散大后约有 5 ～ 10 小时的畏光及近距离阅读困难的现象。

(5) 滴眼后应压迫泪囊部 2 ～ 3 分钟，以防经鼻黏膜吸收过多引发全身不良反应。

(6) 由于残余调节力的存在，不太适合于少年儿童散瞳验光。

(7) 未成熟新生儿滴用可能发生心率减缓、呼吸停止。对儿童的安全性尚未确立，宜慎用。

【禁忌证】

(1) 未手术的闭角型青光眼患者禁用。

(2) 婴幼儿有脑损伤、痉挛性麻痹及先天愚型综合征者反应强烈患者禁用。

【不良反应】

(1) 偶见眼局部刺激症状。

(2) 亦可使开角型青光眼患者眼压暂时轻度升高，由于去氧肾上腺素本身具有降眼压的作用将不会造成视神经的损害。

【用法和用量】

滴眼

(1) 散瞳检查：本品滴入结膜囊，一次 1 滴，间隔 5 分钟再滴第 2 次。本品滴眼后 5 ～ 10 分钟开始散瞳，15 ～ 20 分钟瞳孔散得最大。约维持一个半小时后开始缩瞳，5 ～ 10 小时瞳孔恢复至滴药前水平。

(2) 屈光检查：应用本品每 5 分钟滴眼一次，连续滴 4 次，20 分钟后可作屈光检查。考虑残余调节力的存在，故不太适于 12 岁以下的少年儿童散瞳验光。

【制剂与规格】

复方托吡卡胺滴眼液：

(1)5 ml: 托吡卡胺 25 mg 和盐酸去氧肾上腺素 25 mg；

(2)10 ml: 托吡卡胺 50 mg 和盐酸去氧肾上腺素 50 mg。

五、托吡卡胺滴眼液

【适应证】

用于滴眼散瞳和调节麻痹。

【注意事项】

(1) 为避免药物经鼻黏膜吸收，滴眼后应压迫泪囊部 2 ～ 3 分钟。

(2) 如出现口干、颜面潮红等阿托品样毒性反应应立即停用，必要时给予拟胆碱类药物解毒。

(3) 婴幼儿对本品的不良反应极为敏感，药物吸收后可引起眼局部皮肤潮红、口干等。

(4) 老年患者容易产生类阿托品样毒性反应，也有可能诱发未经诊断的闭角型青光眼，一经发现应即停药。

【禁忌证】

(1) 闭角型青光眼患者禁用。

(2) 婴幼儿有脑损伤、痉挛性麻痹及先天愚型综合征者反应强烈患者禁用。

【不良反应】

(1)1% 溶液可能产生暂时的刺激症状。

(2) 散瞳期间视物模糊，可使闭角型青光眼眼压急剧升高，也可能激发未被诊断的闭角型青光眼。

【用法和用量】

滴眼 一次 1 滴，间隔 5 分钟滴第 2 次。

【制剂与规格】

托吡卡胺滴眼液：(1)6 ml:15 mg；(2)6 ml:30 mg。

六、去氧肾上腺素

【适应证】

散瞳，用于检查眼底及晶状体，鉴别闭角型或开角型青光眼 (后者用此药后眼压不增高)。

【注意事项】

(1) 本品根据需要可配成 2% ～ 10% 的溶液。

(2) 儿童及老人应当避免使用 10% 浓度的溶液。

(3) 心血管疾病患者应当避免使用，或只能使用 2% 浓度的溶液。

(4) 心动过速、甲状腺功能亢进、糖尿病患者慎用。

【禁忌证】

(1) 对本品过敏和青光眼患者禁用。

(2) 服用单胺氧化酶抑制剂，如异咪唑肼、硫酸苯乙肼、硫酸反苯环丙胺和三环抗抑郁药，如丙咪嗪、阿米替林、普罗替林、多虑平等时禁用本品滴眼。

(3) 孕妇禁用。

(4) 婴幼儿禁用。

【不良反应】

(1) 眼部：眼痛及针刺感、视力模糊、畏光。罕见诱发闭角型青光眼急性发作。

(2) 全身：心律失常、冠状动脉痉挛、高血压等。

【用法和用量】

滴眼 一次 1 ～ 2 滴，一日 1 ～ 5 次。散瞳用时，常用浓度 5% 或 10%，每隔 5 分钟滴 1 次，连续 2 次，于 30 分钟内即呈现散瞳。

【制剂与规格】

盐酸去氧肾上腺素滴眼液：(1)25 ml:0.1 g；(2)5 ml:0.25 g；(3)5 ml:0.5 g。

第五节 青光眼及其用药

青光眼 (glaucoma) 是一类严重的致盲眼病。到目前为止，只有降低眼压才能控制青光眼的病情。对于大多数原发性开角型青光眼患者来说，首选的是应用药物治疗来降低眼压。对于原发性闭角型青光眼，首要的问题是解除前房角关闭，可以进行激光或手术周边虹膜切除术，使后房水经过虹膜切除孔进入前房，消除或减轻周边部虹膜向前膨隆，开放前房角。但在进行周边部虹膜切除术之前，需要应用药物治疗来降低眼压和防止前房角关闭。一些原发性闭角型青光眼患者由于治疗不及时或不合理，导致前房角粘连性关闭，单纯施行周边部虹膜切除术并不能降低眼压，需要施行眼外滤过术。虽然大多数患者能在手术后能满意地控制眼压，但是仍然有相当一部分患者需要加用药物来控制眼压。总之，通过药物治疗来降低眼压是处理青光眼的主要措施。

多种不同作用机制的药物可以降低眼压。眼部滴用的β肾上腺素受体拮抗剂或前列腺素类似物通常是首选的药物。在一些病例中，有必要联合应用这些药物，或者需要加用其他药物，如缩瞳药、交感神经兴奋剂及碳酸酐酶抑制剂等，以便控制眼压。

在一些高眼压或需要手术的病例中，需要紧急地降低眼压，可以应用20%甘露醇静脉滴注，用量可以大至500 ml。

一、前列腺素类似药

拉坦前列素和曲伏前列素是前列腺素类似药物，可以增加房水经脉络膜巩膜途径外流。比马前列素也是前列腺素类相关的药物。这些药物可以降低高眼压症或开角型青光眼患者的眼压，作用比β肾上腺受体拮抗剂要强，而且用药次数少，应用方便。

(一) 曲伏前列素 Travoprost

【适应证】

用于降低开角型青光眼或高眼压症患者升高的眼压。

【注意事项】

(1) 患者虹膜棕色素可能逐步增加，这些改变可能在几个月或几年都不被发现 (警告)。通常棕色素从受影响眼的瞳孔周围向外周呈向心性分布，但整个虹膜或部分虹膜颜色会变深。患者应根据情况定期进行检查，直到加深逐渐明显。如果色素沉着发生应停止治疗。

(2) 具有眼部感染史 (虹膜炎 / 葡萄膜炎) 患者慎用。

(3) 无晶体患者，晶体后囊膜破裂的假晶体患者或有黄斑水肿危险因素的患者慎用。

(4) 在佩戴接触性镜片期间禁止使用。使用本品前应将接触性镜片摘除。在滴入本品15分钟后再重新戴入镜片。

(5) 本品的降眼压作用大约在用药2小时后开始出现，在12小时达到最大。本品可以和其他眼局部用药一起用于降眼压。同时使用不止一种眼药时，每种药物的滴用时间至少间隔 5 分钟。

【禁忌证】

急性眼部感染的患者禁用。

【不良反应】

(1)35% ～ 50% 的患者眼充血。大约 3% 的患者因结膜充血停止用药。

(2)5% ～ 10% 的眼部不良反应包括视力下降，眼部不适，异物感，疼痛，瘙痒。

(3)1% ～ 4% 的眼部不良反应包括视力异常、眼睑炎、视力模糊、白内障、炎性细胞、结膜炎、干眼、眼部不适、房闪、虹膜异色、角膜炎、睑缘结痂、畏光、结膜下出血和流泪。

(4) 非眼部不良反应占 1 ～ 5%，包括外伤、心绞痛、焦虑、关节炎、背痛、心动过缓、气管炎、胸痛、感冒综合征、抑郁、消化不良、胃肠功能紊乱、头痛、高胆固醇血症、高血压、低血压、感染、疼痛、前列腺功能紊乱、窦炎、尿失禁和尿道感染。

【用法和用量】

滴入患眼 每晚 1 次，每次 1 滴。剂量不能超过每天 1 次，因为频繁使用会降低药物的降眼压效应。

【制剂与规格】

曲伏前列素滴眼液：2.5 ml:0.1 mg。

(二) 拉坦前列素

【适应证】

用于治疗青光眼和高眼压症，以及各种眼内压增高的情况。

【注意事项】

(1) 使用含硫柳汞制剂后 5 分钟之内者不得使用本品。

(2) 治疗前，告知患者用药后虹膜颜色可能会加深，在用药过程中应当注意虹膜颜色的改变。

(3) 在无晶体眼、伴有晶状体后囊膜撕裂的人工晶状体眼或前房型人工晶状体眼、具有发生葡萄膜炎和黄斑囊样水肿危险因素的患者慎用。

(4) 哮喘患者慎用。

(5) 孕妇不宜使用；哺乳期妇女不宜使用，或停止哺乳。

(6) 儿童不宜使用。

【禁忌证】

角膜接触镜佩戴者禁用。

【不良反应】

(1) 虹膜颜色加深、睑缘炎、眼部刺激症状和疼痛；眼睫毛变黑增粗增长；结膜充血、暂时点状角膜上皮糜烂、眼睑水肿和红斑；皮疹。

(2) 罕见呼吸障碍、哮喘加重、虹膜炎、葡萄膜炎、眼睑皮肤变黑。

(3) 极罕见胸痛、咽炎。

【用法和用量】

滴眼 一次 1 滴，一日 1 次。晚间使用效果较好。

【制剂与规格】

拉坦前列素滴眼液：(1)1 ml:50 mg；(2)2.5 ml:125 mg。

(三) 比马前列素

【适应证】

(1) 用于开角型青光眼。

(2) 用于其他降眼压药物无效 (多次测量后不能达到预定的眼内压水平) 或不能耐受的眼压升高患者。

【注意事项】

(1) 使用含硫柳汞制剂后 5 分钟之内者不得使用本品。

(2) 治疗前，告知患者用药后虹膜颜色可能会加深，在用药过程中应当注意虹膜颜色的改变。

(3) 在无晶体眼、伴有晶状体后囊膜撕裂的人工晶状体眼或前房型人工晶状体眼、具有发生葡萄膜炎和黄斑囊样水肿危险因素的患者慎用。

(4) 哮喘患者慎用。

(5) 孕妇不宜使用；哺乳期妇女不宜使用，或停止哺乳。

(6) 儿童和 18 岁以下青少年不宜使用。

(7) 每晚于病眼内滴入本品 1 滴。频繁使用可降低本品的降眼压作用。首次用药约 4 小时后眼压开始降低，最大效果出现在 8 ～ 12 小时内。如不慎过量使用本品，应进行对症治疗。

(8) 本品可与其他降眼压的局部眼用药联用。如使用 1 种以上的降眼压药，应至少间隔 5 分钟使用。

【禁忌证】

对本品中任何成分过敏者。

【不良反应】

(1) 虹膜颜色加深、睑缘炎、眼部刺激症状和疼痛；眼睫毛变黑增粗增长；结膜充血、暂时点状角膜上皮糜烂、眼睑水肿和红斑；皮疹。

(2) 罕见呼吸障碍、哮喘加重、虹膜炎、葡萄膜炎、眼睑皮肤变黑。

(3) 极罕见胸痛、咽炎。

(4) 眼痒、过敏性结膜炎、白内障、结膜水肿、分泌物、畏光、浅层点状角膜炎，头痛，高血压。

【用法和用量】

滴眼 一次 1 滴，一日 1 次，夜间使用。

【制剂与规格】

比马前列素滴眼液：1 ml:0.3 mg。

二、β 肾上腺素受体拮抗药

眼部滴用 β 肾上腺素受体拮抗剂可以有效地降低眼压。口服 β 肾上腺素受体拮抗剂也可以降低眼压，但是这种给药方式有明显的不良反应，因此不再应用这种方式给药。

用于青光眼的 β 肾上腺素受体拮抗剂有卡替洛尔、左布诺洛尔、美替洛尔、噻吗洛尔和倍他洛尔。除了倍他洛尔是选择性的 β_1 肾上腺素受体拮抗剂外，其余几种都是非选择性 β_1 和 β_2 肾上腺素受体拮抗剂，都有较好的降低眼压的作用，可以根据患者的情况选用。

注意事项、禁忌证和不良反应 眼部给药后可以全身吸收，因此含有β肾上腺素受体拮抗剂的滴眼液禁用于心动过缓、房室传导阻滞或未控制的心衰患者。滴用β肾上腺素受体拮抗剂后眼部不良反应包括眼部针刺感、烧灼感、疼痛、眼痒、红斑、眼干及过敏反应 (包括过敏性结膜炎和睑结膜炎)。偶有引起角膜病变的报道。

β肾上腺素受体拮抗剂，或者即使是心脏选择性的β_1肾上腺素受体拮抗剂，也不能用于哮喘或有气道阻塞性病史的患者，除非没有其他药物可供选择。在可能诱发支气管痉挛风险的情况下，应用β肾上腺素受体拮抗剂应当格外谨慎。

β肾上腺受体拮抗剂可能掩盖急性低血糖症状，因此糖尿病患者使用β肾上腺素受体拮抗剂要特别注意，尤其是原发性低血糖患者、正在接受胰岛素治疗或口服降糖药物的患者。β肾上腺素受体拮抗剂会掩盖甲状腺功能亢进的临床体征，如心动过速。

妊娠及哺乳期妇女慎用β肾上腺素受体拮抗剂。

(一) 左布诺洛尔 Levobunolol

【适应证】

(1) 用于原发性开角型青光眼。

(2) 用于某些继发性青光眼，高眼压症，手术后未完全控制的闭角型青光眼以及其他药物及手术无效的青光眼，加用本品滴眼可进一步增强降眼压效果。

【注意事项】

(1) 已知是全身β肾上腺能阻断剂禁忌的患者，包括异常心动过缓，Ⅰ度以上房室传导阻滞患者慎用。

(2) 先天性心衰患者应得到适当控制后，才能使用本品。

(3) 对有明显心脏疾病患者应用本品应监测脉搏。

(4) 对其他β肾上腺能阻断剂过敏者慎用。

(5) 已有肺功能低下的患者慎用。

(6) 自发性低血糖患者及接受胰岛素或降糖药治疗的患者慎用。

(7) 本品不宜单独用于治疗闭角型青光眼。

(8) 与其他滴眼液联合使用时，请间隔 10 分钟以上

(9) 本品含氯化苯烷铵，戴软性角膜接触镜者不宜使用。

(10) 使用中若出现脑供血不足症状时应立即停药。

(11) 重症肌无力患者，用本品滴眼时需遵医嘱。

(12) 定期复查眼压，根据眼压变化调整用药方案。

【禁忌证】

(1) 支气管哮喘或有支气管哮喘史、严重慢性阻塞性肺部疾病患者禁用。

(2) 窦性心动过缓、Ⅱ或Ⅲ度房室传导阻滞、明显的心衰及心源性休克患者禁用。

【不良反应】

(1)1/3 的患者出现暂时性眼烧灼及眼刺痛；5% 的患者出现结膜炎；一些患者出现心率减慢及血压下降。

(2) 其他少见不良反应，包括心律变化，呼吸困难，虹膜睫状体炎，头痛，头晕，一过性

共济失调，嗜睡，瘙痒及荨麻疹。

(3) 罕见不良反应，包括：①全身症状：无力，胸痛；②心血管系统：心动过缓，心律失常，低血压，晕厥，心传导阻滞，脑血管意外，脑缺血，心衰，心绞痛，心悸，心搏停止；③消化系统：恶心，腹泻；④神经系统：抑郁，精神错乱，加重重症肌无力的症状，感觉异常；⑤皮肤：过敏反应如瘙痒及荨麻疹，脱发，Steven-Johnson 综合征；⑥呼吸系统：支气管痉挛，呼吸衰竭，呼吸困难，鼻腔充血；⑦内分泌系统：掩盖糖尿病患者应用胰岛素或降糖药后的低血糖症状；⑧泌尿生殖器系统：阳痿。

【用法和用量】

滴眼 一次 1 滴，一日 1 ～ 2 次。滴于结膜囊内，滴后用手指压迫内眦角泪囊部 3 ～ 5 分钟。

【制剂与规格】

盐酸左布诺洛尔滴眼液：(1)5 ml:25 mg；(2)10 ml:50 mg。

(二) 卡替洛尔

【适应证】

用于青光眼、高眼压症。

【注意事项】

(1) 对 β 肾上腺素受体阻滞剂有禁忌及过敏者慎用。

(2) 肝功能低下者慎用。

(3) 自发性低血糖患者及接受胰岛素或降糖药治疗的患者慎用。

(4) 儿童慎用。

(5) 孕妇及哺乳期妇女慎用，在确有应用指征时，应权衡利弊后决定是否使用。

(6) 对明显心脏病患者，应用本品应检测心率。

(7) 本品不宜单独用于治疗闭角型青光眼。

(8) 与其他滴眼液合用时宜隔 10 分钟以上。

【禁忌证】

(1) 本品过敏者。

(2) 支气管哮喘或有支气管哮喘史，严重慢性阻塞性肺部疾病。

(3) 窦性心动过缓、Ⅱ或Ⅲ度房室传导阻滞、明显心衰、心源性休克。

【不良反应】

(1) 偶见局部不良反应，视物模糊、畏光、角膜着色、出现暂时性眼烧灼刺痛及流泪、结膜充血。全身不良反应 心率减慢、呼吸困难、无力、头痛头晕。

(2) 罕见不良反应恶心。

(3) 长期连续用于无晶体眼或眼底病变者时，偶可发生黄斑部水肿、浑浊，故需定期测定视力和检查眼底。

【用法和用量】

滴眼 一次 1 滴，一日 2 次。滴于结膜囊内，滴后用手指压迫内眦角泪囊部 3 ～ 5 分钟。效果不明显时，改用 2% 制剂，一次 1 滴，一日 2 次。

【制剂与规格】

盐酸卡替洛尔滴眼液：(1)5 ml:50 mg；(2)5 ml:100 mg。

(三) 美替洛尔

【适应证】

(1) 用于高眼压症、慢性开角型青光眼、无晶体性青光眼。

(2) 用于囊性青光眼、色素型青光眼、先天性和血管性青光眼。

【注意事项】

(1) 不宜与单胺氧化酶抑制剂合用。

(2) 本品剂量的个体差异较大，宜从小到大试用，以选择适宜的剂量。长期用药时不可突然停药。

(3) 充血性心力衰竭患者 (继发于心动过速者除外)，须等心衰得到控制后始可用本品。

(4) 不宜与抑制心脏的麻醉药 (如乙醚) 合用。

【禁忌证】

(1) 窦性心动过缓、重度房室传导阻滞、心源性休克、低血压症患者禁用。

(2) 有增加洋地黄毒性的作用，对已洋地黄化而心脏高度扩大、心率又较不平稳的患者禁用。

(3) 哮喘及过敏性鼻炎患者禁用。

【不良反应】

(1) 睑结膜炎，一过性眼烧灼、刺激感、心率下降，偶有报道降低血压。

(2) 罕见不良反应，包括呼吸困难、虹膜睫状体炎、额痛、头痛、肝酶活性升高、嗳气、一过性共济失调、嗜睡、头晕、瘙痒及荨麻疹。

【用法和用量】

滴眼 一次 1 滴，一日 2 次。从低浓度开始使用，如未能达到疗效或维持治疗，可改用较高浓度滴眼液。仅在 0.3% 浓度滴眼液治疗无效时，方可改用 0.6% 浓度滴眼液。

【制剂与规格】

美替洛尔滴眼液：(1)5 ml:5 mg；(2)5 ml:15 mg；(3)5 ml:30 mg。

(四) 倍他洛尔

【适应证】 用于慢性开角型青光眼和高眼压症。

【注意事项】

糖尿病、甲亢、肌无力、肺功能不全患者慎用。

【禁忌证】

窦性心动过缓、Ⅰ度以上房室传导阻滞、有明显心衰患者禁用。

【不良反应】

(1) 视物模糊、点状角膜炎、异物感、畏光、流泪、痒、干燥、红斑、发炎、分泌物增多、视力敏锐度降低、过敏反应、水肿、角膜敏感性降低及瞳孔大小不一。

(2) 心动过缓、心脏传导阻滞及充血性心力衰竭。

(3) 可能会有因呼吸困难、支气管痉挛、气管分泌物浓稠、气喘或呼吸衰竭而产生肺压迫感、失眠、眩晕、头昏、头痛、忧郁、嗜睡、荨麻疹、中毒性表皮坏死、脱毛、舌炎等。

【用法和用量】

滴眼 一次 1 ～ 2 滴，一日 2 次。如本品尚不足以控制患者眼内压时，可并用毛果芸香碱、肾上腺素或服用碳酸酐酶抑制剂 (如乙酰唑胺) 等。

【制剂与规格】

盐酸倍他洛尔滴眼液：5 ml:12.5 mg。

(五) 噻吗洛尔

【适应证】

(1) 用于原发性开角型青光眼。

(2) 用于某些继发性青光眼，高眼压症，部分原发性闭角型青光眼以及其他药物及手术无效的青光眼，加用本品滴眼可进一步增强降眼压效果。滴眼 一次 1 滴，一日 1 ～ 2 次，如眼压已控制，可改为一日 1 次。如原用其他药物，在改用本品治疗时，原药物不宜突然停用，应自滴用本品的第二天起逐渐停用。

三、肾上腺素受体激动药

肾上腺素通过减少房水生成和增加房水经小梁网的外流来发挥药效。由于肾上腺素具有散瞳作用，因此在有发生原发性闭角型青光眼倾向的人中应用时必须谨慎，除非这些人已经做过周边虹膜切除术。肾上腺素的不良反应包括眼部剧烈刺痛、眼红。肾上腺素用于高血压和心脏病患者时应当格外小心。滴入药物后用手指压迫内眦角泪囊部 3 ～ 5 分钟。

地匹福林是肾上腺素的前体药，它比肾上腺素更快速地透过角膜，然后转化为活性成分而发挥药物作用。

溴莫尼定为选择性 α_2 肾上腺素受体兴奋剂。在单用 β 肾上腺素受体拮抗药不能满意地降低眼压的开角型青光眼或高眼压症患者中，应用溴莫尼定降低眼压是合理的。当其他降眼压药物不能满意地控制眼压时，溴莫尼定可以作为辅助治疗。

(一) 地匹福林

【适应证】

(1) 用于降低开角型青光眼和高眼压症患者的眼压。

(2) 用于对闭角型青光眼虹膜切除后的残余性青光眼。

【注意事项】

(1) 孕妇及哺乳期妇女慎用，在确有应用指征时，应权衡利弊后决定是否使用。

(2) 无晶状体青光眼、高血压、心功能不全、甲状腺功能亢进患者慎用。

【禁忌证】

未经手术的闭角型青光眼、甲状腺功能亢进、高血压、冠状动脉供血不全、心律失常及糖尿病等患者禁用。

【不良反应】

(1) 滴眼后可出现轻微眼部灼烧、刺痛感，结膜滤泡增生、结膜充血、视物模糊、额痛、结膜角膜色素沉着。

(2) 偶有枕部疼痛、心律失常、心率增快、血压增高、脸色苍白、发抖和出汗等。

(3) 有引起散大瞳孔和无晶状体黄斑病变的可能。

【用法和用量】

滴眼 一次 1 滴，一日 1 ～ 2 次。

【制剂与规格】

地匹福林滴眼液：(1)5 ml:5 mg；(2)8 ml:8 mg。

(二) 溴莫尼定

【适应证】

用于降低开角型青光眼和高眼压症患者的眼压。

【注意事项】

(1) 用药后困倦会影响到熟练工作的完成，例如驾驶车辆。

(2) 滴用本品至少 15 分钟后才可佩戴接触镜。

(3) 同时使用其他滴眼液时，每种药物的滴用时间至少间隔 5 分钟。

【禁忌证】

(1) 严重心血管疾病、脑或冠状动脉供血不足、肢端动脉痉挛综合征、直立性低血压、抑郁症、肝肾功能不全患者禁用。

(2) 孕妇及哺乳期妇女禁用。

(2) 使用单胺氧化酶抑制剂治疗的患者禁用。

【不良反应】

眼部反应包括结膜充血、灼烧、刺痛、眼痒、过敏、结膜滤泡增生、视觉障碍、睑缘炎、流泪、角膜糜烂、浅层点状角膜炎、眼痛、分泌物、眼干、眼部刺激、眼睑炎症、结膜炎、畏光。此外还有高血压、头痛、抑郁、口干、疲劳、困倦。较少见的不良反应有味觉障碍、心悸、头昏、晕厥、鼻炎、鼻干。

【用法和用量】

滴眼 一次 1 滴，一日 2 次。对眼内压在下午达高峰的患者或需要额外控制眼压者，下午可增加 1 滴。

【制剂与规格】

溴莫尼定滴眼液：5 ml:10 mg。

(三) 乙酰唑胺

【适应证】

(1) 用于治疗各种类型的青光眼，对各种类型青光眼急性发作时的短期控制是一种有效地降低眼压的辅助药物：①开角型 (慢性单纯性) 青光眼，如用药物不能控制眼压，并用本品治疗可使其中大部分病例的眼压得到控制，作为术前短期辅助药物；②闭角型青光眼，急性期应用本品降压后，原则上应根据房角及眼压描记情况选择适宜的抗青光眼手术；③本品也用于抗青光眼及某些内眼手术前降低眼压，抗青光眼术后眼压控制不满意者，仍可应用本品控制眼压。

(2) 用于继发性青光眼降低眼压。

【注意事项】

(1) 肺功能障碍 (酸中毒危险)、糖尿病、肝功能不全及肾功能不全患者慎用。

(2) 老年患者慎用。

(3) 孕妇慎用。

(4) 一般不推荐长期使用。如要长期使用，则需要监控血细胞数、血浆电解质浓度。

(5) 避免注射部位外渗，否则会发生组织坏死的危险。

【禁忌证】

(1) 对本品或磺胺药过敏者禁用。

(2) 肝肾功能不全所致低钾血症、低钠血症、高氯性酸中毒者禁用。

(3) 肝昏迷者禁用。

(4) 肾上腺衰竭及肾上腺皮质机能减退 (阿狄森病) 者禁用。

【不良反应】

恶心、呕吐、腹泻、味觉失调、食欲缺乏、感觉异常、面部潮红、头痛、眩晕、疲劳、易激动、抑郁、性欲降低、代谢性酸中毒和电解质紊乱、嗜睡、意识模糊、听力障碍、荨麻疹、皲裂、尿糖增加、血尿、肾结石、血液病 (包括粒细胞缺乏症和血小板减少症)、皮疹 (包括多形性红斑和中毒性表皮坏死松解症)、光过敏、肝功能损害、迟缓性瘫痪、惊厥、暂时性近视。

【用法和用量】

口服 成人常用量

(1) 开角型青光眼，首量 250 mg，每日 1 ～ 3 次，维持量应根据患者对药物的反应决定，尽量使用较小的剂量使眼压得到控制；一般一次 250 mg，一日 2 次，就可使眼压控制在正常范围。

(2) 继发性青光眼和手术前降眼压，一次 250 mg，每 4 ～ 8 小时 1 次，一般每日 2 ～ 3 次。

(3) 急性病例，首次药量 500 mg，以后用维持量，一次 125 ～ 250 mg，一日 2 ～ 3 次。

【制剂与规格】

乙酰唑胺片：250 mg。

乙酰唑胺胶囊：250 mg。

(四) 碳酸酐酶抑制药

碳酸酐酶抑制剂，如乙酰唑胺、布林佐胺可以通过减少房水生成来降低眼压。当全身使用碳酸酐酶抑制剂时可以减少尿量。

乙酰唑胺可以通过口服和静脉注射给药，可作为降眼压治疗的辅助用药。乙酰唑胺是硫胺类药，偶尔能引起血液病、皮疹及与硫胺类药物有关的不良反应。一般不推荐长期使用。

布林佐胺是眼部滴用的碳酸酐酶抑制剂，应用于 β 肾上腺素受体拮抗药疗效差的患者或那些禁用 β 肾上腺素受体拮抗药的患者。它可以单独使用或作为眼部滴用 β 受体阻滞药的辅助用药。使用后很少全身吸收，因此很少会引起磺胺药的不良反应。但如果发生严重的不良反应，则需要停药。

(五) 布林佐胺

【适应证】

用于开角型青光眼和高眼压症。可以作为对 β 肾上腺素受体阻滞剂无效，或者有使用禁忌证的患者单独的治疗药物，或者作为 β 肾上腺素受体阻滞剂的协同治疗药物。

【注意事项】

(1) 肝损伤、妊娠者应慎用。

(2) 不推荐儿童使用。

(3) 滴用后应当注意有无全身不良反应。

【禁忌证】

(1) 对本品或磺胺过敏者禁用。

(2) 严重肾功能不全 (肌酐清除率低于 30 ml/min) 和高氯性酸中毒者禁用。

(3) 妇女哺乳期禁用。

【不良反应】

滴药后可有局部刺激症状、味觉障碍、异物感和眼部充血；少见眼干、眼疼、眼分泌物增多、角膜炎、流泪、眼疲劳、视力异常、角膜糜烂等。

【用法和用量】

滴眼 一次 1 滴，一日 2 次，必要时一日 3 次。与其他抗青光眼药物合用时，至少间隔 5 分钟。

【制剂与规格】

布林佐胺滴眼液：5 ml:50 mg。

四、高渗药

高渗药，如静脉注射的甘露醇，口服的甘油盐水，都是快速有效的短期降眼压药物，常用于降低急性闭角型青光眼和一些继发性青光眼的眼压。高渗剂也用于内眼手术前减少玻璃体容积。静脉给药的高渗剂的降眼压作用比口服高渗剂强，起效快。

(一) 甘露醇

用于降低眼内压，其他降眼内压药无效时或眼内手术前备用。

(二) 甘油氯化钠注射液 Glycerol and Sodium Chloride Injection

【适应证】

降低眼压，用于其他降眼压药无效时或眼内手术前准备。

【注意事项】

(1) 甘油与甘露醇同样具有强烈的脱水作用，但两者药理性能不同。甘露醇是渗透性利尿剂，注射后能增加血容量，对心脏负担较重，又不能被机体代谢吸收，只能由肾脏排出体外，形成大量排尿导致明显的电解质丢失，如长时期反复使用，极易造成脱水及电解质丢失。而本品可被机体全部代谢并氧化成营养物质，不出现大量排尿现象。

(2) 甘露醇制品常有结晶现象，临床使用需保温。而本品则无此弊病。

(3) 本品为甘露醇注射液的优良替代品，可避免甘露醇注射液引起的：①水和电解质紊乱；②心力衰竭，稀释性低钠血症及偶然的高钾血症；③不适当的过度利尿导致的血容量减少，加重少尿。

【禁忌证】

心力衰竭、高钠血症、严重脱水、无尿者、对其成分过敏者。

【不良反应】

可能出现血红蛋白尿或血尿，发生率与滴注速度过快有关，故应严格控制滴注速度 (每分钟 2 ～ 3 ml)。一旦发生血尿或血红蛋白尿，应及时停药，2 日内即可消失。

【用法和用量】静脉滴注 一次 500 ml，一日 1 ～ 2 次，滴注速度应缓慢，每分钟不超过 3 ml。

【制剂与规格】

甘油氯化钠注射液：

(1)250 ml: 甘油 25 g，氯化钠 2.25 g；

(2)500 ml: 甘油 50 g，氯化钠 4.5 g。

(三) 甘油氯化钠 Glycerol and Sodium Chloride

【适应证】

用于青光眼及脑水肿。

【注意事项】

(1) 糖尿病患者慎用。

(2) 急性青光眼患者本身伴有恶心、呕吐者，不宜服用。

【禁忌证】

心力衰竭、高钠血症、严重脱水、无尿者。

【不良反应】

一般有头疼、眩晕、恶心、呕吐。

【用法和用量】

口服 一次 100 ～ 200 ml，一日 1 ～ 2 次。

【规格】

甘油氯化钠：500 ml。

五、拟 M 胆碱药

滴用缩瞳剂后可使瞳孔缩小。对于闭角型青光眼来说，瞳孔缩小可以拉紧虹膜，使周边部虹膜从房角前壁拉开，从而使前房角开放而降低眼压。对于开角型青光眼来说，缩瞳剂通过收缩睫状肌而引起小梁网眼张开，促使房水外流管道开放，增加房水外流，从而降低眼压。

毛果芸香碱

【适应证】

(1) 用于急性闭角型青光眼，慢性闭角型青光眼，开角型青光眼，继发性青光眼等。本品可与其他缩瞳剂、β受体阻滞剂、碳酸酐酶抑制剂、拟交感神经药物或高渗脱水剂联合用于治疗青光眼。

(2) 用于检眼镜检查后，用本品滴眼缩瞳以抵消睫状肌麻痹剂或扩瞳药的作用。

【注意事项】

(1) 瞳孔缩小常引起暗适应困难，应告知需在夜间开车或从事照明不好的危险职业的患者特别小心。

(2) 定期检查眼压。如出现视力改变，需查视力、视野、眼压描记及房角等，根据病情变化改变用药及治疗方案。

(3) 为避免吸收过多引起全身不良反应，滴眼后需用手指压迫泪囊部 1 ～ 2 分钟。

(4) 如意外服用，需给予催吐或洗胃；如过多吸收出现全身中毒反应，应使用阿托品类抗胆碱药进行对抗治疗。

(5) 哮喘，急性角膜炎患者慎用。

(6) 孕妇及哺乳期妇女慎用。

(7) 儿童慎用。因患儿体重轻，易用药过量引起全身中毒。

【禁忌证】

任何不应缩瞳的眼病患者，如虹膜睫状体炎和继发性青光眼等患者禁用。

【不良反应】

(1) 缩瞳剂引起的睫状肌痉挛会导致头痛和偏头痛，在滴用缩瞳剂的最初 2 ～ 4 周较为严重。

(2) 眼部不良反应包括眼部灼烧感、眼痒、刺痛、视力模糊、结膜充血、近视、晶状体变化、玻璃体积血、瞳孔阻滞。

(3) 流涎、出汗、胃肠道反应和支气管痉挛等全身性不良反应罕见。

【用法和用量】

(1) 滴眼液

滴眼。

①慢性青光眼：0.5% ～ 4% 溶液，一次 1 滴，一日 1 ～ 4 次。

②急性闭角型青光眼急性发作期：1% ～ 2% 溶液，一次 1 滴，每 5 ～ 10 分钟 1 次，3 ～ 6 次后每 1 ～ 3 小时 1 次，直至眼压下降 (注意：对侧眼每 6 ～ 8 小时滴眼 1 次，以防对侧眼闭角型青光的发作)。

③缩瞳：对抗散瞳作用，1% 溶液滴眼 1 滴，2 ～ 3 次；先天性青光眼房角切开或外路小梁切开术前，1% 溶液，一般滴眼 1 ～ 2 次；虹膜切除术前，2% 溶液，一次 1 滴。

(2) 眼膏 点眼，每晚涂擦 1 次。

【制剂与规格】

硝酸毛果芸香碱滴眼液：(1)10 ml:50 mg；(2)10 ml:100 mg；(3)10 ml:200 mg。

硝酸毛果芸香碱眼膏：2 g :40 mg。

第六节 眼用局部麻醉药

对于眼科来说，局部麻醉是最常用的麻醉方法。眼科的局部麻醉包括表面麻醉、浸润麻醉和传导阻滞麻醉等。

丁卡因和奥布卡因是广泛使用的局部麻醉药。丙美卡因刺激小，因此多用于儿童。奥布卡因或利多卡因和荧光素的混合制剂可以用于眼压测量。丁卡因可以产生深度麻醉，适合用于眼科小手术前麻醉，例如角膜缝线的拆除。利多卡因单独或与肾上腺素合用，可以注入眼睑后施行小手术，进行球后或球周注射后可以施行眼球的手术。

局部麻醉药不能单纯作为镇痛剂来解除眼部症状。也不能交与患者自行滴用。

一、奥布卡因

【适应证】

用于眼科表面麻醉。

【注意事项】

本品对瞳孔无影响，但反复多次使用可导致角膜炎和角膜严重损害。

【禁忌证】

对本品的成分或对苯甲酸酯(除可卡因外)类局部麻醉药有过敏史者禁用。

【不良反应】

(1) 可有休克、过敏样症状。

(2) 频繁使用有可能引起角膜损伤。

【用法和用量】

滴眼 一次 1～4 滴，可以根据年龄、体质适当增减。

【制剂与规格】

盐酸奥布卡因滴眼液：(1)1 ml:4 mg；(2)5 ml:20 mg；(3)20 ml:80 mg。

二、丁卡因

【适应证】

用于眼科表面麻醉，测量眼压、眼部手术、角膜异物剔除等麻醉。

【不良反应】

(1) 滴眼后有短暂烧灼感。

(2) 对角膜上皮有轻度损伤，影响创伤角膜上皮再生。

(3) 有发生过敏的可能。

(4) 大剂量使用可致心脏传导系统和中枢神经系统抑制。

【用法和用量】

滴眼 一次 1～2 滴。

【制剂与规格】

盐酸丁卡因滴眼液：(1)5 ml:25 mg；(2)5 ml:50 mg。

三、丙美卡因

【适应证】

用于各种眼科手术及眼科检查的表面麻醉。

【注意事项】

(1) 甲状腺功能亢进或心脏病患者慎用。

(2) 表面麻醉剂不宜长期使用，以免引起角膜损伤、视力减退或伤口愈合延迟。

(3) 使用本品时防止异物进入眼内，并禁止揉搓眼睛。

【禁忌证】

对本品过敏者禁用。

【不良反应】

长期频繁使用可能引起角膜损伤、视力减退或伤口愈合延迟。

【用法和用量】

滴眼

(1) 短时间麻醉，操作前一般为 1～2 滴。必要时可追加 1 滴。

(2) 取异物或缝线拆除等小手术，一次 1 ～ 2 滴，间隔 5 ～ 10 分钟，使用 1 ～ 3 次。

(3) 白内障摘除等长时间手术，一次 1 ～ 2 滴，间隔 5 ～ 10 分钟，使用 3 ～ 5 次。

【制剂与规格】

盐酸丙美卡因滴眼液：15 ml:75 mg。

第七节 眼科其他用药

一、眼部诊断药

荧光素钠可用于眼表染色，检测眼表损伤和异物，或在 Goldmann 压平眼压计测量眼压时进行眼表染色。荧光素钠可用于静脉注射，用于诊断性眼底和虹膜血管的荧光素血管造影。注射用吲哚菁绿在眼科中用于脉络膜血管造影，确定脉络膜疾患的位置。

(一) 吲哚菁绿

【适应证】

(1) 用于诊断各种肝脏疾病，了解肝脏的损害程度及其储备功能，用于诊断肝硬化、肝纤维化、韧性肝炎、职业和药物中毒性肝病。

(2) 用于脉络膜血管造影，确定脉络膜疾患的位置。

【注意事项】

(1) 有过敏性体质者慎用。用药前应预先备置抗休克急救药和器具。

(2) 用灭菌注射用水溶解吲哚菁绿，并使其完全溶解。

(3) 临用前调配注射液。如必须保存，应尽量选择阴凉处避光保存，并不得超过 4 小时。

(4) 患者早晨空腹、仰卧位、安静状态下进到该项试验检查。

(5) 胆囊造影剂、利胆剂、利福平、抗痛风药可造成本试验误差。

(6) 尚无孕妇用药经验。哺乳期妇女需要使用时应停止哺乳。

【禁忌证】

对本品和碘有过敏史者禁用。

【不良反应】

(1) 可能引起休克、过敏样症状。

(2) 本品不完全溶解时，可能发生恶心、发热、休克等反应。

(3) 其他不良反应：恶心、呕吐、打嗝、荨麻疹、发热等。

【用法和用量】

脉络膜血管造影时，25 mg 吲哚菁绿用灭菌注射用水 2 ml 溶解，迅速地肘静脉注射。

【制剂与规格】

注射用吲哚菁绿：25 mg。

(二) 荧光素钠

【适应证】

用于诊断性眼底和虹膜血管的荧光素血管造影检查。

【注意事项】

(1) 有过敏或支气管哮喘者使用静脉注射荧光素钠应特别注意，使用时应备有急救物品，以备注射荧光素钠后发生反应时用。

(2) 注射荧光素钠前需做过敏试验。

(3) 孕妇，特别是孕期头 3 个月的孕妇，应避免进行荧光素血管造影。哺乳期妇女慎用。

(4) 静脉注射荧光素钠后皮肤会暂时发黄，可在 6 ～ 12 h 消退。尿液也呈黄色，可在 24 ～ 36 h 后恢复正常。

(5) 静脉注射荧光素钠时应避免药液外渗。如有外渗可发生皮肤坏死脱落、浅层静脉炎、皮下肉芽肿、肘前区域的中毒性神经炎，并可引起长达数小时的手臂剧烈疼痛。如有药液外渗，应及时停止注射，采取措施治疗损伤组织，解除疼痛。

(6) 不要在注射器内与其他溶液或药物混合或稀释。

【禁忌证】

对本品任何成分过敏者禁用。

【不良反应】

静脉注射后可发生恶心、头痛、胃肠道不适、晕厥、呕吐、低血压以及过敏反应。已有使用本品后心搏停止、基底动脉缺血、严重休克、抽搐、注射部位发生血栓性静脉炎和注射侧手臂的钝痛、荨麻疹、瘙痒、支气管痉挛和过敏反应的报告。注射本品后可发生强烈的味觉改变。

【用法和用量】

(1) 滴眼

①眼表染色，滴眼液 (1% ～ 2%) 滴入结膜囊内，一次 1 滴；

②测量眼压时眼表染色，滴眼液 (0.25% ～ 0.5%)，滴入结膜囊内。

(2) 静脉注射

血管造影，5% 荧光素钠注射液一次 10 ml，或 10% 荧光素钠注射液一次 5 ml，缓慢静脉注射。

【制剂与规格】

荧光素钠滴眼液：2 ml:0.4 g。

荧光素钠注射液：(1)5 ml:0.5 g；(2)3 ml:0.3 g。

二、人工泪液、眼润滑剂和收敛药

由眼泪分泌减少或异常所引起慢性眼部不适 (例如 Sjögren's 综合征)，通常采用泪液补偿疗法，即滴用人工泪液有较好的反应。眼部不适的严重程度和患者的喜好，常常影响患者对人工泪液的选择。

羟丙甲基纤维素是治疗泪液不足的传统治疗方法。需要频繁滴药 (例如每小时 1 次)，才能使症状获得充分缓解。卡波姆具有黏附于眼表的特性，有助于减少用药频次至一日 4 次。聚乙烯醇可以增加泪膜持续时间，当眼表黏蛋白减少时可以起到积极的作用。聚维酮滴眼液也可以用于泪液缺乏症的治疗。0.9% 氯化钠滴眼液有时对泪液缺乏症有用，滴用后也可以使角膜接触镜佩戴者感到舒适。0.9% 氯化钠溶液和其他冲洗液常规地应用于内眼手术。

含有石蜡的眼膏可以润滑眼表，尤其适用于复发性角膜上皮糜烂的患者，但可能引起短暂的视觉障碍，因此最好在睡前使用。在佩戴接触镜时不应当使用眼膏。

硫酸锌是一种传统的收敛剂。

(一) 羧甲基纤维素钠

【适应证】

(1) 用于缓解眼部干燥，或因暴露于阳光、风沙所引起的眼部烧灼、刺痛等不适感。

(2) 用于保护眼睛，避免受到不良环境的进一步刺激。

【注意事项】

(1) 为防止污染，勿将瓶嘴触及任何物体表面。不可重复使用，用后即弃。

(2) 瓶嘴不得接触眼睛。

(3) 如果应用时感觉眼痛、视力改变、眼睛持续充血或刺激感、症状加重或症状持续 72 小时以上，则应停止用药并就医。

(4) 孕妇、哺乳期妇女、老年人和儿童应在医师指导下使用。

(5) 包装完好的滴眼液方可使用。

(6) 过敏体质者慎用。

【禁忌证】

对本品过敏者禁用。

【不良反应】

尚不明确。

【用法和用量】

滴眼 一次 1 ～ 2 滴，或根据病情需要滴用。

【制剂与规格】

羧甲基纤维素钠滴眼液：(1)0.4 ml:2 mg；(2)0.4 ml:4 mg。

(二) 羟丙甲基纤维素 Hypromellose

【适应证】

用于诱增泪液分泌，舒缓由于长期阅读、使用计算机或置身于空调环境中而导致的眼睛过度使用、疲倦和干涩。

【注意事项】

(1) 使用后如眼部持续刺激，则停止使用。

(2) 本产品含有氯化苄烷胺，佩戴软性隐形眼镜时不宜使用。

【禁忌证】

对羟丙甲纤维素及其他辅料如苯扎氯铵等过敏者禁用。

【不良反应】

在极少数人中可能会引起眼部不适，如眼睛疼痛，视力模糊，眼球持续发红或出现刺激。如使用后眼部的上述症状持续超过 3 天，则应停止使用该药，必要时去医院检查。

【用法和用量】

滴眼 一次 1 ～ 2 滴，一日 3 次，或根据病情需要滴用。

【制剂与规格】

羟丙基甲基纤维素滴眼液：(1)9 ml:27 mg；(2)18 ml:54 mg。

(三) 卡波姆 Carbomer

【适应证】

用于干眼症泪液缺乏的替代治疗。

【注意事项】

(1) 驾车或操纵机器时慎用。

(2) 戴隐形眼镜时不宜使用。

【禁忌证】

对本品任何成分过敏者禁用。

【不良反应】

用药后可能引起短暂的视物模糊。

【用法和用量】

滴眼 一次 1 滴，一日 3 ～ 5 次，或更多，于白天和睡觉前使用。

【制剂与规格】

卡波姆滴眼液：10 ml:20 mg。

(四) 聚乙烯醇 Polyvinyl Alcohol

【适应证】

用于预防或治疗眼部干涩、异物感等刺激症状，或改善眼干燥症状。

【注意事项】

(1) 使用本品后如有眼痛、视物模糊、持续充血及刺激感加重，应当停用本品，及时就医。

(2) 不要在佩戴角膜接触镜时使用。

(3) 过敏体质者慎用。

【禁忌证】

对本品过敏者禁用。

【不良反应】

用药后偶有眼部刺激症状和过敏反应。

【用法和用量】

滴眼 一次 1 滴，一日 5 ～ 6 次，或根据症状适当增减。

【制剂与规格】

聚乙烯醇滴眼液：(1)0.8 ml:11.2 mg(以聚乙烯醇计)；(2)10 ml:140 mg(以聚乙烯醇计)。

(五) 玻璃酸钠滴眼液 Sodium Hyaluronate Eye Drops

【适应证】

(1) 用于眼睛疲劳、眼干燥症、眼干燥综合征、斯 - 约二氏综合征等内因性疾患。

(2) 用于手术后药物性、外伤、光线对眼造成的刺激及戴隐形眼镜等引起的外因性疾病。

【注意事项】

(1) 不要在佩戴角膜接触镜或隐形眼镜时使用。

(2) 用后立即密封，2 ～ 8 度保存。

【禁忌证】

青光眼或眼部有剧痛感者禁用。

【不良反应】

可能引起短暂的视物模糊、刺激感、眼痒、结膜充血、睑皮肤炎等。

【用法和用量】

滴眼 一次 1 滴，一日 5 ～ 6 次，或根据症状适当增减。

【制剂与规格】

玻璃酸钠滴眼液：(1)0.4 ml:1.2 mg；(2)5 ml:5 mg。

(六) 重组牛碱性成纤维细胞生长因子

Recombinant bovine basic fibroblast growth factor(rb-bFGF)

【适应证】

(1) 用于角膜上皮缺损和点状角膜病变，轻中度干眼症，大泡性角膜病变，角膜擦伤，轻中度化学烧伤，角膜手术及术后愈合不良。

(2) 用于地图状 (或营养性) 单泡性角膜溃疡。

【注意事项】

(1) 本品为蛋白类药物，应避免高温或冰冻环境，2 ～ 8 度冷藏。

(2) 对感染性或急性炎症期角膜病者，须同时局部或全身使用抗生素或抗炎药。

【禁忌证】

尚不明确。

【不良反应】

个别患者用药时可能出现刺痛感。

【用法和用量】

(1) 滴眼液 滴眼，一次 1 ～ 2 滴，一日 4 ～ 6 次。

(2) 凝胶剂 涂入结膜囊内，一日 2 次，早晚各 1 次。

【制剂与规格】

重组牛碱性成纤维细胞生长因子滴眼液：5 ml:12 000 U。

凝胶剂：5 g :21 000 U

(七) 复方硫酸锌滴眼液　Compound Zinc Sulfate Eye Drops

【适应证】

用于治疗结膜炎、沙眼等眼部感染。

【注意事项】

偶有轻微痒感，短时间内可消失。

【禁忌证】

葡萄糖 -6 磷酸脱氢酶缺乏 (有溶血性贫血倾向) 者禁用。

【不良反应】

用药后偶有轻微痒感、皮疹和发热。

【用法和用量】

滴眼 一次 1 滴，一日 3 ～ 4 次。或遵医嘱。

【制剂与规格】

复方硫酸锌滴眼液：1 ml: 盐酸小檗碱 1 mg，硫酸锌 3 mg，硼酸 20 mg。塑料瓶装，每瓶 5 ml；8 ml；10 ml。

(八) 氯化钠 Sodium Chloride

【适应证】

用于暂时性缓解眼部干涩症状。

【注意事项】

(1) 使用本品后如有眼部充血、红肿、眼痒，应及时就医。

(2) 不能作为角膜接触镜冲洗液使用。

(3) 使用 2 周后症状未缓解，应停药就医。

【禁忌证】

尚不明确。

【不良反应】

尚无不良反应的报道。

【用法和用量】

滴眼 一次 1 ～ 2 滴，一日 5 ～ 6 次。

【制剂与规格】

氯化钠滴眼液：10 ml:55 mg。

三、眼科围手术期用药

眼科围手术期用药包括用于准备眼科手术的药物、手术时注入前房的药物、手术后使用的药物。

多种抗菌滴眼液可用于眼科围手术期的无菌化治疗。非甾体抗炎药物滴眼液，如双氯酚酸钠、氟比洛芬、普拉洛芬、酮咯酸氨丁三醇已用于预防和治疗眼部手术和激光治疗相关的炎症、疼痛和其他症状。双氯酚酸钠、氟比洛芬也可用于预防眼科手术时瞳孔缩小。内眼使用的玻璃酸钠在眼部手术期间使用。卡巴胆碱能迅速缩小瞳孔，持续约 20 min。如果需要延长缩瞳时间，可以再次用药。平衡盐溶液在内眼手术时常规使用。

(一) 玻璃酸钠注射液

【适应证】

眼科手术辅助用品，主要用于白内障摘除、人工晶状体植入术、青光眼手术及角膜移植术等。

【注意事项】

(1) 本品使用前必须先和室温平衡。

(2) 避免向眼内注射过多的透明质酸钠。

(3) 手术结束时，可采用注洗法或抽吸法清除残留于眼内的透明质酸钠。

(4) 本品必须一次性使用。

【禁忌证】

尚不明确。

【不良反应】

可出现一过性眼压升高。

【用法和用量】

根据手术方式选择用量，前房内注射，一次约 0.2 ml。

【制剂与规格】

玻璃酸钠注射：(1)0.5 ml:5 mg；(2)1 ml:17 mg。

(二) 卡巴胆碱

【适应证】

用于人工晶状体植入、白内障摘除、角膜移植术等需要缩小瞳孔的手术。

【注意事项】

本品不能用于口服、肌内和静脉注射。

【禁忌证】

心血管疾患病 (包括心律不齐、心动过缓、低血压)、迷走神经兴奋、癫痫、甲亢、帕金森病、支气管哮喘、消化性溃疡和尿路梗死患者禁用。

【不良反应】

(1) 常见视力模糊、眼痛、眼刺激或烧灼感。

(2) 偶见头痛、眼部充血、眼睑抽搐。

【用法和用量】

前房内注射 一次 0.2 ～ 0.5 ml。

【制剂与规格】

卡巴胆碱注射剂：1 ml:0.1 mg。

四、眼用抑制新生血管药

眼部新生血管，特别是脉络膜新生血管膜是一种重要的眼部病变，可以导致不可逆的视力丧失。对于脉络膜新生血管膜可以采用激光视网膜光凝治疗，但对于黄斑中心凹下的脉络膜新生血管膜不能采用这种治疗，因为对黄斑中心凹的激光凝治疗将会破坏中心视力。采用维替泊芬进行光动力疗法治疗黄斑中心凹下新生血管膜取得了较好的效果。玻璃体腔内注射糖皮质激素和抑制新生血管的药物也取得了较好的效果，但在我国尚未批准上市。

维替泊芬可以用于年龄相关性黄斑变性伴有典型型黄斑中心凹下脉络膜新生血管膜，或病理性近视的黄斑中心凹下新生血管膜的光动力治疗。静脉输注维替泊芬后，通过非热性的红色激光局部照射，激活维替泊芬，产生细胞毒性诱导剂，破坏新生血管膜。只有有经验的专家才可以使用这种疗法。

维替泊芬 Verteporfin

【适应证】

用于继发于年龄相关性黄斑变性、病理性近视或可疑眼组织胞质菌病，以典型性为主型中心凹下脉络膜新生血管形成的患者。对于隐匿性中心凹下脉络新生血管为主的患者，尚无充分证据支持维替泊芬治疗。

【注意事项】

(1) 对严重肝功能损害、胆道阻塞者避免使用。

(2) 避免在妊娠期使用。

(3) 配制好的溶液应当无沉淀和变色，避光保存，且在 4 小时内使用。

(4) 避免选用手背小静脉，注射时避免药液外渗。一旦在输注过程中出现药液外渗，外渗的局部必须完全避光并局部冷敷，直至局部肿胀和变色完全消失，否则会出现严重的局部灼伤。

(5) 输注后 5 天内，应适当采取防护措施，避免将皮肤和眼睛直接暴露于阳光直射或强的室内光源，以免发生光敏反应。

【禁忌证】

卟啉症患者及已知对本品制剂中任何成分过敏者禁用。

【不良反应】

(1) 视力障碍 (包括视力模糊，闪光，视野缺损)、恶心、背痛、无力、瘙痒、高胆固醇血症、发烧等。

(2) 罕见流泪、视网膜下或玻璃体积血、过敏反应 (包括胸痛、晕厥、出汗、血压和心率改变)。

(3) 注药部位的反应包括疼痛、水肿、发炎、出血、变色等。

【用法和用量】

静脉滴注。临用前，将本品 15 mg 用灭菌注射用水 7 ml 溶解，制成浓度为 2 mg/ml 的溶液；然后按体表面积 6 mg/m^2 的剂量，取上述溶液用 5% 葡萄糖注射液适量稀释制成 30 ml 的溶液，以每分钟 3 ml 的速度静脉滴注。在药液滴注开始后 15 分钟，用波长 689±3 nm、剂量 50 J/cm^2 的激光照射病灶局部，照射时间 83 秒。

【制剂与规格】

注射用维替泊芬：15 mg。

第二十章 眼科激光治疗

目前，在临床上常利用激光祛斑、祛痣、脱毛等，激光疗法已然成为一种美容手段。激光祛斑、祛痣采用一种对皮肤创伤更小的方式从根本上祛除色斑、痣，所以更安全，效果也更好。现代激光技术不仅可以达到永久性脱毛和(或)推迟毛发再生时间的目的，还可避免和减少传统脱毛技术的缺点。

第一节 眼科激光室的一般规定

(1) 激光室门前必须有明显的标志。

(2) 激光室应设在防水、防潮、防尘和通风良好的房间内。

(3) 激光室必须配备专用电力线。

(4) 激光工作时，无关人员不得进入激光室。

(5) 进入激光室的工作人员必须佩戴激光防护眼镜。

(6) 激光器操作人员必须经过培训。

第二节 准分子激光原位角膜磨镶术治疗近视

一、原理

准分子激光的诞生，有效的矫正近视力，目前治疗长年近视的最有效的办法。经过近20年临床应用，准分子激光手术治疗近视的技术基本成熟，只要术前检查排除手术禁忌证手术是安全的，近视激光手术效果也是稳定的。而且近视眼激光手术有一定预见性，给广大近视眼患者带来了新生。

准分子激光历经10多年大量临床实践充分证明了激光治疗近视手术在我国至今已经比较成熟，患者可以放心。

准分子激光手术就是用准分子激光通过对角膜瓣下基质层进行屈光性切削，从而降低瞳孔区的角膜曲率，达到矫正近视的目的，效果好，安全性高，术后恢复效果较好，给患者带来了极少的痛楚。

准分子治疗近视眼是用精密计算机及激光仪器控制矫正度数，一般误差约在±50度以内。仅在角膜前部间质手术，无角膜外皮及内皮细胞伤害，手术后角膜无结疖组织遗留，角膜混浊概率小。术后角膜间质愈合快速，术后度数变动轻微，稳定性良好。仅需眼部点药局部麻醉，角膜瓣切开手术过程约需10秒/单眼；激光矫正度数约需30秒/单眼(依矫正度数之程度而异)，术后视力即刻改善并可返家。术后无角膜上皮细胞缺损、角膜炎疼痛及畏光等不适症状。

二、适应证

(1) 年龄 18 ～ 55 岁、屈光度为 -1.00 ～ -15.00 DS，散光低于 4.5 DC。

(2) 2 年内近视度数无明显变化。

(3) 无眼前节急慢性病变及角膜手术史。

(4) 角膜中央厚度在 500 pm 以上者。

三、禁忌证

(1) 圆锥角膜。

(2) 眼干燥症。

(3) 睑缘炎及其他外眼炎症。

(4) 眼内炎症。

(5) 玻璃体视网膜疾病患者。

(6) 青光眼及高眼压症。

(7) 白内障。

(8) 全身免疫性或结缔组织病。

(9) 心理障碍者。

四、术前准备

1. 了解病史。屈光度是否稳定，佩戴角膜接触镜历史，眼部及全身病史等。

2. 充分向患者解释手术目的、风险及注意事项，并签署知情同意书。

3. 术前检查。戴软性角膜接触镜者停用 2 周、戴硬性角膜接触镜者停用 4 周后应进行下列检查。

(1) 裸眼和矫正视力。

(2) 屈光检查，包括睫状肌麻痹下验光和主观验光。

(3) 裂隙灯显微镜检查眼前节，特别注意角膜病变。

(4) 眼底检查，特别注意有无玻璃体浑浊和视网膜脉络膜病变。必要时以三面镜进行检查。

(5) 眼压检查，并除外青光眼和高眼压症。

(6) 检查角膜曲率半径。

(7) 测量角膜厚度。

(8) 角膜地形图检查。

(9) 测量瞳孔直径，包括暗光下瞳孔直径。

4. 如有条件时，可做下列检查。

(1)Orbscan 地形图。

(2)k 角测定。

(3) 角膜知觉。

(4) 对比敏感度。

(5) 泪液学检查：泪膜破裂时间、泪液分泌试验、泪河宽度测量、荧光素染色等。

(6) 角膜内皮检查。

(7) 立体视觉。

(8) 波前像差。

5. 按内眼手术常规清洗结膜囊及眼睑皮肤。

6. 安装和调试自动板层角膜瓣成形器。

7. 准备准分子激光器。将患者有关资料输入计算机，根据患者需要矫正的屈光度计算出每一个区域矫正的屈光度和消融深度。

五、麻醉

眼球表面麻醉。

六、操作方法及程序

1. 术前应认真核对输入电脑的手术参数，包括患者姓名、眼别、切削量、切削区大小等，并做好能量校准和确认角膜刀工作正常。

2. 常规消毒术眼，铺无菌巾，置开睑器，吸干结膜囊水分。

3. 做角膜标记。

4. 以角膜标记为中心，放置角膜抽吸环，启动负压吸引。

5. 测量眼压，确认眼压高于规定值 (65 mmHg)。

6. BBS 湿润角膜面，做角膜瓣切割，一片新刀片限做一人。

7. 吸干角膜表面过量水分。

8. 翻转角膜瓣。

9. 吸干基质床过量水分。

10. 对焦、定切削中心，开始激光消融角膜部分基质。

11. 回复角膜瓣。

12. 在角膜瓣下做适度冲洗。

13. 按角膜标记做角膜瓣对位。

14. 撤开睑器，嘱患者瞬目，确保角膜瓣无移位。滴抗菌滴眼液。闭合眼睑，用眼罩遮护。

15. 取下刀片标号粘贴在手术记录上备查。

七、术后处理

(1) 术后第 1 天和 3 天复诊，观察角膜恢复情况，包括板层角膜瓣的位置、角膜上皮是否修复、基质有无水肿、后弹力层有无皱褶和视力情况。

(2) 术后滴用糖皮质激素和抗生素滴眼液，每日 4 次，持续 1 周。

(3) 以后定期复查。随访时间为术后 1 个月、3 个月、6 个月、1 年和 2 年。观察视力、屈光度、角膜曲率、角膜地形图和角膜基质有无混浊。

八、注意事项

1.LASIK 是在健康角膜上进行的手术，必须谨慎从事。并在术前向患者充分解释手术目的和可能出现的并发症。

2. 术中可能出现偏中心、薄、不完全或游离板层角膜瓣，或切穿角膜。应注意避免。

3. 术后的主要并发症为眩光、视力回退、角膜感染、角膜炎性反应、角膜层间残留物、板层角膜瓣移位、角膜上皮植入、角膜周边变性或瘢痕等。

第三节 青光眼的激光治疗

一、氩激光周边虹膜成形术

(一)适应证

1. 急性闭角型青光眼时角膜水肿、前房浅和严重炎性反应，不宜进行激光虹膜切除术时。

2. 高褶虹膜综合征。

3. 与晶状体有关的闭角型青光眼，如睫状环阻滞、晶状体膨胀、晶状体半脱位，以及各种原因引起的睫状体水肿所致的晶状体向前移位所致的闭角型青光眼。

4. 激光小梁成形术前的辅助治疗。

5. 激光虹膜切除术后周边前房仍浅，前房角仍有可能关闭者。

(二)禁忌证

1. 因全身情况不能耐受手术者。

2. 严重角膜水肿或浑浊者。

3. 无前房者。

4. 眼部有传染性炎症者。

(三)术前准备

1. 向患者或家属解释治疗目的，取得患者合作。

2. 检查视力、眼压、眼前节、眼底、前房角和前房深度。

3. 术前滴 2% 毛果芸香碱眼药水，将虹膜尽量拉紧。

4. 继续使用原有的降眼压药物。

5. 开启调节和氩激光器。

(四)麻醉

眼球表面麻醉。

(五)方法

1. 患者坐于激光器之前，将头部安放于下颌托架上。

2. 安放前房角镜或接触镜。

3. 产生虹膜收缩灼伤的主要氩激光参数为光斑 500 mm，曝光时间 0.5 s，功率 200 ～ 400 mW。

4. 将瞄准光束对准于虹膜最周边部，击射后即刻可见虹膜收缩反应。

5. 在 360° 范围的虹膜周边部做 24 ～ 36 个烧灼点，相邻两个烧灼点之间的间隔约为两个烧灼点直径。

(六)术后处理

1. 取下角膜接触镜后滴用抗菌滴眼液。

2. 术后立即滴用糖皮质激素。术后 1 h 测量眼压，若眼压升高及时处理。

3. 术后滴用糖皮质激素滴眼液 3 ～ 5 d，每日 3 ～ 4 次。

(七) 注意事项

1. 一般淡色虹膜比深色虹膜需要更强的能量。开始治疗时，对褐色的虹膜用 200 mW，淡色的虹膜用 300 mW。以后调整氩激光能量直至见到虹膜基质收缩。在淡灰色虹膜中有时用 200 mm 的光斑就可得很明显的虹膜基质收缩。用较小的光斑，则需要更多的激光灼伤才能达到相同的效果。

2. 治疗时尽可能避免烧灼可以见到的放射状血管。如果相邻的烧灼点太靠近，虹膜可能发生坏死。

二、激光周边虹膜切除术

(一) 适应证

1. 早期原发性闭角型青光眼，包括急性闭角型青光眼临床前期、前驱期、缓解期。前房角关闭不超过 180° 的慢性闭角型青光眼。

2. 葡萄膜炎所致的瞳孔闭锁，而引起的继发性闭角型青光眼。

3. 睫状环阻塞性青光眼对侧眼。

4. 手术周边虹膜切除术后虹膜缺损区的色素膜残留。

5. 混合性青光眼。

6. 无晶状体眼虹膜与玻璃体粘连。

7. 眼内硅油引起的瞳孔阻滞。

8. 先天性小眼球合并早期闭角型青光眼等。

(二) 禁忌证

1. 角膜水肿或浑浊的患眼。

2. 周边前房极浅的患眼。

(三) 术前准备

1. 术前检查视力、眼压、裂隙灯显微镜检查眼前节、前房角、眼底和视野等检查，以便了解病情，明确诊断。

2. 向患者解释激光治疗的目的，征得合作，并请患者签署知情同意书。

3. 激光治疗前滴用 2% 毛果芸香碱滴眼液，每日 3 ～ 4 次，以便使瞳孔缩小，虹膜展平、变薄，易于激光穿透虹膜。

4. 准备治疗用的接触镜和激光机。进行虹膜周边切除的激光机可有氩离子激光机或 Nd:YAG 激光机。

(四) 麻醉

眼球表面麻醉。

(五) 方法

1. 虹膜切除口一般选择在 10 ～ 11 点钟或 1 ～ 2 点钟位的虹膜周边部。

2. 结膜囊滴入表面麻醉滴眼液后，安放角膜接触镜。

3. 常用的操作技术。

(1)Nd:YAG 激光参数：每脉冲 4 ～ 10 mJ，利用电离效应对虹膜光爆破切除。孔洞闭合少，出血略多。

(2) 氩离子激光参数：时间 0.1 ～ 0.2 s，功率 800 ～ 1 000 mW，光斑 50 ～ 100 mm，击射次数 30 ～ 50 次。利用热效应切除虹膜。

(3) 氩激光和 Nd:YAG 激光机联合应用：适用于炭黑虹膜。可减少虹膜出血，孔洞闭合及眼内炎症反应。

(六) 术后处理

1. 滴用糖皮质激素滴眼液，每 10 min 1 次，共 6 次。以后每日 4 次，持续 7 ～ 10 d。以后逐渐减量。

2. 术后 1 h 复查眼压。眼压超过 30 mmHg，则加用全身降压药。以后根据需要定期复查眼压。

3. 术后 1 ～ 2 个月复查前房角，除外高褶虹膜综合征，注意虹膜孔洞有无关闭。

三、选择性激光小梁成形术

(一) 适应证

与氩激光小梁成形术相同。

(二) 禁忌证

(1) 先天性青光眼禁用。

(2) 继发于炎症的青光眼慎用。

(三) 术前准备

与氩激光小梁成形术相同。

(四) 麻醉

眼球表面麻醉。

(五) 方法

1. 角膜前放置 Goldmann 三面镜或前房角镜。

2. 将激光束聚焦于色素小梁网，光斑大小为 400 mm。

3. 为了确定每只眼适宜的能量水平，开始时将 Nd :YAG 激光能量设在 0.8 mJ，作为初始能量，然后以 0.1 mJ 为单位逐渐增加，直至达到小梁网内气泡形成所需的临界能量。如果在初始能量时或已经设定的能量时可见小梁网内气泡形成，则将激光的能量以 0.1 mJ 为单位逐渐递减，直到看不到气泡形成。这一能量就是“治疗能量”。

4. 治疗时采用单脉冲模式，在前房角 180° 的范围内击射 50±5 个激光斑，激光斑之间邻接，但不相互重叠，整个小梁网宽度范围均被照射。每次击射后都要注意小梁网内是否有气泡产生。

(六) 术后处理

激光治疗后，眼部滴用 1% 泼尼松龙滴眼液，每日 4 次，持续 4 ～ 7 日。

(七) 注意事项

1. 已用最大量的药物治疗仍不能控制眼压或曾施行氩激光小梁成形术但失败的开角型青光眼病例，采有选择性小梁成形术仍有较好的疗效。

2. 并发症很少，其中包括治疗眼轻微疼痛不适、眼红、一过性眼压升高。术后可有一过性前房炎症反应，一般情况下 24 h 后即可消失。此外，还可能发生视力模糊、角膜水肿、角膜损伤，但极少发生。经过适当的药物治疗后均可消失。

3. 治疗前滴用 1% 阿可乐定或 0.2% 溴莫尼定滴眼液可防止激光治疗后眼压升高。

四、睫状体激光光凝术

(一) 适应证

睫状体激光光凝术可以分为经巩膜睫状体光凝术和经内窥镜下睫状体光凝术两种，一般指前者。为破坏睫状体房水分泌功能，减少房永生成的治疗措施，过量导致眼球萎缩。因此，适用于绝对期青光眼、新生血管性青光眼及特殊难治性青光眼的治疗。

(二) 手术方法

(1) 表面麻醉

(2) 经巩膜睫状体激光光凝术：Nd:YAG 能量选择在 3 ～ 5 J，光斑直径 75 m，曝光时间 20 ms。可以根据结膜水肿及结膜下组织多少调整。

(3) 术后处理：抗生素联合糖皮质激素滴眼液滴眼 4 次 / 日，根据炎症情况可持续 1 ～ 2 周。术后定期观察眼压变化，对症处理。

五、氩激光小梁成形术

(一) 适应证

1. 原发性开角型青光眼经药物治疗不能控制病情者。

2. 继发性开角型青光眼，如假性晶状体囊膜剥脱性青光眼、色素性青光眼，虽经药物治疗，仍不能控制病情者。

3. 低眼压性青光眼，特别是眼压在正常范围的较高值时，氩激光小梁成形术有一定的降眼压效果。

(二) 禁忌证

1. 不合作者。

2. 角膜水肿及屈光间质浑浊的患者。

3. 前房角完全关闭者。

4. 继发于葡萄膜炎的青光眼。

5. 青少年型青光眼和年龄＜ 35 岁的青光眼患者。

(三) 术前准备

1. 向患者或家属解释治疗目的，取得患者合作。

2. 检查视力、眼压、眼前节、眼底、前房角和前房深度。

3. 继续使用原有的降眼压药物。

4. 开启调节和氩激光器。

(四) 麻醉

眼球表面麻醉。

(五) 方法

1. 安放激光用的镀有抗反射膜的前房角镜。

2. 激光通过镜面击射到对面前房角小梁前缘。先从下部小梁开始，裂隙灯光聚集在反射镜中央，一边光凝，一边缓慢转动房角镜，以确保光凝点的衔接。瞄准光线对准色素性和非色素性小梁的交界处，一般位于小梁网的前半部。击发的激光光束应垂直于小梁，以便更好地聚集。

3. 氩离子激光参数：功率 600 ～ 700 mW，光斑大小 50 mm，曝光时间 0.1 s，击射点数为 180° 房角 50 个点，或 360° 房角 100 点。良好的激光反应包括击射点变白，小气泡形成或轻微的组织收缩、脱色素。

（六）术后处理

1. 激光治疗后滴用糖皮质激素，如 1% 泼尼松龙滴眼液，每 10 min 1 次，共 6 次，测量眼压，超过 30 mmHg 应加用全身降眼压药物。

2. 次日将滴用 1% 泼尼松龙滴眼液改为每日 4 次，共 7 d。

3. 原用的降眼压药物不变，以后随访时根据眼压情况减少或停用。

（七）注意事项

1. 术前 1 h 应滴用降眼压药物，以避免术后眼压升高。

2. 影响氩激光小梁成形术疗效的因素有，年龄、种族、前房角色素、术前眼压、青光眼类型及病情等。

3. 随时间延长，激光小梁成形术降压效果有下降趋势。

第四节　眼底病的激光治疗

一、全视网膜激光光凝

（一）适应证

1. 增生前期糖尿病视网膜病变。

2. 增生性糖尿病视网膜病变。

3. 缺血性视网膜中央静脉阻塞。

4. 新生血管性青光眼。

5. 有大面积视网膜无灌注区的视网膜静脉周围炎。

（二）禁忌证

1. 全身情况不佳，血糖失控，肾功能衰竭。

2. 糖尿病黄斑病变。

3. 眼部缺血综合征。

（三）术前准备

1. 检查裸眼和矫正的远、近视力，以及眼压、角膜、瞳孔、前房、虹膜及晶状体。照彩色眼底像及眼底荧光素血管造影。进行视野、Amsler 表、视网膜电流图、眼电图和暗适应等检查。

2. 向患者或家属解释，激光治疗的目的在于巩固或改善现有视力，降低恶化的危险，在治疗中与治疗后视力可能有波动、轻微眼痛。以后病情也可能复发，光凝后需定期复诊。患者同意后在知情书上签字。

3. 除外闭角型青光眼后滴用散瞳药，使瞳孔充分散大。

4. 将患者眼底血管造影图像投射到医师能看见的地方，以便医师做激光治疗时能够随时对照患者眼底与血管造影图像进行激光光凝。

5. 清洁和消毒所用接触镜。

6. 调试激光机。最常用的激光为氩离子激光、氩绿或蓝绿激光。

7. 安排好患者的体位，固定其头额。

(四) 麻醉

1. 眼球表面麻醉。

2. 合作差的患者可球旁注射 2% 利多卡因 2 ～ 3 ml。

(五) 操作方法和程序

1. 让患者坐在激光机前，安置三面镜。

2. 嘱患者必须始终固视激光机上的注视灯。

3. 播散性光凝从视盘外 1 DD(视盘直径) 至赤道附近的大宽环形区，保留视盘黄斑束与颞侧上、下血管弓之间的后极部不做光凝。视网膜光凝斑形成一椭圆形圈，距黄斑中心上、下与颞侧各 2 DD，距视盘鼻侧 1 DD，往周边至赤道。

4. 光斑分布均匀，两个相邻光斑之间距离 1 个光斑直径。在视盘鼻侧 4 ～ 5 DD 范围内的光凝斑，尽量平行神经纤维的走向。当治疗视网膜内微血管不正常、出血和 (或) 微血管瘤，可局部调整光斑的分布，以免多个 (5 ～ 10 个) 光斑重叠融合。

5. 视病变需要选择不同波长的激光，如氩绿、氪黄或氪红等。大面积播散性光凝的光斑直径为 500 mm，完成 1 200 点～ 1 600 点。屈光间质不清时则用 200 mm 的光斑。颞侧血管弓内以 200 mm 的光斑为宜。时间 0.1 ～ 0.2 s。功率为 300 ～ 400 mW，以视网膜出现中白外灰反应 (中度) 为度。

6. 全部 PRP 需分次完成，一次完成太多，脉络膜渗出性反应重。可将全视网膜光凝分成 4 次进行，先做鼻上 (或鼻下)，1 周以后再做颞下 (或颞上)；1 周以后在再做鼻下。最后再做颞上光凝，这样分成 4 次进行对角线式的光凝，可以避免黄斑区在短时间内受到激光光凝术后的水肿等影响。如果患者除了应当做 PRP 外，还需要做黄斑区格子样光凝，则应当先做黄斑区格子样光凝，1 周以后再分次做 PRP，否则容易引起黄斑病变加重。

(六) 术后处理

1. 对光凝视网膜周边部的患眼，激光可能接触到虹膜，因此光凝治疗后滴散瞳药和糖皮质激素滴眼液 3 d。

2. 注意眼压的变化。

3. 注意玻璃体有无出血。

4. 术后一般勿提重物。

(七) 注意事项

1. 全视网膜光凝并非将全视网膜均予以光凝，而是播散性光凝从视盘外 1 个视盘直径至赤道附近的大宽环形区，保留视盘黄斑束与颞侧上、下血管弓之间的后极部不做光凝。

2. 激光光凝时注意避免误伤黄斑区。

二、视网膜裂孔激光光凝治疗

（一）适应证

(1) 任何部位的无视网膜脱离的视网膜裂孔。

(2) 只有很少视网膜下积液的视网膜裂孔。

(3) 虽行视网膜脱离复位术后或玻璃体切割术，但视网膜裂孔封闭欠佳者。

(4) 脉络膜缺损区内的视网膜裂孔。

(5) 周边部视网膜变性区内的小裂孔，并有玻璃体牵拉者。

（二）禁忌证

(1) 急性结膜炎。

(2) 黄斑部裂孔未经任何方法治疗前。

(3) 视网膜裂孔合并广泛视网膜脱离。

（三）术前准备

(1) 检查远近裸眼和矫正视力。

(2) 常规检查眼部，包括瞳孔大小和对光反应、眼压、角膜、前房虹膜和晶状体，以直接、间接检眼镜检查玻璃体、视网膜、视盘等。

(3) 检查视野、Amsler 表。

(4) 充分散大患眼瞳孔。

(5) 向患者及家属进行解释治疗目的、可能出现的并发症，征求同意，并签署知情同意书。

（四）麻醉

眼球表面麻醉。

（五）操作方法及程序

1. 安放三面镜或检影镜等角膜接触镜，镜内放入少量甲基纤维素等透明黏弹剂。

2. 蓝色、绿色、黄色、红色和近红外波长的激光均可以用于封闭视网膜裂孔。

3. 光斑大小为 200 ～ 500 mm，曝光时间可在 0.2 ～ 0.5 s，开始时所用的功率较低，根据视网膜的光凝反应逐渐增高，至视网膜出现白色反应。

4. 光凝的光斑略重叠，围绕裂孔周围 1 ～ 2 排。

5. 撤下接触镜。结膜囊内滴入抗菌药物滴眼液。

（六）术后处理

(1) 取下角膜接触镜后，眼部滴用抗生素滴眼液。若角膜上皮有擦伤者，眼部滴用抗生素眼液或眼膏，并双眼遮盖 1 日。

(2) 周边部视网膜裂孔光凝时，激光可能会烧灼虹膜，光凝后眼部应滴用糖皮质激素滴眼液，每日 3 ～ 4 次，持续 3 d。

（七）注意事项

(1) 仔细检查眼底，发现和封闭全部视网膜裂孔。

(2) 术后定期检查眼底，注意视网膜裂孔是否封闭。

(3) 未行虹膜切除的原发性闭角型青光眼患者和浅前房者，应谨慎散瞳。如有条件，应先行虹膜切除术后再行散瞳。

三、黄斑水肿激光治疗

(一) 适应证

(1) 轻 - 中度非增生性糖尿病性视网膜病变合并黄斑水肿。

(2) 视网膜静脉阻塞合并黄斑水肿。

(3) 高危险征的增生性糖尿病性视网膜病变合并黄斑水肿。

(二) 禁忌证

(1) 肝、肾功能严重损伤。

(2) 瞳孔不能充分散大。

(3) 眼部有活动炎症。

(4) 继发于眼内肿瘤的黄斑水肿，需先考虑肿瘤的治疗。

(三) 术前准备

参照“全视网膜激光光凝”。

(四) 麻醉

眼球表面麻醉。

(五) 操作方法及程序

1. 黄斑局部水肿

(1) 对黄斑区微血管瘤及其他局部渗漏处作局部光凝，氩绿或氪黄、绿激光均可。对于散在孤立的微血管瘤逐一光凝，光斑 100 ～ 200 mm，时间 0.1 ～ 0.2 秒，功率 200 ～ 250 mW。可直接光凝，使瘤体发暗或发白。对成簇的微血管瘤，可用 200 ～ 500 mm 较大的光斑。以后需要补充治疗单个微血管时，可用 100 mm 左右光斑，使瘤体发暗或发白。

(2) 对靠近黄斑中心凹 500 mm 附近的病灶，需慎重处理。若视力低于 0.5，且视网膜水肿与渗漏持续不减，可谨慎地予以光凝。

2. 黄斑弥漫性水肿

(1) 水肿或无灌注区距黄斑中心 2 DD 内，可做格栅样或大 C 字形光凝。光斑 100 mm，功率 100 ～ 150 mW，时间 0.1 秒，以看不出光凝反应或仅见淡灰色光斑 (轻度弱) 为宜。每两个光凝斑间距约为一个光凝斑。光凝斑位于视盘黄斑束，距黄斑中心凹勿近于 500 mm。

(2) 用 810 红外激光以中心凹为中心作 4 圈同心圆，共 48 点阈值下低能级光凝。

(六) 术后处理

(1) 眼部滴抗生素和散瞳滴眼液药。但原发性闭角型青光眼者慎用散瞳剂。

(2) 术后定期复查视力、视野及 (或) 荧光素眼底血管造影，如有需要再补充激光光凝。

(七) 注意事项

(1) 缺血性黄斑水肿有旁中心凹毛细血管闭锁，不适于光凝治疗，以免加重病情。

(2) 术后全身治疗不能间断，保持血压血糖血脂在正常限度。

四、部分视网膜激光光凝

(一) 适应证

1. 缺血性视网膜分支或半侧静脉阻塞。

2. 糖尿病性视网膜病变部分象限缺血。

3. 视网膜静脉周围炎。

4. 黄斑水肿。

5. 视网膜血管炎局部有大片无灌注者。

6. Coats 病较为局限者。

7. 视网膜血管瘤。

8. 脉络膜血管瘤。

(二) 禁忌证

1. 增生性玻璃体视网膜病变。

2. 新鲜眼内出血。

3. 活动的眼内炎症。

4. 屈光间质浑浊看不清眼底。

(三) 术前准备

(1) 请患者或家属签署知情同意书。

(2) 复习近 2 周内眼底荧光素血管造影片，确定毛细血管无灌注区的位置和范围。仔细查看有无早期新生血管。

(四) 操作方法及程序

1. 复习近期的荧光素眼底血管造影片，确定毛细血管无灌注区的位置和范围。仔细查看有无早期新生血管。

2. 通常用氩绿或氪激光，在毛细血管无灌注区域，全面予以播散性光凝。对于新生血管除播散的光斑外，还用密集光凝从其远端四周包围。

3. 位于视网膜周边部的光斑可以较大，可用直径为 500 mm 的光斑，视网膜后极部用较小的光斑，直径为 100 ～ 200 mm，曝光时间 0.1 ～ 0.2 s，功率 300 ～ 500 mW，以视网膜出现中白外灰反应 (中度) 为宜，不宜过度以免伤及 Bruch 膜或引起血管反应而致出血。

4. 新生血管在视网膜平面内者，一般于光凝后 3 ～ 4 周开始退缩。对于管腔仍然开通的新生血管，可在仔细鉴别其供养血管后，谨慎地予以直接光凝，光凝斑需大于供养动脉的管径，光斑 500 mm，时间 0.2 ～ 0.5 s，功率 300 ～ 500 mW，使管径变窄，但血流不易立即中断，2 ～ 3 周后，供养动脉可狭窄或节段，最后可萎缩。

(五) 术后处理

同“视网膜裂孔激光光凝治疗”。

(六) 注意事项

1. 对于增生性视网膜玻璃体膜或条带，不宜尝试以激光封闭其上的新生血管，否则不仅血管不易封闭，反而可能加重纤维血管膜的收缩，甚至导致牵拉性视网膜脱离。

2. 激光光凝治疗时避免伤及黄斑区。

五、脉络膜新生血管膜激光光凝治疗

(一) 适应证

老年性黄斑变性或其他原因所致的、距黄斑中心凹距离＞ 200 mm 的脉络膜新生血管膜。

（二）禁忌证

1. 近视性黄斑变性、黄斑中心激光损伤所致的黄斑部脉络膜新生血管膜。

2. 黄斑中心凹下脉络膜新生血管膜。

3. 尚未证实有脉络膜新生血管膜的老年性黄斑变性。

4. Stargardt 病。

5. 患眼无注视能力，另眼视力更差。

6. 高度近视眼且有较大的后巩膜葡萄肿者。

（三）术前准备

1. 参照全视网膜激光光凝治疗。

2. 向患者及家属交代病情，征得同意并签署知情同意书。

3. 复习近 2 周内所做的荧光素眼底血管造影结果，需要时还应做吲哚菁绿血管造影，用以准确定位脉络膜新生血管膜。

4. 用 Amsler 方格表或视野计检查中心视野。

5. 散瞳查眼底，对照荧光素眼底血管造影结果和视野的中心暗点，将脉络膜新生血管膜的位置看清并熟记。

6. 调试激光机。

（四）麻醉

眼球表面麻醉。

（五）操作方法及程序

1. 安放角膜接触镜。

2. 所用的激光参数为：光斑 100 ～ 300 mm，时间 0.2 ～ 0.5 s，功率 300 ～ 500 mw。

3. 光凝后使灰白色光凝斑覆盖于整个脉络膜新生血管膜上。有时，使光凝斑涉及脉络膜新生血管膜边缘外一圈正常的视网膜。

（六）术后处理

(1) 眼部滴抗生素和散瞳滴眼液药 1 ～ 2 日，每日 3 ～ 4 次。但原发性闭角型青光眼者慎用散瞳剂。

(2) 术后定期复查视力、视野及（或）眼底荧光素血管造影。

（七）注意事项

1. 激光光凝治疗的同时，应进一步检查发生脉络膜新生血管的原因，并进行相应的药物治疗，特别是炎性疾病所致的脉络膜新生血管膜。

2. 激光光凝能使视网膜下新生血管膜封闭，但治疗后远期光凝瘢痕可有扩大，其边缘也可能还有新生血管生长。故需定期复诊。

六、经瞳孔温热疗法

（一）适应证

1. 老年性黄斑变性合并脉络膜新生血管膜。

2. 近视眼合并脉络膜新生血管膜。

3. 脉络膜血管瘤。

4. 脉络膜骨瘤。

5. 视盘血管瘤。

（二）禁忌证

1. 脉络膜转移癌。

2. 增生性糖尿病视网膜病变。

3. 高度近视眼合并后巩膜葡萄肿。

（三）术前准备

1. 检查视力，裂隙灯活体显微镜检查眼前节，用接触镜、直径或间接检眼镜查眼底，眼底照相、眼底血管造影，相干光断层扫描，视野检查。

2. 向患者和家属交代病情，征得同意并签署知情同意书。

3. 调试 810 nm 半导体激光治疗机，确定安装、连接和输出均无误。

4. 调整患者坐位，固定头额。

5. 消毒激光治疗用的检影镜或 Goldmann 三面镜。

（四）麻醉

眼球表面麻醉。

（五）操作方法及程序

1. 老年性黄斑变性及近视眼合并脉络膜新生血管膜

(1) 治疗主要针对脉络膜新生血管膜。

(2) 根据荧光素眼底血管造影所示的病灶全部大小，确定用不同大小的光斑(1.2 mm、2.0 mm 或 3.0 mm)。如果 1 个最大光斑不够，可接联 2 ～ 3 个，原则是将新生血管膜全部包纳在治疗圈内。

(3) 最初一个光点照 60 s，能量设置在 160 mW、260 mW 或 360 mW，以照射区域无可见视网膜损伤（即无可见的颜色变化）至轻度发灰为准。如果视网膜稍发白，即将能量降低 100 mW，再继续治疗。

(4) 术毕取下接触镜或三面镜，滴用抗菌药物滴眼液。

(5) 治疗后每月复查，项目同初诊。如病灶仍有见活动渗漏，可重复 TTT 治疗。1 疗程最多为 3 次。

(6) 以后每 3 ～ 6 个月随诊。如有复发或新病灶出现再进行治疗。

2. 脉络膜血管瘤

(1) 激光能量在 600 ～ 1 200 mW，根据血管瘤的直径选择激光光斑，可选择 2 mm 或 3 mm 光斑，一至数个，每一光斑照射 1 ～ 3 min，激光覆盖全部血管瘤表面。

(2) 起初用 600 mW，照射时间 1 min，并逐渐增大能量，每次增大 100 mW，直到出现灰色光斑。持续至 1 ～ 3 min。

(3) 治疗后 1 个月、2 个月、3 个月和 6 个月时复查。如果脉络膜血管瘤还透照出红光，而且荧光素眼底血管造影或吲哚菁绿造影显示还有渗漏，则应当重复 TTT 治疗。重复 TTT 时要注意所用能量从轻，切勿过量。

(4) 如脉络膜血管瘤合并显著的浆液性视网膜脱离，妨碍肿瘤接受 TTT 治疗，可施行放液手术后再进行 TTT 治疗。

3. 视盘血管瘤

(1) 参照治疗脉络膜血管瘤所用的激光参数。

(2) 对于接近视神经的病变，宜采用分次、小能量的激光治疗，可重复多次，以减轻治疗对视盘神经组织的损伤。

4. 脉络膜骨瘤

(1) 所用的激光能量为 600 ～ 800 mW，根据血管瘤的直径选择 2 ～ 3 mm 激光光斑，或几个 3 mm 光斑，使骨瘤全部面积均被激光覆盖，每一次照射持续 1 ～ 3 min。

(2) 合并黄斑部脉络膜新生血管膜者，照射黄斑中心的光斑所用能量宜减低，以免增加出血。

(六) 术后处理

1. 术后当日，勿拿重物，禁止饮酒。

2. 术后滴用散瞳滴眼液 3 d，每日 3 次。

3. 眼内出血者继续服药如维生素 C、芦丁等。

(七) 注意事项

1. 老年性黄斑变性、中心性渗出性脉络膜视网膜病变及近视眼合并脉络膜新生管膜治疗后每月复查，项目同术前检查。如果病灶仍有活动渗漏，可重复 TTT 治疗。一疗程最多为 3 次。以后每 3 ～ 6 个月随诊。如有复发或新病灶出现再进行治疗。

2. 脉络膜血管瘤治疗后 1、2、3 和 6 个月复查。如果透照脉络膜血管瘤还出现红光，荧光素眼底，吲哚菁绿造影显示渗漏，则重复 TTT 治疗。重复 TTT 治疗时应用低能量激光，切勿过量。

3. 如脉络膜血管瘤合并明显的浆浓性视网膜脱离，妨碍肿瘤接受 TTT 治疗，可行手术放液，合并激光或 TTT 治疗。

4. 脉络膜骨瘤合并黄斑部脉络膜新生血管膜者，激光照射黄斑中心的能量宜减低，以免增加出血的可能性。

七、光动力学疗法治疗新生血管

(一) 适应证

(1) 各种原因引起的典型型为主的脉络膜新生血管，如年龄相关性黄斑变性、病理性近视、特发性脉络膜新生血管形成、眼底血管样条纹症等。

(2) 其他眼部新生血管性病变，如角膜新生血管、虹膜新生血管。

(二) 禁忌证

(1) 卟啉症或对血卟啉过敏者。

(2) 肝病活动期。

(3) 近期用过其他光敏剂。

(4) 患有心血管疾病，病情不稳高血压未能控制。

(三) 术前准备

(1) 检查裸眼视力和矫正视力。

(2) 详细检查眼底并进行眼底荧光素血管造影或联合吲哚菁绿血管造影，确定脉络膜新生血管的分型和病变的部位。

(3) 测量并计算病变大小、体表面积，计算所需光敏剂的量。

(4) 详细交代该治疗益处和风险，签署治疗的知情同意书。

(5) 无散瞳禁忌。

(四) 麻醉

眼部表面麻醉，以便安放角膜接触镜。

(五) 操作方法及程序

(1) 按照治疗要求和所选取的光敏剂，配制光敏剂。

(2) 选取肘静脉穿刺，用输液泵按照预定的速度，将光敏剂注入体内。

(3) 设置好光敏激发仪的各项参数，如光斑大小、照射时间、能量密度等。

(4) 治疗眼点滴表麻眼药，选择并放置适当的角膜接触镜。

(5) 启动光敏激发仪，进行治疗。

(六) 术后处理

(1) 治疗后必须按规定时间 (一般为治疗后 48 h) 避强光。

(2) 可以辅以维生素类药物及促进水肿和渗出吸收的药物。

(七) 注意事项

(1) 选取合适的适应证，以取得更好的疗效。

(2) 治疗当日戴墨镜、手套、帽子，穿长袖衣裤。

(3) 如有在注射时有药液渗漏，局部应包扎，严格避光 48 h。

(4) 该项治疗费用昂贵，有的患者可能需要多次重复治疗，应事先交代清楚。

(5) 配制药物和治疗必须在暗室中进行。

(6) 定期随诊眼底，一般为 3 个月复查 1 次，必要时作荧光素眼底及吲哚菁绿血管造影检查，以确定是否要重复治疗。

第二十一章 眼科临床操作技术

第一节 眼部给药法

由于眼部存在血眼屏障，包括血房水屏障和血视网膜屏障等特殊的组织解剖结构，大多数眼病的有效药物治疗是局部用药。

一、涂眼膏法

【适应证】

眼病患者需涂用眼膏进行治疗时。

【禁忌证】

无。

【操作方法及程序】

1. 嘱患者头稍后仰或平卧，眼向上注视。

2. 涂药者用手指牵开下睑。

3. 将消毒玻璃棒一端蘸眼膏少许，与睑裂平行，自颞侧涂入下穹隆部。

4. 嘱患者轻轻闭眼，再抽出玻璃棒。

【注意事项】

1. 涂药前应核对所用的药膏。

2. 如不用玻璃棒，也可以类似的消毒器具替代，或直接将眼膏挤入结膜囊内。但注意涂药时瓶口不能接触眼睑或睫毛。

二、眼药水滴用方法

【适应证】

1. 眼病患者需滴用药物进行治疗时。

2. 眼科检查需滴用表面麻醉药或散瞳药等药物时。

【禁忌证】

有明确的相关药物过敏史者。

【操作方法及程序】

1. 嘱患者头稍后仰或平卧，眼向上注视。

2. 滴药者用手指牵开下睑。

3. 将药液滴入下穹隆部，一般每次 1 ～ 2 滴。

4. 轻提上睑使药液充分弥散。

5. 滴药后嘱患者轻轻闭合眼睑数分钟。

【注意事项】

1. 滴药前应核对所滴的药液标签。

2. 滴药时滴管或瓶口避免接触眼睑或睫毛。

3. 药液避免直接滴于角膜上。

4. 对于溢出眼部的药液应及时拭去，以免患者不适或流入口腔内被吸收。

5. 某些药物，如散瞳药、β受体阻滞药，滴药后及时压迫泪囊区 3 min，可减少药液经泪道进入鼻黏膜吸收。

6. 滴用多种药物时，前后药物之间应间隔 10 min。

三、注射给药法

(一) 结膜下注射

【适应证】

需要结膜下给药时。

【禁忌证】

1. 有明显出血倾向者。

2. 眼球有明显穿通伤口，并未进行缝合者。

【操作方法及程序】

1. 嘱患者取仰卧位或座位。

2. 眼部滴用表面麻醉药。

3. 以手指牵开眼睑。

4. 常用注射部位为颞下方近穹隆部。

5. 注射针头应与角膜缘平行刺入结膜下，缓缓地注入药液。

6. 拔出针头，滴抗菌药物滴眼液。

【注意事项】

1. 结膜下注射时谨防针头穿通眼球壁。

2. 除颞下方结膜下为常用的注射部位外，其他部位也可作为注射部位。

3. 多次注射时，可不断地变换注射部位。

4. 注射时，针头不能朝向角膜或距离角膜缘太近，以免发生危险。

5. 结膜下注射可能会伤及结膜血管，引起结膜下出血。可对患者进行解释，不必惊恐，不会有严重后果，可予以热敷。

(二) 球周注射

【适应证】

需要球周给药或麻醉时。

【禁忌证】

1. 怀疑有眶内感染者。

2. 有明显出血倾向者。

3. 眼球有明显穿通伤口，并未进行缝合者。

4. 怀疑眶内有恶性肿瘤者。

【操作方法及程序】

1. 嘱患者取仰卧位或座位。

2. 从颞下眶缘进针，紧贴眶底，沿矢状面前行达眼球赤道部，注射药液。

3. 从颞上或鼻上眶缘进针，沿眶壁向后直到眼球赤道部附近，然后注射药液。

【注意事项】

1. 注射时谨防针头穿通眼球壁。

2. 注射时可能会伤及血管，引起眶内出血。可予以压迫止血和热敷，可逐渐吸收。

(三) 球内注射

【适应证】

需要眼内给药时，如眼内炎症需要眼内给予抗菌药物时。

【禁忌证】

1. 眼内活动性出血者。

2. 有视网膜脱离者。

3. 怀疑眼内恶性肿瘤者。

【操作方法及程序】

1. 前房内注射

(1) 眼部滴用表面麻醉药。

(2) 开睑器开睑。

(3) 以固定镊固定内直肌止端，或以棉签轻压眼球，来固定眼球。

(4) 以带有空针管的 41/2 号注射针头，自角膜穿刺部位，呈 45° 角刺入前房。吸出房水 0.1 ～ 0.2 ml，再注入药液 0.1 ～ 0.2 ml。

(5) 缓慢拔出针头，涂眼膏后加眼垫包扎。

2. 玻璃体腔内注射

(1) 在进行球后麻醉后进行。

(2) 开睑和固定眼球。

(3) 在颞侧角膜缘后 4 ～ 5 mm 相当于睫状体扁平部，以细长注射针垂直于眼 球壁刺入，指向眼球中心，深 1.0 ～ 1.5 mm，吸出玻璃体 0.2 ～ 0.4 ml 后，缓缓注入等 量药液。

(4) 拔出针头，以消毒棉球压迫进针处约半分钟。

(5) 涂眼膏后加眼垫包扎。

【注意事项】

1. 眼内注射时危险性较大，如无必须，就不要采用。

2. 注意眼内注射的药量及浓度应适当，尽可能避免注入的药液对眼内组织，特别是对视网膜组织可能产生的毒性作用。

(四) 球后注射

【适应证】

需要球后给药或麻醉时。

【禁忌证】

1. 怀疑有眶内感染者。

2. 有明显出血倾向者。

3. 眼球有明显穿通伤口，并未进行缝合者。

4. 怀疑眶内有恶性肿瘤者。

【操作方法及程序】

1. 嘱患者取仰卧位或座位。

2. 嘱患者向鼻上方注视。

3. 以 5 号口腔科针头，自下睑眶缘中、外 1/3 交界处皮肤进针。

4. 采取与眼球相切，沿矢状面紧贴眶底缓慢进针，直至针头穿过眶隔有一穿空感。

5. 然后改变时进针方向，向枕骨大孔方向缓慢进针，至出现第二个穿空感，进入球后肌锥内，注射药液。

【注意事项】

1. 球后注射时谨防针头穿通眼球壁，特别是高度近视眼轴增长时。

2. 球后注射后，应至少压迫眼球 30 s，防止出血和促进药液扩散。

3. 如球后注射后眼球迅速突出，眼睑绷紧，结膜或眼睑皮下瘀血时，则是产生了严重并发症——眶内出血。闭合眼睑压迫眶部有助于止血。

4. 注射时，针头不能朝向角膜或距离角膜缘太近，以免发生危险。

5. 注射时可能会伤及血管，引起眶内出血，使眼球迅速突出，眼睑紧绷，结膜 或眼睑皮下出血。可予以压迫止血和热敷，可逐渐吸收。对可疑病例应检查眼球，了解有无视网膜中央动脉阻塞，一旦明确诊断，即应行外眦切开或前房穿刺，严重眶内出血的病例应推迟手术至少 1 周。

第二节 眼部麻醉

一、表面麻醉

【适应证】

1. 结、角膜异物取出术。

2. 内眼手术的辅助麻醉。

3. 用于安放检查或治疗用的各种角膜接触镜。

4. 某些内眼手术如超声乳化白内障吸除术、小梁切除术的麻醉。

【禁忌证】

对所用药物过敏者。

【操作方法及程序】

1. 常用的药品有 0.5% 丁卡因、2% 利多卡因溶液、0.5% 盐酸丙美卡因或 0.4% 盐酸奥布卡因。

2. 一般以 0.5% 丁卡因滴眼，每 2 ～ 3 min 1 次，2 ～ 3 次后即可行结、角膜小手术。

3. 内眼手术以不含防腐剂的 2% ～ 4% 利多卡因溶液滴眼，每 2 ～ 3 min 1 次，3 ～ 4 次后即可开始手术。术中如麻醉效果不满意，可随时追加滴用麻醉药。

4. 如果术中患者诉及疼痛或眼球过度运动，可追加球筋膜囊下麻醉。由于术中切穿眼球后，可能随时需要追加滴用麻醉药，因此滴用的麻醉药应不含防腐剂。

【注意事项】

1. 注意观察患者是否对丁卡因过敏。

2. 表面麻醉下行内眼手术，应考虑自身技术条件。如不具备条件应避免表面麻醉下进行内眼手术。

3. 所用表面麻醉药均有延迟角膜上皮愈合的作用，因此不应当滥用。

4. 忌用过高浓度的表面麻醉药，滴入次数也不宜过多，以免损伤角膜上皮。

5. 一些表面麻醉药，如利多卡因可使局部血管扩张，结膜轻度充血。

二、浸润麻醉

【适应证】

眼睑、结膜、角膜、眼肌等外眼手术麻醉。

【禁忌证】

对所用的麻醉药品过敏者。

【操作方法及程序】

1. 常用药品包括普鲁卡因、利多卡因、丁哌卡因等。

2. 球结膜下注射

(1) 先滴用眼球表面麻醉药。

(2) 注射针尖背向角膜，沿结膜面水平方向刺入球结膜。在整个穿刺过程中必 须看到刺入的部分注射针显示在结膜下。

(3) 注射后药物即在结膜下扩散。

3. 眼睑浸润麻醉

(1) 根据手术种类及范围决定浸润麻醉范围的大小。

(2) 从皮肤面进针是最常用的方法，进针后先注射少许麻醉药，然后在皮下或 眼轮匝肌间边进针边注射药物。

(3) 从穹隆部进针则先将眼睑翻转，暴露穹隆部结膜，自外侧与结膜面平行，边进针边注射药物。

4. 眶内浸润麻醉

(1) 进行眶内深部肿瘤摘除或眶内容摘除术时，如不能采用全身麻醉时，可将 1% ～ 2% 利多卡因液以 5 cm 长针头注入眶内。

(2) 从眶上壁进针时，紧贴眶上切迹下方刺入，直达眶上裂，注药 2 ml。

(3) 眶内壁从泪囊上方皮下进针，至筛骨底板的上方边缘，注药 2 ml。

(4) 眶下壁沿眶下缘中央向后达眶下裂处注射，注药 2 ml。

(5) 眶外壁在眼眶外缘中央进针，向睫状神经节方向推进，注药 4 ml。

5. 球周麻醉

(1) 用 0.75% 丁哌卡因和 1% ～ 2% 利多卡因混合液注射可获得相当好的麻醉效果。

(2) 嘱术眼向鼻上方注视，于眶下缘外 1/3 和中内 1/3 交界处从皮肤面垂直于眶缘进针

2.5 ～ 3 cm 至眶底，注麻醉药液 4 ～ 5 ml。

(3) 于眶上缘内 1/3 处从眼睑皮肤面垂直进针 2.5 ～ 3 cm 时，注入麻醉药液 3 ～ 5 ml。

6. 眼球筋膜下浸润麻醉。

(1) 用 0.% 丁哌卡因和 2% 利多卡因混合液。

(2) 将麻药注入筋膜内 2 ～ 3 ml。

(3) 或先在球结膜下注入少量麻药，将球结膜及其下筋膜做一小切口，将一钝性针头插入筋膜下间隙，注入麻药 2 ～ 3 ml。

【注意事项】

1. 球结膜下注射时注意防止穿通眼球。

2. 如浸润范围广泛，用药量相对大时，应注意局部麻醉药的毒性反应。

3. 无禁忌证时，可在局部麻醉药中加 0.1% 肾上腺素 1 ～ 2 滴，以便使局部麻醉药延缓吸收，延长麻醉时间，减少出血。

4. 球周麻醉和眼球筋膜下浸润麻醉时，进针应避开眼球和血管。注射麻醉药后按摩至少 10 min 后方可施行手术。

三、眼部阻滞麻醉

【适应证】

眼部手术。

【禁忌证】

对所用药品过敏者。

【操作方法及程序】

1. 麻醉药液 2% 普鲁卡因、1% ～ 2% 利多卡因、2% 利多卡因和 0.75% 丁哌卡因等量混合液。

2. 眶上神经阻滞于眶上切迹外侧沿眶上壁进行眶内 2.5 ～ 3 cm 处注射麻醉药液 1.5 ml。此种麻醉可用于上睑手术。

3. 眶下神经阻滞沿眶下缘正中央下方约 1 cm 处触及眶下孔，将针头进入此孔，斜向上外方向深入约 0.5 cm，注入麻醉药液约 1.5 ml。此种麻醉可用于下睑及泪囊部手术。

4. 筛前神经阻滞于眶上内角垂直进针 2 cm，注入麻醉药液 1 ～ 2 ml。此种麻醉适用于泪囊部手术。

5. 滑车上神经阻滞于滑车上方相对应的皮肤处进针 1.2 ～ 1.5 cm，注入麻醉药液 1.5 ml。此种麻醉可用内眦部和其上方的手术。

6. 滑车下神经阻滞于滑车下方与内眦韧带上方 0.5 cm 交界处皮肤进针 1 ～ 1.2 cm，注入麻醉药液 1.5 ml。此种麻醉可用于泪腺手术。

7. 泪腺神经阻滞于眶上外侧壁交界处向内上方进针 2.5 cm，注入麻醉药液 1 ～ 1.5 ml。此种麻醉适用于泪腺手术。

8. 鼻睫状神经阻滞于内眦韧带上方眶内侧壁进针，深至 2.5 cm，注入麻醉药液 2.5 ～ 3 ml。此种麻醉适于内眦部、泪小管和泪囊手术。

9. 眼球后神经阻滞方法见球后注射一节。注射药液 2 ～ 4 ml。

10. 面神经阻滞适用于白内障摘出术、人工晶状体植入术、角膜移植术、角巩膜裂伤缝合术等。常用的方法包括以下几种：

(1)vanLint 法：从眶外缘垂直向下的延长线与眶下极水平向颞侧的延长线相交点颞侧 1 cm 处，即相当于眼轮匝肌外侧缘进针深达眶骨，沿眶外缘骨膜向上，边进针边注入麻醉药液 2 ～ 43 ml。然后将针退至原进针点眼轮匝肌下，转向眶下缘 直至其中央，注射麻醉药液 2 ml。

(2)Atkinson 法：用 3.5 cm 针头，从眶外缘向下延长线与颧弓下缘水平相交点后 1 cm 处进针，先沿颧弓下缘紧贴骨膜，向后直达耳屏前，边进针边注入麻醉药液。然后将针头退至原进针点皮下，再向耳郭上极与第 1 次注射线呈 30° 角方向注 入麻醉药液，直达发际前。

(3)O’Brien 法：让患者张口、闭口，用手指触摸下颌骨的髁突前凹陷区。让患者张口，从该处垂直进针 1 cm 至骨膜，抽吸证实无回血，注入麻醉药液 2 ～ 3 ml。然后将针部分抽回，向上及向前 2.5 cm 至颧弓处注入麻醉药液 2 ～ 3 ml。拔出注射针后用手指按摩 5 ～ 10 min，以便扩散药液，防止出血。

【注意事项】

1. 用药量相对大时，应注意局部麻醉药的毒性反应。

2. 无禁忌证时，可在局部麻醉药中加 0.1% 肾上腺素 1 ～ 2 滴，以便使局部麻醉药延缓吸收，延长麻醉时间，减少出血。

四、球后麻醉

【适应证】

1. 内眼手术前麻醉。

2. 眼外伤清创、缝合手术前麻醉。

3. 闭角型青光眼急性发作时，球后麻醉可以明显减轻疼痛。

【禁忌证】

1. 患有出血性疾病者应慎行。

2. 对所用的麻醉药品过敏者。

【操作方法及程序】

1. 嘱患者向鼻上方注视，以 5 号口腔科针头，自下睑眶缘中、外 1/3 交界处皮 肤进针。

2. 采取与眼球相切，沿矢状面，紧贴眶底进针，一直到赤道部。

3. 然后改变进针方向，即使针头略向上抬起，直指向球后视轴方向。按此方向继续进针，进入球后肌锥内，但切不要越过中心矢状面范围。

4. 球后注射完毕，应压迫眼球至少半分钟，以防止出血并促进药液扩散。

由于肌锥内注射距睫状神经节较近，因此其麻醉效果比球周麻醉更为可靠。

【注意事项】

1. 进针 3.5 cm，可获得满意的眼球麻醉效果，但眼球制动效果常不理想；进针 5 cm 可使眼球运动完全消失，但却增加了眶内出血的机会。

2. 2% 利多卡因和 0.75% 丁哌卡因按 3 ∶ 2 比例混合做球后麻醉，可明显增加麻醉效果和时间。如果麻醉效果不满意，20 ～ 30 min 后可重复注射。

3. 球后麻醉的主要并发症是眶内出血。眶内出血的表现是眼球迅速突出，眼睑绷紧，结膜或眼睑皮下瘀血等。通过闭合的眼睑间断压迫眶部有助于止血。对一些可疑病例要做眼球检查，以判断是否有视网膜中央动脉闭塞的情况发生。一旦诊断明确，即应行外眦切开或前房穿刺。严重眶内出血的病例应推迟手术至少 1 周。

4. 视神经被穿刺及眼球被穿通虽较少发生，但却是非常严重的并发症。这些 情况多与所用针头过细、过锐、过长及操作方法不当有关。高度近视眼的眼轴长，球后注射时有可能扎穿眼球，应当格外谨慎。

第三节 眼睑手术

一、眼睑脓肿切开

【适应证】

眼睑脓肿已成熟，扪之较软并有波动感时。

【禁忌证】

脓肿尚未形成时。

【术前准备】

无特殊准备。

【麻醉】

一般无须麻醉。

【操作方法及程序】

1. 2% 碘酊及 75% 乙醇消毒或碘附消毒手术野。
2. 切口与皮纹一致，避免损伤眼轮匝肌。
3. 切口应位于脓肿的低位，以利引流。
4. 动作轻，切口大，引流充分。
5. 当脓液黏稠不易排出时，可用小镊夹取脓头排出，忌挤压病灶，以防炎症扩散。
6. 脓肿大时，可放置引流条。
7. 术毕以眼垫遮盖。

【术后处理】

1. 术后第 2 天去除眼垫，局部换药。
2. 若全身症状严重或伴有其他部位感染，应全身使用抗菌药物。

【注意事项】

1. 眼睑脓肿未成熟时不能过早切开。
2. 眼睑脓肿切开时不宜采用局部麻醉。
3. 不论眼睑脓肿自然破溃或切开后，都严禁挤压排脓。
4. 眼睑脓肿患者在切开排脓前应全身应用抗菌药物。

二、睑腺炎切开

【适应证】

睑腺炎已局限化，化脓软化，出现黄白色脓点时。

【禁忌证】

睑腺炎尚未化脓局限时。

【术前准备】

无特殊准备。

【麻醉】

1. 一般无须麻醉。

2. 内睑腺炎时可应用表面麻醉。

【操作方法及程序】

1. 外睑腺炎的切口应在皮肤表面，与睑缘平行。内睑腺炎的切口应在睑结膜 面，与睑缘垂直。

2. 外睑腺炎脓肿较大时，可放置引流条。

3. 内睑腺炎如有肉芽组织，应带蒂剪除。

4. 术毕盖眼垫，眼局部涂抗菌药物眼药膏。

【术后处理】

1. 术后第 2 天去除眼垫，眼局部换药。

2. 如有全身症状或伴有其他部位的感染，应全身使用抗菌药物。

【注意事项】

1. 睑腺炎未形成脓肿时不要切开，否则容易使炎症扩散。

2. 睑腺炎切开时，应当做到动作轻、切口大、引流充分。

3. 忌挤压病灶，以防炎症扩散。

4. 外睑腺炎的切口与睑缘一致，可避免损伤眼轮匝肌，愈后无明显瘢痕。内睑腺炎的切口与睑缘垂直，可避免损伤病灶临近的睑板腺。

5. 应避免在睫毛根部做切口，以防术后发生倒睫。

三、电解倒睫

【适应证】

1. 不伴有睑内翻的少量倒睫。

2. 已行睑内翻矫正术，但仍有少量倒睫时。

【禁忌证】

1. 大量倒睫。

2. 明显睑内翻者。

【术前准备】

清洁睑部。

【麻醉】

1. 表面麻醉。

2. 在倒睫附近皮下浸润麻醉。

【操作方法及程序】

1. 消毒睑缘皮肤。

2. 检查电解器，阳极板裹湿纱布紧贴患眼同侧颞部；阴极针沿睫毛方向刺入毛囊深约 2 mm。

3. 接通电源 10 ～ 20 s，待针周围出现小气泡时，关闭电源，拔针。

4. 用睫毛镊轻拔出睫毛。

5. 眼局部涂抗菌药物眼药膏。

【术后处理】

眼部滴抗菌药物眼药水。不必包扎，无须换药。

【注意事项】

1. 电解通电后，如睫毛根部刺入处无白色泡沫溢出，应检查电路是否接通。

2. 电解后如睫毛不脱落，表明睫毛毛囊未被破坏，应重复电解，直至轻拔睫毛 即能脱落为止。

3. 电解针的方向应紧贴倒睫的根部向毛囊方向刺入，不要与睫毛成一角度，否则不能破坏毛囊，反而会伤及附近的毛囊，引起新的倒睫。

四、睑板腺囊肿摘除

【适应证】

1. 睑板腺囊肿较大，眼睑皮肤明显隆起者。

2. 睑板腺囊肿破溃，在睑结膜面形成肉芽组织时。

【禁忌证】

1. 睑板腺囊肿继发感染，炎症未得到控制时。

2. 结膜、角膜急性炎症时。

【术前准备】

1. 眼部滴抗菌药物眼药水。

2. 检查凝血功能。

3. 洗脸，清洁脸部。

【麻醉】

1. 表面麻醉。

2. 睑板腺囊肿周围皮下及穹隆部结膜下浸润麻醉。

【操作方法及程序】

1. 手术眼常规消毒、铺无菌巾。

2. 检查囊肿位置、数量，避免遗漏。

3. 用睑板腺囊肿镊子夹住患处，翻转眼睑。

4. 从睑结膜面以尖刀刺入并切开囊肿，切口且与睑缘垂直。

5. 以小刮匙伸入切口，彻底刮除囊肿内容物。

6. 以有齿镊夹住囊壁，用尖头剪剪除囊壁。

7. 如睑板腺囊肿的囊壁靠近皮肤面，皮肤很薄，术中有破溃危险时，可从睑皮 肤面做平行于睑缘的切口，进入囊腔。当去除囊壁后，缝合皮肤面。

8. 术毕时结膜囊内涂抗菌药物眼药膏，以眼垫遮盖四头带加压包扎。

【术后处理】

1. 术毕时可有少量出血，加压包扎后嘱患者用手掌压迫眼部 15 min，以防出血。

2. 术后次日眼部换药，涂抗菌药物眼药膏，以眼垫遮盖。

3. 有皮肤缝线者，术后 5 d 可拆除。

【注意事项】

1. 如睑板腺囊肿破溃后形成肉芽肿，应先剪除后再刮除囊肿内容物。

2. 老年人睑板腺囊肿，特别是睑缘复发性囊肿，对刮除物应做病理检查。

3. 靠近内眦部囊肿切除时，可在泪小管内滞留泪道探针再手术，以免术中伤及泪小管。

五、眼睑灰线切开

【适应证】

睑内翻矫正术时，如果效果不足，可加灰线切开。

【禁忌证】

1. 眼睑局部急性炎症。

2. 急性结膜或角膜炎症。

【术前准备】

1. 眼部滴用抗菌药物眼药水。

2. 清洁睑部和睫毛根部。

【麻醉】

1. 表面麻醉。

2. 眼睑及穹隆部结膜下浸润麻醉。

【操作方法及程序】

1. 术者用拇指和食指固定眼睑或用金属垫板置于结膜囊内固定睑缘部，并使 睑缘稍向外翻转。

2. 另手持刀，使刀片与睑缘垂直，在倒睫部位灰线处将睑缘剖开，深 2 ～ 3 mm，外层包括皮肤和肌肉，内层包括睑板和结膜。长度以倒睫范围而定，原则上略超过倒睫部位的两端。

3. 术毕局部滴用抗菌药物滴眼液，涂抗菌药物眼膏，以无菌纱布遮盖。

【术后处理】

手术次日换药，涂眼药膏。

【注意事项】

1. 术中注意眼球及角膜保护。

2. 唇间结构不明显时，应以睫毛排列为标志，在其稍后方劈开眼睑。

3. 切开灰线时，应在捏住的睑缘处逐刀切开，不要沿着睑缘一刀切开，以免刀刃方向偏差，伤及睑缘前层皮肤和后层睑板。

六、痉挛性睑内翻矫正术

【适应证】

老年性痉挛性睑内翻。

【禁忌证】

1. 眼睑或球结膜有急性炎症者。

2. 眼前节有炎症者。

【术前准备】

1. 询问病史，有无瘢痕体质。

2. 检查血常规、凝血功能。

3. 术前眼部滴用抗菌药物滴眼液。

4. 测量血压，尽可能将血压控制在正常范围。

【麻醉】

1. 术眼表面麻醉。

2. 穹隆部及睑缘皮下浸润麻醉。

【操作方法及程序】

1. 眼轮匝肌重叠缩短术

(1) 距睑缘约 3 mm 处做平行于睑缘的切口，切口与睑缘等长。

(2) 在皮下游离出一条宽 6 ～ 8 mm 的眼轮匝肌肌束，并向两侧分离，使其与睑 缘等长。

(3) 于眼轮匝肌条外 1/3 处剪断，将内眦 2/3 部分牵引至外 1/3 部分并重叠在其上，以 6-0 尼龙线或 5-0 丝线缝合。缝线顺序为：从第 1 层肌肉穿入，至第 2 层肌 肉、睑板，然后再穿入第 2 层肌肉、第 1 层肌肉，结扎缝线。缝线尽量靠近睑板下缘。

(4) 将多余的眼轮匝肌剪除，一般剪除量为 5 ～ 6 mm。

(5) 间断缝合皮肤切口。

(6) 术眼涂抗菌药物眼膏，敷纱布后遮盖。

2. 缝线术 + 灰线切开缝线术

(1) 如果倒睫明显，可加灰线切开。

(2) 自眼睑内、中、外缝 3 对褥式缝线，自穹隆部穿入，从睑缘皮肤穿出。

(3) 皮肤面结扎缝线处安放小棉垫后结扎缝线。

(4) 术眼涂抗菌药物眼膏，敷纱布后遮盖。

【术后处理】

1. 术后 1 d 常规换药，以后隔日换药。

2. 术后 7 ～ 9 d 拆除皮肤缝线。

【注意事项】

眼轮匝肌重叠缩短术适用于轻度痉挛性下睑内翻。

七、瘢痕性睑内翻矫正术

【适应证】

睑结膜瘢痕和睑板肥厚所致的睑内翻。

【禁忌证】

1. 眼睑或球结膜有急性炎症者。

2. 眼前节有炎症者。

【术前准备】

1. 询问病史，有无瘢痕体质。

2. 检查血常规、凝血功能。

3. 术眼滴用抗菌药物滴眼液。

4. 测量血压，尽可能将血压控制在正常范围。

【麻醉】

1. 术眼表面麻醉。

2. 穹隆部及睑缘皮下浸润麻醉。

【操作方法及程序】

1. 睑板切断术

(1) 将睑缘分成 3 等份，分别以 3 对缝线从睑缘结膜面穿入，从距睫毛根部约 3 mm 的皮肤面出针，并将其作为翻转眼睑的牵拉线。

(2) 距睑缘 2 ～ 3 mm 与睑缘平行的睑板下沟处，将结膜与睑板切断，切口达内外眦角。

(3) 按 3 等份部位，用 3 对双针缝线，分别从睑板切口后约 2.5 mm 处穿入，从距睑缘 3 ～ 4 mm 的皮肤面穿出。缝线结扎于小纱布卷上。

(4) 拆去睑缘牵引线。涂抗菌药物眼膏，敷纱布遮盖。

2. 睑板楔形切除术

(1) 置眼睑保护板：将眼睑保护板插入穹隆部，支撑眼睑，保护眼球，并压迫止血。

(2) 皮肤及皮下组织切口：距睑缘 3 ～ 5 mm 做平行于睑缘的皮肤切口。切开 皮肤及皮下组织。分离切口两侧的皮下组织和眼轮匝肌，暴露睑板及睑板前的眼 轮匝肌。剪除切口下唇皮下的眼轮匝肌。

(3) 睑板楔形切除：距睑板约 1 mm 处做一条平行于睑缘的稍向上倾斜的睑板 切口，深度为睑板厚度的 2/3，长度与睑板等长。在此切口上 2 ～ 4 mm 处做一相同的但稍向下倾斜的睑板切口，剪除上下切口之间的睑板，形成楔形缺损。

(4) 缝合伤口：用 4-0 尼龙线或 5-0 丝线自切口下缘皮肤面穿入，经睑板楔形 切口上缘及皮肤穿出结扎。均匀缝合 3 针。在这些缝线之间再加 3 ～ 4 针皮肤缝线。

(5) 术眼涂抗菌药物眼膏，敷纱布遮盖。

【术后处理】

1. 术后 1 d 常规换药，注意是否出血，伤口对合是否良好。以后隔日换药。

2. 术后 5 ～ 7 d 拆除皮肤缝线。老年人可延至术后 9 d 拆线。

【注意事项】

1. 一般采用普鲁卡因或利多卡因进行麻醉。在每毫升药液中加上 1 滴 1 ∶ 1 000 的肾上腺素溶液，有利于止血。

2. 对于年老患者，因眼睑皮肤松弛，术中可切除平行于切口的眼睑皮肤条。

3. 如睑内翻严重，皮肤切口应距睑缘近一些。如果睑内翻较轻，尽量使皮肤 切口与上睑皱襞一致，以便术后形成双重睑。

八、瘢痕性睑外翻矫正术

【适应证】

眼睑皮肤瘢痕性收缩所致的睑外翻。

【禁忌证】

1. 眼睑或球结膜有炎症者。

2. 眼前节有炎症者。

3. 慢性泪囊炎。

【术前准备】

1. 询问病史，有无瘢痕体质。

2. 检查血常规、凝血功能。

3. 术眼滴用抗菌药物滴眼液。

4. 测量血压，尽可能将血压控制在正常范围。

【麻醉】

1. 术眼表面麻醉。

2. 病灶处皮下浸润麻醉。

3. 选择行全厚皮瓣移植矫正瘢痕性睑外翻时，如果为双眼上、下睑外翻，手术时间会较长，可选用全麻下手术。

【操作方法及程序】

1.V-Y 法矫正术，适用于下睑中央部轻度外翻而无广泛瘢痕者。

(1) 尽量切除下睑中央部的全部瘢痕。

(2) 在下睑皮肤做 V 形切口，潜行分离皮下组织。

(3) 缝合皮肤切口，将 V 形切口缝合成 Y 形，使下睑组织上提，以便矫正下睑外翻。

(4) 术毕涂抗菌药物眼膏，敷纱布后用绷带包扎。

2. 全厚皮瓣游离移植矫正睑外翻。

(1) 距睫毛 3 mm 处，平行睑缘切开皮肤，皮下分离并切除所有瘢痕组织，使眼睑恢复正常位置。

(2) 充分压迫止血或丝线结扎止血。

(3) 如发现患者因睑外翻而使睑缘过长，即使充分分离和松解瘢痕，睑缘仍不 能回复至正常位置时，应行睑水平径缩短。方法为：于灰线处劈开睑缘，将睑板与眼轮匝肌分离开。长度根据需要而定，可达整个睑缘。做睑缘为基底的小三角形皮肤切除，然后在睑板及睑结膜亦做睑缘为基底的三角形切除，二者错开。用 5-0 丝线对两个三角形两侧边行间断缝合，然后做上、下睑缘褥式缝合，使部分睑缘粘连。

(4) 以湿纱布印取皮肤缺损大小、形状。一般在耳后取全厚皮瓣。供皮区消毒 后，将湿纱布印模贴于其上，按放大 1/4 的比例，用消毒亚甲蓝画出取皮范围，将全 厚皮片取下。供皮区皮下剥离后对合缝合。

(5) 取下的皮片移植于眼睑缺损处，以 5-0 丝线或 6-0 尼龙线间断缝合。剪掉一个线头，另一线头留长，以做结扎压迫敷料之用，以免皮片移动。

(6) 缝合完毕后，挤压皮下积血，数层与植皮片大小一致的凡士林纱布置于皮 片上，再加干纱布打包结扎。

【术后处理】

1. 术后全身应用抗菌药物，至少 5 d 。

2. 睑缘缝合后，双眼绷带包扎至少 5 d 。

3. 术后 10 ～ 12 d 拆线。

4. 术后 6 d 单眼绷带包扎。

5. 术后 3 ～ 6 个月剪开睑缘粘连。

【注意事项】

1. 皮区选择：缺损范围小时可取健侧上睑皮肤，缺损范围大可取耳后、锁骨上 或上臂内侧皮肤。

2. 观察敷料有渗液或异常气味时，应及时打开敷料检查。

3. 如发现移植的皮瓣呈紫色，有波动感，表明皮下有血肿形成。可在无菌条 件下吸出积血，再加压包扎，并延长抗菌药物的使用时间。

4. 术后如发现睑缘未能形成粘连，立即重新做睑缘粘连缝合术。

九、麻痹性睑外翻矫正术

【适应证】

麻痹性睑外翻，多发生于下睑者。

【禁忌证】

1. 眼睑或球结膜有急性炎症者。

2. 眼前节有炎症者。

3. 慢性泪囊炎。

【术前准备】

1. 检查血常规和凝血功能。

2. 术眼滴用抗菌药物滴眼液。

【麻醉】

1. 术眼表面麻醉。

2. 术眼下睑及内外眦上方皮下浸润麻醉。

【操作方法及程序】

1. 可采用阔筋膜悬吊术来矫正麻痹性下睑外翻。

2. 于内眦内上方鼻骨处及外眦外上方颞肌处各做一个 5 ～ 8 mm 长的垂直切口，潜行分离。

3. 将引针自颞侧切口穿入，经下睑近睑缘处睑板前，从鼻侧切口穿出。

4. 将宽 3 ～ 5 mm，长 150 mm 的筋膜条穿过引针前端小孔缓慢退出引针，将筋膜条置入皮下隧道中。

5. 用 3-0 尼龙线将鼻侧筋膜一端缝于鼻骨骨膜上。

6. 在颞侧切口处收紧筋膜，使下睑外翻得到矫正。

7. 将颞侧筋膜端缝于外眦韧带或颞肌筋膜上。

8. 缝合皮肤切口。

9. 术毕结膜囊内与皮肤切口处涂抗菌药物眼膏，敷纱布后遮盖。

【术后处理】

1. 术后 1 d 常规换药，以后隔日换药。

2. 术后 7 d 拆除皮肤缝线。老年人可延长至手术后 9 d 拆线。

【注意事项】

1. 缝合筋膜时，要深至骨膜，并予固定。

2. 如在术中对下睑外翻矫正不满意，可将隧道内阔筋膜的鼻侧端与额肌相吻合，借助额肌的力量矫正睑外翻。

十、老年性睑外翻矫正术

【适应证】

老年性睑外翻。

【禁忌证】

1. 严重的全身疾病，如高血压、心脏病及糖尿病。

2. 眼睑或球结膜有急性炎症者。

3. 眼前节有炎症者。

4. 瘢痕性睑外翻。

【术前准备】

1. 询问有无瘢痕体质。

2. 检查血常规和凝血功能。

3. 术眼滴用抗菌药物滴眼液。

【麻醉】

1. 术眼表面麻醉。

2. 眼睑皮下浸润麻醉。

【操作方法及程序】

1. 可采用 Kuhnt-Szymanowski 术进行眼睑缩短矫正。

2. 下睑外 2/3 灰线切开，切口深达 8 ～ 10 mm，将眼睑分劈为前后两叶。

3. 在下睑后叶中央切除三角形睑板，基底位于睑缘，其长度以使睑缘紧贴眼 球为度。

4. 行外眦皮肤三角形切除，以外眦角为 A 点，B 点位于外眦角的颞上方，C 点位于外眦角颞下方，使 AB 长度比下睑后叶三角形切口基底长 2 mm，AC 长度为 AB 的两倍。

5. 在下睑外 2/3 的前叶做肌层下分离，使之不紧张地覆盖 ABC 三角形切口创面区。

6. 以 5-0 丝线或 6-0 尼龙线将下睑板三角形切口两侧相对间断缝合，于结膜面打结。

7. 剪去下睑前叶外眦部睫毛，将 A 点拉至 B 点缝合。间断缝合颞侧皮肤三角形创面的皮肤伤口。

8. 前、后叶加缝褥式缝线一针以消灭两叶间无效腔。

9. 术毕涂抗菌药物眼膏，敷纱布后用绷带包扎。

【术后处理】

1. 全身应用抗菌药物 5 d 。

2. 术后 3 d 换药，以后每日 1 次，涂抗菌药物眼膏。

3. 术后 7 d 拆皮肤切口缝线，10 ～ 12 d 拆睑缘及睑板结膜切口处的缝线。

【注意事项】

1. 上述方法可矫正下睑重度肌无力型睑外翻。

2. 缝合颞侧皮肤三角形创面时，应先将 A 与 B 点相对缝合。

十一、下眼睑松弛矫正术

【适应证】

老年人下睑皮肤松弛。

【禁忌证】

1. 严重的全身疾病，如高血压、心脏病及糖尿病患者。

2. 眼睑或球结膜有急性炎症者。

3. 眼前节有炎症者。

【术前准备】

1. 检查双眼睑是否对称，眼睑皮肤有无瘢痕和其他病灶。

2. 除外重症肌无力。

【麻醉】

1. 术眼表面麻醉。

2. 术眼眼睑皮下浸润麻醉。

【操作方法及程序】

1. 距下睑缘 2 mm 与睑缘平行画线，至外眦部转向颞下方。

2. 沿画线切开皮肤。

3. 在眼轮匝肌下进行分离至眼袋下缘。

4. 如有眶脂肪膨隆，则在膨出处打开眶隔，切除眶脂肪电凝止血。

5. 用血管钳夹住切口的外上角，将皮肤牵向外上方，剪去外侧多余的皮肤及肌肉。

6. 沿水平切口平面剪去多余的皮肤、肌肉。

7. 5-0 丝线皮肤切口间断缝合。

8. 术毕时结膜囊内与皮肤切口处涂抗菌药物眼膏后遮盖，四头带加压包扎 24 h 。

【术后处理】

1. 术后 1 d 常规换药，以后隔日换药。

2. 术后 7 ～ 9 d 拆除皮肤缝线。

【注意事项】

1. 画线设计时仔细，切除皮肤量要适当。

2. 切除眶脂肪时注意勿伤下斜肌。

十二、上眼睑松弛矫正术

【适应证】

老年人上睑皮肤松弛，皱褶多，皮肤向下悬垂遮盖外半或全部睑缘时。

【禁忌证】

1. 严重的全身疾病，如高血压、心脏病及糖尿病患者。

2. 眼睑或球结膜有急性炎症者。

3. 眼前节有炎症者。

【术前准备】

1. 检查双眼睑是否对称，眼睑皮肤有无瘢痕或其他病灶。

2. 除外重症肌无力。

【麻醉】

1. 术眼表面麻醉。

2. 眼睑皮下浸润麻醉。

【操作方法及程序】

1. 画线设计。距上睑缘 4 ～ 6 mm 处用亚甲蓝画出上睑皱襞，最高点在睑缘中央偏内。如将上睑皱襞分成 3 等分点，自鼻侧至颞侧为 3 mm、5 mm、5 mm；或 4 mm、6 mm、6 mm；或 5 mm、7 mm、7 mm(视睑裂大小而定)。用无齿镊夹持上睑皮 肤估计所需切除的皮肤量，画出第 2 道线。第 2 道线与第 1 道线的距离，视皮肤松 弛情况而定。最后用碘酒固定画线。

2. 按画线切开皮肤，剪除需切除的皮肤。

3. 分离眼轮匝肌显露睑板，剪除一条睑板前眼轮匝肌。

4. 若眶脂肪疝出，则打开眶隔。用止血钳夹住脱出的眶脂肪，将其切除后电凝止血。

5. 眶隔切口用 5-0 丝线缝合。

6. 缝合皮肤，缝合时缝针均穿过睑板浅层。

7. 术毕时结膜囊内与皮肤切口处涂抗菌药物眼膏后敷纱布遮盖，四头带加压 包扎 24 h 。

【术后处理】

1. 术后 1 d 常规换药，以后隔日换药。

2. 术后全身应用抗菌药物 5 d 。

3. 术后 7 ～ 9 d 拆除皮肤缝线。

【注意事项】

画线设计时仔细，切除皮肤量要适当。

十三、上睑下垂矫正术

(一) 提上睑肌缩短术

【适应证】

提上睑肌肌力的先天性、老年性、外伤性或其他类型的上睑下垂患者。

【禁忌证】

提上睑肌肌力在 3 mm 以下的上睑下垂患者。

眼部急、慢性炎症患者。

【术前准备】

1. 明确上睑下垂的类型，如先天性、老年性、外伤性或其他类型。

2. 检查视力及最好矫正视力。

3. 检测提上睑肌的肌力、上睑下垂的下垂量，计算术中提上睑肌缩短量。

4. 检查上直肌及下斜肌等眼外肌功能。

5. 检查有无 Bell 现象、上睑迟滞现象。

6. 新斯的明试验除外重症肌无力。

【麻醉】

1. 表面麻醉、局部浸润麻醉，另加额神经阻滞麻醉。

2. 不能配合手术的儿童应全身麻醉。

【操作方法及程序】

1. 用亚甲蓝或甲紫距术眼上睑缘 5 ～ 6 mm 处画出上睑皱襞线。如对侧眼有上睑皱襞，则设计的术眼上睑皱襞线的弧度、距睑缘距离应与其一致。

2. 翻转上睑，做上穹隆结膜下麻醉，内、外侧穹隆部结膜做一长 4 ～ 5 mm 的纵向切口，从外侧切口插入剪刀，在睑结膜和与 Miiller 肌之间潜行分离，至内侧伤口为止，将一细橡皮条置于其内作为标记线，眼睑复位。

3. 切开眼睑皮肤，分离皮下及眼轮匝肌暴露睑板前面的提上睑肌腱膜附着处。

4. 用拉钩将伤口牵开，可见腱膜前间隙与腱膜之间出现沟状凹陷，用剪刀沿此沟向上分离，将腱膜与眶隔分开或打开眶隔直到暴露节制韧带。

5. 于睑板上方剪开外侧腱膜，暴露橡皮条，用肌肉镊夹住提上睑肌向下牵拉分离，并剪断其内角外角，松解肌肉。

6. 分离出提上睑肌，测量切除部分长度，在应切除处中、内、外做三针褥式缝线，缝线穿过肌腱睑板 (位于睑板中上 1/3 交界处，深度为 1/2 睑板厚度，针距 2 ～ 3 mm，再穿至肌腱表面，调节位置，直至满意后结扎缝线，剪除缩短部分肌肉。

7. 用 5-0 丝线缝合皮肤伤口 5 ～ 7 针，术眼涂抗菌药物眼膏后遮盖。

【术后处理】

1. 次日换药。

2. 滴抗菌药物滴眼液，每日 3 ～ 4 次，持续 1 周。

3. 术后 5 ～ 7 d 拆线。

【注意事项】

1. 术前应了解患者的要求，仔细检查眼部，并对患者充分解释预后。

2. 术中做上穹隆结膜下麻醉时，注药不能太深，以免将麻醉药注入 Miiller 肌内。

3. 虽然术前根据患者年龄、上睑下垂类型、提上睑肌肌力、下垂量等估计切除 肌肉量，但术中应根据提上睑肌厚薄、弹性做出调整。

4. 术后注意睑裂闭合和角膜暴露情况。如轻度眼睑闭合不全所致角膜暴露，可不予处理。但较明显的眼睑闭合不全时，应在眼部涂抗菌药物眼膏保护角膜，必要时采用湿房保护。

5. 对术后矫正不足或过矫者，经非手术治疗无效时可考虑再次手术治疗。

（二）上睑下垂矫正术

【适应证】

1. 提上睑肌肌力在 4 mm 以下或功能丧失的先天或后天性重度上睑下垂患者。

2. 各种类型的上睑下垂矫正手术未获成功，需再次手术者。

3. 睑裂狭窄综合征的儿童因上睑下垂严重，行提上睑肌缩短术不能改善者。

4. ＜ 3 岁的重型先天性上睑下垂，不适于行提上睑肌缩短术者。

【禁忌证】

1. 由于各种原因引起额肌功能障碍者，如周围性面瘫。

2. 眼部急、慢性炎症患者。

【术前准备】

1. 选择悬吊材料，常用的有自身阔筋膜、皮肤轮匝肌、真皮和缝线等。

2. 选择额肌悬吊手术的方式，如 W 形术式、方形术式等。

3. 检查视力及矫正视力、提上睑肌肌力和下垂度等。

4. 检查有无 Bell 现象、上睑迟滞现象。

5. 新斯的明试验除外重症肌无力。

【麻醉】

1. 局部浸润麻醉。

2. 不能配合手术的儿童行全身麻醉。

【操作方法及程序】

1. 在距上睑缘 3 ～ 5 mm 处画线，在其线上和眉弓上缘附近，于正中（正对瞳 孔）、内侧和外侧各做三个对应切口；切口长 5 mm，深至肌层。

2. 从三个对应切口做皮下隧道，使眉上内、外切口内的阔筋膜条，经上睑内、外切口，再经上睑眉上正中切口穿出后，分别返回眉上内、外切口；将两条筋膜末端 褥式缝合，结扎固定。

3. 用 5-0 丝线分别缝合上睑眉弓上皮肤切口，涂抗菌药物眼膏后遮盖术眼伤口。

【术后处理】

1. 次日换药。

2. 滴抗菌药物滴眼液，每日 3 ～ 4 次，持续 1 周。

3. 术后 5 ～ 7 d 拆除皮肤缝线。

【注意事项】

1. 术前应了解患者的要求，仔细检查眼部，并对患者充分解释预后。

2. 术后注意睑裂闭合和角膜暴露情况。如轻度眼睑闭合不全所致角膜暴露，可不予处理。但较明显的眼睑闭合不全时，应在眼部涂抗菌药物眼膏保护角膜，必 要时采用湿房保护。

3. 对术后矫正不足或过矫者，经非手术治疗无效时可考虑再次手术治疗。

十四、双重睑成形术

【适应证】

要求行双重睑成形者。

【禁忌证】

1. 患严重全身疾患，如高血压，糖尿病，严重出、凝血功能障碍者。

2. 眼部及周围组织炎症者。

3. 瘢痕体质者。

4. 精神状态不稳定或有心理障碍者。

【术前准备】

1. 了解患者要求手术的动机、要求及心理状态。

2. 术前由患者本人或监护人签知情同意书。

3. 常规检查血常规，凝血功能。

4. 除外上睑下垂。

【麻醉】

1. 术眼表面麻醉。

2. 以加 1 ∶ 1 000 肾上腺素的 2% 利多卡因做术眼眼睑皮下浸润麻醉。

3. 必要时加用上穹隆部结膜下麻醉。

【操作方法及程序】

1. 重睑设计

根据受术者的脸型、上睑和眼部其他形态、年龄、职业和本人要求，进行重睑设计。可用回形针一端做成弧状或眼科小镊子，在座位状态下将上睑皮肤顶起，进行反复测试，设计重睑的高度、弧度、长度，征求受术者的意见，然后用甲紫标记，观察双眼是否对称。受术者满意后方可手术。

2. 根据受术者的要求和眼睑局部的情况选择经典皮肤切开法、小切口皮肤切开法、缝线法和埋线法。

3. 经典皮肤切开法。

(1) 将眼睑保护板置入上方结膜囊内，助手或术者左手指固定外眦部拉紧皮肤，沿设计的标记线切开皮肤和皮下组织，暴露眼轮匝肌。

(2) 向睑缘方向分离皮下组织、切除切口处少许眼轮匝肌，暴露睑板。

(3) 如果眶脂肪膨出或过多，应打开眶隔，剪去多余脂肪，止血后一般用 5-0 可吸收线缝合眶隔。

(4) 整理皮肤切口，切除多余的皮肤，然后用 5-0 丝线或 6-0 尼龙线缝合切口，先穿过切口下缘皮肤后，横向带一点提上睑肌腱膜，再穿过切口上缘皮肤。可先缝切口最高点，一般缝 4 ～ 5 针。

(5) 缝好后，令其睁眼，观察重睑形成情况，根据情况，可以酌情调整缝线。

(6) 术毕涂抗菌药物眼膏，加压包扎术眼。

4. 小切口皮肤切开法。

(1) 在画线的近内眦、外眦和中间两处各做长约 3 mm 的小切口。

(2) 将眼球向后上方轻压，使眶隔突出于切口下，用有齿镊提起眶隔后剪开。 压迫眼球使眶脂肪突出至切口，提起眶脂肪后剪除。

(3) 用 5-0 丝线或 6-0 尼龙线缝合切口，每个切口缝 1 针。缝针先通过切口下缘皮肤后，横过深层组织，再穿过切口上缘皮肤。缝完 4 针后结扎。根据双重睑的弧度、高度和双眼对称情况调节缝线结扎的松紧。

(4) 术毕时涂抗菌药物眼膏后敷纱布遮盖。

5. 缝线法。

(1) 将眼睑保护板插入上穹隆部。

(2) 取 0 号带针丝线，从眦部开始在事先画好的重睑皮肤线处垂直进针。当缝针触及眼睑保护板时轻提上睑，缝针从睑结膜面显露后沿着睑板出针，再从其旁横向 2 ～ 3 mm 的睑结膜进针，穿过睑板、眼轮匝肌，并从皮肤面进针处 2 ～ 3 mm 旁出针，完成第 1 根缝线。不剪断缝线，继续用同法再缝 4 针。

(3) 将缝线一并提起，并剪去多余部分，形成 5 对褥式缝线。用硅海绵或脱脂棉潮湿后做成细条，放于两条缝线之间，结扎缝线，用力要均匀，先打活结，观察，待重睑形成满意，双皮对称后结扎缝线。

(4) 涂抗菌药物眼膏后敷纱布遮盖。

6. 埋线法。

(1) 在画线的中央、中内 1/3、中外 1/3 处做三个皮肤小切口，长 1 ～ 2 mm。

(2) 用带针 6-0 尼龙线从皮肤切口进针，从睑板上缘睑结膜面出针，再从睑结膜原针眼处进针，从皮肤切口上旁 2 mm 处皮肤出针，再将针从皮肤原针眼处进针，经皮下于切口处出针，完成 1 根缝线。

(3) 以上法完成其他两根线的缝合。

(4) 结扎缝线，线结埋于切口皮下。

(5) 皮肤切口对合，但不一定缝合。

(6) 涂抗菌药物眼膏后敷纱布遮盖。

【术后处理】

1. 每日换药 1 次，切口处用乙醇清洁。第 2 天可以不敷纱布。

2. 小切口皮肤切开法术后 10 d 拆线。其余 3 种方法术后 7 d 拆线。

【注意事项】

1. 双重睑成形术为美容性手术，术者从必须与受术者充分沟通。重睑设计必须得到受术者的认可。

2. 手术必须认真仔细、准确。

3. 术毕时如果发现双重睑高度、弧度等不满意，尽量立即纠正。

4. 术中如切除眶脂肪过多，会引起上眶区凹陷。

5. 术后注意观察，如有感染迹象，应立即处理。

6. 如重睑消失或发生感染导致眼睑畸形，可在 3 个月后再次进行手术。

7. 经典切开术适用于眼睑饱满，眶脂肪丰富者，或眼睑皮肤松弛者，或有明显内眦赘皮者。小切口皮肤切开术适用于上睑较饱满皮肤不松弛者。缝线术和埋线术适合于眼睑皮肤薄、无明显松弛者。

8. 妇女月经期应推迟手术。

第四节 泪道手术

一、泪道 X 线造影

【适应证】

1. 了解泪道的解剖形态。
2. 观察手术前后泪道的变化。
3. 了解泪囊大小，泪道阻塞部位，是否有占位性病变，为决定手术方式提供依据。

【禁忌证】

泪道造影无绝对禁忌证，但有泪道急性炎症、结核及恶性肿瘤者应当慎重采用。

【术前准备】

无特殊准备。

【麻醉】

同泪道探通术。

【操作方法及程序】

1. 造影准备造影前要充分冲洗泪道，并按压泪囊区，以排空泪囊。
2. 造影剂常用造影剂包括：35% 泛影葡胺、45% 碘化油、30% 碘苯酯和水溶 性碘剂等。
3. 注射造影剂

(1) 患者取坐位或卧位，表面麻醉泪小点部位的黏膜。

(2) 针尖钝圆的 16 号针按泪道探通的方法插入下泪小管中，插入深度以达泪小管长度一半为宜。

(3) 注入造影剂 1 ～ 2.5 ml。注入量以被检者有轻微胀痛感为度。有时，为了增加泪囊内压，使造影剂进入狭窄处，可在上泪小管中放入泪小点扩张器，防止造影剂反流。若造影剂已反流至结膜囊，可用生理盐水冲洗干净。

4. 摄影

(1) 注入造影剂后轻轻闭合眼睑，即刻摄眼眶正、侧位片。

(2) 拍摄正位片时，让患者俯卧，用 20° 后前位或枕颌位。X 线的中心线通过枕外粗隆上 4 cm 处，由眶下缘射出。

(3) 拍摄侧位片时，X 线的中心线通过鼻根。

(4) 如同时做两侧造影，可先做一侧或先拍摄斜位。

【术后处理】

滴用抗菌药物滴眼液。

【注意事项】

1. 根据不同临床要求，选择合适的造影剂：碘化油对比好，但比较黏稠，需加压注射，且不与泪液混合，不易进入狭窄处，以致不能准确显示狭窄部位，若碘化油分散，易误诊为多角泪囊。脂酸碘剂比碘化油稍好。泛影葡胺、水溶性碘剂黏度低，可与泪液混合，有利于显示病变细节。

2. 造影剂注入过少、浓度过低、泪囊内残留液体过多或造影剂注射与摄影间隔时间过长均可引起显影不良或不显影。泪囊内残留液体可同时显示球形阴影。应结合病史，注意分析鉴别。

3. 观察非阻塞性泪道病变时，由于注入的造影剂易于流失，应采用注射后立即拍摄的方法。

4. 为观察泪道排空情况，根据诊断的需要，可在注射造影剂后 15 min 追加拍摄 1 次。

5. 若上下泪小管或泪总管均阻塞，可采用逆向插管造影法即在鼻腔内镜下，从下鼻道的鼻泪管开口处，插入细胶管，注射造影剂后拍摄。

二、泪道探通

【适应证】

1. 首次就诊的溢泪患者，经泪道冲洗不通或通而不畅 (泪道狭窄)，但无明显泪道脓性分泌物外溢者。

2. 为确定泪道阻塞或狭窄部位、程度、病变性质的成年人泪道阻塞患者。

3. 先天性泪道阻塞。半岁以上的单纯性鼻泪管阻塞患儿，或经泪道冲洗、按摩等其他治疗无效的先天性鼻泪管阻塞患儿。

【禁忌证】

1. 绝对禁忌证

(1) 急性泪囊炎患者。

(2) 伴有严重结膜炎症的慢性泪囊炎患者。

2. 相对禁忌证

(1) 泪道冲洗时有大量脓性分泌物外溢者。

(2) 怀疑泪道肿瘤者。

(3) 半岁以下的单纯性先天性鼻泪管阻塞患儿。

【术前准备】

无特殊准备。

【麻醉】

将含有表面麻醉药液的小棉签 (片) 放在上下泪小点处，闭睑将棉签 (片) 夹在内眦处 2 ～ 3 min，亦可以结膜囊内滴表面麻醉药。

【操作方法及程序】

1. 体位采用卧位或座位，头部稍后仰。

2. 泪道探通。

(1) 用泪小点扩张器扩大泪小点，根据患者泪小管、泪小点直径和探通的需要 选择合适型号的泪道探针，以不造成泪小管 (点) 的撕裂为原则。

(2)操作中，用手指固定泪小点颞下方睑皮肤，嘱患者向进针的相反方向(向上或向下)注视，使泪小点稍外翻。

(3) 将前端涂有抗菌药物眼药膏的泪道探针垂直插入泪小点内 1 ～ 2 mm，然后 向颞侧拉动眼睑皮肤，使泪小管呈直线状，将探针转向水平位置与泪小管走向一致，用柔和的力量向前旋转进针。

(4) 若阻力很大，稍加大力将探针向前推动，如能通过再向前推动探针直到能 触及泪囊窝骨壁，接着将探针尖端顶住骨壁，使探针从水平转向垂直向下，并稍倾向后外侧，向下推动探针直插入鼻泪管。

(5) 治疗性的扩张泪道，一般探针在泪道内停留 20 ～ 30 min 拔出。

3. 探通后用抗菌药物溶液或生理盐水冲洗泪道。

【术后处理】

1. 滴用抗菌药物滴眼液数天。

2. 一般需要反复探通泪道。可以隔天 1 次，逐渐更换大号探针扩张泪道。若连续 1 周仍无明显疗效，应考虑停用扩张术。

【注意事项】

1. 尽量选用较大直径的探针，若选用过细的泪道探针会增大出现假道的可能性，并且泪道扩张效果差。

2. 通常情况下泪小点直径为 0.3 mm，最大可扩张 5 倍，所以一般所选探针直径不应＞1.5 mm，并且多数慢性泪囊炎患者由于长期炎症常导致泪小管 (点) 纤维 化收缩变小，过粗的泪道探针容易撕裂泪小点 (管)，加重阻塞。

3. 进针时，如遇阻力说明鼻泪管有狭窄或阻塞，不可盲目用力，否则招致鼻泪管黏膜较大损伤，日后瘢痕形成较严重，使泪道阻塞更加恶化。应以反复旋转进针的手法，避免泪道探针对泪道黏膜的医源性损伤。

4. 探针通过泪囊开始进入鼻泪管时，应注意保持探针前端稍稍向前下。若进入鼻泪管上口困难，不可操之过急，应注意探针方向和旋转探入，切不可暴力推进 探针，以免损伤泪道黏膜，形成假道。

5. 探通后冲洗泪道时如眼睑及面颊部亦随之隆起，则可能有假道形成，应停止冲洗。及时给予抗菌药物治疗。

6. 小儿泪道冲洗时，应采取头侧位，以避免冲洗液误吸入，引起肺部炎症。

三、泪小点手术

【适应证】

1. 泪小点狭窄切开术及泪小点重建术适用于：①先天性泪小点缺如；②各种原因的后天性泪小点痉挛、瘢痕性阻塞、轻度泪小点外翻；③下眼睑外翻术后泪小 点复位不满意者；④多次扩张治疗无效的泪小点狭小者。

2. 下泪小点外翻矫正术适用于：①泪小点大小正常，泪道冲洗通畅，只因泪小点位置轻度外翻；②下睑外翻施行矫正手术后泪小点复位不良者。

3. 泪小点封闭术适应于：①因泪腺或副泪腺分泌过少所致的眼干燥症；②存在泪道阻塞、排泄泪液不畅，需做内眼手术者；③慢性泪囊炎合并有角膜溃疡，不适合即刻做泪囊手术者。

【禁忌证】

严重的下睑外翻造成的泪小点外翻，不适于接受下泪小点外翻矫正术，应做睑外翻矫正术。

【术前准备】

无特殊准备。

【麻醉】

眼部表面麻醉和局部浸润麻醉。

【操作方法及程序】

1. 下泪小点外翻矫正术

(1) 泪小点或结膜表面麻醉，辅以 2% 利多卡因下穹隆部结膜及近下睑缘皮肤局部麻醉。

(2) 睑板腺囊肿夹，将靠近内眦的眼睑夹紧，将眼睑向外翻转。在泪小点后缘下方 1 ～ 1.5 mm 睑结膜处，平行睑缘切除长 5 ～ 6 mm，宽 2 ～ 3 mm 菱形或梭形结膜和睑板组织，切除的最宽部位正对准泪小点后缘。

(3) 用 6-0 可吸收缝线间断缝合 2 ～ 3 针，缝针必须穿过全层。

(4) 泪阜肥大者，应同时切除部分泪阜。

(5) 轻度泪小点外翻可采用结膜面烧灼术，即泪小点部结膜面表面麻醉后，翻开下睑，距离泪小点结膜侧 2 mm 处，烧灼或电凝两排，每排 4 ～ 5 点，各点间距 2 mm，深达组织深层和睑板。

(6) 泪阜肥大者也可对泪阜进行电凝。以盐水冲洗结膜囊，涂抗菌药物眼膏，2 ～ 3 周后泪小点自然复位。

2. 下泪小点重建术

(1) 泪小点狭窄切开术。

①泪小点和睑结膜表面麻醉麻后，做穹隆部结膜和睑皮肤局部浸润麻醉。

②用睑板腺囊肿夹将泪小点处眼睑夹紧翻转，用泪小点扩张器将泪小点逐渐扩大然后将其旋转 90° 以水平方向伸入泪小管内，再用扩张器捻转，扩张泪小点附近的泪小管。

③将尖直剪的一叶尖端或泪小管切开刀插入泪小点内，向鼻侧方向剪开 2 ～ 3 mm，如切口不裂开，可在结膜面用烧灼器烧灼 2 ～ 3 点，使切口裂开。

④亦可以采用三剪法泪小点成形术，方法是扩大泪小点后伸入尖剪，第 1 剪剪开泪小管垂直部，第 2 剪剪开泪小管水平部约 3 mm，必须在结膜侧，做成三角形瓣。第 3 剪在两切口之末端将三角瓣剪下，完成泪小点成形。此手术不会破坏泪小管的虹吸作用。

⑤术后压迫 2 min，冲洗泪道，局部涂抗菌药物眼膏。也可选择性的从剪开的泪小点插入一条细塑料管，另一端用胶布固定在睑皮肤上。

(2) 泪小点闭锁情况下的泪小点切开术。

①在泪乳头相当位置进行表面麻醉。

②泪小点膜闭者可用泪小点扩张器尖端轻轻在薄膜上加压将其刺穿，并加以扩张，然后用泪道探针试行探通泪道。

③无泪小点者，通常在相当于正常泪小点存在的部位至泪小管结膜侧，做长 2 mm，深 11.5 mm 的垂直切口。

④拉开切口，将细引流塑料管插进泪小管内，探查泪小管情况，以防切口闭锁。

⑤亦可采用环钻法重建泪小点，方法是用 1.5 mm 直径的角膜环钻在相当于泪小管壶腹部

钻一小孔，直达壶底，用生理盐水自该孔向泪小管水平部冲洗，通畅者属手术成功。

3. 泪小点封闭术

(1) 泪小点烧灼术：分别翻转上、下睑，用烧烫大头针尾，接触上、下泪小点，形成瘢痕后泪小点即被封闭。也可用电凝头对泪小点进行电凝或烧灼。烧灼后每日于局部涂抗菌药物眼膏或滴眼药水。

(2) 泪小管内电凝：在上、下泪小点局部浸润麻醉后，用泪小点扩张器扩大泪小点后，电凝器细针插进泪小管水平部 6 ～ 8 mm 处，通电后使泪小管内壁破坏，形成瘢痕后即可闭锁。

(3) 泪小管结扎术：结膜下及皮下浸润麻醉。距泪小点鼻侧 3 mm 处，用 5-0 丝线弯三角针自睑缘下 3 mm 处刺入，在结膜面穿出，并加以结扎。线结均打于皮肤侧，术后 10 d 左右可拆去缝线。

【术后处理】

1. 下泪小点重建术

(1) 泪小点狭窄切开术：术后每天冲洗泪道 1 次。2 周拔除细塑料管。

(2) 泪小点闭锁情况下的泪小点切开术：术后 2 ～ 3 d 每天用泪道探针扩大泪小点。并向水平部行泪道冲洗。如通畅，则在切口两侧进行两排点灼，使泪点成型。

2. 下泪小点外翻矫正术术后结膜囊涂抗菌药物眼药膏，敷眼垫，5 ～ 7 d 后拆除缝线。

3. 泪小点封闭术烧灼或电凝后每日于局部涂抗菌药物眼膏或滴眼药水，持续 5 ～ 7 d 。泪小管结扎术后 10 d 左右可拆去缝线。

【注意事项】

1. 伴有泪小管完全异常时，常规的下泪小点重建术无效，需做泪囊结膜囊吻合术。

2. 泪小点狭窄切开术进行烧灼时，灼点不能太靠近新切口，以免损伤泪小管。

3. 泪小点外翻矫正术中，制作泪小点后缘的结膜和睑板切口时，应将刀的角度呈 45° 角，以免损伤泪小点和泪小管。

4. 泪小点重建采用结膜面烧灼术时，不要距泪小点太远，以免牵拉力不够，也不要伤及泪小点和泪小管。

5. 由于泪小点封闭术是破坏性手术，应严格掌握手术适应证。

6. 泪小管内电凝若只单纯封闭泪小点开口，有时效果不确实可靠，痂皮脱落后泪小点又可能再通。

7. 泪小点各种手术后均应注意局部清洁，防止感染。必要时可全身使用抗菌药物。

四、泪囊鼻腔吻合术

【适应证】

慢性泪囊炎、泪囊黏液囊肿和单纯性鼻泪管阻塞患者符合以下情况者：

1. 泪小点与泪小管均正常，冲洗针头可触及泪囊窝骨壁。

2. 术前泪囊造影证实泪囊无明显缩小，或挤压泪囊区有大量黏脓性分泌物由泪点反流，间接表明泪囊体积不会缩小，便于术中吻合。

【禁忌证】

1. 泪囊急性炎症。

2. 泪囊造影显示泪囊甚小。

3. 伴有鼻息肉、严重鼻中隔偏曲、严重化脓性鼻旁窦炎、严重萎缩性鼻炎、鼻腔肿瘤等鼻腔疾病者。

4. 泪囊内占位性病变、泪囊结核、梅毒者。

5. 年老体弱，全身状况不允许施行泪囊鼻腔吻合术者。

【术前准备】

1. 对鼻部及鼻窦情况进行检查。

2. 挤压泪囊，观察分泌物的量。如过少，应做泪囊造影检查。

3. 术前滴用抗菌药物滴眼液。

【麻醉】

1. 中鼻道和鼻甲放置以 1% ～ 2% 丁卡因、1 ∶ 1 000 肾上腺素浸湿的棉片，并计棉片数目。

2. 局部浸润兼神经阻滞麻醉。进针时先沿皮肤切开线注射麻醉药，然后再在内眦韧带附近处注射，深达骨膜。

3. 做眶下、滑车下及筛前神经阻滞麻醉。

【操作方法及程序】

1. 皮肤切口。距内眦 3 ～ 5 mm 及内眦朝带上方 3 ～ 5 mm 开始，平行于眦前嵴做稍向颞侧的弧形皮肤切口，长 15 ～ 20 mm。分离皮下组织，直达泪前嵴鼻侧骨膜。于皮肤切口两侧缝牵拉缝线，牵开切口。

2. 于泪前嵴鼻侧 0.5 mm 沿泪前嵴切开并分离骨膜，范围上达内眦韧带，下达鼻泪管口，后达泪后嵴。

3. 将泪囊推向颞侧，用 11 号刀片或蚊式钳将薄的泪骨骨板捅破，造成一个小骨孔。用小咬骨钳将小骨孔的边缘咬掉，逐渐扩大骨孔。骨孔以泪嵴为中心，下达鼻泪管上端，上下为 15 ～ 20 mm，前后 1 ～ 15 mm。

4. 骨孔形成后，就可见鼻黏膜。从暴露的鼻黏膜中央稍偏鼻侧用刀片纵行切开鼻黏膜，上、下两端加横切口，使鼻黏膜的切口呈“工”字形，切开的鼻黏膜分成 前、后唇。

5. 从泪囊内侧壁纵行剪开泪囊壁，下方至鼻泪管口，上方至泪囊顶部，并在上方加一横切口，使泪囊壁也分为前、后唇。将泪道探针从泪点插入泪囊，证实泪囊 已全层剪开。

6. 将鼻黏膜和泪囊后唇相对间断缝合两针。

7. 以二针“8”字悬吊线缝合鼻黏膜、泪囊前唇和皮肤切口。进针方向：从鼻侧皮肤面进针，穿过泪囊前唇、鼻黏膜前唇和颞侧皮肤。

8. 加缝皮肤切口缝线。

9. 冲洗泪道，确定吻合口通畅。

10. 清洁伤口后以无菌纱布遮盖。

【术后处理】

1. 术后通常只敷眼垫。

2. 新霉素麻黄碱液滴鼻。

3. 隔日换药 1 次，并做泪道冲洗。以后每隔 1 ～ 2 d 冲洗 1 次，共冲洗 3 ～ 4 次。

4. 若有引流管，可在术后 3 ～ 4 d 拔除。

5. 术后 5 d 拆除皮肤线，1 周后拆除悬吊线。

【注意事项】

1. 制作骨孔

(1) 骨孔不能太大，以免造成鼻梁凹陷。骨孔一般上下径 15 mm，前后径 10 mm 最为适宜。

(2) 骨孔应包括鼻泪管的上端在内，过分靠下，会穿进上颌窦。

(3) 造骨孔咬除鼻骨时，切不可向内超过无名缝，否则伤及骨内的无名静脉造成不易止住的出血。

(4) 造骨孔时过分靠后或筛泡位置靠前，均容易伤及筛泡。如穿破筛泡，可用小锐刮匙把穿破处的黏膜刮除。

2. 防止撕破鼻黏膜咬骨前，应先把压碎的骨片取出，并向下推鼻黏膜使其离开骨面，同时用骨膜剥离器把泪囊压向颞侧。若不慎造成鼻黏膜穿破，小的穿破 不影响与泪囊吻合，可不处理。若破口大，应根据具体情况处理。

3. 止血泪囊和鼻黏膜前后页缝合后应仔细检查有无小渗血点，如果有应烧灼彻底止血，以免术后渗血凝固后阻塞吻合口。缝合皮肤前冲洗泪道，了解吻合口通畅情况，同时可将骨孔小血块冲走。

4. 泪囊穿破如不慎穿破，小破口可不必处理。较大的穿破口，应用细针线修补，或根据穿破位置，在做鼻黏膜瓣时，特意使之与泪囊瓣做相应的吻合。

5. 泪囊过小术中发现泪囊过小，可将泪囊做成前页，鼻黏膜亦做成一较大的前页与其缝合。骨孔内置引流管，术后留置 2 周。如泪囊已缩成条索，几乎无囊腔，则改做泪囊摘除或激光鼻泪管复通术。

6. 术后出血多见于术后 48 h 内。少量的一时性出血，可让患者安静休息，一般不做处理。较大量的出血可用浸泡有肾上腺素液及丁卡因的纱布条鼻内填塞止血，全身加用止血药。

7. 感染注意术前和术后用抗菌药物来冲洗泪囊及全身用抗菌药物，一般可避免术后感染。

8. 吻合口阻塞

(1) 术后 1 周吻合口阻塞往往只是鼻黏膜水肿所致，或继发出血形成凝血块阻塞。前者鼻部滴麻黄碱，后者用透明质酸酶或糜蛋白酶溶液冲洗，可促进凝血块吸收。

(2) 如术后 2 ～ 3 周后发生冲洗不通，常是由于肉芽增生阻塞所致，处理方法如下。

①探通及置入线束 (Veirs 法)。

②采取上法后仍有阻塞，或术后初期通畅，但过一段时间仅发生阻塞，可考虑再次手术。一般术后 2 ～ 3 个月可以再次手术，施行前最好请耳鼻喉科医师从中鼻 道检查吻合口情况。

③再手术时局部解剖关系发生改变，而且瘢痕导致组织标志不清楚，手术困难，可考虑行激光鼻泪管复通术。

五、泪囊摘除术

【适应证】

1. 确诊为慢性泪囊炎，但因高龄、全身病和鼻腔疾病，不适于做泪囊鼻腔吻合术者。

2. 急性泪囊炎发作后，遗留泪囊瘘管者。

3. 泪囊黏液囊肿或肿瘤。

4. 慢性泪囊炎引起化脓性角膜溃疡者。

5. 慢性泪囊炎患者的泪囊过小，估计术中无法进鼻腔泪囊吻合者。

6. 泪囊外伤破裂严重者。

【禁忌证】

无绝对禁忌证。

【术前准备】

术前应用抗菌药物溶液冲洗泪道 1 ～ 2 d 。

【麻醉】

1. 滑车下神经和眶下神经阻滞麻醉，注入麻药 1 ～ 1.5 ml。

2. 预定皮肤切口部位注射麻药 0.5 ml 行局部浸润麻醉。

3. 内眦韧带下方进针，沿前泪嵴向鼻泪管周围注射麻药 0.5 ml。

【操作方法及程序】

1. 皮肤切口。距内眦鼻侧 3 mm，从内眦韧带上方 2 ～ 3 mm 起，向下方顺皮纹切开皮肤，切口上半部垂直走向，其下半部呈弧形弯向颞侧，全长 12 ～ 15 mm，皮肤切口的走向大致与泪前嵴平行。

2. 分离皮下组织及肌层。将切口皮肤与皮下组织分离，顺次分离眼轮匝肌及浅泪筋膜。找出泪前嵴位置。是否需要剪断内眦韧带，按术者个人手术经验而定。

3. 分离泪囊。

(1) 沿泪前嵴在内眦韧带下剪开覆盖在泪囊表面的浅泪筋膜至鼻泪管上端 (浅泪筋膜与泪囊之间有蜂窝状组织)。

(2) 用骨膜分离器，在泪筋膜与泪囊外侧壁间轻轻地从鼻泪管上端至内眦韧带下缘，将泪筋膜与泪囊分开。

(3) 进行内眦韧带与泪囊外侧壁分离，到达泪后嵴后，将泪囊外侧壁与周围组织完全分离开。

(4) 从内眦韧带向下分离达鼻泪管入口处，将泪囊内侧壁与泪囊窝分开，深达泪后嵴。

(5) 将泪囊顶部完全与泪囊窝分离，并剪断泪小管。

4. 泪囊顶部完全游离后，用骨膜分离器伸入泪囊后方，贴近泪囊窝骨膜向鼻泪管方向分离，使泪囊充分游离，尤其鼻泪管上端。紧贴泪囊窝伸进鼻泪管骨管口处，将鼻泪管剪断。

5. 用棉球压在鼻泪管入口处充分止血，然后用刮匙搔刮鼻泪管口处残留的黏膜。检查摘出的泪囊是否完整，泪囊如有破损应将残留在泪囊窝的黏膜组织彻底切除干净。然后将少量 2.5% 碘酒涂布于泪囊窝及鼻泪管口。

6. 泪点扩张器扩大泪点后，泪小管刀伸进泪小管内，将泪小管全长切开，然后用刮匙将泪小管壁的上皮刮净。

7. 内眦韧带剪断者应缝合于原位。分层缝合肌肉、皮下组织和皮肤切口。在皮肤切口面放一个与皮肤切口等长的小棉纱布枕加压，消除摘出泪囊后遗留的无 效腔。

8. 结膜囊内涂抗菌药物眼膏，加压绷带包扎。

【术后处理】

1. 术后 24 ～ 48 h 常规换药，以后隔日 1 次。保留纱布枕至术后 5 d 。

2. 术后 7 d 可拆除皮肤缝线。

3. 可适当服用抗菌药物。

【注意事项】

1. 保护内眦血管注射麻醉药、做切口，特别是寻找泪前嵴时，容易损伤内眦血管。因此，寻找泪前嵴时应钝性分离，以免造成出血，影响操作。

2. 术中勿穿破眶隔在分离泪囊颞侧壁时，切勿过分向外分离和剪切，否则眶部脂肪会疝入泪囊窝。如已发生应该回纳脂肪组织缝合眶隔。

3. 泪囊穿破与残留切开时入刀过深或切开泪筋膜及分离泪囊时不顺着泪囊窝骨面，以及分离泪囊顶及外侧壁时，不注意分清组织界限，都易发生泪囊穿破以致摘除时残留部分泪囊。如残留泪囊组织和泪小管黏膜，会出现黏液脓性分泌物，需再次手术清除。

4. 肿瘤如为肿瘤应尽量多地切除鼻泪管，并做冷冻切片。如肿瘤为恶性，必须清除干净。

5. 创口对合不整齐将会造成眦角畸形，在发现此情况时，应即拆除缝线，重新缝合。

6. 术后溢脓术时不清除鼻泪管黏膜及破坏泪小管上皮，术后局部压迫不好，遗留的泪囊窝无效腔发生感染等均可能导致术后出现黏液脓性分泌物。需再手术清除创面内残留泪囊组织、鼻泪管黏膜或泪小管上皮。

第五节 结膜手术

一、翼状胬肉手术

【适应证】

1. 进行性翼状胬肉，其头部已侵入角膜 2 mm 以上者。

2. 静止性翼状胬肉部分或全部遮盖瞳孔，影响视力者。

3. 翼状胬肉妨碍眼球运动时。

4. 翼状胬肉妨碍角膜移植或白内障等内眼手术时。

【禁忌证】

1. 眼睑、结膜或角膜有急性炎症者。

2. 明显睑内翻者。

3. 急、慢性泪囊炎患者。

4. 眼前节活动性炎症者。

【术前准备】

1. 眼部滴抗菌药物眼药水 1 ～ 3 d 。

2. 检查凝血功能。

3. 向患者充分解释术后翼状胬肉复发及发生散光的可能。

4. 洗脸，清洁脸部。

【麻醉】

1. 表面麻醉。

2. 结膜下浸润麻醉。

【操作方法及程序】

1. 术眼常规消毒，铺无菌巾。

2. 根据胬肉情况选择手术类型：埋藏术、单纯切除术、联合手术等。

3. 埋藏术将胬肉头颈分离，头部用 7-0 丝线做褥式缝合，并转移至上或下穹隆结膜下缝合固定。

4. 单纯切除术将胬肉分离，剪除头颈部及体部结膜下增生组织。

5. 联合手术是在胬肉分离的基础上联合结膜移植、黏膜移植、角结膜干细胞移植、羊膜移植或角膜移植，以此处理术中暴露的巩膜或浑浊的角膜，防止结膜再 度增生。

6. 如有条件，手术最好在手术显微镜下进行。切除翼状胬肉的深度要适宜，清除病灶应彻底，切除胬肉的角膜表面尽量保持光滑，以便减少术后角膜散光及翼状胬肉复发。

7. 术毕滴用抗菌药物滴眼液，以无菌纱布遮盖。

【术后处理】

1. 术后第 2 天起每日换药。如有组织移植片，则隔日换药 1 次。

2. 眼部滴抗菌药物和糖皮质激素滴眼液，每日 3 次，持续 1 ～ 3 周。

3. 术后 5 d 拆除结膜缝线。

【注意事项】

1. 如有条件，术中局部应用 0.2% ～ 0.4% 丝裂霉素 C，术毕时和术后 1、2 周 时应用 β 射线照射手术区，可降低术后翼状胬肉复发率。

2. 翼状胬肉明显充血时，应暂缓手术，以防复发。

3. 翼状胬肉合并活动性沙眼者，应充分治疗沙眼后再进行手术，以防复发。

4. 术后翼状胬肉复发，不宜在短期内施行二次手术，以免加速胬肉发展。

二、结膜遮盖手术

【适应证】

1. 非手术治疗无效，而且接近穿孔的周边部角膜溃疡或角膜瘘，可行部分球结膜遮盖术。

2. 角膜缘伤口裂开，虹膜脱出，又无法直接缝合关闭伤口时，可行部分球结膜 遮盖术。

3. 大范围角膜溃疡治疗无效者，可考虑全球结膜遮盖者。

4. 眼球萎缩不愿意行眼球摘除，可考虑全球结膜遮盖术。

【禁忌证】

1. 角膜已经穿孔，并有组织缺损者。

2. 眼球无萎缩，仍有光感者；或角膜伤口小，其他手术仍有修复可能者。

【术前准备】

1. 应做必要的细菌、真菌刮片及培养，或活组织检查，尽可能明确病因诊断。

2. 滴用抗菌药物滴眼液。

3. 冲洗泪道。

4. 结膜囊冲洗。

【麻醉】

1. 表面麻醉。

2. 球后神经阻滞麻醉。

3. 球结膜下浸润麻醉。麻醉药液中可加入少许 1 ∶ 1 000 肾上腺素，以减少出血。

4. 必要时行眼轮匝肌阻滞麻醉。

【操作方法及程序】

1. 于角膜病变相邻角膜缘剪开球结膜，并在球结膜和球筋膜之间钝性分离。分离范围决定于覆盖角膜面的大小。要求结膜瓣比覆盖面积大 30%。

2. 清除创面残留的角膜上皮病变。

3. 边缘病损采用头巾式遮盖，中央病损采用桥式遮盖。结膜瓣边缘要大于病损 2 ～ 3 mm，以 10-0 缝线固定。缝合结束时，应将球结膜瓣平整覆盖于创面。

4. 术眼涂抗菌药物眼膏，双眼遮盖。

【术后处理】

1. 术后第 2 天起每日换药。

2. 换药后双眼涂抗菌药物眼膏，术眼绷带包扎 3 d。术后 7 d 拆除结膜瓣缝线。

3. 如术眼为角膜感染病变或于术后出现分泌物增多，则全身应用抗菌药物 5 ～ 7 d。

【注意事项】

1. 分离并用于遮盖的球结膜应不带球筋膜组织。

2. 如球结膜明显水肿时，则要求结覆盖的结膜面比创面大 50%。

3. 术后密切观察，注意有无分泌物增多，如有应注意有无感染发生，或原有感染是否未能控制，并及时处理。

第六节 眼外肌手术

一、直肌缩短术

【适应证】

用于加强直肌力量，矫正水平、垂直斜视。

【禁忌证】

同直肌后退术。

【术前准备】

同直肌后退术。

【麻醉】

同直肌后退术。

【操作方法及程序】

1. 铺无菌单、置开睑器和球结膜切口与直肌后退术相同。

2. 勾取及暴露肌肉方法同直肌后退术。

3. 用量规测量预计缩短的直肌长度。用 5-0 丝线或 6-0 尼龙线在拟缩短肌肉长度之后 1 mm 处，做套环缝线。

4. 于直肌缝线前剪断肌肉，再将肌肉两侧的套环缝线缝合于直肌原止端的巩膜处。

5. 缝合球结膜、术毕用药、包扎等与直肌后退术相同。

【术后处理】

与直肌后退术相同。

【注意事项】

1. 剪断直肌止端的残余肌肉时宜分次逐步剪除，不要采用一次性剪断的方法，以防误伤巩膜。

2. 缝合直肌新止端时，为了使其保持平坦而不形成弧形，可将缝线于肌肉断端中部反折穿过结扎。

3. 上、下直肌手术时要注意对眼睑正常位置的影响。

二、直肌后退术

【适应证】

减弱水平或垂直直肌，用于矫正水平或垂直斜视。

【禁忌证】

1. 怀疑调节性内斜视，验光戴镜不足 6 个月者。

2. 严重的心血管疾病患者。

3. 精神异常者。

4. 眼部有感染性病灶者。

【术前准备】

1. 眼部滴用抗菌药物滴眼液 2 ～ 3 d，每日 3 ～ 4 次。

2. 全身麻醉者术前禁食 6 h。

【麻醉】

1. 合作的儿童和成人。

(1) 表面麻醉。

(2) 球结膜下浸润麻醉。

2. 不合作的儿童行全身麻醉。

【操作方法及程序】

1. 铺无菌单，暴露双眼术野。置开睑器。

2. 结膜切口。可做平行于直肌止端的球结膜切口、近穹隆部球结膜切口、角膜缘球结膜梯形切口。

3. 暴露直肌止端，剪开少许肌间膜。用斜视钩勾取直肌，暴露巩膜及肌肉附着点。剪开肌间膜及节制韧带，游离肌肉。

4. 预置缝线。以 5-0 丝线或 6-0 尼龙线在直肌止端后 1 mm 做套环缝线，然后用剪刀分次剪断肌肉。

5. 用量规测量预计后退的距离，将肌腱断端的套环缝线缝于新止端巩膜处。

6. 缝合球结膜。间断或连续缝合，或不缝合。

7. 涂抗菌药物眼膏后遮盖双眼。

【术后处理】

1. 术后可能有恶心、呕吐，应安静卧床休息。

2. 术后第 2 天换药，并去除纱布包扎。必要时延长包扎时间。

3. 术后 5 ～ 6 d 拆除球结膜缝线，滴用抗菌药物和糖皮质激素滴眼液 2 ～ 3 周。

4. 术后进行眼部常规检查，特别要观察眼位及眼球运动情况，并做记录。

【注意事项】

1. 暴露直肌止端后，分离肌间膜及节制韧带要适度，以免术后广泛粘连。

2 剪断肌肉时不要采用一次性剪断的方法，以防误伤巩膜。

3 缝合直肌新止端时，要使缝针与巩膜平行，避免穿透球壁，以看见缝针在巩膜内走行为宜。

4. 术中保护角膜。

5. 注意术中、术后的眼心反射，手术操作要轻巧，预防出现严重的眼心反射。

6. 退后上、下直肌时，要注意与周围组织恰当分离，以避免影响眼睑正常位置。下直肌尤应注意。

三、眼外肌移位术

【适应证】

同眼外肌联结术。

【禁忌证】

眼球后退综合征。

【术前准备】同眼外肌联结术。

【麻醉】

同眼外肌联结术。

【操作方法及程序】

1. 如选用分期手术，可在 I 期手术时先将麻痹肌的拮抗肌行退后术，II 期行肌肉移位术。如选同期手术，可由肌肉移位术后，对其拮抗肌注射类肉毒素，以减弱其力量。

2. 根据移至的位置选择切口。如上、下直肌移至外直肌处，可选择颞侧角膜缘外 8 mm 180° 弧形切口。如上、下直肌移至内直肌处，可选择鼻侧角膜缘外 8 mm 180° 弧形切口。

3. 勾取拟移至的健康肌肉。若移至于水平直肌处，则将上下直肌近水平直肌端的 1/2 肌肉做套环缝线并切断，将此二直肌移到麻痹肌附着点附近，打活结。

4. 麻痹肌缩短。勾全麻痹肌，缩短后观察眼位情况，眼位不理想者可调整缩短量。

5. 术中观察眼位和眼球运动效果，满意后结扎缝线。

6. 缝合球结膜。

7. 滴用抗菌药物和糖皮质激素滴眼液及眼膏。

【术后处理】

同眼外肌联结术。

【注意事项】

1. 应分次手术。

2. 水平斜视矫正后避免垂直斜视的产生。

3. 注意眼压变化。

四、眼外肌联结术

【适应证】

直肌麻痹眼球运动不过中线者，或外伤等原因造成直肌断离、滑脱，无法重新找到者。

【禁忌证】

眼球后退综合征。

【术前准备】

1. 眼部滴用抗菌药物滴眼液 2 ～ 3 d，每日 3 ～ 4 次。

2. 全身麻醉者术前禁食 6 h。

【麻醉】

1. 表面麻醉。

2. 球结膜下浸润麻醉。

3. 不合作者行全身麻醉。

【操作方法及程序】

1. 结膜切口。可选择角膜缘梯形切口或跨肌肉弧形切口。

2. 勾取肌肉。将麻痹肌勾全，在肌肉附着点后 4 ～ 5 mm 处将其平均分开，长 10 mm，另将麻痹肌相邻的两条直肌以同样方法分开。

3. 预置结扎线。可用 1-0 号丝线穿过已分开的 1/2 麻痹肌与相邻的 1/2 健康肌肉，打活结。

4. 术中观察眼位、眼球运动，调整满意后结扎缝线。

5. 缝合球结膜。

6. 滴抗菌药物和糖皮质激素滴眼液和眼膏。

【术后处理】

1. 术后第 2 天起每日换药 1 次。

2. 术后 5 ～ 6 d 拆除球结膜缝线，滴用抗菌药物和糖皮质激素滴眼液 2 ～ 3 周。

3. 术后记录眼位变化。

【注意事项】

1. 结扎肌肉不能过紧避免影响血液供应，以防眼前节缺血。

2. 注意眼压变化。

五、下斜肌减弱术

【适应证】

任何原因所致的原发性或继发性下斜肌功能亢进。

【禁忌证】

诊断不明确时不要盲目手术。

【术前准备】

1. 检查9个诊断眼位，包括水平和垂直斜视度。如用同视机检查，还同时检查旋转偏斜度、眼的融合能力和立体视觉功能。结合眼球运动功能检查，确定是否存在下斜肌功能亢进。

2. 眼部滴用抗菌药物滴眼液2～3 d，每日3～4次。

3. 冲洗泪道。

4. 全身麻醉者术前禁食6 h。

【麻醉】

1. 表面麻醉。

2. 球结膜下浸润麻醉。

3. 不合作者行全身麻醉。

【操作方法及程序】

以下斜肌切断术为例。

1. 结膜切口。颞下近穹隆部球结膜切口。

2. 直视下勾取下斜肌。

3. 用两把止血钳分别夹住下斜肌远近两端，剪断下斜肌或剪除部分肌肉（下斜肌部分切除术），烧灼止血。

4. 放松止血钳，使下斜肌断端沿原走行方向回复，缝合球结膜。

5. 涂抗菌药物眼膏后遮盖双眼。

【术后处理】

1. 术后第2天起每日换药1次。

2. 术后5～6 d拆除球结膜缝线，滴用抗菌药物和糖皮质激素滴眼液2～3周。

3. 术后记录眼位变化。上斜肌麻痹术后仍残留垂直斜视时，如垂直斜度＞10△时，可于4～6周后设计二次手术。当垂直斜度＜10△时，可用三棱镜矫正。

【注意事项】

1. 避免破坏后筋膜引起脂肪脱出。脂肪脱出是产生术后粘连综合征的主要原因。

2. 注意下斜肌是否勾全。

3. 注意术中止血。

六、下斜肌转位术

【适应证】

主要适用于双眼垂直性分离性眼位偏斜，并伴有下斜肌功能亢进者。

【禁忌证】

无特殊禁忌。

【术前准备】

1. 眼部滴用抗菌药物滴眼液2～3 d，每日3～4次。

2. 全身麻醉者术前禁食6 h。

【麻醉】

1. 表面麻醉。

2. 球结膜下浸润麻醉。

3. 不合作者行全身麻醉。

【操作方法及程序】

1. 切口、下斜肌勾取同前下斜肌减弱术。

2. 于勾取的下斜肌远端做肌肉套环缝线，缝线颞侧端剪断肌肉，将下斜肌近端固定于下直肌止端颞侧旁。

3. 缝合球结膜。

4. 眼部滴用抗菌药物眼药水和眼膏，术后包扎双眼。

【术后处理】

1. 术后第 2 天起每日换药 1 次。

2. 术后 5 ～ 6 d 拆除球结膜缝线，滴用抗菌药物和糖皮质激素滴眼液 2 ～ 3 周。

【注意事项】

同下斜肌减弱术。

七、上斜肌减弱术

【适应证】

各种原因所致上斜肌功能亢进。异常视网膜对应或正常视网膜对应，同时存在内旋偏斜者。

【禁忌证】

正常视网膜对应，有立体视功能且不存在内旋偏斜者。

【术前准备】

1. 眼部滴用抗菌药物滴眼液 2 ～ 3 d，每日 3 ～ 4 次。

2. 全身麻醉者术前禁食 6 h。

【麻醉】

1. 表面麻醉。

2. 球结膜下浸润麻醉。

3. 不合作者行全身麻醉。

【操作方法及程序】

1. 上直肌颞侧或鼻侧结膜切口。

2. 勾取上直肌，适度向下牵拉眼球充分暴露手术野。在上直肌鼻侧直视下勾取上斜肌反转肌腱。

3. 切断肌腱。勾出上斜肌后用手触及滑车部位，牵拉肌腱可感觉滑车部有条 索状组织上弹。切除部分反转肌腱或行肌腱延长。

4. 局部麻醉下可观察眼球运动，判断上斜肌功能是否减弱。

5. 缝合球结膜。

6. 滴用抗菌药物和糖皮质激素滴眼液及眼膏，包扎双眼。

【术后处理】

1. 术后第 2 天起每日换药 1 次。

2. 术后 5 ～ 6 d 拆除球结膜缝线，滴用抗菌药物和糖皮质激素滴眼液 2 ～ 3 周。

【注意事项】

1. 须确认上斜肌位置。

2. 避免损伤周围组织及眶脂肪脱出。

第七节 角膜移植手术

一、板层角膜移植手术

【适应证】

1. 浅层角膜病变，包括瘢痕、营养不良、变性、肿瘤。

2. 角膜病变虽已累及角膜全层组织，但为了改善植床条件，以备进行穿透性角膜移植术，而先行板层角膜移植术。

【禁忌证】

1. 同穿透性角膜移植术。

2. 粘连性角膜白斑。

3. 角膜深层活动性病变，估计不能剖切干净病变组织者。

【术前准备】

同穿透性角膜移植术，但术前不需要静滴甘露醇。

【麻醉】

同穿透性角膜移植术。

【操作方法及程序】

1. 术眼常规消毒，铺无菌巾。

2. 术眼用显微开睑器或上下眼睑缝线开睑。

3. 术眼缝上、下直肌固定眼球，使角膜位于睑裂中央。

4. 制作角膜植片。

(1) 以抗菌药物和抗真菌药物溶液冲洗供体眼球。

(2) 依角膜病变深度决定植片厚度。一般环钻 1/4 ～ 3/4 角膜厚度以后，进行板层分离，做好的植片备用。

5. 环钻受体角膜，去除病变组织，植床深度与供体角膜的厚度相同，但以能切除病变或浑浊的角膜组织为度。

6. 以 10-0 尼龙线间断或连续缝合角膜移植片于植床。

7. 冲洗去除层间积血和异物。

8. 术毕结膜下注射抗菌药物和糖皮质激素溶液。滴用抗菌药物滴眼液及眼膏，以无菌纱布双眼遮盖。

【术后处理】

1. 术后第 2 天起每日换药。涂抗菌药物和糖皮质激素眼膏，包扎术眼至移植片上皮化为度。

2. 眼部去除包扎后，滴用抗菌药物和糖皮质激素滴眼液，每日 4 次，持续 3 ～ 4 周。

3. 术后 2 周可加用 1% 环孢素滴眼液，每日 2 次。

4. 术后口服糖皮质激素，用药时间与剂量应根据原发病变和板层移植片的大小而酌情掌握。

5. 术后 3 ～ 6 个月可拆除角膜缝线。如有新生血管长入或缝线松脱可提前拆线。

【注意事项】

1. 术前应与患者和 (或) 家属进行病情解释，恰当地解释术后效果。

2. 术后应密切注意是否发生角膜植片的免疫排斥反应等并发症。

二、穿透性角膜移植手术

【适应证】

1. 角膜浑浊。

2. 圆锥角膜。

3. 角膜变性和营养不良。

4. 角膜内皮功能失代偿。

5. 角膜严重的化脓性感染。

【禁忌证】

1. 眼睑、结膜、泪囊和眼内活动性炎症者。

2. 中、重度眼干燥症患者。

3. 眼压控制不满意的青光眼患者。

4. 严重弱视或视网膜、视神经病变，导致术后难于改善视功能者。

5. 眼内恶性肿瘤者。

6. 全身严重疾病不能耐受手术者。

【术前准备】

1. 术前眼部滴抗菌药物滴眼液 2 ～ 3 d。有条件时应做结膜囊细菌培养。

2. 术前 1 d 冲洗术眼、泪道。

3. 术前滴用毛果芸香碱滴眼液缩小瞳孔。

4. 根据需要术前静脉滴注甘露醇降低眼压。

【麻醉】

1. 表面麻醉。

2. 眼轮匝肌阻滞麻醉。

3. 球后阻滞麻醉或球周浸润麻醉。

4. 特殊情况下全身麻醉。

【操作方法及程序】

1. 术眼常规消毒，铺无菌巾。

2. 术眼用显微开睑器或上下眼睑缝线开睑。

3. 术眼缝上、下直肌固定眼球，使角膜位于睑裂中央。

4. 制作角膜植片。

(1) 以抗菌药物和抗真菌药物溶液冲洗供体眼球。

(2) 环钻垂直于角膜表面，向下轻压，切开部分角膜，尖刀刺开切口，避免伤及虹膜，继以剪刀沿环钻的切口切开剪下角膜。

(3) 将角膜植片置于器皿内备用，角膜内皮面向上，滴黏弹剂保护内皮，植片应大于植孔 0.25 ～ 0.5 mm。

5. 制作术眼角膜植孔。

(1) 环钻方法与角膜植片制作相同。

(2) 植孔中心力求位于瞳孔中心。

6. 缝合植片。前房内注入黏弹剂。将角膜植片移至植床，以 10-0 尼龙线间断或连续缝合固定角膜植片，缝合深度应达角膜厚度的 3/4。

7. 重建前房。从角膜伤口缝线间隙将针头伸入并冲洗前房，并注入平衡盐水 (BSS) 或消毒空气，确定形成前房，防止虹膜前粘连的发生。

8. 拆除预置的上下直肌缝线。

9. 术毕结膜下注射抗菌药物和糖皮质激素滴眼液，滴用抗菌药物滴眼液及眼膏，以无菌纱布双眼遮盖。

【术后处理】

1. 术后第 2 天起每日换药，直至角膜植片上皮化后，可解除眼部遮盖。

2. 眼部滴抗菌药物和糖皮质激素滴眼液，每日 4 次，持续 3 ～ 4 周。

3. 术后 2 周可加用 1% 环孢素滴眼液，每日 2 次。

4. 术后 4 周时如无炎症和免疫排斥现象，可停用糖皮质激素滴眼液。

5. 对植床有新生血管等排斥反应高危患者，术后口服泼尼松，持续 3 个月左右。

6. 一般术后 6 ～ 8 个月可拆除角膜缝线。如为圆锥角膜应延长至术后 1 年，婴幼儿及血管化的角膜可适当考虑提前拆线。

【注意事项】

1. 术前应与患者和或家属进行病情解释，恰当地解释术后效果。

2. 角膜穿孔患者术前不予洗眼，既不缩瞳也不散瞳，切忌对患眼加压。

3. 角膜移植术联合白内障摘出术的术前用托吡卡胺散瞳。

4. 缝合时角膜植片时应从角膜植片侧进针，距切缘 1 ～ 1.5 mm，从相对应的植床出针，距切缘 1.5 ～ 2 mm。缝针方向必须经过瞳孔中央，这样才能使缝线呈现均匀的“放射状”。缝线不宜过紧或过松。

5. 术中可能发生脉络膜下腔驱逐性出血等严重并发症，应注意预防和观察。

6. 术后应密切注意是否发生角膜植片的免疫排斥反应等并发症。

7. 术后密切观察眼压。

第八节 白内障手术

一、白内障超声乳化吸除术

【适应证】

各种类型的白内障患者，视力下降已影响日常生活和工作时。

【禁忌证】

1. 晶状体全脱位或大部分脱位者。
2. 老年性白内障有棕黑色硬核者。
3. 白内障伴有角膜内皮细胞严重变性、角膜内皮细胞数明显减少者。
4. 眼部活动性炎症者。
5. 前房极浅者。
6. 角膜浑浊者。
7. 有器官移植史，如角膜移植、肾移植等，以及有出血倾向者。
8. 眼球先天发育异常，以及所有严重影响手术操作的其他情况。

【术前准备】

同白内障囊外摘出术。

【麻醉】

1. 表面麻醉，对于合作的患者在表面麻醉下即可完成手术。
2. 球后阻滞麻醉或球周麻醉。

【操作方法及程序】

1. 以显微开睑器或缝线开睑。
2. 可做上直肌牵引缝线，使眼球固定以及随时调整眼球位置。也可不做上直肌牵引线。
3. 做以穹隆为基底的角膜缘结膜切口。
4. 距角膜缘后 2 ～ 3 mm 处做平行于角膜缘巩膜板层切开，深度约为 1/2 巩膜厚度。
5. 用巩膜隧道刀自切口向角膜缘方向潜行分离，直至透明角膜，做巩膜隧道。
6. 于 3 点钟位角膜缘穿刺前房，以供左手持器械进入前房操作。
7. 用三角刀经巩膜隧道越过角膜缘倾斜进入前房，使内切口上缘呈活瓣状，以便保持前房。
8. 向前房内注入黏弹剂，以连续环行撕囊法截晶状体前囊，大小为 5 mm 左右。
9. 以注水针头自前囊膜下注入平衡盐水，进行囊下水分离术，使囊膜与囊膜下皮质分离。并进行层间水分离术，使晶状体核从包绕的皮质中充分游离。
10. 将超声乳化头从巩膜隧道切口伸入前房内，以表面蚀刻、原位碎核技术、刻槽分块清除、拦截劈核、乳化 - 劈裂等技术，将晶状体核粉碎吸除。
11. 换灌吸手柄，吸除晶状体皮质。
12. 前房及晶状体囊袋内注入黏弹剂，植入人工晶状体。如植入折叠式人工晶状体，一般无须扩大角巩膜切口。如植入硬性人工晶状体，则需扩大角膜膜切口。

13. 从前房内吸除黏弹剂。

14. 检查角巩膜伤口是否渗漏。通常巩膜隧道伤口无须缝合。但是如有渗漏存在，则应缝合。

15. 结膜下注射抗菌药物及糖皮质激素，涂抗菌药物眼膏后遮盖。

【术后处理】

同白内障囊外摘出术。

【注意事项】

1. 长期服用阿司匹林者，术前至少停药 10 d。

2. 对于虹膜后粘连者或其他原因不能散大瞳孔者，可在术中应用显微虹膜拉钩扩大瞳孔，便于操作。

3. 做巩膜隧道切口时，除了做平行于角膜缘巩膜板层切开外，还可做反眉状切口，有可能减少术后的角膜散光程度。

4. 除了巩膜隧道切口外，还可选择透明角膜切口。

5. 术者在晶状核超声乳化时，应了解手术过程中不同的阶段需要调节的参数，注意运用好超声能量、负压和流速，根据自己的经验尽量快速、安全地完成晶状体核的乳化吸除过程。

6. 患者需注意休息，防止术眼受到碰撞。避免剧烈咳嗽。

二、白内障囊外摘出术

【适应证】

各种类型的白内障患者。

【禁忌证】

1. 晶状体全脱位者。晶状体半脱位者为相对禁忌证。

2. 后发性白内障。

3. 活动性葡萄膜炎合并白内障。

4. 眼部炎症患者。

5. 伴晶状体溶解性青光眼、晶状体蛋白过敏性青光眼的白内障。

6. 假性晶状体囊膜剥脱征为相对禁忌证。

【术前准备】

1. 检查视功能。

(1) 未成熟期白内障：远近未矫正视力、矫正视力，有条件时检查潜在视力。

(2) 成熟期白内障：检查光感、光定位和色觉。

2. 测量眼压，了解是否合并青光眼。

3. 检查角膜、角膜曲率。

4. 怀疑有角膜内皮病变者，如曾做过内眼手术患者、角膜变性者、年龄大的患者等，应进行角膜内皮显微镜检查。

5. 应用裂隙灯检查眼前节，特别了解晶状体浑浊程度。

6. 尽可能了解眼后节的情况，以便判断术后恢复情况。例如应用三面镜或间 接检眼镜检查眼底，进行眼超声检查了解玻璃体、视网膜情况。如果怀疑视网膜，特别是黄斑部病变，可做视网膜电图检查。如果怀疑视路病患，应进行视觉诱发电位检查。

7. A 型超声测量眼轴长度。

8. 测算拟植入的人工晶状体屈光度。

9. 了解全身情况，除外影响手术的一些严重疾病。高血压患者应使用药物控制血压后再手术。糖尿病患者在术前应将血糖控制在 8 mmol/L 以下后进行手术较为安全。

10. 术前应向患者和家属说明手术目的，可能出现的问题。并恰当地解释预后，以取得理解和合作。

11. 应冲洗泪道、结膜囊。

12. 滴用抗菌药物滴眼液 2 ～ 3 d，每日 3 ～ 4 次。如时间不够，至少术前 6 h 滴用抗菌药物滴眼液，每半小时 1 次。

13. 术前尽量散大瞳孔。

【麻醉】

1. 表面麻醉。

2. 球后阻滞麻醉或球周麻醉。

3. 眼轮匝肌阻滞麻醉。

4. 必要时全身麻醉，如儿童手术时。

【操作方法及程序】

1. 以显微开睑器或缝线开睑。

2. 做上直肌牵引缝线，以便固定眼球和随时调整眼球位置。

3. 做以穹隆部为基底的角膜缘球结膜切口。

4. 沿上方角巩膜缘做深约 1/2 或 3/4 巩膜深度的角巩膜缘切口，长 8 ～ 10 mm。在 12 点钟方位用尖刀切穿角巩膜切口达前房。

5. 将截囊针伸入角巩膜切口进入前房，采用开罐式截囊法或连续环形撕囊法撕去晶状体前囊膜。

6. 以角膜剪自截囊切口插入，扩大角巩膜缘切口，根据晶状体核的大小，决定切口的长度。

7. 娩出晶状体核。常用双手持器械娩核技术比较安全，而且操作方便。或采用晶状体核圈套器取核。

8.10-0 尼龙线缝合角膜缘伤口，以便清除皮质时维持前房。

9. 清除皮质，应用双管注吸针或自动注吸器清除晶状体皮质。

10. 拆除部分角巩膜缝线，植入人工晶状体。

11. 完成角巩膜伤口缝合，并恢复前房的正常深度。

12. 处理结膜伤口。将结膜瓣向下拉，遮盖角膜缘伤口，必要时予以烧灼或缝合。

13. 结膜下注射抗菌药物和糖皮质激素，涂抗菌药物眼膏后遮盖。

【术后处理】

1. 术后第 2 天换药，并检查视力。

2. 术后滴抗菌药物和糖皮质激素滴眼液，每日 3 ～ 4 次，持续 2 ～ 3 周。

3. 滴用短效散瞳药活动瞳孔。

4. 观察眼压，如升高可给予适当的降眼压药物。

【注意事项】

1. 长期服用阿司匹林者，术前至少停药 10 d。

2. 开睑时及术中不要压迫眼球。

3. 截囊应在高倍放大的手术显微镜下进行，并保持前房。截囊针避免损伤角膜内皮和虹膜，截囊时不要压迫晶状体。

4. 角巩膜缘切口长度要与核的大小相适应，宁大勿小，以便于晶状体核顺利娩出。核娩出前应充分将核与皮质分离。用加压法时，核娩出的力量主要通过玻璃体传递，故力量要缓慢，逐渐加压，不能对角膜施压过度。

5. 冲吸皮质时前房要保持一定深度，以免损伤角膜内皮，且有利于晶状体皮质剥离。瞳孔要保持充分散大，灌吸头避免触及虹膜以防瞳孔收缩。抽吸皮质时 应在周边部分，即瞳孔缘之下吸住皮质，然后向中心部位轻移，到前房中央吸入。抽吸时避免吸孔吸着前囊边缘或后囊，一旦发现立即停止吸引，单用灌注即可松解。抽吸动作保持轻巧，防止后囊破裂和玻璃体脱出。

6. 注意休息，防止术眼受到碰撞。避免剧烈咳嗽。

7. 注意有无并发症，特别是眼内炎等严重并发症，并及时处理。

三、小切口非超声乳化白内障摘出术

【适应证】

同白内障超声乳化吸除术。

【禁忌证】

1. 晶状体全脱位者。

2. 白内障伴有角膜内皮细胞严重变性、角膜内皮细胞数明显减少者。

3. 眼部活动性炎症者。

4. 虹膜后粘连者或其他原因不能散大瞳孔者。

【术前准备】

1. 同标准的白内障囊外摘出术。

2. 术前 1 h 滴用散瞳药充分散大瞳孔。

【麻醉】

1. 表面麻醉，对于合作的患者可单独在表面麻醉下完成手术。

2. 球后阻滞麻醉或球周麻醉。

【操作方法及程序】

1. 以显微开睑器或缝线开睑。

2. 可做上直肌牵引缝线。

3. 做以穹隆为基底的角膜缘结膜切口。

4. 于角膜缘后做长 6 ～ 8 mm 的反眉状或平行于角膜缘巩膜板层切开，距角膜缘最近处为 2 mm，深度约为 1/2 巩膜厚度。

5. 用巩膜隧道刀自切口向角膜缘方向潜行分离，直至透明角膜 2 mm 处，做巩膜隧道。隧道的宽度一般为 10 点钟至 2 点钟位。

6. 用三角刀经巩膜隧道越过角膜缘倾斜进入前房，使内切口上缘呈活瓣状，以便保持前房和伤口自闭。

7. 于晶状体上方以开信封式截晶状体前囊膜。

8. 以注水针头自前囊膜下注入平衡盐水，应用水分离和水分层技术使晶状体核从包绕的皮质中充分游离。并将晶状体核游离到前房内。

9. 在晶状核与角膜内壁之间注入黏弹剂，以便保护角膜内皮层。

10. 在晶状体核上极与晶状体后囊膜之间注入黏弹剂，以便将附装在 5 ml 注射器上的注水晶状体圈插入其间，而不伤及晶状体后囊膜。

11. 一边将晶状体圈继续在晶状体核后面前移，一面不断地缓慢地注水，这样可使晶状体后囊膜不与晶状体圈相接触。

12. 待晶状体圈前移至晶状体核下极时，可将巩膜隧道中的晶状体圈的持柄部分轻轻下压，以便让巩膜隧道开放。通过晶状体圈注水所产生的静水压，使晶状体核缓慢地向巩膜隧道中滑动。晶状体圈也随之缓慢退出。一旦晶状体核完全滑入巩膜隧道，就用晶状体圈将其套出眼外。

13. 通过灌吸法将晶状体皮质吸除。

14. 前房及晶状体囊袋内注入黏弹剂，植入折叠式人工晶状体。

15. 从前房内吸除黏弹剂。

16. 检查角巩膜伤口是否渗漏。通常巩膜隧道伤口无须缝合。但是如有渗漏存在，则应缝合。

17. 在结膜伤口的两侧角各缝一针。

18. 结膜下注射抗菌药物及糖皮质激素，涂抗菌药物眼膏后遮盖。

【术后处理】

1. 术后第 2 天换药，并检查视力。

2. 术后滴抗菌药物和糖皮质激素滴眼液，每日 3 ～ 4 次，持续 2 ～ 3 周。

【注意事项】

1. 长期服用阿司匹林者，术前至少停药 10 d。

2. 除了应用晶状圈娩出晶状体核之外，还可应用“鱼钩样”针头娩出晶状体核。

3. 对于较大核，可先进行碎核后再取出。

4. 术中可加灌注前房的“前房维持器”，不断地向前房内灌注平衡盐水，保持令前房内为“正压”状态，可使手术更为安全。

5. 如果术中无法松动晶状核和娩出晶状体，可改为标准的白内障囊外摘出术。

6. 患者术后需注意休息，防止术眼受到碰撞。避免剧烈咳嗽。

四、白内障针吸术

【适应证】

1. 先天性白内障。

2. 成人皮质性白内障。

3. 无硬核的外伤性白内障。

4. 晶状体手术皮质残留。

【禁忌证】

带有硬核的各类白内障

【术前准备】

同白内障囊外摘出术。

【麻醉】

同白内障囊外摘出术。

【操作方法及程序】

1. 按常规消毒铺巾。

2. 有齿镊固定眼球，在固定镊对侧近角膜缘处用小刺囊刀刺入前房，刀尖继续前进至晶状体表面，划开前囊。退刀时用刀刃扩大角膜切口，以便注吸针头伸入前房。

3. 抽吸皮质，可选用同轴注吸针头，连接平衡盐溶液 (BSS)。将针头伸入前房时斜面向下，以免顶住虹膜。当针尖到达瞳孔区后即将斜面转向上或侧面，针孔对向晶状体皮质，反复抽吸皮质，包括周边部的皮质，直至前房清晰为止。

4. 术毕滴用阿托品眼液散瞳，单眼遮盖。

【术后处理】

同白内障囊外摘出术。

【注意事项】

1. 抽吸晶状体皮质要尽量彻底，皮质抽吸得越干净，术后发生晶状体后囊浑浊的机会就越少。

2. 用双管抽吸针头时由于多次装取注射器，晶状体后囊膜破裂的机会增多。

3. 术中固定抽吸针头，避免在前房中大幅度移动至关重要。

五、人工晶状体植入术

【适应证】

1. 白内障摘出术后 I 期植入。

(1) 成人单侧白内障摘出术后。

(2) 成人双侧白内障摘出术后。

(3)3 岁以上的幼儿及儿童白内障摘出术后。

2. 无晶状体眼的 II 期植入。

【禁忌证】

1. 虹膜红变者。

2. 眼内肿瘤患者。

3. 活动性葡萄膜炎患者。

【术前准备】

1. 同白内障囊外摘出术。

2. 根据角膜曲率、眼轴等资料，确定选择的人工晶状体屈光度。

【麻醉】

同白内障囊外摘出术。

【操作方法及程序】

1. 完成白内障囊外摘出术、超声乳化吸除术或小切口非超声乳化吸除术后，如晶状体后囊膜完整，可选择植入后房型人工晶状体。一般尽量选择囊袋内植入。如果晶状体后囊膜不完整，可选择睫状沟植入。

2. 向晶状体囊袋内注入黏弹剂，并形成前房，使植入人工晶状体时有足够的操作空间。

3. 植入硬性人工晶状体。

(1) 先植入人工晶状体下襻：用人工晶状体镊夹住人工晶状体，将其下襻送往晶状体囊袋内下方，当人工晶状体光学面位于前房内或囊袋内。松开人工晶状体镊。此时仅人工晶状体上襻在角巩膜切口之外。

(2) 植入人工晶状体上襻：用镊子夹住人工晶状体上襻，往下方推移。当上襻与光学部相连接处及大部分上襻进行晶状体囊袋后松开镊子，使上襻进入晶状体囊袋内。

(3) 将人工晶状体襻旋转至水平位。

4. 植入折叠式人工晶状体。可用特制的折叠镊或注入器，将软性人工晶状体植入到晶状体囊袋内。

5. 植入前房型人工晶状体。

(1) 用人工晶状体镊夹持前房型人工晶状体的上襻，通过角巩膜切口将下襻送入下方前房角处。

(2) 用镊子提起角巩膜缘切口的后唇，将人工晶状体上襻送入上方前房角。

(3) 调整人工晶状体位置，使支撑点都位于前房角，瞳孔呈圆形，位置居中。

6. 人工晶状体缝线固定术。

(1) 不做巩膜瓣的直接缝线固定法：用于术中发现一襻固定不确切时，作为补充固定方式而使用。以双针缝线穿过人工晶状体襻膝部线孔，然后以针从内向外通过睫状沟，从巩膜表面出针，两针相距 1 ～ 2 mm，然后采用边收线边植入晶状体 的方法，将人工晶状体植入到后房，结扎两缝线，并将线结转入组织内埋藏。

(2) 做巩膜瓣由内向外缝线固定法：先在预定固定的位置上做两个三角形巩膜瓣，然后以双长针线，由内向外穿通睫状沟，自巩膜瓣底部出针。同样在对侧做好 预置缝线，形成两个线套。以环套形式分别将人工晶状体两襻系紧。然后边收线，边植入人工晶状体，当人工晶状体位置调整后，结扎缝线。最后将巩膜瓣复位缝合。

(3) 长针由内向外缝线固定法：做好小三角形巩膜瓣后，以长针从一侧自外向内穿过睫状沟部位，进针点应在睫状沟相对应的巩膜板层表面。对侧则以锐针头由外向内穿过睫状沟，然后将长针插入针头内，长针被引导通过对侧睫状沟。以切口将眼内的缝线勾出。从中间剪断缝线，每一端穿过人工晶状体襻膝部线孔后结扎。然后以边收线边植入的方法，将人工晶状体植入，固定到睫状沟。

7. 灌吸前房内的黏弹剂。

8. 结膜伤口一般可不需缝合。

9. 结膜下注射抗菌药物及糖皮质激素，涂抗菌药物眼膏后遮盖。

【术后处理】

1. 同白内障囊外摘出术。

2. 观察人工晶状体的位置，如不正，应及时调整。

【注意事项】

1. 根据不同的人工晶状体，决定角巩膜切口的大小。

2. 植入人工晶状体时不能损伤角膜内皮。

3. 尽量减少对眼内组织的搅动，故应用足量黏弹性物质是必要的，特别对后囊不完整有玻璃体溢出倾向者。

4. 前房型人工晶状体构形与后房型人工晶状体差别较大，植入方法略有不同。植入下襻时要确证抵在前房角处，避免虹膜根部被挤压。必要时可借助滑板 技术将人工晶状体植入，以避免虹膜受到损伤。

5. 前房型人工晶状体调整位置时，切忌使晶状体襻沿前房角滑旋，应以调位钩将襻拉 (推) 离前房角后移位，每一次位移不要过大。

六、白内障囊内摘出术

【适应证】

1. 对于半脱位或脱位的白内障，为首选术式。

2. 成熟及过熟期老年性白内障，在无显微镜手术条件时采用。

【禁忌证】

1. 计划植入后房型人工晶状体者。

2. 先天性或青年性白内障。

3. 合并青光眼者。

【术前准备】

1. 检查视功能

(1) 未成熟期白内障：远近未矫正视力、矫正视力，有条件时检查潜在视力。

(2) 成熟期白内障：检查光感、光定位和色觉。

2. 测量眼压，了解是否合并青光眼。

3. 检查角膜。

4. 应用裂隙灯检查眼前节，特别了解晶状体浑浊程度。

5. 尽可能了解眼后节的情况，以便判断术后恢复情况。例如应用三面镜或间接检眼镜检查眼底，进行眼超声检查了解玻璃体、视网膜情况。如果怀疑视网膜，特别是黄斑部病变，可做视网膜电图检查。如果怀疑视路病患，应进行视觉诱发电位检查。

6. 了解全身情况，除外影响手术的一些严重疾病。高血压患者应使用药物控制血压后再手术。糖尿病患者在术前应将血糖控制在 8 mmol/L 以下后进行手术 较为安全。

7. 术前应向患者和家属说明手术目的，可能出现的问题。并恰当地解释预后，以取得理解和合作。

8. 应冲洗泪道、结膜囊。

9. 滴用抗菌药物滴眼液 2 ～ 3 d ，每日 3 ～ 4 次。如时间不够，至少术前 6 h 滴用抗菌药物滴眼液，每半小时 1 次。

10. 术前尽量散大瞳孔，降低眼压。

【麻醉】

1. 表面麻醉。

2. 球后阻滞麻醉或球周麻醉。

3. 眼轮匝肌阻滞麻醉。

4. 必要时全身麻醉，如儿童手术时。

【操作方法及程序】

1. 常规消毒、铺巾。

2. 上直肌牵引缝线固定眼球。

3. 做一以角膜缘为基底的或以穹隆部为基底的结膜瓣，瓣的大小以能覆盖整个角膜缘创口为原则。

4. 做一 1/2 或 3/4 深度的角膜缘切口，做角巩膜预置缝线 2 根。切穿角膜缘切口进入前房，用弯形剪分别向两侧扩大角膜缘切口至 160° ～ 170° 。

5. 做虹膜周边切除。

6. 摘出白内障。

(1) 冷冻摘出术

①用镊子掀开角膜瓣，暴露瞳孔和晶状体前囊。吸去晶状体表面水分，用虹膜恢复器向上方拨开虹膜，充分暴露晶状体前囊膜面。

②擦掉事先准备好的冷冻头上的结霜，将冷冻头置于晶状体前囊上 1/3 与下 2/3 交界处，冷冻头即与晶状体囊膜粘连。稍待数秒钟使冷冻头所形成的冰球增大一些，遂将晶状体轻轻提起并向 12 点钟方向拉出。拉出时可稍带有旋转动作，以使一侧韧带先断裂。

(2) 囊镊法摘出术：此法现已少用，但在不具备冷冻摘出器时仍需使用。

①翻跟头法：将晶状体囊镊伸入前房，夹住 6 点钟方位赤道部至瞳孔缘之间的晶状体前囊膜，轻轻稍加提起并做左右摆动以断离下方及两侧悬韧带，稍提起囊镊，扩大悬韧带断离的范围，并使晶状体下缘置于瞳孔区清晰可见。将晶状体进一 步缓缓提起，另一手同时用斜视钩轻压下方角膜缘或角膜，以助晶状体反转，并逐渐向上方角膜缘切口娩出。助手配合随即将角膜瓣遮盖切口。

②滑出法：掀开角膜瓣，将上方瞳孔缘虹膜用虹膜复位器推开，充分暴露 12 点钟处前囊膜。以晶状体囊镊夹住上方近赤道部晶状体前囊膜，稍向上提起，在缓缓拉出晶状体的过程中反复左右摆动旋转以断离悬韧带。

7. 晶状体娩出后仔细恢复虹膜和前房，向前房注入经火焰消毒的空气。用 10-0 尼龙线间断缝合角巩缘切口，也可用连续缝线缝合。缝合结膜瓣或用电凝器烧灼闭合。

8. 球结膜下注射抗菌药物和糖皮质激素混合液，涂抗菌药物眼膏后加眼罩单眼包扎。

【术后处理】

1. 术后第 2 天换药，并检查裸眼和矫正视力。

2. 术后滴抗菌药物和糖皮质激素滴眼液，每日 3 ～ 4 次，持续 2 ～ 3 周。

【注意事项】

1. 对有活动性或原有脉络膜视网膜病变，如视网膜裂孔、曾行视网膜脱离手术或一眼经白内障囊内摘出术时曾发生脉络膜出血等患者；有中、高度近视容易引起术中、术后并发症者；有糖尿病、甲状腺疾病、出血性疾病等系统性疾病及慢性支气管炎患者以囊外手术为安全。

2. 如为晶状体半脱位的白内障，角膜缘切口应做在晶状体悬韧带完整的部位，以防止玻璃体脱出。

3. 冷冻摘出时，冷冻头的位置要合适。应位于晶状体赤道到前极的中点，或晶状体前表面上1/3与下2/3交界处。太靠上方或前极易导致娩出困难；冷冻头放置晶状体表面时，应保持干燥，否则冷冻的黏着力不强。

4. 玻璃体脱出是囊内摘出术常见的重要并发症，可导致严重后果。主要原因有：眼球软化不够；外部对眼球的压力将玻璃体挤出；玻璃体晶状体韧带太强，晶状体娩出时将玻璃体带出等。因此35岁以下的患者不宜行囊内摘出术；由于玻璃体脱出常发生在双眼，若患者一眼做白内障摘出时有玻璃体脱出，另眼手术时应选择囊外摘出术；术前充分降低眼压，必要时术前1 h静脉滴注20%甘露醇250～500 ml，以收缩玻璃体。

第九节 青光眼手术

一、小梁切除术

【适应证】

1. 应用最大耐受量药物和激光治疗后，仍不能阻止进行性视神经损伤和视野缺损的各类青光眼患者。

2. 对药物治疗的效果不佳、不能耐受、依从性差或有严重不良反应的患者。

3. 由于视神经损伤和视野缺损较重，应用药物和激光治疗所维持的眼压水平仍无法阻止视神经发生严重损伤的患者。

【禁忌证】

1. 眼睑或球结膜有急性炎症者。

2. 眼前节有严重炎症者。

3. 球结膜大量瘢痕者。

【术前准备】

1. 调整术前应用的降眼压药物。

2. 术前滴用抗菌药物眼药水。

【麻醉】

1. 眼球表面麻醉。对于合作的患者，单用此麻醉可完成手术。

2. 球后阻滞麻醉。

3. 球结膜下麻醉。

【操作方法及程序】

1. 置开睑器，以及上直肌牵引线或角膜缘牵引线。

2. 可行颞下方角膜缘前房穿刺。

3. 做以角膜缘或以穹隆部为基底的球结膜瓣。球结膜瓣的位置一般选择于上方，或稍偏鼻侧。根据需要，也可选择于其他象限。对于球筋膜较厚的患者，可以切除球筋膜。

4. 做以角膜缘为基底的巩膜瓣，向前剥离，直至透明的角膜缘内 1 mm。巩膜瓣形状可为四边形或三角形等。巩膜瓣厚度约为 1/2 或 1/3 巩膜厚度。

5. 对于具有滤过泡失败因素的患者，如年龄小于 40 岁、人工晶状体眼或无晶状体眼、以前滤过手术失败者，活动性葡萄膜炎、新生血管性青光眼、先天性青光眼、穿通性角膜移植术者，以及接受过巩膜环扎术的患者，在完成巩膜瓣之后，穿通前房之前，可应用 0.1 ～ 0.5 mg/ml 的丝裂霉素 C 棉片贴敷巩膜瓣和结膜瓣下组织 1 ～ 5 min，然后至少用 30 ml 平衡盐水冲洗伤口。

6. 切除角巩膜深层组织

于巩膜床前端透明的角膜区用锐刀尖切穿前房，于此切除或用咬切器咬除角巩膜组织 1.5 mm ×1 mm 或 2 mm×1.5 mm。

7. 周边部虹膜切除

用显微镊子夹住角巩膜切口中暴露的虹膜组织，做周边部虹膜切除，然后用虹膜复位器复位虹膜。

8. 缝合巩膜瓣

将巩膜瓣复位。于其两游离角各用 10-0 尼龙线间断缝合 1 针，打结。然后将平衡盐水经角膜穿刺处注入前房，观察巩膜瓣侧边液体外渗情况。如果外渗过多，应加巩膜瓣缝线。如果外渗过少，表明巩膜瓣缝线太紧，应予调整。如考虑术后方便地拆除巩膜瓣缝线，应按可拆除缝线方式缝合。

9. 缝合球结膜伤口

如果是以角膜缘为基底的球结膜瓣，用 10-0 尼龙线间断 或连续褥式缝合伤口。如果是以穹隆部为基底的球结膜瓣，于球结膜切口的两端角巩膜处各缝 1 针，或以平行于角膜缘的褥式缝线连续或间断缝合筋膜或球结膜伤口。

10. 恢复前房

缝合球结膜伤口后，经角膜穿刺处向前房内注入平衡盐水，以便恢复前房和了解结膜伤口渗漏情况。如果发现渗漏，应加缝线。

11. 术毕时，球结膜下注射庆大霉素或妥布霉素 2 万 U，地塞米松 2.5 mg。涂用抗菌药物眼膏和 1% 阿托品眼膏。

【术后处理】

1. 术后 1 d 开始滴用抗菌药物眼药水，每日 3 ～ 4 次，持续 1 个月。滴用 1% 泼尼松龙滴眼液，每日 4 ～ 6 次，持续 1 ～ 2 个月，以后逐渐减量。滴用 1% 阿托品眼 药水或 0.5% 托吡卡胺眼药水，每日 2 ～ 3 次，并根据眼部情况逐渐减量，一般持续 2 ～ 3 周。

2. 对于具有滤过泡失败因素的患者，不论术中是否用过丝裂霉素 C，可于术 后 1 ～ 2 日给予氟尿嘧啶球结膜下注射。注射部位应在滤过泡对侧结膜下。一般每日注射 1 次，每次 5 mg/0.5 ml，持续 1 周。以后隔日 1 次，持续 1 周，总注射剂量一般为 50 mg。

3. 氩激光松解巩膜瓣缝线。如发现巩膜瓣缝线过紧，房水经巩膜瓣外渗不畅，可用氩激光松解巩膜瓣缝线。

4. 指压眼球是眼外滤过术后重要的辅助治疗，可促使房水经角巩膜切口处外渗，形成一个有功能的滤过泡。如果眼压超过 12 mmHg，前房已经形成，就可以开始指压眼球，每日 2 ～ 3 次。开始时应由医师在裂隙灯下进行。指压部位应位于滤 过泡的对侧，例如滤过泡位于上方时，应将指头放于下睑，向眼球中心加压，持续 10 s，松开 5 s，连续 3 ～ 5 min。注意不能过度指压眼球，防止前房消失、前房积血和伤口裂开。

【注意事项】

1. 手术须在手术显微镜下进行。

2. 术后有可能发生滤过泡瘢痕化，因此术中或术后可加用抗代谢药物。

3. 注意术后有无浅前房或无前房、脉络膜脱离等并发症的发生。

二、非穿透小梁手术

【适应证】

原发性或继发性开角型青光眼以药物、激光等治疗不能满意地控制眼压者。

【禁忌证】

1. 睑或球结膜有炎症者。

2. 眼前节有炎症者。

3. 新生血管性青光眼。

4. 前房角大部分关闭的原发性闭角型青光眼。

5. 对植入的透明质酸钠生物胶过敏者。

【术前准备】

1. 调整术前应用的降眼压药物。

2. 术前滴用抗菌药物眼药水。

【麻醉】

1. 表面麻醉。

2. 球后阻滞麻醉。

3. 球结膜下麻醉。

【操作方法及程序】

1. 置开睑器，以及上直肌牵引线或角膜缘牵引线。

2. 可行颞下方角膜缘前房穿刺。

3. 制作以穹隆部为基底的结膜瓣。

4. 制作大小为 6 mm×5 mm、厚度为 1/4 或 1/3 巩膜厚度、以角膜缘为基底的舌形浅层巩膜瓣，向前剥离进入透明角膜缘内 1 mm。

5. 剥离深层巩膜瓣。在浅层巩膜瓣下的深层巩膜床内勾画出 4 mm×4 mm 大小的三角形或梯形深层巩膜瓣切口。从其顶部 (睫状体平坦部一侧) 开始向前剖切，深度以只留下极薄的一层巩膜，透见下方黑色的睫状体为宜。当剖切到巩膜突时，可见巩膜突呈亮白色的同心圆纤维。越过巩膜突可见光滑并呈灰白色的 Schlemm 管外壁组织，连同深层巩膜瓣一起将其分离，暴露 Schlemm 管腔及完整 的残存小梁网。撕去构成 Schlemm 管内壁的近管组织及部分邻近透明角膜组织，可见大量房水渗出。

6. 如准备植入透明质酸钠生物胶时，将合适大小的生物胶置于巩膜床内，以 10-0 尼龙线或可吸收缝线缝合浅层巩膜瓣。

7. 以 10-0 尼龙线缝合结膜瓣。

8. 术毕时，球结膜下注射庆大霉素或妥布霉素 2 万 U，地塞米松 2.5 mg。滴用抗菌眼药水及眼膏。

【术后处理】

1. 术后 1 d 开始滴用抗菌药物眼药水，每日 3 ～ 4 次，持续 1 个月。滴用 1% 泼尼松龙滴眼液，每日 4 ～ 6 次，持续 1 ～ 2 个月，以后逐渐减量。滴用 0.5% 托吡卡胺眼药水，每日 2 ～ 3 次，并根据眼部情况逐渐减量，一般持续 2 ～ 3 周。

2. 对于具有滤过泡失败因素的患者，不论术中是否用过丝裂霉素 C，可手术后 1 ～ 2 d 给予氟尿嘧啶球结膜下注射。注射部位应在滤过泡对侧结膜下。一般每日注射 1 次，每次 5 mg，持续 1 周。以后隔日 1 次，持续 1 周，总注射剂量一般为 50 mg。

【注意事项】

1. 手术须在手术显微镜下进行。

2. 所植入的透明质酸钠生物胶价格昂贵。

3. 术中应防止深层巩膜微切穿，如果一旦切穿，或发生虹膜脱出，立即改行小 梁切除术。

4. 术后有可能发生滤过泡瘢痕化，因此术中或术后可加用抗代谢药物。

5. 术后定期随访，如眼压控制不良，可再次手术或改行其他手术。

三、手术虹膜周边切除术

【适应证】

1. 急性闭角型青光眼的临床前期，或前驱期及间歇期，仅用毛果芸香碱滴眼，可控制眼压在正常范围者，或前房角功能性小梁开放＞ 1/2 周时。

2. 瞳孔阻滞因素存在的早期慢性闭角型青光眼。

3. 瞳孔阻滞引起的继发性闭角型青光眼，如瞳孔缘广泛后粘连，虹膜膨隆；无晶状体眼虹膜与玻璃体粘连，瞳孔区玻璃体疝；玻璃体腔注入气体、硅油引起的瞳 孔阻滞等。

4. 由于激光虹膜切除术的效果可与手术虹膜切除术相媲美，而且更为方便，因此大多数需做虹膜切除术者已选择激光虹膜切除术，但在下列情况下仍需做手术虹膜切除术。

(1) 因全身情况等原因，患者不能安坐在激光器前或不合作无法行激光虹膜切除术时。

(2) 因角膜浑浊不能看清虹膜时。

(3) 激光虹膜切除术未能将虹膜穿通时。

(4) 因慢性炎症等原因，激光虹膜切除孔反复关闭时。

(5) 因条件所限，无激光器时。

【禁忌证】

1. 非瞳孔阻滞因素引起的青光眼。

2. 晚期原发性或继发性闭角型青光眼。

3. 前房角广泛性粘连关闭者。

4. 眼前节有急性或严重炎症者。

【术前准备】

1. 滴用 1% 或 2% 毛果芸香碱滴眼液。

2. 滴用抗菌药物眼药水。

3. 检查前房角，证实前房角未关闭，或关闭范围不超过 1/2 周。

4. 测量眼压。停用全身降眼压药物 72 h 后眼压应能控制在正常范围内。

【麻醉】

1. 眼球表面麻醉。

2. 球结膜下麻醉。

【操作方法及程序】

1. 置开睑器分开上、下睑。

2. 做结膜瓣。颞上或鼻上方角膜缘后 3 ～ 4 mm 做长约 5 mm 的以角膜缘为基底的结膜瓣，沿巩膜面将其向角膜侧分离，直至角膜缘，暴露角膜缘灰蓝色半月区。

3. 做角巩膜缘切口。用尖刀片在角膜缘灰蓝色半月区的前 1/3 垂直全层切入前房。切口应与角膜缘平行。切口长 2 ～ 3 mm，内外口的长度必须一致。

4. 切除虹膜。用显微手术镊或虹膜复位器突然、短暂地轻压切口后唇，周边部虹膜会自动脱出于切口之外。用虹膜镊将脱出的虹膜轻轻夹起，将微型虹膜剪或 Vannas 剪平行于角膜缘、紧贴角膜缘切口平面将脱出的周边部虹膜剪去。

5. 虹膜复位。用虹膜复位器头部将嵌于切口内的虹膜组织轻轻送入前房。用虹膜复位器或斜视钩的膝部自切口沿角膜表面向角膜中心方向往复性按摩，使上移的虹膜退回，瞳孔恢复圆形并达到正中的位置，并能看到周边部虹膜缺损处。

6. 缝合伤口。角膜缘切口一般无须缝合，也可用 10-0 尼龙线缝合 1 针。用 10-0 尼龙线或 5-0 丝线间断或连续缝合球结膜伤口。

7. 术毕时，球结膜下注射庆大霉素或妥布霉素 2 万 U，地塞米松 2.5 mg。滴用抗菌滴眼液及眼膏。

【术后处理】

1. 术后 1 d 检查眼部，注意前房深度、眼前节炎症反应、虹膜切口是否通畅等。

2. 滴用抗菌药物滴眼液和糖皮质激素滴眼液，每日 3 ～ 4 次，持续 1 ～ 2 周。

3. 为活动瞳孔，可滴用 0.5% 托吡卡胺眼药水。

4. 如用丝线缝合结膜伤口，术后 5 ～ 7 d 拆除。

【注意事项】

1. 手术最好在手术显微镜下进行。

2. 术前不宜过分滴用毛果芸香碱缩瞳，以避免术中脱出虹膜困难。

3. 角巩膜缘切口的内外口长度应一致，否则脱出虹膜困难。可将刀尖伸入切口向上反挑，既可方便地扩大切口，又可避免损伤晶状体。

4. 如果眼压过低、前房过浅，术中脱出虹膜将会很困难。

5. 术中避免将器械伸入前房，以免损伤晶状体等眼内组织。

6. 术后如发现虹膜切除处未全层穿通，可行激光虹膜切除术。

7. 术后如有浅前房、眼压升高，但虹膜切口通畅时，应怀疑是否发生睫状环阻塞性青光眼。

8. 术后如有角巩膜缘切口对合不良，房水外渗，则前房会变浅，并有滤过泡，可先加压包扎，如无效时应尽早缝合。

四、房水引流装置植入术

【适应证】

适用于常规眼外滤过手术不太可能成功、操作技术复杂和困难、容易发生严重并发症，或者已经失败的各种难治性青光眼。如新生血管性青光眼、巩膜环扎术后继发性青光眼、先天性青光眼、青少年型青光眼、外伤性青光眼、无晶体和人工晶体青光眼、角膜移植术后青光眼、继发于葡萄膜炎的青光眼，以及其他类型的青光眼。

【禁忌证】

眼睑或球结膜有急性炎症者。

【术前准备】

1. 调整术前应用的降眼压药物。

2. 术前滴用抗菌药物眼药水。

3. 仔细检查眼部，以便确定手术方式和部位。例如颞上方球结膜有大量瘢痕时，可选择无或较少结膜瘢痕的其他象限进行手术。如果无前房眼，则可能需要进行晶状体摘除或玻璃体切割术加深前房后才能进行房水引流装置植入术。

4. 选择房水引流装置。目前常用的房水引流装置分为两类：①无阀门的房水引流装置：如 Molteno 房水引流装置、Baerveldt 房水引流装置；②有阀门的房水引流装置：如 Ahmed 青光眼房水引流阀、Krupin 房水引流阀盘。有阀门的房水引流装置植入后早期发生低眼压、浅前房的可能性较小。无阀门的房水引流装置植入后早期发生低眼压、浅前房的可能较大，需要手术时用可吸收线结扎房水引流管，或者进行Ⅱ期手术，即Ⅰ期手术先植入房水引流装置的引流盘部分，待 10 ～ 14 d 行 Ⅱ期手术，将引流管植入前房内。

【麻醉】

1. 表面麻醉。

2. 球后阻滞麻醉。

3. 球结膜下麻醉。

【操作方法及程序】

1. 各种房水引流装置植入方法大致相同，以下以 Molteno 单盘房水引流装置 为代表来叙述。

2. 手术部位一般选择于颞上象限，也可选择于鼻上象限。

3. 置开睑器，以及上直肌牵引线或角膜缘牵引线。

4. 做球结膜瓣。于颞上象限剪开角巩膜缘球结膜和球筋膜，做以穹隆部为基底的球结膜瓣，并于切口的两端 (12 点与 3 点或 9 点位置) 向穹隆部做松解切开。向穹隆部做钝性分离，充分烧灼止血。

5. 用斜视钩分离上直肌和外直肌，将 4-0 丝线穿过肌腱，作为牵引线。

6. 固定房水收集装置。将房水引流装置的板端置于颞上方赤道部巩膜表面。其前端距角巩膜缘为 10 mm。以 5-0 非吸收缝线于巩膜板层缝 2 针固定线，穿过房水引流装置的板端前面的小孔，结扎固定。

7. 修剪房水引流装置的硅管，使其前端成一斜面，长度为插入前房后能在前房内保留 2 ～ 3 mm 长为宜。

8. 于鼻侧或颞侧角巩膜缘内做角膜穿刺，以便术中前房内注入平衡盐水。

9. 用管径与硅胶管外径相近的针头穿刺颞上方角巩膜缘。从角巩膜缘后约 2 mm 进针，经过巩膜板层到达角巩膜缘，然后穿入前房。针头应保持与虹膜平面平行。

10. 将修剪过的硅胶管经角巩膜缘穿刺针道插入前房，并以 9-0 或 10-0 的尼龙线将硅胶管固定于巩膜浅层。

11. 将 5 mm×6 mm 异体巩膜片覆盖于硅胶管上，其前端与角巩膜缘相齐，以 10-0 尼龙线于其四角各固定 1 针。

12. 以 10-0 尼龙线间断缝合球结膜和球筋膜伤口。

13. 术毕时，球结膜下注射庆大霉素或妥布霉素 2 万 U，地塞米松 2.5 mg。滴用抗菌眼药水及眼膏。

【术后处理】

1. 术后第 1 天开始滴用抗菌药物眼药水，每日 3 ～ 4 次，持续 1 个月。

2. 滴用 1% 泼尼松龙滴眼液，每日 4 ～ 6 次，持续 2 周，以后每日 2 ～ 4 次，持续 1 个月。

3. 滴用 1% 阿托品眼药水或 0.5% 托吡卡胺眼药水，每日 2 ～ 3 次，并根据眼部情况逐渐减量，一般持续 2 ～ 3 周。

4. 对于具有滤过泡失败因素的患者，不论术中是否用过丝裂霉素 C，可手术后 1 ～ 2 d 给予氟尿嘧啶球结膜下注射。用量及方法同小梁切除术后处理。

5. 指压眼球是重要的辅助治疗。方法同小梁切除术后处理。

【注意事项】

1. 如果患者的青光眼已属晚期，推荐术后 1 ～ 2 h 检查 1 次，注意前房深度和眼压。如果眼压很高，可在裂隙灯下轻压角膜缘前房穿刺口，放出少许房水，或给予降眼压药物。

2. 术后有可能发生滤过泡瘢痕化，因此术中或术后可加用抗代谢药物。

3. 需要 B 超检查才能全面了解滤过泡的情况。

4. 术后需密切观察眼压情况。

5. 除将硅管植入前房外，还可根据情况将硅管植入后房或玻璃体切割术后的玻璃体腔内。

五、前房角切开术

【适应证】

主要用于治疗早期的先天性青光眼，角膜无浑浊、前房角检查可见小梁组织表面有中胚叶膜样组织残留，或虹膜根部高位附着。患眼 Schlemm 管正常或接近正常。

【禁忌证】

1. 房角结构正常、Schlemm 管闭塞或功能异常者。

2. 有角膜水肿者。

3. 伴有眼部其他异常不宜施行手术者。

【术前准备】

1. 滴用抗菌药物眼药水。

2. 术前滴用毛果芸香碱滴眼液缩瞳。

【麻醉】

儿童患者需要全身麻醉。

【操作方法及程序】

1. 对于儿童患者，全身麻醉后再次检查眼部，包括压平眼压计测量眼压和角膜直径、检查前房角和视盘。一旦证实青光眼的诊断，就可以进行手术。

2. 选用 Barkan 型或 Koeppe 型前房角镜。开睑后，以前房角镜全面检查前房角结构，如 Schwalbe 线、小梁组织、巩膜突和疏状韧带等。应注意观察虹膜是否附着于小梁组织，有无 Schwalbe 线突出及小梁组织表面膜样组织。前房角镜压迫角膜缘时，有无 Schlemm 管血液逆流，判断 Schlemm 管是否通畅。

3. 将手术显微镜倾斜约 60° 使手术者的视线与虹膜面平行。

4. 用 Barkan 或 Swan 前房角切开刀从颞侧角膜缘内侧 1 mm 处垂直角膜入前房，在放大 10 ～ 16 倍的高倍率显微镜下，将刀尖沿虹膜表面到达鼻侧房角并紧靠 Schwalbe 线的下方。然后向一侧切开小梁组织 100° ～ 120° ，或分别从小梁刺入点两侧各切开小梁组织 50° ～ 60° 。

5. 切开小梁后，前房角镜下可见一条白色组织分离线，此时虹膜后退，可露出巩膜突、小梁及虹膜跟部的正常附着部位。

6. 从原路迅速平稳退刀，避免房水溢出。

7. 术毕球结膜下注射庆大霉素 2 万 U，地塞米松 2 mg，涂缩瞳眼膏，包扎双眼。

【术后处理】

1. 术后 1 d 换药。

2. 滴用抗菌药物眼药水、糖皮质激素眼药水，每日 3 ～ 4 次，至少 1 周。

3. 术后卧床 2 d，保持头部侧位，使前房角切开部位在上方，避免前房内沉着物堵塞切口。

4. 炎症反应不重者，为避免前房角粘连，术后 2 周内滴缩瞳药，每日 3 次。

5. 术后 1 个月在全身麻醉下复查眼压、前房角，了解手术效果。

【注意事项】

1. 前房角切开要定位准确，切口不可过浅、过深，或过前、过后。

2. 前房角切开范围不得小于 1/4 周，最好达 1/3 周。

3. 术中要保持前房。如果前房消失，可灌注平衡盐液、生理盐水或注入黏弹性物质维持前房，以免操作时损伤眼内组织。

4. 术毕尚可注入消毒空气维持前房。如果前房消失，可注入消毒空气泡，并缝合切口 1 针。

六、外路小梁切开术

【适应证】

先天性青光眼，特别是角膜浑浊无法看清前房角结构者，或 2 ～ 3 次前房角切开术后眼压仍不能控制者。

【禁忌证】

因全身情况不能接受全身麻醉者。

【术前准备】

滴用抗菌药物眼药水。

【麻醉】

儿童患者需要全身麻醉。

【操作方法及程序】

1. 对于儿童患者，全身麻醉后再次检查眼部，包括压平眼压计测量眼压和角膜直径、检查前房角和视盘。一旦证实青光眼的诊断，就可以进行手术。

2. 置开睑器，以及上直肌牵引线。

3. 颞下方角膜缘行角膜穿刺。

4. 于鼻上方或颞上方做宽 5 ～ 8 mm 的以角膜缘为基底的球结膜瓣，或做以穹隆部为基底的球结膜瓣。

5. 烧灼巩膜表面止血后，做一边长约 4 mm 三角形或四边形、厚约 2/3 巩膜厚度、以角膜缘为基底的巩膜瓣，向角巩膜缘剥离，至角巩膜缘后缘之前 1 mm。剥离时要保持整个巩膜瓣的厚度一致。三角形的巩膜瓣足可以充分暴露 Schlemm 管，而且剥离巩膜的范围要比四边形的巩膜瓣小。

6. 增大手术显微镜放大倍数后，在巩膜床内角巩膜缘后缘上做一放射状垂直切口，目的是切开 Schlemm 管外壁，切口长约 1 mm，在仔细观察下逐渐加深切口，直至切口内有清亮或淡红色液体流出，但前房并不变浅。

7. 仔细辨认 Schlemm 管外壁切口。当切开该管外壁时，于切面两端可见到两个小黑点，呈椭圆形或裂隙状。可用尖剪刀插入切口，做 1 ～ 2 mm 平行切开，使其外壁切口扩大。将 6-0 尼龙线插入。若插入时阻力不大，在切口处前后摆动尼龙线，前房内看不到线的末端进入前房角，则可大致肯定尼龙线是在 Schlemm 管内。必要时在术中进行前房角镜检查，以证实尼龙线在 Schlemm 管内。

8. 将插入 Schlemm 管内的尼龙线拔出，然后将小梁切开器弯曲面与角巩膜缘平行，从 Schlemm 管切口处插入管腔，沿角巩膜缘方向前进，使其前部进入管腔 8 ～ 9 mm。向前房侧转动小梁切开器，分开 Schlemm 管内壁和小梁网。

9. 一侧小梁切开后，前房稍为变浅，会有少量出血。大多数病例中，这些情况一般地来说对另侧小梁切开影响不大。如果前房显著变浅，通过角膜穿刺口向前房内注入平衡盐水，加深前房后再做另侧小梁切开。

10. 放射状角膜切口不做缝合。以 10-0 尼龙线间断缝合巩膜瓣 3 针。然后间断或连续缝合球结膜和球筋膜伤口。

11. 术毕时，球结膜下注射庆大霉素或妥布霉素 2 万 U，地塞米松 2.5 mg。滴用抗菌眼药水及眼膏。

【术后处理】

1. 术后 1 d 换药，此时前房应当形成，而且无出血。

2. 滴用抗菌药物眼药水、糖皮质激素眼药水，每日 3 ～ 4 次，至少 1 周。

3. 滴用 1% 毛果芸香碱，每日 3 次，持续 1 周，保持小梁切开处开放。但眼内有明显炎症时，则应停用毛果芸香碱，改用睫状体麻痹药滴眼。

4. 术后 1 个月在全身麻醉下复查眼压、前房角，了解手术效果。

【注意事项】

1. 全身麻醉可能会影响眼压，在手术开始前估计眼部情况时应考虑到这一点。

2. 本手术也可适用于青少年型青光眼、成人原发性开角型青光眼和糖皮质激素青光眼，特别是当患眼不适宜行小梁切除术时。

3. 行小梁切开时，向前房侧转动小梁切开器会稍有阻力。如果阻力过大，应考虑小梁切开器是否插入 Schlemm 管内，或是其前端已插入角膜后弹力层或实质层内。如果小梁切开器并没有插入管内，应将其退出，再次试行插入管腔。

4. 术后大量前房积血一般少见。但如果有大量前房积血和眼压持续升高，就密切观察是否发生角膜血染。如果发生角膜血染，应及时行前房出血清洗术。

七、睫状体冷凝术

【适应证】

主要用于绝对期青光眼、新生血管性青光眼等用药物和一般抗青光眼手术无法满意控制眼压，需要缓解患者眼部疼痛的青光眼病例。

【禁忌证】

1. 残存视功能在患者生活中仍起主要作用时，不能轻易选择睫状体破坏性手术，包括睫状体冷凝术。

2. 无痛苦症状的青光眼。

3. 尚可选择其他抗青光眼手术的青光眼。

【术前准备】

1. 向患者和家属说明手术目的、预后和可能出现的问题，取得其理解和合作。

2. 局部抗感染治疗。术前应用 1% 泼尼松龙眼药水滴眼，有可能减轻患者手术后的炎症反应。

3. 降低眼压。本手术不宜在患者高眼压状态下进行。可在术前给予甘露醇静脉滴注。

【麻醉】

1. 表面麻醉。

2. 球后阻滞麻醉。

【操作方法及程序】

1. 检查冷冻机的冷冻效能，测试冷冻头是否立即结霜，温度显示低于 -80℃。

2. 开睑器开睑，吸干球结膜表面液体，将冷冻头的中心置于睫状突相对应的巩膜及球结膜表面，一般位于角膜缘后 2 mm。

3. 开始冷冻时，应使冷冻头压紧巩膜。至冷冻头周围形成 3 ～ 4 mm 的冻结区（需要 20 ～ 30 s）后，开始计时。在 -80℃情况下，冷冻 40 ～ 60 s。（如冷冻头温度为 -60℃，冷冻时间可延长至 90 s）。

4. 关闭冷冻机开关，待冷冻头周围的冰球融化、冷冻头与组织分离后，将冷冻头置于下一个冷冻点，重复以上步骤。

5. 一般做 6 个冷冻点。

6. 术毕滴 1% 阿托品和抗菌药物眼膏，敷纱布后遮盖。

【术后处理】

1. 术后第 1 天换药，可不遮盖。

2. 降眼压。多数患者术后会有一过性眼压升高，一般认为与术后早期眼前节炎症反应有关。因此，术后早期应当常规给予降眼压药物，如口服乙酰唑胺等。

3. 消炎。所有患者术后都会发生不同程度的葡萄膜炎，应常规给予 1% 泼尼松龙滴眼液，并根据情况给予睫状肌麻痹药滴眼液。

4. 止痛。多数患者术后早期会有较重的眼球疼痛，可能与术后一过性眼压升高和炎症反应有关。在给予降眼压、抗感染治疗的同时，应适当给予镇静药和镇痛药。

【注意事项】

1. 冷冻的范围通常为 2 个象限。最大冷冻范围不应当超过 3 个象限。

2. 可对各冷冻点依上法再冷冻 1 次。

3. 冷冻时注意勿冻伤眼睑。

4. 冷冻头紧压巩膜，以减少睫状体血流，增加冷冻程度。

5. 用棉签擦干净冷冻部位后再行冷冻，避免冻结附近组织。

6. 冷冻头解冻后方可离开眼球，以免牵拉结膜。

7. 温度过低或冷冻时间过长可导致睫状体坏死，眼球萎缩。尤其对婴幼儿，因眼球壁薄，切忌冷冻过量，可酌情缩短冷冻时间或减少冷冻点数。

8. 术后常引起反应性虹膜睫状体炎，3 d 内眼球剧烈疼痛，并可激发一过性眼压升高，应酌情予以相应处理。3 d 后眼压可逐渐下降，1 个月后逐渐稳定。其间可继续用抗青光眼药物治疗。

9. 术后 1 周内可全身及局部应用糖皮质激素，1% 阿托品眼膏涂眼，不用缩瞳药，以减轻睫状肌痉挛和水肿。

10. 睫状体冷凝术可多次重复。一次无效时，可间隔 2 ～ 4 周后重复冷冻。第 2 次冷冻可与前次冷冻范围重叠 1/2，最终冷冻范围不宜超过 300° 。

11. 尚有一定视力者要注意密切观察，避免多次手术造成眼球萎缩。

第十节 玻璃体和视网膜手术

一、视网膜脱离复位术

【适应证】

1. 孔源性视网膜脱离：由于玻璃体变性、收缩、牵拉形成视网膜神经上皮全层裂孔，液化的玻璃体经裂孔进入视网膜下形成的视网膜脱离。

2. 视网膜萎缩、变性使视网膜变薄，形成视网膜裂孔，而产生视网膜脱离。

3. 牵拉性视网膜脱离，但玻璃体内无明显增殖性改变者。

4. 渗出性视网膜脱离经药物治疗无效，并且视网膜脱离已累及黄斑部者。

【禁忌证】

1. 严重的增殖性玻璃体视网膜病变。

2. 严重的玻璃体积血合并视网膜脱离。

3. 黄斑部裂孔合并视网膜脱离。

4. 巨大或多发视网膜裂孔合并视网膜脱离。

【术前准备】

1. 眼部和全身检查。

2. 患眼滴用散瞳眼液，充分扩大瞳孔。

3. 术前滴用抗菌药物眼液 2 ～ 3 d。

【麻醉】

1. 表面麻醉。

2. 球后阻滞麻醉。

3. 面神经眼支阻滞麻醉。

4. 儿童及不能合作者可采用全身麻醉。

【操作方法及程序】

1. 360° 球结膜剪开，4 条直肌牵引缝线。

2. 间接检眼镜直视下裂孔定位，冷凝或光凝封闭全部裂孔。

3. 预置巩膜外加压带缝线，并根据病情决定是否预置巩膜外环扎带缝线。

4. 于视网膜脱离最高处行巩膜外切开放液。放液后缝合切口，并局部冷凝。

5. 结扎预置缝线。

6. 间接检眼镜下观察眼底，了解视网膜复位情况，裂孔是否位于巩膜嵴上，裂孔周围的冷凝斑或光斑是否明显，以便在手术台上立即调整缝线，补充冷凝或光凝。

7. 指测眼压略高于正常为适度。

8. 剪除直肌牵引缝线，缝合球结膜。

【术后处理】

1. 手术结束时结膜下注射抗菌药物和糖皮质激素，结膜囊内涂 1% 阿托品眼膏和抗菌药物眼膏后遮盖。

2. 术后第 1 天换药，观察眼前节及眼底情况。

3. 术后第 2 天开始眼部滴用抗菌药物滴眼液，每日 4 次，持续 1 个月。滴用 1% 泼尼松龙，每日 4 ～ 6 次，持续 1 ～ 2 个月，以后逐渐减少滴用次数及浓度。滴用 1% 阿托品滴眼液，每日 1 ～ 2 次，持续 2 ～ 3 个月。滴用复方托吡卡胺眼液，每日 2 ～ 3 次，持续 2 ～ 3 个月，根据眼部情况逐渐减量。

【注意事项】

1. 术后除眼内注入气体者需保持适当体位和头位外，一般不需卧床休息。

2. 术后 1 个月可恢复工作，但应避免头部和眼部外伤。

3. 术后应避免重体力劳动。

二、玻璃体切割术

【适应证】

1. 难以吸收的玻璃体积血和玻璃体浑浊。

2. 药物治疗无效或疗效不满意的眼内炎。

3. 不能使用扣带手术获取成功的视网膜脱离。

4. 外伤或血管性疾病引起的纤维组织增生或牵引性视网膜脱离。

5. 合并玻璃体紊乱的晶状体或人工晶状体全脱位。

6. 严重的晶状体后囊膜浑浊，以及因存在视网膜脱离等高危因素不适合做 Nd:YAG 激光后囊切开术的晶状体后囊膜浑浊者。

7. 玻璃体瞳孔阻滞。

8. 合并有玻璃体紊乱的外伤性白内障。

9. 眼内异物。

10. 角巩膜破裂伤合并玻璃体嵌塞。

11. 各种类型黄斑裂孔，黄斑前膜，玻璃体黄斑牵引综合征，黄斑水肿。

12. 黄斑部脉络膜新生血管膜，黄斑部视网膜下积血。

13. 视网膜中央或分支静脉阻塞合并黄斑水肿，需经玻璃体入路缓解静脉阻塞或动、静脉交叉压迫或静脉注药。

14. 睫状环阻塞性青光眼、难治性青光眼。

15. 玻璃体内寄生虫。

【禁忌证】

1. 玻璃体液化或后脱离引起的飞蚊症。

2. 不合并玻璃体积血和纤维组织增生的视网膜新生血管。

3. 活动性葡萄膜炎。

4. 严重的虹膜红变。

5. 严重的眼球萎缩。

6. 无视功能者。

【术前准备】

1. 全身检查应特别注意血压、血糖和心、肺、肾功能。

2. 眼部检查包括视功能 (视力、光感和光定位)、眼前后节、眼压和前房角检查。

3. 特殊检查包括眼部超声波检查、视网膜电图和视觉诱发电位等。如怀疑眼内异物，应做眼部 CT 检查。

4. 术前应清洁术眼、剪短睫毛、冲洗泪道，滴用抗菌药物滴眼液 2 ～ 3 d。

5. 散大瞳孔。

6. 术前给予镇静药。

【麻醉】

1. 眼球表面麻醉。

2. 球后阻滞麻醉。

3. 强化麻醉。

4. 必要时全身麻醉。

【操作方法及程序】

1. 常规眼部消毒，铺无菌巾。

2. 开睑器或眼睑缝线开睑。

3. 根据手术范围行颞下、颞上和鼻上或 360° 剪开球结膜。分离球结膜下组织，可做或不做四条直肌牵引线。

4. 灌注液可以选用 BSSplus 液，或选用乳酸林格液、林格液、BSS 液。

5. 前部玻璃体切割术可用原角巩膜切口。

6. 扁平部玻璃体切割术。

(1) 巩膜切口。有晶状体眼距角膜缘 3.5 ～ 4 mm 处、无晶状体眼距角膜缘 2.5 mm 处做颞下、颞上和鼻上巩膜切开；通常颞下巩膜切口放置玻璃体置换液体灌注头，并缝线固定。颞上和鼻上巩膜切口分别放置玻璃体切除头和眼内照明光导纤维头。

(2) 缝角膜接触镜环，放置角膜接触镜。

(3) 置入导光纤维头和玻璃体切除头，切除玻璃体。一般切除频率 600 ～ 1 500 /min，吸力 150 ～ 500 mmHg。先从轴心中央部开始，继而向前、向周边和向后推进。用棉棒或巩膜压迫器进行巩膜外加压可以增加周边部的可视度。

(4) 若有视网膜前增殖膜则予以剥离，解除对视网膜牵拉。

(5) 若有视网膜下膜影响视网膜复位时，应行视网膜切开，取出下膜。

(6) 若有视网膜脱离，可行玻璃体气 / 液交换或重水充填，排出视网膜下液体。

(7) 视病情需要行眼内视网膜激光光凝。

(8) 视病情需要行玻璃体填充膨胀气体或硅油。

(9) 拔出灌注头，依次缝合巩膜和球结膜切口。

7. 球结膜下注射抗菌药物和糖皮质激素，涂抗菌药物和糖皮质激素眼药膏后敷消毒纱布遮盖。

【术后处理】

1. 术后每日换药 1 次。

2. 注意观察眼压、葡萄膜反应和视网膜情况。

3. 如眼压升高，应给予降眼压药物。必要时可放出少许眼内充填物。

4. 球结膜下可注射糖皮质激素 3 ～ 5 d，减轻葡萄膜炎症反应。

5. 根据视网膜状况，决定是否加做或补做激光视网膜光凝治疗。

6. 术后 5 d 可拆除球结膜缝线。

【注意事项】

1. 从巩膜切口进入穿刺刀的方向应朝向玻璃体腔中心或视盘，避免损伤晶状体。

2. 开始灌注前应确认灌注头在玻璃体腔内。

3. 鼻上、颞上巩膜切口间距夹角不能＜ 90% 否则不便于玻璃体腔内手术操作。

4. 应在术野中直视下看清眼内器械，方能进行手术操作。

5. 视病情需要调整玻璃体切除的频率、吸力及玻璃体切除范围。

6. 局部粘连较牢的增生膜难以分开时应予以切断，避免强行分离损伤视网膜。

7. 周边部视网膜牵拉不能完全解除时可行巩膜外环扎或局部加压，松解残留牵拉。

8. 术中监测患者血压、呼吸和心电图，发现问题及时处理。

9. 在灌注液中可加入适量葡萄糖 (50% 葡萄糖液 3 ～ 4 ml)，也可以加入肾上腺素、糖皮质激素、抗菌药物等，但加入的药物和剂量均以不引起 视网膜中毒为限。

第十一节　眼外伤手术

一、泪小管断裂修复术

【适应证】

伤后 7 d 以内的泪小管断裂。

【禁忌证】

1.1 周以上的泪小管断裂。

2. 眼睑局部有明显化脓性感染者。

【术前准备】

1. 眼局部滴抗菌药物滴眼液。

2. 冲洗泪道，了解泪小管断裂情况。

3. 洗脸清洁睑部。

4. 准备细硅胶管或硬膜外麻醉导管 1 根。

【麻醉】

1. 局部浸润麻醉及眼球表面麻醉。

2. 鼻腔内塞入丁卡因和 1 ∶ 100 000 肾上腺素浸湿的棉片，贴附鼻腔黏膜。

【操作方法及程序】

1. 经泪点插入探针寻找泪小管断端。

2. 用硅胶管或硬膜外麻醉导管经泪点进入，由断端穿出，再由泪囊侧断端进入，用鼻镜和枪状镊将导管从鼻腔拉出 (在头镜的照明下操作)。

3. 以导管为支架，用血管吻合用的圆针、10-0 缝线沿泪小管断端周长等距缝合 4 针，再用 7-0 线对泪小管周围筋膜做加固缝合。

4. 内眦韧带下臂 (如为下泪小管断裂) 与睑板内端的缝合。

5. 结膜和皮肤缝合。涂抗菌药物眼膏后加压包扎。

【术后处理】

1. 导管于术后 3 个月拔除。

2. 在导管留置期间应用抗菌药物滴眼液滴眼，每日 3 次，睡前抗菌药物眼膏 涂结膜囊 1 次。

3. 导管拔除以后应定期 (开始时可间隔 1 周，以后可延长间隔) 冲洗泪道。

4. 破伤风抗毒血清 1 500 U 皮下注射。

【注意事项】

1. 泪小管吻合 4 针的最深 1 针缝合时，应先从筋膜侧进针，从黏膜侧出针，再从对侧断端黏膜进针，从筋膜侧穿出。将结打在筋膜面，保持黏膜面平滑。

2. 由于组织的张力和 10-0 线强度的限制，泪小管吻合的 4 针缝合困难时，可在吻合前用较粗缝线在周围组织做 2 针预置缝线，缓解组织张力后再做吻合。

3. 为防止导管脱落，应将导管的另端从鼻腔拉出 (管两头都从鼻腔引出) 固定在上唇皮肤上。

4. 在泪小管断裂时，内眦韧带上、下臂一般都会伴有不同程度损伤，泪小管吻合后必须将此处做完好修复，否则，即使泪小管吻合成功，由于事后下睑的松弛依 然会发生溢泪。

二、眼睑裂伤修复手术

【适应证】

1. 非感染性眼睑皮肤、肌肉、睑板和睑缘组织失去解剖完整性的各种眼睑裂伤，包括眼睑割裂伤、穿孔伤和撕裂伤等。

2. 伤后近期 (2 周内) 一期修复质量差的伤口。

【禁忌证】

1. 眼睑局部有明显化脓性感染者。

2. 深部损伤组织未经充分探查处理或存有异物未经术前评价的伤口。

3. 身体其他部位有危及生命的病变或外伤。

【术前准备】

1. 眼部滴抗菌药物滴眼液。

2. 洗脸，清洁睑部。

3. 伤口周围皮肤的清洁、消毒。

【麻醉】

1. 局部浸润麻醉。

2. 如眼睑裂伤累及结膜，加表面麻醉。

【操作方法及程序】

1. 应尽早施行，争取伤口一期愈合。

2. 清理创口、消毒、止血。

3. 按眼睑裂伤部位和范围选用以下 4 种缝合方法。

(1) 部分厚度裂伤修复术：适用于与皮纹一致的眼睑部分厚度裂伤。

(2) 垂直性眼睑全层裂伤缝合术：适用于与睑缘垂直的眼睑全层裂伤。

(3) 伴有皮肤缺损的裂伤修复术：适用于眼睑全层组织缺损或仅皮肤缺损。

(4) 睑缘撕脱伤缝合术：适用于睑缘撕脱伤。

4. 部分厚度裂伤修复术。

(1) 用 5-0 或 64 黑色丝线行间断缝合，从深层向浅层逐层缝合。深层组织也可用 8-0 可吸收线间断缝合或水平褥式缝合。尽量自然对合，整齐对位，深度适宜，以减少术后瘢痕。

(2) 结膜囊内涂抗菌药物眼膏，皮肤缝线处涂酒精，以绷带轻加压包扎。

(3) 倒睫、裂伤创缘不整齐或有破碎的组织条尽量不剪除，以防术后发生睑外翻。

5. 垂直性眼睑全层裂伤缝合术。

(1) 与睑缘垂直的眼睑全层裂伤应分层缝合。

(2) 首先对合睑缘缝合。

(3) 睑板间断或连续缝合，不要穿过睑结膜。

(4)8-0 可吸收缝线间断缝合眼轮匝肌。

(5)5-0 尼龙线间断缝合皮肤。

(6) 术毕时，上睑裂伤缝合后轻加压包扎，下睑裂伤可行睑裂缝合，以免瘢痕收缩而形成睑外翻和睑裂闭合不全。

6. 伴有皮肤缺损的裂伤修复术。

(1) 眼睑裂伤伴有较大皮肤缺损可行皮瓣移行、转位或带蒂皮瓣等方法修复。

(2) 也可采用游离植皮，取大于缺损部位 1/3 的耳后或大腿内侧部的全厚皮瓣进行修补，以防皮瓣收缩。

7. 睑缘撕脱伤缝合术。

(1) 分离撕脱的睑缘组织。

(2) 水平张力缝合，张力适宜。

(3) 缝合创缘。

(4) 轻加压包扎。

【术后处理】

1. 注射破伤风抗毒素。

2. 全身应用抗菌药物。

3. 术后 7 d 拆皮肤缝线。

4. 术后 10 d 拆张力缝线。

5. 行睑缘缝合者，术后 6 ～ 8 个月剪开睑缘间粘连。

【注意事项】

1. 眼睑血供丰富，损伤的组织易存活，因此尽量保留眼睑组织。

2. 须除外眼睑周围组织的损伤。

3. 充分探查伤口的深部直到基底。

4. 仔细查找组织内异物并彻底清除，特别是泥土、炸药和木质异物。

5. 注意深部重要支持组织，如韧带、睑板、滑车和眶骨的损伤修复。

三、角膜裂伤修复术

【适应证】

1. 各种形状，不伴有角膜组织大面积缺损的全层裂伤。
2. 不能固定的游离性板层裂伤。

【禁忌证】

对合良好、前房完全形成、无虹膜嵌夹、角膜前面无显著屈光影响的短伤口可加压包扎，不必缝合。

【术前准备】

1. 详细了解伤情，确定有无威胁生命的全身体征。
2. 如有可能，应做眼部超声等检查，以除外眼球内异物。
3. 检查视力。
4. 如有可能，测量眼压。
5. 注意有无泪道炎症。如有则应做相应处理，感染轻者于术前应用抗菌药物溶液冲洗泪道，感染重者应暂时封闭泪点。
6. 服用抗菌药物预防感染。
7. 破伤风抗毒素 1 500 U 皮下注射。

【麻醉】

1. 眼球表面麻醉。
2. 球结膜下、球周或球后麻醉。
3. 儿童及不能配合的成年人可行全身麻醉。

【操作方法及程序】

1. 局部用稀释抗菌药物溶液充分冲洗后，进行显微手术角膜伤口修复。
2. 角膜伤口应遵循角膜裂伤后屈光变化规律和缝线效应进行缝合。
3. 脱出虹膜的处理应依照伤后时间、受伤环境和显微镜下脱出虹膜的性状来 决定取舍。
4. 角膜缝合应达到水密程度，缝合完毕应立即用平衡盐液恢复前房深度。避免虹膜嵌夹伤口。
5. 直视可见的虹膜、晶状体、前房角异物应一并摘除。

【术后处理】

1. 保持瞳孔散大。
2. 眼垫遮盖术眼。
3. 术后局部和全身应用广谱抗菌药物。
4. 如有球结膜缝线，术后 5 d 拆除。术后 3 个月拆角膜伤口缝线。

【注意事项】

1. 微小的晶状体囊损伤和局限的晶状体浑浊可以不同时进行晶状体摘除，临床随诊。
2. 晶状体完全浑浊，尤其合并继发性青光眼者应另选角膜缘切口行白内障摘出。在不排除感染可能和玻璃体视网膜评价的情况下，不应行一期人工晶状体植入。
3. 在不能确定体积的不可见深部异物，不应经伤口用磁铁盲目吸引。

四、眼球内异物的摘除

【适应证】

1. 化学性质活泼的磁性金属异物。

2. 木质、蔬菜、动物组织等有机异物。

3. 伴有严重玻璃体积血、伤及视网膜和脉络膜等重要组织、远期有发生增生性玻璃体视网膜病变潜在危险的眼内异物。

【禁忌证】

1. 嵌入视神经眼内部分的生物适应性好的异物，如玻璃、石块、铝、金、性质稳定的合金等。伤眼的视力好。

2. 进入黄斑下的性质稳定的异物。

3. 功能性独眼内性质稳定、生物适应性好的任何部位的异物。

4. 对玻璃体手术技术生疏的术者不要轻易选择玻璃体手术途径。

【术前准备】

1. 详细询问病史和通过裂隙灯显微镜、前房角镜、直接和间接检眼镜检查，来确定异物性质。

2. X 线、CT、超声、检眼镜查眼底确定异物准确位置，确立是经巩膜外磁铁摘除异物或经玻璃体手术途径摘除异物。

3. 常规检查视力。

4. 滴用抗菌药物滴眼液，预防感染。

【麻醉】

结膜下及眼球后麻醉。

【操作方法及程序】

1. 经巩膜外途径磁铁摘除异物的手术原则。

(1) 前部玻璃体内异物采用距异物最近的扁平部巩膜切口。

(2) 赤道和赤道后的球壁异物应在异物所在部位选择手术切口。

(3) 间接检眼镜应用非常熟练、异物定位非常准确者，可以在异物所在部位摘除非磁性球壁异物。

2. 经玻璃体手术途径摘除异物的原则和程序。

(1) 伴有严重玻璃体积血和屈光间质不透明的眼内异物均应采用玻璃体手术途径摘除。

(2) 后极部视网膜前和球壁内的异物，眼内非磁性异物应通过玻璃体手术途径摘除。

(3) 有严重并发症，如视网膜脱离、增生性玻璃体视网膜病变、视网膜脉络膜损伤，有明显的远期牵引视网膜脱离潜在危险的眼内异物均应通过玻璃体手术途径摘除。

(4) 玻璃体手术采用标准的三通道闭合式玻璃体切除手术。必须建立灌注和眼内照明。

(5) 如有晶状体浑浊应先将晶状体切除。

(6) 切除玻璃体积血。在切除玻璃体的过程中有小异物可随时经常规的巩膜切口钳夹摘除。

(7) 如果异物体积大到必须扩大切口才能摘除时，应先完成眼内全部操作，最后扩大切口摘除异物，减少并发症发生。

(8) 黄斑和视盘周围异物只伤及视网膜时，在异物周围行 2 ～ 3 排激光光凝，可暂不做视网膜切除摘除异物。

(9) 凡异物伤及脉络膜都应行异物周围的视网膜切除，伤处周围留出 1 ～ 2 mm 的隔离带，即使黄斑和视盘周围也不例外。

(10) 视盘黄斑以外，凡有视网膜和脉络膜损伤均应行异物周围的视网膜切除。切除后的视网膜残缘实施激光光凝封闭。

(11) 合并视网膜脱离者，按开放眼球伤视网膜脱离手术原则处理。

(12) 眼内充填物可依据病情的需要和术者的经验来选择长效气体或硅油。无视网膜脱离发生和未行视网膜切除眼不必要长期的充填物。

【术后处理】

1. 双眼包扎 3 d，卧床休息，防止出血。

2. 术毕结膜下注射抗菌药物、糖皮质激素，滴 1% 阿托品滴眼液。

3. 适当的支持疗法，如给予维生素等。

4. 术后应密切观察，注意并发症，如角膜水肿和浑浊、眼内出血、继发性青光眼、眼内炎等发生，一旦发现及时处理。

【注意事项】

1. 在建立眼内灌注之前务必确认灌注头是否进入玻璃体腔。

2. 在屈光间质浑浊时如晶状体浑浊不能观察灌注头时，应使用 9 号针头经照明巩膜切口临时建立灌注进行晶状体和前部玻璃体的切除。确认灌注头进入玻璃体腔后再建立灌注。

3. 在缝合巩膜切口之前，务必仔细检查上方两个切口内部是否存在锯齿缘解离或异物摘除经过切口时损伤了切口附近的视网膜，以便及时发现妥善处理，否则术后近期会发生视网膜脱离。

五、前房冲洗

【适应证】

1. 眼压＞ 50 mmHg，持续 5 d，＞ 35 mmHg，持续 7 d，伤前有青光眼或缺血视神经病变历史者更应提前。

2. 有角膜血染的早期体征或出血在Ⅳ级，眼压＞ 25 mmHg 达 5 d 以上，或怀疑有内皮功能障碍者 (如上皮水肿、实质增厚)。

3. 前房内成形血块不吸收超过 10 d，前房角周边粘连或积血积满前房达 5 d 以上。

4. 血影细胞性青光眼。

【禁忌证】

有血液疾病患者或有凝血功能障碍者应慎重掌握适应证。

【术前准备】

1. 裂隙灯显微镜检查角膜情况。

2. 超声检查了解眼球内组织有无损伤。

3. 测量眼压。如果眼压增高，应采用降眼压治疗。

【麻醉】

球后及结膜下麻醉。

【操作方法及程序】

1. 一般选择角膜缘内透明角膜切口。

2. 采用兼有注和吸功能的系统来完成手术。

3. 在前房内凝固的固定血块 (如“黑球”征) 的清除，单纯采用注吸方式不易奏效，需要配合切除手术，通常要在角膜缘先预置一个灌注钝针建立灌注后另在角膜 缘选一切口，玻璃体切除头进入前房进行边吸边切操作。

【术后处理】

1. 术毕滴用 1% 阿托品、抗菌药物及糖皮质激素滴眼液，双眼包扎。

2. 术后卧床休息 1 ～ 2 d，头部稍加高。

3. 术后 3 d 解除包扎。

【注意事项】

1. 避免伤及晶状体。

2. 根据使用的手术器械头的口径来设计角膜切口的长度，以保持在操作中不漏液或少漏液。

3. 始终保持在操作中的注吸平衡，以防眼压忽高忽低，预防再发出血。

六、眶骨骨折修复术

【适应证】

1. 第 1 眼位 (双眼向前看) 时双眼复视。

2. 伤眼向某一方向运动受限。

3. CT 扫描提示有明显的眶内壁或眶下壁骨质缺损合并眶软组织疝入鼻旁窦。

4. 明显的眼球内陷引起的美容问题。

【禁忌证】

眶上壁骨折合并脑脊液漏时应在神经外科协助下手术处理。

【术前准备】

1. 仔细的眼部检查，包括眼球位置、运动情况。

2. 鼻部检查，注意有无鼻骨骨折、鼻黏膜损伤、鼻出血情况，注意鼻旁窦的损伤情况，有无脑脊液漏。

3. 神经科检查。特别是眶顶骨折或损伤累及眶上裂时，应请神经外科协助处理。

4. 影像学检查，包括 X 线、CT、MRI 等，了解眶骨骨折的情况。

【麻醉】

1. 局部麻醉。

2. 必要时采用全身麻醉。

【操作方法及程序】

1. 眶下壁骨折修复可选择经下穹隆结膜切口和下睑睫毛下皮肤切口。年轻患者最好选择前者，但术野不如皮肤切口开阔。

2. 眶内壁骨折通常选择内侧开眶皮肤切口。

3. 找到眶缘后切开骨膜，在骨膜和眶骨之间向深部分离。如为眶内壁骨折，切断内眦韧带后找到泪前脊切开骨膜，沿泪囊窝分离达泪后脊，将骨膜连同泪囊一 起推向外侧向深部分离。

4. 充分暴露骨质缺损区，并将疝入鼻旁窦的软组织还纳回眶腔。

5. 测量骨质缺损的面积，用市售人造或自体骨修补物覆盖缺损区。

6. 缝合眶骨膜、内眦韧带、皮下组织和皮肤（或）结膜。加压包扎。

【术后处理】

1. 全身应用抗菌药物，积极预防感染。

2. 术后每 2 ～ 3 d 检查 1 次视力，持续 3 周。

3. 检查眼肌功能。

4. 测量眼压，每周 1 次。

【注意事项】

1. 有条件的单位最好在神经外科或耳鼻喉科手术显微镜下手术，其次可利用手术放大镜及应用耳鼻喉科手术头灯照明。

2. 充分暴露术野是保证手术确切操作的前提。

3. 要将全部的骨质缺损修补，尤其是深部缺损。

4. 向外牵拉泪囊时，应注意勿伤及鼻泪管。

第十二节　眼球手术

一、眼球摘除后羟基磷灰石活动义眼座植入术

【适应证】

1. 非感染性眼病需做眼球摘除者。

2. 如施行羟基磷灰石巩膜腔内植入术，眼球应为无明显萎缩。

【禁忌证】

1. 眼内炎、全眼球炎。

2. 眼眶肿瘤放疗后慎用。

3. 眼内恶性肿瘤。

【术前准备】

术前滴用抗菌药物滴眼液 3 d。

【麻醉】

球结膜下浸润和球后阻滞麻醉。

【操作方法及程序】

1. 眼球摘除术后羟基磷灰石一期植入术

(1) 按常规行眼球摘除。

(2) 在每条直肌断离前，用 5-0 尼龙线预置缝线。直肌断离后，将各条直肌缝线固定在手术巾上。

(3) 在义眼座前端钻 4 个孔，将 5-0 尼龙线从 4 个孔所形成的隧道内穿出。用亚甲蓝或甲

紫在 4 个孔的中央定点，并在相当于 3 点和 9 点位再各定一点。

(4) 用 2 张消毒过的尼龙薄膜部分重叠后置于肌锥表面，将义眼座置于薄膜上，义眼座和尼龙薄膜一起压入肌锥内。指压义眼座，将尼龙薄膜从义眼座下缓缓抽出。抽出尼龙薄膜时注意 3 个定位点位置向上，不能偏位。用弯血管钳在义眼座与眼球筋膜间略为分离，以便进一步调整义眼座的定点位置，同时将义眼座植入再深一些。

(5) 将内外直肌上的缝线分别与义眼座上的缝线打结。并将线结上缝线中的一根缝线剪断，另一根缝线与上、下直肌缝线结扎。

(6) 以 5-0 丝线或 10-0 尼龙线间断缝合球筋膜，连续缝合球结膜。结膜囊内置入薄型眼模。

2. 羟基磷灰石义眼座巩膜腔内植入术

(1) 刮除术眼角膜上皮。

(2) 沿角膜缘剪开球结膜，并向眼球赤道部分离。

(3) 距角膜缘 4 mm 处，自 2 点至 10 点处做与角膜缘平行的全层巩膜切开，在切口两端各做一条向赤道部的放射状切口，长约 5 mm。

(4) 剜除眼内容物，将羟基磷灰石义眼座植入巩膜腔内。以 6-0 尼龙线间断缝巩膜切口。并在 4 条直肌旁各做 3 mm×7 mm 的巩膜全层切除。

(5) 将眼球筋膜和球结膜完全遮盖角膜，以 5-0 丝线或 10-0 尼龙线间断缝合，结膜囊内置入薄型眼模。

【术后处理】

1. 全身应用抗菌药物 5 d。

2. 术眼用绷带加压包扎 4 ～ 5 d。

3. 每天换药 1 次，并取出眼模清洁结膜囊，滴用抗菌药物滴眼液和眼膏，再置入眼模。

4. 术后 7 d 拆结膜缝线，2 ～ 3 周佩戴义眼。

5. 如要打孔固定义眼片，一般在术后半年左右进行。

【注意事项】

1. 尽量将四条直肌与植入物相连。

2. 肌肉连接植入物位置尽量靠前。

3. 植入眼座一定要有足够的深度，缝合筋膜和结膜时一定不能有张力。

二、眼球摘除术

【适应证】

1. 手术探查中眼球壁组织有大范围的缺损，通常是爆炸伤或火器伤。伤眼不能修复，光感完全消失。

2. 萎缩的眼球，足以影响外观。

3. 眼内恶性肿瘤，不能采用其他方法治疗者。

4. 绝对期青光眼症状不能减轻者。

5. 角膜巩膜葡萄肿，治疗无望，并有破裂可能者。

6. 眼球穿孔伤合并葡萄膜嵌顿，伤后炎症持续不减，视力恢复无望，且已发生早期交感性眼炎者。

【禁忌证】

1. 有光感的严重眼球损伤。

2. 双眼视网膜母细胞瘤的较轻眼。

3. 眼外伤后已发生严重眼内炎及眼眶蜂窝织炎时忌行眼球摘除术，以免感染扩散。

【术前准备】

1. 详细检查患眼及对侧眼的情况，确定手术是必需的，并经患者签署知情同意书后方可进行。

2. 严格核对患者及被摘除的眼别，特别是全麻患者及儿童患者。

【麻醉】

1. 球后阻滞麻醉。

2. 儿童或不合作的患者可施行全身麻醉。

【操作方法及程序】

1. 沿角膜缘切开结膜、眼球筋膜。

2. 四直肌预置缝线后切断。

3. 牢固牵引内直肌止点，眼球内侧伸入视神经剪剪断球后段视神经。如术前有 CT 或 MRI 证实有视神经内的恶性肿瘤转移应根据影像学测量作为参照来决 定剪除视神经的长度。

4. 眼球摘除后立即用热盐水纱布压迫止血。

5. 相对应眼外肌对端打结。

6. 眼球筋膜和结膜连续缝合。

7. 结膜囊填塞凡士林油纱布，涂抗菌药物眼膏后加压包扎。

【术后处理】

1. 给予抗菌药物预防感染。

2. 术后 3 d 换药，涂抗菌药物眼膏后眼垫遮盖。

3. 术后 1 周后拆除结膜缝线。

4. 术后 12 d 可装义眼。

【注意事项】

1. 尽量多切取视神经因视网膜母细胞瘤摘除眼球，应尽量多切取视神经，以免视神经残段遗留瘤细胞，引起复发。

2. 彻底止血剪断视神经及球后血管出血较多，可用温湿纱布压迫，彻底止血后再植入填置物。

3. 植入填置物因眼内恶性肿瘤摘除眼球，一般不植入填置物，以免妨碍复发肿瘤早期发现。

4. 病理检查摘出眼球应立即用固定液固定后送病理检查。

5. 慎重选择手术虽有眼球壁的广泛损坏，大量眼内容流失，只要有光感存在不可轻易选择眼球摘除。

三、眼球内容物去除术

【适应证】

1. 眼内急性化脓性炎症，如全眼球炎，去除眼内容，保留眼外壳，以免炎症扩散。

2. 一些全身情况，如糖尿病、血小板减少及凝血功能障碍时进行眼球摘除有可能发生大出血。

3. 除眼内恶性肿瘤、交感性眼炎和眼球皱缩之外的眼球摘除适应证，均可做眼内容物去除术。

【禁忌证】

1. 眼内恶性肿瘤

各种检查方法仍不能排除眼内恶性肿瘤者。

2. 严重眼外伤

眼外伤波及葡萄膜，有交感性眼炎危险者。

3. 眼球萎缩。

【术前准备】

1. 详细检查患眼及对侧眼的情况，确定手术是必需的，并经患者签署知情同意书后方可进行。

2. 严格核对患者及被摘除的眼别，特别是全麻患者及儿童患者。

【麻醉】

1. 球后阻滞麻醉。

2. 儿童或不合作的患者可施行全身麻醉。

【操作方法及程序】

1. 切开结膜沿角膜缘外剪开结膜一周，并向后分离 5 mm，使结膜后退。

2. 剪除角膜从角膜缘后 1 mm 切开巩膜一周，将角膜完全剪除。

3. 去除眼内容物及视网膜和葡萄膜用睫状体分离器将葡萄膜与巩膜分开，并与眼内容一同从巩膜壳内去除，将巩膜内面的色素擦除干净，冲洗。

4. 缝合因炎症去除眼内容者，巩膜壳内置引流条，缝合结膜，无分泌物流出后，拔除引流条。非炎症眼内容去除者，于 1:30、4:30、7:30 和 10:30 四个方位放 射状剪开巩膜 5 mm，壳内置填置物，对端缝合巩膜，连续缝合结膜，结膜囊填油纱条，加压包扎。

【术后处理】

同眼球摘除术。

【注意事项】

1. 因急性炎症去除眼内容者，去除物送细菌培养及药敏试验，并应用敏感抗菌药物药，直至炎症消退。

2. 巩膜壳内面色素要刮擦干净，以免引起交感性眼炎。

3. 术中勿将巩膜壁穿透以免感染扩散。

4. 根据引流量的多少决定拔除或者更换引流条。

5. 最好 II 期植入义眼座。

第十三节 眼眶手术

一、眶内肿瘤摘除术

前路开眶术

【适应证】

1. 良性肿物。
2. 恶性肿物。

【禁忌证】

1. 深部肿物。
2. 恶性肿瘤。

【术前准备】

1. 剃眉毛。
2. 画切口线。

【麻醉】

1. 成人局部麻醉。
2. 儿童全身麻醉。

【操作方法及程序】

以泪腺良性肿瘤为例。

1. 皮肤切口沿眶外上缘做弧形皮肤切口，长度应大于肿瘤最大径，向深层分离骨膜。

2. 切开眶隔分离骨膜表面脂肪，暴露眶隔起始点，自此切开眶隔，长度应大于皮肤切口。

3. 去除肿瘤探查并分离肿瘤，用肿瘤匙将肿瘤去除。如肿瘤较大，娩出困难，适量去除眶缘骨骼，扩大出路。肿瘤与骨膜粘连密切，不可强行分离眶面，应将肿瘤与骨膜一同去除。如肿瘤较小，也可不切开眶隔，而沿眶缘切开骨膜，并向眶内分离，邻近肿瘤纵行切开骨膜，娩出肿瘤。

4. 缝合按层缝合眶隔、皮下组织及皮肤，加压包扎。

【术后处理】

1. 隔日换药。
2. 术后 7 d 拆线。

【注意事项】

1. 选择手术进路泪腺良性多形性腺瘤的摘除，应根据肿瘤大小选择手术。

【适应证】

1. 眶后部肿瘤眼球以后的良性肿瘤，特别是肌锥内肿瘤。
2. 较大的泪腺良性肿瘤超过眶 1/2 的泪腺良性多形性腺瘤。
3. 眶后部异物眼球后极部以后的金属和非金属异物摘除。

【禁忌证】

1. 进入视神经管内的肿瘤如视神经鞘脑膜瘤，已向视神经管内蔓延者。

2. 蔓延至颅内的肿瘤眶内肿瘤已经眶上裂或视神经管蔓延至颅内。

【术前准备】

1. 术前 1 d 清洁术眼及眶周皮肤。剃除毛发，范围为同侧眉弓上方 20 mm 的 颞侧头发，至耳廓以上。

2. 术前 1 d 晚上口服镇静药及抗菌药物。

【麻醉】

全身麻醉。对血管丰富的肿瘤，并采用控制性低血压。

【操作方法及程序】

1. 皮肤切口自外眦角向耳屏方向水平切开，切口长 2.5 ～ 3 cm，向深层分离至骨膜及颞筋膜，并向上、下分离，至眶上、下缘水平。

2. 切开骨膜用自动牵张器撑开切口，分离骨膜表面软组织，工字形切开骨膜，上至额颧缝以上，下至颧弓上缘水平，从骨表面分离骨膜至眶后 1/3。

3. 骨瓣形成在骨膜分离的上、下端水平，锯开眶外壁，向外压迫，使眶外壁后端断裂，将骨瓣向外推移，或将骨瓣取出，暴露眶内骨膜。

4. 切开眶内骨膜眶内骨膜缘做两个标记缝线，在两线之间纵行切开骨膜。

5. 娩出肿瘤用手指探查，确定肿瘤位置及范围，自外直肌上或下缘分开肌间隔及脂肪，暴露肿瘤，沿肿瘤表面分离，并娩出肿瘤，用手指压迫止血。

6. 缝合缝合眶内骨膜，骨瓣复位，用眼耳胶或钛板固定，缝合表面骨膜、皮下组织及皮肤，缝合睑裂。必要时伤口内放置引流管。

【术后处理】

1. 单眼包扎。

2. 隔日换药。术后 48 h 去除引流管。

3. 术后 7 d 拆线。

4. 术后注意观察视力的改变。

5. 减低眶内压，如抬高头位可减轻水肿。应用糖皮质激素，必要时进行静脉滴注 20% 的甘露醇。

6. 应用抗菌药物，预防感染。

【注意事项】

1. 皮肤切口，本法是标准的Krolein-Berke术式，采用水平皮肤切口，但不宜过长，超过3.5 cm可能损伤面神经。根据肿瘤位置，也可选择 S 形切口、下睑睫毛下皮肤切口；为了避免颜面部瘢痕形成，也可做发际内的冠状切口。

2. 预防视力丧失眶内肿瘤摘除最严重的并发症是视力意外丧失。在眶尖部分离，不要紧贴视神经下面，以免损伤视网膜中央动脉。为暴露眶尖部，不要将视神经置于拉钩和眶壁之间，避免压挤视神经，引起视力丧失。

3. 保护眼外肌外直肌位于眶外侧，恰在外侧进路术野内，剪开眶内骨膜和分离脂肪时，勿损伤该肌肉。切开皮肤之前，预置肌腱缝线，必要时牵拉，可辨认外直肌的位置，在操作过程中不要暴露该眼外肌，以免损伤肌肉鞘膜。

4. 眶内异物摘除眶内异物一般位于脂肪内，常随牵拉而移位，眼眶切开后，先用手指探查，将异物固定在手和眶壁之间，然后再去除。

5. 眶内止血分离过程中或肿瘤切除后常有出血，眶外出血可用血管钳或电凝止血；眶内出血多采用手指压迫止血，第二外科间隙尚可用双极电凝，肌肉圆锥内、特别是眶尖部禁用。弥漫出血，用凝血酶或巴曲酶吸收性明胶海绵贴附压迫。抬高头位、静脉注入止血药和降低血压对于眶内止血也有帮助。

二、全眶内容物去除术

【适应证】

1. 原发于眶内恶性肿瘤，如泪腺恶性肿瘤、横纹肌肉瘤，以及其他原发于眶内的恶性肿瘤，侵犯范围较广。

2. 眶周的恶性肿瘤，如眼球、眼睑、结膜、颅内及鼻旁窦恶性肿瘤广泛侵犯眼眶。

3. 真菌感染久治不愈。

4. 血管炎类肉芽肿，如 Wegener 肉芽肿、肉样瘤病、中线性坏死性肉芽肿及血管炎等，视力丧失、久治不愈，且疼痛难忍。

5. 眼眶外伤，或因肿瘤和其他血管性疾病，如广泛的神经纤维瘤、静脉曲张，而严重毁容。

【禁忌证】

良性病变或用其他方法能治愈的恶性病变，不采用本法。

【术前准备】

1. 术前应充分检查，明确诊断。

2. 向患者和家属充分解释，签署知情同意书。

3. 必要时备血、备皮。

【麻醉】

全身麻醉。

【操作方法及程序】

1. 传统的全眶内容物去除术

(1) 缝合睑裂：上下眼睑连续缝合，闭合睑裂。

(2) 切开：沿眶缘切开一周，深度包括皮肤、皮下组织、轮匝肌层和骨膜，止血。

(3) 分离骨膜：自眶缘至眶尖，将眶骨膜与眶壁分离。

(4) 去除眶内容物：用弯剪在眶尖部剪断眶内容蒂，并取出，去除残留的软组织，止血。检查眶骨面，如有侵蚀，应予凿除或刮除，以不沟通颅腔或鼻旁窦为度。眶腔填塞或骨面移植断层皮片。

(5) 填塞包扎：眶腔填塞碘仿纱条或油纱条，加压包扎。

2. 保留眼睑皮肤全眶内容物去除术适于眼睑尚未被肿瘤侵犯者。

(1) 睑裂缝合：上下眼睑连续缝合，闭合睑裂。

(2) 切开皮肤：上、下睑睫毛后 2 mm 切开皮肤一周，内、外眦皮肤横行切开越过眶缘，切开深度至睑板表面。向周围眶缘分离，充分暴露各方向眶缘。

(3) 切开骨膜：沿眶缘切开骨膜一周，止血，各方向向眶内分离骨膜，直至眶尖。

(4) 去除眶内容物：将眶内容物提起，自眶尖部剪断，去残留的软组织，止血。

(5) 缝合：上、下眼睑皮缘对端缝合，断层皮片移植于后部裸露的骨面，与前面的皮瓣缝合。

(6) 包扎：上、下眼睑皮肤对端缝合者，表面加敷料，包扎。植皮者，油纱条填塞眶腔，包扎。

【术后处理】

1. 全身应用广谱抗菌药物、止血药。

2. 换药。每周更换眶腔内油纱条或碘仿纱条 2 次，2 周后，每周换药 1 次，并用过氧化氢冲洗。眶内增生肉芽组织，眶周皮肤向眶内增长，2 个月后创口愈合。

【注意事项】

1. 严格选择适应证眶内容物去除，破坏范围较大，严重毁容，应严格选择适应证。

2. 术前备血眶内容物去除出血较多，应于术前备血 400 ml，术中给予止血药，或采用控制性低血压麻醉。

3. 保护骨壁分离骨膜要轻柔，勿损伤眶壁，特别是筛骨纸板。

4. 切除范围在术中不暴露肿瘤前提下，应尽量保留正常组织，特别是保留眼睑，以备将来整形，安装义眼。

5. 术后治疗因恶性肿瘤去除眶内容者，术后给予化疗或放疗，以免术后复发转移。

第十四节 眼科激光手术

一、青光眼的激光治疗

(一) 氩激光周边虹膜成形术

【适应证】

1. 急性闭角型青光眼时角膜水肿、前房浅和严重炎性反应，不宜进行激光虹膜切除术时。

2. 高褶虹膜综合征。

3. 与晶状体有关的闭角型青光眼，如睫状环阻滞、晶状体膨胀、晶状体半脱位，以及各种原因引起的睫状体水肿所致的晶状体向前移位所致的闭角型青光眼。

4. 激光小梁成形术前的辅助治疗。

5. 激光虹膜切除术后周边前房仍浅，前房角仍有可能关闭者。

【禁忌证】

1. 因全身情况不能耐受手术者。

2. 严重角膜水肿或浑浊者。

3. 无前房者。

4. 眼部有传染性炎症者。

【术前准备】

1. 向患者或家属解释治疗目的，取得患者合作。

2. 检查视力、眼压、眼前节、眼底、前房角和前房深度。

3. 术前滴 2% 毛果芸香碱眼药水，将虹膜尽量拉紧。

4. 继续使用原有的降眼压药物。

5. 开启调节和氩激光器。

【麻醉】

眼球表面麻醉。

【操作方法及程序】

1. 患者坐于激光器之前，将头部安放于下颌托架上。

2. 安放前房角镜或接触镜。

3. 产生虹膜收缩灼伤的主要氩激光参数为光斑 500/um，曝光时间 0.5 s，功率 200 ～ 400 mW。

4. 将瞄准光束对准于虹膜最周边部，击射后即刻可见虹膜收缩反应。

5. 在 360° 范围的虹膜周边部做 24 ～ 36 个烧灼点，相邻两个烧灼点之间的间隔约为两个烧灼点直径。

【术后处理】

1. 取下角膜接触镜后滴用抗菌滴眼液。

2. 术后立即滴用糖皮质激素。术后 1 h 测量眼压，若眼压升高及时处理。

3. 术后滴用糖皮质激素滴眼液 3 ～ 5 d，每日 3 ～ 4 次。

【注意事项】

1. 一般淡色虹膜比深色虹膜需要更强的能量。开始治疗时，对褐色的虹膜用 200 mW，淡色的虹膜用 300 mW。以后调整氩激光能量直至见到虹膜基质收缩。 在淡灰色虹膜中有时用 200 pm 的光斑就可得很明显的虹膜基质收缩。用较小的光斑，则需要更多的激光灼伤才能达到相同的效果。

2. 治疗时尽可能避免烧灼可以见到的放射状血管。如果相邻的烧灼点太靠近，虹膜可能发生坏死。

(二) 激光周边虹膜切除术

【适应证】

1. 早期原发性闭角型青光眼，包括急性闭角型青光眼临床前期、前驱期、缓解期。前房角关闭不超过 180° 的慢性闭角型青光眼。

2. 葡萄膜炎所致的瞳孔闭锁，而引起的继发性闭角型青光眼。

3. 睫状环阻塞性青光眼对侧眼。

4. 手术周边虹膜切除术后虹膜缺损区的色素膜残留。

5. 混合性青光眼。

6. 无晶状体眼虹膜与玻璃体粘连。

7. 眼内硅油引起的瞳孔阻滞。

8. 先天性小眼球合并早期闭角型青光眼等。

【禁忌证】

1. 角膜水肿或浑浊的患眼。

2. 周边前房极浅的患眼。

【术前准备】

1. 术前检查视力、眼压、裂隙灯显微镜检查眼前节、前房角、眼底和视野等检查，以便了解病情，明确诊断。

2. 向患者解释激光治疗的目的，征得合作，并请患者签署知情同意书。

3. 激光治疗前滴用 2% 毛果芸香碱滴眼液，每日 3 ～ 4 次，以便使瞳孔缩小，虹膜展平、变薄，易于激光穿透虹膜。

4. 准备治疗用的接触镜和激光机，进行虹膜周边切除的激光机可有氩离子激光机或 Nd:YAG 激光机。

【麻醉】

眼球表面麻醉。

【操作方法及步骤】

1. 虹膜切除口一般选择在 10 ～ 11 点钟或 1 ～ 2 点钟位的虹膜周边部。

2. 结膜囊滴入表面麻醉滴眼液后，安放角膜接触镜。

3. 常用的操作技术。

(1)Nd:YAG 激光参数：每脉冲 4 ～ 10 mJ，利用电离效应对虹膜光爆破切除。孔洞闭合少，出血略多。

(2) 氩离子激光参数：时间 0.1 ～ 0.2 s，功率 800 ～ 1 000 mW，光斑 50 ～ 100 pon，击射次数 30 ～ 50 次。利用热效应切除虹膜。

(3) 氩激光和 Nd:YAG 激光机联合应用：适用于炭黑虹膜。可减少虹膜出血，孔洞闭合及眼内炎症反应。

【术后处理】

1. 滴用糖皮质激素滴眼液，每 10 min 1 次，共 6 次。以后每日 4 次，持续 7 ～ 10 d。以后逐渐减量。

2. 术后 1 h 复查眼压。眼压超过 30 mmHg，则加用全身降压药。以后根据需要定期复查眼压。

3. 术后 1 ～ 2 个月复查前房角，除外高褶虹膜综合征，注意虹膜孔洞有无关闭。

【注意事项】

1. 术后眼压可能会暂时升高。一般激光治疗后 1 ～ 2 h 达到高峰，数小时后下降。少数病例需用口服甘油、乙酰唑胺、必要时静脉滴注 20% 甘露醇来处理。激 光治疗前滴用溴莫尼定滴眼液或阿可乐定滴眼液可减少激光治疗后眼压升高的情况。

2. 术后视力短暂减退，一般术后 1 h 后能恢复。

3. 术后虹膜炎。继发性青光眼者反应为重，可以采用眼部滴用糖皮质激素滴眼液来处理。

4. 术后前房积血。采用 Nd:YAG 激光机时较为多见。在击射部发生出血，如果出血量少，可用接触镜轻压眼球即可止血。

5. 术后晶状体浑浊。在激光治疗时，虹膜孔相对应晶状体前囊下可产生局限性变白，可能为永久性，也可吸收变为清亮。

6. 暂时性角膜浑浊。由于激光冲击波影响角膜内皮所致。一般能变为清亮。术中所用的激光能量太高，或前房过浅的患者中容易发生。将镀有抗反射膜的 Abraham 接触镜安放于角膜表面，以利虹膜聚焦及减少角膜损伤。

7. 术后激光口关闭，在继发性青光眼中多见，主要发生在应用氩激光的病例中。

(三) 氩激光小梁成形术

【适应证】

1. 原发性开角型青光眼经药物治疗不能控制病情者。

2. 继发性开角型青光眼，如假性晶状体囊膜剥脱性青光眼、色素性青光眼，虽经药物治疗，仍不能控制病情者。

3. 低眼压性青光眼，特别是眼压在正常范围的较高值时，氩激光小梁成形术有一定的降眼压效果。

【禁忌证】

1. 不合作者。

2. 角膜水肿及屈光间质浑浊的患者。

3. 前房角完全关闭者。

4. 继发于葡萄膜炎的青光眼。

5. 青少年型青光眼和年龄＜ 35 岁的青光眼患者。

【术前准备】

1. 向患者或家属解释治疗目的，取得患者合作。

2. 检查视力、眼压、眼前节、眼底、前房角和前房深度。

3. 继续使用原有的降眼压药物。

4. 开启调节和氩激光器。

【麻醉】

眼球表面麻醉。

【操作方法及程序】

1. 安放激光用的镀有抗反射膜的前房角镜。

2. 激光通过镜面击射到对面前房角小梁前缘。先从下部小梁开始，裂隙灯光聚集在反射镜中央，一边光凝，一边缓慢转动房角镜，以确保光凝点的衔接。瞄准光线对准色素性和非色素性小梁的交界处，一般位于小梁网的前半部。击发的激光光束应垂直于小梁，以便更好地聚集。

3. 氩离子激光参数：功率 600 ～ 700 mW，光斑大小 50 μm，曝光时间 0.1 s，击射点数为 180° 房角 50 个点，或 360° 房角 100 点。良好的激光反应包括击射点变白，小气泡形成或轻微的组织收缩、脱色素。

【术后处理】

1. 激光治疗后滴用糖皮质激素，如 1% 泼尼松龙滴眼液，每 10 min 1 次，共 6 次，测量眼压，超过 30 mmHg 应加用全身降眼压药物。

2. 次日将滴用 1% 泼尼松龙滴眼液改为每日 4 次，共 7 d。

3. 原用的降眼压药物不变，以后随访时根据眼压情况减少或停用。

【注意事项】

1. 术前 1 h 应滴用降眼压药物，以避免术后眼压升高。

2. 影响氩激光小梁成形术疗效的因素有，年龄、种族、前房角色素、术前眼压、青光眼类型及病情等。

3. 随时间延长，激光小梁成形术降压效果有下降趋势。

(四) 选择性激光小梁成形术

【适应证】

与氩激光小梁成形术相同。

【禁忌证】

1. 先天性青光眼禁用。

2. 继发于炎症的青光眼慎用。

【术前准备】

与氩激光小梁成形术相同。

【麻醉】

眼球表面麻醉。

【操作方法及程序】

1. 角膜前放置 Goldmann 三面镜或前房角镜。

2. 将激光束聚焦于色素小梁网，光斑大小为 400 mm。

3. 为了确定每只眼适宜的能量水平，开始时将 Nd: YAG 激光能量设在 0.8 mJ，作为初始能量，然后以 0.1 mJ 为单位逐渐增加，直至达到小梁网内气泡形成所需的临界能量。如果在初始能量时或已经设定的能量时可见小梁网内气泡形 成，则将激光的能量以 0.1 mJ 为单位逐渐递减，直到看不到 4 泡形成。这一能量 就是“治疗能量”。

4. 治疗时采用单脉冲模式，在前房角 180° 的范围内击射 50±5 个激光斑，激光斑之间邻接，但不相互重叠，整个小梁网宽度范围均被照射。每次击射后都要注 意小梁网内是否有气泡产生。

【术后处理】

激光治疗后，眼部滴用 1% 泼尼松龙滴眼液；每日 4 次，持续 4 ～ 7 d 。

【注意事项】

1. 已用最大量的药物治疗仍不能控制眼压或曾施行氩激光小梁成形术但失败的开角型青光眼病例，采有选择性小梁成形术仍有较好的疗效。

2. 并发症很少，其中包括治疗眼轻微疼痛不适、眼红、一过性眼压升高。术后可有一过性前房炎症反应，一般情况下 24 h 后即可消失。此外，还可能发生视力模糊、角膜水肿、角膜损伤，但极少发生。经过适当的药物治疗后均可消失。

3. 治疗前滴用 1% 阿可乐定或 0.2% 溴莫尼定滴眼液可防止激光治疗后眼压升高。

二、眼底病激光光凝治疗

(一) 部分视网膜光凝治疗

【适应证】

1. 缺血性视网膜分支或半侧静脉阻塞。
2. 糖尿病性视网膜病变部分象限缺血。
3. 视网膜静脉周围炎。
4. 黄斑水肿。
5. 视网膜血管炎局部有大片无灌注者。
6. Coats 病较为局限者。
7. 视网膜血管瘤。
8. 脉络膜血管瘤。

【禁忌证】

1. 增生性玻璃体视网膜病变。
2. 新鲜眼内出血。
3. 活动的眼内炎症。
4. 屈光间质浑浊看不清眼底。

【术前准备】

1. 参照全视网膜激光光凝操作常规。
2. 向患者及家属交代病情，并请签署知情同意书。

【麻醉】

眼球表面麻醉。

【操作方法及程序】

1. 复习近期的荧光素眼底血管造影片，确定毛细血管无灌注区的位置和范围。仔细查看有无早期新生血管。

2. 通常用氩绿或氪激光，在毛细血管无灌注区域，全面予以播散性光凝。对于新生血管除播散的光斑外，还用密集光凝从其远端四周包围。

3. 位于视网膜周边部的光斑可以较大，可用直径为 500 pm 的光斑，视网膜后极部用较小的光斑，直径为 100 ～ 200 mm，曝光时间 0.1 ～ 0.2 s，功率 300 ～ 500 mW，以视网膜出现中白外灰反应 (中度) 为宜，不宜过度以免伤及 Bruch 膜或引起血管反应而致出血。

4. 新生血管在视网膜平面内者，一般于光凝后 3 ～ 4 周开始退缩。对于管腔仍然开通的新生血管，可在仔细鉴别其供养血管后，谨慎地予以直接光凝，光凝斑 需大于供养动脉的管径，光斑 500 fxm，时间 0.2 ～ 0.5 s，功率 300 ～ 500 mW，使管径变窄，但血流不易立即中断，2 ～ 3 周后，供养动脉可狭窄或节段，最后可萎缩。

【术后处理】

同全视网膜光凝治疗。

【注意事项】

1. 对于增生性视网膜玻璃体膜或条带，不宜尝试以激光封闭其上的新生血管，否则不仅血管不易封闭，反而可能加重纤维血管膜的收缩，甚至导致牵拉性视网膜脱离。

2. 激光光凝治疗时避免伤及黄斑区。

(二) 黄斑水肿激光光凝治疗

【适应证】

1. 糖尿病性视网膜病变合并具有临床意义的黄斑水肿。

2. 糖尿病视网膜病变黄斑弥漫性水肿。

3. 分支或中央静脉阻塞合并黄斑水肿。

4. 其他血管性疾病引起的黄斑水肿。

【禁忌证】

1. 肝、肾功能严重损害者。

2. 瞳孔不能散大。

3. 眼部有活动炎症。

4. 牵引性黄斑水肿。

5. 继发于眼内肿瘤的黄斑水肿，应当先考虑肿瘤的治疗，不能只治黄斑水肿。

【术前准备】

1. 向患者或家属解释激光光凝治疗的目的、方法、安全性及可能的并发症，征得同意并签署知情同意书后方能进行。

2. 激光治疗前应做荧光素眼底血管造影。

3. 滴用散瞳药，使瞳孔充分散大。

4. 术前应准备好激光器。

【麻醉】

1. 眼球表面麻醉。

2. 合作差的患者可球旁注射 2% 利多卡因 2 ～ 3 ml。

【操作方法及程序】

1. 黄斑局部水肿

(1) 对黄斑区微血管瘤及其他局部渗漏处做局部光凝，氩绿或氪黄、绿激光均可。对于散在孤立的微血管瘤逐一光凝，可用 100 ～ 200 fxm 光斑，时间 0.1 ～ 0.2 s，功率 200 ～ 250 mW，直接击射，使瘤体本身发暗或发白。对成簇的微血管瘤，可用 200 ～ 500 fxm 较大的光斑。以后需要补充治疗单个微血管时，可用 100 fxm 左右光斑使瘤体本身发暗或发白。

(2) 对已经靠近黄斑中心凹 500 pm 附近的病灶，需慎重处理。若视力下降已低于 0.5，且视网膜水肿与渗漏持续不减，可谨慎地予以光凝。缺血性黄斑水肿有 旁中心凹毛细血管闭锁，不适宜光凝，以免加重病情。

2. 弥漫性黄斑水肿

(1) 水肿或无灌注区距黄斑中心 2 DD 内，可做格栅样或大 C 形光凝。光斑直径 100 fzm，功率 100 ～ 150 mW，时间 0.1 s，以看不出光凝反应或仅见淡灰色光斑 (轻度弱) 为宜。每两个光凝斑间距离约为一个光斑。光凝斑位于视盘黄斑束，距黄斑中心凹勿近于 500 fxm。

(2) 用 810 红外激光以中心凹为中心做 4 圈同心圆，共 48 点阈值下低能级光凝。

【术后处理】

1. 术后定期复查视力、视野、荧光素眼底血管造影。如有需要，再补充激光光凝。

2. 术后全身治疗不间断，保持血压、血糖和血脂在正常范围内。

3. 眼部滴用抗菌药物和散瞳滴眼液。有青光眼史者慎用散瞳药。

【注意事项】

1. 黄斑部光凝所用的激光一般选用黄光和绿光激光。

2. 黄斑水肿的定位要借助于荧光素眼底血管造影结果。

3. 黄斑部激光光凝的功率应由弱开始，逐渐增加。

4. 黄斑水肿合并增殖期糖尿病视网膜病变的患者，需要施行全视网膜光凝治疗。如果病变允许，最好先做黄斑部激光光凝，再做全视网膜光凝治疗。

5. 视力较差或黄斑部毛细血管广泛破坏和消失的患者，最好不做黄斑部激光光凝治疗。

6. 准确地向患者说明激光治疗的目的和预后。激光治疗可以在一定程度上减轻黄斑渗漏和水肿，有助于保存视力，但可能需要多次治疗。有时虽经激光光凝治疗，但黄斑水肿仍不消退，视力可能进一步下降。

(三) 全视网膜激光光凝 (PRP)

【适应证】

1. 增生前期糖尿病视网膜病变。

2. 增生性糖尿病视网膜病变。

3. 缺血性视网膜中央静脉阻塞。

4. 新生血管性青光眼。

5. 有大面积视网膜无灌注区的视网膜静脉周围炎。

【禁忌证】

1. 全身情况不佳，血糖失控，肾功能衰竭。

2. 糖尿病黄斑病变。

3. 眼部缺血综合征

【术前准备】

1. 检查裸眼和矫正的远、近视力，以及眼压、角膜、瞳孔、前房、虹膜及晶状体。照彩色眼底像及眼底荧光素血管造影。进行视野、Amsler 表、视网膜电流图、眼电图和暗适应等检查。

2. 向患者或家属解释，激光治疗的目的在于巩固或改善现有视力，降低恶化的危险，在治疗中与治疗后视力可能有波动、轻微眼痛。以后病情也可能复发，光凝后需定期复诊。患者同意后在知情书上签字。

3. 除外闭角型青光眼后滴用散瞳药，使瞳孔充分散大。

4. 将患者眼底血管造影图像投射到医师能看见的地方，以便医师做激光治疗时能够随时对照患者眼底与血管造影图像进行激光光凝。

5. 清洁和消毒所用接触镜。

6. 调试激光机。最常用的激光为氩离子激光、氩绿或蓝绿激光。

7. 安排好患者的体位，固定其头额。

【麻醉】

1. 眼球表面麻醉。

2. 合作差的患者可球旁注射 2% 利多卡因 2 ～ 3 ml。

【操作方法及程序】

1. 让患者坐在激光机前，安置三面镜。

2. 嘱患者必须始终固视激光机上的注视灯。

3. 播散性光凝从视盘外 1 DD(视盘直径) 至赤道附近的大宽环形区，保留视盘黄斑束与颞侧上、下血管弓之间的后极部不做光凝。视网膜光凝斑形成一椭圆形圈，距黄斑中心上、下与颞侧各 2 DD，距视盘鼻侧 1 DD，往周边至赤道。

4. 光斑分布均匀，两个相邻光斑之间距离 1 个光斑直径。在视盘鼻侧 4 ～ 5 DD 范围内的光凝斑，尽量平行神经纤维的走向。当治疗视网膜内微血管不正常、出血和 (或) 微血管瘤，可局部调整光斑的分布，以免多个 (5 ～ 10 个) 光斑重叠融合。

5. 视病变需要选择不同波长的激光，如氩绿、氪黄或氪红等。大面积播散性光凝的光斑直径为 500 fxm，完成 1 200 点～ 1 600 点。屈光间质不清时则用 200 Mm 的光斑。颞侧血管弓内以 200 Mm 的光斑为宜。时间 0.1 ～ 0.2 s。功率为 300 ～ 400 mW，以视网膜出现中白外灰反应 (中度) 为度。

6. 全部 PRP 需分次完成，一次完成太多，脉络膜渗出性反应重。可将全视网膜光凝分成 4 次进行，先做鼻上 (或鼻下)，1 周以后再做颞下 (或颞上)；1 周以后在再做鼻下。最后再做颞上光凝，这样分成 4 次进行对角线式的光凝，可以避免黄斑区在短时间内受到激光光凝术后的水肿等影响。如果患者除了应当做 PRP 外，还需要做黄斑区格子样光凝，则应当先做黄斑区格子样光凝，1 周以后再分次做 PRP，否则容易引起黄斑病变加重。

【术后处理】

1. 对光凝视网膜周边部的患眼，激光可能接触到虹膜，因此光凝治疗后滴散瞳药和糖皮质激素滴眼液 3 d 。

2. 注意眼压的变化。

3. 注意玻璃体有无出血。

4. 术后一般勿提重物。

【注意事项】

1. 全视网膜光凝并非将全视网膜均予以光凝，而是播散性光凝从视盘外 1 个视盘直径至赤道附近的大宽环形区，保留视盘黄斑束与颞侧上、下血管弓之间的后 极部不做光凝。

2. 激光光凝时注意避免误伤黄斑区。

(四) 视网膜裂孔激光光凝治疗

【适应证】

1. 视网膜裂孔合并裂孔瓣。

2. 视网膜裂孔周围合并约 1 个视盘直径范围的视网膜下液。

【禁忌证】

伴有较多视网膜下液时。

【术前准备】

1. 向患者或家属解释激光光凝治疗的目的、方法、安全性及可能的并发症，征得同意并签署知情同意书后方能进行。

2. 充分散大瞳孔。

3. 准备好激光器。

【麻醉】

眼球表面麻醉。

【操作方法及程序】

1. 安放三面镜或检影镜等角膜接触镜，镜内放入少量甲基纤维素等透明黏弹剂。

2. 蓝色、绿色、黄色、红色和近红外波长的激光均可以用于封闭视网膜裂孔。

3. 光斑大小为 200 ～ 500 fxm，曝光时间可在 0.2 ～ 0.5 s，开始时所用的功率较低，根据视网膜的光凝反应逐渐增高，至视网膜出现白色反应。

4. 光凝的光斑略重叠，围绕裂孔周围 1 ～ 2 排。

5. 撤下接触镜。结膜囊内滴入抗菌药物滴眼液。

【术后治疗】

术后定期检查眼底，注意视网膜裂孔封闭状况。

【注意事项】

1. 激光功率过高，会产生过强的白色反应，可以导致光凝部视网膜坏死，形成新的视网膜裂孔，或导致玻璃膜穿通，形成视网膜下新生血管膜。

2. 儿童视网膜裂孔可在全身麻醉下使用间接眼底检查镜激光光凝封闭裂孔。

(五) 经瞳孔温热疗法 (TTT)

【适应证】

1. 老年性黄斑变性合并脉络膜新生血管膜。

2. 近视眼合并脉络膜新生血管膜。

3. 脉络膜血管瘤。

4. 脉络膜骨瘤。

5. 视盘血管瘤。

【禁忌证】

1. 脉络膜转移癌。

2. 增生性糖尿病视网膜病变。

3. 高度近视眼合并后巩膜葡萄肿。

【术前准备】

1. 检查视力，裂隙灯活体显微镜检查眼前节，用接触镜、直径或间接检眼镜查眼底，眼底照相、眼底血管造影，相干光断层扫描，视野检查。

2. 向患者和家属交代病情，征得同意并签署知情同意书。

3. 调试 810 nm 半导体激光治疗机，确定安装、连接和输出均无误。

4. 调整患者坐位，固定头额。

5. 消毒激光治疗用的检影镜或 Goldmann 三面镜。

【麻醉】

眼球表面麻醉。通常不需要球后阻滞麻醉。

【操作方法及程序】

1. 老年性黄斑变性及近视眼合并脉络膜新生血管膜

(1) 治疗主要针对脉络膜新生血管膜。

(2) 根据荧光素眼底血管造影所示的病灶全部大小，确定用不同大小的光斑(1.2 mm、2.0 mm 或 3.0 mm)。如果 1 个最大光斑不够，可接联 2 ～ 3 个，原则是将 新生血管膜全部包纳在治疗圈内。

(3) 最初一个光点照 60 s，能量设置在 160 mW、260 mW 或 360 mW，以照射区域无可见视网膜损伤 (即无可见的颜色变化) 至轻度发灰为准。如果视网膜稍发白，即将能量降低 100 mW，再继续治疗。

(4) 术毕取下接触镜或三面镜，滴用抗菌药物滴眼液。

(5) 治疗后每月复查，项目同初诊。如病灶仍有见活动渗漏，可重复 TTT 治疗。1 疗程最多为 3 次。

(6) 以后每 3 ～ 6 个月随诊。如有复发或新病灶出现再进行治疗。

2. 脉络膜血管瘤

(1) 激光能量在 600 ～ 1 200 mW，根据血管瘤的直径选择激光光斑，可选择 2 mm 或 3 mm 光斑，一至数个，每一光斑照射 1 ～ 3 min，激光覆盖全部血管瘤表面。

(2) 起初用 600 mW，照射时间 1 min，并逐渐增大能量，每次增大 100 mW，直到出现灰色光斑。持续至 1 ～ 3 min。

(3) 治疗后 1 个月、2 个月、3 个月和 6 个月时复查。如果脉络膜血管瘤还透照出红光，而且荧光素眼底血管造影或吲哚菁绿造影显示还有渗漏，则应当重复 TTT 治疗。重复 TTT 时要注意所用能量从轻，切勿过量。

(4) 如脉络膜血管瘤合并显著的浆液性视网膜脱离，妨碍肿瘤接受 TTT 治疗，可施行放液手术后再进行 TTT 治疗。

3. 视盘血管瘤

(1) 参照治疗脉络膜血管瘤所用的激光参数。

(2) 对于接近视神经的病变，宜采用分次、小能量的激光治疗，可重复多次，以减轻治疗对视盘神经组织的损伤。

4. 脉络膜骨瘤

(1) 所用的激光能量为 600 ～ 800 mW，根据血管瘤的直径选择 2 ～ 3 mm 激光 光斑，或几个 3 mm 光斑，使骨瘤全部面积均被激光覆盖，每一次照射持续 1 ～ 3 min。

(2) 合并黄斑部脉络膜新生血管膜者，照射黄斑中心的光斑所用能量宜减低，以免增加出血。

【术后处理】

1. 术后当日，勿拿重物，禁止饮酒。

2. 术后滴用散瞳滴眼液 3 d，每日 3 次。

3. 眼内出血者继续服药如维生素 C、芦丁等。

【注意事项】

定期随诊复查，了解治疗效果。

（六）脉络膜新生血管膜激光光凝治疗

【适应证】

老年性黄斑变性或其他原因所致的、距黄斑中心凹距离＞ 200 μm 的脉络膜新生血管膜。

【禁忌证】

1. 近视性黄斑变性、黄斑中心激光损伤所致的黄斑部脉络膜新生血管膜。

2. 黄斑中心凹下脉络膜新生血管膜。

3. 尚未证实有脉络膜新生血管膜的老年性黄斑变性。

4. Stargardt 病。

5. 患眼无注视能力，另眼视力更差。

6. 高度近视眼且有较大的后巩膜葡萄肿者。

【术前准备】

1. 参照全视网膜激光光凝治疗。

2. 向患者及家属交代病情，征得同意并签署知情同意书。

3. 复习近 2 周内所做的荧光素眼底血管造影结果，需要时还应做吲哚菁绿血管造影，用以准确定位脉络膜新生血管膜。

4. 用 Amsler 方格表或视野计检查中心视野。

5. 散瞳查眼底，对照荧光素眼底血管造影结果和视野的中心暗点，将脉络膜新生血管膜的位置看清并熟记。

6. 调试激光机。

【麻醉】

眼球表面麻醉。

【操作方法及程序】

1. 安放角膜接触镜。

2. 所用的激光参数为：光斑 100 ～ 300 Mm，时间 0.2 ～ 0.5 s，功率 300 ～ 500 mW。

3. 光凝后使灰白色光凝斑覆盖于整个脉络膜新生血管膜上。有时，使光凝斑涉及脉络膜新生血管膜边缘外一圈正常的视网膜。

【术后处理】

滴抗菌药物滴眼液和散瞳药 1 ～ 2 d，每日 3 ～ 4 次。

【注意事项】

1. 激光光凝治疗的同时，应进一步检查发生脉络膜新生血管的原因，并进行相应的药物治疗，特别是炎性疾病所致的脉络膜新生血管膜。

2. 激光光凝能使视网膜下新生血管膜封闭，但治疗后远期光凝瘢痕可有扩大，其边缘也可能还有新生血管生长。故需定期复诊。

（七）其他眼内激光光凝治疗

【适应证】

1. 视网膜脱离的玻璃体切除手术中封闭视网膜裂孔和变性灶。

2. 糖尿病视网膜病变和视网膜中央静脉阻塞的玻璃体切除手术中行全视网膜光凝。

3. 视网膜静脉周围炎和分支静脉阻塞的玻璃体切除手术中用于有病变血管周围或其分布区的光凝。

4. 视网膜血管瘤、大动脉瘤的光凝治疗。

【禁忌证】

1. 糖尿病黄斑病变。

2. 眼部缺血综合征。

【术前准备】

1. 眼内激光光凝治疗一般是在玻璃体切割术中进行，因此在术前向患者和家属解释手术目的的同时，也要解释激光光凝治疗的目的。

2. 调试激光机。

【麻醉】

由于眼内激光光凝治疗一般是在玻璃体切割术中进行，无须另外麻醉。

【操作方法及程序】

1. 氩激光、多波长激光中的各色波长、532 激光和近红外激光均可用于上述适应证。如果有条件，视网膜血管瘤最好选择红激光或红外激光，视网膜微血管瘤选择黄色激光，黄斑区内的病变尽量选择黄色波长。

2. 曝光时间选择 200 ～ 400 ms，间隔 200 ～ 400 ms，功率由弱逐渐增强，至视网膜出现白色反应。光斑大小由光纤到视网膜距离决定，距视网膜越远，光斑越大。

【术后处理】

无特殊处理。

【注意事项】

1. 糖尿病视网膜病变的全视网膜光凝应尽量到达锯齿缘附近的周边视网膜。

2. 光凝 3 点钟和 9 点钟位远周边视网膜注意光斑不要太密集，防止损伤睫状前动脉，造成低眼压。

3. 光凝功率不可过强，以免形成激光性视网膜裂孔。

三、激光晶状体后囊膜切开术

【适应证】

白内障摘出术后晶状体后囊膜浑浊，且影响视力者。

【禁忌证】

1. 全身不能耐受手术者。

2. 角膜瘢痕、表面不规则或水肿时。

3. 眼球不能固视时。

4. 已有或怀疑有黄斑水肿时。

5. 患眼有活动性炎症时。

【术前准备】

1. 检查视力、眼压和眼前节情况。

2. 向患者充分解释，取得配合。

3. 散大瞳孔。

4. 开启和调节 Nd:YAG 激光器。

【麻醉】

眼球表面麻醉。

【操作方法及程序】

1. 放置接触镜。

2. 调至合适能量，准确聚焦于晶状体后囊膜后击射激光。

3. 可采用线状“十”字形裂口击射法，或中心开罐式裂口击射法，切开晶状体后囊膜。

4. 术毕时取下接触镜，滴用抗生素滴眼液。

【术后处理】

1. 术毕滴用糖皮质激素，如 1% 泼尼松龙滴眼液，每 10 min 1 次。术后 1 h 测量眼压，若眼压升高应及时处理，降低眼压。

2. 术后次日滴用 1% 泼尼松龙滴眼液，每日 3 ～ 4 次，持续 7 ～ 10 d。

3. 适当地选用散瞳药和睫状肌麻痹药。

【注意事项】

1. 开始时选择较低激光能量，如 1 ～ 2 mJ。如能量不够，可逐渐增加。

2. 对高度近视、玻璃体、视网膜病患者应注意观察视网膜情况。

3. 合并青光眼、高眼压、残留皮质者注意术后眼压观察。

四、准分子激光角膜屈光手术

(一) 准分子激光屈光性角膜切削术 (PRK)

【适应证】

同准分子激光原位角膜磨削术 (LASIK)。

【禁忌证】

同 LASIK 手术。

【术前准备】

同 LASIK 手术。

【麻醉】

同 LASIK 手术。

【操作方法及程序】

1. 术前应认真核对输入电脑的手术参数，包括患者姓名、眼别、切削量、切削区大小等，并做好能量校准和确认角膜刀工作正常。

2. 按常规消毒、铺手术巾，粘贴睫毛，以充分暴露术野。

3. 开睑器开睑。

4. 患者的训练。在去除角膜上皮之前，可先运行“训练程序”，嘱患者注视机 内的同轴目标，启动机器对角膜上皮进行切削，使患者熟悉手术时的声响和气味，并保证在整个手术过程中能够密切合作，保持术眼固定。

5. 去除角膜上皮。取得患者充分合作后，即可开始手术。根据切削区的大小，去除较切削区大 1 mm 左右区域的角膜上皮。

6. 激光切削。刮除上皮后应尽快进行切削，嘱患者注视目标，启动机器开始切削。

7. 切削完毕后，涂抗菌药物眼药膏，眼垫包眼，或戴治疗性软接触镜。

【术后处理】

1. 术后 24 ～ 48 h 内，患者会有程度不同的疼痛和异物感。应嘱患者尽量休息。

2. 术后当天口服止痛药和镇静药。

3. 角膜上皮完全修复前，每天换药、检查，用抗菌药物眼膏包眼。

4. 角膜上皮愈合后开始滴糖皮质激素眼药水。

5. 术后应定期复查，通常术后 1 周、1 个月、3 个月、6 个月、1 年和 2 年要进行详细的检查，检查的内容同术前检查各项。

【注意事项】

1. 术中没有使用自动跟踪系统时，应在切削过程中应密切注意患者眼球是否移动并及时中断切削。

2. 切削过程中应注意切削面的含水量，因为水分可吸收激光，导致欠矫。如果切削过程中，角膜表面水分增加，可用角膜上皮刮刀轻轻将水拨开。不宜使用吸水材料，以防导致角膜过分干燥。

3. 术后用地塞米松或氟米龙减轻炎症反应，但长期使用时，前者更易引起高眼压。用药时间长短根据术后屈光状态和角膜雾状浑浊状态而作调整，明显过矫者用药时间可缩短。一般来说，第 1 个月每天 4 次，然后逐渐减量，整个过程为 4 ～ 6 个月。

4. 上皮愈合迟缓。绝大多数患者术后 3 d 内上皮愈合，但少数 4 ～ 5 d 以上才愈合，特别是年龄较大者。绷带包扎双眼可促进角膜上皮愈合。

5. 角膜创面感染。术后戴治疗性接触镜者尤需注意防止感染。一旦发现，应立刻做细菌、真菌培养，并局部应用广谱抗菌药物治疗。

6. 切削区偏中心。

(1) 中、低近视眼偏离的程度＜ 0.5 mm，对视力影响甚微。高度近视对切削区的对中心要求较高，增大切削区可减少偏中心的影响。切削区偏中心一旦发生则 很难处理。

(2) 手术前对机器的检查以及训练患者在手术过程中充分配合，是防止发生明显偏离中心的关键。使用自动眼球追踪系统时，应正确确定切削区中心。

7. 中央岛状效应。可能与光学镜片中央损耗较大、切削时水分积聚于中央以及术后角膜上皮增生等因素有关，这种岛状改变常有逐渐消退的趋势。“飞点扫描”式激光系统，或适当增加中央切削量可减少术后中央岛的发生。

8. 虹视和眩光。术后角膜反应性水肿可引起虹视，通常在数月内消失。当切削区过小时，由于接近瞳孔直径，在夜间易出现眩光，增大切削直径或将切削区边 缘切削成平滑的“过渡区”，可降低眩光的发病率。

9. 角膜雾状浑浊。与切削的深度以及切削面光滑程度有关。通常将术后角膜透明程度分为 0 ～ 4 级。一般 2 级以上的浑浊对视力有明显的影响。浑浊程度通常在 1 ～ 2 个月最明显，然后逐渐减轻甚至消失。3 ～ 4 级的浑浊如 1 年后仍不消退，可考虑行准分子激光治疗性角膜切削术。

10. 眼压升高。长期应用糖皮质激素可引起糖皮质激素性青光眼。

11. 单纯疱疹性角膜炎复发。可能与手术的刺激以及术后应用糖皮质激素有关。

12. 再次手术。PRK 术后由于欠矫或回退需再次手术者，应在初次手术至少 1 年以后。

(二) 准分子激光原位角膜磨削术 (LASIK)

【适应证】

1. 年龄 18 岁以上。

2. 屈光度稳定 2 年以上 (每年变化不超过 0.50 D)。

3. 近视 -1.00--15.00 D，远视 + 1.00-+ 6.00 D，散光＜ 6.00 D。

4. 屈光介质无浑浊。

【禁忌证】

1. 绝对禁忌证

(1) 圆锥角膜。

(2) 眼部活动性炎症。

(3) 面部疖肿等化脓性病灶。

(4) 严重眼干燥症。

(5) 中央角膜厚度＜ 450 fim。

(6) 严重的眼附属器病变，如眼睑缺损、变形，睑闭合不全，慢性泪囊炎等。

(7) 玻璃体视网膜疾病患者。

(8) 青光眼及高眼压症患者。

(9) 全身免疫性或结缔组织病。

(10) 心理障碍者。

(11) 一眼手术中出现严重并发症，对侧眼应停止手术。

2. 相对禁忌证

(1) 超高度近视 -15.00 D 以上。

(2) 中央角膜厚度 450 ～ 470/nm。

(3) 角膜中央平均曲率低于 39 D 或高于 47 D。

(4) 瞳孔直径＞ 5 mm 或暗光下瞳孔直径＞ 7 mm。

(5) 佩戴角膜接触镜，角膜地形图呈不规则改变者。

(6) 对侧眼为法定盲眼。

(7) 白内障患者。

(8) 有视网膜脱离病史者。

(9) 轻度角膜内皮营养不良。

(10) 轻度干眼症。

(11) 轻度眼睑闭合异常。

(12) 全身结缔组织病及严重自身免疫性疾病，如系统性红斑狼疮、类风湿性关节炎、多发性硬化、糖尿病等。

(13) 妊娠。

(14) 月经期。

(15) 瘢痕体质。

(16) 感冒或其他感染性疾病活动期。

(17) 焦虑症、抑郁症等精神疾患者。

【术前准备】

1. 了解病史。屈光度是否稳定，佩戴角膜接触镜历史，眼部及全身病史等。

2. 充分向患者解释手术目的、风险及注意事项，并签署知情同意书。

3. 术前检查。戴软性角膜接触镜者停用 2 周、戴硬性角膜接触镜者停用 4 周后应进行下列检查。

(1) 裸眼和矫正视力。

(2) 屈光检查，包括睫状肌麻痹下验光和主观验光。

(3) 裂隙灯显微镜检查眼前节，特别注意角膜病变。

(4) 眼底检查，特别注意有无玻璃体浑浊和视网膜脉络膜病变。必要时以三面镜进行检查。

(5) 眼压检查，并除外青光眼和高眼压症。

(6) 检查角膜曲率半径。

(7) 测量角膜厚度。

(8) 角膜地形图检查。

(9) 测量瞳孔直径，包括暗光下瞳孔直径。

4. 如有条件时，可做下列检查。

(1) Orbscan 地形图。

(2) ＜ c 角测定。

(3) 角膜知觉。

(4) 对比敏感度。

(5) 泪液学检查：泪膜破裂时间、泪液分泌试验、泪河宽度测量、荧光素染色等。

(6) 角膜内皮检查。

(7) 立体视觉。

(8) 波前像差。

5. 按内眼手术常规清洗结膜囊及眼睑皮肤。

6. 安装和调试自动板层角膜瓣成形器。

7. 准备准分子激光器。将患者有关资料输入计算机，根据患者需要矫正的屈光度计算出每一个区域矫正的屈光度和消融深度。

【麻醉】

眼球表面麻醉。

【操作方法及程序】

1. 术前应认真核对输入电脑的手术参数，包括患者姓名、眼别、切削量、切削区大小等，并做好能量校准和确认角膜刀工作正常。

2. 常规消毒术眼，铺无菌巾，置开睑器，吸干结膜囊水分。

3. 做角膜标记。

4. 以角膜标记为中心，放置角膜抽吸环，启动负压吸引。

5. 测量眼压，确认眼压高于规定值 (65 mmHg)。

6. BBS 湿润角膜面，做角膜瓣切割，一片新刀片限做一人。

7. 吸干角膜表面过量水分。

8. 翻转角膜瓣。

9. 吸干基质床过量水分。

10. 对焦、定切削中心，开始激光消融角膜部分基质。

11. 回复角膜瓣。

12. 在角膜瓣下做适度冲洗。

13. 按角膜标记做角膜瓣对位。

14. 撤开睑器，嘱患者瞬目，确保角膜瓣无移位。滴抗菌滴眼液。闭合眼睑，用眼罩遮护。

15. 取下刀片标号粘贴在手术记录上备查。

【术后处理】

1. 术后第 1 天和第 3 天复诊，观察角膜恢复情况，包括板层角膜瓣的位置、角 膜上皮是否修复、基质有无水肿、后弹力层有无皱褶和视力情况。

2. 术后滴用糖皮质激素和抗生素滴眼液，每日 4 次，持续 1 周。

3. 以后定期复查。随访时间为术后 1 个月、3 个月、6 个月、1 年和 2 年。观察视力、屈光度、角膜曲率、角膜地形图和角膜基质有无浑浊。

【注意事项】

1.LASIK 是在健康角膜上进行的手术，必须谨慎从事。并在术前向患者充分解释手术目的和可能出现的并发症。

2. 术中可能出现偏中心、薄、不完全或游离板层角膜瓣，或切穿角膜。应注意避免。

3. 术后的主要并发症为眩光、视力回退、角膜感染、角膜炎性反应、角膜层间残留物、板层角膜瓣移位、角膜上皮植入、角膜周边变性或瘢痕等。

三、准分子激光上皮下原位角膜磨削术 (LASEK)

【适应证】

1. 基本上与 PRK 相同。

2. 由于以下原因而不适合进行 LASIK 者，可进行 LASEK。

(1) 角膜厚度较薄。

(2) 角膜曲率过高或过低。

(3) 睑裂过窄、眼窝过深。

(4) 对侧眼行 LASIK 后出现角膜瓣并发症。

(5) 需从事对抗性运动等职业，如职业篮球运动员、防暴警察等。

(6) 轻度干眼症。

【禁忌证】

1. 活动期眼部炎症。

2. 严重干眼症。

3. 圆锥角膜。

4. 妊娠。

5. 青光眼是相对禁忌证。

【术前准备】

同 PRK 及 LASIK 手术。

【麻醉】

同 PRK 及 LASIK 手术。

【操作方法及程序】

1. 常规方法清洁眼部皮肤及结膜囊，表面麻醉。

2. 用角膜上皮环钻在做一直径约 8 mm、深约 70 pm、上方带蒂的上皮切痕。如使用带负压吸引环的上皮环钻，则易于操作和避免乙醇渗漏而造成周边角膜和 结膜的损伤。

3. 将预先配制好 20% 的乙醇溶液注入上皮环钻 (或相应器械) 内，使其与角膜中央上皮作用 30 ～ 40 s。

4. 用吸水海绵吸干上皮环钻内的乙醇后，取出环钻，用平衡盐液彻底冲洗角 膜上皮及结膜囊。

5. 用铲形上皮刮刀将角膜上皮预切口提起，轻轻分离上皮瓣，边分离边将其卷起折叠到 12 点钟处。

6. 按常规调整激光器参数，并进行激光切削。

7. 在完成激光切削后，应用特制复位铲将角膜上皮游离片复位，复位时上皮瓣的中央部分应尽量保持平整、边缘对合整齐。

8. 应用治疗性软接触镜覆盖角膜表面 3 ～ 4 d，至角膜上皮愈合。

【术后处理】

1. 术后应用抗菌药物滴眼液 1 周，糖皮质激素滴眼液 3 ～ 4 个月。

2. 术后应定期复查，检查的内容同术前检查各项。

【注意事项】

1.LASEK 手术中制作的角膜上皮瓣的上皮细胞成活率对于术后效果极为重要。乙醇浓度及其接触角膜上皮的时间是 2 个重要的参数。乙醇浓度低于 18%，对角膜上皮浸润效果较差，而浓度高于 20%，则对角膜上皮毒性增加。当应用 20% 的乙醇时，角膜上皮细胞接触时间如果超过 120 s，则大部分上皮细胞死亡。

2. 在角膜上皮瓣复位时应尽量保持上皮瓣平整，避免周边上皮形成皱褶，这将有助于保持角膜的正常生理结构及促进术后的愈合。术中一旦发生角膜上皮瓣 破裂，可转成常规的 PRK 手术。

3. 作为 PRK 的改良术式，LASEK 术后也可能出现与 PRK 的相似的并发症，如角膜雾浊、糖皮质激素性高眼压等。处理方法同 PRK。

四、激光泪道疏通术

【适应证】

1. 泪点、泪小管、泪总管及鼻泪管阻塞。

2. 慢性泪囊炎。

3. 泪囊鼻腔吻合术后泪道不通。

【禁忌证】

1. 陈旧性泪道外伤及眼眶骨鼻骨结构破坏者。

2. 泪道急性炎症。

3. 泪囊肿物。

4. 泪囊摘除术后。

【术前准备】

1. 泪道冲洗，泪道探针检查。

2. 必要时行泪道造影检查，了解眶骨结构。

3. 采用 Nd:YAG 激光器，光导纤维 400/im，功率 10 ～ 20 W，脉冲时间 0.1 s。

【麻醉】

局部表面麻醉。

【操作方法及程序】

1. 患者取仰卧位，扩张泪点，用套管针探通泪点至阻塞处。

2. 于套管针内插入激光光导纤维，发射激光边打边向前推进，直到阻塞处通 畅(有落空感)，取出激光纤维。

3. 用抗菌滴眼液冲洗，边冲边拔出套管针，结膜囊内涂抗生素眼膏，术眼遮盖。

【术后处理】

1. 术后每日以抗生素滴眼液冲洗泪道 1 次，连续 3 ～ 5 次；局部滴抗生素和糖皮质激素滴眼液。

2. 若术后冲洗泪道不通可再次激光治疗，如能通畅则放置硅胶管于泪道内，留置 4 ～ 6 周。

【注意事项】

1. 术中以激光击射泪小管或泪总管时，将眼睑固定好，使泪小管处于拉紧变直状态，以免形成假道。

2. 治疗鼻泪道阻塞时，应以泪道探通的方法进针。

第十五节 屈光不正

一、验配软性角膜接触镜

【适应证】

1. 矫正屈光不正。佩戴角膜接触镜可有效地消除框架眼镜的球面像差、视野缩小、不等像等缺陷，同时可以矫正一部分由角膜表面变形造成的不规则散光。

2. 年龄 16 ～ 38 岁较为合适。

3. 屈光不正度数＞ 1.50 D，散光度＜ 1.50 D 较合适。

4. 角膜 K 读数为 41.00 ～ 46.00 D。

【禁忌证】

1. 泪液分泌过少、严重结膜炎、角膜炎等患者。

2. 糖尿病、关节炎等抵抗力下降的全身疾病及神经质的患者。

3. 接触较多风沙、粉尘及挥发性酸碱物的环境。

4. 个人卫生和依从性差的患者。

5. 以下为相对禁忌证。

(1) 独眼者。

(2) 功能性妊娠和绝经期妇女。

(3) 甲状腺相关眼病患者。

(4) 儿童。

【佩戴前准备】

1. 了解患者的眼病史，角膜接触镜佩戴史，佩戴角膜接触镜的原因，工作和生活环境。

2. 检查眼睑，除外睑裂宽度异常、上睑下垂、眼睑瘢痕、睑缘与角膜不帖服情况。

3. 进行结膜、角膜常规检查，除外炎症。

4. 泪液检查。进行泪液分泌试验，测定泪液膜破裂时间。

5. 测定角膜曲率，选择角膜接触镜的基弧。

6. 屈光检查。

7. 必要时做角膜内皮显微镜检查或角膜知觉检查。

【操作及使用方法】

1. 患者和医护人员洗净双手，剪短指甲。

2. 起封镜片包装前核对镜片参数。彻底清洁使用的镜片。

3. 佩戴角膜接触镜。

(1) 方法 1：操作者站在患者右侧，将镜片放在右手示指上，左手的示指拉开上睑，右手的中指拉开下睑，将镜片轻轻地戴在角膜上。

(2) 方法 2：用左手食指和拇指分开上、下睑，右手的示指托住镜片，轻放在角膜上。

4. 让患者佩戴镜片适应 15 min 左右。

5. 戴镜验光，按照规范验光程序，在佩戴角膜接触镜状态下进行主觉验光，按先右眼后左眼顺序进行。

6. 镜片佩戴检测，使用裂隙灯弥散照明法检查以下内容：镜片中心位置和在眼中的稳定性、镜片覆盖情况、镜片在眼中的移动度和患者对镜片佩戴的主观感觉。按先右眼后左眼顺序进行。

7. 根据镜片佩戴评价和戴镜验光结果对镜片参数进行调整，确定角膜接触镜的最后处方。

8. 给予相关护理液并指导护理程序。

9. 摘镜。眼睛睁大，眼球正视前方不动，用右手示指压住上睑边缘，再以左手食指压住下睑边缘并拉紧；或手法相反，使镜片的下端往前翘出下眼睑外，再轻轻以右手示指往下推出镜片。

【佩戴后处理】

1. 根据使用角膜接触镜的要求，定期清洗、消毒接触镜片。

2. 佩戴角膜接触镜的早期应定期复查，尤其是硬镜。从开始戴镜（每天戴数小时）到进入连续戴镜每周复查 1 次。连续 3 次后每月 1 次复查。

【注意事项】

1. 左右眼镜片不能混淆。

2. 软性和硬性角膜接触镜的佩戴方法基本相同。但软性角膜接触镜在佩戴前要辨清正反面。

3. 不能用力揉眼，避免划伤角膜或导致镜片偏离正常位置而脱落。

4. 按规定的镜片寿命及时更换镜片。

5. 佩戴过程中出现眼红、流泪等症状时，应及时复查。

6. 角膜接触镜是一种非植入性的人工器官，其验配要由专业技术人员严格按 照角膜接触镜诊疗规则进行。

二、验配框架眼镜

【适应证】

1. 矫正屈光不正。

2. 矫正老视眼。

3. 用于安全防护，如抗紫外线、防弹、防火、防生化、防微生物污染、抗冲击等。

4. 一些人为追求时尚而需要佩戴框架眼镜。

【禁忌证】

无特殊禁忌证。

【佩戴前准备】

1. 佩戴框架眼镜应具备下列设备：视力表、瞳距仪、笔式手电筒、框架眼镜专用调整工具。

2. 佩戴者获得正确的矫正处方，包括瞳距。

3. 根据佩戴者的要求选择好框架。

【操作及使用方法】

1. 镜片割边系统按照处方要求做好成镜。

2. 调整镜架。检查镜架轮廓，将瞳距尺作为参考标志，将瞳距尺分别放在镜架的中心水平线上和两侧对称处，确认两鼻托是在同一水平上，角度是一样。然后检查面弯，确保两眼镜圈

内面 (鼻侧) 与瞳距尺等距，一般是 3 ～ 4 mm。

3. 检查两眼镜片是否在同一平面。检查两镜脚张角相同，并在同一平面，同时确保镜脚的弯曲度相同，合拢镜脚，从后观察镜架和两镜脚的夹角，确保两侧角度应当相等，而且相交点位于镜架中央。

4. 将眼镜让佩戴者戴上后，进行评价和调整。

(1) 水平形状调整：观察与眉和瞳孔相关的参考点，考虑镜片类型，如果是双光镜，检查两侧子片高度是否相等；如果是单光镜片，检查光学中心的位置；如果是渐变镜，检查配镜十字是否位于瞳孔之前。

(2) 检查倾斜角：镜架框面和竖直面之间的夹角，一般为前倾 10°，验配渐变镜时前倾角范围在 10° ～ 12°。

(3) 检查镜架宽度，从镜架上方观察两侧顶点距离应相等，检查镜脚和耳的作用力以及镜架宽度对头部的作用力关系是否恰当。

(4) 确认镜脚的弯曲部与佩戴者头部形状相符。

5. 戴镜验光。戴镜适应后，检查戴镜视力，并在戴镜基础上进行 ±0.50 D 的度数调整。

【佩戴后处理】

佩戴者戴镜后如有不适，应及时返回复查，找出原因，并妥善处理。

【注意事项】

1. 佩戴者应维护框架眼镜的清洁。

2. 佩戴框架眼镜者应注意安全，防止外力损伤眼镜。

三、验配透气性硬性角膜接触镜 (RGP)

【适应证】

1. 一般近视、远视、散光、屈光参差。

2. 高度近视、高度远视、高度散光、不规则散光。

3. 圆锥角膜等角膜变性疾病及角膜瘢痕所致的高度不规则散光。

4. 眼外伤、无晶状体眼、无虹膜眼。

5. 角膜屈光手术后或角膜移植术后屈光异常。

6. 青少年近视的控制与治疗。

【禁忌证】

1. 同软性角膜接触镜佩戴的禁忌证。

2. 经常从事剧烈运动者。

3. 警察、消防员等特殊职业者。

【佩戴前准备】

同软性角膜接触镜的佩戴前准备。

【操作及使用方法】

1. 选择 RGP 镜片的种类，包括材质、透氧性和设计。然后根据角膜曲率半径选择 RGP 的直径和基弧，准备试戴。

2. 戴镜 30 ～ 50 min 后待泪液稳定之后进行配适状态评估，包括中心定位、移动度、荧光素染色显像等。反复调整镜片的基弧和直径，反复评估，直至获得医患双方可以接受的良好的配适状态，再追加矫正确定屈光度，开具完整的 RGP 镜片处方。

3. 正式戴镜前需对患者进行使用指导和培训。

(1) 介绍使用方法和注意事项。

(2) 戴镜指导：戴镜前要修剪指甲，洗手。用日用清洁液清洗镜片表面。使用水龙头的流动水或盐水清洗镜片表面的沉淀物。将湿润液滴在镜片上。将镜片放 在食指或中指的指尖。指导患者向上方注视。用拿镜片手的中指或环指稳定地抓紧患者的下眼睑。接触患者下眼睑时尽量接近眼睑边缘。指导患者向下看，用另一只手的拇指或食指抓紧患者的上眼睑。将镜片尽量接近患者眼睛，指导患者向正前方看并保持直视，轻柔并迅速将镜片接近角膜中央。当镜片吸附在角膜上后，轻轻放松下眼睑。轻轻放松上眼睑，镜片能维持停留在角膜中央。缺乏经验的佩戴者由于镜片边缘能被感觉到而感觉不适。可以建议患者闭上眼睛，向下方注视，可以减轻不适感。

(3) 摘镜指导：指导患者注视正前方。用双手食指或拇指的指尖，放在患者上下眼睑边缘，位于镜片 12 点和 6 点钟的位置。按压眼睑使眼睑边缘正好位于镜片边缘的外缘。在此过程中不能翻转眼睑或让镜片的边缘滑到眼睑的下方。轻轻地将镜片向眼球外方压出。移动上下眼睑互相接近以压出镜片，直到镜片的某一边缘从角膜前表面脱出。继续移动上下眼睑互相接近，直到整个镜片脱出。

(4) 镜片复位：如戴镜后偏位，应当使镜片复位。嘱患者眼球不转动 (凝视)，推开眼睑寻找偏位镜片在眼中的位置。指导患者向镜片偏位方向的反方向注视。两个示指放在眼睑边缘，用眼睑轻轻推镜片使其向角膜方向移动 (在此过程中注意不 能用手指接触到镜片本身)。如果镜片吸引到眼球上，用眼睑压迫镜片边缘外的巩膜，以阻止镜片吸附。当镜片接近虹膜位置，放松镜片的控制，指导患者眼球慢慢 向镜片方向转。镜片能自动回到角膜中央。

4. 制定每天戴镜时间和复查计划。

【佩戴后处理】

1. 根据使用的角膜接触镜要求，定期清洗、消毒接触镜片。

2. 应定期复查。从开始戴镜 (每天戴数小时) 到进入连续戴镜每周复查 1 次。 连续 3 次后每月 1 次复查。

【注意事项】

1. 左右眼镜片不能混淆。

2. 不能用力揉眼，避免划伤角膜或导致镜片偏离正常位置而脱落。

3. 按规定的镜片寿命及时更换镜片。

4. 佩戴过程中出现眼红、流泪等症状时，应及时复查。

第十六节 眼库

眼库是为角膜移植手术获取和分配眼组织的一种非营利机构，其工作包括角膜捐献的接收、保存、分配、科学研究、教学等。眼睛清晰的对外窗户就是眼角膜，大约有一分硬币大小，也是最普遍，最有效的移植部位。

【眼库的任务】

1. 为角膜移植术提供可靠的供体角膜。

2. 加强宣传，取得供体角膜。

3. 从事保存角膜的研究。

4. 培训眼库工作人员。

【眼库的设备】

1. 必要的通讯和交通工具。

2. 摘取眼球的器械。

3. 采集眼球后存放眼球的冷藏设备，如冰箱或冰桶。

4. 具有一定设备的眼库工作室，包括冰箱、干燥器、生理盐水、抗生素、灭菌的眼科手术器械、净化工作台、裂隙灯显微镜等，以便对采集到的供体眼球进行无菌处理和保存。

5. 专职工作人员。

6. 电子计算机和各种登记表格。

【供体选择】

1. 自然死亡或意外死亡生前有捐献眼球遗嘱者，并取得家属同意。

2. 排除某些传染性疾病 (AIDS 病、乙肝、丙肝、梅毒、狂犬病等)。

3. 排除眼周围恶性肿瘤。

4. 排除青光眼、白内障术后及其他内眼病术后。

【供体眼球采集时间】

供体眼球应在死后不超过 6 h 取出，其目的是防止内皮细胞变性和死亡，以保证角膜移植手术的成功。

【操作方法及程序】

1. 眼球摘除局部消毒供体眼睑、睑缘，结膜囊内滴抗生素眼药，沿角膜缘剪开球结膜，剪断眼肌和视神经，摘除眼球，将角膜向上，置于湿房内。为保护供体遗容，应填充义眼或棉球。

2. 角巩膜瓣制作在角膜缘剪开球结膜，角膜缘外 3 mm 垂直切开巩膜，达脉络膜上腔，剪开巩膜和进行分离，以细镊夹取制作完毕的巩膜瓣边缘，放在保存液内，在操作过程中必须轻巧，防止内皮损伤。

【保存】

1. 湿房应放在 4℃冰箱内，在 48 h 内使用，最好是 24 h 内。

2. 保存液中角巩膜瓣储存在 4℃冰箱内，最长不超过 7 ～ 10 d。

3. 深低温 (-180℃) 冷藏虽然保存时间长，但操作复杂，较少使用。

4. 甘油保存角膜方法简便，可以用于板层角膜移植。

第二十二章 眼科急救

第一节 眼科急诊的特点

一些眼部急诊病变在急症阶段若未及时的诊断与紧急治疗，会使其中一些本能够较快治愈的症状失去良好时机而贻误病情，甚至引发严重后果。

一、眼科急诊不分时间和地点

眼部急诊是在正常工作 8 小时之外或正常班均有发生。眼科急诊发生后应不分时间、地点，立即开通绿色救治通道。眼科急诊具有发病急、有视力障碍、疼痛明显及夜间多发的特点。

如有其他合并伤则需要 120 急救，且应优先治疗有生命危险的其他外伤后再治疗眼外伤。眼科专业人员在配备眼科急救箱的情况下到现场急救。从小的角膜异物、电光性眼炎到大的眼球破裂伤、泪小管断裂、急性青光眼、视网膜中央动脉栓塞等，不同的人具有不同的体征和症状，对疼痛的敏感性不同，临床症状也有所不同。对眼球破裂伤者，为了争取紧急手术的时间，应同时通知手术室做好急诊手术的准备，通知病区安排好急诊患者的住院。对伤情严重、条件有限者要应进行简单的包扎处理后及时转院治疗，以免耽误救治时机 (表 1-10-1)。

应建立眼科绿色通道，减少院内延误，与暴盲抢夺最佳治疗时机。尤其是在视网膜中央动脉栓塞的诊治过程中更应争分夺秒，尽量安排急诊专业护士、医生陪同交费办手续，做到检查和治疗同步进行，尽量减少院内延误时间。

表 1-10-1　眼科常见急症（急诊）

	常见病
眼科急性炎性疾病	急性化脓性睑腺炎、眼睑丹毒、眼眶蜂窝织炎、急性化脓性泪囊炎、急性角膜溃疡、急性结膜炎、急性虹膜炎、急性球后视神经炎及海绵窦血栓性静脉炎
眼外伤	角膜异物、眼球穿孔伤、眼破裂伤、电光性眼炎、严重的眼球眼眶损伤、眼部酸碱化学伤、外伤性前房积血合并青光眼
其他眼科急症	急性青光眼、眼科手术后急性并发症、视网膜中央动脉栓塞眼梗、癔症性黑蒙、玻璃体积血

根据以上不同的眼科急症给予及时、正确的处理，以减少患者痛苦、促进早日康复、预防眼盲的发生。

二、眼科急诊接诊、转诊要求

(1) 医护人员有高度的责任感：对急诊患者要满腔热情接待，对急诊患者的处置不仅要准确及时，以达到逐渐解除痛苦和控制病情的发展。工作要耐心细致，对患者要爱护和体贴。急患者所急，想患者所想，做好患者和家属的思想工作，减轻其思想负担。要坚持实事求是，对于不懂的问题要及时请上一级眼科医师会诊、转诊。转时应给患者提前电话预约并填写好转诊单。不要推诿急诊患者，以免贻误诊治。要真正发扬救死扶伤的高度人道主义行动。

(2) 对严重的眼科疾病、眼外伤，由于基层条件或技术所限，或根据患者自愿，在做简单包扎处理后，及时转诊上级医院，以免耽误治疗时机。与上级医疗机构眼科急诊室电话联系，确保给予优先 (绿色通道) 诊治。经上级医院治疗后，可根据病情转回到基层医院进行康复护理治疗的全过程。

(3) 建立急诊患者的登记制度

1) 按卫生行政部门的要求，如急性传染性眼病 (红眼病)，行政部门要及时了解病情的发生与流行情况。对某些职业病如群发性电光性眼炎，也应详细登记并定期报告有关部门。

2) 为便于掌握情况、积累资料，应坚持做好眼科急诊的病例登记，既可积累资料，也可对转诊患者进行随访，对患者负责到底。登记的内容包括患者姓名、性别、年龄、详细地址、联系电话 (手机)、就诊时间 (年、月、日、时、分)、病情记录、诊治经过等。

第二节 眼急症症状与诊断

眼急性病变首先是由不同的主观症状表现出来，迫使患者及家属不得不急切求医。如何准确而及时地辨别患者的主观症状及其相应的客观体征，并从中发现与探明病变的性质，从而做出正确的诊断与必要的处置，是临床急诊医师的根本任务。

一、眼部红肿

眼部红肿不是一种独立的疾病，而是某些眼科急症病变中比较常见的征象。

所谓眼部红肿，主要包含着三种病理变化，即眼部充血、眼前部组织内出血、眼前部组织内水肿与肿胀。在多数情况下，这三种变化可以合并存在，也可以单独发生于急性病变中。

(一) 眼部充血

充血为人体组织的一种生理性防御性反应，当机体受到致病性微生物的侵袭，外伤或物理、化学因素的刺激时，组织内出现反应性血管扩张，血容量增加，血流加速以对抗不良刺激对组织的损伤，显现出局部组织表面发红的外观。

临床上，按充血的部位可分为眼睑充血与眼球充血两种。

1. 眼睑充血

眼睑组织内血管丰富，皮下组织结构松软，一旦受到不良因素的刺激，容易发生充血，且常与组织肿胀合并存在。

(1) 病因：眼睑充血最常见的原因为急性炎症、眼睑挫伤，高热及化学性刺激也是引起眼睑充血的原因。

(2) 临床表现：眼睑充血多发生于皮肤面，结膜面也可发生。主要表现为外观潮红，可局限于某一局部，也可弥散于整个眼睑。严重的眼睑充血可影响眼睑的启闭。

1) 局限性充血多由眼睑炎症所引起，色鲜红，表面光泽，且伴随明显的眼睑肿胀，压痛明显，常见于眼睑皮肤丹毒及初期眼睑腺炎症。

2) 弥漫性充血，可以由炎症，也可以由物理、化学性原因所引起，充血范围广泛且境界不清，有明显的硬结包块，如局部皮肤热性损伤、急性外睑腺炎及各种虫咬伤等。

3) 结膜面充血时，表面皮肤充血不甚明显，因皮下组织柔软，结膜面呈肿胀状，压痛明显，多见于内睑腺炎。

4) 眶周围充血，眼睑明显肿胀，同时浸润上、下睑，局部压痛明显，严重时可伴随球结膜充血、水肿及眼球运动受限，应警惕眶内急性炎症的可能。

2. 眼球充血

眼球充血通称为红眼，临床上最为常见，大多数眼前节急性炎症均可以出现。

(1) 病因：眼前节急性炎症、外伤、眼内压升高、某些急性发热性病及传染性疾病。

(2) 临床表现：眼球充血常表现为以下三种类型：

1) 结膜充血，唯眼前表面的结膜血管充血，充血部位表浅、色鲜红，充血的血管及其分支清晰可见，且可伴随结膜移位而活动。充血越靠近穹隆部越明显。由急性炎症引起的，常伴有大量的脓性分泌物，一般不影响视功能。

2) 睫状充血亦称深层充血，是位于深层或巩膜内的睫状前动脉充血，该动脉在角膜缘部形成吻合支，故充血部位深。临床表现色暗红，多位于角膜缘部，血管分支难以辨别，无活动性，对滴用血管收缩剂及无反应。睫状充血多见于眼前节深层炎症、外伤，如角膜、巩膜及虹膜、睫状体炎症，急性眼压升高也是睫状体充血的原因。

3) 混合性充血为结膜充血与睫状充血并存，往往是浅层炎症与深层炎症合并存在的指征，或者是浅层炎症向深层炎症发展的结果。

(二) 眼前部组织出血

出血是指血液溢出血管壁外，病理上分为破裂性出血与漏出性出血两种。在眼前部组织急件出血中，绝大部分为破裂性出血。

按出血发生的部位可分为眼睑出血、眶内出血与结膜下出血三种。

1. 眼睑出血

眼睑皮肤细嫩、皮下组织疏松，在外力作用下，容易导致组织损伤，且因血管多、组织疏松，更容易引起血管破裂而致皮下出血。若血液淤积于皮下，便形成了皮下血肿。最常见的原因为外伤，如眼睑挫伤，眼眶、鼻窦及颅底创伤等，还有全身性疾病，如败血症。

2. 眶内出血

眶内少量出血，一般不会导致眼部红肿，只有大量出血才会渗透过眶隔而形成眼睑皮下瘀血或球结膜下出血。

(1) 病因：严重的头部外伤、某些医源性创伤，球后注射、球后针刺也为其常见的原因。

(2) 临床表现：详见眼睑间接性出血，同时伴有眼球及眼球运动受限。

3. 球结膜下出血

球结膜下出血多发生于球结膜的暴露部分，绝大部分为静脉出血，动脉出血非常少见。

(1) 病因：病因主要为外伤所引起，如结膜擦伤、眼球挫伤、手术及医源性损伤等。严重的结膜炎症、高血压、高热、动脉硬化及小儿剧烈的咳嗽均是结膜下出血的原因。

(2) 临床表现：早期出血可以突然发生，色鲜红，出血常淤积于巩膜和球结膜之间，由于有白色的巩膜为衬托，显得非常醒目。大多数球结膜下出血比较局限，也可弥漫于四周。

球结膜下出血常显示球结膜本身的病变，亦可为全身性血管性病变的指征。此外，空气乍冷、气温突变，球结膜的疏松功能失衡，也较多发生结膜出血；也有不注意揉眼而导致球结膜下出血溢出于眼球表面，即为结膜外出血；若存在外伤的病史，应仔细检查有否球结膜或巩膜破裂伤的可能。结膜囊内存在血液时，应追踪血液的来源。球结膜有弹性，有时球结膜完整而巩膜有裂伤时临床应注意避免漏诊和误诊。

这些患者大多没有及时发现自己结膜出血，因为没有明显的自觉症状，而被别人发现自己眼球发红，反复的结膜出血应做血糖、血脂、血凝固测定和化验，以推测全身疾病。

(三) 眼前部肿胀

眼前部肿胀主要表现为外眼水肿、血肿与皮下水肿。按其发生部位可分为眼睑肿胀与眼球表面肿胀。

1. 眼睑肿胀

眼睑肿胀相当多见，多数眼外科急性病均发生眼睑肿胀。

(1) 病因：局部急性炎症刺激、外伤、过敏为最常见的原因，某些全身性病变，如心肾功能不全、中毒、代谢性营养不良、剧烈的咳嗽、睡眠不足等均可引起眼睑肿胀。

(2) 临床表现

1) 眼睑水肿主要表现为眼睑皮肤增厚，表面有光泽。由炎症引起者，常合并局部充血、压痛。全身性病变引起的眼睑水肿，其严重程度与体位及时间有关，如一般以晨间明显、低头时明显，稍微活动后逐渐减轻；营养不良性水肿多表现为弥漫性，呈持续进行性发展；血管神经性水肿常突然发病，消失迅速，内分泌异常导致的眼睑水肿表现为上下眼睑肿胀，双眼对称，压迫无凹陷，亦称黏液性水肿。

2) 眼睑血肿多发生于皮下，为少量积血引起的局限性肿胀；大量出血则导致眼睑高度肿胀，张力明显增高，睑裂封闭而不能睁眼。

3) 皮下气肿：眼眶损伤，尤其是筛骨挫伤后，鼻腔的空气进入眼眶与眼睑皮下，如用力擤鼻子或打喷嚏时。气流进入皮下越多，皮下气肿越明显。肿胀的眼睑不充血，表面光滑，触及肿胀部位可闻及细微的捻发音。如伴随眶内气肿，眼球可轻度突出。

2. 眼球肿胀

眼球肿胀也较为多见，主要表现为急性球结膜水肿、出血与角膜水肿。

(1) 病因：球结膜水肿的主要原因为局部组织受压，阻碍了正常的血液、淋巴的循环，物理、化学性刺激导致结膜血管的渗透性改变。某些全身性血液性疾病也是结膜水肿的原因。

角膜水肿则归因于角膜炎症、眼内压上升及角膜内皮功能的失调。

(2) 临床表现：球结膜水肿可分为单纯性与充血性两种。

1) 单纯性水肿：结膜呈透明或半透明肿胀，色变淡。局限性者为水泡状，严重的弥漫性水肿常突出于睑裂之外。

这类水肿多出现过敏性改变，某些内眼手术之后，尤其是手术范围较广泛的巩膜缩短、扣带及加压术后更常见到。

2) 充血性水肿：常在炎症基础上发生，表现为球结膜浑浊肿胀，表面发红，分泌物增多。在各类急性眼前节的炎症中，化学性及热性灼伤中均可以见到。

3) 角膜水肿：表现为角膜光泽消失、透明度下降，表面呈毛玻璃样浑浊。在裂隙灯显微镜下，角膜厚度增加，严重者可为正常厚度的 3 ～ 4 倍，常伴有明显的视力下降或仅留光感。

二、眼部疼痛

眼部疼痛为一种主观症状，往往要结合其他眼部症状进行综合分析，才能明确其诊断。临床上，眼部疼痛常与头痛合并存在，眼痛也是头痛的一部分。因此，在眼科急症中，识别眼部疼痛的性质、部位及其与头痛的关系具有十分重要的意义。

按眼痛发生部位，可分为眼眶疼痛、眼睑疼痛、眼球疼痛及球后部疼痛。

(一) 眼眶疼痛

急性眼眶部疼痛主要表现为眶缘部疼痛与眶内疼痛。

1. 眶缘疼痛

眶缘疼痛位于眼眶四周，以上下缘部为好发部位，其临床特点是疼痛点清楚，压之更甚。

(1) 病因：病因主要为炎症、外伤及邻近组织的刺激性神经疼痛。

(2) 临床表现

1) 炎症性疼痛：疼痛多出现于炎症部位，疼痛的性质为可以忍受的锐痛，压痛点明显，常伴有头部沉重感觉或明显的头痛，疼痛的时间以夜间为尤。此类疼痛常出现于眶缘炎症。

邻近组织的炎症刺激性疼痛的好发部位和伴随症状有下述特点：

A. 上颌窦炎，疼痛点位于眶下缘，常伴有头昏及视力疲劳。

B. 额窦炎，疼痛点位于眶上缘，多伴有明显的酸胀感及前额部闷痛，当低头作业时尤剧。

C. 筛窦炎，疼痛点位于眶内侧缘，严重时可导致轻度眼球运动障碍。

D. 急性泪腺炎，眶外侧上缘疼痛，并伴随局部红肿、压痛，一旦炎症化脓，外眦部皮肤明显隆起及睑结膜面可见化脓性病灶蔓延。

2) 神经性疼痛：一般每天上午加重，可伴有恶心等症状，自觉眶上缘压疼。痛点定位明显，疼痛性质为可以忍受的钝痛。眶上、下神经痛位于眶上缘或眶下缘同名神经的出口处，局部压痛明显，常发生于感冒致急慢性鼻窦炎的基础上。

2. 眶内疼痛

自觉眶深部疼痛，难以忍受，但具体部位又诉说不清楚，即为一种定点不清楚的钝痛，多见于各种急性眼眶内病变。

(1) 病因

1) 眼眶内急性炎症刺激，多见于急性眼眶骨膜炎等。

2) 眼眶部创伤。

(2) 临床表现

1) 眼眶内急性炎症：疼痛较为剧烈，且难忍受，疼痛性质大多为牵拉行刺痛，也可以为胀闷性钝痛。眶蜂窝组织炎、眶内软组织急性化脓性炎症，疼痛剧烈，呈弥散性胀痛，指压眼球疼痛加剧。常伴有眼球突出、球结膜水肿及眼球运动障碍。

2) 眼眶部损伤：多见于眼眶部挫伤及颅脑损伤、眶内软组织撕裂及眶内血肿等。疼痛的性质为显著的刺痛，常伴有眼睑肿胀、眼睑皮下出血及眼球运动障碍，严重者尚有恶心、呕吐及脑膜刺激症状。

3. 全身性病变

急性血液性病变，如急性白血病、败血症引起的眼眶内疼痛表现为酸闷胀痛，弥散于整个眼眶部，且伴有相应的全身性征象，如高热、寒战、抽搐及全身衰竭等。

(二) 眼睑疼痛

眼睑疼痛比较表浅，常有明确的疼痛部位，患者诉说较具体，也易于确认其性质。

【病因】

眼睑局部急性炎症，各种外伤 (包括物理、化学性损伤) 等。

【临床表现】

1. 炎症性疼痛

多发生于急性化脓性炎症，疼痛部位较局限，且较为剧烈，压痛点明显，眼睑红肿，随着炎症的进展，疼痛加剧，一般 3 ～ 4 天局部化脓。脓肿溃破或局限化，疼痛渐见缓解。

2. 外伤性疼痛

见于眼睑皮肤创伤 (包括闭合性损伤)，局部疼痛剧烈，尤其是酸、碱及热性灼伤，疼痛更为剧烈。

3. 过敏性疼痛

疼痛较轻，以局部和充血水肿为主，伴痒感，如虫咬伤，蜂螫伤，除眼睑剧烈疼痛外，还有高度红肿。

(三) 眼球疼痛

眼球疼痛表现形式多种多样，常与头痛并存。在多数情况下是先有眼痛，随后放射至头部，由头痛引起眼痛者比较少见。

【病因】

引起眼痛的原因很多，最常见的因素有：

(1) 眼球的急性炎症。

(2) 急性眼压升高。

(3) 眼球外伤，包括眼前房积血。

【临床表现】

1. 炎症性疼痛

起病较急，主要表现为刺痛或磨痛，多伴有眼部刺激症状，如畏光、流泪及眼睑痉挛等。

(1) 浅层炎症疼痛多局限于眼球表面某一部分，病变区明显压痛。眼球筋膜炎初期表现为磨痛，可以忍受，局限于眼球的一侧，随着眼球的转动而疼痛加剧。病变后期疼痛加剧，压痛明显，患者常因此而拒绝触摸眼球。

角膜炎症：由于角膜上皮内及上皮下有丰富的感觉神经，一旦发生炎症，疼痛为其主要症状之一，主要表现为刺痛，疼痛的程度常因感染的性质疼痛十分剧烈。病毒感染后期，由于角膜感觉神经出现不同程度的麻痹，则疼痛相应较轻。

(2) 深层炎症疼痛部位较深，主要表现为闷痛或胀痛，弥散于眼球前节，多放射至同侧头部。

急性虹膜睫状体炎：由于炎症性毒素的刺激与眼前节的瘀血而产生明显的疼痛，眼球表面弥散性压痛，不能按摩，同时伴有急剧的视力下降、睫状充血、角膜后沉着物、房水浑浊及瞳孔缩小。

急性眼内炎疼痛的性质与急性虹膜睫状体炎相似，但更为剧烈，难以忍受等，视力丧失，部分病例还可出现恶心、呕吐等症状。

2. 急性眼压升高

急性闭角型青光眼，眼球疼痛为其主要症状之一。疼痛性质为剧烈的胀痛和闷痛，且常与同侧偏头痛合并存在。若此时测量眼压，常在 40 mmHg 以上。患者多伴有恶心、呕吐，视力急剧下降。眼部体征有睫状充血、角膜水肿、前房变浅，瞳孔散大等，可以此与炎症性眼痛相鉴别。

3. 外伤性眼球疼痛

急性眼球外伤包括物理性、化学性损伤，而这些外伤大多发生于眼球暴露区及其相邻的组织。

(1) 角膜上皮损伤：角膜异物、擦伤，各种有害气体的刺激，紫外线及各种化学性物质均可损伤角膜上皮，疼痛的性质为刺痛或磨痛，随眼球转动而加剧，若发生大面积角膜上皮损伤或剥脱，疼痛更为剧烈，且伴有明显的畏光、流泪及眼睑痉挛。

(2) 眼球穿通伤：伤口位于角膜及睫状体部以外的巩膜穿通伤，疼痛比较明显，多为刺痛，常伴有眼内容物脱出及出血，视力可受明显影响。眼球穿通伤的早期疼痛主要由伤口本身所引起，而晚期疼痛则多由继发炎性反应而产生。

4. 屈光性疼痛

屈光不正疼痛是由眼调节异常所引起。表现为视觉疲劳性疼痛，其性质为胀痛及灼热感，疼痛可放射至眉弓部及前额部。在阅读时，光线过强或过弱的条件下或工作时尤为明显，只要注意休息或合理地矫正屈光，此种疼痛可以减轻或消失。

(四) 球后疼痛

眼球后部除有视神经及眶内脂肪外，眼的感神神经 (睫状神经节) 亦位于此处。在急性炎症、出血及外伤等情况为牵拉痛及刺痛。由于部位较深，患者常难以明确疼痛部位。

【病因】

急性眼球后疼痛的原因相当复杂，常见的原因为急性球后炎症、外伤与出血及某些全身性病变。

【临床表现】

1. 急性炎症性疼痛

包括急性球后视神经炎、邻近进组织的炎症。由于部位较深，疼痛较为隐蔽，说不出具体部位。

(1) 急性球后视神经炎：由于视神经 (尤其眶内段) 的急性水肿而出现一阵阵牵拉痛或隐痛，眼球运动时疼痛加剧。压迫眼球，球后疼痛亦见明显。部分病例可以出现头痛，并伴有急剧视力下降。

(2) 蝶窦炎：由于蝶窦位于眶尖部，在急性炎症时可波及球后组织出现疼痛。此种疼痛大多与眼球运动无关，压迫眼球，疼痛可以加剧，偶尔出现眼球运动障碍。

2. 外伤性球后疼痛

眶尖部外伤、出血可以导致较明显的球后疼痛，一是外伤本身，二是出血或水肿的压迫作用，均是致痛的原因。此外，眼内肿物的压迫眼球后部神经，亦可引起类似的疼痛。严重的外伤或出血可伴随眼球前突及运动障碍。

3. 全身性病变

包括急性热性传染病、中毒及血液疾病。疼痛特征是轻重不一，时轻时重，伴有明显的头痛，全身症状往往较重。另外，血管神经反射异常，交感神经过度兴奋，也可出现不同程度的眼球后疼痛。

三、急性视力损伤

急性视力损伤包括中心视力下降，视物变形、变色及视野缺损的变化。

（一）急性中心视力下降

中心视力亦通称为视力，为视觉敏度的重要标志。急性视力下降为眼科急诊患者的重要主诉。

【病因】

造成急性视力下降的原因很多，主要有下述几种：

1. 眼内供血障碍由于供血不足，导致光感受器的急性缺血性损伤。

2. 视神经损伤炎症、外伤、中毒等因素引起视觉传导性障碍。

3. 屈光间质病变由于透明度下降，造成光传入通路受阻。

4. 视中枢病变导致视觉分析器的失灵，亦称中枢视力下降。

【临床表现】

急性视力下降通常表现为 3 种形式。

(1) 一过性视力下降，也称为一过性黑蒙，常呈发作性。每次发作的持续时间由数秒至数十分钟，然后自行缓解，可以反复发作。这是视网膜局部缺血性视力障碍的典型表现。

(2) 大多在急性期为部分或大部分视力丧失，患者尚存在定向能力及生活上的自理能力缺失。

(3) 黑蒙持续性视力完全损失，甚至连光感也消失。可以单眼发生，也可以双眼同时受累。颅脑外伤后的视神经撕裂伤可以见到这种情况。

1) 供血不全性视力下降：主要发生于视网膜中央动脉阻塞及缺血性视盘病变。发生前，多数病例有过阵发性黑蒙及全身性血管病变史。

A. 视网膜中央动脉阻塞：此种病变常发生在视网膜血管痉挛及视网膜动脉硬化的基础上，血液成分的改变及血液黏稠度过高是形成梗阻的直接原因。主要表现为中心视力急剧下降，单眼发病者多见，严重的梗阻或病眼无睫状血管供应黄斑区者，视力可完全丧失。同时伴有病侧眼瞳孔散大、对光反应迟钝，眼底表现为视盘变白，动脉极度变细。视网膜由于缺氧而呈现乳白色水肿，可以看到特征性的樱红点位于黄斑区。

B. 视盘缺血性病变：此乃由供应视盘的睫状血管梗阻所引起，表现为明显的视力下降。眼底表现为苍白性视盘水肿，偶尔可以看到视盘周围出血。视野检查可呈现相应的缺损，典型改变为偏盲性视野缺损或与生理盲点相连的暗点。

2) 急性视神经损伤

A. 视神经乳头炎：急性期多数病例难以明确病因，主要表现为单眼或双眼急性视力下降，严重者可很快丧失视力。眼底表现为充血性视盘水肿，视盘周围及视网膜病变区有大片的渗出斑及出血，动脉变细，静脉迂曲并存在部分血管闭塞现象。

B. 急性球后视神经炎：发病急，视力下降快，大多数病例在急性期可保留部分视力。可伴随眼球后疼痛，转动眼球时疼痛尤甚。眼底可以正常，视野检查可出现中心或旁中心暗点。

C. 急性视神经外伤：当眼球、眼眶及头颅外伤后，不仅可以伤及视网膜，也可导致视神经损伤，尤其是严重的挫伤或眶尖部骨折，可以导致视神经断裂或撕脱，视力可完全丧失。表现瞳孔散大、对光反应消失，并呈现视盘内陷或苍白、萎缩。急性视网膜震荡多出现于眼球挫伤之后，后极部呈现视网膜水肿、棉絮状渗出及不同程度的视力下降。

3) 急性视网膜炎症：常与相应的脉络膜炎症同时并存，视力下降的程度各不一致，均为部分性视力减退，病变有否侵犯黄斑区对视力有极重要的意义。

4) 急性屈光间质病变

A. 急性前房积血：眼前部挫伤损伤虹膜血管可引起前房积血，少量出血可产生视力减退，大量出血封盖瞳孔可导致严重视力丧失。同时伴有眼前部充血及眼球刺痛。

B. 晶体脱位：伤后晶体周围悬韧带断裂，可发生晶体半脱位或全脱位。表现为视力急剧下降，但一般不会完全失明。

C. 玻璃体积血：多继发于眼内血管性病变，如视网膜静脉周围炎、糖尿病性视网膜病变、视网膜中央静脉阻塞等。

眼外伤也可以引起急性玻璃体积血。视力下降突然发生，部分患者在发病时可以感觉出眼前发红或黑影，并逐渐扩大，直至眼前一片黑影而视力严重丧失。

(二) 中枢性视力下降

中枢性视力下降亦称皮质盲，比较多见于颅内血管性病变，某些中毒性损伤也可以引起。表现为视力突然丧失而瞳孔对光反应正常，眼底也无明显阳性体征。部分患者还有失语、偏瘫等神经症状。

癔症性视力下降，这种情况虽不多见，亦属于眼科急症的范围。其视力下降的特点是与精神因素有关，多见于成年妇女。临床上表现为双眼对称性发病，突然失明或近失明。而定向力及步态多无明显影响。瞳孔反应正常，眼底及屈光间无异常发现。经用暗示治疗，视力可以恢复正常或明显升高。

(三) 视物变形

视物变形为视功能损伤的一种表现形式，在某些急性视网膜病变中常可见到。

【病因】

视物变形的根本原因是由于视网膜的锥细胞的排列紊乱，导致视网膜成像扭曲至变形。视网膜黄斑区的急性炎症、外伤等引起的局部水肿、出血及视网膜脱离为最常见的原因。另外，在上述病变后形成的视网膜的萎缩与变性也是视物变形的原因。

【临床表现】

视物变形的主要表现形式有 3 种，即视物变小、视物变大及视觉浮动感或视物扭曲。可使用阿姆斯勒方格检查图检查出是否存在异常。即使没有检查图，也可以利用自己家中的格窗格或瓷砖墙、市场上销售的方格纸等格子状物体进行检查。依次闭上一只眼睛，用另一只眼睛看这些格子的线条是否发生扭曲变形，中心位置看起来是否模糊不清。

1. 视物变小

常出现于黄斑水肿的病例，由视网膜神经上皮层的脱离所致。视网膜的视杆细胞排列疏松，视角变小。表现为视觉物象变小，眼前常伴随出现圆形或椭圆形黑影。在急性中心性浆液性视网膜脉络膜炎中，这种视物变小的现象较为常见，同时伴有不同程度的中心视力下降。

2. 视物变大

多发生于黄斑区视网膜瘢痕性萎缩的病例。由于视网膜瘢痕的收缩，视杆细胞排列致密，等距离的同物像在视网膜上的视角变大，影像亦变大。这种现象多见于黄斑区损伤出血的后期，中心视力也有不同程度的丧失。

3. 视物飘浮

这是一种主观视觉异常，主要发生于视网膜的视杆细胞受到牵引后而发生的移位与浮动，物像在视网膜成像时，视角忽大忽小，造成影像的飘浮或扭曲。临床上主要表现为视物呈波浪状或视物变形，常见于视网膜脱离的早期。

(四) 视物变色

视物变色比较少见，多发生在某些眼科急性病变中，主要为中毒性疾病。

【病因】

由于某中毒性疾病而导致视觉异常，是发生视物变色的主要原因，也可以见于急性眼外伤及眼内出血的病例中。

【临床表现】

1. 视物变红

也称红视症，见于碘氰化物中毒、眼内出血初期、雪盲及无晶体眼中。

2. 视物发黄

亦称黄视症，某些药物如磺胺类、巴比妥、洋地黄、山道年中毒。

3. 视物发蓝

亦称蓝视症，见于一氧化碳中毒、洋地黄中毒等。某些无晶体眼也可以发生。

4. 视物发绿

亦称绿视症，除洋地黄、巴比妥中毒之外，亦可见于视网膜动脉炎的病例。

5. 视物发紫

亦称紫视症，视网膜中央动脉阻塞的病例中偶可见到。

四、眼刺激症状

眼刺激症状包括畏光、流泪与眼睑痉挛，为眼前部急性病变的重要症状。

(一) 畏光

畏光是指眼睛对光线照射的耐受性下降，也称为一种自身保护性的“逃避性反应”，既有生理意义，也是一种病理反应。

【病因】

畏光的发生取决于两种因素，一是光照度太强，超过眼对光的耐受性；二是病理情况下眼对光的耐受性下降。造成眼部的病理状态有下述几种因素：

(1) 眼前部的急性炎症。

(2) 眼外伤：包括物理、化学性损伤。

(3) 瞳孔散大：包括虹膜缺损和无晶状体眼。

(4) 某些急性全身性疾病。

【临床表现】

1. 炎症性畏光

眼前部各种炎症均可产生不同程度的畏光，当炎症累及角膜、虹膜及睫状体时，畏光症状更为明显。

角膜炎症，尤其角膜上皮受损时，失去表面的保护层，大量的感觉神经外露，光线的刺激会明显加剧疼痛而出现反应性畏光，并增加泪液的分泌而减轻症状。

虹膜、睫状体的炎症，光线的刺激能促进其内部的肌肉收缩，从而加剧炎症反应，也必会出现畏光反应。

2. 眼部外伤

尤其是角膜、虹膜、睫状体的外伤，亦有明显的畏光。

3. 瞳孔散大

各种原因引起的瞳孔散大，均会引起明显畏光，其畏光程度取决于光刺激的程度与瞳孔散大的程度。

4. 全身性病变

某些药物如碘制剂、砒霜、奎宁中毒，早期可出现不同程度的畏光。白化患者由于眼内缺乏必要的色素，对光刺激的耐受性明显下降，畏光是主要的眼部症状。

(二) 流泪

眼泪在眼球表面形成一层泪膜，不仅能滋润眼球，有营养及抗菌作用，更主要的功能是维护角膜的透明性。在生理状态下，泪液的分泌与排泄保持动态平衡，而泪液分泌过多或排出受阻均可导致流泪。

【病因】

引起流泪原因较多，在眼部急性病变中，导致流泪的因素主要有：

(1) 泪腺、角膜、结膜急性炎症。

(2) 物理、化学性刺激。

(3) 泪液排出通路受阻。

(4) 某些全身性疾病。

【临床表现】

1. 炎症性流泪

主要表现为泪腺分泌功能亢进。急性泪腺炎时，炎症的直接刺激作用引起泪腺分泌功能的增加形成明显的流泪。急性角膜、结膜炎症，通过刺激叉神经，反射性地刺激泪腺神经，间接地引起泪液分泌增加。

2. 物理、化学性刺激

包括较强的光线、催泪性气体及某些副交感神经兴奋剂，如甲醛、氰甲苯、新斯的明等均可引起发作性流泪，主要表现为发病迅速、流泪量大，接触后 5 ～ 15 分钟内即发生大量流泪，并伴有较剧烈的眼部刺痛。脱离接触后 2 ～ 6 小时，流泪可以缓解或完全消失。

3. 外伤性刺激

包括角膜上皮擦伤、角膜异物、睑内翻倒睫，主要表现为持续性流泪，只有去除病因才能缓解。

4. 泪道阻塞性流泪

由于泪道排泪功能障碍，以致泪液不能排出而引起泪液外流，也称为“溢泪”。泪小管外伤性断裂主要发生于睑缘皮肤撕裂伤后。在急性阶段，由于睑部组织损伤而形成肿胀，常常掩盖流泪症状，一旦急性反应过后，流泪更为明显。

另外，泪小点位置异常、睑外翻、泪小管失去正常的虹吸作用。

5. 全身性因素

包括剧烈的疼痛，突然的精神创伤、某些全身性病变如 Bogomd 综合征，多表现以流泪为主要症状。

(三) 眼睑痉挛

眼睑痉挛为眼睑或眼球感觉神经分布区域及面部神经受刺激时所产生的一种防御性反应，且不受意志支配。当眼睑痉挛与畏光、流泪同时存在时，则表明眼局部的急性病理性刺激反应。

【病因】

大部分引起畏光、流泪的因素也可同时引起眼睑痉挛，主要有下述几种因素：

(1) 炎症性眼睑痉挛。

(2) 外伤性眼睑痉挛。

(3) 面神经性眼睑痉挛。

(4) 习惯性眼睑痉挛。

【临床表现】

1. 炎症性眼睑痉挛

眼睑本身的炎症反应直接刺激眼轮匝肌，导致肌纤维的痉挛而使眼睑痉挛。角膜、结膜及前部葡萄膜炎症，由于角膜表面感觉神经受刺激而引起持续性的眼睑痉挛。经滴用表面麻醉剂后，这种眼睑痉挛可以减轻。

2. 外伤性眼睑痉挛

眼部的机械性损伤，如角膜上皮擦伤、紫外线灼伤，尤其是大面积的角膜上皮损伤，常引起强直性眼睑痉挛。同时伴有剧烈的眼部疼痛、畏光及流泪。

3. 面神经性眼睑痉挛

面神经性痉挛为面神经支配肌肉——面肌抽搐性痉挛、反应性上睑痉挛，大多为阵发性，眼局部无其他症状及体征。作局部封闭，可使眼睑痉挛减轻或停止发作。

4. 习惯性眼睑痉挛

眼检查无眼部器质病变，多见于儿童。由于神经、精神因素，也可以是学习其他小孩的坏习惯。

（四）分泌物增多

眼结膜囊分泌物突然增多是眼科急性病的常见症状。多种因素而导致眼部出现不同的分泌物（眼屎），可根据不同的分泌物的量、黏稠度、颜色等不同，来辨别眼病，利于防治。

【病因】

各种刺激作用于结膜组织造成局部充血，结膜的杯状细胞的分泌功能亦明显增强。分泌的黏液、纤维素性物质与泪液、脱落的上皮细胞及泪囊排出物相混合，形成各种不同性状的分泌物。分泌物的产生主要取决于结膜的分泌功能，而分泌功能的增加又与下列因素有关：

(1) 急性炎症性刺激，这是最主要的原因。

(2) 化学性刺激，尤其是酸、碱烧伤。

(3) 外伤及过敏性刺激。

【临床表现】

急性眼部病变，尤其是急性结膜炎症，不仅分泌物量多，也可以表现为不同的形状与颜色，如脓性、黏液性、黏液脓性、水样、泡状及血性分泌物等多种，分别具有不同的临床诊断。

1. 分泌物的性质

(1) 脓性分泌物：多见于链球菌或金黄色葡萄球菌感染。主要表现为黄色黏液样，分泌物中含有大量的纤维素、上皮细胞及炎性细胞。分泌物量多呈炼乳状黏稠，排出后很少在结膜囊内存留，大多黏附于睑缘部，粘住睫毛致不能睁眼。急性卡他性结膜炎、游泳池性结膜炎及新生儿脓漏眼多出现这种分泌物。

(2) 黏液性分泌物：可以由球菌、杆菌及衣原体感染引起。分泌物的成分主要为黏液。临床上常分为两个阶段，早期较稀为黏液水性，类似较稀的糨糊状；晚期浓稠为黏液脓性，呈条状或块状出现，黏附力强，但易于冲洗。此类分泌物多见于细菌性结膜炎。

(3) 浆液性分泌物：由葡萄球菌与链球菌感染所产生，也可出现于过敏性结膜炎症中。分泌物以黏液与泪液为主，早期呈米汤状，色略白，晚期稍黏稠，常自行溢出于睑裂之外。大多数儿童性结膜炎存在这种分泌物。

(4) 水样分泌物：主要发生于病毒性感染之后，尤其是腺病毒的感染。外观呈肉汤样，量多而稀薄，有流动性。流行性急性结膜炎（亦称红眼）常出现这种分泌物。

2. 分泌物的颜色

(1) 绿色分泌物常提示绿脓杆菌的感染，应予充分注意。

(2) 黄色分泌物为淋球菌或葡萄球菌感染的指征。

(3) 白色分泌物提示为真菌感染或结膜线虫病。

(4) 红色分泌物亦称血性分泌物，常为病毒性感染所致。

(5) 灰白色泡沫状分泌物为角膜、结膜干燥症时泪液缺乏的结果。

结膜囊寄生的菌落多种多样，一旦急性感染之后，往往为混合性感染，而表现出非典型的分泌物性状。因此，在临床辨别时不能绝对化，还需做分泌物的细菌学检查以资鉴别。

五、眼睑下垂

眼睑下垂主要发生于上眼睑，故也称为上睑下垂。上睑下垂以先天性者多见，后天性者大多继发于其他眼部病变或全身性疾病。在眼部急症中，常可见到继发性上睑下垂。

【病因】

(1) 先天性上睑下垂 (先天上睑肌肉发育不良)。

(2) 神经性因素：比较多见，主要为动眼神经与交感神经麻痹的结果。

(3) 外伤性因素：提上睑肌纤维因外伤性损伤而失去正常的收缩功能。

(4) 机械性因素：由于眼睑的重度肿胀、出血或受压，导致眼睑不能抬起。

临床上，上睑下垂可以由单一的因素所引起，也可以是几种因素联合作用的结果。

【临床表现】

上睑下垂的主征为上睑抬起受限、眼裂变小，平视时，上睑缘覆盖角膜面积大于角膜直径的 1/3，且超越瞳孔上缘。

临床上，根据其病变或损伤的性质将上睑下垂分为两大类。

(一) 真性上睑下垂

主要是提上睑肌或米勒肌的不同程度的损伤，包括如下几种：

1. 神经损伤性上睑下垂

由动眼神经与交感神经的急性损伤所致。

(1) 动眼神经麻痹：由于提上睑肌受该神经支配，动眼神经麻痹可出现明显的上睑下垂，眼裂明显变小，单眼受累时，双眼裂明显不等大。还可伴随其他眼肌运动异常，如急性眶尖综合征、眶上裂综合征等。

(2) 交感神经麻痹：交感神经支配眼睑肌中的米勒肌，该神经麻痹后，表现为中度上睑下垂，同时还可伴随出现眼球内陷、瞳孔缩小，同侧面部或颈部无汗、皮肤温度升高等症状，临床上表现为霍纳 (Homer) 综合征。

2. 肌肉损伤性上睑下垂

常由司眼睑启闭功能的肌肉本身病变所引起。

(1) 重症肌无力：重症肌无力虽为一种慢性病变，但可以急性发作的形式表现出来。眼部特征是上睑下垂的程度与肌肉的疲劳程度有明显关系，即晨间较轻，午后加重，且多为双眼同时发生。另一个显著特征是皮下注射新斯的明 0.5 ～ 1.5 mg 后，上睑下垂明显好转。

(2) 急性眼肌炎症：为眼部肌肉 (运动肌) 急性感染性病灶而引起肌性运动障碍，如一旦累及眼睑部肌肉如提上睑肌与米勒肌，则产生不同程度的上睑下垂。临床表现为起病急，上睑下垂明显。眼睑局部多伴有红、肿、痛等炎性症状，局部可触及肿块，有压痛。一旦炎症消退，上睑下垂即可明显好转或消失。

3. 外伤性上睑下垂

眼睑部位的外伤或手术创伤损伤提上睑肌纤维、眼眶部血肿的压迫，也可以导致上睑下垂。病变程度常因损伤的严重性而异。大多数病例随外伤的好转或血肿的吸收而逐渐恢复，也有部分严重的病例可留下永久性的上睑下垂。

(二) 假性上睑下垂

所谓假性上睑下垂主要是指上眼睑在外界因素或精神因素的作用下所产生的一种一过性功能障碍，并无提上睑肌与米勒肌的器质性损伤。

1. 机械性上睑下垂

主要是由于眼睑肥厚而导致上睑抬起困难，如眼肌部位肿物压迫、组织过度水肿等。表现为上睑轻、中度下垂，眼睑肿胀，一旦原发病灶或病因去除之后，上睑下垂即可消退。

2. 痉挛性上睑下垂

眼睑在其他病因的刺激下而出现痉挛，导致眼睑不能抬起、眼裂变小，并出现跳动性或强直性闭眼。

3. 癔症性上睑下垂

为一种非器质性病变，亦找不到局部刺激因素。多表现为突然发病，双眼同时发生，外观呈双上睑下垂，上睑不能抬起，同时伴有视力减退、视野缩小。一旦发作过去，上睑下垂很快消失。

六、眼球震颤

眼球震颤为一种不自主性的异常眼球运动，导致眼球不能固定性注视。绝大多数的眼球震颤为先天发育因素所致，而某些急性病变也可导致眼球震颤的出现。

【病因】

急性眼球震颤的发生常由眼球先天异常、耳迷路及中枢神经性病变所引起。发病因素有如下几种。

1. 眼局部因素多见于眼外肌不全麻痹、眼外伤及急性炎症之后。

2. 耳源性因素主要为急性迷路性损伤，如内耳 (包括耳蜗、前庭与半规管) 及相应的骨迷路之间的急性炎症、外伤。

3. 神经性因素包括小脑、前庭核、内侧纵束的急性损伤、炎症。外伤常常是发病的真正诱因。

4. 中毒性因素多种药物或化学制剂的中毒均可产生中毒性眼球震颤，较常见者如乙醚、氯仿、酒精、巴比妥及一氧化碳中毒等。

5. 癔症。

【临床表现】

眼球震颤多为双眼同时发病，亦有单眼发生。临床上表现形式及强度各不相同。

1. 表现形式

(1) 水平眼震：眼球呈水平方向摆动，多见。

(2) 垂直眼震：眼球呈垂直方向摆动，少见。

(3) 旋转性眼震：眼球呈扭转性转动，此型最为少见。

另外，还可分为扭动型与跳动型。前者为眼球转动的速度、振幅均等。后者有快、慢相之分。眼球向一方向极慢转动，忽然快速转回原位，前者为慢相，后者为快相。

2. 眼球震颤的程度

(1) 频率：每分钟眼球震颤的次数。

(2) 振幅：眼球摆动的弧度，又分 3 种：

粗振幅：摆动范为 (弧度) 大于 16。

中振幅：摆动范围为 15 ～ 5。

细振幅：摆动范围少于 5。

(3) 强度：分为 3 级。

Ⅰ级：仅在眼球向快相方向注视时出现眼球震颤。

Ⅱ级：眼球在中央注视位时，也出现眼球震颤。

Ⅲ级：眼球向快、慢相方位注视均出现眼球震颤。

3. 临床分类按眼球震颤发生的原因进行分类。

(1) 幻视源性眼球震颤

1) 视力性眼球震颤。

2) 视动性眼球震颤：为生理性的双眼跟随运动。

3) 职业性眼球震颤。

(2) 眼肌性眼球震颤。

(3) 耳源性眼球震颤：也称迷路性眼球震颤。

(4) 中枢性眼球震颤。

(5) 其他因素的眼球震颤。

七、眼球突出

眼球突出既可以是眼局部急、慢性病变的征象，也可以为一种全身性病变的眼部体征；可以单眼发生、也可以双眼同时出现。在眼部急症中，单侧眼球突出更为多见。

眼球突出的原因相当复杂，主要有下述诸种因素：

(一) 眼局部因素

眼局部因素包括眼球内病变及眶内病变，如球内迅速增长的新生物、眶内急性炎症、球后组织水肿及出血、眶内肿瘤或假瘤及血管性病变等。

(二) 全身性病变

包括某些内分泌性疾病、颅内病变向眶内蔓延等。

【临床表现】

眼球突出主要是指眼球向眼眶前方移位，即眼眶外缘至角膜顶点水平切线距离发生变异。多数病例伴有眼裂增宽及眼睑启闭困难等症状。

1. 在短时期内迅速发生

(1) 眼球内肿物：儿童期常见为视网膜母细胞瘤，病程短，发展快，家长一旦发现，部分病例已进入青光眼期。表现为瞳孔发蓝眼球明显突出，由于眼压增高，病儿疼痛异常。

(2) 先天性青光眼：属于先天发育异常，往往由家长发现病儿眼球明显增大或向前突出而就医。其特点是角膜明显扩大、眼球突出，并存在不同程度的眼球本身病变性眼球突出，这类病变主要表现为眼球体积的增大或眼球前后直径增长。一般发展较慢，大多在儿童期发生角膜水肿、发雾而呈现水泡状外观。眼压明显升高。

(3) 医源性眼球突出：多见于眼部手术后，如视网膜脱离患者的环扎术后所形成的巩膜扣带综合征。由于术后眼球的血液循环障碍，导致眼前节血液回流受阻、组织水肿、体积增大，眼球向前突出，同时伴有球结膜及眼睑明显水肿等征。一旦松解巩膜外环扎带，数日后，眼球突出症状可自行消退或明显减轻。

2. 眶内病变性眼球突出

这类眼球突出主要由眼眶内炎症、外伤、血管性病变及肿物所引起。主要表现为眶内容积增加，眶壁变形而推移眼球向前突出。突出的方向常不一致，既可向正前方突出，也可以偏向一侧。

炎症性眼球突出：眶内及眶周围炎症导致眼球突出的程度与严重性与炎症的范围与性质有关。

1) 眶蜂窝织炎：眶内蜂窝织炎的炎性渗出、充血及水肿，一方面使眶内容积增加，也可形成急性眶内压升高，进而导致眼球急性向前突出。临床特征是眼球呈固定性前突，眼球运动受限；眼眶周围明显肿胀、压痛，球结膜水肿；严重者还可能出现视神经盘水肿。一旦球后段视神经受损，则视力明显减退。

2) 眶骨骨膜炎：眼眶四周骨膜的急性炎症，其炎性渗出物蔓延或累及眶内容组织，可以形成眶内某一区域的急性炎症而产生不同程度的眼球突出，但均为非固定性眼球突出。

眶尖部急性骨膜炎致眼球向正前方突出；眶上壁骨膜炎致眼球向前下方突出；眶下壁骨膜炎致眼球向前上方突出；眶外壁与眶内壁骨膜炎则分别致眼球向内侧与外侧突出。

3) 炎症性肉芽肿：也称为眶内假瘤，多由急性眶内炎症迁延而成，多发生于青壮年。眼球突出的特点是进行性前突，发展很快。同时可伴随眼外肌功能受损而出现部分性眼球运动受限。多数病例可存在眶内疼痛及压痛。

3. 外伤性眼球突出

眼眶部或头面部急性外伤致眼球突出也较常见，而最常见的原因为外伤性眶内水肿、血肿及眶骨壁骨折。

(1) 外伤性水肿：单纯性眶内水肿比较少见，临床表现与急性炎症性眼球突出相类似，病变程度较轻，一般不影响视力及眼球运动。

(2) 眶内血肿：急性眼外伤中，尤其是眼眶挫伤，眶内出血较为常见。临床表现为眼球突出发生较急，其突出的程度与球后血肿的大小有关，常影响眼外肌而出现眼球运动障碍。出血还可渗透至眼睑皮下及球结膜周围而呈现鲜红色或青紫色。

(3) 眶骨壁骨折：引起眼球突出的眶骨骨折多发生于挤压性骨折，导致眶内容积缩小或眼底向前移位，引起眶内压急剧上升，推挤眼球向前移位。同时，也可合并眶内组织水肿、出血，而产生更明显的眼球突出。大部分病例伴随眼外肌及视神经受损，出现相应的眼球运动障碍及视力下降，严重的眶底部骨折可挫伤视神经，而导致视力丧失。

(4) 眶内血管性病变：由于眼眶部血液循环异常而造成眶内容积增加，是眼球突出较常见的原因。例如，眶内海绵窦动 - 静脉瘘、眶内静脉曲张是急性眼球突出的重要原因。

(5) 海绵窦动 - 静脉瘘：大多由外伤引起颈内动脉破裂而与海绵窦相通，产生异常的海绵窦动 - 静脉通路。起病急、发展快，患侧眼球明显突出。触摸眼球可感到与颈动脉搏动同步的搏动感，压迫眼球可以减轻眼球突出度，压迫同侧颈总动脉，眼球突出可以完全复位。

眼睑或眶部听诊可闻及血管性杂音，眼睑、结膜高度水肿。眼底检查可见到视神经盘水肿、视网膜中央动脉压减低。若做颈动脉血管造影，可显示颈动脉 - 海绵窦的异常血流通路。

(6) 眶内静脉曲张：由于颜面部或眼眶内静脉回流受阻而形成眶内静脉曲张，最终导致眶内容增加而促使眼球向前突出。其临床特征为间歇性眼球突出，眼球突出的程度常与体位有关，如低头、弯腰、用力过大时眼球突出加剧；而当仰头或平卧位时，眼球可回复原位或突出明显减轻。压迫同侧颈静脉，眼球突出加剧。此类眼球突出的早期大多对视力无明显影响，眶静脉造影或 CT 扫描可以显示眶内静脉呈网状曲张与团块状阴影。

(7) 眶内占位性病变：眶内占位性病变为眼球突出的重要原因。这类眼球突出虽不如眶内急性炎症、外伤及血管性病变那样进展迅速，但某些占位性病变也可能在短期内发生，如眶内肉瘤、黏液瘤、视神经母细胞瘤等，临床表现为起病迅速，进展很快，当肿物的体积超过 1 cm 直径时，则开始出现眼球突出。

临床上，眶内占位性病变导致的眼球突出的程度与方向常与肿物的位置有关。

1) 肌圆锥内肿物：致眼球向正前方突出，且大多在早期影响视力，常发生视神经盘水肿。

2) 骨膜直肌间隙内肿物：不同的肿物位置，可引起不同的眼球突出位置变化。

4. 全身性病变

全身性病变引起的眼球突出多发生于内分泌性疾病、颅内病变及某些急性血液性病变。

(1) 内分泌性眼球突出：主要是由于甲状腺或垂体功能异常而引起交感神经过度兴奋，球后组织高度水肿，推移眼球向前突出。大多为双眼同时发病，也可以单眼发生。

1) 甲状腺性眼球突出：多发生于中年女性，其临床表现为双眼对称性向前突出，有明显的交感神经兴奋表现，如眼裂增宽呈惊恐状，瞬目减少、辐辏减弱，眼球下转时，上睑不能相应下降。全身体征为多汗、心率加速、基础代谢率增高、T_3 抑制试验阳性 (即甲状腺吸碘抑制率少于试验前基数的 50%)。

2) 垂体性眼球突出：也称恶性突眼，为垂体前叶功能亢进所引起。临床表现为单眼前突，程度剧烈，眼睑闭合困难，同时伴有球结膜水肿、角膜外露、上眼睑后退，严重者可出现眼球运动障碍、T_3 抑制试验阳性等。

(2) 血液病眼球突出：这类眼球突出多见于白血病及严重的败血症。

由白血病引起的眼球突出有两种情况。其一，为儿童的绿色瘤，其临床特征为眼球向前突出，血管极度扩张，眼眶周围呈青绿色。血象检查显示白细胞明显增高；尤其是幼稚白细胞增多。病程危急，发展快，多数儿童在短期内全身情况恶化。其二，为急性白血病导致眼眶内大出血，形成眼球向前突出。大多伴有全身性出血，尤其是视网膜出血与颅内出血。这类眼球突出为病程恶化的征象。

(3) 颅内病变性眼球突出：表现为海绵窦血栓、颅内压升高，其眼球突出的性质与眶内急性炎症相类似。

(4) 某些综合征性眼球突出

1) 挤压性眶尖综合征，由颅底、眶尖部的急性炎症或外伤所引起，临床表现为眼球向前突出、复视、上睑下垂、眼球运动受限、瞳孔半开大，严重时有视神经盘水肿，视力下降。部分病例尚存在三叉神经Ⅰ、Ⅱ支支配的区域皮肤感觉障碍。

2) 青光眼 - 颜面血管瘤综合征：也称 Sturge-Weber 综合征，多见于儿童，表现为一侧性颜面血管瘤、青光眼、眼球突出，伴有肢体运动障碍。

3) 眼球突出 - 尿崩症综合征也称韩 - 薛 - 柯病，主要是由于骨中类脂质沉积，血中胆固醇增多而形成泡沫状细胞。主要表现为单眼或双眼眼球突出、尿崩症及颅骨骨质缺损等。

八、瞳孔异常

观察瞳孔变化对眼科急症及全身性急性病变的定位、发展及病情预后均具有相当重要的价值，临床各科，尤其是神经内、外科及内科对此十分关注。

【病因】

引起瞳孔异常的原因十分复杂，有些因素至今仍不清楚。从总体上分析，主要有两方面的原因。

1. 局部因素

多见于眼局部的急性刺激，如炎症、外伤及药物作用，严重的视力下降也是导致瞳孔异常的重要因素。

2. 全身性因素

也称中枢性原因，多见于某些急重症，如急性传染病、头颅外伤、中枢神经系统病变及中毒等。

【临床表现】

1. 瞳孔大小异常

(1) 瞳孔不等大：正常双眼瞳孔应是等大等圆，但也有 1 ～ 2 mm 的个体差异。若双眼瞳孔直径相差超过 2 mm 者，即为病理性瞳孔不等大。临床上主要表现为下述几种情况。

1) 单眼瞳孔散大：此种情况比较常见，如单眼青光眼急性发作、眼外伤、单眼黑蒙等。神经系统的病变则多见于中脑部位受压 (包括出血及占位病变)，故称为病灶性单侧瞳孔散大。

2) 单眼瞳孔缩小：眼局部病变见于急性虹膜睫状体炎及眼前部急性炎症；全身性病变主要发生于颈 - 胸交感神经受累，表现为霍纳综合征。另外，眼局部滴用副交感神经兴奋剂 (毛果芸香碱)，也可导致单眼瞳孔缩小。

(2) 双眼瞳孔散大：双眼瞳孔同时散大多见于全身性的原因，如急性药物中毒、癫痫大发作、缺氧、颅压高、昏迷及临终危象等。按其发生机制又可分为两种：①麻痹性散大；②痉挛性散大。

(3) 双眼瞳孔缩小：双眼瞳孔同时缩小多提示为药物中毒或桥脑部出血。

1) 麻痹性缩小：为副交感神经麻痹，表现为瞳孔明显缩小，瞳孔对光反射可以存在。

2) 痉挛性缩小：为副交感神经兴奋，表现为瞳孔极度缩小，对光反射消失，有机磷中毒、桥脑出血所致者亦属此类，在化脓性脑膜炎也可以发生。

(4) 双眼瞳孔忽大忽小：此种情况乃为脑干部损伤时的特征性表现。多为动眼神经受刺激或早期受压所致，也可提示颅内病变趋向于恶化的征象。

(5) 瞳孔不圆：单眼或双眼瞳孔不圆，表现为椭圆形、柳叶形或梨形。

1) 椭圆形病变多位于中脑，常在昏迷状况下更易出现。

2) 梨形：多见于眼局部病变，如外伤后虹膜根部离断、瞳孔缘撕裂、炎症后粘连等。

2. 瞳孔反射异常

(1) 单眼瞳孔对光反射消失，包括直接对光反射与间接对光反射消失。

1) 直接、间接对光反射均消失，一眼直接、间接对光反射均消失，而另一眼完全正常，可能是单眼动眼神经麻痹的结果，也可能为瞳孔括约肌撕裂伤、完全性后粘连及药物作用等。

2) 一眼直接对光反射与另一眼间接对光反射消失：大多由单眼视力完全丧失所引起，若存在瞳孔散大、间接对光反射尚存，则称为黑蒙性瞳孔强直，由眼局部病变如视神经外伤、炎症而导致视觉传导通路障碍等。

(2) 反射性瞳孔强直：也称为阿 - 罗 (Argyll-Robertson) 瞳孔。大多认为这种现象是由全身性因素所引起，如脑外伤、脑炎、多发性硬化、酒精中毒等。典型表现为瞳孔直接、间接对光反射消失，瞳孔缩小，失去正圆形态，以及近距离反射大致正常等。

(3) 偏盲性瞳孔强直：临床上可以见到，但一般不易检查出来，表现为瞳孔一侧无直接对光反射，瞳孔不圆，常伴有相应的偏盲性视野缺损等。此种改变多见于视束性病变，且同时累及双眼视网膜的相应区域。

九、视神经盘水肿

视神经乳头是唯一通过检眼镜能直接观察到的脑神经，而视神经盘水肿又是眼内、眶内与颅内某些急、慢性病变的重要体征。

【病因】

引起视神经盘水肿的根本原因是视神经乳头筛板前后压力的动态平衡失调，而产生这种压力动态平衡失调的因素又有如下诸种。

1. 颅内压增高

大多数的颅内压升高是由于颅内的占位性病变，包括急性炎症、出血、水肿，而主要的为肿瘤 (占 70% ～ 80%)。

2. 眶内挤压

由于视神经的解剖关系，视网膜中央静脉在球后 12 mm 处呈直角弯曲进入视神经，眶内组织外伤性损伤、出血、急性炎症引起的组织水肿，均可直接或间接地压迫视神经及视网膜中央静脉与视神经的交接处，导致血液回流障碍而造成视神经盘水肿。

3. 眼球内病变

包括视网膜血管性病变及炎症性病变，如视神经乳头脉管炎、视网膜中央静脉阻塞、急性视神经乳头炎、眼内压突然下降等均是视神经盘水肿的原因。

4. 某些全身性病变

常见于严重的高血压、贫血、糖尿病性与肾性视网膜病变。

5. 中毒

很多化学性制剂、重金属中毒 (如铅中毒) 也可以产生急性视神经盘水肿。

【临床表现】

1. 视神经纤维水肿条纹

出现于视神经盘水肿的最早期，表现为视神经乳头边缘出现白色放射状条纹，呈新月形分布，凹面朝向黄斑，游离缘呈羽毛状。

2. 视神经乳头边缘模糊

常出现于视神经纤维水肿条纹之后。

3. 视神经乳头隆起

早期难于识别，随后用直接检眼镜即能观察，外观呈蘑菇状，生理凹陷消失，其隆起度常用光学屈光度 (D) 表示，突起 3 个屈光度相当于 1 mm。

4. 视神经乳头充血

表现为视盘颜色的改变，通常由橘红色而变为暗红色。在炎症性视神经盘水肿时尤为明显，而在其他类型的视神经盘水肿时，这种充血性变化并不明显。

5. 视网膜血管征象

急性视神经盘水肿时，乳头附近的血管常显现动脉变细，静脉迂曲、怒张，如用手指触按眼球，静脉搏动消失。部分病例还伴随出现棉絮状渗出斑及火焰样出血块。

6. 视神经乳头苍白萎缩

这是视神经盘水肿的晚期征象，多出现于视神经盘水肿急性期之后。

【病理意义】

1. 生理性视神经盘水肿

生理性视神经盘水肿亦称假性视神经盘水肿，主要为先天性视神经乳头解剖异常所致，如视盘周围色素上皮缺少而致玻璃膜暴露。视神经纤维通过狭窄的脉络膜、巩膜管时，视神经纤维拥挤、视神经胶质过度增生等。

临床上，生理性视神经盘水肿表现为直径较小，色略红，边界稍模糊，隆起度并不高，一般在 2 ～ 3 D 以内。多数生理性视神经盘水肿出现在屈光不正 (尤其是远视) 眼上，经过合理的矫正，可得到良好的矫正视力。

2. 病理性视神经盘水肿

炎症性视神经盘水肿，急性炎症时，由于视神经、视网膜充血，导致视神经纤维肿胀、脱髓鞘变化及视神经纤维的轴突破坏而形成视神经盘水肿。

临床上主要表现为单眼发病，中心视力急剧下降，并出现中心暗点或旁中心暗点，周边视野可出现向心性缩小，部分病例有色觉减退，尤以红色最为敏感。水肿一般不超过 3 D，眼底血管荧光造影呈扇形视神经乳头荧光渗漏。

(1) 急性缺血性视神经乳头病变：亦称前部缺血性视盘病变，多起因于动脉阻塞而致的视神经乳头供血不全。临床表现为双眼先后发病，视力中度或严重减退。视神经乳头颜色变浅，呈现灰白色的外观，故称“苍白性视神经盘水肿”。除视神经乳头稍有隆起、边境模糊外，常合并存在小出血点，视网膜动脉明显变细，静脉稍迂曲，亦可同时变细。视野检查出现与生理盲点相连的暗点，多侵犯一个象限，但缺损区不以水平或垂直中线为界。

(2) 视神经乳头脉管炎：是以视网膜静脉阻滞为特征的视神经盘水肿，见于有早期视网膜动脉硬化的中青年人，临床上分为两型：

1)1 型：眼底征象与颅压增高的视神经盘水肿相类似，多发生于单眼，一般对视力无明显影响。

2)2 型：眼底征象与视网膜中央静脉阻塞相同，视神经盘水肿明显，散在性视网膜出血及棉絮状渗出斑，对视力有不同程度的影响，应用皮质激素治疗有显著效果。

(3) 高颅压性视神经盘水肿：此类病变多双眼同时发生，临床表现为早期视力不受影响，视神经盘水肿显著，隆起度常超过 3 D，同时伴有不同程度的脑神经症状，如头痛、恶心、呕吐，脑神经检查和 CT 扫描可以显示颅内占位或病灶的位置及大小。

高血压、肾性病变、糖尿病性视网膜病变、贫血均可产生视神经盘水肿，而这些全身性病变的典型的内科症状足以做出相应的鉴别诊断。

不同病因引起的视盘水肿的鉴别要点见表 1-10-2。

表 1-10-2　视神经盘水肿的病因鉴别

	颅内压升高	眶内挤压	眼内病变
病因	颅内急性炎症、占位病变	外伤用血、急性炎症	视神经乳头炎、缺血性病变、视网膜中央静脉阻塞
发病	快	较快	较快或快
视力	早期不受影响	早期不受影响	明显影响
眼底	视盘充血水肿、隆起超过	视盘水肿，静脉怒张，	视盘水肿，隆起度不超过 3 D，静脉怒张，
	3 D，静脉怒张，有出血及渗出	大多无明显出血及渗出	有时有出血及渗出
视野	生理盲点扩大	无变化	有相应的缺损或暗点
颅压	明显升高	不高	不高
眼别	双眼	单眼	多为单眼

十、急性眼压升高

眼压升高为眼科疾病较常见的症状之一，急性眼压升高将会对视功能及眼部生理功能带来一系列的创伤。

在眼科急诊中，急性眼压升高的概念是指眼压骤然上升至 30 mmHg 以上，并伴随其他眼部症状，也称为青光眼急性发作。

【病因】

引起眼压急剧上升的因素相当复杂，有些至今尚不清楚。眼内房水循环是维持正常眼压的主要因素，这种循环途径是由睫状体突上皮细胞分泌房水进入后房，由于后房内压力略高于前房，房水自然克服瞳孔的阻滞作用而进入前房。前房中的房水大部分 (约 90%) 经房角处小梁网进入 Schlermn 管，再经外集合管及房水静脉而流入巩膜静脉丛；少部分 (约 10%) 由脉络膜上腔排出。急性眼压升高主要取决于上述房水循环途径的受阻或房水生成量的突然增多。

1. 房水排出通路受阻

(1) 瞳孔阻滞增大：最常见的原因为瞳孔后粘连、晶体老化变厚及弹性下降，其发生机制是瞳孔缘与晶体表面的接触面增大，导致房水由后房向前房流出的阻力增大，形成后房压力突然上升、虹膜膨隆、前房变浅，眼压急剧上升。

(2) 房角变窄。

(3)Schlemm 管内阻力增大。

2. 房水生成增加在睫状体受到炎症或外伤的刺激时，睫状突上皮的分泌功能将明显增加而导致房水量增加，促使眼压升高。

3. 眼内容物突然增加突发性玻璃体积血、眼内肿物的增大，医源性眼内体积增加，如球后注射时误将药液注入玻璃体内，均可导致眼压急剧上升。

【临床表现】

急性眼压升高的临床症状取决于眼压升高的程度及机体对眼压的耐受性。临床上多见于急性闭角型青光眼、虹膜睫状体炎青光眼综合征、外伤性眼内积血等。

1. 主观症状

虹视、雾视、眼球胀痛、鼻根发酸，同侧偏头痛，严重时可出现恶心、呕吐等肠胃道症状。

2. 视力急剧下降

多数眼可以保留部分视力，严重者仅见眼前指数或光感。如持续性高眼压，尤其是当眼压超过或接近视网膜中央动脉压时，可导致视网膜的血流中断而引起永久性的视功能损伤，甚至失明。

3. 眼球充血

主要表现为混合性充血，常与眼球疼痛合并存在，充血越明显，疼痛越严重。

4. 角膜水肿

表现为角膜透明性下降、色灰暗、厚度增加。由于角膜纤维板层间积液、中断其光学连续性而呈现毛玻璃样外观。角膜水肿的产生主要是在高眼压作用下，角膜内皮的屏障作用失调而致渗透性增加。

5. 前房变浅

后房内压力升高，推移虹膜及晶体向前隆起，形成前房变浅。

6. 瞳孔散大

为急性眼压升高的征象之一，主要的原因是眼压急剧上升，引起瞳孔括约肌麻痹，导致瞳孔中等度散大，对光反射及集合反射均明显减弱或消失。

7. 其他体征

急性眼压升高时，常发生房水中蛋白渗出增加、虹膜水肿、虹膜表面色素脱落；反复发作性眼压升高，可形成虹膜扇形萎缩，以及晶体前囊色素沉着及乳白色斑点沉着，这些通称为青光眼急性发作三联症。若在眼压升高时能看到眼底，亦可出现视网膜动脉搏动。部分病例还可看到视网膜血管出血及动脉梗阻征象。

急性眼内出血是较严重的眼部症状，轻者引起视力下降，严重时可导致失明。

【病因】

眼内出血的原因相当复杂，既可以是眼局部的损伤，也可以是全身性病变在眼部的表现。

1. 眼局部原因

最常见的原因为急性眼外伤，包括眼球挫伤与眼球穿透伤。外伤可致眼内血管破裂而形成破裂性眼内出血、视网膜静脉周围炎（老年自发玻璃体积血、视网膜静脉阻塞等）。

2. 全身性原因

包括血管性病变、血液性疾病与新生血管形成。

(1) 血管性病变：主要由动脉硬化、高血压病、糖尿病性与肾性视网膜病变所致，这些病变对视网膜血管形成病理性损伤与通透性增加，促使血液从血管内渗透至血管外，亦称渗出性眼内出血。

(2) 血液性疾病：主要表现为血液成分的改变，如贫血、血小板异常、凝血机制障碍等，导致血液从血管内漏出至血管外，也称为漏出性眼内出血。

(3) 新生血管形成：多为长期缺氧的结果导致出现新生血管，如视网膜新生血管、虹膜新生血管等，由于此类血管的脆性增加，往往形成较大量的眼内出血。

【临床表现】

眼内出血主要表现为屈光间质内出血与眼底出血两大类。

1. 屈光间质出血

(1) 前房积血：前房为充满房水的间隙，其后壁为虹膜、睫状体及房角所构成，血管丰富。当外伤尤其是挫伤时，血管容易破裂而发生出血。临床上将出血量分为 3 级。

1 级：出血量较少，约占前房下方 1/3 容积，出血液平面未占盖瞳孔。

2 级：出血量较多，约占前房下方 1/3 ～ 1/2 容积。血液平面占盖瞳孔下缘。

3 级：出血量更多，常超过前房 1/2 容积，乃至全部前房均被血液充盈。

急性前房积血可导致急剧的视力下降、眼部刺痛。少量出血，大多于 12 ～ 24 小时内吸收，大量的出血可以引起急性眼压升高。若持续性眼压升高，常可并发更为严重的角膜血染的后果。

(2) 玻璃体积血：玻璃体积血可以由眼球挫伤及穿通伤所引起，而更多见的原因是来源于视网膜及睫状体内的血管性病变。

临床表现的严重性常取决于出血的多少及出血的性质。少量出血，玻璃体呈云雾状浑浊、色红，患者主觉眼前发红或黑影飘动，视力部分受损。大量出血多呈块状或团块状，在很短时间内大部分视力丧失，严重者导致黑蒙，眼底检查仅留红光反射或看不到红光反射。

严重的玻璃体积血可暂时性引起眼压升高，这是由眼内容物突然增多所引起。

2. 眼底出血

包括视网膜出血与脉络膜出血，临床上相当多见，是急性视力减退的重要原因。多发生于血压过高、血液的黏稠度增加及血管内阻塞性病变。

(1) 视网膜出血主要为视网膜的小静脉出血，按其出血部位可分为视网膜前出血及视网膜内出血。

1) 视网膜前出血：是指出血位于视神经纤维层与内界膜之间，也可发生于内界膜与玻璃体后界膜之间，或两者合并存在。此种出血常位于视网膜后极部。

临床表现为中等量出血，形态多呈地图状或半月形，色深红，视力常受影响，大量的出血时更可突破玻璃体后膜进入玻璃体形成玻璃体内出血。

2) 视网膜内出血：此种出血多发生于毛细血管，出血位于视神经纤维层，血液沿神经纤维蔓延，故呈火焰状或毛刷状，较大量的出血也可以呈不规则形或斑块状，色鲜红。

(2) 脉络膜出血：亦称深层出血，出血位于视网膜色素层，主要由脉络膜血管病引起，大多见于眼底后极部。

临床表现为圆形的出血块，略有隆起，色暗红且边界不清。仔细观察可见视网膜血管行经出血块的上方。出血部位视网膜由于局部供血不足而呈现灰白色的水肿。一般不引起明显的视力减退。

十一、眼科手术后的急诊

1. 术后伤口裂开

术后伤口裂开大多由于眼部碰到墙角、床头、床头柜的棱角处所致，表现为前房消失、出血，瞳孔变形、角膜水肿、眼压降低，严重者眼球内容脱出、视力下降或丧失，应根据伤情不同进行不同处理。

(1) 急诊处理

1) 对较小的伤口裂开，无眼内容脱出者，可予以加压包扎，并使用降眼压药物，局部和全身使用抗生素预防感染。患者绝对卧床休息可促进前房恢复和伤口关闭愈合。

2) 对较大的眼部裂伤，应予急诊手术。在局麻下恢复眼内容物，缝合伤口，前房注射平衡盐溶液，重建前房。

(2) 预防措施：包扎后不要用手揉眼，预防眼外伤，术后同时戴铝合金或塑料眼罩包扎，以保护术眼。手术后患者因眼部包扎活动不便，应向患者及其陪护家属交代注意事项，并做好术后护理工作。

2. 白内障术后前房形成迟缓

1) 切口渗漏、眼压低：可嘱患者静卧并予散瞳、高渗剂，使用 (可减少房水生成，减少伤口渗漏，促进伤口愈合) 棉球加压包扎伤口，宜双眼包扎。

如脉络膜脱离导致浅前房低眼压，且经以上治疗无效者，可通过再次手术切开巩膜放出脉络膜腔积液，行脉络膜复位缝合手术。

目前白内障手术大多使用小切口，隧道切口所以术后前房形成延缓少见。前房形成迟缓多见于青光眼滤过术后，前房在 1 ～ 2 天恢复正常状态或拆线的 3 ～ 5 天可恢复正常的状态。如术后前房变浅或消失，应该查找原因，并予及时处理，否则会发生房角粘连、眼压升高、晶状体浑浊及角膜内皮水肿等多种并发症。

2) 对于青光眼术后高眼压、浅前房者，应考虑恶性青光眼的可能。除予用高渗液降眼压措施外，若无效则应考虑行晶状体摘除及前段玻切治疗。术前疑似恶性青光眼患者行抗青光眼手术时抽放玻璃体水囊，以预防术后恶性青光眼的发生。

3. 眼内手术后急性眼内炎

是一种少见的较为严重的术后并发症。急性眼内炎一般在术后 3 ～ 5 天内发生，发病迅速，可在很短时间内严重损害视功能及眼内结构，处理不当常导致失明甚至丧失眼球。据统计，我国白内障术后急性眼内炎发病率在 0.05% ～ 0.5%。

(1) 临床表现：患者感术眼疼痛，视力迅速下降至光感，并有畏光、流泪等刺激性症状，睫状充血常伴随眼眼球结膜水肿，结膜囊的黄色分泌物增多。角膜有不同程度的水肿，房水闪辉阳性，前房积脓，瞳孔缩小，光反应迟钝。虹膜粘连。眼底无红光反射，后段玻璃体混浊，严重者可形成玻璃体脓肿、视网膜水肿，继而发生视网膜脱离。

(2) 急诊处理：立即上报主治医师予以紧急处理，将患者移至隔离病房。

结膜下注射抗生素每日 2 ～ 3 次，全身使用头孢类抗生素，或半球后结膜注射丁胺卡那、阿托品等，典必殊眼药水每 2 小时一次，治疗后若无改善，应及时进行球内注射万古霉素或行玻璃体切割手术。

(3) 预防：眼部手术前应准备充分，手术前 3 天给患眼滴抗菌药。手术室和手术器械应严格消毒，术中严格无菌操作。术前用安尔碘冲洗结膜囊。

术前应全面检查患者全身或眼部有无感染因素，如有则应排除后再手术。

4. 上睑下垂过矫导致急性暴露性角膜炎

上睑下垂矫正后发生暴露性角膜炎是术后危害较大的并发症，其发生在术后 2 ～ 4 天。主要原因是提上睑肌缩短后，眼裂闭合不全，致角膜外露，泪液不能湿润角膜，使角膜长时间暴露而发生角膜的损害。

(1) 临床表现：患眼有异物感，疼痛、畏光、流泪，角膜表面粗糙，眼球充血、视力下降，眼部知觉减弱。如无感染，角膜呈灰白色浑浊。感染后发生角膜浸润和溃疡。

(2) 急诊处理：轻者可用滴抗生素眼药水、小牛血清凝胶、人工泪液及佩戴防护眼镜等方式即可。夜间涂抗生素眼膏，做眼部湿房保护角膜。设法解决睑内翻或拆除提上睑缝线，当发生角膜感染后应尽快治疗。

(3) 预防：对上睑下垂矫正的患者，不能矫正过度，以防上睑不能闭合而导致角膜暴露。术后应缝合睑裂或从下睑缘牵拉缝线以预防角膜外露。术后做眼部湿房，力争早预防、早发现、早处理。术后应让患者做睁闭眼训练，以期早日恢复上睑运动功能；术后佩戴防护镜，并定期检查。

5. 术后眶内血肿、眶高压病眶内血肿

多见于眼眶手术或创伤致眶内组织水肿，眶内出血、血肿使眶内压升高，眼球突出，如眼睑肿胀严重，出现疼痛、恶心、呕吐等，需要急诊处理，否则有导致视功能完全丧失的危险。

(1) 急救处理：应尽快查明原因，对症处理。应用大量激素类药物，同时静点甘露醇，降低眼压，以减轻水肿，缓解眶内压力；必要时穿刺吸出眶内积血，剪除眶内或外睑缘线，抢救视力。

(2) 预防措施：术中应做好止血，术后应加压包扎。冷敷可预防眶内血肿，还应保持大便通畅，防治咳嗽和呕吐，以减少术后加重眼眶压力的因素，利于眶压下降。

第三节 眼急症处置

眼部急性病变的处置是否及时与恰当，不仅直接影响病程的发展与归转，也明显地关系到病变的预后。急症处置的基本原则是既要重视对症治疗，以尽快地解除患者的痛苦，更应注意抢救视力及组织的生理功能，而这两者往往是相辅相成的。从时间上讲，既要快，又要准，这就要求参与急诊工作的医护人员对眼科常用的应急措施及治疗方法有较系统的了解，并能较熟练地应用。

一、眼科常用应急措施

对于眼部的急症病例，原则上应在简要询问病史及进行必要的检查之后明确诊断(或初步诊断)，即行急症处置。而对于某些危急的病例，如化学性烧伤、严重的眼球破裂伤，则应先行必要的处理或处置，再检查与询问病史同时进行，以便争取时间，最大限度地阻止病情继续恶化。

常用的应急处置方法有下述诸种：

(一)眼部冲洗

眼部冲洗应用范围较广，而急救性冲洗与一般洗眼有所不同。如冲洗液的量要大，冲洗时应有一定的水流速度，以便能将眼内(结膜囊)有害物质及存留的异物冲刷干净；如条件许可，还应根据不同致伤物的化学性质选择不同的冲洗液。

【适应证】

1. 眼部化学物烧伤包括结膜、角膜的酸、碱及其类似物的烧伤。

2. 眼部热性烧伤包括熔化的金属、燃烧的煤渣、鞭炮、火花致伤后遗留的尘渣进入眼内。

3. 眼睑皮肤裂伤伤口中留有大量尘土、泥沙，清创缝合前必须冲洗。

【方法】

冲洗前应简要询问进入眼内物质的性质，是固体还是液体及进入的方式。行角、结膜表面麻醉。选用吊瓶或冲洗器直接冲洗。酸性烧伤用弱碱性溶液(如1%碳酸氢钠溶液)；碱性烧伤者则选用弱酸溶液(如3%硼酸溶液)进行冲洗。若达不到这一要求，则用生理盐水进行冲洗。无论哪种冲洗液，均不能少于1 000 ml，最多时可达5 000 ml。冲洗液的温度一般以30℃左右为宜，不宜过高或过低。如果是现场急救，用自来水、井水或河水均可。

冲洗时，患者取坐位，头略偏向一侧。医护人员立于伤眼旁边，右手持冲洗器，左手中指与无名指夹持1～2个消毒棉球，并让患者手持受水器，使受水器的凹面对准伤眼侧颧突下方准备接水。先冲洗眼睑及其周围皮肤，然后医护人员用左手轻轻翻转上下眼睑，暴露结膜囊。喷水口距离眼部3～4 cm，从旁侧(45°～60°)进行冲洗，让患者上下左右转动眼球，使结膜囊各部位均能被冲洗干净。最后再均匀地冲洗角膜表面，因冲洗角膜常会引起闭眼而使患者难以合作。

冲洗完后，先用棉球揩拭伤眼，再进行下一步的检查与处置。

【注意事项】

眼球破裂伤、眼球穿通伤应列为冲洗的禁忌证。冲洗用具及冲洗液应尽量达到无菌。对于存在急性炎症的眼进行冲洗，其冲洗用具必须严格消毒后才能再用。

(二)眼部止血

眼部急性出血，虽然量不一定很多，但对眼功能的影响尤其是对视力的损伤极大。伤病者对此非常恐惧，应当及时给予处置。

【适应证】

凡眼部急性出血性病变都应予止血。出血部位不同，止血方法亦有所不同，应根据具体情况进行选择。

【方法】

1. 加压包扎

常用棉垫或绷带包扎出血部位，以达到机械压迫止血的目的。此法主要应用于眼前部及外眼部出血。如眼眶内出血、眼睑皮下出血、严重的结膜下出血与前房内出血。

凡眶内、眼睑出血者，即在出血部位敷以较厚的棉垫或纱布，再用绷带加压包扎。结膜下与前房内出血时，则用棉垫四头带包扎，主要限制眼球的活动。

2. 收缩血管

应用收缩血管的药物或冷敷的方法促使组织内细小血管收缩，减少局部的血流量而达到止血的目的。主要应用于结膜下出血、眼睑皮下出血。

常用 1% 肾上腺素滴眼，对结膜表浅的血管有明显收缩作用，对急性前房内出血亦有一定的止血作用。冷敷法止血时，常用 4 ～ 8℃的水浸润毛巾或冰袋敷贴于出血部位皮肤表面，每隔 5 分钟更换一次毛巾，每次冷敷时间 15 ～ 20 分钟，可达到使局部表浅血管收缩的作用。

3. 药物止血

常用的药物为酚磺乙胺、维生素 K 等，对于前房积血，眼底出血均有止血作用。酚磺乙胺常用剂量为 500 mg，维生素 K 为 8 mg，及时肌内注射。

对于较严重的急性出血，上述方法可以联合应用，在短时间内，可以有明显的止血效果。若为外伤性开放性出血，应即刻行伤口修复缝合再行加压包扎，出血亦自然止住。

【注意事项】

应用肾上腺素止血时应注意全身情况，血压高的老年人应慎重使用，眼部有化脓性炎症者不宜用冷敷。

(三) 眼部止痛

眼部急症的处置中，止痛治疗相当重要。止住较剧烈的疼痛不仅及时解除了患者的痛苦，也便于取得患者的配合而便于检查。但是在止痛以前，必须了解疼痛的原因、性质及疼痛的部位。

【适应证】

1. 角膜上皮性损伤包括角膜上皮剥脱、电光性眼炎及化学性角膜上皮损伤。

2. 眼部炎症性疼痛包括眼睑腺炎、角膜炎及虹膜睫状体炎。

3. 急性眼压升高包括急性充血性青光眼、恶性青光眼及各种继发性青光眼。

【方法】

眼部止痛方法有多种，应根据不同的疼痛性质、部位及病因加以选择。

1. 黏膜止痛法

应用表面麻醉剂如丁卡因、可卡因及达克罗宁等药物止痛。适用于角膜上皮性损伤、电光性眼炎。应用方法为局部滴眼，常用药物浓度：丁卡因为 0.25% ～ 5%，可卡因为 2% ～ 4%，利多卡因为 2%。但是该类药物只能暂时止痛，对角膜上皮的生长与修复有害而无益，故应尽量少用，更不能以此种方法作持续性止痛。

2. 局部封闭法

应用神经阻滞剂 (如普鲁卡因、利多卡因) 以阻断痛觉神经冲动的传导而达到止痛目的。此法适用于急性眼压升高引起的剧烈的眼球胀痛与头痛，也适用于严重的眼眶上神经痛。

(1) 球后封闭：以 2% 普鲁卡因 2 毫升作球后注射，以麻醉眶内的睫状神经，不仅能阻止痛觉神经冲动的传导，也有降低眼压的作用。

操作时嘱患者向鼻上方看，把球后注射针头 (长 4 cm) 由眶下缘外 1/3 处的皮肤面进针，针尖朝向眶尖方向，直达球后。刺入深度约 3 ～ 3.5 cm(不能超过 3.5 cm)。再回抽针筒活塞，无回血则证实针尖未在血管内，徐徐推入药水 2 ml。注射完毕后，用消毒纱布轻压针眼部皮肤。注射时一定要做好皮肤消毒。

(2) 眶上神经封闭：应用于较严重的眶上神经痛。操作方法是经皮肤消毒后，在眶上缘内 1/3 处，即眶上神经孔处注射 1% ～ 2% 普鲁卡因 1 ～ 2 ml，以麻醉眶上神经。进针时应与皮肤面垂直，将药液注于皮下。出针后，应轻轻用消毒棉球按压局部皮肤。

3. 冷敷与热敷

冷敷使局部血管收缩，热敷则可减轻局部的瘀血，改善血液循环，均可达到缓解病变局部的疼痛 (方法见眼科治疗相关章节)。

4. 散大瞳孔

通过解除睫状肌痉挛，以减轻睫状神经末梢的刺激而达到缓解局部疼痛的目的。此法主要用于眼前节的急性炎症，尤其是急性虹膜睫状体炎，若用 1% 阿托品滴眼将瞳孔散大，或用结膜下注射混合散瞳剂将瞳孔拉开，将会收到明显的止痛效果。但此法对于急性充血性青光眼引起的眼球胀痛是绝对禁忌。

5. 镇痛剂

对某些严重的眼部炎症或外伤引起的疼痛，除用上述方法止痛之外，还应适当使用镇痛剂，也可起到良好的止痛效果。

【注意事项】

对上述各项止痛方法必须要严格地掌握适应证，不能随便应用，否则将会引起严重的不良后果。另外，这些止痛方法 (除散瞳之外) 只具有暂时的止痛效果，还应积极地配合病因治疗。

(四) 眼部包扎

眼球或外眼遭受创伤之后，尤其是开放性损伤，应立即采用适当的方法使眼球免受外界有害因素的进一步损伤，防止病情恶化及眼内容的大量流失。必须给予保护性包扎，以便进行更完善的处置或转离现场。

【适应证】

1. 眼部开放性伤口包括眼睑皮肤裂伤、眼球穿通伤或破裂伤。
2. 严重的眼睑闭合不全包括眶内血肿、眼球突出或脱出、角膜暴露。
3. 外伤性前房积血。
4. 急性眼外肌损伤出现明显的复视。

【方法】

1. 四头带眼垫包扎

用消毒纱布或棉垫覆盖伤眼，用四头带轻压固定，以保护眼部伤口。适用于一般开放性伤口及眼外肌损伤者。

在包扎伤眼之前，应尽可能清除结膜囊内异物，使睫毛置于眼裂之外。若是儿童，为了防止眼垫脱失，应先用胶布固定眼垫后，再用四头带加压固定。

2. 绷带包扎

绷带包扎不仅要保护受伤眼球，同时还需要加一定的压力。适用于急性眼睑及眶内出血、外伤性前房积血及儿童眼外伤。

先用棉垫或纱布覆盖伤眼，其上再加一棉垫，为防止棉垫移位可用一胶布固定。再用绷带由患侧耳上开始，经过前额，向后绕至枕骨粗隆下绕 1 ～ 2 周后，再由患侧耳下向前上方经伤眼至对侧耳上，绕过枕骨下方绕行数圈，最后用胶布固定绷带结尾处。若要双眼包扎则用“8”字形绕圈，其松紧度应从任何一处均可挤入一铅笔杆为宜。

加压绷带包扎比一般绷带包扎应更紧些，目的是起压迫作用，并防止眼球运动，主要用于眼球穿通伤或破裂伤及大量的出血性伤口。包扎方法同绷带包扎法，但眼垫应更宽厚一些，其加压程度应以患者能够忍受为限。

【注意事项】

眼部包扎一定要注意松紧度，一般包扎不宜过紧，以免造成局部血液循环障碍。加压包扎时间不宜过长，应注意观察患者有否头痛及头晕，若出现不适症状应打开包扎检查眼部情况，再行包扎时要适当放松。

(五) 前房穿刺

通过切开前房，促使部分房水外流，以达到排出前房内积血，改变房水成分或更换房水的目的。同时也具有降低眼压及改善眼部血液循环的效果。

【适应证】

1. 严重的化学性烧伤包括酸、碱及其类似物的烧伤，应在受伤后 3 小时内进行，以减少化学物质对角膜内皮的损伤及对眼内的腐蚀。

2. 大量前房积血包括前房积血合并眼压升高者及反复性前房积血。

3. 急性视网膜缺血包括视网膜中央动脉阻塞时引起急性视力下降。

【方法】

行前房穿刺前，应向患者解释该治疗方法的必要性，以求得患者或家属的同意并给予配合。

先行表面麻醉及结膜下注射 2% 利多卡因，分开上下眼睑 (用开睑器)，左手持有齿镊子夹住角膜缘的球结膜或上直肌止端处以固定眼球。右手持尖刀或线状刀由下方角膜缘内 0.5 ～ 1 mm 处斜行刺入角膜并伸入前房。抽刀时压住切口下唇，房水与出血即自行流出，然后以无菌生理盐水冲洗。若有血凝块积于前房，可以向一侧扩大切口，亦可用纤维蛋白溶酶 (1 250 U/ml) 或尿激酶 (2 500 U/ml) 冲洗，以便使血凝块迅速溶解后流出。

穿刺完毕，应滴入抗生素，以阿托品散瞳，单眼包扎，随诊观察 3 ～ 7 天。

【注意事项】

前房穿刺时不要对眼球加压，以免损伤角膜内皮、虹膜及晶体。在眼前节存在炎症时，尽量不行前房穿刺。另外，在排出房水时，速度不宜太快，以免前房骤然消失而损伤眼内结构及组织。

二、眼部创伤缝合

眼睑皮肤、皮下组织、结膜、角膜及巩膜裂伤在眼科急诊中较为常见，伤口处置与缝合的合理性与及时性对创口的愈合，保护视功能及其预后至关重要。

【适应证】

1. 眼睑裂伤

包括眼睑皮肤裂伤、眼睑断裂伤与泪小管损伤。

2. 结膜裂伤

裂伤长度超过 4 ～ 5 min 或对合不齐者。

3. 角膜裂伤

裂伤长度超过 3 mm，或前房形成不好、伤口对合不齐及眼内容脱出者。

4. 眼球破裂伤

即结膜、角膜、巩膜的联合性损伤，无论有否眼内容脱出，一经发现应及时给予修复缝合。

【方法】

无论哪种伤口，缝合前均应先行清理。在消毒及局部浸润麻醉后，仔细探查伤情，明确伤口的性质、部位、大小及深浅，排除伤口中的异物，对眼睑部位的伤口可以用生理盐水冲洗。角膜裂伤与眼球破裂伤应边清创边缝合，切忌过早清创而导致大量的眼内容物脱出。

眼睑皮肤及皮下组织裂伤，清创之后还应用 3% 的过氧化氢冲洗伤口，以消除厌氧菌 (如破伤风、气性坏疽) 感染的可能。

1. 眼睑裂伤

(1) 眼睑皮肤裂伤：常规用对口结节缝合，选用眼用三角针及 1-0 ～ 2-0 的黑丝线。先将全部伤口用镊子对合整齐，估算需用几针。若伤口为直线形，即从中央部先缝合一针，使整个创面对合整齐，再分别向两侧加针。针间距离约 5 mm，咬合宽度约 5 mm(两边各 2.5 mm)，较深的伤口两边各咬合 3 mm。若伤口不直，对合伤口后，应从形成角度处开始缝合，以便于两侧伤口均能对位。若存在皮肤撕脱或呈游离皮时，应尽量给予对位，从各游离缘缝合，决不能轻易剪除，以免影响眼睑功能或形成瘢痕性外翻。

缝合完毕后，对好皮位，使创缘两边充分对合，防止创缘卷曲。再次消毒后，用四头带包扎。

(2) 眼睑断裂：这是一种较严重的眼睑创伤。缝合时，应分解剖层次进行，其步骤是先缝结膜面、睑板组织、肌肉组织，最后缝合眼睑皮肤。

缝合睑板断端时，应先从睑缘部开始，两侧睑缘断端一定要对合整齐，方可保持睑部的正常形态，由于该处组织致密，张力较大，可选用较粗的三角针及 0 号缝线进行。针间距离小一些 (2 ～ 3 mm)，咬合宽度亦保持 4 ～ 6 mm 以防缝线撕脱。应仔细查找肌肉组织断端，亦可与皮下组织一起缝合，应更换细针细线 (与皮肤面相同)。缝合皮肤与皮肤裂伤缝合法相一致，但最好将缝合口与皮下组织缝合口错开一些，以便于更好地愈合。

(3) 内眦部裂伤。内眦部裂伤比较复杂，主要是涉及上下泪小管的损伤，在清理伤口时应仔细查找。常用的方法是用探针从泪小点伸入检查，以发现泪小管的断端。一旦发现一侧断端，则需进一步寻找另一侧的断端，再用探针伸入看可否进入泪囊，或从泪囊部挤压了解是否有分泌物或血性液体外溢，一旦证实则用探针置于两侧断端处泪小管内，用小圆针及 9-0 尼龙缝线吻合。为防止错位及阻塞，可于泪小管内置一小钢丝或细尼龙丝，上端从泪小点露出，下端从鼻腔穿出。其余组织按睑板断裂进行缝合。5 天后，将细钢丝抽出。每天冲洗一次泪道，持续 1 周。

按此法处置者，只有一部分的泪小管断裂得以通畅。

2. 角膜裂伤角膜裂伤的缝合最好在放大镜下及手术显微镜下进行，常用更细的 5 号反三角针及 5-0 细丝线，也可用 8-0 ～ 9-0 的尼龙缝线。伤口中有虹膜，原则上应切除之，也有人认为，外伤后 1 ～ 2 小时之虹膜嵌顿，可以将其复位入前房，再行缝合。无论是切除或是复位均应用无菌生理盐水进行冲洗。前房有积血者，在缝合时，轻压一侧伤口，可自行流出，在缝合过程中又会产生新的出血。

缝合角膜伤口时，也应在伤口对位后，先从中央部开始行结节缝合 (若用尼龙缝线则从一侧开始行连续缝合，再返回一圈在开始缝合处打结)，缝合深度 1/2 ～ 2/3 角膜厚度，针间距离约 3 min，缝线咬合宽度约 3 mm(两边各 1.5 mm)。若疑球内存留金属异物 (磁性)，在缝合前可用消毒的永磁棒伸入伤口内吸取，若无反应不宜强取。

缝合完毕，于结膜下注射抗生素加皮质激素，并用阿托品充分散瞳，以防虹膜与伤口粘连。行单眼或双眼四头带包扎。

3. 眼球破裂伤

多同时存在角膜、巩膜的裂伤，亦有球结膜的裂伤，临床上还可分为前部与后部裂伤，在伤口缝合时亦有所不同。

(1) 前部角膜裂伤：处置原则及缝合方法基本上与角膜缝合相同，只能用 3-0 ～ 5-0 丝线缝合与结节缝合，不宜用连续缝合。

(2) 后部巩膜裂伤：是指距角膜缘 8 mm 以后部位的裂伤。一缝合前应仔细探察伤口的大小及止端的部位，清除或恢复伤口中的眼内容物，但不能盲目地切除。将伤口对合后再行缝合，越向后缝合越困难，尤其是鼻侧的伤口。缝合时应分清层次，不能伤及色素膜，也不能把眼内容物嵌于伤口中，必要时行球结膜切开及直肌固定。

缝合完毕，还需在创口周围巩膜外行冷凝或电凝，必要时可行巩膜外硅胶加压，以尽可能防止继发视网膜脱离的发生。最后用阿托品散瞳、结膜下注射抗生素。

(3) 结膜伤口的缝合：单纯的球结膜裂伤，若对合整齐、伤口不大则无须缝合，包扎 2 ～ 3 天后可自行愈合。若伤口大于 4 ～ 5 mm，且对合不齐者，则必须缝合。常用小圆针，5-0 丝线行连续缝合或结节缝合均可；若为复合性伤口，则在缝合巩膜之后，最后缝合球结膜。

【注意事项】

处理眼部外伤性裂伤之后，一定要询问患者伤后是否注射过破伤风抗毒素 (TAT)，否则必须立即进行 TAT 注射。

儿童眼外伤，若伤及角、巩膜，缝合时必须用全麻，缝合前应按全麻处置。

严重的角膜、巩膜裂伤，必须要轻巧操作，切忌按压眼球及做过多的检查，以避免眼内容物的大量脱出与流失。

三、药物治疗

急性病变的用药原则不仅要求要及时，更要求用药得当，即具有明确的针对性，以便既能尽快地消除或改善症状，又能有效地保护组织器官的功能。本节将重点介绍几种常用药物在眼科急症中的应用。

抗生素的应用：

眼部急性炎症或外伤后，抗炎症治疗必不可少，必须要有针对性地选择抗生素。

【适应证】

1. 预防性应用

(1) 眼睑皮肤开放性损伤。

(2) 角膜、眼球破裂伤。

(3) 眼睛内异物及眼内容脱出。

2. 治疗性应用

(1) 急性眼睑、眼眶部炎症。

(2) 结膜、角膜炎症。

(3) 急性眼内炎、葡萄膜炎、全眼球炎等。

【用药方法】

1. 预防性应用

(1) 眼睑开放性损伤：主要预防革兰阳性球菌的感染，故首选抗生素为青霉素，其次为广谱抗生素，以全身应用为主。

(2) 角膜损伤

1) 一般性角膜损伤：包括工业性外伤、日常生活中的角膜外伤，由于受污染的致病菌复杂，故一般选广谱抗生素。为预防致病力很强的绿脓杆菌的感染，可选用卡那霉素、磺胺类制剂，或两者联合应用，以局部用药为主。

2) 农田性角膜外伤：除常规用广谱抗生素外，还应注意真菌的感染，也有必要准备适量的抗真菌药，给药途径以局部为主。

(3) 眼球破裂伤、眼内异物：主要预防眼化脓性感染，首选药物为青霉素、妥布霉素的联合应用，也可用广谱抗生素，以全身给药为主，或全身与局部联合给药。

2. 治疗性应用

眼睑、眼眶炎症常用青霉素、庆大霉素控制炎症，用药剂量应较大，以全身应用为主，绝大多数病例可以控制。

第四节 眼病误诊误治

一、眼科医生在诊断时较易发生的误诊误治

(1) 眼部疾病或外伤被误诊误治、怠慢拖延，患者及家属投诉。

建议：建立 24 小时眼科急诊通道，在最短时间内以最快的速度对患者进行及时的救治。医护人员要主动热情地为患者服务，弘扬救死扶伤的精神，急患者所急想患者所想，要有高度的责任感。

(2) 发病早期较易混淆的眼病：虹膜炎早期易误诊为急性结膜炎，复合性外伤也较易漏诊，

如有些眼睑穿通伤合并巩膜破裂伤结膜没有裂口，误诊为结膜下出血等。

建议：不断总结经验和教训，提高诊治水平，工作积极认真，切忌马虎大意，从最简单的事情做起，避免误诊、漏诊、误治。

二、眼病患者自诊自治中的误诊误治

因患者没有眼科知识，不重视病情或不及时诊治，导致病情延误。有不少在田间劳动或骑摩托车、自行车时飞行的小昆虫或加工小米时的谷壳进入眼内，吸附在角膜上，致怕光流泪，但数周不进行治疗，只是自己买瓶眼药水滴眼，延误了诊治，造成角膜炎症浸润局部出现新生血管、角膜溃疡等严重后果。应教育大众有眼病应及时诊治，及时取出异物，以降低危害。

三、常见眼病误诊误治举例

(1) 眼部裂伤漏诊：特别是结膜、巩膜裂伤的患者。

(2) 眼内异物漏诊。

(3) 角膜深层异物，异物误入前房。

(4) 冲洗泪道误将 75% 乙醇溶液注入泪道假道内导致眼睑颜面肿胀。

(5) 脑部肿瘤误认为视神经萎缩。

(6) 胸腺瘤漏诊误诊：表现为上睑下垂。

(7) 眼部误用药：激素类眼药水治疗角膜溃疡导致角膜穿孔；老年人误用散瞳药诱发青光眼；不识字的老年人误将脚气水、牙痛水等当眼药水滴入眼内，灼伤角膜、结膜。

(8) 角膜裂伤、虹膜脱出被村医误认为异物将其拉出。

(9) 角膜异物取出后致感染性眼内炎。

(10) 急性虹膜炎被误诊为急性结膜炎。

四、眼科较易误诊的眼病

有些病患体征相同，在临床诊断上较易混淆，所以会出现误治或延误治疗的可能。

常见误诊的眼病有早期虹膜炎 (误诊为红眼病)、睑板腺癌 (误诊为睑板腺囊肿)、脑内肿瘤 (表现为上睑下垂、视神经水肿)。眼科易误诊的疾病还有慢性青光眼、隐匿性眼球裂伤等。

【预防措施】

误诊和漏诊耽误患者治疗易导致医疗纠纷，所以应予高度重视。在临床中要不断吸取经验教训，对每位患者应当仔细观察病情，做细致全面的检查；并不断提高专业技能，才能避免误诊误治。

五、误诊之鉴

对病情的正确诊断，要靠对发病过程中所有信息的收集、分析和推理判断，还需要患者提供真实可靠的病史，才能减少误诊。在眼科工作实践中要不断总结，才能避免误诊。一般误诊的造成有以下因素：

1. 隐瞒真实病史误导医生

临床上大约 50% 的疾病通过病史可得到初步诊断，这需要患者如实提供病史。隐瞒患者病史还会干扰医生的治疗决策和对病情的判断，导致严重的后果。

2. 症状始终局限在眼科

眼科疾病能表现出全身病症的体征，如眼与全身疾病，而全身某些疾病又可以仅表现出眼科症状，因此眼科医生需要培养整体思维。

3. 凭经验会导致误诊

误治诊断疾病不能只凭经验，经验有用也有害，经验主义是在不知不觉中形成的。这是一种肤浅的认识事物的方法，这种认识方法一旦形成惯性，是临床误诊的一个主要原因。

六、眼科急诊常备物品及眼科急救箱的配备

1. 常备物品

有消毒用品，为冲洗所用。2% 碳酸氢钠液、洗眼吊桶、受水器、弯盘及消毒浸泡液等。

2. 注射用品

一次性注射器、缝合器械、消毒孔巾、手套、眼科剪、血管钳、显微器械、持针器、开睑器、眼睑拉钩以及各种规格的缝合针等。

3. 药品配备

有 1% 荧光素钠、0.5% 丁卡因、2% 利多卡因、散瞳剂、缩瞳剂、抗生素眼药水和眼膏、血管扩张剂、50% 的葡萄糖溶液、止血剂、强心剂、抗休克药等急救药品，氧气罐呼吸面罩等。

4. 眼科急救包

用于外出就在或现场急救，要求轻便、实用，医护人员可随身携带，可选用质量较好的旅行包、出诊箱。急救包内应配有直接检眼镜、手电筒，眼用药品盒，眼科缝合包，洗眼用生理盐水冲洗管道、冲洗头、胶布，绷带及消毒剂、一次性输液器、5 ml、20 ml 注射器等。

七、开展现场自救和互救的训练和教育，普及全民急救意识和技能

(1) 现场急救和自救：眼科工作者深入厂矿企业，开展眼部急救自救知识的培训，推进员工对眼部保护的意识，学习眼科急救知识，遇到眼科急症的发生能够开展自救抢救。

(2) 对危害性大的易爆物品：如化学容器、地雷，有严重塌方可能的场所，以及盛大庆祝活动燃放的烟火时，都要做好现场急救的准备，做好应急预案。对急性眼科疾病不仅要诊断准确，还要果断迅速处理，使伤者尽快远离伤害，并及时解除疼痛，控制伤情的发展。

(3) 急诊、门诊要坚持首诊责任制：不可推诿患者，以免延误诊断和治疗。要真正做到发扬救死扶伤的革命人道主义精神。